HANDBUCH DER NEUROLOGIE

HERAUSGEGEBEN

VON

O. BUMKE UND **O. FOERSTER**

MÜNCHEN BRESLAU

FÜNFTER BAND

ALLGEMEINE NEUROLOGIE V

ALLGEMEINE SYMPTOMATOLOGIE
EINSCHL. UNTERSUCHUNGSMETHODEN III

RÜCKENMARK · HIRNSTAMM · KLEINHIRN

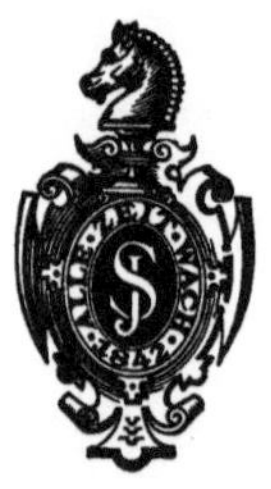

BERLIN
VERLAG VON JULIUS SPRINGER
1936

RÜCKENMARK
HIRNSTAMM · KLEINHIRN

BEARBEITET VON

O. FOERSTER · O. GAGEL · ST. KÖRNYEY
F. LOTMAR · O. MARBURG · H. W. STENVERS

MIT 345 ABBILDUNGEN

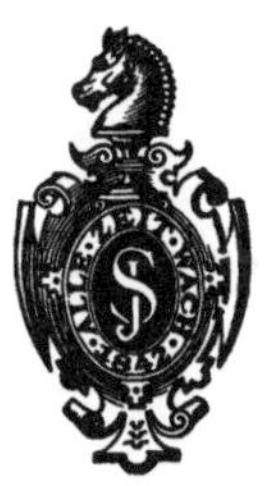

BERLIN
VERLAG VON JULIUS SPRINGER
1936

ISBN 978-3-642-50467-9 ISBN 978-3-642-50776-2 (eBook)
DOI 10.1007/978-3-642-50776-2

SOFTCOVER REPRINT OF THE HARDCOVER 1ST EDITION 1936

Inhaltsverzeichnis.

Symptomatologie der Erkrankungen des Rückenmarks und seiner Wurzeln.

Von Professor Dr. O. FOERSTER-Breslau. (Mit 284 Abbildungen.)

Symptomatologie der Erkrankungen des Hirnstammes.

Symptomatologie der Erkrankungen des Kleinhirns.

Von Professor Dr. OTTO MARBURG-Wien.

Symptomatologie der Erkrankungen des Rückenmarks und seiner Wurzeln.

Von O. Foerster, Breslau.

Mit 284 Abbildungen.

Die Rolle, welche dem Rückenmark im Rahmen des Gesamtverbandes des Zentralnervensystems zufällt, ist eine zweifache. Erstens fließen dem Rückenmark auf dem Wege der afferenten Bahnen Erregungen von der Körperperipherie, von den Receptoren, her zu; diese Erregungen werden von ihm selbst verarbeitet und mit Impulsen beantwortet, welche mittels der in ihm entspringenden efferenten Bahnen an die verschiedenen Erfolgsorgane, die quergestreiften Muskeln, die glatten Muskeln, die Drüsen und wahrscheinlich mehr oder weniger an jedes Gewebe unseres Organismus abgegeben werden. Das Rückenmark stellt *ein in sich geschlossenes Reflexorgan* dar. Zweitens leitet aber das Rückenmark mittels der in ihm enthaltenen langen aufsteigenden Bahnen die Erregungen, welche ihm von der Körperperipherie her durch die afferenten Bahnen zugehen, weiter zu den höheren Stationen des Zentralnervensystems, den supraspinalen-subcorticalen Zentren und dem Cortex cerebri empor, und ebenso enthält es in seinen Strängen die Bahnen, welche die Impulse, die von den höheren Stationen des Zentralnervensystems ausgehen, an die efferenten Elemente des Rückenmarkgraues herantragen.

A. Die im Rückenmark entspringenden efferenten Elemente.

Wir kennen bisher 4 Kategorien efferenter spinaler Elemente: 1. Die motorische Vorderhornsäule, die sich über die gesamte Höhe des Rückenmarks erstreckt, 2. die sympathische Seitenhornkette, welche beim Menschen im untersten Abschnitt des 8. Cervicalsegmentes beginnt und sich durch das gesamte Thorakalmark hindurch bis ins 3. Lumbalsegment nach abwärts erstreckt, 3. den Nucleus parasympathicus sacralis, welcher sich vom 2. bis zum 5. Sacralsegment herab erstreckt und daselbst den Winkel zwischen Vorder- und Hinterhorn einnimmt. Dazu kommt noch eine 4. Kategorie efferenter Elemente, welche das Rückenmark durch die hinteren Wurzeln verläßt. Die Ursprungszellen dieser durch die hinteren Wurzeln austretenden efferenten Fasern sind noch nicht sichergestellt. Manches spricht dafür, daß als solche die Zellen der Substantia intermedia, welche zwischen den großen multipolaren motorischen Vorderhornzellen gelegen sind und sich von da durch die Zwischenzone zwischen Vorder- und Hinterhorn hindurch, bis an die Basis des letzteren erstrecken, anzusprechen sind, wie dies besonders Ken Kuré und seine Schule behauptet haben. Doch ist ein bündiger Beweis hierfür bisher nicht erbracht, wie dies O. Gagel kürzlich eingehend dargelegt hat. Höchstwahrscheinlich verlassen das Mark auch Fasern, welche aus Intermediärzellen hervorgehen, durch die vorderen Wurzeln.

I. Die motorischen Vorderhornzellen und ihre Neuriten die vorderen Wurzelfasern.

1. Die segmentale und radikuläre Innervation der quergestreiften Muskeln.

Die großen multipolaren motorischen Vorderhornzellen (Abb. 1) erstrecken sich vom 1. Cervicalsegment an bis zum untersten Abschnitt des Rückenmarks nach abwärts. Ihre Neuriten treten durch die *vorderen* Wurzeln aus dem Rückenmark aus. Eine einzige Ausnahme bildet der Nervus accessorius spinalis, welcher durch besondere zwischen hinterer und vorderer Wurzel austretende Fila radicularia intermedia das Rückenmark verläßt. Die Ursprungszellen des Accessorius spinalis gehören aber dem Vorderhorn an. Die durch die vorderen Wurzeln austretenden Neuriten der motorischen Vorderhornzellen ziehen ohne

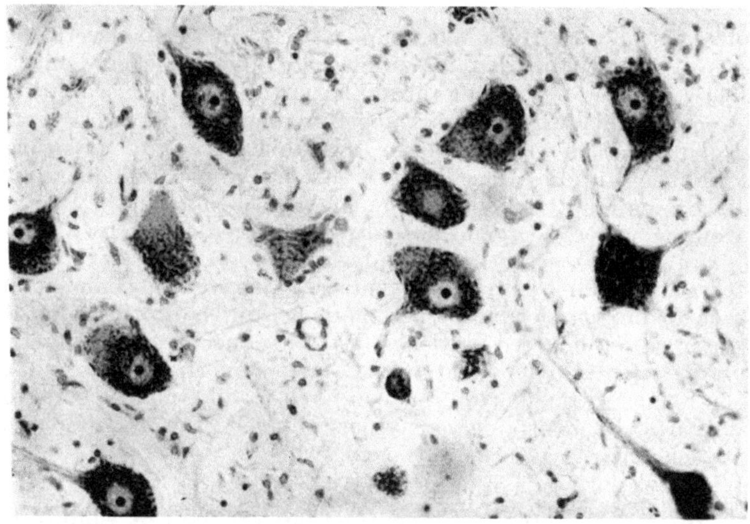

Abb. 1. Normale motorische Vorderhornzellen im NISSL-Bild (Mensch).

Unterbrechung durch die Plexusbildungen der Spinalnerven und die peripheren Nervenstämme hindurch bis in die quergestreiften Muskeln des Rumpfes und der Extremitäten, woselbst sie in der sog. motorischen Endplatte ihr Ende finden (Abb. 2). Vorderhornzelle, vordere Wurzelfaser, periphere motorische Nervenfaser, motorische Endplatte, bilden eine anatomisch-physiologische Einheit, das *periphere motorische Neuron.* Daß die großen Vorderhornzellen tatsächlich die Ursprungszellen der Vorderwurzelfasern und peripheren motorischen Nervenfasern sind, geht daraus hervor, daß sie nach Durchschneidung der vorderen Wurzel oder des peripheren Nerven eine retrograde Tigrolyse erfahren (Abb. 3).

Jeder quergestreifte Muskel erhält seine motorischen Nervenfasern aus ganz *bestimmten Vorderhornsegmenten* des Rückenmarks, durch ganz bestimmte vordere Wurzeln. Jedem Muskel entspricht innerhalb des Rückenmarks eine geschlossene *Kernsäule,* welche sich durch mehrere Rückenmarkssegmente hindurch erstreckt und dabei eine ganz bestimmte Lage innerhalb des Vorderhornquerschnitts einnimmt.

Die *plurisegmentale* bzw. *pluriradikuläre* Innervation der meisten quergestreiften Muskeln unseres Körpers entspricht der Beteiligung mehrerer Myotome an der Zusammensetzung des einzelnen Muskels. Während das Rückenmark die ursprüngliche metamerale Gliederung des Embryos bewahrt und die einzelnen Neurotome in den durch die Rückenmarkswurzeln scharf gesonderten Rückenmarkssegmenten als streng metamerale Gebilde zeitlebens bestehen bleiben, verschmelzen die Teile derjenigen Myotome, die zu dem Aufbau eines bestimmten Muskels beitragen zu einer Einheit, die äußerlich keine Anzeichen der ursprünglichen Zusammensetzung aus Bestandteilen mehrerer Metamere erkennen läßt. Eine Ausnahme bilden nur gewisse kurze Muskeln der Wirbelsäule, z. B. die Interspinales, Intertransversarii, die Rotatores breves, der Rectus capitis posterior minor, der Rectus capitis lateralis, die Obliqui capitis, deren jeder einzelne aus einem

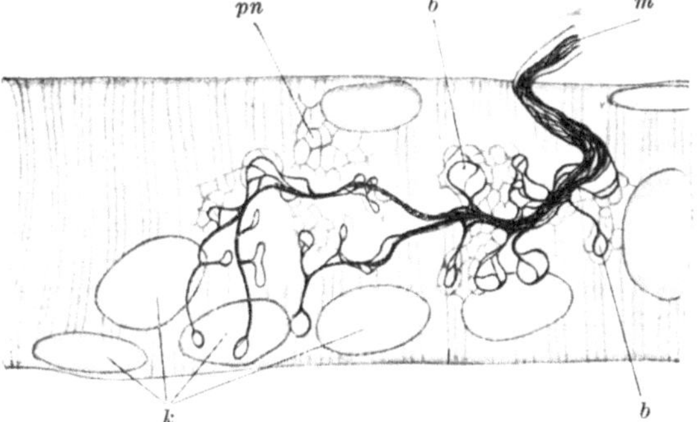

Abb. 2a. Motorische Endplatte nach BOEKE. *k* Kerne, *m* Nervenfaser, *b* Endöse, *pn* periterminales Netzwerk.

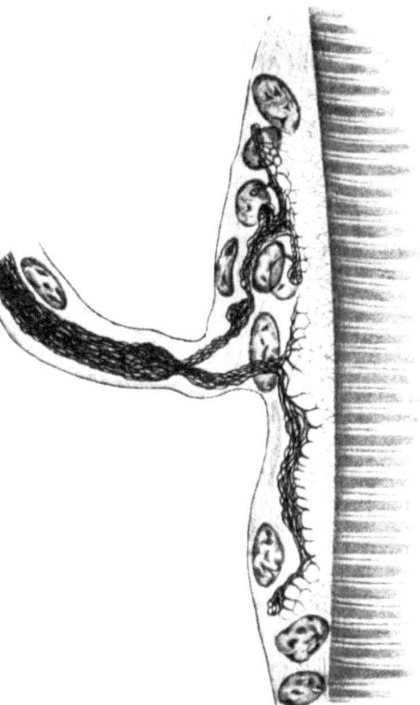

Abb. 2b. Motorische Endplatte nach BOEKE in Längsschnitt.

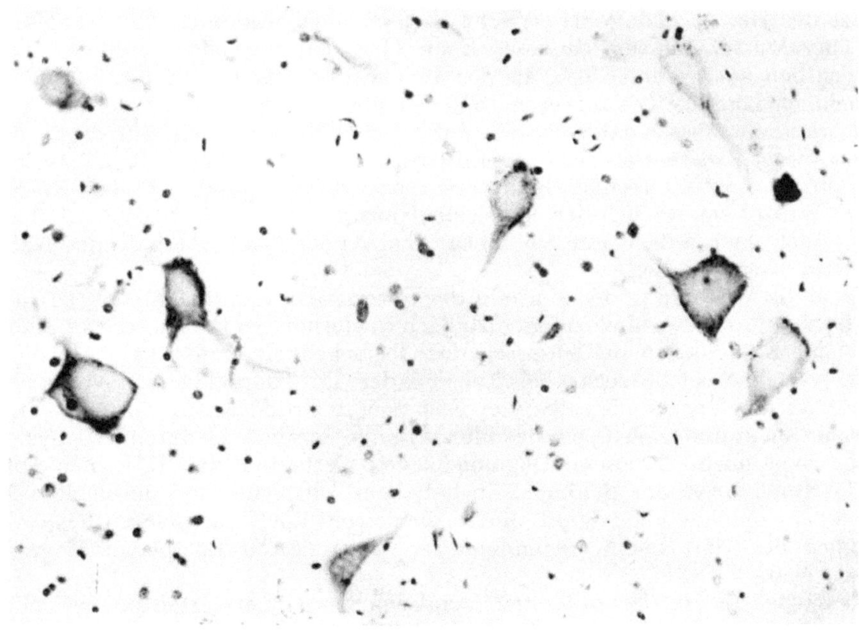

Abb. 3. Retrograde Tigrolyse der Vorderhornzelle nach Vorderwurzeldurchschneidung.

einzigen Myotom hervorgegangen ist und als monometamerales Gebilde auch äußerlich auf den ersten Blick erkennbar bleibt. Wir werden aber alsbald auch noch andere Beispiele monosegmental innervierter Muskeln zu erwähnen haben.

Die Abb. 4, 5 u. 6 geben Auskunft darüber, in welchen spinalen Segmenten die motorischen Kernsäulen der einzelnen quergestreiften Muskeln des Rumpfes und der Extremitäten gelegen sind und durch welche vorderen Wurzeln die motorischen Nervenfasern jedes einzelnen Muskels das Rückenmark verlassen. Auf Einzelheiten soll hier nicht eingegangen werden. Ich verweise auf die ausführliche Darstellung in dem 1928 erschienenen Ergänzungsbande des Handbuches der Neurologie, Teil II, Abschnitt 1, Kapitel VI. Nur einige in der erwähnten Abhandlung nicht genügend berücksichtigte oder seither neu aufgedeckte Tatsachen seien kurz angeführt. Bezüglich der Muskeln der oberen Extremität ist hervorzuheben, daß die Beteiligung der 2. Thorakalwurzel an der Versorgung der kleinen Handmuskeln, d. h. also der sog. postfixierte Brachialwurzeltypus häufiger ist als bisher angenommen wurde. Ferner ist zu erwähnen, daß ich wiederholt bei Reizung der 2. Cervicalis eine deutliche Wirkung des Diaphragma, dessen Kernsäule in der Regel die Segmente C_3, C_4, C_5 einnimmt, feststellen konnte. In diesen Fällen hatte die Reizung der 5. Cervicalis keine Spur von Phrenicuswirkung im Gefolge. Es handelte sich also um eine Verschiebung des Phrenicuskernes in oraler Richtung (C_2, C_3, C_4) (präfixierter Typus des Phrenicus).

Bezüglich der von den Thorakalsegmenten versorgten Muskeln ist zu betonen, daß die elektrische Reizung der 5. Thorakalwurzel zwar in manchen, aber keineswegs in allen Fällen eine Kontraktion des obersten Segmentes des Rectus supraumbilicalis ergibt. Es bestehen in bezug auf die Teilnahme des 5. Thorakalsegmentes an der Innervation der Bauchmuskeln sicher beträchtliche individuelle Verschiedenheiten. Nach wie vor konnte ich bei Reizung der 11. und 12. Thorakalwurzel keine Kontraktion der unteren Rectusabschnitte feststellen. Das Kerngebiet des Rectus abdominis erreicht nach meinen bisherigen Erfahrungen im 10. Thorakalsegment sein caudales Ende. Ich will aber nicht bestreiten, daß gelegentlich auch einmal Th_{11} an der Innervation des Rectus infraumbilicalis teilnehmen könnte. Die früheren Angaben über die Innervation der seitlichen Bauchmuskeln müssen dahin ergänzt werden, daß die 6. Thorakalwurzel gar nicht selten an der Innervation der obersten Abschnitte der seitlichen Bauchmuskeln, des Obliquus externus und Transversus abdominis Anteil hat; bei Reizung dieser Wurzel bewegt sich der Nabel nicht nur gerade aufwärts, sondern gleichzeitig auch nach außen und die Linea alba verzieht sich oberhalb des Nabels merklich nach der Seite.

Was die Versorgung der Muskeln der unteren Extremität anlangt, so ist zu den früheren Angaben hinzuzufügen, daß ich wiederholt bei Reizung der 12. Thoracalis eine Kontraktion der Flexoren des Oberschenkels erzielt habe; in einem Falle war eine solche sogar bei Reizung der 11. Thorakalwurzel vorhanden. Damit ist das Vorkommen des von EISLER auf Grund anatomischer Befunde postulierten präfixierten Typus des Plexus lumbosacralis auch durch das physiologische Experiment erwiesen. Das umgekehrte Verhalten, daß L_1 keinen Anteil an der Innervation der Beinmuskeln hat, habe ich bisher nur ein einziges Mal feststellen können; aber damit dürfte gleichwohl auch das gelegentliche Vorkommen der von EISLER angenommenen postfixierten Beinplexusanlage bewiesen sein.

Bezüglich der von dem untersten Sacralsegmenten innervierten quergestreiften Muskeln der Regio-Vesico-Ano-Genitalis läßt sich, soweit das elektrische Reizexperiment Aufschluß geben kann, hier nur soviel sagen, daß bei Reizung der

Tabelle I.

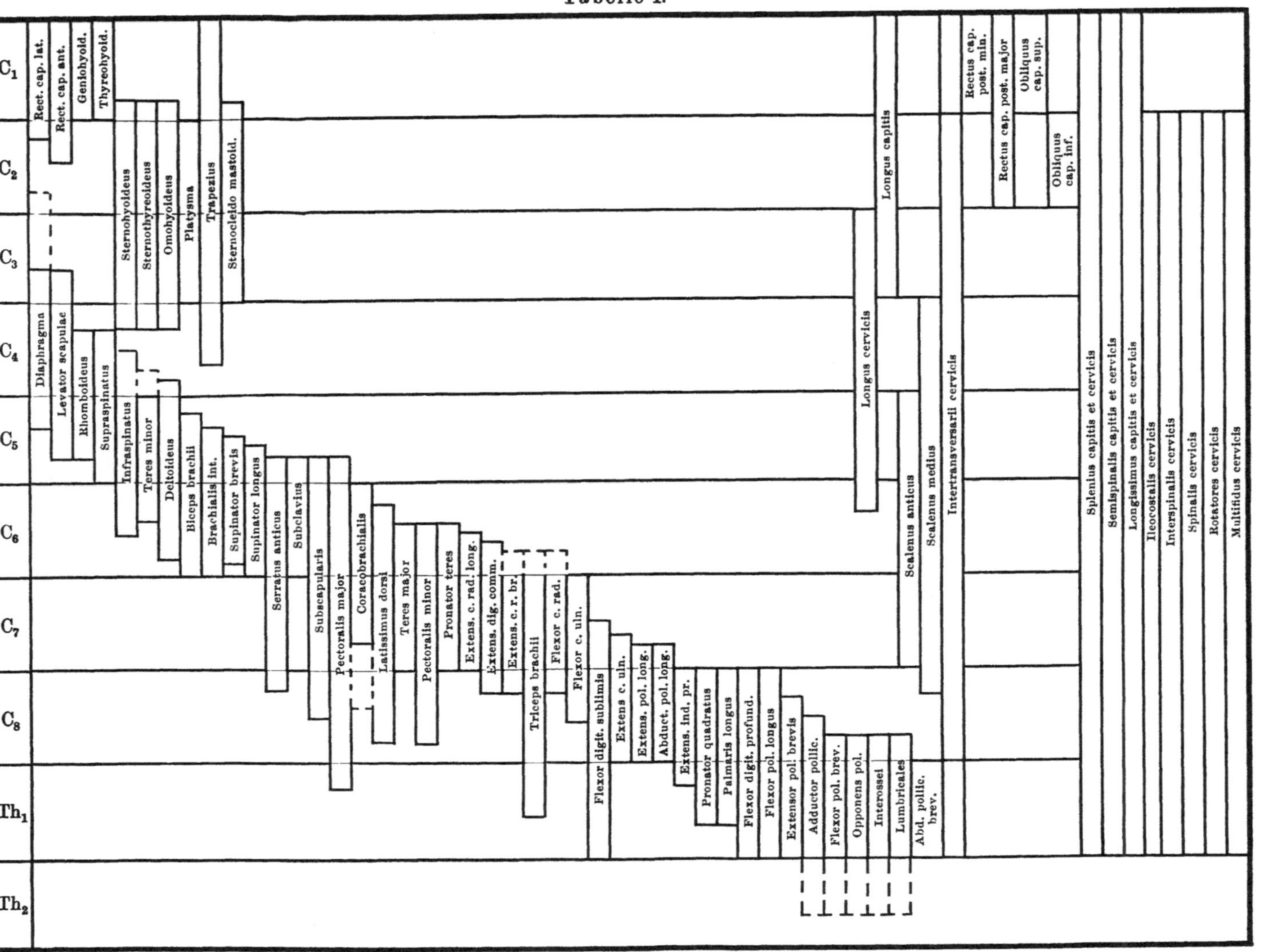

Abb. 4. Motorische Vorderhornkernsäulen der Muskeln des Halses und der oberen Extremität.

Tabelle II.

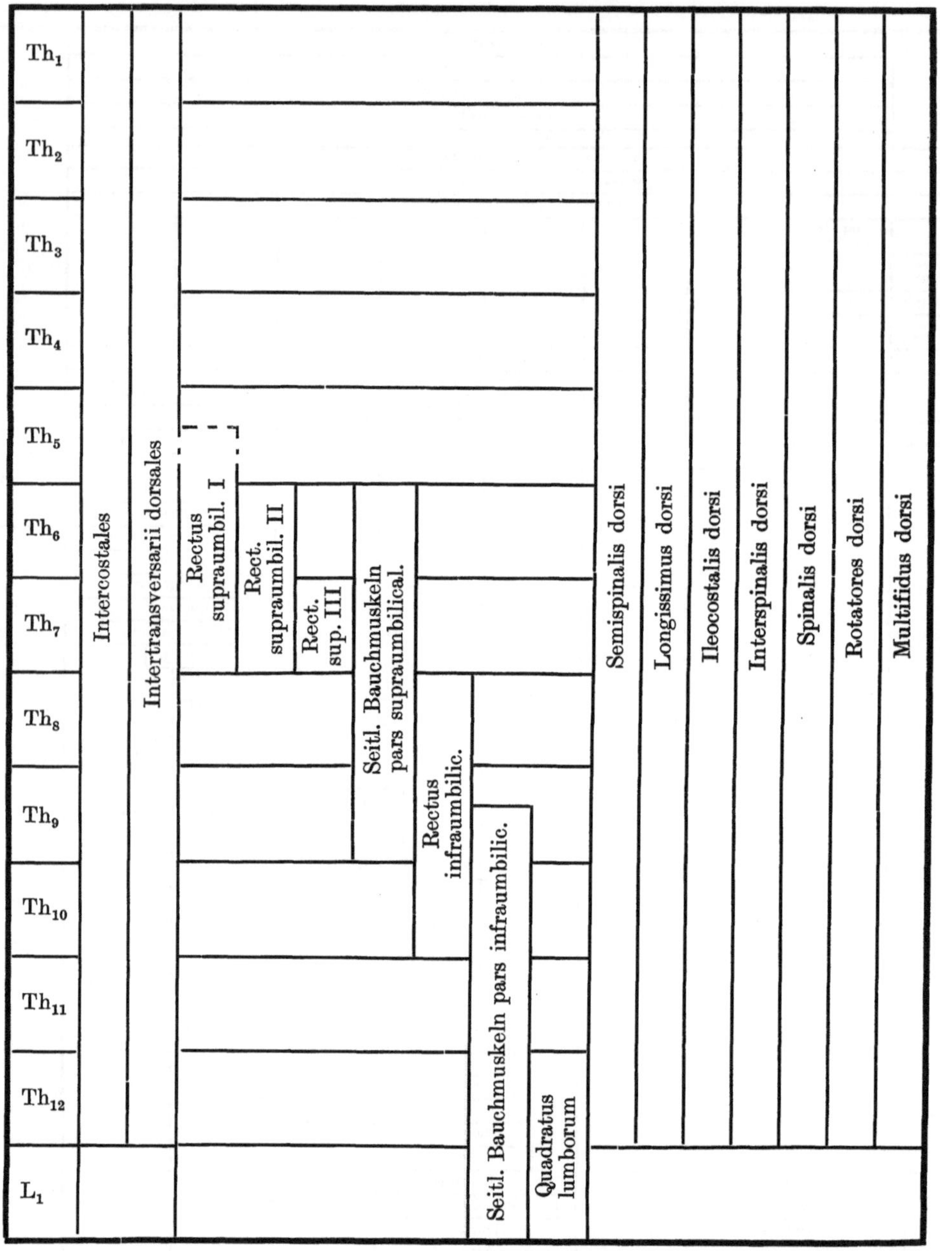

Th$_1$
Th$_2$
Th$_3$
Th$_4$
Th$_5$
Th$_6$
Th$_7$
Th$_8$
Th$_9$
Th$_{10}$
Th$_{11}$
Th$_{12}$
L$_1$

Intercostales
Intertransversarii dorsales
Rectus supraumbil. I
Rect. supraumbil. II
Rect. sup. III
Seitl. Bauchmuskeln pars supraumbilical.
Rectus infraumbilic.
Seitl. Bauchmuskeln pars infraumbilic.
Quadratus lumborum
Semispinalis dorsi
Longissimus dorsi
Ileocostalis dorsi
Interspinalis dorsi
Spinalis dorsi
Rotatores dorsi
Multifidus dorsi

Abb. 5. Motorische Vorderhornkernsäulen der Muskeln des Rumpfes.

3. Sacralis eine Erektion auftritt, bei deren Zustandekommen die Kontraktion des Ischio- und Bulbocavernosus und Transversus perinei profundus mit im Spiele sein dürfte. Auch bei Reizung der 2. Sacralis ist gelegentlich eine Erektion festzustellen. Bei Reizung der 4. Sacralis steht die Kontraktion des Sphincter ani externus im Vordergrund, bei Reizung der 5. Sacralis die des Levator ani. Über die Kontraktion des Sphincter vesicae externus läßt sich auf Grund der elektrischen Reizversuche nichts Sicheres aussagen.

Tabelle III.

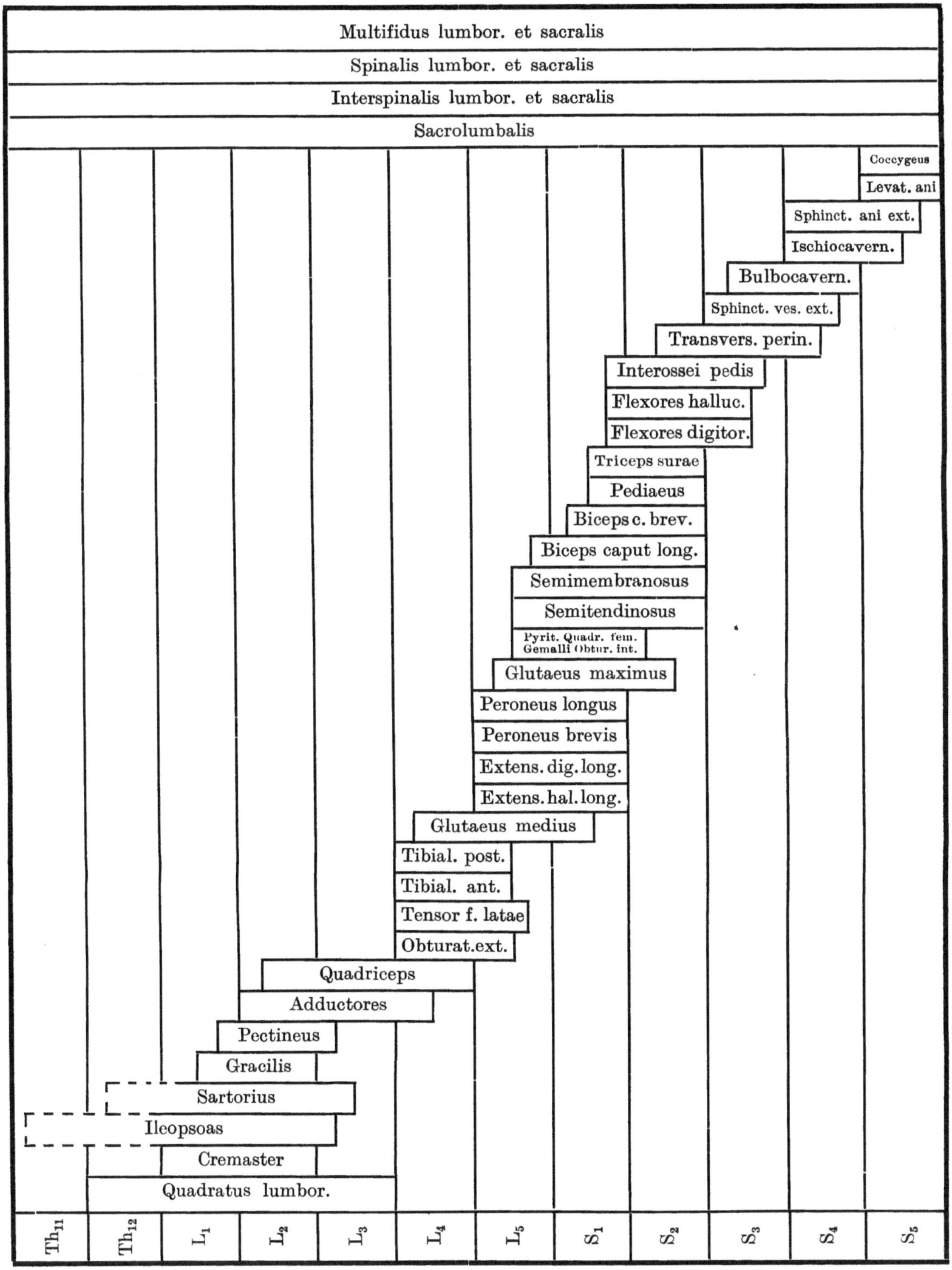

Multifidus lumbor. et sacralis

Spinalis lumbor. et sacralis

Interspinalis lumbor. et sacralis

Sacrolumbalis

Coccygeus

Levat. ani

Sphinct. ani ext.

Ischiocavern.

Bulbocavern.

Sphinct. ves. ext.

Transvers. perin.

Interossei pedis

Flexores halluc.

Flexores digitor.

Triceps surae

Pediaeus

Biceps c. brev.

Biceps caput long.

Semimembranosus

Semitendinosus

Pyrit. Quadr. fem.
Gemalli Obtur. int.

Glutaeus maximus

Peroneus longus

Peroneus brevis

Extens. dig. long.

Extens. hal. long.

Glutaeus medius

Tibial. post.

Tibial. ant.

Tensor f. latae

Obturat. ext.

Quadriceps

Adductores

Pectineus

Gracilis

Sartorius

Ileopsoas

Cremaster

Quadratus lumbor.

Th_{11}	Th_{12}	L_1	L_2	L_3	L_4	L_5	S_1	S_2	S_3	S_4	S_5

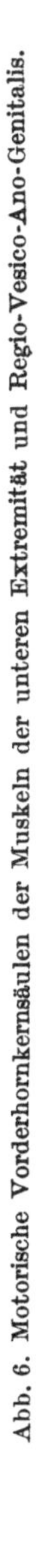

Abb. 6. Motorische Vorderhornkernsäulen der Muskeln der unteren Extremität und Regio-Vesico-Ano-Genitalis.

Die Methoden, durch welche die spinale Segmentinnervation der einzelnen quergestreiften Muskeln eruiert werden kann, sind kurz folgende. Die sog. anatomische Methode beruht auf der retrograden Degeneration der zugehörigen motorischen Vorderhornzellen nach der Exstirpation eines bestimmten Muskels bzw. der Durchschneidung

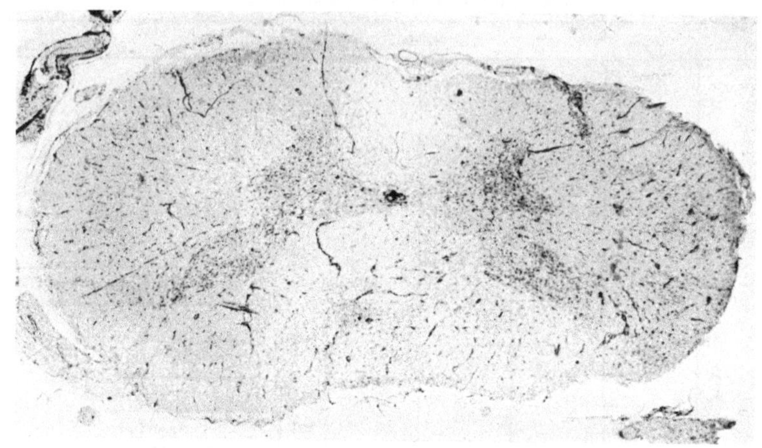

Abb. 7. Amyotrophische Lateralsklerose auf syphilitischer Basis. Totaler Vorderhornzellschwund in sämtlichen Halssegmenten. Nucleare Lähmung aller Halsmuskeln und Muskeln der oberen Extremität mit Ausnahme der kleinen Handmuskeln.

seiner Nervenäste. Beim Menschen sind derartige Untersuchungen besonders bei Amputierten vorgenommen worden. Die physiologische Methode besteht darin, daß festgestellt wird, welche Muskeln sich bei der elektrischen Reizung der einzelnen vorderen Wurzeln

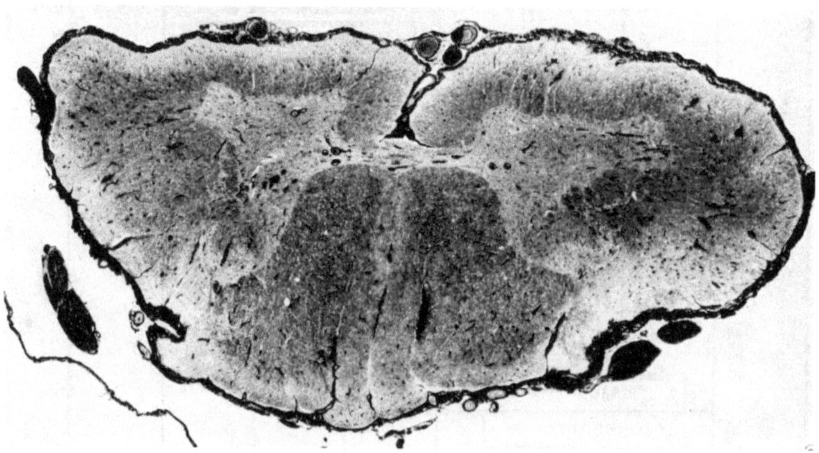

Abb. 8. Unterschrift wie bei Abb. 7.

kontrahieren. Diese Methode ist von mir beim Menschen in Hunderten von Fällen anläßlich von Rückenmarksoperationen angewandt worden. Diese Wurzelreizungen sind nicht nur an Individuen mit intakten spino-muskulären Verbindungen vorgenommen worden, sondern auch in zahlreichen pathologischen Fällen, in denen durch nucleare, radikuläre oder periphere Nervenläsionen bestimmte Muskeln gelähmt waren. Im ersteren Fall, d. h. bei intakter spinomuskulärer Verbindung kann die bei der elektrischen Reizung einer bestimmten Wurzel auftretende Kontraktion eines Muskels durch die gleichzeitige Kontraktion anderer Muskeln ganz verdeckt werden. So verschwindet bei der Reizung von C_5 die schwache Kontraktion des Subscapularis, des wichtigsten Innenrotators des Humerus, völlig hinter der sehr viel stärkeren Wirkung der Außenrotatoren, des Supraspinatus, Infraspinatus und Teres minor. Sind aber durch eine umschriebene Kernläsion oder eine Unterbrechung des N. axillaris und N. suprascapularis die Außenrotatoren gelähmt, so tritt bei Reizung von C_5 die Kontraktion des Subscapularis deutlich zutage. Bei Reizung von Th_1 wird unter normalen Verhältnissen die Kontraktion der Interossei, Lumbricales, der Daumenballenmuskeln, des Adductor pollicis, der Hypothenarmuskeln und des Extensor pollicis brevis nicht selten durch die gleichzeitige Kontraktion der langen Fingerflexoren verdeckt. Besteht aber eine Lähmung der letzteren, so präsentiert sich die Wirkung der kleinen Handmuskeln und des kurzen Daumenstreckers ungestört. Ferner eignen sich für die Feststellung der spinalen Innervationsbezüge der quergestreiften Muskeln Fälle von nuclearen oder radikulären Läsionen mit umschriebener Lähmung bestimmter Muskeln, in denen autoptisch oder bioptisch eruiert werden kann, welche Rükkenmarkswurzeln durchtrennt oder leitunfähig sind oder in welchen spinalen Segmenten die Vorderhornläsion gelegen ist.

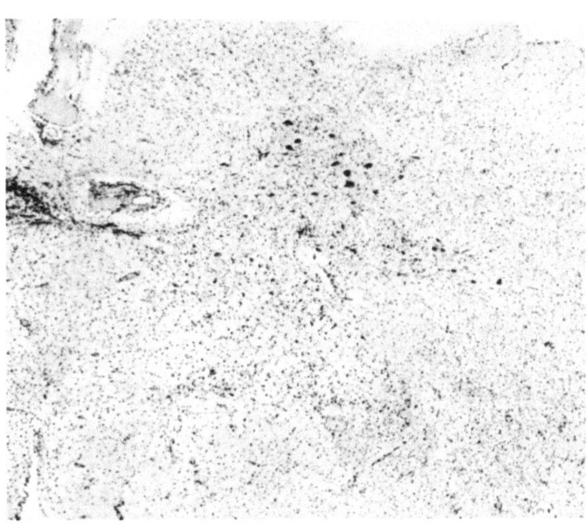

Abb. 9. Unterschrift wie bei Abb. 7. — 1. Thorakalsegment, zeigt die wohl erhaltenen Vorderhornzellen entsprechend der Integrität der kleinen Handmuskeln.

Die Abb. 7, 8 u. 9 entstammen einem Falle von syphilitischer amyotropischer Lateralksklerose. Bei Lebzeiten hatte eine völlige nucleare Lähmung und totaler Schwund aller Hals- und Nackenmuskeln sowie sämtlicher Muskeln der oberen Extremitäten bestanden. Nur die kleinen Handmuskeln (Interossei, Lumbricales, Daumenballenmuskeln, Adductor pollicis, Hypothenarmuskeln waren verschont geblieben, zeigten keinerlei Atrophie und besaßen eine völlig normale elektrische Erregbarkeit; sie zeigten sogar gesteigerte reflektorische Erregbarkeit mit deutlichen klonischen Phänomenen. Das gesamte Cervicalmark enthält vom 1. bis zum 8. Segmente keine Vorderhornganglienzellen. Hingegen sind die des 1. Thorakalsegmentes wohl erhalten; vereinzelte intakte Zellen finden sich auch im untersten Abschnitte des 8. Cervicalsegmentes.

Abb. 10 zeigt einen intramedullären Tumor des Halsmarkes, ein Ependymom, das von mir operativ entfernt werden konnte. Es bestand eine nucleare Lähmung der vom 7. und 8. Cervical- und 1. Thorakalsegment versorgten Muskeln, der kleinen Handmuskeln der langen Fingerflexoren, der Strecker des Daumens und der Finger, des Flexor carpi ulnaris, des Extensor carpi ulnaris, Extensor carpi radialis brevis, und des Triceps brachii. Extensor carpi radialis longus und Pronator teres, die zum guten Teil aus C_6 innerviert werden, waren paretisch aber nicht gelähmt, das gleiche gilt für die ebenfalls teilweise von höheren Segmenten versorgten Muskeln, Latissimus, Pectoralis, Teres major, Subscapularis und Serratus. Hingegen waren alle Muskeln, die ihre Bezüge ausschließlich aus C_5 und C_6 erhalten, der Supinator, die Beuger des Vorderarms, Deltoideus und die Außenrotatoren des Oberarms, völlig intakt. Neben der nuclearen Lähmung an der oberen Extremität bestand eine vollkommene supranucleare Lähmung der Beine und des Rumpfes sowie Retentio urinae. Maßgebend für die Höhendiagnose war die Verteilung der nuclearen Lähmung der Muskeln der oberen Extremität. Nach der Entfernung des Tumors gingen sämtliche Lähmungserscheinungen bis auf eine ganz geringfügige Schwäche der Interosei vollkommen zurück.

Eine weitere Quelle unserer Kenntnisse der segmentalen Innervation der einzelnen Muskeln bilden die totalen Querschnittsunterbrechungen des Rückenmarks. Bei der Unterbrechung des Markes in einer bestimmten Höhe sind alle Muskeln, welche nur von den infraläsionellen Segmenten versorgt werden, total gelähmt, hingegen partizipieren die Muskeln, welche ihre Innervation ausschließlich aus supraläsionellen Segmenten erhalten, an der Lähmung überhaupt nicht, die Muskeln, welche teilweise von supraläsionellen zum anderen Teil von infraläsionellen Segmenten gespeist werden, weisen eine mehr oder weniger hochgradige Parese auf. Es ist aber bei der Verwertung derartiger Fälle von Totaltrennung des Markes für die Lehre von der Segmentalinnervation der einzelnen Muskeln darauf zu achten, inwieweit die graue Substanz der unmittelbar an die Stelle der Quertrennung sich nach oben anschließenden Segmente wirklich intakt ist oder durch hämorrhagische Infarzierung bzw. ödematöse Durchtränkung mitgeschädigt ist. Desgleichen ist darauf zu achten, ob nicht eine oder mehrere der aus dem supraläsionellen Marksegmenten entspringenden Wurzeln in die Läsion mit einbezogen sind. Sehr oft sind bei den traumatisch bedingten Totaltrennungen des Markes, infolge der erwähnten Komplikationen, Muskeln total mitgelähmt, deren Kernsäulen in die Segmente oberhalb der eigentlichen Querläsion emporreichen oder gänzlich in diesen gelegen sind. Ganz besonders lehrreich sind in dieser Beziehung solche Fälle von Querschnittläsion, in denen die Ausbreitung der Lähmung zunächst vollkommen der Höhe der Querschnittstrennung entspricht, sich dann aber, infolge der ascendierenden Hämatomyelie oder des ascendierenden traumatischen Ödems sukzessive auch auf die von den supraläsionellen Marksegmenten versorgten Muskeln ausbreitet, und zwar genau in der Reihenfolge, welche der Höhenausdehnung der Kernsäulen der einzelnen Muskeln in den supraläsionellen Segmenten entspricht. In der gleichen Weise können auch Fälle

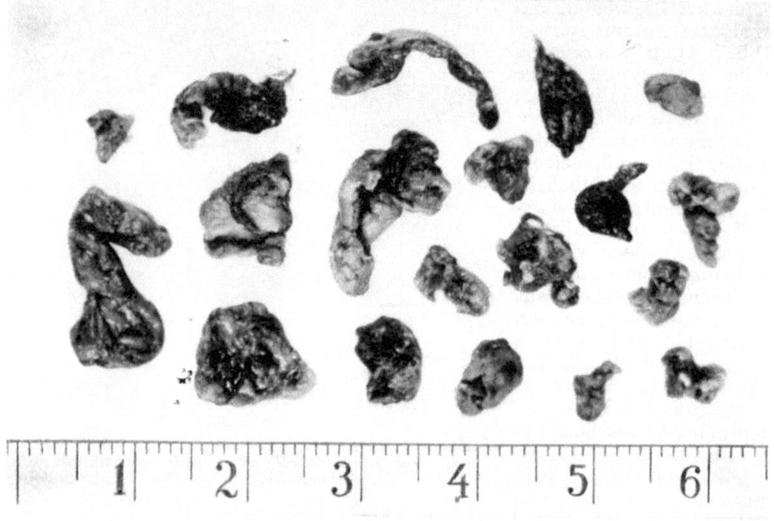

Abb. 10. Intramedulläres Ependymom, operativ entfernt, die Segmente C_7, C_8, Th_1 einnehmend, nucleare Lähmung der von diesen Segmenten versorgten Muskeln. Vollkommener Rückgang der Lähmung nach der Entfernung des Tumors. Dauerheilung.

von Hämatomyelie mit langsamer Evolution verwertet werden. Man beobachtet bei ihnen gar nicht selten, daß mit dem sukzessiven Aufsteigen und Absteigen der Blutung innerhalb der Vorderhornsäule die Lähmung auf einen quergestreiften Muskel nach dem anderen übergreift. Die Ausbreitung der Lähmung entspricht dabei dem Ausdehnungsbereich der motorischen Kernsäulen der einzelnen Muskeln in den spinalen Segmenten. Bei diesen ascendierenden Hämatomyelien beschränkt sich die Blutung manchmal nur auf die Kernsäulen ganz bestimmter Muskeln, während andere in denselben Segmenten gelegenen Kernsäulen verschont bleiben. Das hängt damit zusammen, daß sich die Ausbreitung der Hämatomyelie, wenn sie langsam vor sich geht, an die einzelnen Gefäßgebiete hält und jede Kernsäule eines Muskels trotz ihrer über 2, 3, 4 und mehr Segmente reichenden Ausdehnung doch ein in sich geschlossenen Gefäßgebiet darstellt.

Selbstverständlich können auch andere progressive Krankheitsprozesse, die sich über die Vorderhornsäulen in aufsteigender und absteigender Richtung ausbreiten, wie die Syringomyelie, die spinale progressive Muskelatrophie, der intramedulläre Tumor, der extramedulläre Tumor durch die sukzessive Ausbreitung der Lähmung auf die einzelnen Muskeln wertvolle Aufschlüsse über die segmentale radikuläre Innervation geben.

Die plurisegmentale Versorgung eines Muskels erfolgt in verschiedener Weise. Entweder breiten sich die Endverzweigungen jeder einzelnen der an der Versorgung des Muskels beteiligten Wurzeln diffus über den Gesamtmuskel aus, die Endverzweigungen der einzelnen Wurzeln überlagern einander innerhalb des Muskels mehr oder weniger vollkommen. In diesem Falle zieht sich bei

Reizung einer Wurzel der gesamte Muskel, wenn auch natürlich nur mit dem entsprechenden Bruchteile seiner Fasern zusammen und bei partieller Ausschaltung der radikulären Versorgung bleibt die Kontraktionsfähigkeit des Gesamtmuskels erhalten, naturgemäß in um so stärkerem Grade, je mehr Wurzeln erhalten sind, in um so schwächerem Grade je weniger Wurzeln zur Verfügung stehen. Unter Umständen wird sogar die einzelne Muskelfaser plurisegmental innerviert. AGDUHR hat, nach der Durchtrennung einer einzelnen der an der Versorgung eines Muskels beteiligten vorderen Wurzeln und Verschonung der anderen, innerhalb ein und derselben Muskelfaser sowohl totaldegenerierte wie vollkommen normale motorische Endplatten festgestellt (Abb. 11).

Im Gegensatz zu diesem diffusen Versorgungsmodus, der für die Mehrzahl der Extremitätenmuskeln gilt, kann aber die plurisegmentale Versorgung eines

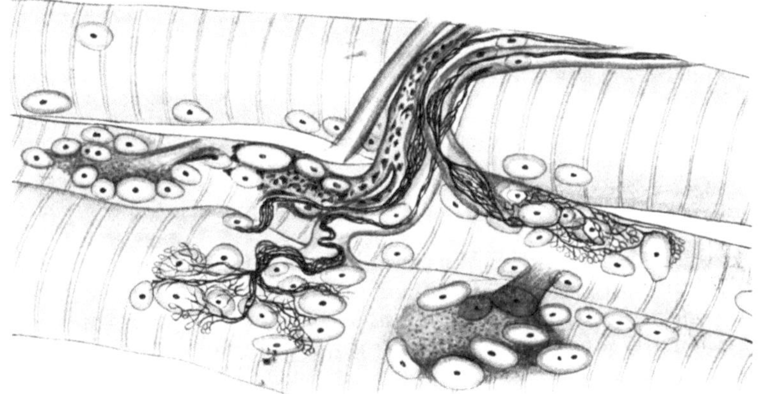

Abb. 11. Plurisegmentale Innervation zweier einzelner quergestreifter Muskelfasern des Interosseus nach AGDUHR. Die der durchschnittenen Vorderarmwurzel C_8 entsprechenden Endplatten sind degeneriert, die der intakt gelassenen Wurzel Th_1 entsprechenden Endplatten sind unversehrt.

Muskels auch in der Weise erfolgen, daß von der einzelnen Wurzel nur ein bestimmter geschlossener Muskelabschnitt versorgt wird, die anderen Abschnitte hingegen den anderen Wurzeln unterstehen. Unter diesen Umständen kontrahiert sich bei der elektrischen Reizung einer einzelnen Wurzel nur ein bestimmter Abschnitt des Muskels. Die übrigen Muskelteile bleiben schlaff. So erfolgt bei Reizung der 5. Cervicalwurzel eine vollkommen umschriebene Kontraktion der clavicularen Portion des Pectoralis major und in einem Falle, in dem ich diese Wurzel isoliert operativ durchtrennt habe, resultierte eine völlige Lähmung und Atrophie der clavicularen Portion der Pectoralis mit totaler Entartungsreaktion. Bei elektrischer Reizung der ersten Thorakalwurzel fand ich wiederholt, daß sich nur der unterste Abschnitt der sternocostalen Portion des Pectoralis kontrahierte, aber bei isolierter Durchtrennung der 1. Thoracalis fand ich nur partielle Entartungsreaktion und keinen völligen Funktionsausfall dieser Muskelpartie. Die unterste Portion des Pectoralis wird also auch von höheren Wurzeln innerviert. Bei Reizung der 5. Thoracalis kommt es, wenn dieselbe überhaupt an der Innervation des Rectus abdominis Anteil hat, stets nur zu einer scharf umschriebenen Kontraktion des obersten Segmentes des supraumbilicalen Abschnittes dieses Muskels, wie sie auch von SÖDERBERGH beschrieben worden ist; aber die isolierte Durchtrennung dieser Wurzel hat keine Lähmung des obersten Rectussegmentes im Gefolge, da dasselbe auch von Th_6 und Th_7 versorgt wird. Dagegen hinterläßt die isolierte Durchtrennung der 7. Thorakalwurzel völlige Lähmung und totale Entartungsreaktion des 3. supraumbilicalen Segmentes des Rectus abdominis. Das letztere wird also monoradikulär innerviert. Bei der elektrischen Reizung der ersten Lendenwurzel kontrahiert sich nur der allerunterste Abschnitt der seitlichen Bauchmuskeln und bei isolierter Unterbrechung von L_1 ist dieser Bauchmuskelabschnitt gelähmt, die Abdominalwand wölbt sich in Form eines schmalen bandartigen Wulstes oberhalb der Inguinalfalte vor.

Bei diesem circumscripten Versorgungsmodus bestehen also zwei verschiedene Möglichkeiten. Entweder wird der Muskelabschnitt ausschließlich von einer Wurzel versorgt, so daß bei Unterbrechung der letzteren der erstere völlig deefferentiert ist (Beispiel C_5 — Portio clavicularis pectoralis majoris, Th_7 — unteres Drittel des Rectus supraumbilicalis) oder aber die eine Wurzel versorgt zwar nur einen ganz bestimmten Teil des Muskels, dieser letztere erhält aber auch aus anderen Rückenmarkssegmenten Bezüge (Beispiel Th_5 — oberstes Segment des Rectus abdominis, Th_1 — unterster Abschnitt der sternocostalen Portion des Pectoralis major).

VAN RIJNBERK hat beim Hunde die segmentale Versorgung der Rumpfmuskulatur eingehend untersucht mittels der Methode der remaining motricity. Er fand, daß alle Rumpfmuskeln ihren ursprünglichen metameren Bau beibehalten; sie sind aus speziell angeordneten segmentalen Abteilungen aufgebaut. Diese sind in einzelnen Muskeln (Rectus abdominis) durch Bindegewebssepten abgegrenzt oder angedeutet. Aber auch wenn keine äußere Scheidung erkennbar ist, überdecken sich die segmentalen Abteilungen eines Muskels nur in einzelnen Niveaus (Th_8 und Th_{12}). Im übrigen findet keine Vermischung der Rhizomeren statt.

Die kurzen Muskeln der Wirbelsäule, die Interspinosi, die Intertransversarii, die Rotatores breves, der Rectus capitis posterior minor, der Obliquus capitis superior, Obliquus capitis inferior, der Rectus capitis lateralis verraten ja durch ihre Beziehungen zur Wirbelsäule schon äußerlich ihre monosegmentale Provenienz. Es gibt aber auch Muskeln der Extremitäten, welche rein monosegmental innerviert werden. An der oberen Extremität ist das der Abductor pollicis brevis. Wiederholt habe ich nach isolierter Durchtrennung der 1. Thoracalis eine völlige und irreparable Lähmung dieses Muskels beobachtet. Von den Muskeln der unteren Extremität erhalten Tibialis anticus und posticus gar nicht selten ihre Innervation ausschließlich aus L_4, so daß bei isolierter Unterbrechung dieser Wurzel eine völlige Lähmung der beiden Muskeln resultiert. Gelegentlich erzielt man allerdings auch bei Reizung von L_5 eine Kontraktion der beiden Tibiales. Erscheint die monosegmentale Innervation eines so kurzen Muskels wie des Abductor pollicis brevis noch einigermaßen verständlich, so ist die überwiegend unisegmentäre Repräsentation der beiden die ganze Länge des Unterschenkels einnehmenden Musculi tibiales kaum zu erklären, besonders wenn wir ihr die plurisegmentale Innervation der anderen Dorsalflexoren des Fußes Extensor digit. longus, Extensor hallucis longus, Peroneus tertius aus L_5 und S_1 gegenüberstellen.

Querschnittstopographie des Vorderhorns. Während wir über die Höhenausdehnung der motorischen Kernsäulen der einzelnen quergestreiften Muskeln unseres Körpers heute weitgehend orientiert sind, sind unsere Kenntnisse über die Lage, welche diese Kernsäulen innerhalb des Querschnittes des Vorderhorns einnehmen, noch lückenhaft. Die großen multipolaren Vorderhornzellen liegen auf dem Markquerschnitt zu bestimmten Gruppen vereinigt. Man unterscheidet gemeinhin eine *mediale* Zellgruppe und eine *laterale* Gruppe (Abb. 12). Die Zellen der *medialen Gruppe* sind etwas kleiner als die der lateralen Gruppe. Die mediale Zellgruppe läuft kontinuierlich vom 1. Halssegment bis zum Coccygealmark herab. Im Bereiche der Hals- und oberen Lendenanschwellung ist sie in eine dorsale und ventrale Untergruppe gegliedert. Die *laterale* Gruppe ist im Bereiche des Thorakalmarkes einfach gebaut, weist aber im

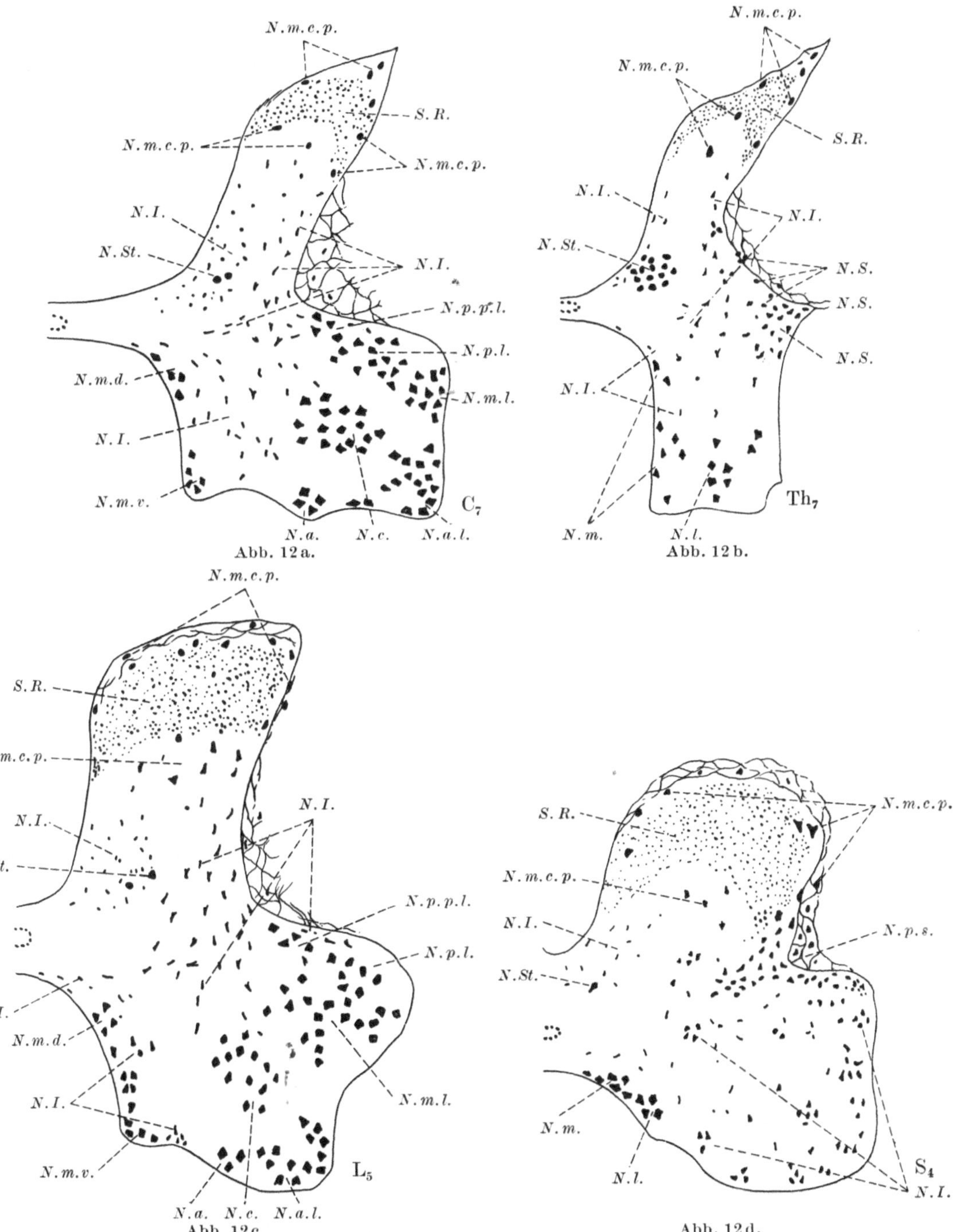

Abb. 12a. Abb. 12b. Abb. 12c. Abb. 12d.

Abb. 12a—d. Die Zellgruppen des Rückenmarks schematisch dargestellt, modifiziert nach L. JACOBSOHN. 1. Nucleus magnocellularis cornu anterioris: *N. m.* Nucl. medialis; *N. m. v.* Nucl. medialis ventralis; *N. m. d.* Nucl. medialis dorsalis; *N. l.* Nucl. lateralis; *N. a.* Nucl. anterior; *N. c.* Nucl. centralis; *N. a. l.* Nucl. anterolateralis; *N. m. l.* Nucl. mediolateralis; *N. p. l.* Nucl. posterolateralis; *N. p. p. l.* Nucl. postpostero-lateralis seu retrodorsalis. 2. *N. S.* Sympathische Seitenhornkette; Nucl. intermedio-lateralis thoraco-lumbalis. 3. *N. p. s.* Nucl. parasympathicus sacralis; Nucl. intermedio-lateralis sacralis. 4. *N. I.* Intermediärzellen. 5. *N. St.* STILLING-CLARKsche Kernsäule. 6. *S. R.* Substantia gelatinosa Rolando. 7. *N. m. c. p.* Nucl. magnocellularis cornu posterioris.

Bereiche der Halsanschwellung und der lumbosacralen Anschwellung und besonders in den untersten Abschnitten derselben eine weitgehende Untergliederung auf, in einen Nucleus anterior (lateroventralis), einen Nucleus anterolateralis (laterointermedius externus), einen Nucleus centralis (laterointermedius s. str.), Nucleus mediolateralis (laterodorsalis externus), einen Nucleus posterolateralis (laterodorsalis internus) und einen Nucleus postpostero-lateralis (retrodorsalis).

Die zur Zeit vorherrschende Auffassung ist die, daß die mediale Zellgruppe den durch die Rami posteriores der Spinalnerven versorgten langen und kurzen Rückenmuskeln zugeordnet ist. Der Nucleus anterior steht den von den Rami anteriores der Spinalnerven innervierten Rumpfmuskeln (Rect. cap. lat., Rect. cap. ant., Geniohyoideus, Thyreohyoideus, Sternohyoideus, Sternothyreoideus, Platysma, Diaphragma, Intercostales, Bauchmuskeln, Coccygeus, Sphincter ani externus, Sphincter vesicae externus, Ischiocavernosus, Bulbocavernosus, Levator ani vor. Im untersten Sacralmark sind Nucleus medialis und Nucleus anterior die einzigen vorhandenen Zellgruppen. Beide fließen hier in der Regel zu einer schwer trennbaren einheitlichen Gruppe zusammen. Der Nucleus anterolateralis steht in Beziehung zu den Muskeln, welche vom Rumpf zum Extremitätengürtel oder von diesem zur Extremität ziehen, soweit sie aus der dorsalen Plexusschicht innerviert werden (z. B. Trapezius, Levator scapulae, Rhomboideus, Serratus, Supraspinatus, Infraspinatus, Deltoideus, Subscapularis — Glutaeus maximus, Glutaeus medius, Pyriformis, dorsale Schicht des Adductor magnus), der Nucleus centralis zu den analogen, aus der ventralen Plexusschicht innervierten Muskeln (z. B. Subclavius, Pectoralis major et minor, Coracobrachialis, Quadratus lumborum, Psoas, Iliacus, Obturatorii, Adductores, ventrale Schicht des Adductor magnus). Der Nucleus mediolateralis versorgt die Muskeln des Oberarms bzw. des Oberschenkels, welche nicht am Extremitätengürtel entspringen, wobei die vorderen Zellgruppen den aus der dorsalen Muskelplatte stammenden Muskeln (Triceps caput laterale et mediale, Brachioradialis, Biceps femoris caput breve), die hinteren Zellgruppen den aus der ventralen Muskelplatte abstammenden Muskeln (Brachialis internus, Vastus lateralis, Vastus medialis, Popliteus) entsprechen. Der Nucleus posterolateralis innerviert die Unterarm- bzw. die Unterschenkelmuskulatur, wobei auch wieder die ventrale Zellgruppe den aus der dorsalen Plexusschicht innervierten Muskeln (Extensores carpi,

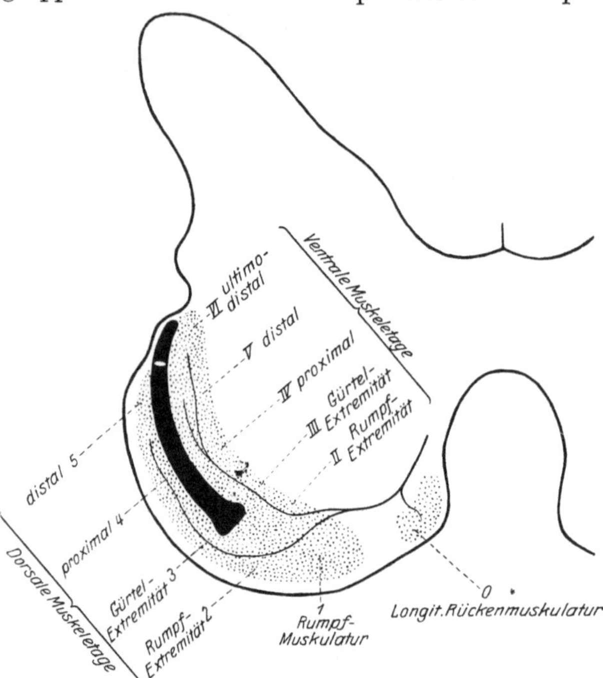

Abb. 13. Querschnittstopographie des Vorderhorns nach S. T. Bok.

Extensores digitor et pollicis, Supinator — Peronei, Tibialis anticus, Extensor digitor et hallucis longus), die dorsale Zellgruppe den aus der ventralen Plexusschicht versorgten Muskeln zugeordnet ist (Flexores carpi, Flexores dig. et pollicis, Pronatores — Triceps surae, Tib. posticus, Flexor dig. et halluc. longus). Der Nucleus postpostero-lateralis seu retrodorsalis dient der Innervation der distalen kleinen Hand- und Fußmuskeln.

Mit Recht hat besonders S. T. Bok hervorgehoben, daß die Einteilung der multipolaren großen Vorderhornzellen in die genannten Gruppen in hohem Maße schematisch ist. Er hat die Beziehungen der verschiedenen quergestreiften Muskeln unseres Körpers zu den motorischen Vorderhornzellen in anschaulicher

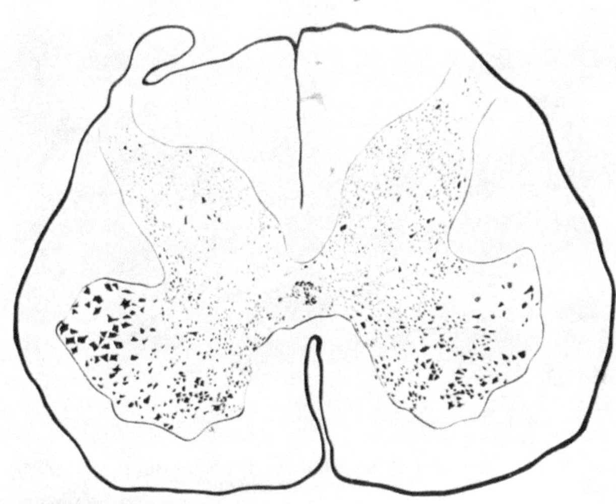

Abb. 14. Retrograde Degeneration der dorsalen Zellgruppen des linken Vorderhorns nach Amputation des linken Unterschenkels.

Form in der in Abb. 13 wiedergegebenen Skizze dargestellt. Die motorischen Ganglienzellen sind halbkreisförmig entlang der medialen, vorderen und lateralen Circumferenz des Vorderhorns angeordnet, die medialste Gruppe 0 steht in Beziehung zu den langen und kurzen Rückenmuskeln (Rami dorsales der Spinalnerven), die an diese sich nach außen anschließende Gruppe 1 versorgt, die durch die Rami ventrales der Spinalnerven versorgten übrigen Rumpfmuskeln; darauf folgt lateralwärts die Gruppe 2 für die Muskeln vom Rumpf zum Extremitätengürtel, darauf die Gruppe 3 für die Muskeln vom Extremitätengürtel zur Extremität, die Gruppe 4 für die Muskeln des Oberarmes bzw. des Oberschenkels, die Gruppe 5 für die Muskeln des Unterarmes bzw. des Unterschenkels und zuletzt die ganz dorsal gelegene Gruppe 6 für die distalsten Muskeln, die kleinen Hand- und Fußmuskeln. Die Gruppen 2—6 bilden ihrerseits zwei konzentrische Halbringe, einen äußeren und einen inneren; der erstere steht den aus der dorsalen Plexusschicht der Extremitäten versorgten Muskeln vor, der innere Halbring den aus der ventralen Plexusschicht innervierten Muskeln. Je distaler also ein Muskel an der Extremität gelegen ist, eine um so dorsalere Lage nehmen seine motorischen Ganglienzellen im Vorderhorne ein.

Abb. 14, die einem Falle von Unterschenkelamputation entstammt, zeigt in Übereinstimmung mit den obigen Angaben deutlich die retrograde Tigrolyse der Gruppen 5 und 6, während die Gruppen 4, 3, 2—1 und 0 keine Veränderungen erkennen lassen. Abb. 15 zeigt die retrograde Tigrolyse nach Unterbrechung des N. accessorius. Die Veränderungen sind vom 1. bis zum 4. Cervicalsegment herab nur an einer aus 2—4 Zellen bestehenden bestimmten Ganglienzellgruppe feststellbar, die zum Teil dem Nucleus anterolateralis entspricht, teils aber auch etwas mehr im Innern des Vorderhorns gelegen ist.

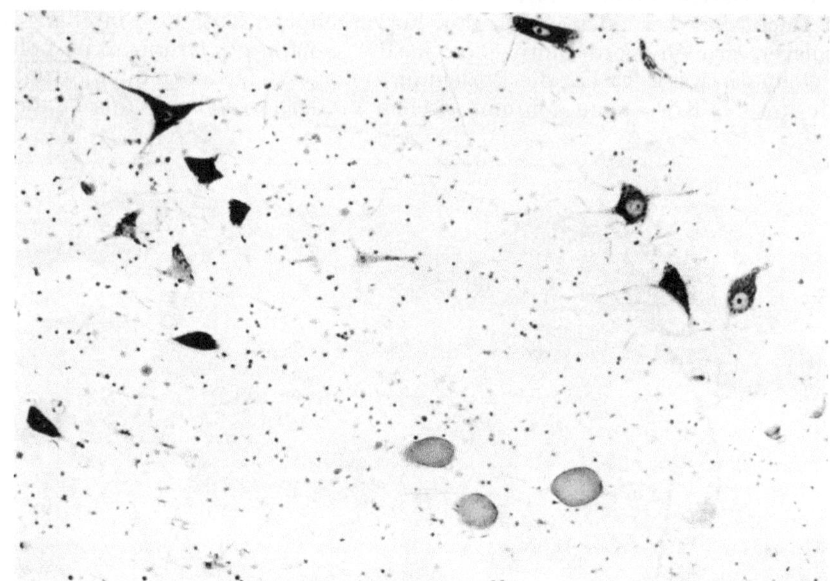

Abb. 15. Retrograde Tigrolyse der Vorderhornzellen des N. accessorius nach Unterbrechung desselben. C_4 nach A. STENDER.

2. Allgemeine Charakteristik der nuclearen und radikulären Lähmungen.

Das periphere motorische Neuron, Vorderhornganglienzelle, vordere Wurzelfaser, periphere motorische Nervenfaser, motorische Endplatte stellt die *einzige* Bahn dar, auf welcher motorische Innervationsimpulse den quergestreiften Muskel erreichen können. Insofern als die Vorderhornzelle ihrerseits den Antrieb zur Impulserteilung an den Muskel von den verschiedensten Stationen des Zentralnervensystems, vom Cortex cerebri und zahlreichen subcorticalen supraspinalen Zentren, andererseits aber auch von der Körperperipherie her auf dem Wege der spinopetalen afferenten Bahnen erhält, bezeichnen wir das periphere motorische Neuron nach dem Vorgange von SHERRINGTON auch als die *letzte gemeinsame* Wegstrecke (final common pathway) für die dem quergestreiften Muskel zugehenden Innervationsimpulse. Wenn das periphere motorische Neuron ausgeschaltet ist, einerlei ob es sich dabei um eine Zerstörung des spinalen Vorderhornkernes oder eine Unterbrechung der vorderen Wurzeln oder eine solche der peripheren Nervenstämme oder schließlich um eine isolierte Funktionsausschaltung der motorischen Endplatten (Curarevergiftung) handelt, so können keinerlei Innervationsimpulse mehr zum Muskel gelangen, weder solche vom Cortex cerebri, noch solche von den supraspinalen-subcorticalen Zentren, noch auch solche, die von den Receptoren in der Körperperipherie ausgehen und durch die afferenten Bahnen an die Vorderhornzelle herangetragen werden. Es fehlt bei den nuclearen und radikulären Lähmungen, ebenso wie bei den peripheren Nervenlähmungen die *corticogene, subcorticogene* und *peripherogene* Innervierbarkeit des Muskels, die *willkürliche,* die *unwill-*

kürliche und die *reflektorische Innervierbarkeit.* Die statischen und kinetischen Aufgaben, welche an die durch die motorischen Impulse hervorgebrachte Kontraktion des Muskels gebunden sind, können nicht mehr erfüllt werden. Es fehlen die Eigenreflexe des Muskels, die Sehnen- und Knochenphänomene und der Dehnungsreflex s. str., die Lähmung ist eine schlaffe. Der Muskel kann aber auch von keinem außerhalb seiner Substanz gelegenen Receptor her reflektorisch in Kontraktion versetzt werden. Es fehlt, von den ersten der akuten Wurzel- oder Kernausschaltung folgenden 8—14 Tagen, während deren die peripheren Nervenfasern noch nicht degeneriert sind, und von gewissen später noch zu besprechenden Ausnahmen abgesehen, die elektrische Erregbarkeit des Muskels vom Nerven her, es fehlt die direkte faradische Erregbarkeit des Muskels, hingegen ist die direkte galvanische Erregbarkeit erhalten; in rezenten Fällen ist sie anfangs sogar erhöht, dann aber sinkt sie sukzessive mehr und mehr ab, bis es schließlich sogar bei Stromstärken, die an die Grenze des Erträglichen reichen (20—30 M.A) nicht mehr gelingt eine Kontraktion auszulösen. Je mehr die direkte galvanische Erregbarkeit sinkt, um so mehr macht sich die sogenannte Longitudinalreaktion bemerkbar, d. h. der Muskel reagiert besonders dann, wenn sein Bauch in gesamter Länge vom Strom erfaßt wird. Die Zuckungsform ist bei direkter galvanischer Reizung im Gegensatz zur Norm nicht blitzschnell, sondern träge, wurmförmig; bei stärkeren Strömen kommt es zur tetanischen Kontraktion und nicht selten überdauert diese den Reiz. Die Chronaxie ist beträchtlich verlängert. Kurz, es besteht das bekannte Bild der totalen Entartungsreaktion. Ebenso wie auf den ihn direkt treffenden galvanischen Reiz reagiert der nucleare oder radikulär gelähmte Muskel auch auf direkte *mechanische* Reize noch mit Kontraktion und auch hierbei tritt die langsame Kontraktionsform und die den Reiz überdauernde Kontraktionsnachdauer oft deutlich in Erscheinung. Besonders in rezenten Fällen von nuclearer oder radikulärer Lähmung ist die direkte mechanische Erregbarkeit des gelähmten Muskels nicht selten mehr oder weniger beträchtlich gesteigert; ein leichter Schlag mit dem Perkussionshammer auf irgendeinen Punkt des Muskels ruft eine kräftige Kontraktion des gesamten Muskels mit ausgiebigem lokomotorischem Effekte hervor. Aber ebenso wie die direkte galvanische Erregbarkeit sinkt auch die direkte mechanische Erregbarkeit im Laufe der Zeit mehr und mehr ab; die Kontraktion beschränkt sich auf die unmittelbar von dem mechanischen Reiz getroffenen Muskelbündel, welche das Phänomen der idiomuskulären Wulstbildung zeigen, bis zuletzt jeglicher Effekt bei mechanischer Reizung ausbleibt. Drittens reagiert der nuclear oder radikulär völlig gelähmte Muskel auch noch auf bestimmte chemische Reize, besonders auf die parasympathico-mimetischen Pharmaca, das Cholin und Pilocarpin, wenn dieselben auf dem Blutwege durch Injektion in die zuführende Arterie oder durch Injektion in den Muskel direkt an ihn herangebracht werden. Es kommt dabei zu einer lang anhaltenden, sehr kräftigen Kontraktion des Muskels, ja zu einer eisenfesten Kontraktur. Durch Injektion von Adrenalin wird die Wirkung des parasympathico-mimetischen Pharmacons teilweise wieder aufgehoben. Dabei kann es zu einem förmlichen Kampf zwischen den beiden entgegengesetzt wirkenden Substanzen kommen, die sich in einer mehr oder weniger regelmäßigen rhythmischen Folge von kräftigen Kontraktionen und mehr oder weniger vollkommenen Erschlaffungen des Muskels mit entsprechenden Hin- und Herbewegungen des Gliedes zu erkennen gibt.

Der nuclear oder radikulär gelähmte Muskel verliert die innere Spannung, die er normaliter in der Ruhe besitzt, er büßt sein normales Relief und seine normale Konsistenz ein, er hängt als loses Fleisch, der Schwere folgend, an den

Skeletteilen, an denen er inseriert, herab, er fühlt sich schlaff und weich an und plattet sich, sobald der geringste Druck auf ihn einwirkt, unter diesem ab. Zu diesem Verlust der Form und Konsistenz kommt dann noch alsbald die Volumabnahme, die *Atrophie*, welche im Laufe der Zeit, bis zum weitgehenden, fast vollkommenen Schwunde führen kann.

Da das periphere motorische Neuron eine anatomisch-physiologische Einheit darstellt, so ist ohne weiteres verständlich, daß die allgemeinen Kennzeichen der nuclearen, radikulären und peripheren Lähmung die gleichen sind. Und doch besteht ein Unterschied zwischen nuclearen und radikulären Lähmungen einerseits und peripheren Lähmungen andererseits. Der quergestreifte Muskel wird nämlich nicht nur durch die aus den motorischen Vorderhornzellen entspringenden und durch die vorderen Wurzeln und peripheren Nervenstämme zu ihm hinziehenden *motorischen* Nervenfasern innerviert, sondern es enden in ihm auch die sog. akzessorischen Nervenfasern (BOEKE, AGDUHR, KEN KURÉ u. a.). Die akzessorischen Nervenfasern entspringen teils in den sympathischen Grenzstrangganglien, die marklosen Fasern ziehen durch die Rami communicantes grisci in die Spinalnerven und mit diesen zum Muskel, woselbst sie mittels einfacher Endösen innerhalb des Sarkoplasmas und zum Teil innerhalb der motorischen Endplatte enden (Abb. 16). Außer diesen sympathischen, akzessorischen Nervenfasern erhält der quergestreifte Muskel zweitens auch noch parasympathische akzessorische Fasern, deren Ursprungszellen bisher allerdings noch nicht sicher feststehen. Auch die parasympathischen Fasern enden im Muskel mit einfachen Endösen hypolemmal und teilweise innerhalb der motorischen Endplatte.

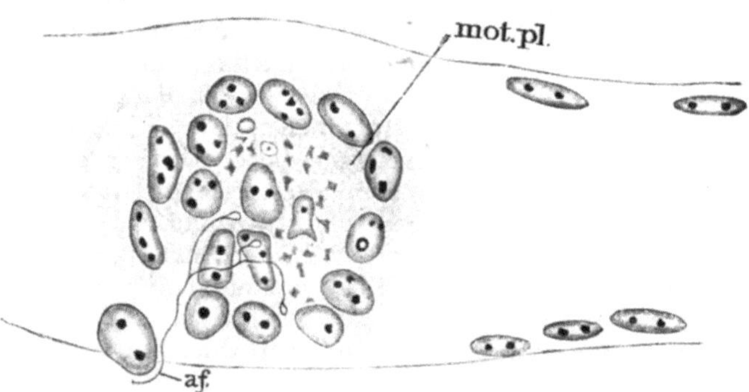

Abb. 16. Degenerierte motorische Endplatte mit erhalten gebliebener akzessorischer Faser und Endösen nach Durchschneidung des Hypoglossus nach BOEKE.

Manches spricht dafür, daß die Ursprungszellen der akzessorischen parasympathischen Fasern in den Spinalganglien zu suchen sind; möglicherweise geht aber ein Teil derselben aus Intermediärzellen des Rückenmarks hervor und zieht als dünnkalibrige markhaltige Nervenfaser durch die vorderen möglicherweise auch durch die hinteren Wurzeln hindurch zum Spinalnerven und mit diesem zum Muskel.

Die funktionelle Bedeutung der sog. akzessorischen Nervenfasern ist bisher noch nicht genügend aufgeklärt, aber es darf wohl als feststehend angesehen werden, daß diese sympathischen und parasympathischen Elemente in den Stoffwechsel des quergestreiften Muskels eingreifen. Es kann als erwiesen gelten, daß der Sympathicus die Ermüdung des quergestreiften Muskels hintanhält. Bei gleichzeitiger Reizung der vorderen Wurzeln und des Sympathicus (Rami communicantes) tritt die Muskelermüdung später ein als bei alleiniger Reizung der vorderen Wurzeln. ALTENBURGER hat nachgewiesen, daß diese von der Experimentalphysiologie festgestellten Beziehungen auch für den Menschen Gültigkeit haben. In Fällen, in denen ich den sympathischen Grenzstrang exstirpiert habe, konnte er zeigen, daß der Muskel bei repetierter elektrischer Reizung mit galvanischen Einzelreizen rascher ermüdet als in der Norm, daß nicht nur die Hubhöhe sukzessive abnimmt, sondern daß auch die Zuckungsform sich mit der Ermüdung ändert, indem der abfallende Schenkel der Zukkungskurve einen flacheren Verlauf nimmt.

KEN KURÉ schreibt sowohl den sympathischen wie den parasympathischen Elementen einen Einfluß auf den Muskeltonus und auf den trophischen Zustand des Muskels, außerdem aber auch auf die Wärmebildung im Muskel zu.

Es ist hier nicht der Ort die sehr heiß umstrittene Frage des Zusammenhangs von Muskeltonus und Sympathicus zu diskutieren. Ich möchte nur betonen, daß ich selbst beim Menschen in zahlreichen Fällen, in denen ich Exstirpationen der verschiedensten Grenzstrangganglien vorgenommen habe, niemals eine Verminderung des Dehnungswiderstandes der ihrer sympathischen Innervation beraubten Muskeln oder irgendwelche Haltungsanomalien beobachtet habe. Auch die Frage des Zusammenhanges der Muskelatrophie mit Läsionen des Sympathicus und Parasympathicus kann hier nur gestreift werden. KEN KURÉ und seine Mitarbeiter geben an, daß sie sowohl experimentell durch Sympathicusexstirpation wie durch Exstirpation der parasympathischen Ganglien oder Nerven (Ganglion ciliare, Ganglion sphenopalatinum, Chorda tympani Spinalganglien) in den zugehörigen Muskeln Veränderungen, welche denen der Dystrophia musculorum progressiva prinzipiell durchaus gleichen sollen, erzeugt haben, und daß diese Veränderungen besonders stark sind, wenn der Muskel sowohl seiner sympathischen wie seiner parasympathischen Innervation beraubt wird. Analoge Veränderungen haben sie auch beim Menschen nach Grenzstrangexstirpation beschrieben. KEN KURÉ und seine Mitarbeiter fanden in zahlreichen Fällen von Dystrophia musculorum progressiva in den motorischen Nervenästen der von der Atrophie befallenen Muskeln einen mehr oder weniger weitgehenden Ausfall der marklosen sympathischen und der dünnen markhaltigen parasympathischen Fasern. Sie kommen daher zu dem Schluß, daß die Muskelatrophie auf einem Ausfall der autonomen sympathischen und parasympathischen Muskelinnervation beruhe. Ich selbst habe beim Menschen nach Sympathicusexstirpationen niemals eine auch nur irgendwie erkennbare Atrophie der Gesichts-, Hals-, Schulter-, Arm- oder Beinmuskulatur auftreten sehen. H. CURSCHMANN hat ganz jüngst zu dieser Frage Stellung genommen und kommt ebenfalls zu einen im wesentlichen negativen Ergebnis. Diese negativen Ergebnisse widerlegen aber die KEN KURÉsche Lehre nicht ohne weiteres; denn KEN KURÉ betont ausdrücklich, daß sich Sympathicus und Parasympathicus in ihrem Einfluß auf den Muskel weitgehend gegenseitig ersetzen können und daß die Ausschaltung des einen durch vikariierendes Eintreten des anderen ausgeglichen werden kann und daß bei der Dystrophia musculorum progressiva in der Regel beide Faserkategorien geschädigt seien. Ich verfüge nur über eine Beobachtung beim Menschen von gleichzeitiger Ausschaltung des Sympathicus und Parasympathicus (Halsgrenzstrang, Ganglion cervicale superius und Ganglion sphenopalatinum). In diesem Falle war von einer Atrophie der Gesichtsmuskulatur auch nicht das leiseste zu bemerken.

Wie es auch im einzelnen um die KEN KURÉsche Lehre von dem Einfluß des Sympathicus und Parasympathicus auf die Trophik des quergestreiften Muskels stehen mag, soviel bleibt jedenfalls unumstritten, daß die Zerstörung der motorischen Vorderhornzellen oder die Unterbrechung der vorderen Wurzeln allemal die schwerste Atrophie der quergestreiften Muskeln im Gefolge hat trotz der dabei vorhandenen Unversehrtheit der sympathischen und parasympathischen Innervation des Muskels und, wie ich auf Grund mehrerer genau untersuchter Fälle von amyotrophischer Lateralsklerose hinzufügen kann, auch trotz der Integrität der Intermediärzellen des Rückenmarkes. Die Atrophie bei Vorderhornzell- und Vorderwurzelerkrankungen steht der bei Unterbrechung der peripheren Nerven, bei der die akzessorische Innervation gleichzeitig ausfällt, in nichts nach.

Nach Durchschneidung des N. hypoglossus gelingt es bekanntlich durch elektrische Reizung der Chorda tympani oder des N. lingualis distal von der Eintrittsstelle der ersteren in den letzteren eine langsame träge Kontraktion der Zungenmuskulatur zu erzielen, welche auch nach Aufhören des Reizes noch eine Weile andauert. Die Chorda führt der Zungenmuskulatur parasympathische Fasern zu, deren Ursprungszellen wahrscheinlich im Ganglion geniculi zu suchen sind und die mit einfachen Ösen in den motorischen Endplatten der Zunge endigen. Ein Analogon dieses VULPIAN-HAIDENHEIN*schen Zungenphänomens* stellt die von SHERRINGTON gemachte Beobachtung dar, daß nach der Durchschneidung der hinteren und vorderen Lumbosacralwurzeln durch starke faradische Reizung des N. ischiadicus eine langsame Kontraktion der Fuß- und Zehenmuskeln hervorgerufen werden kann, welche ähnlich wie bei der Reizung der Chorda tympani oder des Lingualis auch nach Aufhören des Reizes noch eine Weile anhält. Die Ursprungszellen der Fasern, auf welche diese sogenannte pseudomotorische Reaktion SHERRINGTONS, die übrigens auch an den Muskeln des Cruralgebietes nachgewiesen ist, zurückzuführen ist, liegen nicht, wie früher angenommen wurde, in den Spinalganglien, sondern, wie HINSEY und CUTTER gezeigt haben, in den sympathischen Grenzstrangganglien. Nach I. A. VAN DIJK ist das Substrat der Kontraktion in den Muskelspindeln zu erblicken. Ich habe eine dem SHERRINGTONschen Ischiadicusphänomen analoge Beobachtung auch beim Menschen gemacht. In einem Falle von schwerster spastischer Paraplegie mit hochgradiger Beugekontraktur der Beine habe ich die hinteren und vorderen Sacralwurzeln durchschnitten. Einige Wochen später habe ich den N. tibialis in der Kniekehle operativ freigelegt und die aus ihm entspringenden Äste des Gastrocnemius mit einem starken faradischen Strom gereizt. Dabei trat nach einer Reizung von einminutiger Dauer eine langsame wurmförmige Kontraktion der Wadenmuskeln auf, welche auch nach Aufhören des Reizes eine Weile bestehen blieb. Bei Applikation der Elektrode auf die Haut im Bereich der Kniekehle gelang es nicht, eine erkennbare Kontraktion des Muskels zu erzielen. Seit langem ist bekannt, daß in zahlreichen Fällen von nuclearer oder radikulärer Lähmung trotz vollkommener Aufhebung der willkürlichen und reflektorischen Innervierbarkeit des Muskels und hochgradigster Atrophie durch Reizung des Nerven mittels starker elektrischer Ströme eine allerdings nur schwache, ausgesprochen träge Muskelkontraktion erzielt werden kann, die dann den Reiz eine gewisse Zeit überdauert. In vielen Fällen gelingt dies allerdings nur bei Applikation des Reizes unmittelbar auf den operativ freigelegten Nerven oder durch Einführen der Elektroden durch die Haut hindurch direkt an den Nervenstamm heran. Auf diese durch unmittelbare Kontaktreizung des Nerven nachweisbaren Reste erhaltener faradischer Erregbarkeit hat besonders ERLACHER bei poliomyelitischer Lähmung hingewiesen. Man hat bisher diese Reste von faradischer Erregbarkeit des Muskels bei Vorderhorn- und Wurzelläsionen auf einen der Zerstörung entgangenen Rest von Vorderhornzellen oder Wurzelfasern zurückgeführt und besonders ERLACHER hat geglaubt, aus ihnen prognostische Rückschlüsse bei den poliomyelitischen Lähmungen ziehen zu dürfen. Diese Erklärung mag für manche Fälle zutreffen. Aber es darf nicht übersehen werden, daß der Muskel auch bei völliger Zerstörung seines spinalen Vorderhornkernes und bei totaler Unterbrechung der ihn versorgenden vorderen Wurzeln durch starke und lang anhaltende faradische Ströme noch in Kontraktion versetzt werden kann. Der Effekt beruht hierbei lediglich auf der Reizung der akzessorischen Nervenfasern und gestattet keine Schlüsse im Sinne einer günstigen Prognose. Ich habe in einem Falle von Querläsion der Cauda equina in der Höhe des 3. Lendenwirbels bei der operativen Freilegung der Cauda die vorderen Wurzeln sowohl distal wie proximal von der Läsionsstelle mit den stärksten faradischen Strömen gereizt und keine Spur von Kontraktion an den gelähmten Beinmuskeln feststellen können. Aber sowohl der N. peroneus wie der N. tibialis reagierten auf starke faradische Reizung mit träger und lange anhaltender Kontraktion der Dorsalflexoren und Plantarflexoren des Fußes und der Zehen.

Der Effekt der Reizung der akzessorischen Fasern des quergestreiften Muskels kommt möglicherweise auf dem Umwege über die Entbindung einer parasympathico-mimetischen Substanz, die der Cholingruppe angehört, zustande. Schon die Tatsache, daß es einer sehr langen Reizdauer und sehr hoher Reizintensitäten bedarf, um überhaupt einen Effekt zu erzielen, spricht in diesem Sinne. Die erhaltene akzessorische Innervation des Muskels ist im Falle der nuclearen und radikulären Lähmung jedenfalls nicht imstande, dem Muskel Impulse von supraspinalen Stationen des Zentralnervensystems her zu übermitteln oder ihn von der Körperperipherie her auf dem Wege der afferenten Bahnen in Kontraktion zu versetzen; die willkürliche, unwillkürliche und reflektorische Erregbarkeit des Muskels ist bei totaler Destruktion seines spinalen Kernes und bei völliger Unterbrechung seiner vorderen Wurzeln trotz der Integrität der sympathischen und parasympathischen akzessorischen Innervation ebenso vollkommen erloschen, wie bei den peripheren Nervenunterbrechungen. Die akzessorische Innervation kann bei den nuclearen und radikulären Läsionen nur durch die elektrische Reizung des Nerven aufgezeigt werden. Bei den Unterbrechungen der peripheren Nerven fällt auch die akzessorische Innervation des Muskels vollkommen aus und infolgedessen fehlt jegliche elektrische Erregbarkeit vom Nerven her.

Ich möchte an dieser Stelle darauf hinweisen, daß es bei der Regeneration nach der Nervennaht in einem bestimmten Stadium gar nicht selten vorkommt, daß ein noch völlig gelähmter Muskel, der bei direkter galvanischer Reizung noch eine ausgesprochen träge Kontraktionsform mit langer tonischer Nachdauer aufweist, doch vom Nerven her durch Applikation starker elektrischer Reize in eine Kontraktion versetzt werden kann, welche dieselbe träge Zuckungsform und die gleiche tonische Nachdauer aufweist wie bei direkter galvanischer Muskelreizung. Ich halte es für wahrscheinlich, daß es sich hierbei um die Reizung akzessorischer Fasern handelt, welche offenbar früher regenerieren als die motorischen Nervenfasern im engeren Sinne.

Unsere bisherige Schilderung des Vorderhorn-Vorderwurzelsyndroms bezog sich auf Fälle, in denen eine vollständige Zerstörung der motorischen Vorderhornkernsäule des Muskels oder eine vollkommene Unterbrechung aller Vorderwurzelfasern des Muskels vorliegt. Bei nur partieller Kerndestruktion oder Wurzelunterbrechung ändert sich das Bild. Strenggenommen ist keine einzige Vorderhornzelle oder Vorderwurzelfaser eines Muskels als entbehrlich zu bezeichnen und bei jeder partiellen Kern- oder Wurzelschädigung erleidet die maximale Kraftentfaltung des Muskels Einbuße. Je nach dem Umfange und der Schwere der Vorderhorn- oder Vorderwurzelläsion treffen wir alle möglichen Zwischenstufen zwischen der fast vollkommenen Lähmung und fast vollkommener Leistungsfähigkeit des Muskels, hochgradigster Atrophie und kaum erkennbarer Volumsverminderung, totaler Entartungsreaktion und gerade nachweisbarer quantitativer Herabsetzung der elektrischen Erregbarkeit an.

Von besonderem Interesse ist das Verhalten der pluriradikulär versorgten Muskeln bei Unterbrechung einer einzelnen Wurzel und Integrität der anderen. Deltoideus, Biceps, Brachialis internus, Brachioradialis und Supinator brevis erhalten ihre Innervation aus C_5 und C_6. Weder bei isolierter Durchtrennung der 5. Cervicalis noch bei einer solchen der 6. Cervicalis besteht eine Lähmung der genannten Muskeln. Im Gegenteil, man ist immer wieder überrascht, wie gering der Funktionsausfall der oben genannten Muskeln dabei ist. Der Oberarm kann bis zur Vertikalen erhoben werden, der Vorderarm in vollem Umfange gebeugt werden, die Hand vollkommen supiniert werden. Die Funktion der genannten Muskeln wird bei der Totaltrennung des Markes im Bereiche des 6. Cervicalsegmentes, bei welcher diese Muskeln die Hälfte ihrer Innervationsbezüge verloren haben, so wenig beeinträchtigt, daß schon in der Ruhe der Oberarm der Schwere entgegen in beträchtlicher Abduktionsstellung, der Vorderarm der Schwere entgegen in Flexion und die Hand in Supination gehalten wird, weil die Adductoren des Humerus, die Strecker des Vorderarms und die Pronatoren der Hand vollkommen oder nahezu total gelähmt sind. Der Triceps brachii wird aus C_7, C_8 und Th_1 innerviert, aber bei Unterbrechung der

8. Cervicalis und 1. Thoracalis kann der Vorderarm noch vollständig und mit relativ großer Kraft gegen den Vorderarm gestreckt werden und dasselbe gilt für die Totaltrennung des Markes im Bereiche des 8. Cervicalsegmentes. Die langen Fingerflexoren erhalten ihre Bezüge aus C_8 und Th_1, der Flexor sublimis zum Teil auch aus C_7. Bei isolierter Durchtrennung irgendeiner dieser 3 Wurzeln kommt es nur zu einer geringen Parese der langen Fingerflexoren; dasselbe ist der Fall bei der Totaltrennung des Markes im Bereiche des 1. Thorakalsegmentes. Ja selbst bei der Markunterbrechung in Höhe des 8. Cervicalsegmentes genügt der bescheidene Rest an Vorderhornzellen des Flexor sublimis, welcher im unteren Teile des 7. Cervicalsegmentes gelegen ist, um noch eine ausgiebige, wenn auch kraftlose Beugung der Finger im Grund- und Mittelgelenk zu ermöglichen. Die kleinen Handmuskeln werden vorzugsweise aus Th_1 innerviert, aber ihre Kernsäule reicht fast regelmäßig mehr oder weniger weit bis ins 8. Cervicalsegment empor. Obwohl die Quote, welche C_8 zur Innervation der kleinen Handmuskeln beisteuert, erheblich hinter dem Anteil der 1. Thoracalis zurücksteht, so hat doch die isolierte Durchtrennung von Th_1 keine nennenswerte Funktionsstörung der kleinen Handmuskeln im Gefolge mit der einen Ausnahme, daß die Funktion des monosegmental aus Th_1 innervierten Abductor pollicis brevis in der Regel vollkommen ausfällt. Der Quadriceps erhält seine Innervation aus L_2, L_3 und L_4, aber bei totaler Unterbrechung von L_2 und L_3 gelingt die Streckung des Unterschenkels noch auffallend gut. Bei Unterbrechung von L_3 und L_4 fand ich sie zwar noch in vollem Umfange möglich, aber doch wesentlich schwächer.

Die Tatsache, daß bei nuclearen und radikulären Läsionen die betroffenen Muskeln trotz weitgehender Deefferentierung so oft eine auffallend gute Funktionstüchtigkeit bewahren, dürfte ihre Erklärung in einer kompensatorischen Leistungssteigerung der nicht deeffentierten Muskelfasern finden. Altenburger hat in zahlreichen Fällen von nuclearer Parese die Vorgänge im Muskel bei der Willkürinnervation mittels der Aktionsstrommethode untersucht und gefunden, daß dabei die Zahl der Potentialschwankungen gegenüber der Norm vermehrt ist und daß die Amplitude derselben auffallend groß ist (Abb. 17b).

Dem funktionellen Verhalten des Muskels bei der partiellen Destruktion seines Kernes oder der partiellen Unterbrechung seiner Wurzeln entspricht das Verhalten der elektrischen Erregbarkeit. Derselbe zeigt eine quantitative Herabsetzung der faradischen und galvanischen Erregbarkeit mit oder ohne partielle Entartungsreaktion. Wiederholt konnte ich feststellen, daß die Zuckungsträgheit bei direkter galvanischer Reizung, die in den ersten Monaten nach der Läsion, solange die galvanische Erregbarkeit der deefferentierten Muskelfasern erhöht war, nachgewiesen werden konnte, mit dem Absinken der galvanischen Erregbarkeit verschwand, weil sie vollkommen durch die blitzschnelle Zuckung der nicht deefferentierten Muskelfasern verdeckt wurde.

Die relativ gute Kontraktionsfähigkeit des Muskels, die relativ geringfügigen Störungen der elektrischen Erregbarkeit und der geringe Grad von Atrophie, die wir in so vielen Fällen von partieller nuclearer und radikulärer Läsion antreffen, beruht, wie dies schon früher angedeutet wurde, darauf, daß die motorischen Fasern, welche dem Muskel durch jede einzelne der ihm zugeordneten vorderen Wurzeln zugeführt werden, sich mehr oder weniger über den gesamten Muskel verteilen, ja daß zum Teil sogar die einzelne Muskelfibrille plurisegmental innerviert wird, so daß also tatsächlich, solange noch eine einzige der in Frage kommenden vorderen Wurzeln bzw. der ihr entsprechende segmentale Anteil der Kernsäule erhalten ist, kein einziger größerer Abschnitt des Muskels wirklich deefferentiert ist. Wir haben aber bereits früher erwähnt, daß es von diesem Verhalten auch Ausnahmen gibt. Die claviculäre Portion des Pectoralis major fand ich nach isolierter Unterbrechung von C_5 total gelähmt, hochgradig atrophisch und sie bot totale Entartungsreaktion; bei isolierter Unterbrechung der 1. Thorakalwurzel fand ich eine beträchtliche Parese der untersten Partie der Portio sternocostalis desselben Muskels und partielle Entartungsreaktion derselben. Isolierte Durchtrennung der 7. Thoracalis hat einen völligen Funktionsausfall und totale Entartungsreaktion des 3. supraumbilicalen Segmentes des Rectus abdominis zur Folge, bei isolierter Unterbrechung der 1. Lumbalis besteht Lähmung des untersten Abschnittes der seitlichen Bauchmuskeln.

Bei ganz leichten nuclearen und radikulären Läsionen beobachten wir sehr

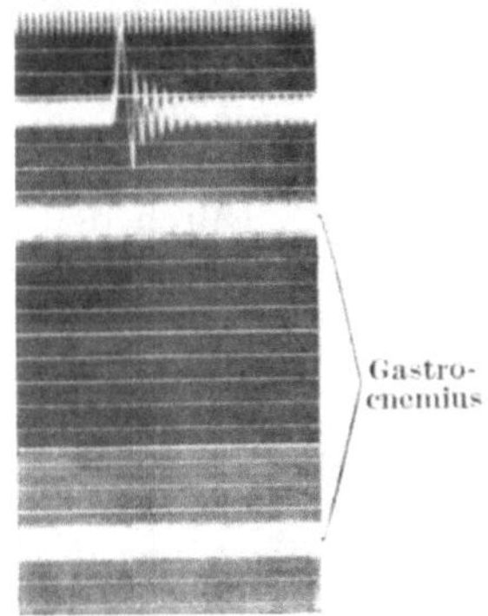

Abb. 17a. Poliomyelitis. Fehlen des Achillesreflexes.

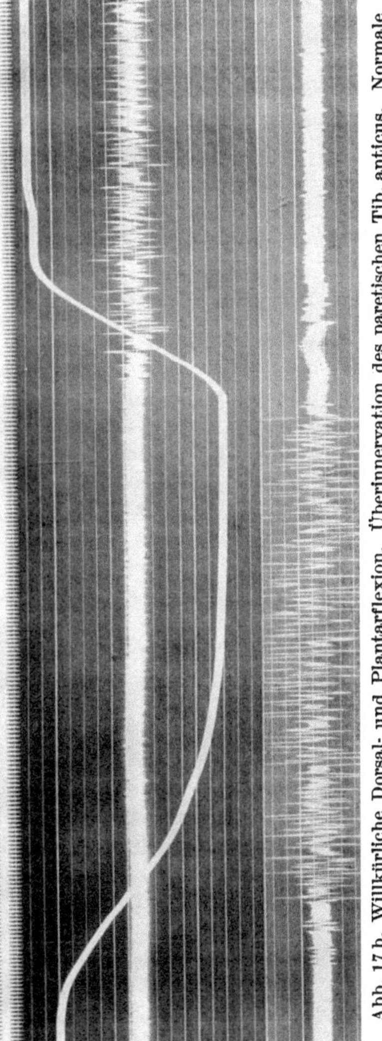

Abb. 17 b. Willkürliche Dorsal- und Plantarflexion. Überinnervation des paretischen Tib. anticus. Normale Innervation des nichtparetischen Gastrocnemius bei fehlender Reflexinnervation (Abb. 17 a).

oft, daß einerseits die willkürliche Innervierbarkeit des Muskels gar nicht oder nur in ganz geringem Grade beeinträchtigt ist, daß Störungen der elektrischen Erregbarkeit nur mit Mühe nachgewiesen werden können und daß nur eine geringe Atrophie besteht, daß aber andererseits die reflektorische Erregbarkeit vollkommen fehlt. Das Fehlen der reflektorischen Erregbarkeit des Muskels stellt gleichsam den feinsten Indicator der nuclearen bzw. radikulären Schädigung dar. Das gleiche Verhalten gilt bekanntlich auch für die periphere Nervenschädigung. Abb. 17 a zeigt, in einem Falle von poliomyelitischer Beinlähmung, bei der Auslösung des Achillesreflexes, das Fehlen jeglicher Potentialschwankung im Gastrocnemius. Abb. 17b zeigt im Gegensatz zu der Areflexie die ausgezeichnete willkürliche Innervierbarkeit des Muskels.

Die Tatsache, daß sich die partielle Schädigung der motorischen Vorderhornzellen oder motorischen Vorderwurzelfasern mehr oder weniger ausschließlich in einer Aufhebung der reflektorischen Innervierbarkeit des Muskels zu erkennen geben kann, während die willkürliche Innervierbarkeit wenig geschädigt oder ganz intakt ist, die elektrische Erregbarkeit gar keine oder nur geringfügige Veränderungen aufweist und auch die Atrophie des Muskels sich in engen Grenzen hält, spielt eine besondere Rolle in solchen Fällen, in denen eine Kern- oder Wurzelläsion mit einer Läsion der supranuclearen Bahnen kombiniert ist. Die reine Kern-Wurzelläsion geht mit Areflexie, die reine supranucleare Lähmung mit erhaltener, ja gesteigerter Reflexerregbarkeit einher. Selbstverständlich drückt bei totaler Zerstörung des motorischen Kernes eines Muskels diese der Symptomatologie stets und vollkommen ihr Gepräge auf, einerlei ob die supranuclearen Bahnen dieses Muskels gleichzeitig unterbrochen sind oder nicht. Aber selbst wenn die Kernschädigung nur geringfügiger Natur ist, so daß Atrophie und Störungen der elektrischen Erregbarkeit ganz fehlen, ist die reflektorische Erregbarkeit nicht wie bei der reinen supranuclearen Lähmung gesteigert, sondern infolge der Kernschädigung aufgehoben oder jedenfalls beeinträchtigt.

Es kommt aber bei den durch nucleare Schädigung komplizierten supranuclearen Lähmungen auch das umgekehrte Verhalten vor, daß die reflexsteigernde Wirkung des Ausfalls der supranuclearen Bahnen prädominiert. Wenn zu einer Kernschädigung, die mit einer Parese, Areflexie, Atrophie und Störungen der elektrischen Erregbarkeit einhergeht, eine Unterbrechung der supranuclearen Bahnen hinzukommt, so kann gelegentlich die vorher fehlende reflektorische Erregbarkeit der Muskeln wiederkehren. Durch den Ausfall der inhibitorischen Py-Bahnfasern erfährt der motorische Kern des Muskels eine solche Steigerung seiner Erregbarkeit, daß er trotz seiner eigenen Schädigung auf die ihnen zugehenden afferenten Erregungen mit einer Impulsabgabe an den Muskel zu reagieren vermag. Es ist schwer zu entscheiden, warum eine Kernschädigung sich das eine Mal in einer Areflexie des Muskels kundgibt, das andere Mal hingegen mit erhaltener reflektorischer Erregbarkeit einhergeht. Ich glaube nur so viel sagen zu können, daß das erstere Verhalten besonders dann vorkommt, wenn die Schädigung zwar nur eine leichte ist, aber sämtliche Vorderhornelemente des Muskels umfaßt, das letztere Verhalten dann, wenn zwar ein Teil der Kernsäule des Muskels schwer geschädigt, eventuell ganz zerstört ist, der andere Teil aber intakt geblieben ist.

3. Motorische Reizphänomene bei nuclearen und radikulären Läsionen.

Als ein besonderes Kennzeichen der Vorderhornläsionen gelten seit langer Zeit die *fibrillären Muskelzuckungen.* Sie kommen besonders bei chronisch-progressiven Kernschädigungen vor, bei der spinalen progressiven Muskelatrophie und bei der amyotrophischen Lateralsklerose. Bei Syringomyelie und Hydromyelie habe ich sie selten beobachtet, einige Male bei Kernlähmungen im Rahmen der multiplen Sklerose. Bei Poliomyelitis kommen sie gelegentlich im akuten Stadium im Beginn der Entwicklung der Lähmung zur Beobachtung, aber niemals im Residuärstadium. In Fällen von traumatischer Kernschädigung, bei denen sich die Lähmung während der ersten dem Trauma folgenden Tage infolge der Ausbreitung des Infarktes sukzessive auf anfangs nicht gelähmte Muskeln ausbreitete, habe ich wiederholt beobachtet, daß diese Entwicklung unter ausgesprochenen fibrillären Zuckungen vor sich ging, in dem Momente, in dem die Lähmung vollkommen war, hörten die fibrillären Muskelzuckungen auf. Analoge Beobachtungen habe ich auch in Fällen von Hämatomyelie nichttraumatischer Genese gemacht. Einige Male habe ich fibrilläre Zuckungen auch bei intramedullären Tumoren beobachtet, aber auch hierbei nur in solchen Muskeln, in denen eine Parese sich gerade zu entwickeln begann, während sie in total gelähmten Muskeln nicht mehr feststellbar waren. Bei Wurzelläsionen sind fibrilläre Muskelzuckungen viel seltener als bei Kernläsionen. Ich habe sie nur vereinzelte Male bei traumatischen Schädigungen der Cauda equina in den nur partiell gelähmten Muskeln (Glutaeus maximus, Wadenmuskulatur) beobachtet.

Was die Genese dieser fibrillären Muskelzuckungen anlangt, so geht die Auffassung der meisten Autoren dahin, daß es sich um eine Reizerscheinung seitens der erkrankten, aber noch nicht zerstörten Vorderhornzellen handelt. In den Rahmen dieser Erklärung scheinen sich auf den ersten Blick die meisten Beobachtungen, welche sich auf die fibrillären Muskelzuckungen beziehen, sehr wohl einzufügen: ihr Vorkommen bei den chronisch progressiven spinalen Muskelatrophien, bei der amyotrophischen Lateralsklerose, im Initialstadium der Poliomyelitis oder traumatischer Kernschädigungen und beim intramedullären Tumor, ihr Verschwinden mit der Ausbildung der Lähmung, also mit dem totalen Funktionsausfall der Vorderhornzellen, ihr gelegentliches Wiederauftreten mit der Erholung derselben bei reversiblen Prozessen. Aber eine Reihe von Tatsachen ist mit dieser Erklärung nicht vereinbar. Zunächst ist es auffällig, daß die fibrillären Muskelzuckungen vorzugsweise bei ganz bestimmten chronisch-progressiven Kernerkrankungen, bei der spinalen progressiven Muskelatrophie und bei der amyotrophischen Lateralsklerose vorkommen, bei anderen hingegen bei der Syringomyelie, bei der Hydromyelie und bei der multiplen Sklerose fehlen oder höchstens ganz selten beobachtet werden. Vor allem ist aber hervorzuheben, daß gelegentlich auch vollkommen gelähmte Muskeln, deren motorische Vorderhornzellen vollständig zugrunde gegangen sind, Sitz ausgesprochener fibrillärer Zuckungen sein können. Das klassische Beispiel der fibrillären Muskelzuckungen bietet bekanntlich die gelähmte Zungenhälfte nach der Durchtrennung des Nervus hypoglossus. Es ist wahrscheinlich, daß hier die fibrillären Zuckungen in Beziehung zu der parasympathischen Innervation der Zunge durch die Chorda tympani stehen. Bei gleichzeitiger Unterbrechung des Nervus hypoglossus und der Chorda tympani oder des Facialis zentral vom Abgang der Chorda fehlen die fibrillären Zuckungen der gelähmten Zungenhälfte.

Für die parasympathische Genese der fibrillären Muskelzuckungen sprechen auch die Erfahrungen über die Wirkung zahlreicher parasympathico-mimetrischer Pharmaca, des Cholins, Physostigmins, Pilocarpins und Guanidins, welche mehr oder weniger lebhafte fibrilläre Muskelzuckungen erzeugen und deren Wirkung durch Atropin, Scopolamin und Novocain aufgehoben wird.

Es erhebt sicht die Frage, ob nicht auch bei den Erkrankungen der spinalen Vorderhörner, die mit fibrillären Muskelzuckungen einhergehen, letztere der erhaltenen akzessorischen und speziell der parasympathischen Innervation zuzuschreiben sind. Allerdings können die in den Spinalganglien entspringenden parasympathischen Fasern hierfür nicht in Betracht kommen. Denn dann müßten bei jeder Kernläsion oder Wurzelunterbrechung zentral vom Spinalganglion fibrilläre Muskelzuckungen vorhanden sein. Das ist aber bekanntlich nicht der Fall. In Betracht kommen vielmehr nur die im Rückenmark selbst entspringenden wahrscheinlich aus den Intermediärzellen hervorgehenden parasympathischen Fasern. Von ihnen wird später noch eingehend die Rede sein. Ich möchte hier nur kurz hervorheben, daß ich mehrere Fälle von spinaler progressiver Muskelatrophie auf luischer Basis beobachtet habe, in welchen eine völlige Lähmung aller von den Cervicalsegmenten versorgten quergestreiften Muskeln bestand; die Muskeln waren in hohem Grade atrophisch und boten das Bild der totalen Entartungsreaktion. Einzelne der total gelähmten Muskeln waren der Sitz ausgesprochener, zum Teil sogar sehr lebhafter fibrillärer Zuckungen. Die in Serienschnitten vorgenommene Untersuchung des gesamten Cervicalmarkes ergab in zwei derartigen Fällen das völlige Fehlen der großen motorischen Vorderhornzellen innerhalb des Halsmarkes. Im Gegensatz zu dem totalen Schwunde der großen motorischen Vorderhornzellen stand die Unversehrtheit der Intermediärzellen (Abb. 18). In den vorderen Wurzeln waren alle grobkalibrigen markhaltigen Fasern zugrunde gegangen, dagegen die dünnkalibrigen markhaltigen Fasern erhalten. Das syphilitische Gift hat in diesen Fällen in ganz elektiver Weise nur die großen multipolaren Vorderhornzellen bis auf den letzten Rest vernichtet, hingegen die zwischen ihnen liegenden kleinen Intermediärzellen verschont. Es kann sich hierbei nur um eine angeborene Minderwertigkeit der ersteren handeln, infolge deren gerade sie der luischen Giftwirkung erlegen sind. OKINÁKA und KEN KURÉ berichten über gleichartige Befunde bei amyotrophischer Lateralsklerose, ohne aber auf die Beziehungen der Intermediärelemente zu den fibrillären Muskelzuckungen einzugehen. Vorbehaltlich weiterer Untersuchungen möchte ich glauben, daß die

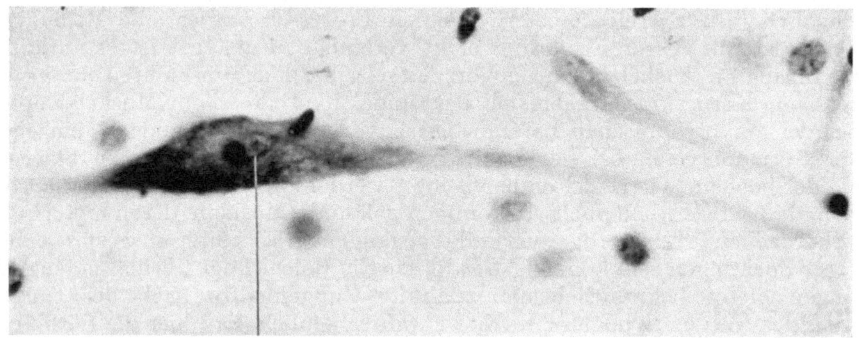

Kernauflagerung

Abb. 18. Spinale progressive Muskelatrophie auf luischer Basis. Totaler Schwund der Vorderhornzellen. Integrität der Intermediärzellen.

fibrillären Muskelzuckungen der Ausdruck der erhalten gebliebenen Tätigkeit der Intermediärzellen sind.

Das Fehlen der fibrillären Zuckungen bei Syringomylie, bei Hydromyelie, bei multipler Sklerose, bei der residuären Poliomyelitis, bei der Mehrzahl der Fälle von traumatischer Kernläsion und von intramedullärem Tumor würde im Rahmen der entwickelten Auffassung dadurch seine Erklärung finden, daß bei diesen Prozessen sowohl die großen motorischen Vorderhornzellen wie die Intermediärzellen zugrunde gehen. Aber es kann naturgemäß bei jedem dieser Prozesse gelegentlich auch die eine Zellart vor der anderen zerstört werden, was das gelegentliche Auftreten der fibrillären Zuckungen unter solchen Umständen erklären würde.

Sehr selten kommt es bei nuclearen Schädigungen zu *tetanischen Krampfzuständen* der Muskulatur. Ich habe sie gelegentlich im Initialstadium der Poliomyelitis beobachtet. Besonders ausgesprochen waren sie in einem Falle, in welchem unmittelbar vor dem Eintreten der völligen Armlähmung mehrere Stunden hindurch die Finger krampfhaft zur Faust geballt waren und auch andere Muskeln des Armes, besonders die Adductoren des Oberarmes und Strecker des Vorderarmes, von krampfhafter Dauerkontraktion ergriffen waren. Ähnliche Bilder, wenn auch weniger ausgesprochen, habe ich gelegentlich auch bei Hämatomyelie beobachtet; auch hier gingen die tetanischen Krampfzustände der Muskeln ihrer Lähmung voraus, sie waren aber nur von kurzer Dauer. Bei diesen allerdings höchst seltenen Krampfzuständen handelt es sich wohl zweifellos um echte Reizerscheinungen seitens der motorischen Vorderhornzellen.

Tonische Krampfzustände von längerer Dauer sind bei extramedullären Tumoren von OPPENHEIM beschrieben worden. Sie betrafen Muskeln, welche von den unmittelbar oberhalb des Tumors gelegenen Segmenten versorgt werden. Ich habe analoge Beobachtungen wiederholt bei extra- und intramedullären Tumoren gemacht. Gleichartige Krampfzustände sind bei traumatischen Rückenmarksläsionen von CASSIRER, MAUSS und KRÜGER und von mir beschrieben worden. Es ist aber in allen diesen Fällen nicht entschieden, ob die tonischen Krampfzustände auf einer pathologischen Reizung der motorischen Vorderhornzellen bzw. der vorderen Wurzeln beruhen oder ob sie nicht vielmehr reflektorisch durch eine Reizung der afferenten Hinterwurzeln ausgelöst und unterhalten werden (vgl. Kapitel C).

Die tonischen Krampfzustände bei der Tetanie und beim Tetanus beruhen, wenn vielleicht auch nicht ausschließlich, so doch vorwiegend, auf einer primären Reizung des peripheren motorischen Neurons. Jedenfalls ist hierbei der Krampfzustand an die Funktionstüchtigkeit der Vorderhornzellen bzw. ihres Neuriten gebunden. Der nuclear oder radikulär gelähmte Muskel partizipiert am tetanischen Krampfe ebensowenig wie der durch Unterbrechung seines Nerven total deefferentierte Muskel.

FREUDENBERG hat allerdings die Auffassung vertreten, daß bei der Tetanie der Muskelkrampf auf eine Reizung der im peripheren Nerven verlaufenden parasympathischen Fasern beruhe. Er gibt an, daß in Fällen, in denen er durch Novocaininfiltration des N. ulnaris und N. medianus eine Leitungsunterbrechung der beiden Nerven erzeugt habe, derart, daß die faradische Reizung derselben oberhalb des Infiltrationsortes keine Kontraktion der kleinen Handmuskeln mehr auszulösen vermochte, diese Muskeln gleichwohl durch Hyperventilation in ausgesprochenen tetanischen Krampf versetzt wurden. Er nimmt an, daß durch das Novocain nur die motorischen Nervenfasern blockiert worden seien, nicht aber die parasympathischen und daß der tetanische Krampf auf die Reizung der parasympathischen Elemente zurückzuführen sei. Mir scheint die Deutung, die FREUDENBERG seinen Beobachtungen gegeben hat, verfehlt. Wir wissen, daß bei Leitungsschädigung eines Nerven, ganz einerlei ob sie durch Novocain infiltration oder durch eine traumatische Noxe bedingt wird, der Nerv gar nicht selten für Erregungen, die durch den unphysiologischen elektrischen Reiz ausgelöst werden, undurchgängig ist, daß er aber die vom Rückenmark ausgehenden physiologischen Impulse zum Muskel hinzuleiten vermag. Der Muskel kann willkürlich in Kontraktion versetzt werden, aber nicht durch elektrische Reizung des Nerven zentral von der Läsionsstelle. Das ist bei der Schädigung peripherer Nerven ein nicht seltenes Vorkommnis. Und so dürfte wohl auch in den von FREUDENBERG angestellten Versuchen die von den Vorderhornzellen infolge des Decarbonisationsreizes abgegebenen motorischen Impulse die Novocainsperre ungehindert überwunden haben, während elektrische Reize, die zentral von der Sperre appliziert wurden, wirkungslos blieben.

4. Die Verteilung und Ausdehnung der Lähmung bei nuclearen und radikulären Läsionen.

Nucleare oder radikuläre Lähmungen kommen bei den verschiedensten Erkrankungen vor. Ich gebe im folgenden einen kurzen Überblick über die in Betracht kommenden Krankheitsprozesse.

1. Angeborene Kernaplasien, Mißbildungen des Rückenmarks und seiner Wurzeln, Myeloschisis, Rhachischisis, Hydromyelie, Syringomyelie.

2. Idiopathische (hereditäre) spinale progressive Muskelatrophie. Idiopathische (hereditäre) amyotrophische Lateralsklerose.

3. Tumoren, intramedulläre, extramedulläre-intradurale, extradurale Tumoren, Tumoren der Wirbelsäule.

4. Traumatische (primäre) Schädigung der Vorderhornzellen oder vorderen Wurzeln — posttraumatische (sekundäre) Schädigungen, bedingt durch posttraumatische Meningopathien und Vasopathien sowie durch sekundäre ossale Prozesse (Callusbildung, traumatische Spondylitis).

5. Entzündliche neurotrope Erkrankungen: Poliomyelitis, Encephalomyelitis epidemica, Herpes zoster, postvaccinale Myelitis, Lyssa.

6. Multiple Sklerose, Encephalomyelitis disseminata.

7. Eitrige entzündliche Erkrankungen: Rückenmarksabsceß, eitrige Meningitis, epiduraler Absceß, eitrige Osteomyelitis der Wirbelsäule.

8. Tuberkulöse Erkrankungen: tuberkulöse Meningitis, Rückenmarkstuberkel, Tuberkulose der Wirbelsäule.

9. Syphilitische Erkrankungen: syphilitische Meningitis, Meningomyelitis syphilitica, Gumma spinale, syphilitische Pachymeningitis, Spondylitis syphilitica, Radiculitis syphilitica. Luische spinale progressive Muskelatrophie luische amyotrophische Lateralsklerose, Kern- und Vorderwurzelerkrankungen bei Tabes dorsalis und progressiver Paralyse.

10. Meningitis chronica sero-fibrosa cystica adhaesiva (Arachnitis).

11. Vasculäre Prozesse: Embolie spinaler Arterien, Atherosklerose, Thrombangitis obliterans, syphilitische Endarteritis, Hämatomyelie nichttraumatischer Genese.

12. Kern und Wurzelschädigungen bei perniziöser Anämie und Leukämie.

13. Toxische und toxisch-infektiöse Neuritiden mit gleichzeitiger Beteiligung der Vorderhornzellen.

14. Wurzelschädigungen bei chronisch-progressiver Spondylitis deformans.

Die Verteilung der Lähmung auf die einzelnen quergestreiften Muskeln unseres Körpers hängt bei den Erkrankungen des Vorderhorns und der vorderen Wurzeln naturgemäß ganz davon ab, welche Rückenmarkssegmente bzw. Wurzeln jeweils in die Läsion einbezogen sind. Unsere Kenntnisse über die segmentale und radikuläre Innervation der einzelnen quergestreiften Muskeln unseres Körpers sind heute so gut fundiert, daß wir in jedem Falle von nuclearer oder radikulärer Lähmung oder Parese sagen können, in welchen Segmenten bzw. Wurzeln sich der Krankheitsprozeß abspielt.

Bei der überwiegenden Mehrzahl der oben aufgezählten Schädlichkeiten weist die Lokalisation des Prozesses und damit die Verteilung der Lähmung eine große, von Fall zu Fall wechselnde Mannigfaltigkeit auf, zahlreiche Schädlichkeiten lassen andererseits eine auffallend konstante Lokalisation erkennen. Der engbegrenzte Rahmen dieses Handbuchabschnittes gestattet es nicht, auf die verschiedenen Lokalisationen bei den einzelnen Kern- oder Wurzelerkrankungen einzugehen. Die wichtigsten einschlägigen Daten sind in den den einzelnen Krankheiten gewidmeten Sonderkapiteln des Handbuches enthalten. Sehr selten ist eine totale, über die gesamte Höhe des Rückenmarks ausgedehnte Kernzerstörung. Derartige, die gesamte quergestreifte Muskulatur aller vier Extremitäten, des Rumpfes und Halses umfassende Lähmungen, die in der Regel noch mit der Lähmung mehrerer motorischer Hirnnerven kombiniert sind, kommen z. B. bei Poliomyelitis vor, wobei die Entwicklung der Lähmung nicht selten unter dem Bilde der aufsteigenden oder auch auf- und absteigenden LANDRYschen Paralyse vor sich geht.

Besonders dramatisch gestaltete sich der Verlauf bei einer Kranken, die im 8. Monat der Gravidität an Poliomyelitis erkrankte. Die Lähmung begann in den Beinen; mehrere Tage später waren sämtliche Spinalnerven, mit Ausnahme des Phrenicus, total gelähmt. Zuletzt wurde auch der N. phrenicus ergriffen. Die Kranke konnte von diesem Moment an nur durch künstliche Atmung am Leben erhalten werden; die einzigen Muskeln, welche noch aktiv an der Atmung teilnahmen, waren die Kieferöffner, die Gesichtsmuskeln und die Stimmbanderweiterer, bei jedem Inspirium wurde der Kiefer weit aufgerissen, die Nasenflügel gebläht, die Glottis maximal erweitert. Die Autopsie zeigte, daß keine einzige motorische Vorderhornzelle im Rückenmark, das in Serienschnitten untersucht wurde, erhalten war. Höchst bemerkenswert ist die Tatsache, daß das Rückenmark des Fetus vollkommen unversehrt befunden wurde (Abb. 19a und b).

Analoge Beobachtungen, in denen sich in wenigen Tagen eine totale Lähmung aller Spinalnerven und eine Anzahl von motorischen Hirnnerven entwickelte, habe ich außer bei der Poliomyelitis epidemica auch beim Botulismus gemacht.

In einem derartigen Falle konnte der Kranke durch intralumbale Strychnininjektionen und fortgesetzte künstliche Atmung am Leben erhalten werden, weil das Zwerchfell einen Rest von Funktion bewahrt hatte.

Viel seltener als bei den akuten Kernerkrankungen ist eine totale, über die gesamte Länge des Rückenmarks ausgedehnte Destruktion der motorischen Vorderhornzellen bei den chronisch progressiven Kernerkrankungen. Ich möchte aus meinem Material nur einen Fall von spinaler progressiver Muskelatrophie erwähnen.

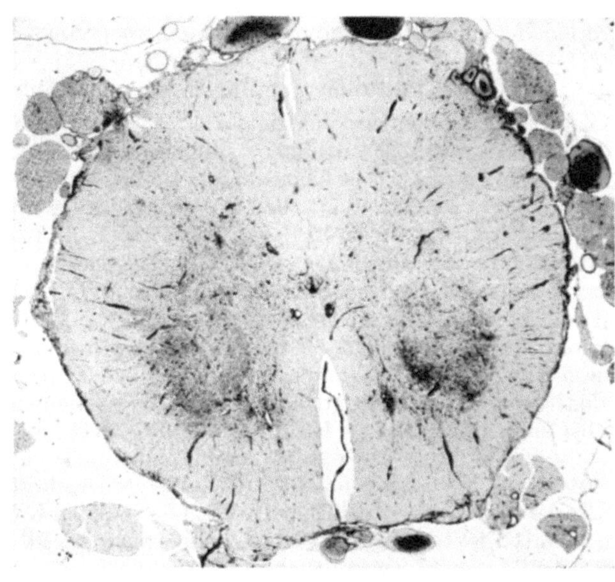

Abb. 19a. Poliomyelitis, Lumbalmark. Totaler Untergang aller Vorderhornzellen des gesamten Rückenmarks. Gravida im 8. Monat.

Die Krankheit hatte sich über 12 Jahre hingezogen, bis zuletzt buchstäblich eine totale Lähmung sämtlicher vom Rückenmark innervierten Muskeln mit Ausnahme des Zwerchfells bestand. Der Kranke ging an der völligen Lähmung der Exspirationsmuskeln zugrunde, er erstickte buchstäblich an dem in den Bronchien mehr und mehr angestauten Schleimmassen. Die in Serienschnitten vorgenommene Untersuchung des Rückenmarks lehrte, daß sämtliche Vorderhornzellen geschwunden waren, und daß nur im Bereiche des 3. und 4. Cervicalsegmentes eine Anzahl von gut erhaltenen motorischen Zellen vorhanden war, welche Reste des Zwerchfellkerns darstellten.

Während bei den akuten Vorderhornerkrankungen die initiale totale Lähmung einer ganzen Extremität kein seltenes Vorkommnis darstellt — ich erwähne nur die totale initiale poliomyelische Bein- oder Armlähmung —, ist andererseits die dauernde totale Residuarlähmung sämtlicher Muskeln einer Extremität bei dieser Erkrankung immerhin selten. Gewisse Kernreste bleiben fast immer erhalten.

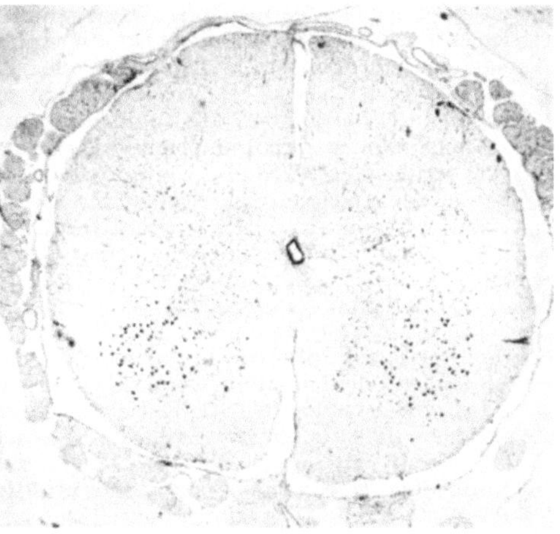

Abb. 19b. Integrität der Vorderhornzellen des Fetus.

An der unteren Extremität sind es bei der spinalen Kinderlähmung vornehmlich die Sohlenmuskeln und Plantarreflexoren der Zehen, welche auffallend oft einen Rest von Kontraktionsfähigkeit bewahren, selbst dann, wenn alle anderen Beinmuskeln total gelähmt sind. Doch gibt es auch Fälle, in denen die genannten Muskeln total gelähmt sind und der eine oder andere Beinmuskel gewisse Funktionsreste aufweist.

Auch bei den chronisch-progressiven Kernerkrankungen kommt es nicht oft zu totaler Lähmung sämtlicher Muskeln einer Extremität. Totale nucleare Lähmung beider Arme habe ich in einem Falle vom Hydromyelie des Halsmarkes, in Fällen von syphilitischer spinaler progressiver Muskelatrophie und bei intramedullären Tumoren im Bereiche des Halsmarkes, totale nuclear-radikuläre

Lähmung beider Beine bei syphilitischer spinaler progressiver Muskelatrophie, bei intramedullären, extramedullären und extraduralen Tumoren der Lumbosacralanschwellung bzw. der Cauda equina, in mehreren Fällen von Spondylitis tuberculosa und in einem Falle von embolischem Verschluß der Arterien der Lumbosacralanschwellung beobachtet.

5. Die Restitution der nuclearen und radikulären Läsionen.

Zahlreiche Noxen, welche die Funktion der Vorderhornzellen oder vorderen Wurzelfasern zunächst aufheben, sind einer mehr oder weniger weitgehenden Reversion zugängig. Das bekannteste Beispiel stellt wohl die poliomyelitische Lähmung dar, welche nicht allzu selten anfangs zahlreiche, manchmal nahezu alle quergestreiften Muskeln der Extremitäten und des Rumpfes umfaßt, sich dann aber in der Regel weitgehend zurückbildet, so daß zahlreiche Muskeln ihre Leistungsfähigkeit vollkommen, andere wenigstens partiell wiedererlangen und nur eine von Fall zu Fall wechselnde Zahl von quergestreiften Muskeln vollkommen gelähmt bleibt. Es kommt auch gar nicht selten vor, daß überhaupt kein einziger Muskel total gelähmt bleibt. Die Zahl der Fälle von Poliomyelitis, in denen die Extensität und Intensität der initialen Lähmung dauernd bestehen bleibt, sich also mit der Residuärlähmung deckt, ist verhältnismäßig gering. Erstaunlich ist es, über welch langen Zeitraum sich bei der Poliomyelitis die Restitution manchmal hinzieht. Ich habe zahlreiche Fälle beobachtet, in denen die Restitution noch 1, $1^1/_2$, 2 Jahre nach der akuten Infektion nicht abgeschlossen war. Daß Elektrotherapie, Übungstherapie und Massage bei der Restitution der Kernlähmungen wesentlich unterstützend einzugreifen berufen sind, und daß die Reichweite ihres heilsamen Einflusses sich über viele Jahre erstreckt, sei hier nur angedeutet.

Auch sehr viele andere an den Vorderhörnern oder Vorderwurzeln angreifende Schädlichkeiten sind einer weitgehenden Reversion zugänglich. Das gilt besonders für die traumatischen Läsionen, insbesondere für die initale kommotionelle Schädigung, für das posttraumatische Ödem und die Hämatomyelie. Auch die posttraumatische Arachnitis serofibrosa cystica adhaesiva ist weitgehend reversibel, besonders wenn sie Gegenstand der operativen Intervention ist. Am ungünstigsten ist abgesehen von der direkten traumatischen irreparablen Gewebszertrümmerung die Prognose der auf den posttraumatischen Vasopathien beruhenden chronisch progressiven Kern- und Wurzelschädigungen. Auch die im Rahmen der multiplen Sklerose auftretenden Kernläsionen sind sehr oft einer Rückbildung fähig, neigen aber andererseits sehr zu Rezidiven. Die Kern- und Wurzelschädigungen syphilitischer Ätiologie, die syphilitische spinale progressive Muskelatrophie und die syphilitische amyotrophische Lateralsklerose können durch kombinierte systematische Mercurial- und endolumbale Salvarsanautoserumbehandlung einer weitgehenden Besserung und oft für lange Jahre einem vollkommenen Stillstand des Leidens zugeführt werden. Auch die bei tuberkulöser Spondylitis vorkommenden Wurzel- und Kernläsion können mehr oder weniger vollkommen ausheilen, wenn durch Extensionsbehandlung oder durch eine dekompressive Laminektomie eine genügende Entlastung herbeigeführt wird und durch Immobilisation die gegebenenfalls operativ geschaffen werden muß, der tuberkulöse Prozeß zur Ruhe kommt. Bei Syringomyelie habe ich einen gewissen Rückgang der Kernlähmungen wiederholt unter dem Einflusse systematischer Röntgentiefenbestrahlung gesehen. Die günstigste Prognose von allen Kern- und Wurzelläsionen haben wohl die durch den extramedullären Tumor bedingten Lähmungen. Es ist erstaunlich, in welch weitgehendem Umfange sich die schwersten Lähmungen der Beine oder Arme nach der operativen Entfernung eines Caudatumors oder eines die Lumbosacral- bzw. Cervicalanschwellung des Markes komprimierenden Tumors bessern können, ja wie sie oft buchstäblich restlos heilen. Aber auch nach der Entfernung intramedullärer Tumoren kann es zu einer weitgehenden Besserung ja zur vollen Heilung vorbestehender nuclearer Lähmungen kommen. Über einen derartigen Fall ist bereits weiter oben S. 9 berichtet worden. In einem vom 6. bis zum 10. Thorakalsegment reichenden intramedullärem Melanom verschwand nach der Entfernung des Tumors die nucleare Bauchmuskellähmung vollkommen. Hinsichtlich der durch vasculäre Prozesse bedingten Kernlähmungen möchte ich hervorheben, daß die in der sog. präsklerotischen Periode vorkommenden Kernlähmungen des Lumbosacralmarkes, die sich entweder ohne alle Prodrome akut oder subakut, nicht selten unter dem Bilde der sog.

Claudikation intermittente de la moelle épinière allmählich entwickeln, unter vollkommener Ruhe, Anregung der Herzkraft und Jodthionmedikation vollkommen ausheilen können. Allerdings ist bei ihnen stets mit späteren Rezidiven zu rechnen. Die von mir beobachteten Kernlähmungen bei perniziöser Anämie gingen unter kombinierter Leber-Stomopsontherapie fast restlos zurück. Der einzige von mir beobachtete Fall von einseitiger Kernerkrankung des Lumbosacralmarkes (L_1—L_4) auf dem Boden einer Leukämie zeigte keine Spur von Heilungstendenz.

Eine weitgehende und sehr oft bis zur vollen Wiederangleichung an die Gesundheit reichende Restitution weisen vor allem aber auch die Vorderhornzellerkrankungen bei den sog. toxischen und toxisch-infektiös bedingten Neuritiden auf. Aber es muß betont werden, daß es oft Jahre dauert, bis eine vollkommene Wiederherstellung zustande kommt. Eine schlechte Prognose besitzen die Bleilähmungen, die Lähmungen bei der Thalliumvergiftung, die neuerdings mehrfach beobachteten Lähmungen durch Apiol und die besonders in Amerika beobachteten Intoxikationslähmungen nach Ginger-oil auf. In den beiden letzten Fällen handelt es sich um das gleiche Gift, das Thriorthophosphatkreosot. Absolut infaust ist naturgemäß die Prognose bei den angeborenen Kernaplasien, desgleichen bei der progressiven Myeloschisis des Lumbosacralmarkes, während die auf Wurzelschädigung beruhenden Lähmungen bei der Spina bifida teils spontan einer Besserung fähig sind, teils einer solchen durch operative Intervention zugeführt werden können. Infaust ist bisher die Prognose der Kernschädigung bei der idiopathischen spinalen progressiven Muskelatrophie und der idiopathischen amyotrophischen Lateralsklerose.

Während bei den nuclearen Krankheitsprozessen die Restitution ausschließlich auf einer allmählich platzgreifenden Erholung der primär durch die Noxe geschädigten Vorderhornzellen beruht und mit einer Regeneration einmal letal zugrunde gegangenener Ganglienzellen nicht gerechnet werden kann, spielt zweifellos bei den Wurzelläsionen bei der Restitution der Lähmung außer dem Rückgang des Krankheitsprozesses selbst und der damit verbundenen Wiedererholung der Wurzelfasern auch die Regeneration eine Rolle. Es kann trotz völliger Degeneration des distal von der Unterbrechung gelegenen Abschnittes der Vorderwurzel- und peripheren motorischen Nervenfaser durch Wiederauswachsen der Neuriten vom zentralen erhalten gebliebenen Teil des Neurons her zu einer Reneurotisation der gelähmten Muskeln kommen. Entsprechend der langen Wegstrecke, welche die auswachsenden Vorderwurzelfasern bis zum Erfolgsorgan zurückzulegen haben, ist naturgemäß die Zeitdauer, welche bis zum Beginn der Reneurotisation des Muskels verstreicht, eine sehr lange, jedenfalls durchschnittlich erheblich länger als bei der Unterbrechung der peripheren Nerven. Sehr bemerkenswert ist die Reihenfolge, in welcher die Reneurotisation der einzelnen gelähmten Muskeln bei der Regeneration der vorderen Wurzeln erfolgt; sie entspricht vollkommen der Wegstrecke, welche die auswachsenden Nervenfasern jeweils bis zum Muskel zurückzulegen haben, die proximal gelegenen Muskeln erlangen ihre Leistungsfähigkeit früher wieder als die distalen.

In einem von mir operierten Falle von traumatischer Läsion der Cauda equina, in welchem letztere im Bereich des 3. Lendenwirbels vollkommen von knöchernen Callusmassen und derben Bindegewebssträngen umklammert war, und alle von L_4—L_5 S_1—S_5 innervierten Muskeln total gelähmt waren, begann die Restitution in den gelähmten Muskeln 1 Jahr nach der operativen Befreiung der Cauda aus ihrer Umschnürung; den Reigen eröffneten der Tensor fasciae latae der Glutaeus maximus und die Gruppe der Außenrotatoren des Femur (Obturator externus und internus, Quadratus femoris, Gemelli und Pyriformis). $1^1/_2$ post operationem folgte der Glutaeus medius, $1^3/_4$ Jahre p. o. Semitendinosus und Semimembranosus, 2 Jahre p. o. der Biceps cap. long, $2^3/_4$ Jahre p. o. Biceps cap. breve, $2^3/_4$ p. o. Jahre Triceps surae, 3 Jahre p. o. Peroneus longus, $3^1/_2$ Jahre p. o. Tibialis anticus et posticus.

Ganz analog war die Reihenfolge der Restitution der gelähmten Muskeln in einem anderen von mir operierten Falle von Caudalähmung infolge von Fraktur des 3. Lendenwirbels. Sie begann hier erst $1^1/_2$ Jahre p. o. im Tensor fasciae Glutaeus maximus, den Außenrotatoren und Glutaeus medius; erst $2^1/_2$ Jahre p. o. war eine deutliche Reneurotisation des Semitendinosus, Semimembranosus und Biceps caput longum festzustellen.

Ich könnte noch zahlreiche andere Beispiele anführen, aber die beiden zitierten Fälle dürften genügen, um darzulegen, daß bei der Restitution per regenerationem die Reihenfolge der Reneurotisation der einzelnen gelähmten Muskeln von der Wegstrecke abhängt, welche die auswachsenden Nervenfasern zurückzulegen haben. Ich habe der Übersicht halber in einer besonderen Tabelle die Reihenfolge, in welcher die auf Regeneration beruhende Restitution der verschiedenen von den lumbosacralen Wurzeln versorgten Muskeln bei Caudaläsionen erfolgt, für jede einzelne Wurzel dargestellt.

Reparabilitätsreihe der von den Lumbosacralwurzeln versorgten Muskeln.

L_1	Ileopsoas — Sartorius — Grazilis — (Pektineus).
L_2	Ileopsoas — Sartorius — Grazilis — Adductores — Quadriceps.
L_3	Ileopsoas — Sartorius — Grazilis — Adductores — Quadriceps.
L_4	Obturator externus — Adductores — Quadriceps — Tensor fasciae — Glutaeus medius — Tibialis posticus — Tibialis anticus.
L_5	Tensor fasciae — Glutaeus maximus — Pyriformisgruppe — Glutaeus medius — Semitendinosus, Semimembranosus — Biceps — Peroneus longus —Peroneus brevis — Extensor digitor. longus — Extensor hallucis longus.
S_1	Glutaeus maximus, Pyriformisgruppe — Glutaeus medius — Semitendinosus, Semimembranosus — Biceps — Triceps surae — Peroneus longus — Peroneus brevis, Extensor digitor. longus — Flexores digitor. et hallucis longi, Extensor halluci longus — Pediaeus, Flexor digitor. et hallucis breves — Interossei pedis.
S_2	Glutaeus maximus — Semitendinosus, Semimembranosus — Biceps — Triceps surae — Flexores digitor. et hallucis longi — Pediaeus, Flexores digitor. et hallucis breves — Interossei pedis.

Dasselbe Prinzip gilt in gleichem Maße für die Lähmungen infolge von Läsionen der Cervicalwurzeln. Dafür nur ein Beispiel:

In einem von mir beobachteten Falle von Fraktur der Gelenk- und Querfortsätze des 6. und 7. Hals- und 1. Brustwirbels linkerseits bestand eine vollkommene Lähmung der durch die entsprechenden Wurzeln versorgten Muskeln des Triceps brachii, Extensor carpi radialis brevis, Extensor digitor. communis et proprii, Flexor carpi radialis, Flexor carpi ulnaris, Palmaris longus, Extensor carpi ulnaris, Extensor pollicis longus et brevis, Abductor pollicis longus, Flexor digitor. sublimis et profundus, Flexor pollicis longus Pronator quadratus sowie aller kleinen Handmuskeln. Bei der Operation, die $1^1/_2$ Jahre nach dem Trauma erfolgte, zeigte sich, daß die beiden unteren Halswurzeln und die oberste Thorakalwurzel von knöchernen Callusmassen ummauert waren, die beiden ersteren konnten völlig befreit werden, die letztere zwar auch, erwies sich aber als völlig durchtrennt und konnte nicht genäht werden. $^1/_2$ Jahr nach der Operation war der Triceps reneurotisiert, 9 Monate p. o. folgten Extensor carpi radialis brevis, Flexor carpi radialis und Flexor carpi ulnaris, 10 Monate p. o. der Palmaris longus, $1^1/_2$ Jahre p. o. Extensor dig. communis, $1^3/_4$ Jahre p. o. Flexor dig. sublimis und Abductor pollicis longus, 2 Jahre p. o. Flexor digitor. profundus, Flexor pollicis longus, Extensor carpi ulnaris und Extensor pollicis longus, 3 Jahre p. o. der Extensor pollicis brevis, Adductor pollicis, Flexor pollicis brevis, Opponeus pollicis, Interossi und Lumbricalis. Aber die Restitution der genannten kleinen Handmuskeln hielt sich in engen Grenzen, infolge der totalen Unterbrechung der ersten Thoracalis. Der Abductor pollicis brevis blieb infolge der letzteren dauernd völlig gelähmt.

II. Die sympathische Seitenhornkette.

1. Ausdehnung und somatotopische Gliederung der sympathischen Seitenhornkette.

Die sympathische Seitenhornkette erstreckt sich beim Menschen vom unteren Abschnitte des 8. Cervicalsegmentes durch das gesamte Thorakalmark hindurch bis ins obere Lendenmark, sie findet ihr Ende im oberen Abschnitt des 3. Lendensegmentes (Abb. 20). Über die Lage der Seitenhornzellen im RM-Querschnitt orientiert Abb. 21, sowie Abb. 12b. Abb. 22 zeigt die Struktur der Seitenhornzellen. Die Neuriten der Seitenhornzellen verlassen das Mark durch die vorderen Wurzeln. Nach Durchschneidung einer vorderen Thorakalwurzel kommt es in den Seitenhornzellen des zugehörigen Thorakalsegmentes zu den schwersten retrograden Zellveränderungen (Abb. 23, 24 a, b). Die durch

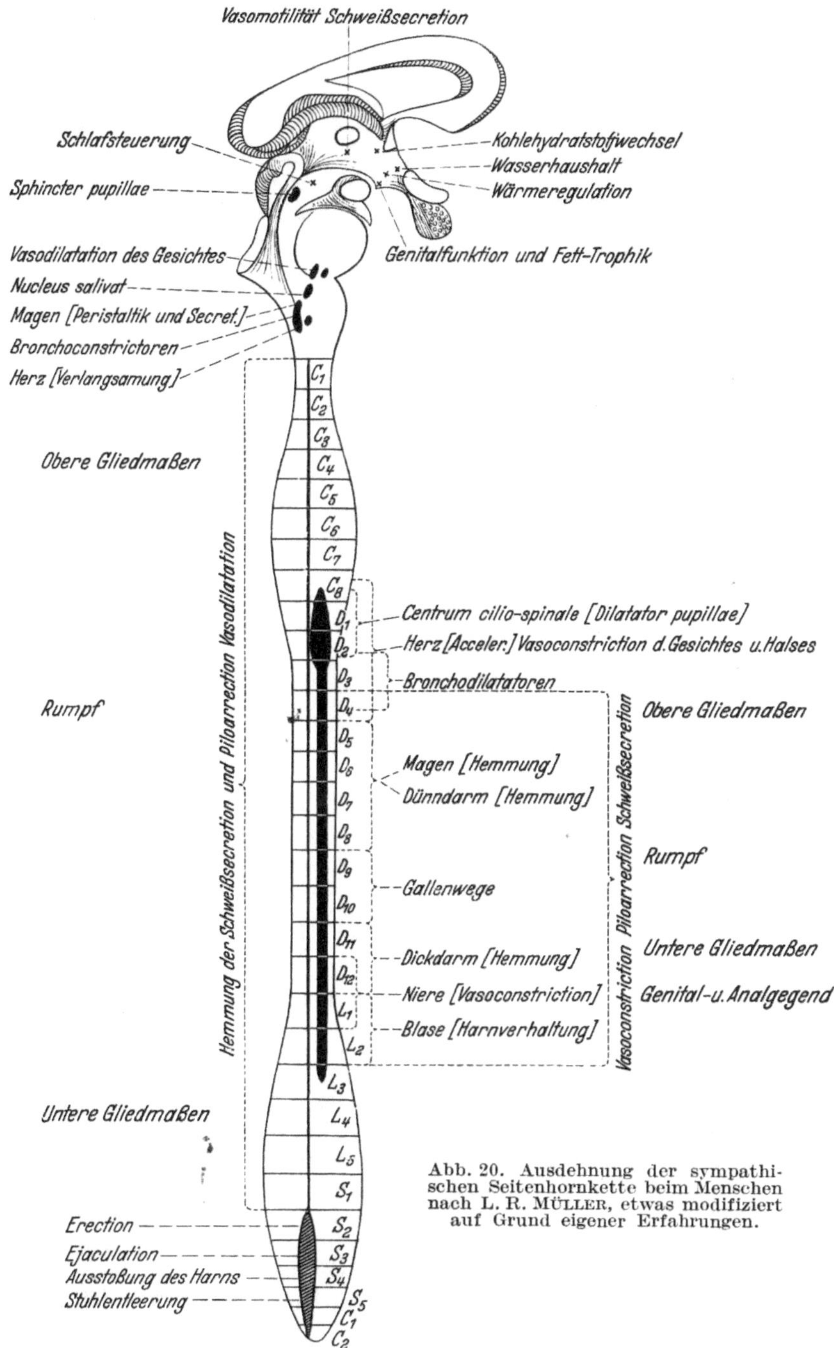

Abb. 20. Ausdehnung der sympathischen Seitenhornkette beim Menschen nach L. R. MÜLLER, etwas modifiziert auf Grund eigener Erfahrungen.

die vorderen Wurzeln austretenden Neuriten der Seitenhornzellen sind markhaltige, aber im Vergleich zu den motorischen Vorderwurzelfasern dünnkalibrige Nervenfasern (Abb. 25). Sie ziehen als präganglionäre Fasern durch die Rami communicantes albi in den sympathischen Grenzstrang, woselbst sie in den Ganglien des letzteren ihr Ende finden. Den exakten Nachweis, daß die präganglionären Fasern des sympathischen Grenzstranges tatsächlich aus den Seitenhornzellen des Rückenmarkes stammen, hat GAGEL erbracht. Er konnte zeigen, daß nach Exstirpation des Ganglion cervicale supremum des Sympathicus die Seitenhornzellen des 8. Cervical- und 1. und 2. Thorakalsegmentes eine ausgesprochene retrograde Zellveränderung aufweisen.

Die durch eine vordere Wurzel austretenden präganglionären Fasern treten nicht nur zu dem zugeordneten sympathischen Grenzstrangganglion, sondern

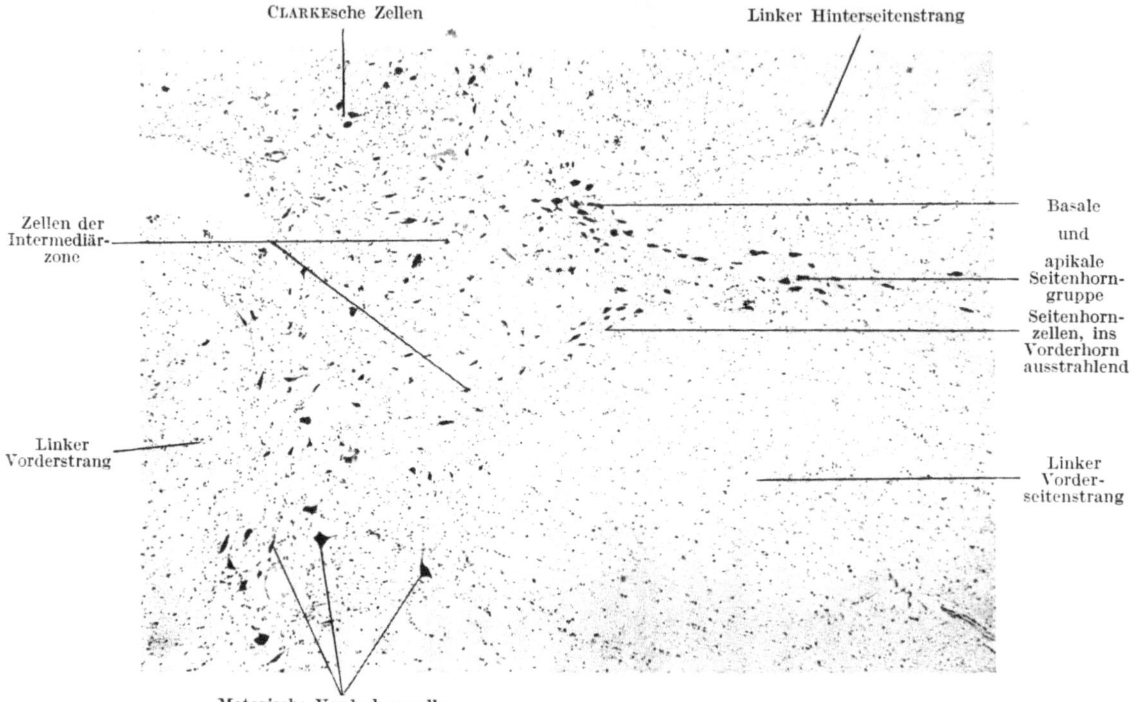

Abb. 21. Anordnung der Seitenhornzellen (2. Thorakalsegment) nach O. GAGEL.

auch zu einer mehr oder weniger großen Zahl oralerer und caudalerer Ganglien in Beziehung. Ebenso wie LANGLEY am Tier, konnte ich beim Menschen durch faradische Reizung derjenigen vorderen Rückenmarkswurzeln, welche präganglionäre Fasern führen, die verschiedensten Effekte innerhalb der Domäne des Sympathicus erzielen, Dilatation der Pupille und Exophthalmus, Vasokonstriktion, Schweißsekretion, Piloarrektion. In zahlreichen, bei den verschiedensten Rückenmarksoperationen vorgenommenen Versuchen konnte gezeigt werden, daß beim Menschen diese Effekte auf diejenigen Rückenmarkssegmente beschränkt sind, in welchen die Existenz eines Seitenhorns anatomisch nachgewiesen ist, d. h. auf die Segmente C_8—L_3. Niemals habe ich bei Reizung der 7. Cervicalis oder oralerer Cervicalwurzeln und niemals bei Reizung der unteren Lendenwurzeln und der Sacralwurzeln Effekte in der Erfolgssphäre des Sympathicus beobachtet.

Dilatation der Pupille habe ich beim Menschen bei Reizung der vorderen Wurzeln C_8, Th_1 und Th_2 beobachtet. Wenn bei Reizung von C_8 eine ausgesprochene Wirkung eintritt, so fehlt dieselbe bei Reizung von Th_2. Umgekehrt habe ich feststellen können, daß gelegentlich C_8 überhaupt mit keiner Pupillenerweiterung reagiert; in diesem Falle ist aber die Wirkung bei Reizung von

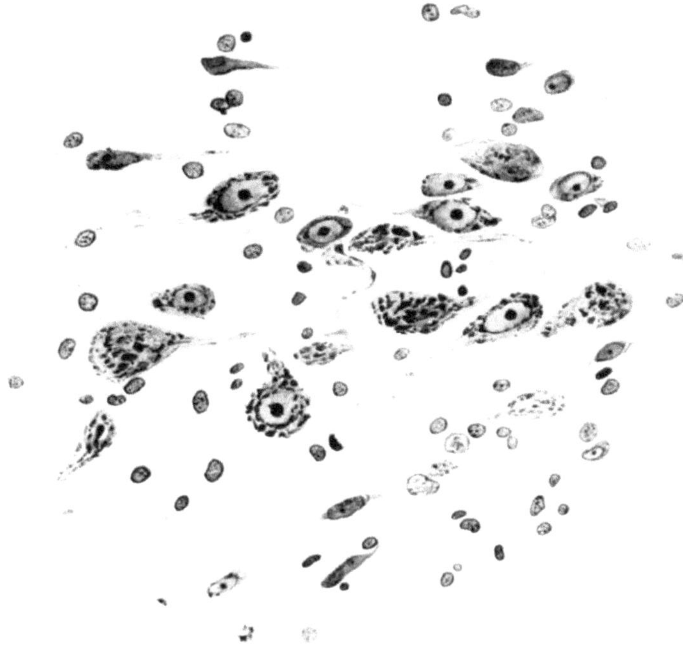

Abb. 22. Seitenhornzellen aus dem 2. Thorakalsegment nach O. GAGEL (NISSL-Bild).

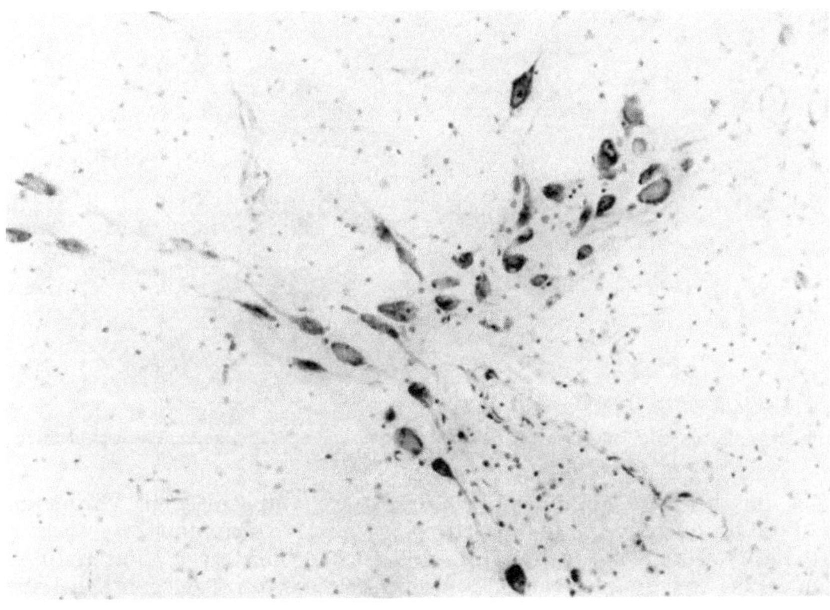

Abb. 23. Retrograde Tigrolyse der Seitenhornzellen des 3. Thorakalsegmentes nach Durchschneidung der zugehörigen vorderen Wurzel nach O. GAGEL (NISSL-Bild).

Th_2 stark. Reizung von Th_1 ruft ausnahmslos die stärkste Dilatation der Pupille hervor. Diese bei zahlreichen Operationen gefundenen individuellen Unterschiede sprechen dafür, daß in der sympathischen Seitenhornkette und

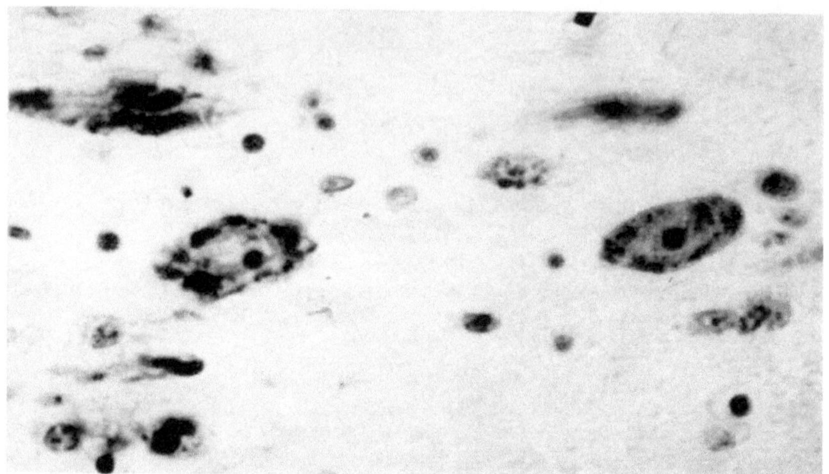

Abb. 24a. Normale Seitenhornzellen des 6. Thorakalsegmentes.

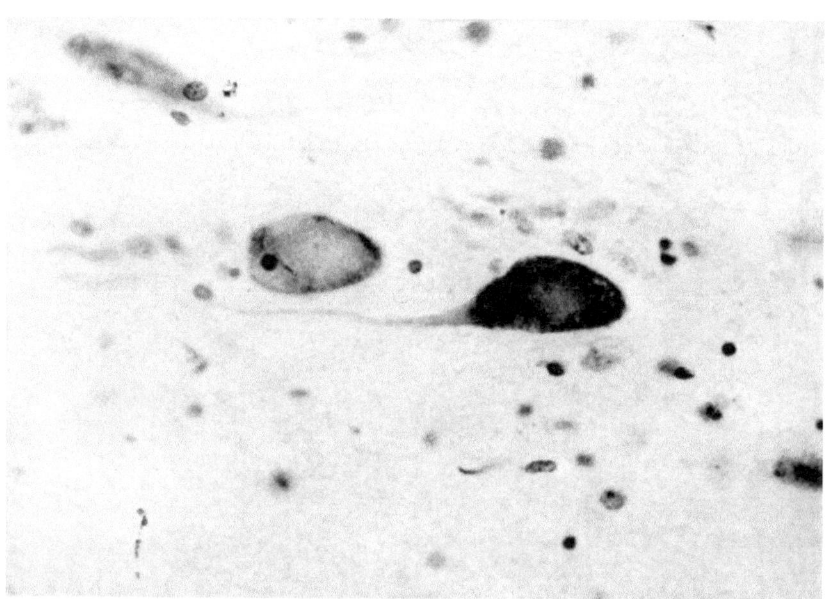

Abb. 24b. Retrograde Tigrolyse der Seitenhornzellen nach Vorderwurzeldurchschneidung (4. Thorakalsegment).

den aus ihr hervorgehenden präganglionären sympathischen Vorderwurzelfasern dieselbe präfixierte und postfixierte Anlage vorkommt, wie sie für die motorische Vorderhornsäule und die motorischen Vorderwurzelfasern in ihrer Beziehung zu den quergestreiften Muskeln bekannt ist. Gelegentlich habe ich bei faradischer Reizung der ersten vorderen Thorakalwurzel auch deutlichen homolateralen *Exophthalmus* beobachtet.

Die Existenz *vasokonstriktorischer* Fasern in den vorderen Thorakal- und oberen Lumbalwurzeln habe ich beim Menschen zahlreiche Male nachweisen können. Bei Reizung der 1. und 2. Thoracalis wird die entsprechende Gesichts- und Halsseite blaß. Zum Nachweis der Vasokonstriktion in den Extremitäten bedient man sich am besten der plethysmographischen Methode. Vasoconstrictoren für die obere Extremität konnten wir bisher mit Sicherheit in den vorderen Wurzeln Th_3, Th_4, Th_5 und Th_6 nachweisen (Abb. 26). Noch nicht geklärt ist bisher, wie weit caudal innerhalb der sympathischen Seitenhornkette die vasokonstriktorischen Elemente für die obere Extremität beim Menschen

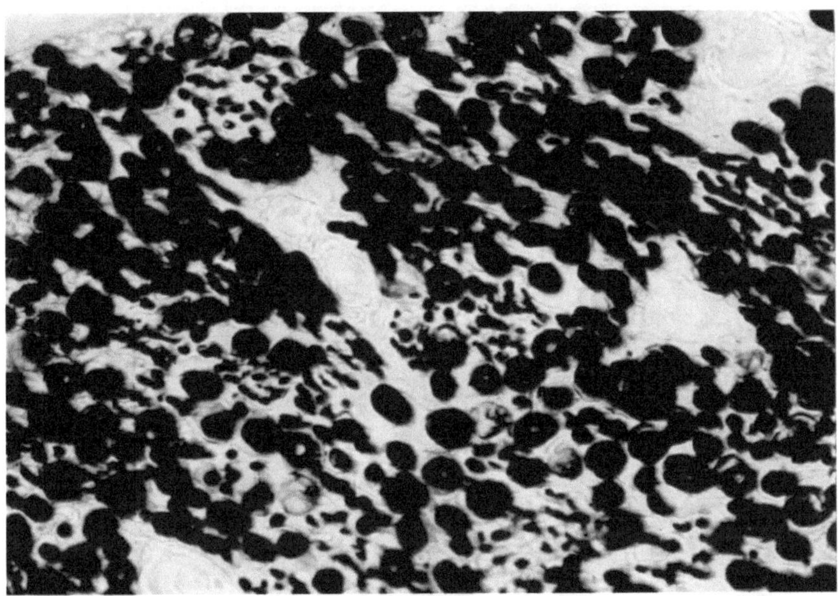

Abb. 25. Querschnitt durch vordere Thorakalwurzel zwischen den dicken motorischen Fasern, zahlreiche dünnkalibrige präganglionäre sympathische Fasern.

reichen; daß Th_7 solche enthält, ist wahrscheinlich, tiefere Segmente dürften sich aber nicht an der vasokonstriktorischen Versorgung der oberen Extremität beteiligen. Was die radikulären vasokonstriktorischen Fasern der unteren Extremität anlangt, so konnte bis jetzt der Nachweis derselben nur für die 10., 11. und 12. Thoracalis geführt werden. Wiederholt habe ich aber auch bei Reizung von L_1 und L_2 eine deutliche Anämie der zugehörigen unteren Extremität beobachtet, so daß auch in diesen Wurzeln die Anwesenheit vasokonstriktorischer Fasern für das Bein als höchstwahrscheinlich gelten darf.

In zahlreichen Fällen konnte die Existenz *piloarrektorischer* Fasern in den vorderen Thorakal- und oberen Lumbalwurzeln beim Menschen nachgewiesen werden. So sah ich bei Reizung von Th_4 Piloarrektion am gesamten Arm, in der Axilla und am Thorax bis etwa 3 Finger unterhalb der Mamilla, also innerhalb der Dermatome C_5—Th_6; bei Reizung von Th_{10} Piloarrektion am Rumpf vom Proc. ensiformis abwärts bis zur Inguinalfalte, an der Vorderseite des Oberschenkels und Unterschenkels und am Fußrücken, also in einem Bezirke, der den Dermatomen Th_7—L_5 entspricht. Bei Reizung von Th_{12} umfaßt die Gänsehaut den Bauch, etwas oberhalb des Nabels beginnend, sowie das ganze Bein und die Regio anogenitalis, also die Dermatome Th_{10}—S_5; bei Reizung von L_2 die Leistenbeuge und die gesamte untere Extremität (Th_{12}—S_5); bei

Reizung von L_3 erstreckte sich die Piloarrektion auf die Rückseite des Oberschenkels und die Regio anogenitalis (S_2—S_5). Manchmal fehlt aber bei Reizung von L_3 überhaupt jegliche erkennbare Wirkung auf die Piloarrectoren. Diese Reizversuche beweisen, daß die LANGLEY*sche Lehre, daß jede vordere Wurzel präganglionäre Fasern für zahlreiche sympathische Grenzstrangganglien enthält, auch für den Menschen vollkommen zutrifft.*

In Übereinstimmung mit diesen Ergebnissen stehen die Resultate, welche bei Reizung der vorderen Wurzeln auf dem Gebiete der *Schweißsekretion* erzielt

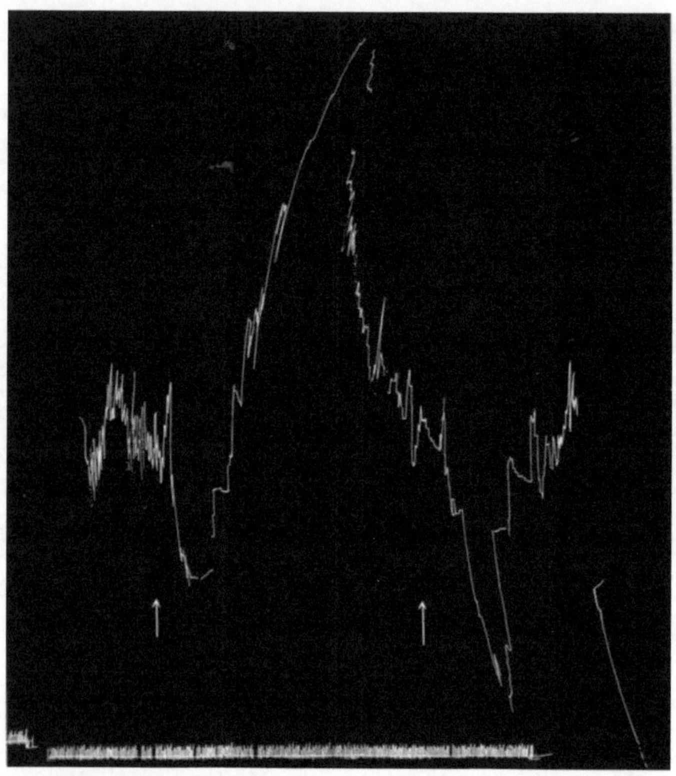

Abb. 26. Plethysmographisch registrierte Vasokonstriktion der Hand bei faradischer Reizung der 3. vorderen Thorakalwurzel. ↑↑ Beginn und Ende der Reizung.

werden konnten. Sowohl bei Reizung von Th_1 wie von Th_2 kommt es zu lebhafter Schweißsekretion der gesamten homolateralen Gesichtshälfte, Halsseite und oberen Thoraxpartie, d. h. in dem gleichen Bezirke, in welchem bei Reizung des Ganglion cervicale supremum Schweißsekretion auftritt, das ist das Trigeminusgebiet und die Dermatome C_2—C_4 (Abb. 27). Bemerkenswert ist aber, daß bei Reizung von Th_1 der Schweißausbruch zuerst im Gesicht und erst später bei fortgesetzter Reizung am Halse und an der oberen Thoraxpartie auftritt. Umgekehrt beginnt bei Reizung von Th_2 die Schweißsekretion am Halse und Thorax und das Gesicht folgt erst später nach. Diese Ergebnisse lehren, daß zwar sowohl Th_1 wie Th_2 präganglionäre Schweißfasern für das Trigeminusgebiet und die Dermatome C_2—C_4 führen, daß aber offenbar in Th_1 die Fasern für das Gesicht, in Th_2 die für die oberen Halsdermatome C_2, C_3, C_4 überwiegen. Bei Reizung von Th_3 beginnt die Schweißsekretion in der Axilla und in der dem

3. Thorakaldermatom entsprechenden, bandförmigen Zone am Thorax, bei fortgesetzter Reizung greift die Schweißsekretion auf den Hals und in geringem Grade auch auf das Gesicht, außerdem aber auch auf den Arm über. Bei Reizung von Th_4 beginnt die Schweißsekretion im 4. Thorakaldermatom, erstreckt sich aber dann sehr bald durch die Achselhöhle auf den ganzen Arm und am Rumpfe noch über die Mamilla nach abwärts. Auf der Höhe der Reizwirkung umfaßt die Sekretion die Dermatome C_5—Th_6. Auch bei Reizung des 5. Thoracalis nimmt die Schweißsekretion den ganzen Arm und am Rumpf die Dermatome Th_3—Th_9 ein (Abb. 28). Auch die 6. Thoracalis führt präganglionäre

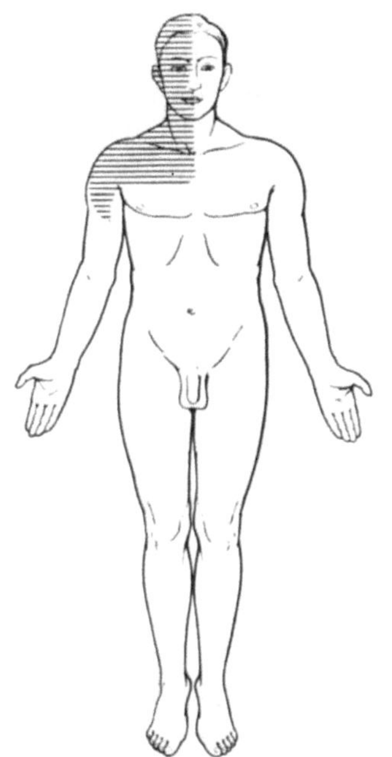

Abb. 27. Ausdehnung der Schweißsekretion bei faradischer Reizung der 2. vorderen Thorakalwurzel.

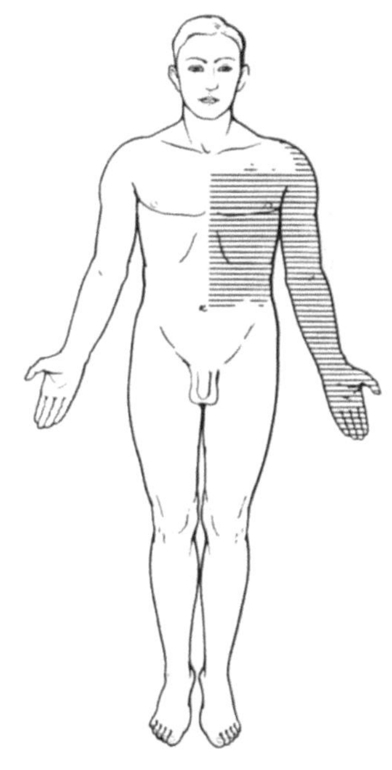

Abb. 28. Ausdehnung der Schweißsekretion bei faradischer Reizung der 5. vorderen Thorakalwurzel.

Schweißfasern für den Arm, für die 7. Brustwurzel vermag ich dies auf Grund von Reizversuchen nicht sicher zu sagen.

Die oralste Wurzel, welche Schweißfasern für das Bein führt, ist nach unseren bisherigen Feststellungen Th_9, es tritt aber bei ihrer Reizung, abgesehen von der Schweißsekretion am Rumpfe, welche von der Mamille an abwärts bis zur Leistenbeuge reicht, also die Dermatome Th_6—Th_{12} umfaßt, am Beine nur in dessen proximalsten Abschnitt, in der dem 1. Lumbaldermatom entsprechenden Zone Schweißsekretion ein. Bei Reizung der 10. Thoracalis fand ich Schweißausbruch in den Dermatomen Th_7—L_5, bei Reizung von Th_{11} in den Dermatomen Th_9—S_2, bei Reizung von Th_{12}, L_1, L_2 oder L_3 Schweißsekretion in sämtlichen lumbalen und sacralen Dermatomen. Doch habe ich gelegentlich auch bei Reizung von L_3 überhaupt keinen Effekt auf die Schweißdrüsen beobachtet, oder er beschränkte sich auf die Rückseite des Oberschenkels, also auf die untersten Sacraldermatome. Die individuell wechselnde Extensität und Intensität des Effektes der Reizung von L_3 bestätigt die bereits weiter oben gemachte Angabe, daß die sympathische Seitenhornkette in einem offenbar individuell variablen Umfange bis ins 3. Lendensegment herabreicht, gelegentlich aber ihr caudales Ende bereits im 2. Lendensegment findet.

Seit langem ist bekannt, daß das *Centrum ciliospinale* beim Menschen im *ersten Thorakalsegment* liegt. Die exakte Bestätigung konnte ich wiederholt erbringen, indem ich feststellte, daß die isolierte Durchtrennung der ersten vorderen Thorakalwurzel von einer Lähmung des Dilatator pupillae gefolgt ist. Bei isolierter Durchtrennung von Th_2 habe ich, sofern Th_1 intakt blieb, niemals die geringste Pupillendifferenz auftreten sehen, ebensowenig bei isolierter Unterbrechung der 8. Cervicalis. Diese Beobachtungen lehren, daß Th_1 die Hauptmasse der pupillenerweiternden Fasern führt und daß der Ausfall der in C_8 und Th_2 enthaltenen dilatatorischen Fasern, deren Existenz durch die elektrische Reizung einwandfrei festgestellt werden kann, keinen unmittelbar erkennbaren Einfluß auf die Pupillenweite hat. Ich möchte aber nicht unerwähnt lassen, daß nach isolierter Durchtrennung von Th_2 die Pupille sich unter Cocain nicht ganz soweit erweitert wie die der gesunden Seite. Andererseits ist nach isolierter Durchtrennung von Th_1 eine allerdings nicht sehr ausgiebige Wirkung des Cocains auf die Pupille unverkennbar. Bei gleichzeitiger Unterbrechung von C_8, Th_1 und Th_2 fehlt jegliche Cocainwirkung.

Von zahlreichen Autoren sind bei Erkrankungen des Seitenhorns Störungen der Schweißsekretion und der Piloarrektion beschrieben worden, aber es existiert bisher in der Literatur keine einzige einschlägige Beobachtung, welche zuverlässige Rückschlüsse auf die somatotopische Gliederung der Seitenhornkette, auf die Beziehung einzelner bestimmter Thorakalsegmente zu bestimmten Körperdermatomen gestattete.

Um so ergiebiger ist aber für die Frage der somatotopischen Gliederung der Seitenhornkette das Studium der Schweißsekretion und der Piloarrektion in Fällen von spinaler Querschnittsunterbrechung.

Zum Verständnis der Frage, inwiefern das Studium von Fällen von Totaltrennung des Markes für das Problem der somatischen Gliederung der Seitenhornkette herangezogen werden kann, sei hier nur kurz darauf hingewiesen, daß die letztere die Impulse, durch welche sie in Tätigkeit versetzt wird, von zwei Seiten her erhält, erstens von übergeordneten supraspinalen Zentren und zweitens durch afferente Erregungen, welche dem Rückenmark von der Körperperipherie her zugehen und unmittelbar von ihm mit Impulsen an die Piloarrectoren und Schweißdrüsen beantwortet werden. Die Impulse, welche die Seitenhornkette von übergeordneten Abschnitten des Zentralnervensystems her erhält, stehen vor allem im Dienste der Thermoregulation; bei Hitze schwitzen wir, bei Kälteeinwirkung zessiert die Schweißsekretion, die Blutgefäßen ziehen sich zusammen und die Haare sträuben sich. Die Impulse fließen hierbei der Seitenhornkette in der Hauptsache von den der Thermoregulation dienenden der Seitenhornkette übergeordneten diencephalen Zentren des Hirnstammes zu. Die einfachste Methode zu prüfen, ob die der Seitenhornkette vom Hypothalamus zugehenden Innervationen bis zu den Erfolgsorganen durchdringen, ist die, das Individuum in einen Schwitzkasten zu setzen. Die unter der Wärmeeinwirkung auftretende Schweißsekretion prüft man am besten mittels der von Minor in die Klinik eingeführten Jodstärkereaktion, welche den Grad und die räumliche Ausbreitung der Sekretion direkt vor Augen führt. Man kann sich aber zur Feststellung feinerer Grade der Schweißsekretion auch der galvanometrischen Messung bedienen. Die vom Hypothalamus angeregte Piloarrektion wird durch Abkühlung ausgelöst und mit dem Auge kontrolliert. Ich kann auf die verschiedenen anderen Methoden, welche zur Prüfung der hypothalamischen Innervation der Piloarrectoren dienen, hier nicht näher eingehen, ich verweise in dieser Beziehung nur auf die eingehende Darstellung, welche André Thomas diesem Gegenstand in seiner Monographie: Le réflexe pilomoteur gewidmet hat.

Es leuchtet ohne weiteres ein, daß bei Unterbrechung des Rückenmarkes in einer bestimmten Höhe diejenigen Erfolgsorgane (Schweißdrüsen und Piloarrectoren), welche ihre Innervation ausschließlich aus den infraläsionellen Seitenhornsegmenten erhalten, von den von den übergeordneten Stationen des Zentralnervensystems ausgehenden Impulsen nicht mehr erreicht werden können, sondern daß die Reaktion caudalwärts in demjenigen Dermatom abschließt, welches gerade noch von den intakten supraläsionellen Segmenten versorgt wird. Bei Unterbrechung des Markes im Bereich des 8. Cervicalsegmentes fehlt trotz intensivster Erwärmung des Körpers jegliche Schweißsekretion am gesamten Körper vom Scheitel bis zur Sohle. In einem Falle von Totaltrennung des Markes mit Zerstörung des 8., 9. und 10. Thorakalsegmentes fehlte im Schwitzkasten fast jede Schweißsekretion vom oberen Rande des 10. Thorakaldermatoms an abwärts bis zum 5. Sacraldermatom (Abb. 29).

Bei Totaltrennung des Markes in Höhe des 1. Thorakalsegmentes fehlt ebenso jegliche diencephalogene Piloarrektion am gesamten Körper. Bei

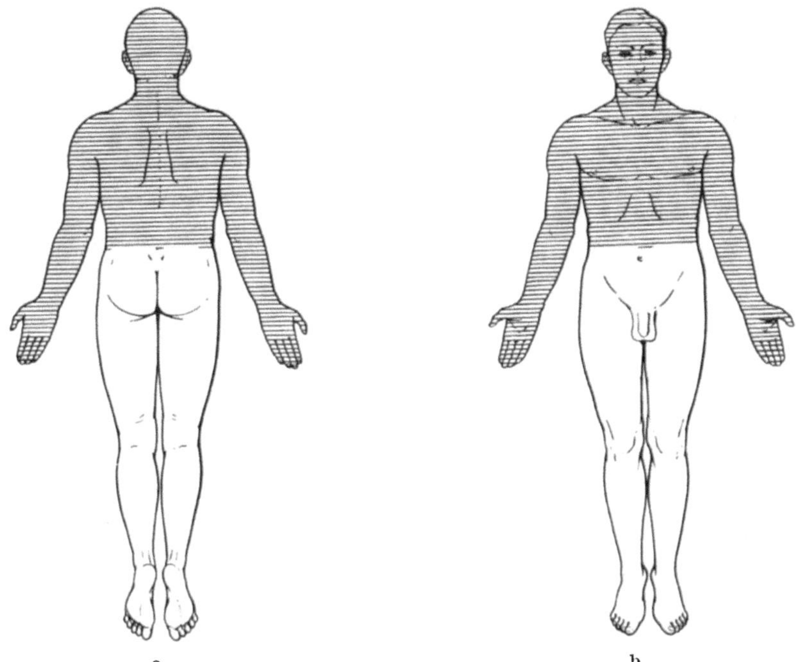

Abb. 29a u. b. Fehlende Schweißsekretion vom oberen Rande des 10. Thorakaldermatoms bis zum 5. Sacraldermatom herab bei Totaltrennung des Markes im Bereiche der Segmente Th_8, Th_9, Th_{10}. (Jodstarke Schwitzkastenmethode.)

Totaltrennung des Markes in der Höhe des ersten Lumbalsegmentes hingegen ist die diencephalogene Piloarrektion in sämtlichen Körperdermatomen erhalten, weil die unteren thorakalen Seitenhornsegmente zu allen lumbosacralen Dermatomen Beziehungen besitzen.

Bei den Totaltrennungen des Markes gibt uns also die untere Grenze der vom Diencephalon aus angeregten Tätigkeit der Schweißdrüsen und Piloarrectoren Auskunft über die Reichweite der Domäne der supraläsionellen Seitenhornsegmente.

Nun werden aber, wie bereits hervorgehoben wurde, die Seitenhornzellen zur Impulsabgabe an ihre Erfolgsorgane nicht nur von den übergeordneten Stationen des Zentralnervensystems her angeregt, sondern auch durch afferente Erregungen, welche ihnen von der Körperperipherie her zufließen. Unter normalen Verhältnissen ist es allerdings nicht möglich zu entscheiden, welcher Anteil an dem Zustandekommen der durch einen Reiz hervorgerufenen Schweißsekretion und Piloarrektion dem *spinalen* Reflexmechanismus und welcher Anteil dem diencephalen Reflexbogen zukommt. Das ist aber sehr wohl möglich, wenn das Rückenmark total durchtrennt ist. Die Erfahrung hat gelehrt, daß unter diesen Umständen die verschiedenartigsten Reize, thermische, mechanische und elektrische Reize, welche in den den infraläsionellen Marksegmenten unterstellten Dermatomen angreifen, lebhafte Schweiß- und Pilomotorenreflexe auslösen. Durch die Totaltrennung des Markes werden die spinalen Reflexautomatismen entfesselt, und das gilt auch in hohem Grade für die spinalen Schweiß- und Haarreflexe. Wenn nach der Totaldurchtrennung des Markes die spinale Reflextätigkeit ihre volle Höhe erreicht hat, so weist die Erfolgssphäre der spinalen Schweiß- und Haarreflexe eine außerordentlich große

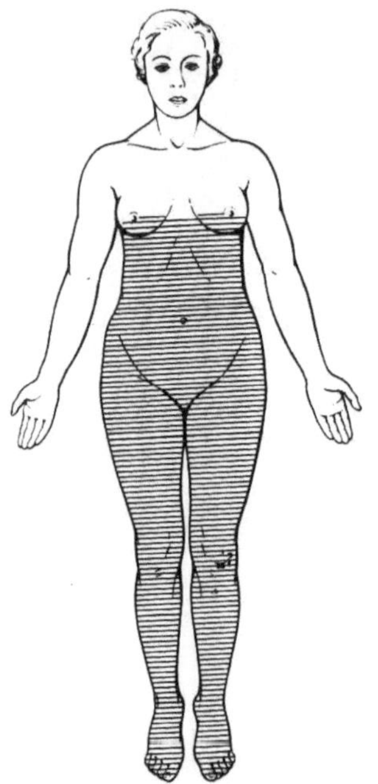

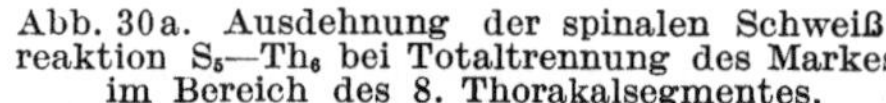

Abb. 30a. Ausdehnung der spinalen Schweißreaktion S_5—Th_6 bei Totaltrennung des Markes im Bereich des 8. Thorakalsegmentes.

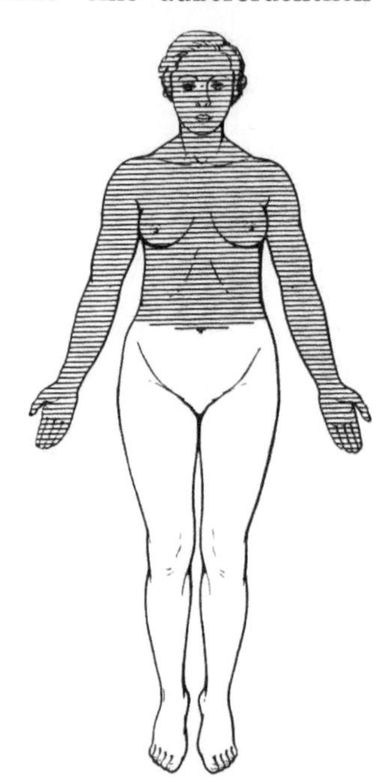

Abb. 30b. Ausdehnung der diencephalen Schweißreaktion (Trigeminus C_2—Th_9) bei Totaltrennung des Markes in Th_8.

Ausdehnung auf, sie umfaßt dann unter Umständen sämtliche von den infraläsionellen Marksegmenten mit Schweiß- und Piloarrektionsfasern versorgten Hautdermatome. Bei der Totaltrennung des Markes im Bereich des 8. Cervicalsegmentes löst ein irgendwo im Bereiche der infraläsionellen Körpermetameren angreifender Reiz einen Schweißausbruch und eine Piloarrektionswelle aus, die vom Kopf bis zu den Zehen und zum Steiß herabreicht, während die diencephale Reaktion am gesamten Körper fehlt. Bei Totaltrennung des Markes im Bereiche des 8. Thorakalsegmentes breiten sich die spinalen Schweiß- und Haarreflexe über die Dermatome Th_6—S_5 aus, andererseits erstreckt sich die Reichweite der diencephalen Schweiß- und Haarreaktion bis in das 9. Thorakaldermatom (Abb. 30a u. b). Die Erfolgssphären der beiden Reaktionen überlagern also einander, die des spinalen Reflexes greift von unten in die der diencephalen Reaktion über und vice versa (vgl. auch Abb. 31a u. b). Bei Totaltrennung des Markes unmittelbar oberhalb der Lendenanschwellung konnte ich von den Beinen aus noch Schweiß- und Haarreflexe auslösen, die sich über sämtliche lumbosacralen Dermatome erstreckten, entsprechend der Tatsache, daß die infraläsionellen Segmente L_1, L_2 und L_3 zu allen lumbalen und sacralen

Dermatomen in Beziehung stehen. Die Ausdehnung des spinalen Schweiß- und Haarreflexes bei der Totaltrennung des Markes gibt uns also Auskunft darüber, welche Dermatome von den infraläsionellen Seitenhornsegmenten mit Schweiß- und piloarrectorischen Fasern versorgt werden. Hervorzuheben ist, daß im Gegensatz zu den Schweiß- und Haarreflexen Vasokonstriktionsreflexe nicht durch die spinalen Reflexmechanismen vermittelt werden. Davon wird später ausführlich die Rede sein. Hingegen partizipieren die spinalen Reflexmechanismen, wenn auch nur in bescheidenem Umfange, an der bei der Erwärmung des Körpers auftretenden, im Dienste der Thermoregulation stehenden

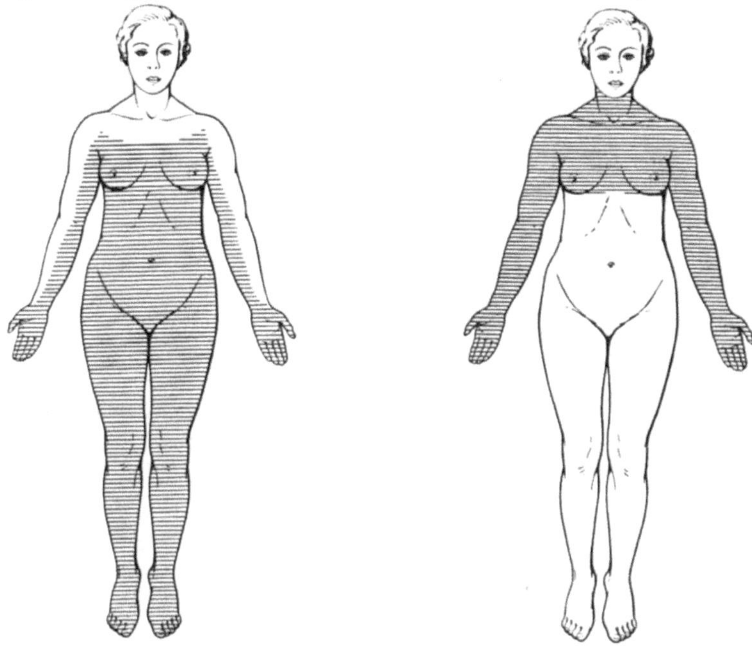

Abb. 31a. Spinale Piloarrectorenreaktion S_5—C_6 bei Totaltrennung des Markes in Th_5.

Abb. 31b. Diencephale Piloarrectorenreaktion C_2—Th_6 bei Totaltrennung des Markes in Th_5.

Schweißsekretion. Sofern die infraläsionellen Dermatome der Erwärmung ausgesetzt werden, tritt in ihnen eine allerdings nur geringe Schweißabsonderung auf; sobald sie aber von der Erwärmung ausgeschlossen bleiben, fehlt auch in diesen Dermatomen jede Spur von Schweißsekretion.

Auf Grund sehr zahlreicher, besonders während des Weltkrieges gesammelter Erfahrungen über die Reichweite der diencephalen und spinalreflektorischen pilomotorischen Reaktionen bei der Totaltrennung des Markes in den verschiedensten Höhen ist André Thomas zu einer sehr genauen somatotopischen Gliederung der spinalen sympathischen Seitenhornkette gelangt. Für die Schweißdrüsen verlegt Thomas die Zentren für den Kopf, Hals und oberen Brustabschnitt (Trigeminusgebiet und C_1—C_4) in die Seitenhornsegmente C_8—Th_3; die Schweißzentren für die Arme, also die Dermatome C_5—Th_3 in die Seitenhornsegmente (Th_4, Th_5, Th_6, Th_7, Th_8), die Zentren für die Beine in die Seitenhornsegmente Th_{10}, Th_{11}, Th_{12}, L_1 und L_2. Thomas betont ausdrücklich, daß gewisse Höhenunterschiede zwischen den spinalen Schweißzentren und Piloarrektionszentren bestünden. Head und Riddoch hatten schon vor Thomas zahlreiche einschlägige Beobachtungen über die Ausdehnung des spinalen Schweißreflexes bei Totaltrennungen des Markes gemacht. Sie verlegen in Übereinstimmung mit Langley die spinalen Schweißzentren für den Arm in die thorakalen Seitenhornsegmente Th_4—Th_9 und die für das Bein in die Segmente Th_{11}, Th_{12}, L_1, L_2 und L_3.

Auf Grund meines eigenen sehr großen Materials von Transversalläsionen des Markes, das ich während des Weltkrieges und später gesammelt habe, bin ich zu ganz ähnlichen Ergebnissen wie A. Thomas gelangt. Dieselben sind in der folgenden Tabelle zusammengestellt. In dieser sind auch die mit der elektrischen Reizung der einzelnen vorderen Thorakalwurzeln gewonnenen Erfahrungen mitberücksichtigt.

Dermatome.

Seitenhorn-segment	Cervicale Grenz-stranganglien	Thorakale Grenz-stranganglien	Lumbale Grenz-stranganglien	Sacrale Grenz-stranganglien
C VIII	G. c. s.			
Th I	G. c. s.			
Th II	G. c. s.			
Th III	G. c. s. G. c. m. G. c. inf.	Th_1 Th_2 Th_3		
Th IV	G. c. m. G. c. inf.	Th_1 Th_2 Th_3 Th_4 Th_5 Th_6		
Th V	G. c. i.	Th_1—Th_9		
Th VI	G. c. i.	Th_1—Th_9		
Th VII	G. c. i.	Th_1—Th_9		
Th VIII		Th_5—Th_{11}		
Th IX		Th_6—Th_{12}	L_1	
Th X		Th_7—Th_{12}	L_1—L_5	
Th XI		Th_9—Th_{12}	L_1—L_5	S_1—S_2
Th XII		Th_{10}—Th_{12}	L_1—L_5	S_1—S_5
L I		Th_{11}—Th_{12}	L_1—L_5	S_1—S_5
L II		Th_{12}	L_1—L_5	S_1—S_5
L III				S_1—S_5

Außer der glatten Muskulatur des Auges (Dilatator), den Vasoconstrictoren und Piloarrectoren kommen als Erfolgsorgane der sympathischen Seitenhornkette vor allem auch die inneren Organe der Leibes- und Brusthöhle in Betracht. Wir wissen, daß der Splanchnicus major aus dem Grenzstrang des Sympathicus im Bereiche des 6.—9. Thorakalganglions hervorgeht, wir kennen den Effekt seiner Reizung auf die Muskulatur des Magens und Dünndarmes, aber wir wissen nicht, ob der analoge Effekt bei Reizung der zugeordneten präganglionären Vorderwurzelfasern eintritt. Wir wissen, daß die Nn. mesenterici inferiores den Dickdarm und obersten Abschnitt des Rectums versorgen und daß ihre Reizung die Peristaltik des Colons hemmt. Aber es liegen bisher keine Reizversuche an vorderen Thorakal- und Lumbalwurzeln vor, bei welchen ein entsprechender Effekt registriert worden wäre. Wir wissen, daß die Nn. hypogastrici in der Hauptsache aus den oberen lumbalen Grenzstrangganglien hervorgehen, wir kennen ihre Einwirkung auf die Muskulatur des Ureters, der Blase, der Prostata, der Vesicula seminalis und des Vas deferens beim Menschen aus den Reizversuchen von Learmouth bis ins einzelne. Der Reizeffekt besteht in einer Kontraktion des Orificium ureteris, des Trigonum vesicae, des Sphincter vesicae internus, der Prostata, der Samenblasen und Vasa deferentia mit Emissio seminis. Aber gleichartige Beobachtungen, wie sie LEARMOUTH bei Reizung des Plexus hypogastricus, der Nn. hypogastrici und der lateralen aus dem Grenzstrang hervorgehenden Wurzeln des N. praesacralis gemacht hat, sind bei Reizung der zugeordneten vorderen Wurzeln (unterste Thorakalwurzeln, obere 3 Lendenwurzeln) bisher nicht gemacht worden. Wir kennen ferner die sympathische Innervation des Sphincter ani internus durch die Nn. hypogastrici aber Reizversuche an den unteren Thorakal- und oberen Lendenwurzeln, bei denen der Effekt auf den Sphincter recti beachtet worden wäre, fehlen bisher beim Menschen vollkommen. Wir wissen nichts Sicheres darüber, welche vorderen Wurzeln beim Menschen die präganglionären sympathischen Fasern der Nebennieren führen. Wir wissen nicht, ob die Reizung der 8. Thorakalwurzel die Insulinausschüttung beeinflußt. Kurz, der gesamte Fragenkomplex, welcher die Beziehungen der glatten Muskulatur der Eingeweide der Leibeshöhle und der Brusthöhle und aller Drüsen mit innerer und äußerer Sekretion, die ja sämtlich in der einen oder anderen Weise vom Sympathicus beeinflußt werden, zu den einzelnen Segmenten der sympathischen Seitenhornkette betrifft, ist beim Menschen noch eine Terra incognita. Es steht bisher nicht einmal sicher fest, welche vorderen Wurzeln die präganglionären Fasern der Nn. accelerantes cordis enthalten, wenn es auch höchst wahrscheinlich ist, daß dieselben in den 4 oder 5 oberen Thorakalwurzeln verlaufen (WHITE).

2. Folgen der Destruktion der sympathischen Seitenhornkette und der Unterbrechung der aus ihr entspringenden präganglionären Vorderwurzelfasern.

a) Störungen der sympathischen Innervation des Auges.

Die wohl am häufigsten bekannte Folge der Destruktion des obersten Abschnittes des Seitenhorns ist die Lähmung des Dilatator pupillae. Ich habe bereits weiter oben angegeben, daß beim Menschen die pupillenerweiternden Fasern das Mark durch die vorderen Wurzeln C_8, Th_1, Th_2 verlassen, daß Th_1 die Hauptmasse dieser Fasern führt und daß die Unterbrechung von C_8 und Th_2 keinen unmittelbar erkennbaren Einfluß auf die Pupillenweite hat, sofern Th_1 erhalten ist, daß aber umgekehrt die isolierte Unterbrechung von Th_1 allemal eine Lähmung des Dilatator im Gefolge hat. Allerdings ist diese Lähmung keine vollkommene, wenn C_8 und Th_2 erhalten sind, eine vollkommene Lähmung tritt erst ein, wenn auch C_8 und Th_2 unterbrochen sind (Abb. 32). Ebenso wie die Unterbrechung der genannten vorderen Wurzeln hat auch die Zerstörung des oralsten Abschnittes der sympathischen Seitenhornkernsäule im Bereiche der Segmente C_8, Th_1 und Th_2 eine totale Lähmung des Dilatator pupillae im Gefolge.

Sowohl bei der Zerstörung der Seitenhornsegmente C_8, Th_1, Th_2, wie bei Unterbrechung der entsprechenden vorderen Wurzeln, wie bei Unterbrechung des Halsgrenzstranges des Sympathicus unterhalb des Ganglion cervicale superius ist das Bild der Funktionsstörung des Dilatator pupillae genau das gleiche, weil es sich in jedem Fall um dasselbe präganglionäre Neuron handelt. Die Pupille ist bei einseitiger Lähmung in der Ruhe enger als auf der gesunden Seite. Die Pupille kann weder durch diencephalogene Impulse noch durch afferente, dem Centrum ciliospinale unmittelbar von der Peripherie her zugeleitete Erregungen zur Dilatation gebracht werden. Weder tritt bei Gemütsbewegungen eine Pupillenerweiterung ein, noch erfolgt eine solche bei Einwirkung von sensiblen Reizen, insbesondere von Schmerzreizen.

Allerdings fehlt die Reaktion auf peripherogene sensible Reize, die sog. sympathische Pupillenreaktion, nicht immer vollkommen. Bei isolierter Unterbrechung der ersten vorderen

Thorakalwurzel fand ich sie, wenn auch stark vermindert, so doch noch deutlich vorhanden. Offenbar werden in diesem Falle die afferenten Erregungen dem Dilatator pupillae noch durch die intakten efferenten Wurzeln C_8 und Th_2 übermittelt. Ich habe aber wiederholt auch bei Unterbrechung aller 3 Wurzeln C_8, Th_1 und Th_3 ebenso wie nach Exstirpation des Halsgrenzstranges des Sympathicus eine allerdings nur sehr geringfügige Pupillenerweiterung bei Einwirkung starker Schmerzreize beobachtet. Diese kann nicht auf einer dem Dilatator vom Zentralnervensystem her zugehenden Innervation beruhen, sondern nur auf einer durch den Schmerzreiz ausgelösten Erschlaffung des Sphincter iridis. Dieser von mir beim Menschen mehrfach erhobene Befund bestätigt gleichartige bereits von KARPLUS bei der Katze gemachte Beobachtungen. Nur muß betont werden, daß die geringe, auf Inhibition des Sphincter beruhende Dilatation der Pupille beim Menschen keineswegs konstant ist und wenn überhaupt vorhanden, ist die Erweiterung der Pupille nur sehr gering.

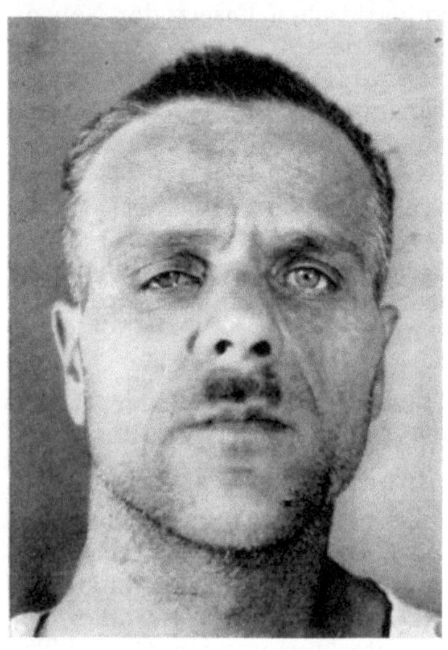

Abb. 32. HORNERsches Syndrom nach Durchtrennung der vorderen Wurzeln C_8, Th_1, Th_2.

Von besonderem Interesse ist der Effekt der Einwirkung derjenigen Pharmaca, die auf die Pupillenweite Einfluß haben. Das den Sphincter Iridis lähmende Atropin ist bei der Ausschaltung der präganglionären Sympathicusbahn der Pupille, ebenso wie nach Exstirpation des Ganglion cervicale superius naturgemäß voll wirksam, das den Sympathicus erregende Cocain ist hingegen in beiden Fällen unwirksam, ich sah im Gegenteil einige Male sogar eine geringe Pupillenverengerung bei der Cocainisierung des Auges eintreten (paradoxer Effekt). Adrenalin ruft bei der Ausschaltung des präganglionären Neurons keine Erweiterung der Pupillen hervor oder jedenfalls keine stärkere als auf der gesunden Seite, während es nach der Ausschaltung des postganglionären Neurons (Exstirpation des Ganglion cervicale superius, Unterbrechung des Plexus caroticus internus oral vom Ganglion cervicale superius) eine erheblich über die Norm gesteigerte Wirkung entfaltet. Die Adrenalinmydriasis ist das charakteristische Kennzeichen der Funktionsstörung des Dilatator pupillae bei Ausschaltung des letzten Neurons der diencephalo-medullären sympathischen Pupillenbahn.

Sowohl bei Zerstörung des Centrum cilio spinale wie bei Unterbrechung der vorderen Wurzeln C_8, Th_1, Th_2 sind neben der Myosis auch die anderen Symptome des HORNERschen Syndroms vorhanden, die Enophthalmie und die Verengerung der Lidspalte infolge der Lähmung des HORNERschen und MÜLLERschen Muskels.

b) Vasomotorische Störungen.

Die sympathische Seitenhornkette enthält die präganglionären Elemente der Vasoconstrictoren.

Die präganglionären Vasoconstrictoren des Gesichtes, Halses und der obersten Thoraxpartie (Trigeminusgebiet, Dermatome C_2—C_4) verlassen das Mark durch die Wurzeln Th_1 und Th_2. Ob C_8 ebenfalls derartige Elemente enthält, steht noch nicht fest. Die Vasoconstrictoren des Armes verlassen das Mark durch die Wurzeln Th_3, Th_4, Th_5, Th_6. Ob Th_2 und Th_1 solche führen, wissen wir bisher nicht, ebensowenig wie wir bisher keine präzisen Unterlagen dafür besitzen, wieweit caudalwärts die präganglionären vasokonstriktorischen Elemente innerhalb der sympathischen Seitenhornkette beim Menschen reichen. DENNIG gibt als obere Grenze des spinalen präganglionären Vasoconstrictorenzentrums der oberen Extremität Th_3 an. Das deckt sich im wesentlichen mit meinen eigenen Feststellungen.

Vasoconstrictoren für die untere Extremität verlassen das Rückenmark sicher durch Th_{10}, Th_{11} und Th_{12}, höchstwahrscheinlich auch durch L_1 und L_2. Ob Th_9 noch Anteil an der vasokonstriktorischen Versorgung des Beines hat, ist noch unentschieden.

Die Destruktion der sympathischen Seitenhornkette oder die Unterbrechung der aus ihr entspringenden vorderen Wurzeln ruft keineswegs immer eine ohne weiteres erkennbare Änderung der Gefäßweite hervor. Allerdings habe ich nach der Durchtrennung der ersten vorderen Thoracalis während der ersten der Operation folgenden Tage eine unverkennbare Vasodilatation der homolateralen Hälfte des Gesichtes, des Halses und der obersten Thoraxabschnitte bis nahe zur Achselfalte beobachtet. Die Hauttemperatur war in diesen Gebieten erhöht. Aber sowohl die Rötung wie die Erhöhung der Hauttemperatur verschwanden nach einigen Tagen wieder. In einem Falle von Resektion der vorderen Wurzeln C_3—Th_3 bestand während der der Operation folgenden 3 bis 4 Wochen eine Vasodilatation und Temperaturerhöhung des Gesichtes, Halses und der oberen Rumpfpartie.

In einem Falle, in dem ich die vorderen Thorakalwurzeln Th_6—Th_{10} reseziert habe, trat unmittelbar nach der Operation eine den Thorax gürtelförmig umziehende Vasodilatation auf, welche ihr Maximum im 8. Thorakaldermatom besaß und von hier nach oben und unten zu abnahm. Aber auch sie verschwand nach einiger Zeit vollkommen.

In einem Falle von Resektion der vorderen Wurzeln Th_{10}—S_5 trat am Bein eine ausgesprochene Vasodilatation und Hyperthermie auf, welche einige Zeit anhielt.

In den angeführten Beobachtungen war also die unmittelbare Folge der Ausschaltung der bestimmten Körperterritorien zugeordneten präganglionären sympathischen Seitenhornelemente durchaus identisch mit den Folgezuständen der Exstirpation der sympathischen Grenzstrangganglien. Die der Exstirpation der sympathischen Grenzstrangganglien folgende initiale Vasodilatation und Hyperthermie verschwindet bekanntlich früher oder später wieder, ja sie kann zeitweise in das Gegenteil umschlagen, so daß die Gefäße des seiner sympathischen Innervation beraubten Körperteiles sogar enger sind und die Hauttemperatur desselben niedriger ist als in gesunden Körperabschnitten. Auf diese zunächst paradox erscheinende Spätfolge der Sympathicusausschaltung habe ich bereits früher nachdrücklich hingewiesen und ich habe auch versucht, eine Erklärung dafür zu geben. Nach der Sympathicusausschaltung erhalten die Gefäße des zugehörigen Körperteiles zwar keine vasokonstriktorischen Impulse mehr vom Zentralnervensystem her. ALTENBURGER hat in Fällen, in denen ich den Grenzstrang exstirpiert habe, mit der plethysmographischen Methode nachgewiesen, daß von keinem anderen Körperteile her ein Vasokonstriktionsreflex auf das seiner sympathischen Innervation beraubte Glied ausgelöst werden kann. Aber die sog. lokale Gefäßreaktion, d. h. die Gefäßverengerung innerhalb eines Gliedes bei Einwirkung eines Kältereizes auf dieses Glied selbst, bleibt auch nach der Sympathicusausschaltung erhalten. Sie wird offenbar durch die nervösen die Blutgefäße umgebenden Geflechte, welche eine große Autonomie besitzen, vermittelt. Außer dieser Gefäßreaktion auf lokale Reize ist auch die Reaktion auf Adrenalin erhalten, ja sogar über die Norm gesteigert (WHITE). Die lokale und hormonogene Gefäßreaktion bleibt auch in allen Fällen von Unterbrechung der präganglionären Fasern erhalten und sie gewinnt sogar nicht selten die Oberhand, so daß die anfängliche Vasodilatation und Hyperthermie nicht nur verschwindet, sondern dem Gegenteil, einer spontanen abnormen Vasokonstriktion und Hypothermie Platz macht.

In Übereinstimmung mit diesen Beobachtungen steht die Tatsache, daß bei den chronisch-progressiven Krankheitsprozessen, welche die Seitenhornkette des Rückenmarkes zerstören, eine den destruierten Segmenten entsprechende spontane Gefäßerweiterung nach meiner Erfahrung eigentlich niemals beobachtet wird. Wenigstens habe ich bisher niemals in Fällen von Syringomyelie, in denen die graue Substanz des unteren Halsmarkes und des gesamten oberen Thorakalmarkes zerstört war, eine Vasodilatation und Hyperthermie im Gesicht, am Hals, an den Armen und den oberen Brustabschnitten beobachtet. Im Gegenteil fällt in allen derartigen Fällen immer wieder die Kälte, Blässe und Cyanose der entsprechenden Körperabschnitte auf. Die Steigerung der lokalen Gefäßreaktion läßt sich in allen diesen Fällen ohne weiteres nachweisen. Besonders bemerkenswert ist, daß GAGEL und WATTS in einem Falle von RAYNAUDscher Krankheit, der mit hochgradigster Akrocyanose der oberen Extremitäten einherging, eine schwere Zellerkrankung im oberen und mittleren Thorakalmark feststellen konnten, die sich streng auf das Seitenhorn beschränkte.

Seit langem bekannt sind die vasomotorischen Störungen bei der Poliomyelitis. Im akuten Stadium der Erkrankung habe ich gelegentlich eine Vasodilatation und Hyperthermie an den Beinen oder Armen beobachtet. Aber für das Residuärstadium dieser Krankheit gilt das Gegenteil, die gelähmten Glieder weisen in der Regel eine ausgesprochene Hypothermie und Cyanose auf. Diese hängt nun aber, wenn überhaupt, so keineswegs in der Mehrzahl der Fälle, von einer Zerstörung des Seitenhorns ab. Viele Autoren, unter ihnen besonders ANDRÉ THOMAS, behaupten sogar, daß die sympathische Seitenhornkette im Residuärstadium der spinalen Kinderlähmung stets intakt gefunden werde. Wenn diese Auffassung auch keineswegs als allgemein gültig akzeptiert werden kann, so dürfen doch andererseits die bei der Poliomyelitis vorhandenen vasomotorischen Störungen keineswegs in jedem Falle auf eine Mitbeteiligung des Seitenhorns zurückgeführt werden. Sie finden sich auch fast konstant in solchen Fällen, in denen die definitive Zerstörung sich lediglich auf die Cervicalsegmente oder die unteren Lumbal- und die Sacralsegmente beschränkt.

SOUQUES hat die vasomotorischen Störungen bei der Poliomyelitis eingehend studiert und vertritt den Standpunkt, daß die Kälte und Cyanose, die Herabsetzung des arteriellen Druckes, die Angleichung zwischen systolischem und diastolischem Druck, in den gelähmten Gliedern in direkter Beziehung zu der Atrophie der Muskeln und dem Grade der Lähmung stehe und auf eine Reduktion des Kalibers und der Wandung der Arteriolen zurückzuführen sei, die ihrerseits die Folge der spinalen Erkrankung sein soll.

Die vasomotorischen Störungen, welche aus der Ausschaltung der präganglionären Elemente der sympathischen Seitenhornkette und der aus ihr entspringenden vorderen Wurzeln resultieren, bedürfen noch eines eingehenden Studiums. Vor allem fehlen bisher in derartigen Fällen eingehendere Untersuchungen über das Verhalten des Vasokonstriktionsreflexes einerseits und die lokalen Gefäßreaktionen andererseits, wie auch nähere Untersuchungen über die Wirkung der die Gefäßweite beeinflussenden Pharmaca fast vollkommen.

Zum Schluß sei in diesem Zusammenhang darauf hingewiesen, daß neuerdings die operative Ausschaltung der präganglionären sympathischen Elemente durch Resektion der vorderen unteren Thorakal- und oberen Lendenwurzeln von ADSON bei *Hypertension* mit Erfolg ausgeführt worden ist. Durch diese operative Maßnahmen wird das gesamte Splanchnicusgebiet erweitert und außerdem die Nebennieren ihrer spinalen Innervation beraubt und dadurch die Adrenalininkretion herabgemindert. Unter Berücksichtigung des immerhin beträchtlichen Opfers, das in der mit einer so ausgedehnten Vorderwurzeldurchschneidung verbundenen Lähmung der gesamten Bauchmuskulatur und eines Teiles der Beinmuskeln besteht, ist an Stelle der von ADSON empfohlenen Vorderwurzeldurchschneidung von PEET die bilaterale Splanchnicusresektion empfohlen und in zahlreichen Fällen mit gutem und nachhaltigem Erfolg durchgeführt worden. Zweifellos verdient das letztere Verfahren den Vorzug.

c) Die Störungen der Piloarrektion.

Die der Piloarrektion dienenden präganglionären Fasern des Kopfes, Halses und der oberen Thoraxabschnitte verlassen das Mark durch die vorderen Wurzeln C_8, Th_1 und Th_2. Ob auch Th_3 noch derartige Fasern enthält wie es THOMAS annimmt, ist zweifelhaft. Präganglionäre Piloarrectoren für den Arm treten durch Th_3, Th_2, Th_5 und Th_6 aus; ob Th_7 noch mitbeteiligt ist, wie es THOMAS angibt, ist noch nicht genügend sichergestellt. Die Piloarrectoren für das Bein verlassen das Mark vornehmlich durch die Wurzeln Th_{10}—L_2, doch partizipieren unter Umständen auch noch Th_9 und L_3 in wechselndem Grade.

In den von mir beobachteten Fällen von Syringomyelie, in denen die graue Substanz des oberen und mittleren Thorakalmarkes zerstört war, fehlte sowohl die diencephalogene wie die reflektorisch bedingte Piloarrektion am Kopfe, am Halse und an den oberen Extremitäten vollkommen. In dem bereits früher zitierten Falle von Resektion der vorderen Wurzeln Th_{10}—S_5 fehlte an den Beinen und in der Regio urogenitalis die diencephalogene und spinalreflektorische Pilomotorenreaktion vollkommen und dauernd. Dasselbe fand ich in Fällen von Syringomyelie mit Zerstörung der grauen Substanz des unteren Thorakal- und oberen Lendenmarkes.

Charakteristisch für die nucleare bzw. radikuläre Pilomotorenlähmung ist das Fehlen der diencephalogenen und der reflektorischen Reaktion. In dieser Beziehung gleicht die nucleare Pilomotorenlähmung vollkommen der Pilomotorenlähmung nach Exstirpation der sympathischen Grenzstrangganglien oder nach Unterbrechung einzelner Rami communicantes oder nach Unterbrechung der peripheren Nerven, welche die Haut mit poliarrectorischen Fasern versorgen. Eine weitere Übereinstimmung zwischen der Funktionsstörung nach Unterbrechung des präganglionären Abschnittes und der nach Unterbrechung des postganglionären Abschnittes der sympathischen Leitung besteht darin, daß bei beiden die direkte mechanische Erregbarkeit der ihrer nervösen Versorgung beraubten Musculi piloarrectores bis zu einem gewissen Grade erhalten bleibt. Übereinstimmung zwischen der präganglionären und postganglionären Sympathicusausschaltung besteht auch bezüglich der Wirkung der die Haarmuskeln beeinflussenden Pharmaca. Pilocarpin ruft sowohl bei postganglionärer wie bei präganglionärer Lähmung deutliche Piloarrektion hervor. Nach meinen allerdings bisher noch nicht als ausreichend zu betrachtenden Untersuchungen scheint es in Fällen von präganglionärer Läsion stärker zu wirken als nach totaler Deefferentierung der Haarmuskeln.

Mit Recht betont ANDRÉ THOMAS, daß die bei der Syringomyelie beobachteten mannigfachen Pilomotorenstörungen, die teils in einer gesteigerten reflektorischen Erregbarkeit, teils in einem Fehlen der diencephalogenen Erregbarkeit, teils in dem Fehlen beider in umschriebenen Körperabschnitten bestehen, keine einheitliche Interpretation erlauben, sondern teils auf einer Unterbrechung der diencephalo-medullären Pilomotorenbahn, teils auf einer Entfesselung der spinalen Haarreflexmechanismen, teils auf Destruktion oder Irritation der Seitenhornkette beruhen. Von besonderem Interesse erscheinen die eingehenden Untersuchungen THOMAS' über das Verhalten der Pilomotoren bei der spinalen Kinderlähmung, insofern als er bei dieser Krankheit niemals eine Störung der Piloarrektion feststellen konnte. THOMAS erklärt diese Integrität des Haarmuskelapparates bei der Poliomyelitis damit, daß bei ihr die sympathische Seitenhornkette verschont bleibe. Befunde, welche die THOMASsche Auffassung, die sicher nicht als gernerell gültig angesehen werden darf, wiederlegen, liegen auf dem Gebiete des Haarapparates bisher nicht vor.

d) Andere Funktionsstörungen der glatten Muskulatur.

Die gesamte glatte Muskulatur der Viscera der Brust- und Bauchhöhle untersteht bekanntlich dem Sympathicus. Seine Wirkung auf die einzelnen Organe ist eine verschiedene, teils bewirkt die Erregung des Sympathicus Kontraktion, teils Erschlaffung der glatten Muskulatur. Es ist hier nicht der Ort auf die speziellen Wirkungen der verschiedenen Abschnitte des Sympathicus auf die glatte Muskulatur der einzelnen Brust- und Bauchorgane einzugehen. Ich habe bereits weiter oben erwähnt, daß bisher beim Menschen keinerlei Untersuchungen über die Wirkung der elektrischen Reizung der präganglionären Vorderwurzelfasern der Seitenhornkette auf die glatte Muskulatur der Organe der Brust- und Leibeshöhle vorliegen. Und ebenso wissen wir bisher über Funktionsstörungen der Muskulatur der einzelnen Viscera bei Destruktionen bestimmter Abschnitte der Seitenhornkette oder Unterbrechung der aus ihr entspringenden vorderen thorakolumbalen Wurzeln sehr wenig. Ich möchte nur erwähnen, daß ich in 2 Fällen, in denen die 6.—10. bzw. 7.—10. vordere Thorakalwurzel reseziert wurde, einen auffallend gesteigerten Ablauf der Peristaltik des Magens und Dünndarmes beobachtet habe. Das Ursprungsgebiet des Splanchnicus major, der die Darmperistaltik hemmt, umfaßt bekanntlich den 6.—9. eventuell 10. thorakalen Spinalnerven.

In der Seitenhornkette des untersten Brust- und oberen Lendenmarkes wird von den Physiologen seit langem ein präganglionäres Sympathicuszentrum, welches Kontraktion des Sphincter vesicae internus und Erschlaffung des Detrusor vesicae bewirkt und ferner ein solches für die Kontraktion des Sphincter ani internus und für die Hemmung der Peristaltik des Rectums und der Flexura sigmoidea angenommen.

Die bereits früher zitierten elektrischen Reizversuche, welche LEARMOUTH beim Menschen am Plexus hypogastricus vorgenommen hat und besonders die Erfolge, welche er mit der Resektion des Plexus hypogastricus (Nervus praesacralis) bei Lähmung der Blasenentleerung erzielt hat, machen es im höchsten Grade wahrscheinlich, daß auch beim Menschen ein Zentrum für die Kontraktion des Sphincter vesicae internus und die Erschlaffung des Detrusor im untersten Brust- und oberen Lebendenmark gelegen ist. Ferner sprechen die Resultate, welche bei der HIRSCHSPRUNGschen Krankheit, welcher ein Krampf des Sphincter ani internus und eine Hemmung der Peristaltik des Dickdarms und der Flexura sigmoidea also ein Reizzustand oder jedenfalls ein relatives Überwiegen des Sympathicus über den Parasympathicus zugrunde liegt, mit der Resektion des oberen Abschnittes des lumbalen Grenzstranges oder der Resektion der entsprechenden Rami communicantes, besonders aber mit der Resektion der Nn. mesenterici inferiores und des Plexus hypogastricus superior erzielt worden sind, dafür daß beim Menschen im unteren Thorakal- und oberen Lendenmark ein sympathisches Zentrum, das der Kontraktion des Sphincter ani internus und der Hemmung der Peristaltik des untersten Darmabschnittes dient, gelegen sein muß. Die Tatsache, daß LEARMOUTH wiederholt nach der Resektion des Plexus hypogastricus superior (Nervus praesacralis) isolierte Aufhebung der Ejaculation bei erhaltener Erektionsfähigkeit und erhaltenem Orgasmus beobachtet hat, sprechen für das Vorhandensein eines Ejaculationszentrums im unteren Abschnitte der sympathischen Seitenhornkette. LEARMOUTH nimmt an und führt auch entsprechende Beweise dafür an, daß die der Innervation des Ductus deferens und der Vesica seminalis dienenden Fasern vornehmlich durch die vom ersten Lumbalganglion des Grenzstranges entspringende Wurzel des Nervus praesacralis verlaufen. Damit ist natürlich nicht gesagt, daß auch herade die vordere erste Lumbalwurzel des Rückenmarks die präganglionären sympathischen Fasern des Vas deferens und der Samenblase führe.

Für die Existenz der sympathischen Zentren der Blase des Colons und Rectums, der Prostata, der Vasa deferentia und Vesicae seminales im untersten Abschnitt der Seitenhornkette des Rückenmarkes läßt sich aus der Pathologie der Rückenmarkskrankheiten nur sehr spärliches Material beibringen. Am eindeutigsten sind meines Erachtens die Beobachtungen, welche für das Vorhandensein des sympathischen Ejaculationszentrums sprechen. Bei den Totaltrennungen der Cauda equina unterhalb der 3. Lendenwurzel, ebenso wie bei schweren traumatischen Schädigungen des Sacral- und unteren Lumbalmarkes fehlt die Erektion vollkommen; es treten aber garnicht selten Pollutionen bei vollkommen schlaffem Gliede auf. Bei diesen Pollutionen handelt es sich allerdings nur um ein Ausfließen des Samens, eine regelrechte Ejaculation kann infolge der Lähmung des Ischio- und Bulbocavernosus nicht zustande kommen. Wiederholt konnte ich beobachten, daß diese Pollution reflektorisch durch Reize im Bereiche der unteren Thorakal- oder oberen Lendendermatome ausgelöst wurden, z. B. bei Prüfung der Bauchreflexe oder des Cremasterreflexes. Bei traumatischen Läsionen, welche die untersten Thorakal- und obersten Lendensegmente destruierten, habe ich dagegen zwar Erektionen, aber niemals Ejaculationen gesehen.

Über Lähmungen des Sphincter vesicae internus oder Sphincter ani internus bei umschriebenen Prozessen des untersten Abschnittes der sympathischen Seitenhornkette ist bisher nichts bekannt. Es darf dies nicht wunder nehmen, da auch nach der Resektion des gesamten Plexus hypogastricus superior der Blasenverschluß und Afterverschluß keineswegs gänzlich aufgehoben ist; die einzige Störung, die überhaupt auf eine verminderte Leistungsfähigkeit derselben hinweist, ist in der Regel nur eine verminderte Kontinenz, die zu häufigeren Urinentleerungen Anlaß gibt, aber nach Tagen oder Wochen wieder schwindet. Sphincter vesicae und Sphincter ani erhalten, wie wir sehen werden, zweifellos auch eine Innervation durch die sacralen Nervi pelvici. Außerdem wird ihre Tätigkeit weitgehend durch die intravisceralen autochthonen Nervengeflechte vermittelt.

e) Störungen der Schweißsekretion.

Die präganglionären Schweißfasern für den Kopf, Hals und den obersten Thoraxabschnitt verlassen das Rückenmark durch die Wurzeln Th_1, Th_2 und Th_3. Th_1 hat stärkere Beziehungen zum Gesicht, Th_2 und Th_3 zum Hals und den oberen Brustabschnitten als die jeweils anderen Wurzeln. Daß C_8 Schweißfasern für das Gesicht enthält, bezweifle ich. Th_4 führt nach meinen Erfahrungen keine Schweißfasern für die Dermatome C_2—C_4. Die präganglionären Schweißfasern des Armes verlassen das Rückenmark durch die Wurzeln Th_3—Th_7. Ob noch tiefere Segmente Th_8 und Th_9 an der Schweißversorgung der Arme partizipieren, wie Heard und Riddoch angeben, erscheint mir zweifelhaft. Die Schweißversorgung der unteren Extremität untersteht den Segmenten Th_{10}—L_2; Th_9 hat nur geringen Anteil und dieser erstreckt sich nur auf den proximlasten Beinabschnitt. Die Teilnahme von L_3 an der Versorgung des Beines mit Schweißfasern schwankt individuell.

Anhidrosis oder Hyphydrosis in mehr oder weniger ausgedehnten Körperbezirken, sind bei destruktiven Prozessen der grauen Substanz des Thorakalmarkes und oberen Lendenmarkes vielfach beobachtet worden, besonders haben auf ihr Vorkommen im Rahmen der Syringomyelie Schlesinger, A. Thomas, V. Minor, L. Guttmann und List hingewiesen. Am eingehendsten hat L. Guttmann die Schweißsekretionsstörungen mit der Minorschen Methode untersucht. Von besonderer Bedeutung erscheinen die von ihm bei Poliomyelitis erhobenen Befunde, insofern als er zeigen konnte, daß in zahlreichen Fällen, in denen der destruktive Prozeß das Lendenmark und untere Thorakalmark betraf, Anhidrosis oder Hyphydrosis an den Beinen und zum Teil auch an den unteren Rumpfabschnitten bestand. Diese Störungen waren nicht nur in den ersten dem Einsetzen der Infektion folgenden Wochen, sondern auch noch in den ganzen folgenden Monaten, zum Teil noch nach einem Jahre nachweisbar, wenn auch zweifellos in fast allen Fällen eine ausgesprochene Tendenz zum allmählichen Rückgang der Störung festzustellen war (Abb. 33). Diese Beobachtungen beweisen, daß die von so vielen Autoren vertretene Auffassung, daß bei der Poliomyelitis die Seitenhornkette vom Krankheitsprozeß völlig verschont bliebe, nicht haltbar ist. In den ersten der Infektion folgenden Wochen sind Störungen der Schweißsekretion sogar auffallend oft vorhanden. Die Seitenhornzellschädigung ist aber offenbar noch mehr als die Vorderhorn zellschädigung weitgehend reversibel; die Zahl der Fälle, in denen dauernder Verlust der Schweißsekretion in bestimmten Körperabschnitten bestehen bleibt ist relativ klein.

Topik und Ausdehnung der Anhidrosis hängt bei der Syringomyelie, der Poliomyelitis, bei intramedullären Tumoren, bei traumatischen Läsionen und anderen Prozessen, welche die graue Substanz im Bereiche des Brust- oder oberen Lendenmarkes betreffen, naturgemäß ganz von der Lokalisation und der Ausdehnung des destruktiven Prozesses innerhalb der sympathischen Seitenhornkette ab. In einem Fall von Syringomyelie mit Destruktion der grauen Substanz des unteren Halsmarkes und der Thorakalsegmente Th_1—Th_7 bestand Anhidrosis im Gesicht, am Hals, an der oberen Extremität und am Rumpf, bis an die Mamilla heran (Abb. 34 u. 35).

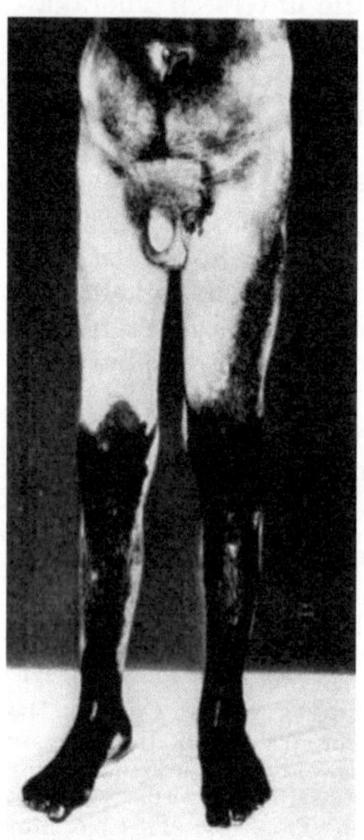

Abb. 33. Poliomyelitis, das untere Thorakal- und obere Lendenmark betreffend. Anhidrosis an den vorderen proximalen Partien des Beines (L. Guttmann).

In einem Falle, in dem ich die Wurzeln C_3—Th_3 reseziert habe, fehlte die Schweißsekretion im Gesicht und in den Dermatomen C_2—C_4 vollkommen; am Arm war sie erhalten (Abb. 36). In einem Falle, in dem ich die Wurzeln Th_{10}—S_5 reseziert habe, fehlte jegliche Sekretion am Bein mit Ausnahme des obersten dem 1. Lendendermatom entsprechenden Bezirkes (Abb. 37a u. b).

Soweit die bisherigen Untersuchungen einen Schluß erlauben, gleicht die Funktionsstörung der Schweißdrüsen bei destruktiven Prozessen der sympathischen Seitenhornkette oder Unterbrechung der präganglionären Vorderwurzelfasern weitgehend den nach Exstirpation der sympathischen Grenzstrangganglien festgestellten Störungen.

Die Schweißdrüsen lassen bei totaler Unterbrechung der mit ihrer Innervation betrauten peripheren Nerven, also bei ihrer völligen Deefferentierung jegliche sekretorische Tätigkeit vermissen. Nur während einer kurzen individuell variablen Zeitspanne nach der akuten Unterbrechung des Nerven ist manchmal ein Rest von Schweißsekretion feststellbar, die durch lokale mechanische, thermische oder elektrische Reize oder durch Pilocarpin ausgelöst werden kann. Aber diese initiale Schweißsekretion verschwindet ausnahmslos nach der totalen Deefferentierung der Schweißdrüsen sehr bald vollkommen. Anders bei isolierter Exstirpation der sympathischen Grenzstrangganglien. Hierbei fehlt die im Dienste der Thermoregulation stehende diencephalogene und vorwiegend durch den Sympathicus vermittelte Schweißsekretion ganz oder nahezu ganz, hingegen ist die parasympathische Innervation der Schweißdrüsen erhalten. Unter Pilocarpineinwirkung kommt es nach der Exstirpation der sympathischen Grenzstrangganglien nicht nur zu einer deutlichen Schweißabsonderung in den ihrer sympathischen Innervation beraubten Körperteilen, sondern die Sekretion beginnt in ihnen sogar früher als an den gesunden Körperabschnitten, bleibt dann aber auf der Höhe der Pilocarpinwirkung allerdings hinter der Sekretion in den gesunden Körperabschnitten zurück. Außerdem rufen unter diesen Umständen gustatorische Reize, besonders Essig, aber auch starke sensible Reize einen manchmal sogar auffallend lebhaften Schweißausbruch hervor. Guttmann hat gezeigt, daß der parasympathische Schweißnerv des Gesichtes der N. facialis ist. Analoge parasympathische Elemente müssen wir für alle anderen Körperteile annehmen. Nur läßt sich bisher nicht mit Sicherheit sagen, welches spezielle Fasersubstrat wir dafür in Anspruch zu nehmen haben. Manches spricht dafür, daß die parasympathischen Schweißfasern des Rumpfes und der Extremitäten durch die vorderen Wurzeln aus dem Rückenmark austreten. Diese Frage wird im nächsten Abschnitte noch eingehend erörtert werden.

Ebenso wie nach der Extirpation der Grenzstrangganglien ist auch bei destruktiven Prozessen der Seitenhornkette oder Unterbrechung der vorderen

Wurzeln der Pilocarpinschweiß nicht nur erhalten, sondern er tritt auch, worauf wiederum L. GUTTMANN besonders hingewiesen hat, sogar früher auf

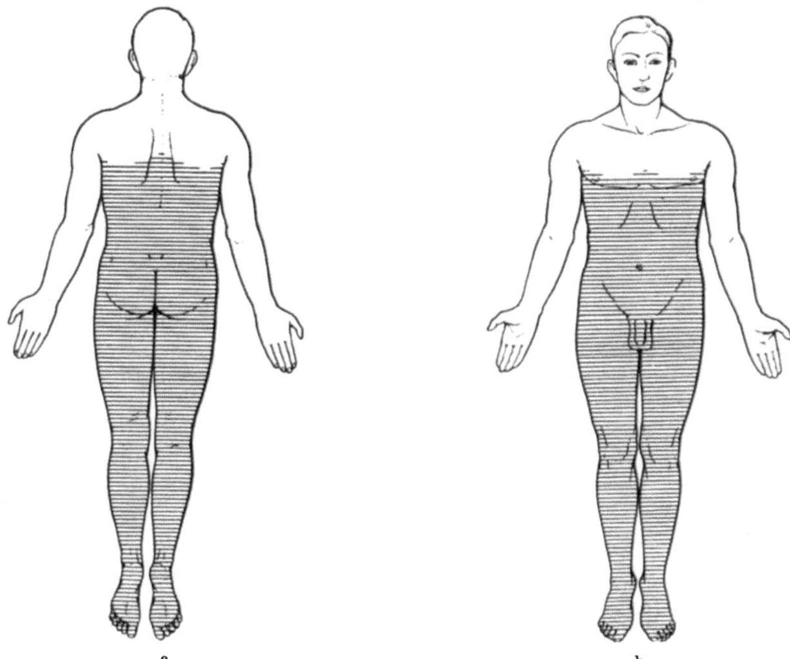

a b

Abb. 34 a u. b. Anhidrosis im Trigeminusgebiet und den Dermatomen C_2—Th_4 bei Syringomyelie, welche die Rückenmarksegmente C_2—Th_7 ausschaltete.

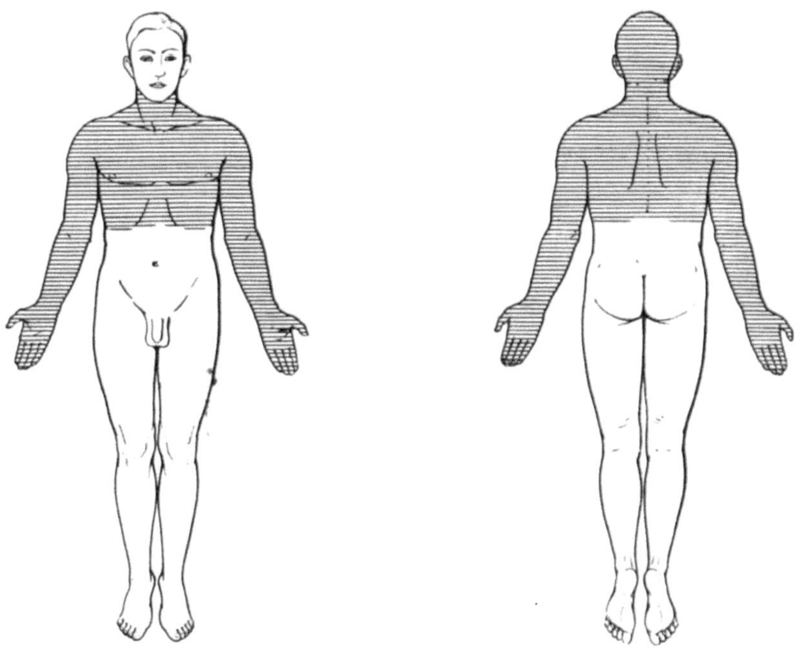

a b

Abb. 35 a u. b. Syringomyelie, Destruktion der Segmente C_2—Th_7. Analgesie C_2—Th_7.

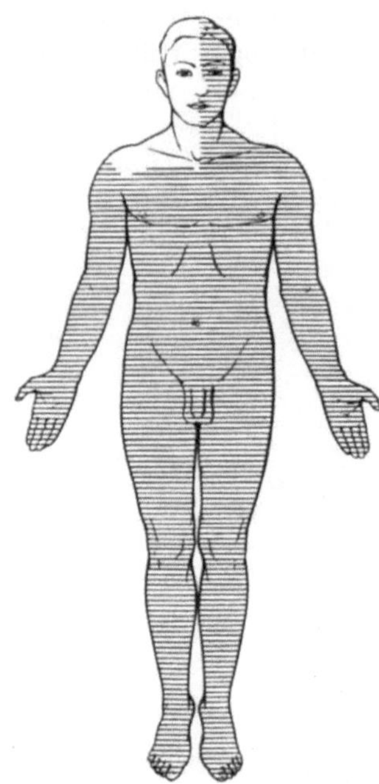

Abb. 36. Anhidrosis im Trigeminusgebiet und den Dermatomen C_2—C_4 nach Durchtrennung der vorderen Wurzeln C_3— Th_3.

wie an gesunden Körperpartien, auf der Höhe der Pilocarpinwirkung erlangt dann aber die Sekretion in den letzteren doch wieder die Oberhand. Wir verfügen bisher über kein Kriterion, welches die Funktionsstörung der Schweißdrüsen nach Exstirpation der Grenzstrangganglien von denen nach Ausschaltung der präganglionären Seitenhorn-Vorderwurzelelemente zu unterscheiden gestattet.

f) Muskelatrophie infolge von Seitenhornerkrankungen.

Ken-Kuré, welcher die Bedeutung des autonomen Nervensystems für die Trophik des quergestreiften Muskels eingehend studiert hat und die Dystrophia musculorum progressiva auf eine Erkrankung der sympathischen und parasympathischen Nervenfasern des Muskels zurückführt, hat in seinem zusammenfassenden Werke auch über Fälle berichtet, in denen er die Erkrankung der sympathischen Seitenhornkette für die vorhandene Muskeldystrophie verantwortlich macht. Er weist dabei auch auf Fälle hin, in welchen sich die Dystrophie auf dem Boden einer früheren Poliomyelitis anterior acuta entwickelte. Ferner beschreibt er einen Fall von Syringomyelie, in dem bei Lebzeiten eine Muskeldystrophie bestand und in dem er post mortem eine ausgedehnte Seitenhornzerstörung fand.

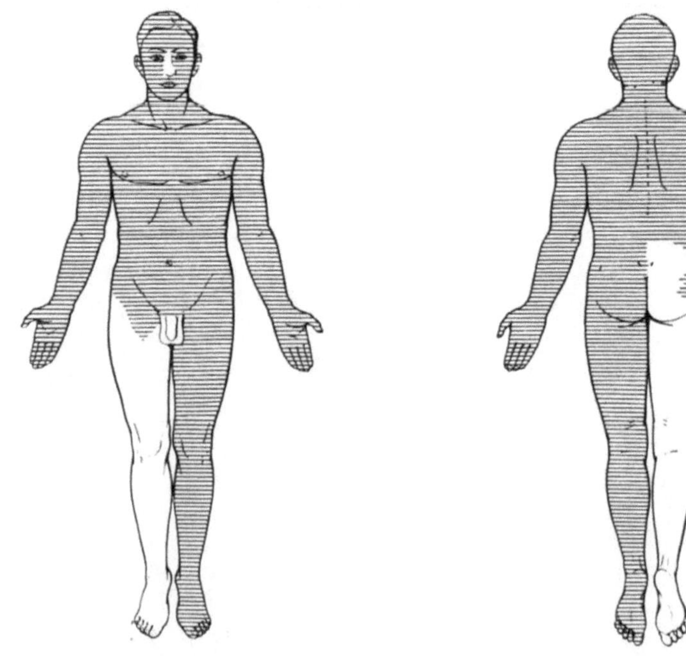

Abb. 37 a u. b. Anhidrosis in den Dermatomen L_2— S_5 nach Resektion der vorderen Wurzeln Th_{10} – S_5.

Schließlich weist er auch auf das Vorkommen der Muskeldystrophie nach Rückenmarkstraumen hin. Traumatisch bedingte Myopathien waren bereits vor dem Kriege mehrfach beschrieben worden, u. a. von HOFFMANN, LÉRI und GASNE, R. LÉPINE und FROMENT. Ich selbst habe in zwei Fällen von präexistierender sehr leichter Myopathie in raschem Anschluß an ein Trauma, das den Rücken traf, eine rapid fortschreitende Entwicklung des Leidens an den Armen, Beinen und am Rumpfe beobachtet, infolge deren die Kranken in kürzester Zeit völlig hilflos wurden. Während des Krieges haben zuerst LÉRI, FROMENT und MAHAR auf die Entstehung einer Form der Muskelatrophie im Anschluß an Granatexplosion aufmerksam gemacht, welche sowohl in bezug auf die Lokalisation der Atrophie, als auch in bezug auf die Art der Störungen der elektrischen Erregbarkeit als auch in bezug auf die Haltung beim Gange und die Art des Aufstehens durchaus das Gepräge der Myopathie an sich trug. In dem von ihnen beobachteten Falle setzte zunächst nach einem kurzen Intervall von drei Tagen plötzlich eine Lähmung aller vier Extremitäten und des Rumpfes ein, welche 3 Monate anhielt. Danach trat ein allmählicher Rückgang der Lähmung ein und es hinterblieb das charakteristische Bild der Myopathie, besonders stark waren die Strecker der Wirbelsäule betroffen. Ähnliche Beobachtungen haben dann CLAUDE, VIGOUROUX und L'HERMITTE und FRANÇAIS gemacht. Meist bestand auch in diesen Fällen anfangs eine ausgebreitete Lähmung, welche allmählich zurückging, aber besonders in den proximalen Muskeln des Schultergürtels, im Trapezius, Rhomboideus, Supra- und Infraspinatus, Serratus, Deltoideus lokalisiert und nur mit einer geringen quantitativen Herabsetzung der Erregbarkeit verbunden war. Im Falle von FRANÇAIS griff die Atrophie später auch auf den Facialis über.

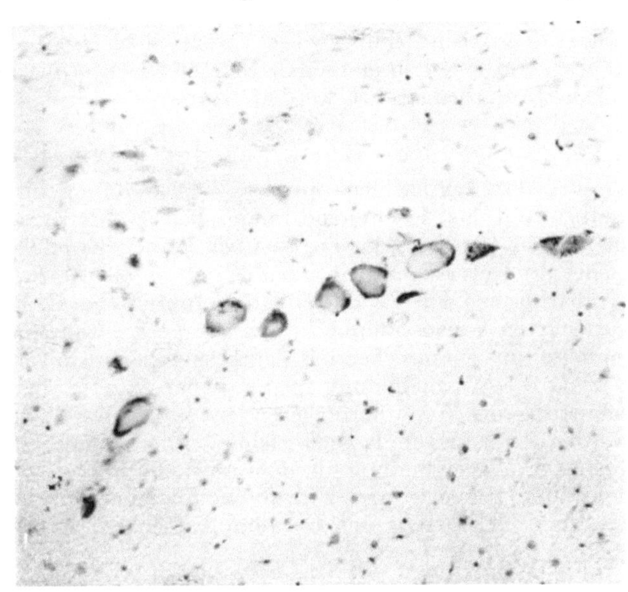

Abb. 38. Schwere Trigolyse der Seitenhornzellen bei Kyphoskoliose. Vorderhornzellen durchweg intakt (MATTHIAS-GAGEL).

Ein Beweis, daß in den erwähnten Fällen die Muskelatrophie wirklich auf eine Zerstörung der sympathischen Seitenhornkette beruht, ist nicht erbracht. KEN-KURÉ betont, daß in den Fällen von Dystrophia musculorum auf dem Boden spinaler Erkrankungen neben den Seitenhornveränderungen auch der Ausfall der parasympathischen Intermediärzellen mit verantwortlich zu machen sei. Ein Fall von Dystrophie auf dem Boden einer ausschließlichen Seitenhornerkrankung existiert bisher meines Wissens nicht. Ich möchte aber an dieser Stelle auf Befunde hinweisen, welche MATTHIAS und GAGEL in drei Fällen von schwerer Kyphoskoliose der Wirbelsäule erhoben haben, in welchen die schwersten degenerativen Veränderungen des Erector trunci bestanden und ein fast vollkommener Schwund der Seitenhornzellen des Rückenmarkes festgestellt wurde.

Es kann in diesen Fällen an dem Zusammenhang der Muskeldegeneration mit der Seitenhornerkrankung kaum gezweifelt werden (Abb. 38).

CEILLIER hat in mehreren bemerkenswerten Arbeiten den Nachweis zu führen versucht, daß das Ödem, welches besonders bei traumatischen Rückenmarksschädigungen beobachtet wird, auf eine Mitbeteiligung der sympathischen Seitenhornkette zurückzuführen sei. Auch für die von ihm und Mme. DEJERINE beschriebenen Paraosteopathien, welche in abnormen paraartikulären und intramuskulären Ossifikationen bestehen, hat er eine Störung der Seitenhornkette in Anspruch genommen. Ich erwähne diese Hypothesen nur. Meines Erachtens handelt es sich bei allen diesen trophischen Störungen um sehr komplexe Vorgänge, deren Entstehungsweise vorerst noch recht dunkel ist und nicht ohne weiteres auf einen so einfachen Nenner wie Störung der sympathischen Seitenhornkette zurückgeführt werden kann.

g) Störungen der Wärmebildung.

Daß der Sympathicus an der Wärmebildung im Muskel beteiligt ist, darf heute wohl als feststehend angesehen werden. Die grundlegenden Untersuchungen CANNONS lassen darüber keinen Zweifel. Beim Menschen fehlt es bisher an Untersuchungen darüber, ob es bei Reizung der die präganglionären sympathischen Fasern führenden vorderen thorakolumbalen Wurzeln zu einer vermehrten Wärmebildung in den quergestreiften Muskeln kommt; ebensowenig fehlt es an entsprechenden Untersuchungen inwieweit durch Vorderwurzelreizung die Wärmebildung in der Leber angeregt wird und inwieweit die Ausschüttung des hypothermisierenden Inkretes seitens des Pankreas beeinflußt werden kann. Es fehlt auch bisher völlig an einschlägigen Beobachtungen von gestörter Wärmebildung in den Muskeln infolge von destruktiven Prozessen der Seitenhornkette oder Unterbrechung einer Anzahl vorderer thorakolumbaler Wurzeln. Hier steht der Forschung noch ein weites Feld offen.

III. Der Nucleus intermedio-lateralis sacralis.

Der Nucleus intermedio-lateralis sacralis stellt eine Zellansammlung dar, die im Bereiche des unteren Sacralmarkes in dem Winkel zwischen Hinterhorn und Vorderhorn gelegen ist und von hier eine Strecke weit an dem äußeren Rande des Hinterhorns entlang dorsalwärts reicht (Abb. 39 u. 12d, S. 13). Die Kernsäule beginnt im zweiten Sacralsegmente und reicht bis ins Coccygealmark herab. Gelegentlich reicht ihr oberer Pol ins erste Sacralsegment empor. Ihre stärkste Entwicklung weist sie im 3. und 4. Sacralsegment auf. Ihrer histologischen Struktur nach gleichen die Ganglienzellen dieses Nucleus intermedio lateralis sacralis durchaus denen der Seitenhornkette (Abb. 40). Ihre Neuriten verlassen das Mark höchstwahrscheinlich durch die vorderen Wurzeln. Jedenfalls weisen die Zellen nach Durchschneidung der hinteren Wurzeln keine retrograde Tigrolyse auf.

Der Nucleus intermedio-lateralis sacralis ist der Ursprungskern, des sog. sacral-autonomen Systems, der Nn. pelvici oder Nn. erigentes, welche die glatte Muskulatur der Beckeneingeweide versorgen. Insofern als bei den wichtigsten dieser Organe, der Blase, dem Rectum und den Geschlechtsorganen die glatte Muskulatur derselben mit der an diesen Organen angreifenden quergestreiften Muskulatur (Sphincter vesicae externus, Sphincter ani externus, Levator ani, Ischio cavernosus, Bulbo cavernosus, Transversus perinei superficialis, Transversus perinei profundus, Constrictor urethrae) funktionell innig verknüpft ist, besteht eine enge Kooperation zwischen dem Nucleus intermedio-lateralis sacralis und den im Vorderhorn der Sacralsegmente

S_2—S_5 gelegenen motorischen Kernen der genannten quergestreiften Muskeln. Andererseits greift, wie wir wissen, der Sympathicus in die Sphäre dieser Organe ein, wobei seine Wirkung der Wirkung der parasympathischen Pelvici entgegengerichtet ist. Insofern besteht also auch eine enge funktionelle Relation zwischen dem N. intermedio lateralis sacralis und dem untersten Abschnitte der sympathischen Seitenhornkette.

Elektrische Reizungen der unteren Sacralwurzeln habe ich beim Menschen sehr oft vorgenommen.

Die zweite und dritte Sacralis können beim Menschen innerhalb des Duralsackes leicht isoliert und auch in ihren hinteren und vorderen Anteil aufgegliedert werden. Dagegen

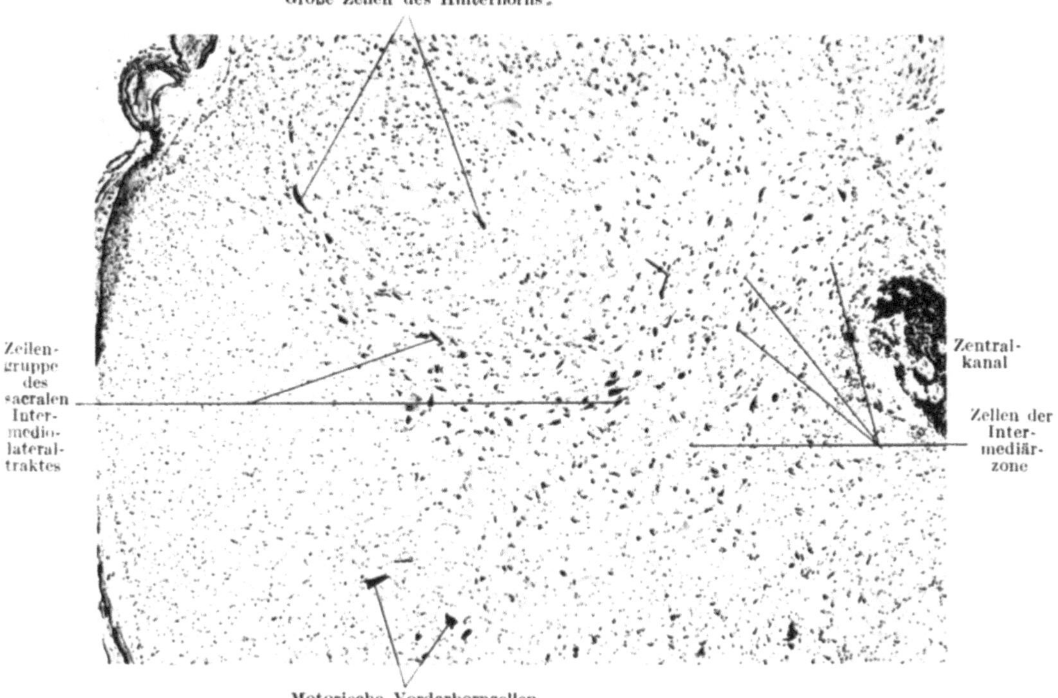

Abb. 39. Tractus intermedio-lateralis sacralis im Querschnittsbild nach O. GAGEL.

stößt eine sichere Trennung von hinterer und vorderer Wurzel an der 4. und 5. Sacralis und der Coccygealwurzel im Bereiche der Cauda fast stets auf unüberwindliche Schwierigkeiten. Wohl aber gelingt die Trennung der hinteren von den vorderen Wurzeln ohne Mühe am Conus terminalis. Hier fehlen aber für die Unterscheidung der verschiedenen in Betracht kommenden Sacralwurzeln (S_3, S_4, S_5 Coccyg.) die entsprechenden Anhaltspunkte.

Bei Reizung der 2. oder der 3. Sacralwurzel habe ich wiederholt Erektion, überraschenderweise sogar bei Kindern im Alter von 6—10 Jahren beobachtet. Wiederholt sah ich bei Reizung von S_3 und S_4 Blasenentleerung. Bei Reizung von S_4 kommt es in der Regel zu einer ausgesprochenen Kontraktion des Sphincter ani externus und internus, gelegentlich konnte diese auch bei Reizung von S_3 beobachtet werden. Bei Reizung von S_5 kontrahiert sich vornehmlich der Levator ani. Gelegentlich kommt es zur regelrechten Defäkation. Ich habe Levatorkontraktion niemals bei Reizung höher gelegener Sacralwurzeln beobachtet. Pollutionen habe ich niemals bei Reizung sacraler Wurzeln auftreten

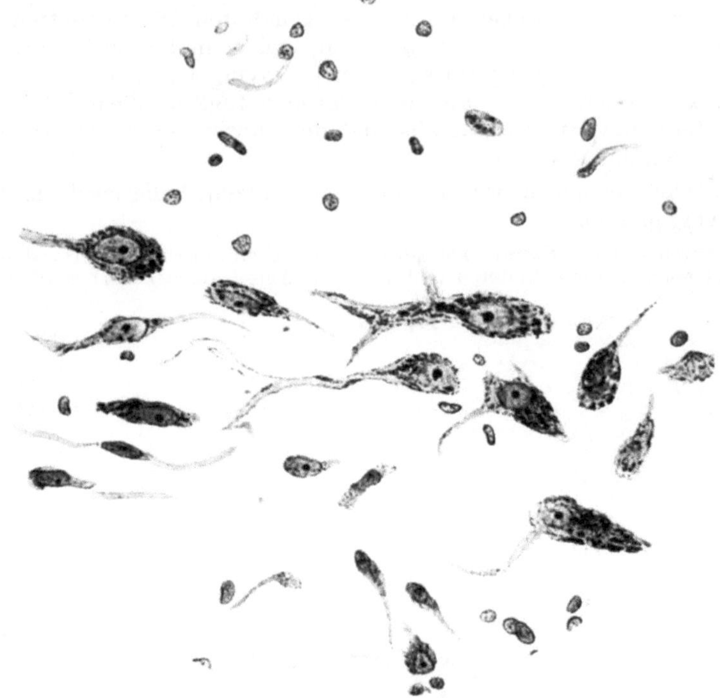

Abb. 40. Zellen des Tractus intermedio-lateralis sacralis nach O. GAGEL.

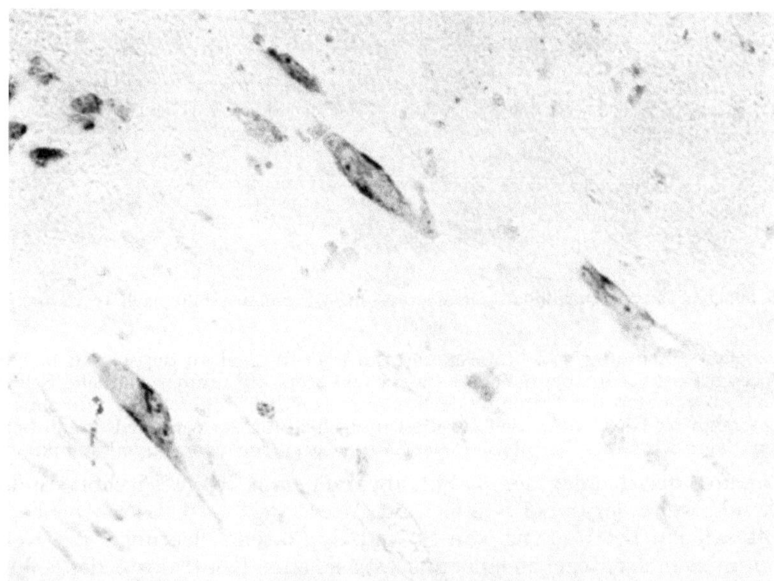

Abb. 41. Spinale progressive Muskelatrophie auf luischer Basis. Schwere tigrolytische Veränderung der Zellen des N. intermedio lateralis sacralis (Blasen-Mastdarmsstörungen).

sehen. Das ist deshalb bemerkenswert, weil es zeigt, daß zur Ejaculation die Mitwirkung des sympathischen Hypogastricus erforderlich ist.

Bei allen medullären Läsionen, welche den Conus terminalis zerstören, ebenso wie bei allen Unterbrechungen der Cauda equina, sofern sie die unteren Sacralwurzeln einschließen, sind die schwersten Funktionsstörungen seitens der Blase, des Mastdarms und der Genitalsphäre vorhanden. Das klinische Bild des sog. Conus- oder Caudasyndroms ist in seinen Grundzügen sehr konstant. Wenn die Läsion akut entsteht, so besteht in der überwiegenden Majorität der Fälle zunächst völlige Retentio urinae und Lähmung der Miktion, der Urin sammelt sich zwar in der Blase an, wird aber nicht entleert. Es besteht in der Regel auch völlige Lähmung des Sphincter ani, flüssige Contenta fließen, wenn von oben kommend, einfach durch die offene Analpforte hindurch, wenn von unten eingeführt, ohne weiteres wieder heraus: es besteht zunächst völlige Incontinentia alvi. Ebenso besteht völlige Lähmung des Defäkationsaktes: feste Contenta sammeln sich in der Ampulla recti an und müssen digital entfernt werden. Die Erektion ist total erloschen, desgleichen die Ejaculation.

1. Störungen der Blasentätigkeit.

Daß der Blasenverschluß funktioniert trotz der völligen Lähmung des Sphincter externus, beruht auf der erhaltenen Tätigkeit des Sphincter internus und hängt teils von der Integrität der sympathischen Hypogastrici, welche ihr spinales Zentrum im unteren Thorakal- und oberen Lumbalmark besitzen und welche der Kontraktion des Sphincter internus und der Erschlaffung des Detrusors dienen, teils von der Integrität der autochthonen intravesicalen und juxtavesicalen Ganglien und Nervenfasergeflechte, welche ganz allein von sich aus den Blasenverschluß zu unterhalten vermögen, ab. Daß die Blasenentleerung aufgehoben ist, ist die Folge des Ausfalls der sacralautonomen Nn. pelvici, welchen die Kontraktion des Detrusor und die Erschlaffung des Sphincter internus obliegt. Nun stellt sich aber selbst bei totaler Zerstörung des gesamten unteren Sacralmarkes oder totaler Unterbrechung der Cauda equina früher oder später nicht selten auch die Blasenentleerung wieder her. Es kommt zur Ausbildung der sog. „automatischen Blase". Diese Wiederherstellung der Blasenentleerung ist zurückzuführen auf die selbständige Tätigkeit der intra- und juxtavesicalen Nervengeflechte. Sie erfolgt um so früher und erlangt eine um so größere Vollkommenheit, je mehr von Anfang an eine Überdehnung der Blasenwandung verhütet und je sorgfältiger für eine regelmäßige Blasenentleerung künstlich gesorgt wird. Die Entwicklung der automatischen Miktion wird beeinträchtigt oder gänzlich hintangehalten durch eine komplizierende Cystitis. Aber selbst da, wo die Blase einen hohen Grad von Leistungsfähigkeit wieder erlangt, so daß der Urin im Strahl, in der Regel in rhythmischen Stößen, ausgetrieben wird, ist die Blasenentleerung bei der Caudaunterbrechung oder Zerstörung des Conus niemals eine vollkommene, eine mehr oder weniger beträchtlicher Restharn bleibt immer zurück. Naturgemäß fehlt bei der Zerstörung der conalen Blasenzentren oder Unterbrechung der Cauda equina jegliche willkürliche Beeinflußbarkeit der Blasenfunktion. Weder kann die Entleerung hintangehalten werden oder willkürlich unterbrochen werden, da der Spincter externus völlig gelähmt ist, noch kann die Entleerung willkürlich eingeleitet werden. Eine Beeinflussung der automatisch in Gang gekommenen Entleerung ist nur insoweit möglich, als durch die willkürliche Bauchpresse ein Druck auf die Blase ausgeübt werden kann und dadurch die Entleerung in kräftigerem Strahle erfolgt. Außerdem fehlt die zum Schluß der Urinentleerung normaliter erfolgende Kontraktion des Ischio- und Bulbocavernosus, durch welche der letzte in den hinteren Abschnitten der Urethra befindliche Harnrest ausgestoßen wird. Ebensowenig wie die automatische Blase willkürlich irgendwie beeinflußt werden kann, vermögen afferente Erregungen hemmend oder bahnend in den Akt der Entleerung einzugreifen. Wir werden später sehen, daß es für die Funktionsstörung der Blase bei den supraconalen Markdurchtrennungen charakteristisch ist, daß die Blasentätigkeit zwar der willkürlichen Beeinflussung gänzlich entzogen ist, dagegen durch afferente Erregungen, die den conalen Blasenzentren zugehen, gebahnt und gehemmt, eingeleitet, gefördert und unterbrochen werden kann. Bei der Destruktion der conalen Kerne der Blase bzw. der Unterbrechung ihrer Wurzelfasern fehlt sowohl die willkürliche wie die reflektorische Innervierbarkeit der Blasenmuskulatur. Die Lähmung gleicht in dieser Hinsicht weitgehend der nuclearen bzw. radikulären Lähmung der quergestreiften Muskeln des Rumpfes und der Extremitäten.

Während in der Mehrzahl der Fälle von Zerstörung der conalen Blasenzentren oder von Unterbrechung der Cauda equina der Sphincter vesicae internus von Anfang an seine Funktionstüchtigkeit bewahrt, ja im Gegenteil in einen Zustand von Dauerkontraktion ist und nicht mehr erschlafft werden kann, gibt es doch andererseits Fälle, in denen eine initiale völlige Sphincterlähmung eine vollkommene Inkontinenz der Blase vorhanden ist. Ich sehe hierbei ab von solchen Fällen, in denen zunächst eine Retentio besteht und es infolge fehlender Evakuation zu einer Ansammlung beträchtlicher Harnmengen in der Blase und dann zur schließlichen Sprengung des Sphincter kommt, und dieser dann, besonders wenn eine Cystitis hinzutritt, auch in der Folge dauernd geöffnet bleibt. Vielmehr habe ich hier solche Fälle im Auge, in denen von Anfang an der Sphincter tatsächlich völlig gelähmt ist, so daß es überhaupt gar nicht zur Retentio urinae kommt. Die Zahl derartiger Fälle ist größer als gemeinhin angenommen wird.

Ich habe derartige Beobachtungen besonders während des Krieges sowohl bei zahlreichen Verletzungen der Cauda equina wie des Conus terminalis gemacht. Ich hebe das besonders hervor, weil es im Gegensatz zu den Erfahrungen von Roussy und Lhermitte und von Head steht, welche als die *konstante* Folge der Zerstörung der conalen Zentren oder ihrer Wurzeln anfangs Retentio urinae und Detrusorlähmung, später automatische Blasenentleerung beschrieben.

Wir müssen annehmen, daß im Conus terminalis außer dem Zentrum des Spincter externus auch ein Zentrum für den Sphincter vesicae internus gelegen ist. Dieses steht normaliter mit dem im oberen Lendenmark gelegenen Sphincterzentrum und den Blaseneigengeflechten in enger Kooperation. Bei der Mehrzahl der Menschen reichen allerdings die beiden letzteren für den Blasenverschluß vollkommen aus, wenn der conale Arbeitsgenosse plötzlich aus dem Kooperativverbande ausscheidet. Bei einzelnen Individuen ist aber der conale Partner von solcher Bedeutung für die Leistungsfähigkeit des Kooperativverbandes, den die drei genannten Zentren bilden, daß das plötzliche Ausscheiden des ersteren den letzteren zunächst völlig leistungsunfähig macht. Das lumbale Sphincterzentrum und die Blaseneigengeflechte sind, wenn sie plötzlich auf sich allein gestellt sind, in diesen Fällen nicht imstande, einen genügenden Blasenverschluß herzustellen. In der Regel stellt sich allerdings in derartigen Fällen, wenn nicht eine komplizierende Cystitis hinzutritt, der Blasenverschluß allmählich wieder her, indem die beiden erhalten gebliebenen Partner des im Dienste des Blasenverschlusses stehenden Verbandes ohne die Mithilfe des Conus ihre Aufgabe wieder zu erfüllen vermögen. Die initiale Inkontinenz geht in eine Retentio urinae über.

Daß das im oberen Lendenmark gelegene sympathische Spincterzentrum nicht das einzige für die Innervation des Sphincter internus in Betracht kommende nervöse Substrat darstellt, geht schon daraus hervor, daß bei seiner Zerstörung oder bei Exstirpation des Plexus hypogastricus superior überhaupt keine Inkontinenz, sondern nur eine geringfügige Leistungsschwäche des Blasensphincters auftritt, und daß auch diese letztere sehr bald wieder ganz verschwindet.

2. Störungen von seiten des Rectums.

Wie bereits weiter oben dargelegt wurde, kommt es bei der akuten Destruktion der conalen Zentren oder bei Unterbrechung der Cauda equina in der Mehrzahl der Fälle zunächst zu einer völligen Lähmung der Sphincteren des Anus sowie zur Lähmung der Defäkation. Der Spincter ani klafft weit, der Spincter ani-Reflex kann nicht ausgelöst werden. Einläufe werden überhaupt nicht gehalten, flüssige Contenta, die von oben vordringen, fließen einfach aus. Ebenso wie der Defäkationsakt als solcher fehlt, kann auch der Defäkationsreflex durch mechanische Reizung der Mastdarmschleimhaut nicht ausgelöst werden.

Das anfängliche völlige Fehlen jeglichen Rectalverschlusses ist die Folge des Ausfalles des conalen Zentrums des Spincter ani externus und internus. Der Spincter ani internus wird, wie bereits erwähnt, auch vom untersten Abschnitte der sympathischen Seitenhornkette über die Nn. hypogastrici innerviert. Außerdem besitzt das Rectum seine nervösen Eigengeflechte. Aber diese beiden reichen bei der Mehrzahl der Menschen im Falle des plötzlichen Ausscheidens des conalen Partners aus der Arbeitsgemeinschaft nicht aus, um einen Afterverschluß zu unterhalten. Nur selten kommt es vor, daß bei akuter Zerstörung des Conus oder Unterbrechung der Cauda equina die plötzlich auf sich allein gestellten Glieder der Sphincterarbeitsgemeinschaft ohne die Mithilfe des sacralen Zentrums einen gewissen Afterverschluß zu unterhalten vermögen. Aber dieser ist niemals sehr fest und die rectale Kontinenz für flüssige Ingesta ist nur gering. Im Laufe der Zeit nimmt sie allerdings in der Regel mehr und mehr zu, aber eine vollkommene normale Kontinenz oder auch nur einen solchen Grad von Kontinenz, wie ihn die Blase bei der Zerstörung des Conus von Anfang an aufweist oder allmählich erlangt, gewinnt das Rectum bei Zerstörung seiner sacralen Zentren nach meinen Beobachtungen niemals. Die große Bedeutung, welche dem sacralen Kerngebiet für die Innervation des Sphincter ani zukommt, geht auch umgekehrt aus der Tatsache hervor, daß bei Ausschaltung der Hypogastrici von einer nennenswerten Schwäche des Sphincter recti gar keine Rede ist. Infolge der völligen Lähmung des Spincter ani externus fehlt bei der Zerstörung des Conus terminalis naturgemäß jegliche willkürliche Beeinflußbarkeit des Afterschlusses. Daß der Defäkationsakt bei der Zerstörung der conalen Mastdarmzentren zunächst ganz darniederliegt, ist die Folge des Ausfalles der Nn. pelvici, welche der Peristaltik des Rectums vorstehen, und des quergestreiften Levator ani. Allerdings erlangt auch das Rectum dank der Autonomie seines nervösen Eigengeflechtes im Laufe der Zeit eine gewisse Fähigkeit zur Defäkation wieder. Man kann dies teils daran erkennen, daß, wenn man die Rectalwand mechanisch (digital) reizt, eine peristaltische Kontraktion der Rectalmuskulatur einsetzt oder daran, daß bei Einläufen von einem bestimmten Füllungsgrade an die Contenta wieder unter kräftigem Drucke ausgestoßen werden. Auch Faeces von breiiger Konsistenz können spontan entleert werden. Aber feste Kybala werden bei totaler Zerstörung des Conus oder Unterbrechung der Cauda equina so gut wie niemals ausgestoßen. Naturgemäß fehlt dabei auch jegliche willkürliche Beeinflußbarkeit des Defäkationsaktes; nur durch die Bauchpresse kann ein gewisser Druck auf den Rectalinhalt ausgeübt werden. Ferner fehlt ebenso wie wir es für die Blase bereits betont haben, jegliche Beeinflußbarkeit des Defäkationsaktes durch afferente Erregungen extrarectaler Provenienz.

3. Störungen der Genitalsphäre.

Bei völliger Zerstörung des Conus oder Unterbrechung der Cauda equina fehlt jede Spur von Erektion, und zwar nach meinen Erfahrungen dauernd. Dieses völlige Fehlen der Erektion bei der Zerstörung des Conus beruht auf dem Ausfall der Nn. pelvici seu N. erigentes einerseits und der Lähmung der quergestreiften Muskeln, des Transversus perinei profundus, Compressor urethrae, Ischio cavernosus und Bulbo cavernosus andererseits. Von einer Anregung der Vasodilatation der Schwellkörper des Penis durch andere Nerven als die Nn. erigentes ist bisher beim Menschen nichts bekannt und ebenso ist nichts bekannt darüber, daß die nervösen Eigengeflechte der menschlichen Geschlechtsorgane der Plexus prostaticus und Plexus cavernosus eine Eigentätigkeit im Sinne der Erektion zu entfalten vermögen.

Renner berichtet zwar in dem bekannten Buche von L. R. Müller: „Die Lebensnerven" über einen Kranken, bei dem trotz völliger Zertrümmerung des Conus noch Erektionen, die allerdings nicht vollkräftig waren, aber zur Ausübung der Kohabitation ausreichten, zustande gekommen sein sollen. Ich habe derartiges bei Conuszertrümmerung niemals beobachtet, wohl aber in einem Falle von Totaltrennung der Caudawurzeln S_3—S_5. Das findet aber seine Erklärung darin, daß das Ursprungsgebiet der Nn. pelvici gelegentlich bis ins 2. Sacralsegment emporreicht; bei elektrischer Reizung von S_2 habe ich Erektion beobachtet.

Was die Ejaculation anlangt, so ist durch die Untersuchungen von Learmouth beim Menschen sichergestellt, daß die Nn. hypogastrici die Peristaltik der glatten Muskulatur des Ductus deferens und der Semina vesicalis in Gang setzen; sie befördern den Samen in den Bulbus urethrae. Durch die sich anschließende rhythmische Kontraktion des quergestreiften Bulbo cavernosus wird das Sperma alsdann ausgeschleudert. Bei der Zerstörung des Conus terminalis oder bei Unterbrechung der Cauda equina ist der den Hypogastrici zufallende Teil der Emissio seminis erhalten. Ich habe bereits bei Besprechung der sympathischen Seitenhornkette erwähnt, daß bei totaler Zerstörung des Conus Samenausflüsse bei völlig schlaffem Penis gar nicht selten beobachtet werden und daß sie gelegentlich durch afferente Reize, welche an der Bauchhaut oder an der Vorderinnenseite des Oberschenkels (Dermatom Th_{11}, Th_{12}, L_1 L_2, L_3) angreifen, unmittelbar ausgelöst werden. Aber hierbei handelt es sich nur um ein Ausfließen des Spermas, nicht um eine regelrechte Ejaculatio: Es fehlt eben hierbei die Mitwirkung des ausschließlich dem unteren Sacralmark unterstellten M. bulbo cavernosus.

4. Dissoziierte Conussyndrome.

So eng auch die conalen Zentren der Blase, des Mastdarms, der Errektion und der Ejaculation im unteren Sacralmark zusammenliegen, so stellt doch jedes derselben ein in sich geschlossenes Gebiet dar, das unter Umständen isoliert zerstört werden kann, oder umgekehrt bei Zerstörung der anderen mehr oder weniger intakt bleiben kann. Die Erfahrungen des Weltkrieges, der leider ungezählte Verletzungen des Conus und der Cauda equina mit sich gebracht hat, lassen darüber gar keinen Zweifel. In zahlreichen derartigen Fällen von traumatischer Schädigung des Conus oder der Cauda war entweder nur die Blase oder nur das Rectum oder nur die Genitalsphäre betroffen, bei völliger oder weitgehender Intaktheit der beiden anderen, oder es war umgekehrt die Funktion eines der drei Organe allein erhalten bei tiefgreifender Schädigung der beiden anderen. Wohl sämtliche in dieser Hinsicht möglichen Kombinationen sind dabei zur Beobachtung gekommen. Ja, sogar innerhalb der Sphäre eines einzelnen Organes sind ganz auffallende Dissoziationen beobachtet worden. So habe ich Fälle gesehen, in denen der Blasenverschluß vollkommen erhalten war und die Blase sich in regelmäßigen Abständen automatisch entleerte; die Kranken konnten die Miktion willkürlich in keiner Weise einleiten, die Kerne der Pelvici waren sicher total destruiert, aber die Kranken waren ohne weiteres imstande, die Mictio spontanea willkürlich zu unterbrechen und anzuhalten, da sie über die willkürliche Innervation ihres Spincter vesicae externus verfügten. Andere waren umgekehrt imstande, den Miktionsakt willkürlich einzuleiten, die Kerne der Pelvici waren offenbar nicht zerstört, hingegen waren sie außerstande, den Miktionsakt willkürlich wieder zu unterbrechen, da der Sphincter externus total gelähmt war.

Ähnliche dissoziierte Störungen sind in der Rectalsphäre zur Beobachtung gekommen: totale Lähmung der Defäkation bei auffallend guter Funktion des Sphincter ani internus et externus; umgekehrt erhaltene Defäkation einschließlich der Levatortätigkeit bei völlig fehlender Funktion des Sphincter ani externus.

Am auffallendsten sind die dissoziierten Potenzstörungen bei conalen oder caudalen Läsionen: die Erektion kann erhalten sein, aber es fehlt die Ejaculation entweder völlig oder es kommt auf der Höhe der Kohabitation nur zu einem tropfenweisen Ausfließen des Spermas. Derartige Beobachtungen sind besonders von Curschmann, Böhnheim und von mir selbst gemacht worden. Der Annahme Böhnheims, daß diese dissoziierten Potenzstörungen ein charakteristisches Kennzeichen conaler Prozesse seien und bei Caudaläsionen nicht vorkämen, habe ich bereits an anderer Stelle widersprochen. Ich habe sie bei Caudaschädigungen ebenso oft wie bei Conusschädigungen beobachtet. Es unterliegt keinem Zweifel, daß in derartigen Fällen die der Erektion vorstehenden conalen Kerne erhalten, andererseits die der Ejaculation dienenden Kerne des Bulbocavernosus und Ischiocavernosus destruiert sein müssen. Die Hypogastrici müssen in diesen Fällen als intakt angesprochen werden. Aber naturgemäß hängt ihre Partizipation auf der Höhe des Geschlechtsaktes davon ab, inwieweit die Verbindung zwischen dem Penis und dem thorakolumbalen Zentrum der Ductus deferentes und Seminae vesicales erhalten ist oder nicht. Im negativen Falle fehlt naturgemäß jede Emissio seminis, in positiven Fällen kommt es wenigstens zum Auslaufen infolge der Peristaltik der Ductus deferentes et vesicae seminales, aber zu keiner Ausschleuderung, welche die Mitwirkung des Bulbo cavernosus voraussetzt. Bemerkenswerterweise geben alle Kranken, welche an derartigen dissoziierten Potenzstörungen leiden, an, daß ihnen trotz kräftigster Erektion und trotz des Eintretens der Emissio seminis jeglicher Orgasmus fehle. Andererseits beschreibt Learmouth, daß nach der Resektion der Hypogastrici bei der Kohabitation die Ejaculation zwar ausbleibt, aber der Orgasmus nicht fehlt. Daraus geht wohl mit größter Wahrscheinlichkeit hervor, daß für das Zustandekommen des Orgasmus die besondere Kontraktionsform des Bulbocavernosus maßgebend ist.

Die mannigfachen, bei Läsion des Conus terminalis oder der Cauda equina vorkommenden dissoziierten Störungen seitens der Blase, des Rectums und der Genitalsphäre machen es sehr wahrscheinlich, daß innerhalb des unteren Sacralmarkes nicht nur besondere Zellgruppen den Funktionen der Blase, des Mastdarms und der Genitalia vorstehen, sondern daß auch distinkte, in sich geschlossene Zellkonglomerate bestimmten Muskeln der einzelnen Organe zugeordnet sind, und daß alle diese in sich geschlossenen Zellgruppen für sich allein geschädigt werden können.

IV. Die efferenten Hinterwurzelfasern und die efferenten parasympathischen Vorderwurzelfasern.

Durch die gesamte Höhe der grauen Substanz des Rückenmarks erstreckt sich eine Zellart, welche sich in ihrer Struktur von den sympathischen Seitenhornzellen und den Zellen des Nucleus parasympathicus sacralis unterscheidet (vgl. Abb. 12, S. 13). Es sind das die sog. *Intermediärzellen* (Abb. 42 u. 18, S. 26). Im Vorderhorn liegen sie zwischen den großen motorischen Zellen überall eingestreut, und sie reichen von hier dorsalwärts bis an die Basis des Hinterhorns heran. In denjenigen Markabschnitten, in welchen die sympathische Seitenhornkette fehlt, sind die Intermediärzellen besonders reichlich vorhanden. Es steht bisher nicht sicher fest, ob aus diesen Intermediärzellen efferente das Rückenmark verlassende Fasern hervorgehen. Ken Kuré hat sie als die Ursprungszellen der efferenten Hinterwurzelfasern und der dünnen markhaltigen efferenten Vorderwurzelfasern angesprochen. Doch hat O. Gagel gezeigt, daß dies bisher nicht als sicher bewiesen angesehen werden kann.

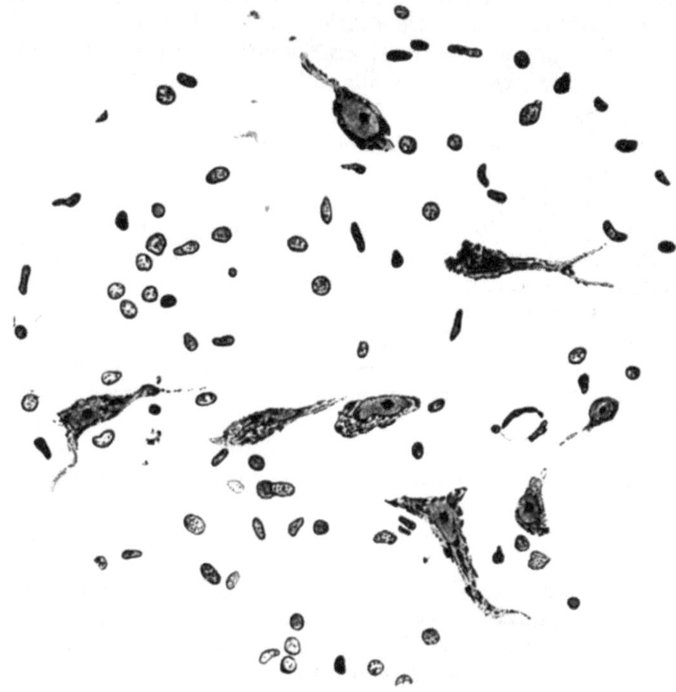

Abb. 42. Intermediärzellen nach O. Gagel.

1. Die efferenten Hinterwurzelfasern.

Die Tatsache, daß durch die hinteren Wurzeln efferente Fasern aus dem Rückenmark austreten, kann heute wohl als gesichert gelten. Wir haben ihre Existenz auch beim Menschen nachweisen können. In zahlreichen Fällen in denen ich hintere Wurzeln in größerer Zahl reseziert habe, konnten von Gagel in dem zentralen, mit dem Rückenmark in Verbindung gebliebenen Wurzelabschnitt eine gewisse Zahl intakt gebliebener markhaltiger dünnkalibriger Fasern festgestellt werden (Abb. 43, 44 u. 45). Umgekehrt, fanden wir in mehreren Fällen von Wurzeldurchtrennung mehrere Wochen nach der letzteren mit der Marchi-Methode degenerierende dünnkalibrige Markfasern in dem distal von der Durchschneidungsstelle gelegenen Wurzelabschnitt. Wir haben derartige efferente Hinterwurzelfasern bisher in den lumbalen, sacralen, thorakalen und cervicalen Wurzeln gefunden.

Ken Kuré und seine Schule überschätzen die Zahl der in den hinteren Wurzeln enthaltenen efferenten parasympathischen Fasern. Die Zahl der beim Menschen nach der

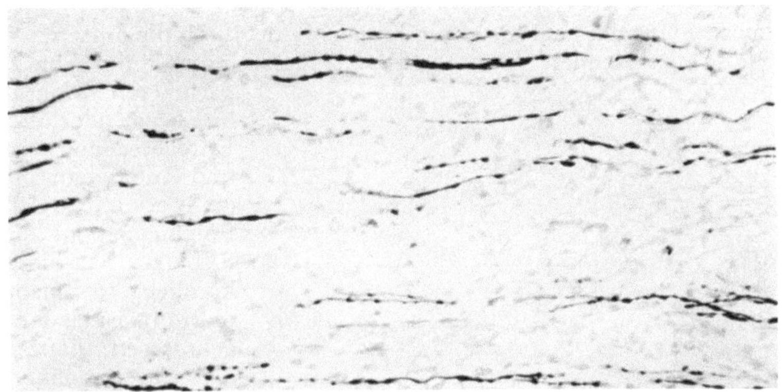

Abb. 43. Dünnkalibrige markhaltige *efferente* Nervenfasern im zentralen Abschnitt einer hinteren Lumbalwurzel fast 5 Jahre nach der Wurzeldurchschneidung nach O. Gagel.

Wurzeldurchtrennung im zentralen Wurzelabschnitt intakt bleibenden Fasern ist erheblich kleiner als die Zahl der in den unversehrten Wurzeln enthaltenen dünnkalibrigen mark-

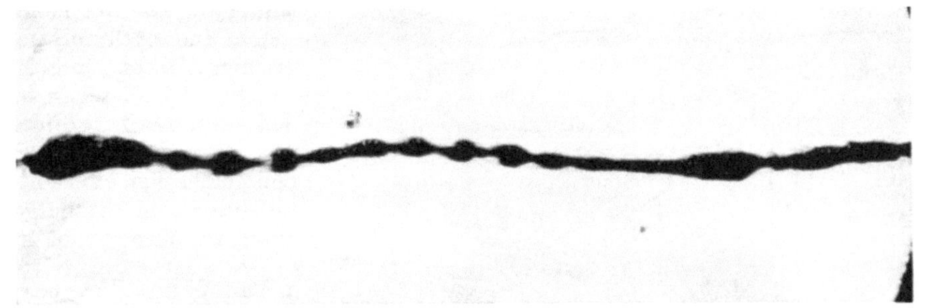

Abb. 44. Dünnkalibrige markhaltige *efferente* Nervenfaser im zentralen Abschnitt einer durchschnittenen hinteren Wurzel 5 Jahre nach der Durchschneidung.

haltigen Elemente. Die Mehrzahl der dünnkalibrigen Hinterwurzelfasern sind sicher Neuriten von Spinalganglienzellen, also afferente Nervenfasern. Ich möchte an dieser Stelle darauf

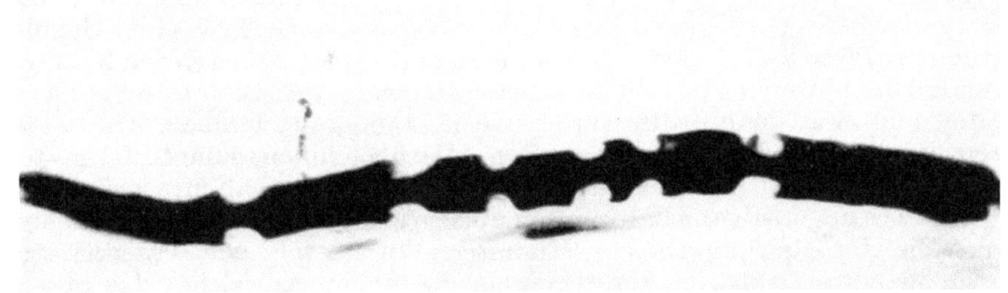

Abb. 45. Dickkalibrige markhaltige *afferente* Hinterwurzelfaser bei gleicher Vergrößerung aufgenommen wie die efferente Faser der Abb. 44.

hinweisen, daß in fortgeschrittenen Fällen von Tabes dorsalis, in welchen sämtliche grobkalibrigen Fasern innerhalb der hinteren Wurzel degeneriert sind, die dünnkalibrigen in beträchtlicher Zahl erhalten bleiben können. Es ist aber meines Erachtens nicht statthaft, wie dies Bela Hechst tut, diese ohne weiteres alle für efferente Hinterwurzelfasern zu erklären, und ihre Unversehrtheit als Stütze der Richterschen Auffassung über den primären Angriffspunkt der Erkrankung bei der Tabes an der Austrittsstelle der Wurzel aus dem Duralsacke zu verwerten.

Noch nicht genügend geklärt ist die Frage, ob die durch die hinteren Wurzeln aus dem Mark austretenden efferenten Fasern ohne Unterbrechung bis zu ihren peripheren Erfolgsorganen hinziehen oder ob sie eine Unterbrechung erfahren und eine Synapsenbildung an bestimmten Zellen des Spinalganglions eingehen. Sheehan hat diese Frage kürzlich experimentell studiert und ist zu der Ansicht gekommen, daß ein Teil der Fasern ohne Unterbrechung durch das Spinalganglion hindurchzieht. Für den Menschen fehlt es bisher an einschlägigen anatomischen Untersuchungen. Die physiologischen und pathophysiologischen Fakta sprechen, wie wir alsbald sehen werden, dafür, daß die efferenten Hinterwurzelelemente beim Menschen eine Unterbrechung im Spinalganglion erfahren (Abb. 46).

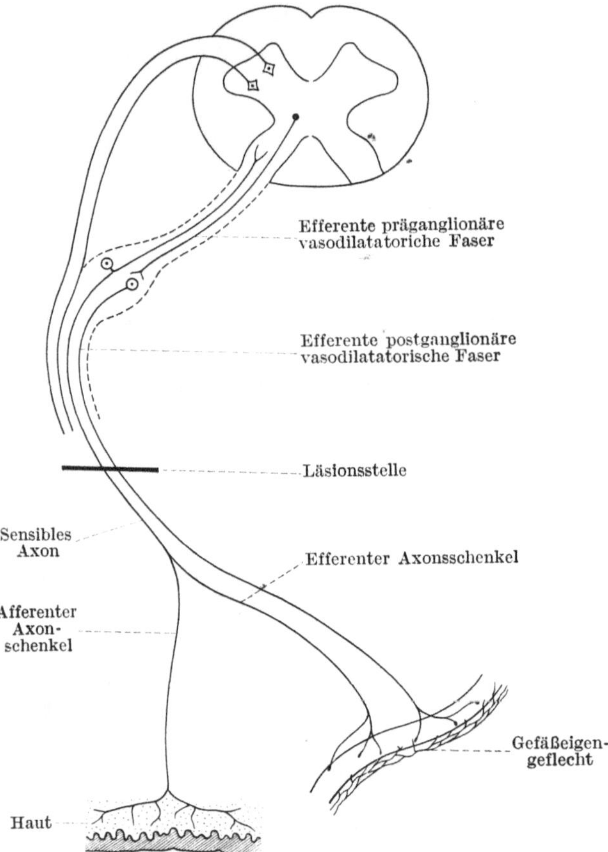

Abb. 46. Schematische Darstellung der efferenten Hinterwurzelfasern und ihre Unterbrechung an Zellen des Spinalganglions.

a) Die Vasodilatatoren der hinteren Wurzeln.

Stricker und Baylis haben gezeigt, daß die elektrische Reizung des distalen Abschnittes einer durchtrennten hinteren Wurzel beim Tier eine Gefäßerweiterung der Pfote herbeiführt. Ich konnte in zahlreichen Arbeiten den Nachweis führen, daß die hinteren Wurzeln auch beim *Menschen* vasodilatatorische Fasern enthalten und zwar konnte dies für cervicale, thorakale, lumbale und sacrale Wurzeln in gleichem Maße gezeigt werden. Darüber hinaus konnte festgestellt werden, daß die in einer bestimmten hinteren Wurzel enthaltenen gefäßerweiternden Fasern zu einer ganz bestimmten umschriebenen Hautzone in Beziehung stehen. Die der Reizung einer bestimmten Wurzel folgende Vasodilatation gibt sich in einem lebhaften Hauterythem zu erkennen, welches das der gereizten Wurzel zugeordnete Dermatom umfaßt. Die Abb. 47—61 stellen eine Anzahl der von mir beim Menschen durch faradische Reizung hinterer Wurzeln bestimmten vasodilatatorischen Dermatome dar.

Am Hals und Rumpf konnte bisher in der Mehrzahl der Fälle nur der auf der Vorderseite gelegene Dermatomabschnitt dargestellt werden, weil der an der Rückseite zum Zwecke der Operation vorgenommene Jodanstrich die durch den elektrischen Reiz hervorgerufene Gefäßerweiterung nicht erkennen läßt. Ich habe mich aber in mehreren Fällen in denen ich ohne Jodierung der Haut operiert habe, davon überzeugt, daß sich unter diesen Umständen auch der dorsale Dermatomabschnitt sehr scharf abzeichnet.

In bezug auf ihre Lage und Form entsprechen die vasodilatatorischen Dermatome weitgehend den sensiblen Dermatomen; ihre Ausdehnung ist hingegen etwas geringer als die der letzteren. Wir werden später sehen, daß die Schmerzdermatome beim Menschen ebenso wie beim Tier in der Regel kleiner sind als die Tastdermatome. Die vasodilatatorischen Dermatome kommen in bezug auf ihren Umfang den Schmerzdermatomen sehr nahe.

Der vasodilatatorische Effekt der Hinterwurzelreizung tritt erst nach lang anhaltender Reizung auf. Es bedarf in der Regel mehrerer Minuten,

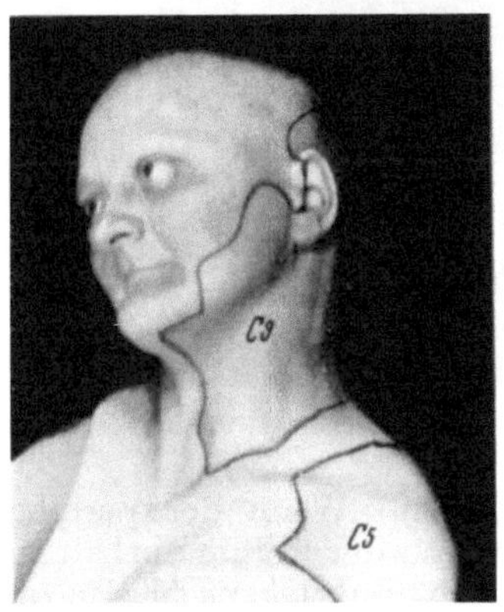

Abb. 47. *Drittes Cervicaldermatom*, dargestellt durch die der Reizung des distalen Abschnittes der durchschnittenen hinteren 3. Cervicalwurzel folgende Vasodilatation.

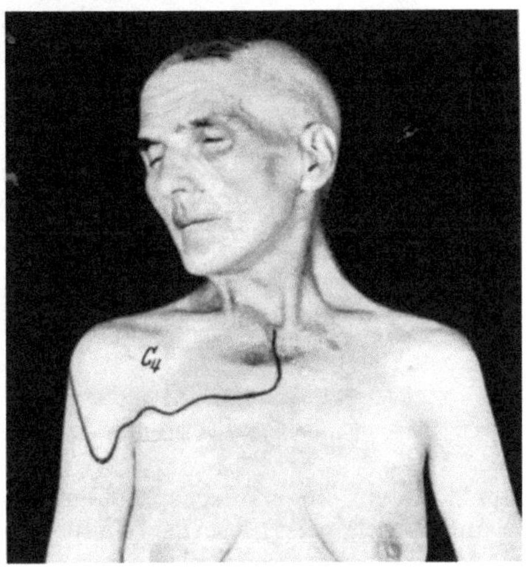

Abb. 48. *Viertes Cervicaldermatom*, bestimmt wie in Abb. 47 angegeben, die orale Grenze konnte nicht eruiert werden wegen des Jodanstriches der Haut.

bis die Rötung deutlich in Erscheinung tritt. Es ist hiernach nicht unwahrscheinlich, daß der Effekt auf dem Wege über eine durch die nervöse Erregung in der Haut entbundene histaminähnliche Substanz zustande kommt.

Die Tatsache, daß es bei faradischer Reizung des distalen Abschnittes einer durchtrennten hinteren Wurzel zu einer Vasodilatation in dem zugehörigen Hautdermatom kommt, hat praktische Bedeutung, weil wir durch diese Methode in die Lage versetzt sind, bei Operationen am Rückenmark genau zu bestimmen, welche Wurzel und damit auch welches Rückenmarksegment wir vor uns haben. Das ist am gesamten Brustmark aber auch am Lumbosacralmark und an der Cauda equina von großem Werte, während wir uns im Bereiche des Cervicalmarkes in der Regel viel leichter durch den verschiedenen Aspekt der Wurzeln und durch Abzählen von der 1. Thoracalis aufwärts und der 1. oder 2. Cervicalis abwärts orientieren können.

Bayliss hat bekanntlich die Existenz von efferenten Fasern in den hinteren Wurzeln negiert; er erklärte die bei Reizung der letzteren auftretende Vasodilatation durch antidrome Leitung entlang der sensiblen Nervenfasern. Seitdem aber an dem tatsächlichen Vorhandensein efferenter Fasern in den hinteren Wurzeln nicht mehr gezweifelt werden kann, erscheint es wohl statthaft, den vasodilatorischen Reizeffekt auf die Erregung der in der hinteren Wurzel enthaltenen efferenten Elemente zu beziehen.

Die efferenten Hinterwurzelfasern erfahren meines Erachtens in den Spinalganglien eine Unterbrechung. Sie splittern sich um bestimmte Zellen des Spinalganglions auf und aus diesen letzteren entspringen die im Spinalnerven zur Peripherie, zum Erfolgsorgan, hinziehenden peripheren vasodilatatorischen

Nervenfasern. Daß auch beim Menschen gefäßerweiternde Fasern in jedem einzelnen peripheren Nerven enthalten sind, davon kann man sich ohne weiteres durch die elektrische Reizung eines operativ freigelegten peripheren Nerven überzeugen. Sowohl bei Reizung der größeren Nervenstämme wie bei Reizung jedes beliebigen Nervus cutaneus kommt es in dem diesem Nerven zugeordneten

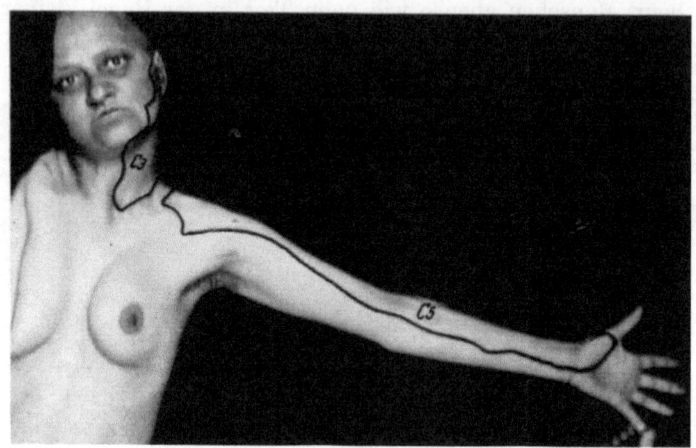

Abb. 49a. *Fünftes Cervicaldermatom,* bestimmt wie in Abb. 47 angegeben; Volarseite.

Hautgebiete zu einer ausgesprochenen Vasodilatation. Wenn der periphere Nerv unterbrochen ist, so erlischt mit der Degeneration der in ihm enthaltenen efferenten gefäßerweiternden Fasern auch die durch die elektrische Reizung des Nerven erzielbare Vasodilatation. Wenn man aber die hinteren Wurzeln

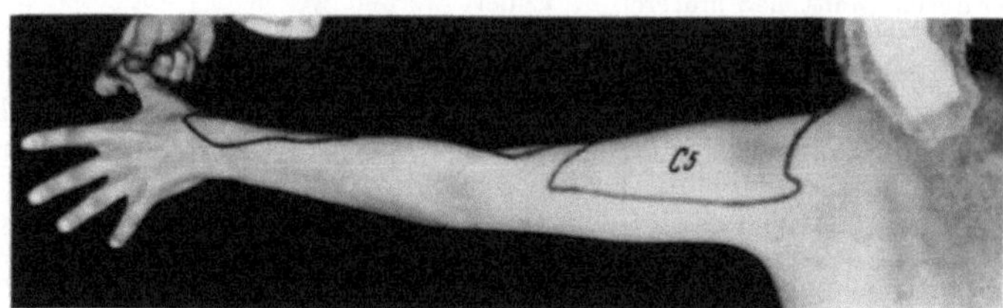

Abb. 49b. Dorsalseite.

durchschneidet, so bleiben die vasodilatatorischen Fasern in den peripheren Nerven erhalten; man erhält bei elektrischer Reizung der letzteren die gleichen Effekte wie unter normalen Verhältnissen.

Die *Unterbrechung* der hinteren Wurzeln hat im Gegensatz zur Exstirpation der sympathischen Grenzstrangganglien in der Regel keine unmittelbar erkennbare Änderung der Gefäßweite der zugeordneten Körperteile im Gefolge. Wenigstens habe ich bisher nach Hinterwurzelresektionen niemals eine besonders auffällige Blässe der ihrer Hinterwurzelversorgung beraubten Körperabschnitte beobachtet. Wiederholt zeigte sich allerdings, daß die Temperatur des betreffenden Körperteiles, des Armes oder Beines nach Resektion der cervicalen und oberen Thorakalwurzeln bzw. der lumbosacralen Wurzeln zunächst etwas herabgesetzt war, aber diese Hypothermie verschwindet fast immer sehr rasch. Die lokalen Gefäßreaktionen sowohl die auf Abkühlung eintretende Vasokonstriktion wie die auf Erwärmung folgende Vasodilatation bleiben nach der

Hinterwurzeldurchschneidung erhalten. Das gleiche gilt für die durch mechanische Reize erzeugten Gefäßreaktionen, insbesondere für die Dermographia rubra. Was die unter normalen Verhältnissen über die vom Reize selbst berührte Stelle mehr oder weniger weit hinausgreifende Nachbarschaftsreaktion, die man als sog. Reflexerythem bezeichnet, anlangt, so stoßen wir nach der Hinterwurzeldurchschneidung auf recht wechselvolle Bilder. In manchen Fällen, besonders in der ersten Zeit nach der Wurzeldurchtrennung, fehlt die Nachbarschaftsreaktion vollkommen; die dem mechanischen Reiz folgende Dermographia rubra bleibt scharf auf die Punkte und Linien, die vom Reiz direkt getroffen werden, beschränkt. L. R. Müller schreibt, daß bei Querschnittsschädigungen des Markes in den den geschädigten Segmenten entsprechenden Dermatomen das Reflexerythem völlig fehle, während es in den infra- und supraläsionellen Dermatomen als breiter Hof die Reizlinie umgibt. Derartige Bilder habe ich auch gesehen und wie oben bemerkt auch nach der Resektion hinterer Wurzeln beobachtet. Ob aber das Fehlen des Reflexerythems in diesen Fällen auf die Unterbrechung der afferenten Bahnen oder der efferenten Hinterwurzelfasern zu beziehen ist, läßt sich naturgemäß gar nicht entscheiden. In anderen Fällen sieht man aber nach der Hinterwurzeldurchschneidung eine ausgebreitete Nachbarschaftsreaktion auftreten, ja sie übertrifft gelegentlich sogar an Intensität und Extensität das in den nicht von der Operation berührten Hautbezirken auftretende Reflexerythem.

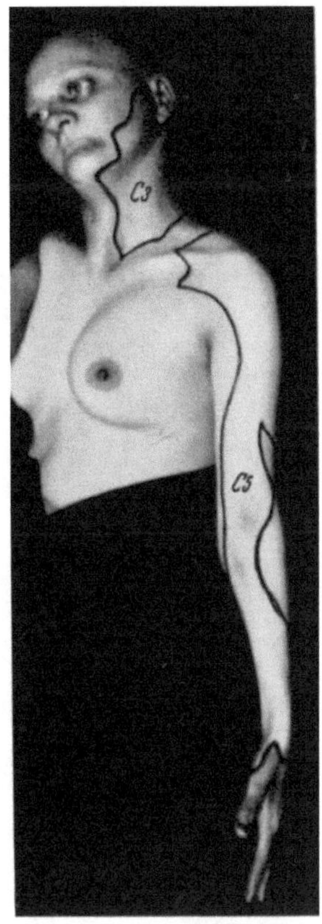

Abb. 49c. Von vorne gesehen bei Mittelstellung des Armes.

Es liegt nahe, zur Erklärung dieser ausgedehnten Nachbarschaftreaktionen den sog. Bruceschen Axonreflex der Spinalganglienzelle und ihres peripheren Neuriten oder einen im Spinalganglion geschlossenen Reflexmechanismus heranzuziehen. Aber diese Erklärung versagt gegenüber der Tatsache, daß derartige weitreichende Nachbarschaftsreaktionen gelegentlich auch bei der Unterbrechung peripherer Nerven in dem völlig deafferentierten und deefferentierten Hautgebiete beobachtet werden, und zwar nicht nur während der ersten der Durchtrennung folgenden Zeitspanne, sondern auch später, nachdem die Nervenfasern degeneriert sind. Diese Beobachtungen machen es wahrscheinlich, daß an dem Zustandekommen der Nachbarschaftsreaktionen die nervösen Eigengeflechte der Gefäße mitbeteiligt sind, daß erstere durch letztere allein vermittelt werden können.

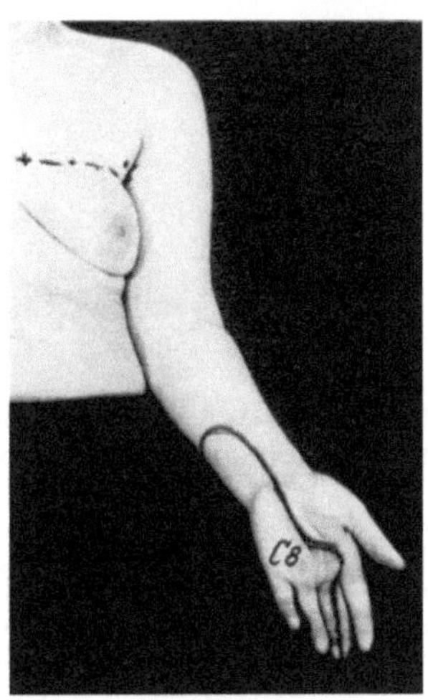

Abb. 50. Achtes Cervicaldermatom.

Ähnlich wie um die Reaktionen auf mechanische Reize steht es um die auf chemische Reize. In manchen Fällen von Hinterwurzeldurchschneidung ist die Reaktion auf Senföl oder Cantharis auffallend eng auf den Angriffsort des Reizes beschränkt, in anderen Fällen sah ich aber weit ausladende Reflexerytheme, welche an Extensität die nach mechanischer Reizung auftretenden noch erheblich übertrafen.

FAY hat in einer größeren Zahl von Fällen von Querschnittsläsionen im Bereiche des Brustmarkes eine spontan vorhandene Vasodilatation im Bereiche desjenigen Dermatoms beobachtet, welches dem unmittelbar an die Läsion nach oben zu anstoßenden Segmente entspricht. Gelegentlich umfaßt diese Dilatation auch mehrere Dermatome. FAY gibt an, daß man auf Grund dieses roten, den Thorax umziehenden Bandes die Höhendiagnose des Markprozesses

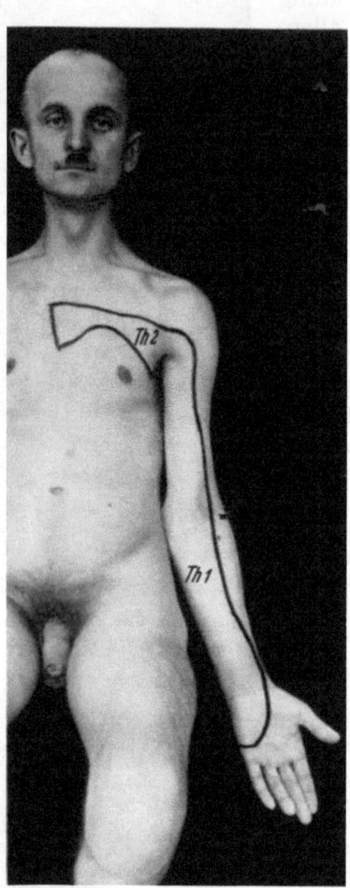

Abb. 51a.

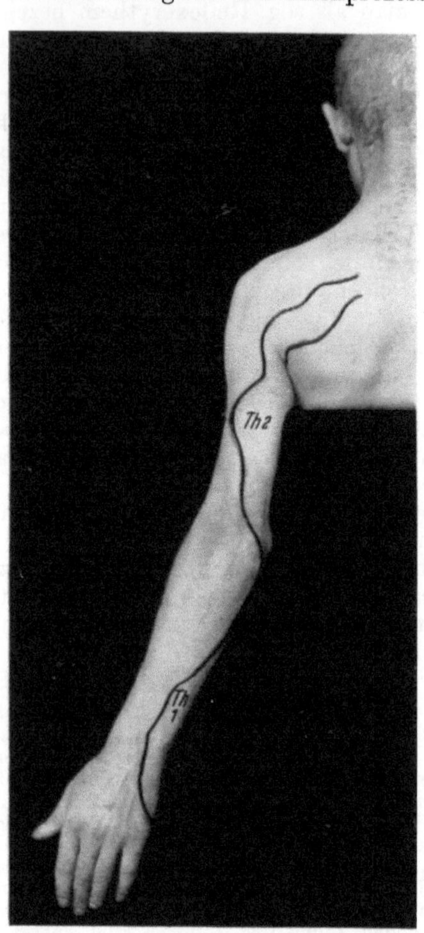

Abb. 51b.

auf den ersten Blick stellen könne. In den nämlichen Hautarealen besteht gelegentlich auch eine spontane Hyperhidrosis und Piloarrektion.

Offenbar gerät durch den Ausfall des durch den Krankheitsprozeß unmittelbar betroffenen Marksegmentes das anstoßende nächsthöhere Segment in einen Zustand erhöhter Aktivität, welche auch die austretenden Vasodilatatoren betrifft. Es handelt sich hierbei um ein Prinzip, auf das wir bei Läsionen der verschiedensten Abschnitte des Zentralnervensystems immer wieder stoßen, welches besonders durch L. GUTTMANN herausgehoben worden ist. GUTTMANN spricht von Grenzzonenreflexen. Am geeignetsten erscheint mir der Ausdruck Grenzzonenhyperaktivität.

b) Die schweißhemmenden Fasern der hinteren Wurzeln.

Die Annahme, daß in den hinteren Wurzeln Hemmungsfasern für die Schweißsekretion verlaufen, ist zuerst von L. A. MÜLLER und DIEDEN ausgesprochen worden, speziell DIEDEN hat sich bemüht im Tierexperiment die Existenz derartiger Fasern nachzuweisen. LANGLEY hat den hinteren Wurzeln eine schweißhemmende Funktion abgesprochen. Ich habe über das Vorhandensein schweißhemmender Fasern in den hinteren Wurzeln beim Menschen erstmalig 1925 berichtet und seither wiederholt auf dieselben hingewiesen. In dem vorangehenden, der sympathischen Seitenhornkette gewidmeten Abschnitte ist ausführlich dargelegt worden, daß jede einzelne der aus ihr entspringenden thorakolumbalen vorderen Wurzeln präganglionäre Fasern für zahlreiche Grenzstrangganglien enthält, also eine große Zahl von Dermatomen beherrscht. Reizt man eine einzelne vordere Wurzel, etwa die 10. Thorakalwurzel, mit dem elektrischen Strom, so kommt es zur Schweißsekretion in den Dermatomen Th_7—L_5. Reizt man die 5. vordere Thorakalwurzel, so kommt es zur Schweißsekretion in den Dermatomen C_5—Th_9. Wenn man aber gleichzeitig mit der vorderen Wurzel auch die durchschnittene hintere Wurzel kräftig reizt, so bleibt die Schweißsekretion in dem dieser hinteren Wurzel zugeordneten Dermatome ganz aus, während sie in den anderen der betreffenden vorderen Wurzel unterstellten Hautdermatomen zustande kommt (Abb. 62). Daraus geht hervor, daß in

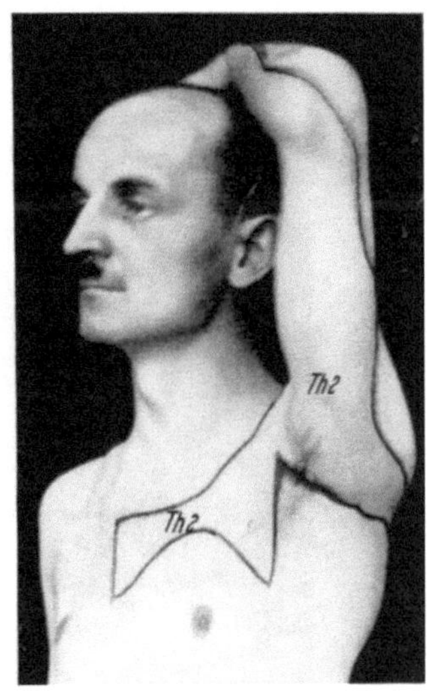

Abb. 51c.

Abb. 51a—c. *Erstes* und *zweites Thorakaldermatom*, bestimmt wie in Abb. 47 angegeben. Gereizt wurde die erste hintere Thoracalis, welche aber eine Anastomose zu Th_2 abwärts enthielt. Charakteristisch ist das ventrale und dorsale thorakale Band und der von ihm an der Innenseite des Armes nach abwärts ziehende breite Streifen. Charakteristisch ist ferner die Indentation des Dermatoms in der Axilla (Abb. 51c).

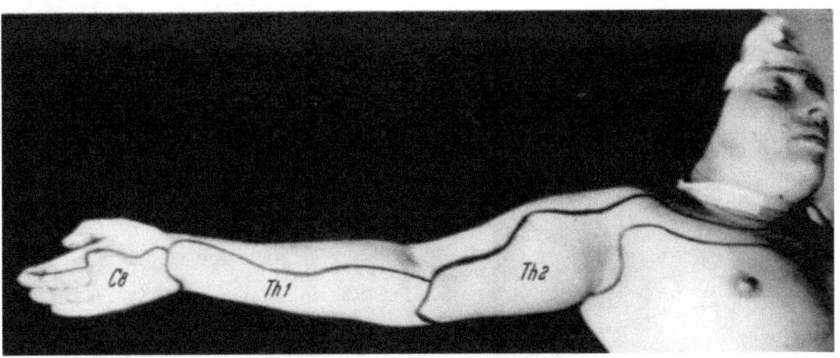

a

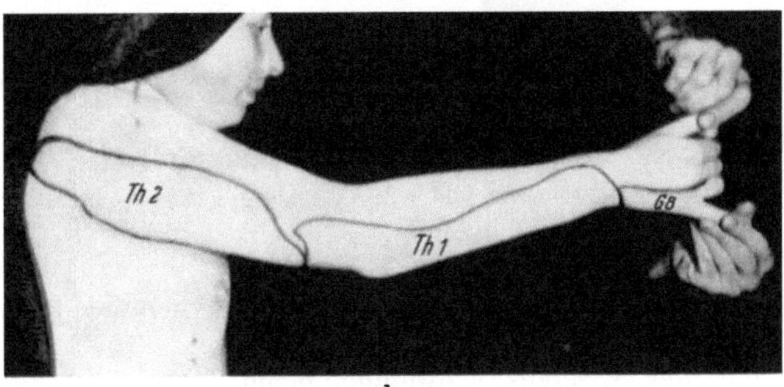

b

Abb. 52a u. b. Das *zweite Thorakaldermatom*, bestimmt wie in Abb. 47 angegeben; charakteristisch ist das thorakale Band und der breite Streifen an der Innenseite des Vorderarms. Durch zusätzliche Reizung von Th_1 und C_8 ergriff die Vasodilatation auch die entsprechenden Areale Th_1 und C_8.

der hinteren Wurzel schweißhemmende Fasern verlaufen, aber nur für das eine ihr entsprechende Dermatom. Analoge Beobachtungen habe ich auch

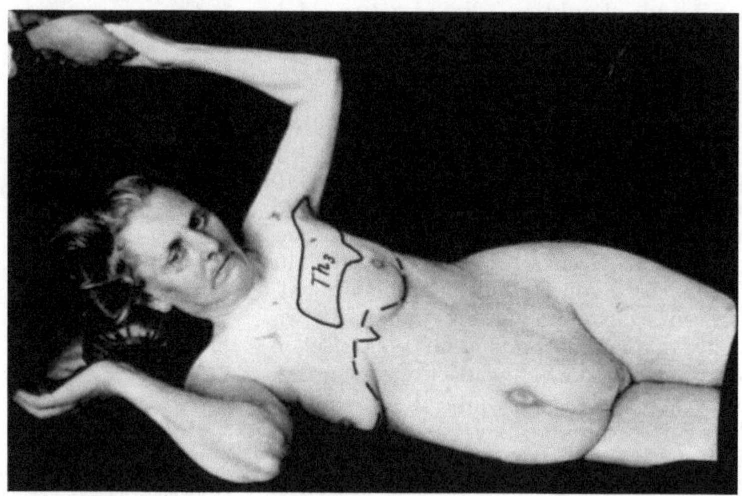

Abb. 53. *Drittes Thorakaldermatom* mit dem Zipfel in der Axilla.

noch an anderen Thorakalwurzeln gemacht. HARA hat unter Leitung SCHILFS bei Katzen feststellen können, daß die Reizung der hinteren Wurzeln die

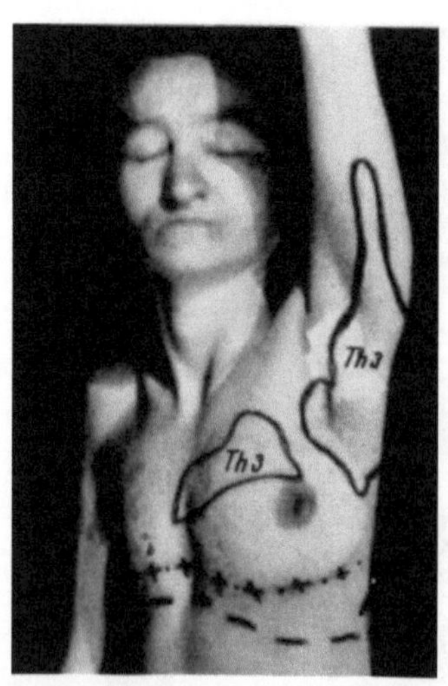

Abb. 54. Drittes Thorakaldermatom, der Zipfel in Axilla erstreckt sich an der Innenseite des Oberarms abwärts. Das thorakale Band besteht aus zwei getrennten Bezirken.

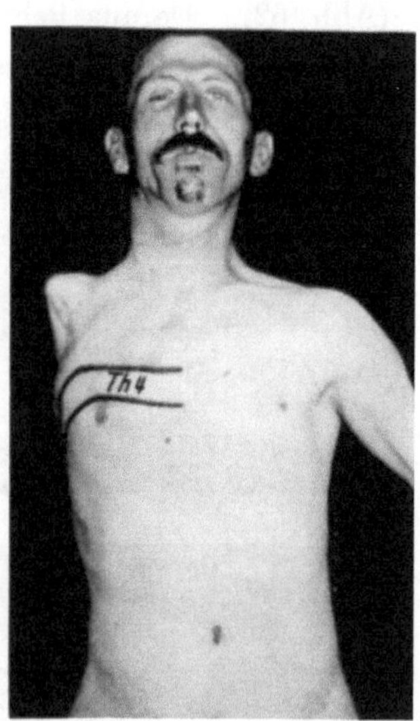

Abb. 55. *Viertes Thorakaldermatom.*

Schweißsekretion hemmt. SCHILF glaubt, daß diese hemmende Wirkung auf hormonalen Vorgängen beruhe.

Die Annahme der Existenz schweißhemmender Fasern in den hinteren Wurzeln wird des weiteren durch die Tatsache gestützt, daß es nach der Durchschneidung einer größeren Zahl benachbarter hinterer Wurzeln zu einer gesteigerten Schweißsekretion in den zugeordneten Dermatomen kommt. Wiederholt fanden wir in den ersten der Operation folgenden Tagen eine derartig profuse Spontanhyperhidrosis in den deafferentierten Körperzonen, daß es in diesen zur Entwicklung eines Schweißekzems kam. Aber selbst wenn dann in der Folge diese Spontanhyperhidrosis innerhalb der

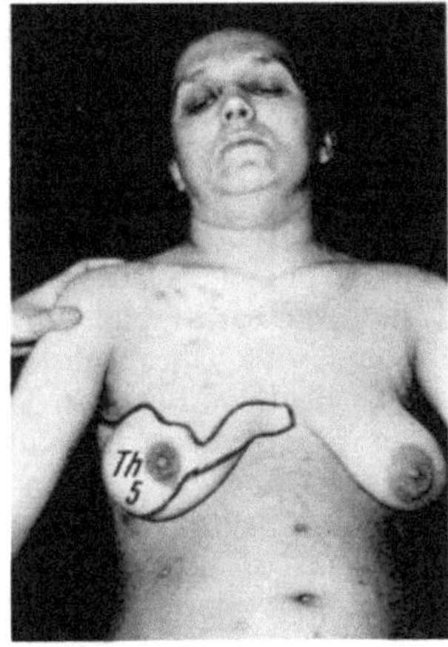

Abb. 56. *Fünftes Thorakaldermatom.*

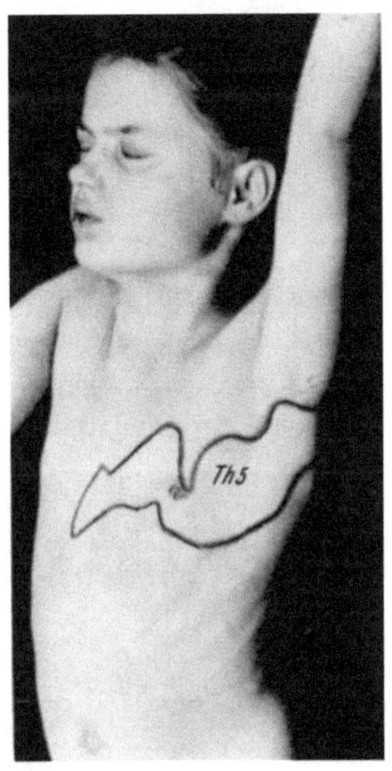

Abb. 57. Fünftes Thorakaldermatom.

ihrer Hinterwurzelversorgung verlustig gegangenen Körperabschnitte wieder allmählich zurückgeht, so läßt sich doch noch lange Zeit danach in den anästhetischen Bezirken eine erhöhte Schweißsekretion feststellen.

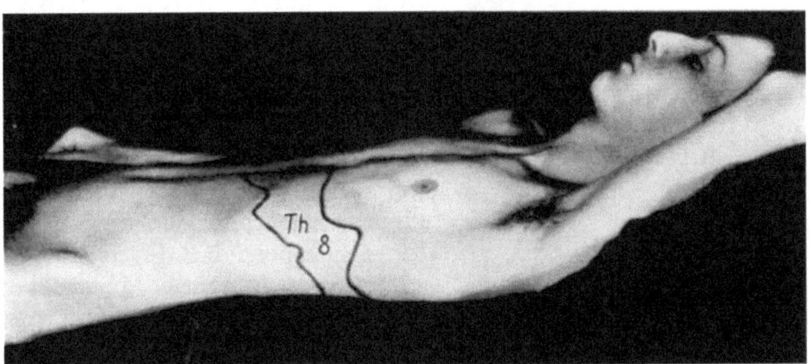

Abb. 58. *Achtes Thorakaldermatom.*

c) Efferente trophische Hinterwurzelfasern.

Ken Kuré hat, wie bereits mehrfach hervorgehoben wurde, die Beziehungen zwischen der sympathischen und parasympathischen Innervation und dem trophischen Zustande der quergestreiften Muskulatur in zahlreichen Arbeiten zu beleuchten versucht. Er nimmt an, daß besondere trophische Fasern, die aus den Intermediärzellen des Rückenmarkes entspringen, durch die hinteren Wurzeln austreten. Experimentell konnte Kuré durch Durchschneidung der hinteren Wurzeln beim Tier das Bild der Muskeldystrophie erzeugen, das besonders ausgeprägt war, wenn gleichzeitig der Sympathicus exstirpiert wurde. In einem Falle von Dystrophia musculorum progressiva fand sein Schüler SAËGUSA eine starke Reduktion der dünnkalibrigen markhaltigen Hinterwurzelfasern, welche KEN KURÉ als parasympathische efferente Fasern anspricht.

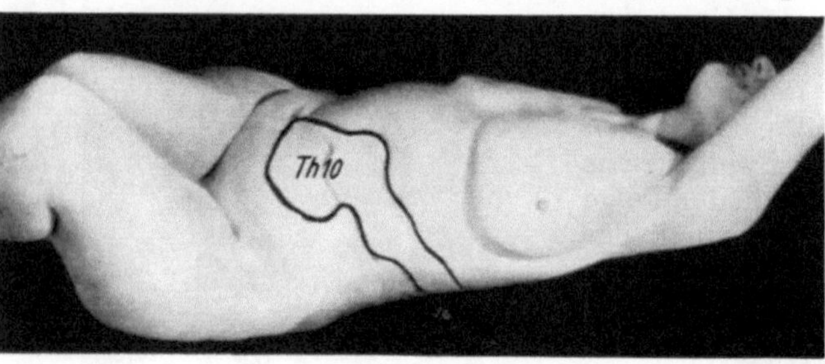

Abb. 59. *Zehntes Thorakaldermatom.*

Daß nach Hinterwurzeldurchschneidung beim Menschen manchmal eine leichte Atrophie der Muskulatur auftritt, kann nicht in Abrede gestellt werden. Ich habe das sowohl nach Resektion der hinteren Lumbosacralwurzeln an den Beinen wie nach der Durchschneidung der hinteren Cervical- und oberen Thorakalwurzeln an den Armen beobachtet. Ich habe aber bisher in keinem derartigen Falle die Muskulatur selbst daraufhin untersucht, ob es sich dabei um die der Muskeldystrophie eigenartigen Veränderungen handelte. Äußerlich betrachtet war es stets das Bild einer einfachen Volumensreduktion wie bei der Inaktivitätsatrophie. Doch bin ich nicht geneigt, in den von mir beobachteten Fällen die der Hinterwurzeldurchschneidung folgende Atrophie etwa generell als Inaktivitätsatrophie aufzufassen; denn ich sah sie auch da, wo gerade durch die Hinterwurzeldurchschneidung die aktive Beweglichkeit der Beine, die vorher durch schwere spastische Muskelkontrakturen nahezu aufgehoben war, wiederhergestellt wurde. Ich möchte daher glauben, daß die der Wurzeldurchschneidung folgende Muskelatrophie in der Tat als Folgezustand der Durchtrennung der parasympathischen efferenten Hinterwurzelfasern anzusehen ist. Die Atrophie wird aber keineswegs in allen Fällen von Hinterwurzeldurchschneidung beobachtet. Zur Erklärung dieser individuellen Verschiedenheiten ist wohl die von KEN KURÉ immer wieder betonte gleichzeitige Abhängigkeit des trophischen Zustandes der Muskulatur vom Sympathicus und Parasympathicus und das vikariierende Eintreten des einen für den anderen im Falle der Ausschaltung des einen von beiden heranzuziehen. Wiederholt habe ich aber auch nach der Durchschneidung hinterer Rückenmarkswurzeln das Gegenteil, nämlich eine Zunahme des Muskel-

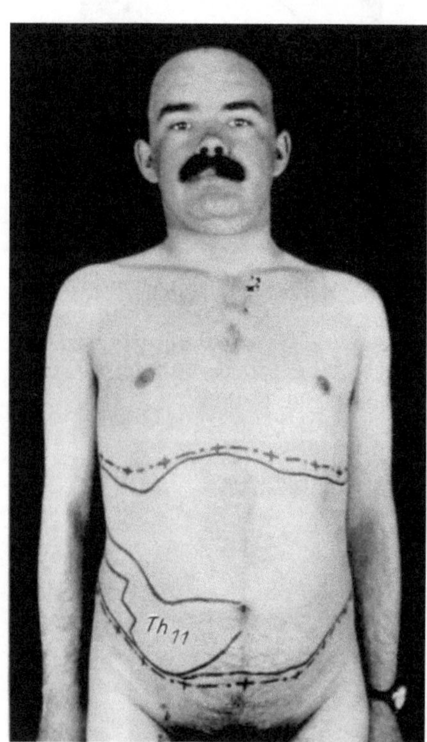

Abb. 60. *Elftes Thorakaldermatom* inmitten des nach Durchschneidung der Wurzeln Th_{12}—Th_8 entstandenen anästhetischen Bezirkes.

volumens beobachtet. Besonders auffällig war diese in solchen Fällen, in denen die Wurzelresektion wegen heftiger Schmerzzustände vorgenommen wurde. In diesen Fällen hatte vor der Operation eine mehr oder weniger vollkommene algogene Akinese bestanden und in deren Gefolge war es zu einer Inaktivitätsatrophie gekommen. Mit der Beseitigung der sensiblen Reizzustände und der Befreiung der Motorik aus den Fesseln des Schmerzes wurde der trophische Zustand der Muskulatur so günstig beeinflußt, daß dadurch die Folgen des Ausfalles der trophischen efferenten Hinterwurzelfasern nicht nur nicht zur Geltung kamen, sondern sogar mehr wie wettgemacht wurden. Daß sich der trophische Einfluß der efferenten Hinterwurzelfasern auch auf andere Gewebe als die Muskulatur erstreckt, ist höchstwahrscheinlich. Die trophischen Störungen, welche bei traumatischen Schädigungen hinterer Wurzeln, bei Tabes dorsalis und bei zahlreichen anderen Erkrankungen der hinteren Wurzeln oder bei Erkrankung der grauen Substanz des Rückenmarkes, welche die Ursprungszellen der efferenten parasympathischen Hinterwurzelfasern birgt (Syringomyelie, Poliomyelitis u. a), an der Haut, an den Haaren, Nägeln, Schleimhäuten, Zähnen und Fascien, Bändern, Knochen und Gelenken beobachtet werden, sind meines Erachtens nicht nur auf die Unterbrechung

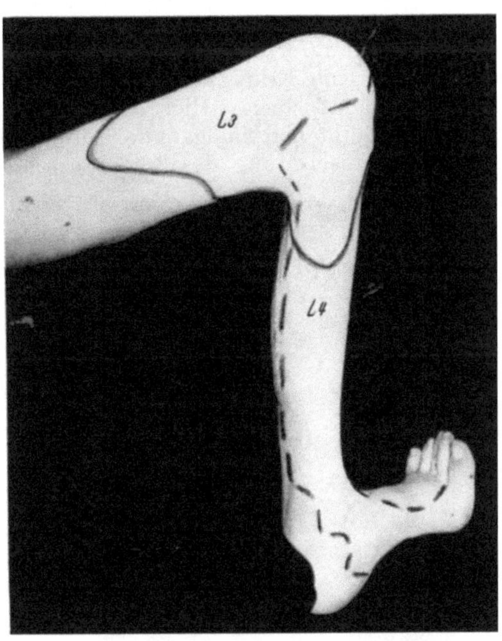

Abb. 61. *Drittes Lumbaldermatom* von der kontinuierlichen Linie umgrenzt. Das durch die gestrichelte Linie begrenzte 4. Lumbaldermatom ist dargestellt durch die Residualsensibilität nach Durchschneidung von L_1, L_2, L_3, L_5, S_1—S_5. Zu beachten ist die Überlagerung der Dermatome L_3 und L_4.

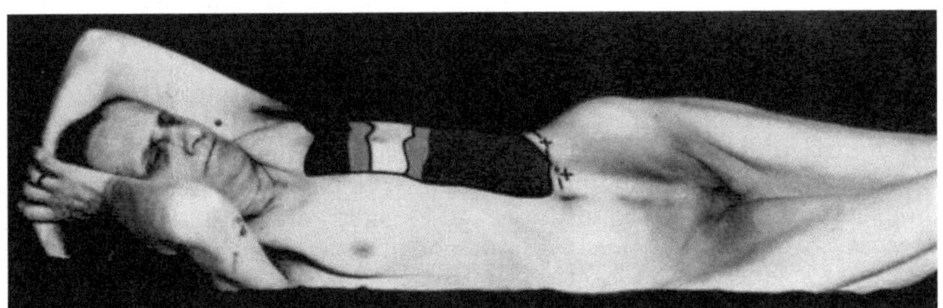

Abb. 62. Ausdehnung der Schweißsekretion bei faradischer Reizung der 5. Thorakalwurzel. Dieselbe umfaßt die Dermatome Th_3—Th_9. Im 5. Thorakaldermatom fehlt die Sekretion vollständig, infolge der Reizung der *hinteren* 5. Thorakalwurzel; in den anstoßenden Bezirken ist die Sekretion etwas herabgesetzt.

der afferenten Nervenbahnen und den damit verbundenen Ausfall des Schutzes, den die Sensibilität den Geweben vor Unbill und Beschädigung verleiht, sondern ebenso auch auf den Fortfall des erhaltenden und fördernden Einflusses, den das Nervensystem mittels seiner parasympathischen efferenten Fasern auf den Bestand und die Regeneration der verschiedenen Gewebe ausübt, zurückzuführen.

Es ist hier nicht der Ort, die verschiedenen trophischen Störungen, welche bei Hinterwurzelerkrankungen und Erkrankungen der grauen Substanz an den verschiedensten Geweben beobachtet worden sind, näher einzugehen. Ich verweise in dieser Beziehung besonders auf die Kapitel, die der Tabes dorsalis, der Syringomyelie und den vasomotorisch-trophischen Neurosen gewidmet sind.

Nur auf den *Herpes zoster* möchte ich hier etwas näher eingehen. Dem Herpes zoster liegt eine Erkrankung des Spinalganglions zugrunde. Die herpetische Eruption umfaßt bekanntlich ganz bestimmte Hautareale, und zwar das dem jeweils erkrankten Spinalganglion entsprechende Dermatom. Die Abb. 63 u. 64 geben die Ausbreitung des Zosterausschlages in 2 Fällen wieder, in Abb. 63

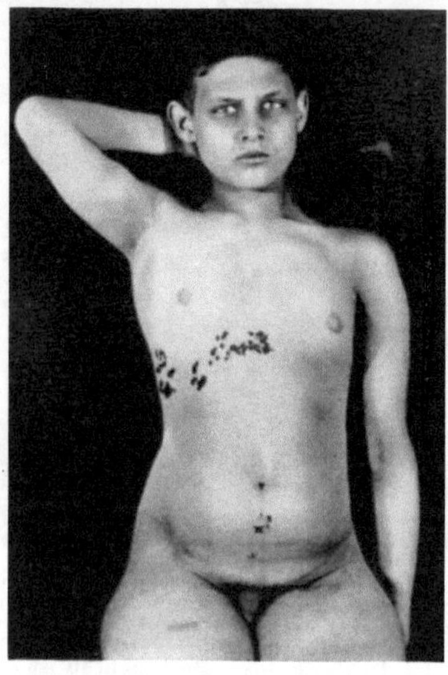

Abb. 63a. Herpes zoster des 7. Thorakaldermatoms.

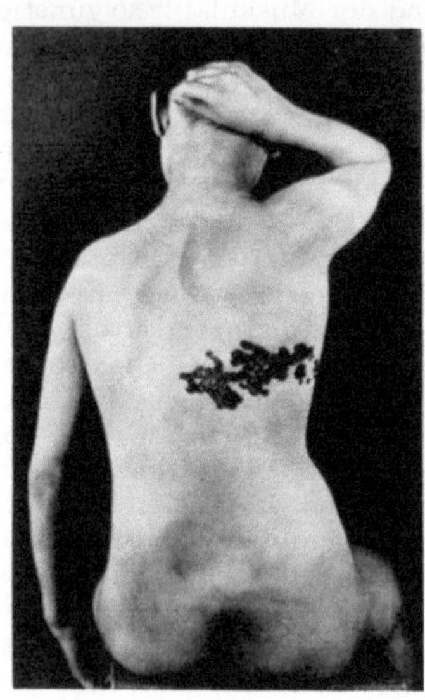

Abb. 63b.

entspricht der Herpesausschlag dem 7. Thorakaldermatom, in Abb. 64 dem 1. Lumbaldermatom. Bekanntlich hat H. HEAD, der eine sehr große Zahl von Zosterfällen gesammelt hat, an der Hand derselben auf Grund der Lage und Ausdehnung der Zostereruption sein bekanntes Dermatomschema konstruiert. Die Herpeszonen decken sich ganz auffallend mit den bei Reizung der hinteren Wurzeln auftretenden Vasodilatationsarealen. Die Kongruenz ist eine derartige, daß man unwillkürlich versucht ist, die Herpeseruption auf eine pathologische Irritation der vasodilatatorischen Fasern des betreffenden Ganglions unmittelbar zurückzuführen, um so mehr, als ich wiederholt in Fällen von Herpes zoster im Anfangsstadium, ehe die eigentliche Eruption auftrat, eine ausgesprochene Vasodilatation in dem Hautbezirke feststellen konnte, welcher auf der Höhe der Erkrankung der Sitz des Ausschlages war. Höchstwahrscheinlich sind aber an dem Zustandekommen der Eruption nicht nur die Vasodilatatoren in engerem Sinne, sondern auch die trophischen parasympathischen Hinterwurzelfasern im Spiele. Von Bedeutung für die Pathogenese des Zoster erscheint mir die Tatsache, daß derselbe wiederholt bei Tabes dorsalis, aber auch bei traumatischen Läsionen des Spinalganglions bzw. der Wurzeln beobachtet worden ist. Daß besondere trophische Fasern in den hinteren Wurzeln enthalten seien, ist ja eine Annahme, welche in der neurologischen Literatur seit CHARCOT nicht mehr verstummt ist, sie ist aber andererseits auch von zahlreichen maßgebenden Autoren immer wieder abgelehnt worden. In neuerer Zeit haben besonders KEN KURÉ und seine Mitarbeiter diese Frage eingehender bearbeitet. SAWATORI hat bei zahlreichen Tabikern, die an verschiedenen trophischen Störungen litten, eine ganz erhebliche Reduktion der dünnkalibrigen markhaltigen Fasern in den hinteren Wurzeln festgestellt, während er dieselbe in Fällen ohne trophische Störungen vermißte. Entsprechend den parasympathischen Hinterwurzelfasern fand er auch deren Ursprungszellen, die Intermediärzellen verändert. KAWAGUCHI hat in Fällen von Syringomyelie mit trophischen Störungen ebenfalls einen erheblichen Ausfall der dünnkalibrigen markhaltigen Hinterwurzelfasern bei völliger Integrität

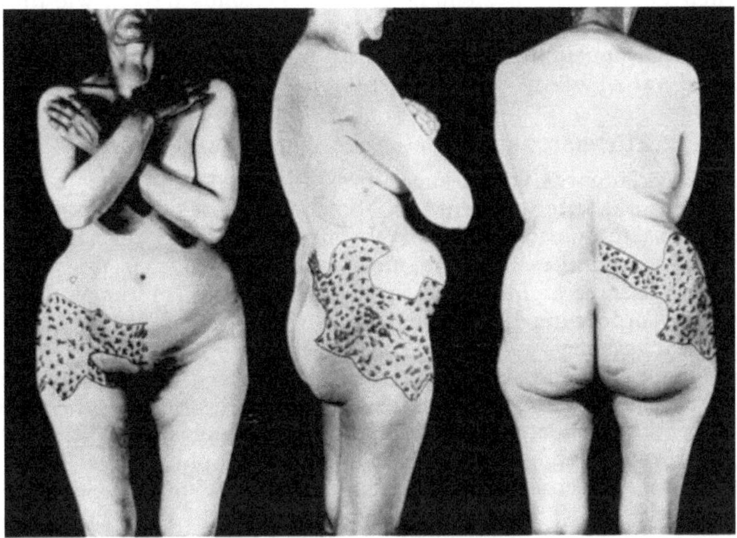

Abb. 64. Herpes zoster des 1. Lumbaldermatoms.

der grobkalibrigen afferenten Fasern festgestellt. WATANABA fand die gleichen Veränderungen in zahlreichen Fällen von Lepra, die mit trophischen Störungen einhergingen, während er in den Fällen ohne solche die dünnkalibrigen Hinterwurzelfasern unversehrt sah.

So bemerkenswert alle diese Befunde auch sind, so darf ihre Beweiskraft doch nicht überschätzt werden. Wie viele der dünnkalibrigen markhaltigen Nervenfasern innerhalb der hinteren Wurzeln wirklich efferente parasympathische Fasern sind, wissen wir bisher nicht. KEN-KURÉ überschätzt deren Zahl zweifellos erheblich. Außerdem beweisen die bei Tabes an den Intermediärzellen gefundenen Veränderungen keineswegs, daß diese die Ursache des Schwundes der efferenten parasympathischen Hinterwurzelfasern sein müsse oder mit einem solchen überhaupt in Beziehung stehen. Denn GAGEL konnte zeigen, daß es nach Hinterwurzeldurchschneidung zu einer transneuronalen Veränderung an allen Zellelementen des Rückenmarkes kommt, mit welchen die afferenten Hinterwurzelfasern eine Synapse eingehen (motorische Vorderhornzelle, große Hinterhornzelle, Zellen der STILLNIG-CLARKschen Säule und Intermediärzellen). Es ist also gegenüber allen den Befunden, welche die Beziehungen der Intermediärzellen und der efferenten Hinterwurzelfasern mit trophischen Störungen betreffen, vorerst noch die größte Reserve am Platze. Trotzdem steckt nach meiner Überzeugung in ihnen ein gesunder und richtiger Kern.

Offenbar stehen in bezug auf die Beeinflussung des trophischen Zustandes und der Regeneration der verschiedenen Gewebe unseres Körpers Sympathicus und Parasympathicus in einem gewissen antagonistischen Verhältnis zu einander. Der Parasympathicus fördert die Vitalität und die Regenerationstendenz der Zelle, der Sympathicus hemmt sie. Es ist kein Zufall, daß ersterer gleichzeitig der gefäßerweiternde, letzterer der gefäßverengernde Nerv ist, ersterer das Blut den Geweben zuführt, letzterer es ihnen vorenthält. Nur aus diesem Antagonismus zwischen dem parasympathischen Lebensnerven und dem sympathischen

Gegenspieler heraus sind meines Erachtens die Resultate der operativen Ausschaltung des Sympathicus beim Ulcus trophicum, bei Wunden und ausgedehnten Gewebsdefekten, die nicht heilen wollen, beim Gewebsschwund, wie er der Sklerodermie, der Atrophia faciei und anderen trophischen Neurosen zugrunde liegt, zu erklären. Zweifellos spielt bei den durch die Sympathicusausschaltung erzielten Resultaten die durch die letztere erzeugte Hyperämie eine gewisse Rolle, aber nicht die einzige und wahrscheinlich nicht einmal die entscheidende Rolle. Denn erstens vermögen andere stärker hyperämisierende Methoden die vor der Operation lange Zeit hindurch konsequent zur Anwendung gekommen sind, keinerlei Einfluß auszuüben, und ferner überdauert der „heilende" Einfluß der Sympathicusausschaltung die durch die Operation erzeugte, oft nur kurzfristige Hyperämie um eine sehr lange Zeit.

Inwieweit die durch die hinteren Wurzeln austretenden efferenten parasympathischen Fasern eine Beziehung zum Muskeltonus haben, wie dies KEN-KURÉ annimmt, entzieht sich dem Nachweis bisher vollkommen. Die nach Hinterwurzeldurchschneidung auftretende Atonie der Muskeln beruht zweifellos in erster Linie auf dem Ausfall der afferenten Fasern.

2. Efferente parasympathische Vorderwurzelfasern.

Aus dem Rückenmarke treten auch durch die vorderen Wurzeln zahlreiche dünnkalibrige, markhaltige Fasern aus. Solche sind in sämtlichen cervicalen, thorakalen, lumbalen und sacralen Wurzeln enthalten. Im Bereich des Thorakal- und oberen Lendenmarkes sind sie morphologisch von den präganglionären sympathischen Fasern nicht zu unterscheiden. Als Ursprungszellen dieser dünnkalibrigen Vorderwurzelfasern sind — von den präganglionären sympathischen Fasern abgesehen — wahrscheinlich die Intermediärzellen anzusehen. Doch steht der exakte Beweis hierfür noch aus. Vorerst können wir auch über die physiologische Bedeutung dieser Fasern nur gewisse Vermutungen äußern. Daß nach Resektion der sympathischen Grenzstrangganglien die Schweißsekretion nicht völlig aufgehoben ist, sondern daß die parasympathische Innervation der Schweißdrüsen fortbesteht, ist bereits früher erörtert worden (S. 52). Der Pilocarpinschweiß ist unter diesen Umständen nicht nur erhalten, sondern er tritt sogar in beschleunigtem Tempo auf. Desgleichen ist die reflektorische Anregung der Schweißdrüsen vom Glossopharyngeus oder Trigeminus her erhöht. Für das Gesicht konnte GUTTMANN nachweisen, daß der parasympathische Schweißnerv der N. facialis ist. GUTTMANN betont ferner, daß eine Reihe von Tatsachen dafür sprechen, daß für den Rumpf und die Extremitäten die *parasympathischen Schweißfasern* durch die *vorderen* cervicalen, thorakalen, lumbalen und sacralen Wurzeln austreten, wie dies bereits von VULPIAN, OTT, ADAMKIEWICZ und LUCHSINGER angenommen worden war, während besonders LANGLEY, SCHILF, BOWING u. a. dies ablehnten. GUTTMANN konnte nun zeigen, daß beim Menschen nach der Exstirpation des gesamten sympathischen Halsgrenzstranges einschließlich des Ganglion stellatum und nach Resektion der hinteren Wurzeln des Armes (C_5—Th_4) die parasympathische Schweißinnervation erhalten ist. Hier bleibt per exclusionem eigentlich nur der Weg über die vorderen Cervicalwurzeln übrig.

Eine andere Tatsache, auf welche GUTTMANN hinweist, ist die, daß es beim Menschen bei Reizung besonders der mittleren und der unteren vorderen Thorakalwurzeln in der Regel zunächst zu einem mehr oder weniger isolierten Schweißausbruch in dem zugeordneten Dermatom kommt und erst bei fortgesetzter Reizung die Schweißsekretion sich auch auf die benachbarten Dermatome erstreckt. GUTTMANN erklärt dies in der Weise, daß zunächst vorzugsweise die in der gereizten Wurzel verlaufenden parasympathischen Schweißfasern erregt werden und infolgedessen der Schweißausbruch sich auf das zugeordnete Dermatom beschränkt, bei fortgesetzter Reizung hingegen sollen dann auch die präganglionären sympathischen Schweißfasern erregt werden und damit erfährt die Sekretion eine entsprechende Ausbreitung. Mir erscheint diese Argumentation nicht besonders überzeugend. Ich möchte aber auf eine andere Tatsache hinweisen, welche für die GUTTMANNsche Annahme, daß sämtliche vorderen Wurzeln des Rückenmarkes parasympathische Schweißfasern enthalten, spricht. Nach Resektion der hinteren und vorderen Cervicalwurzeln C_1—C_4 fanden wir im Pilocarpinversuch eine merkliche Verzögerung und Herabsetzung der Schweißsekretion in dem Dermatomen C_2—C_4, während bei Hitzeeinwirkung oder bei Anwendung sympathischer schweißtreibender Mittel (Aspirin, Fliedertee) keine Verminderung der Sekretion in den genannten Bezirken feststellbar war. Trotz dieser für das Vorhandensein parasympathischer Schweißfasern in den vorderen Wurzeln sprechenden Argumente steht das Experimentum crucis bisher beim Menschen noch aus, der Nachweis, daß tatsächlich bei Reizung vorderer cervicaler oder sacraler Wurzeln in den zugehörigen Dermatomen eine Schweißsekretion eintritt. Ich habe das bisher noch nie feststellen können.

Ken Kuré nimmt die dünnkalibrigen Vorderwurzelfasern für den Muskeltonus in Anspruch. Er nimmt an, daß sie eine der 3 Kategorien der akzessorischen Fasern des quergestreiften Muskels darstellen; er stellt sie den sympathischen und parasympathischen akzessorischen Fasern gegenüber und bezeichnet sie als direkte cerebrospinale akzessorische Faser. Alle 3 Kategorien sollen den Muskeltonus vermitteln. Vorerst fehlt aber für diese Theorie noch die erforderliche Stütze.

Kuré nimmt an, daß die dünnkalibrigen Vorderwurzelfasern die Fortsetzung der rubrospinalen Bahn darstellen und den sog. cerebrospinalen Muskeltonus vermitteln, als dessen Prototyp Ken Kuré die Enthirnungsstarre und die extrapyramidale Starre beim Parkinsonismus ansieht. Ich kann hier nicht in eine Diskussion der sehr komplizierten Ken Kuréschen Lehre vom sympathischen, parasympathischen und cerebrospinalen Muskeltonus eingehen. Ich möchte nur soviel sagen, daß es gänzlich unbewiesen ist, daß die dem Rigor des Parkinsonismus und der Muskelstarre bei der decerebrate Rigidity zugrunde liegenden Innervationsimpulse den Muskeln nicht durch die motorischen Vorderhornzellen und motorischen Vorderwurzelfasern, sondern durch die aus Intermediärzellen entspringenden dünnkalibrigen markhaltigen Vorderwurzelfasern übermittelt werden.

Im ersten Abschnitt dieses Kapitels habe ich bei der Besprechung der bei Vorderhornzellerkrankungen auftretenden fibrillären Muskelzuckungen darauf hingewiesen, daß diese möglicherweise der Ausdruck der Tätigkeit der Intermediärzellen sind. In 2 Fällen von weit fortgeschrittener amyotrophischer Lateralsklerose, in denen die völlig gelähmten und hochgradig atrophischen Muskeln Sitz lebhafter fibrillärer Muskelzuckungen waren, wurde bei der Untersuchung des Rückenmarkes ein völliger Schwund der großen motorischen Vorderhornzellen festgestellt, die Intermediärzellen hingegen erwiesen sich durchweg als intakt. In den vorderen Wurzeln fehlten alle grobkalibrigen Fasern, die dünnkalibrigen markhaltigen Fasern waren erhalten.

B. Die im Rückenmark absteigenden supranuclearen efferenten Bahnen.

I. Überblick über die supranuclearen Bahnen.

Die im vorigen Kapitel aufgeführten efferenten Elemente des Rückenmarks, die motorischen Vorderhornzellen, die sympathische Seitenhornkette, der Nucleus intermedio-lateralis sacralis und das System der Intermediärzellen, aus denen wahrscheinlich die efferenten Hinterwurzelfasern und die dünnkalibrigen, markhaltigen parasympathischen Vorderwurzelfasern entspringen, erhalten die Anregung zu ihrer Tätigkeit auf zweifachem Wege, erstens von supraspinalen Stationen des Zentralnervensystems und zweitens durch afferente, dem Rückenmark von der Peripherie her zugehende Erregungen.

Dem Rückenmarksgrau gehen sowohl vom Cortex cerebri wie von zahlreichen supra-spinalen-subcorticalen Stationen efferente Bahnen zu. Die wichtigste Bahn, welche im Cortex cerebri entspringt und *ohne Unterbrechung* durch das Marklager der Hemisphären, die innere Kapsel und den Hirnstamm hindurch, bis zur grauen Substanz des Rückenmarks herabzieht, ist die *Pyramidenbahn*. Die wichtigsten bisher bekannten, von supraspinalen-subcorticalen Stationen des Zentralnervensystems zum Rückenmark absteigenden Bahnen, die ich in ihrer Gesamtheit im Gegensatz zur Pyramidenbahn als *extrapyramidale* Bahnen bezeichne, sind die deiterospinale Bahn, die reticulospinale Bahn, die tectospinale Bahn, die rubrospinale Bahn und der Tractus Darkschewitschi. Mit diesen Bahnen ist die Zahl der von übergeordneten Stationen des Zentralnervensystems zum Rückenmark absteigenden Bahnen sicher nicht erschöpft. Wahrscheinlich entspringen auch aus der Substantia nigra Bahnen, welche dem Rückenmark efferente Impulse übermitteln; es ist aber fraglich, ob dieselben ohne Unterbrechung zum Rückenmarksgrau herabziehen oder ob sie nicht vorher im Hirnstamm eine Unterbrechung erfahren. Übrigens gilt dasselbe, wenigstens beim Menschen, auch für die reticulospinale, tectospinale und rubrospinale Bahn. Wir konnten bisher in allen daraufhin untersuchten Fällen von totaler Rückenmarksdurchtrennung oder Durchtrennung einzelner Stränge eine retrograde Zellveränderung nur im Deiterschen Kern nachweisen, aber weder an irgendwelchen Zellen der Substantia reticularis, des vorderen Vierhügels, des roten Kerns oder der Substantia nigra, so daß wir es für wahrscheinlich halten, daß alle diese extrapyramidalen Bahnen — mit Ausnahme der deiterospinalen Bahn — eine Unterbrechung in der Brücke oder Oblongata oder im obersten Halsmark erfahren. Es ist hier nicht der Ort, diese noch strittigen Fragen näher zu erörtern. Ich verweise diesbezüglich auf den Abschnitt über die Anatomie des Rückenmarkes. Nur möchte ich an dieser Stelle betonen, daß die Mehrzahl der genannten extrapyramidalen subcortico-medullären Leitungsbahnen Glieder von cortico-subcortico-medullären Neuronenverbänden darstellen, daß sie die Impulse, die vom *Cortex* ausgehen und von diesem zunächst bestimmten subcorticalen Zentren zugeleitet werden, an die graue Substanz des Rückenmarkes weitergeben (vgl. Abb. 65). Sie sind die letzten Glieder der komplexen extrapyramidalen cortico-subcortico-medullären Systeme.

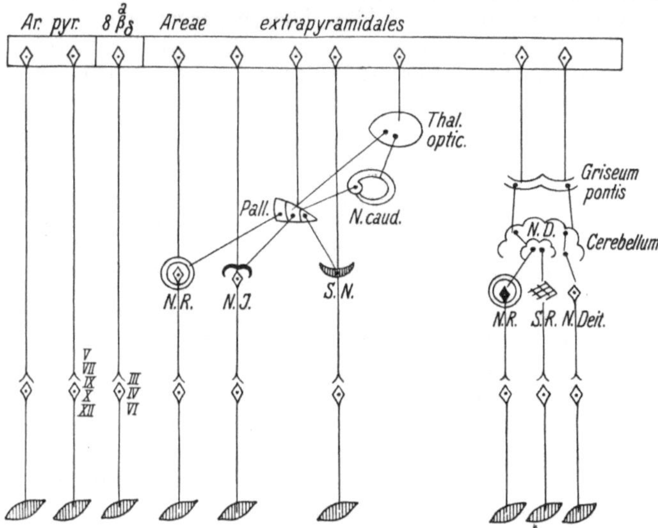

Abb. 65. Schema der cortico-spinalen und cortico-subcortico-spinalen Leitungsbahnen.

Die *Pyramidenbahn* hat ihren Ursprung innerhalb des Cortex cerebri in der sog. Area giganto-pyramidalis astriata. Im Rückenmark angelangt, verläuft sie bekanntlich teils im Hinterseitenstrang, teils im Vorderstrang (Abb. 66a—e). Die Pyramidenseitenstrangbahn enthält vorzugsweise gekreuzte, sicher aber auch, wie Dejerine nachgewiesen hat, ungekreuzte Fasern, die Pyramidenvorderstrangbahn enthält wohl nur homolaterale Fasern. Es ist aber noch nicht erwiesen, ob nicht ein Teil derselben innerhalb des Rückenmarks durch die vordere Commissur in die gegenüberliegende Rückenmarkshälfte herüberkreuzt. Die Pyramidenbahn zieht durch die gesamte Länge des Rückenmarks bis ins unterste Sacralmark herab. Dabei erfolgt eine fortwährende Faserabgabe an die graue Substanz, so daß eine sukzessive Verkleinerung des Pyramidenbahnareals in orocaudaler Richtung eintritt. An welchen Zellen der grauen

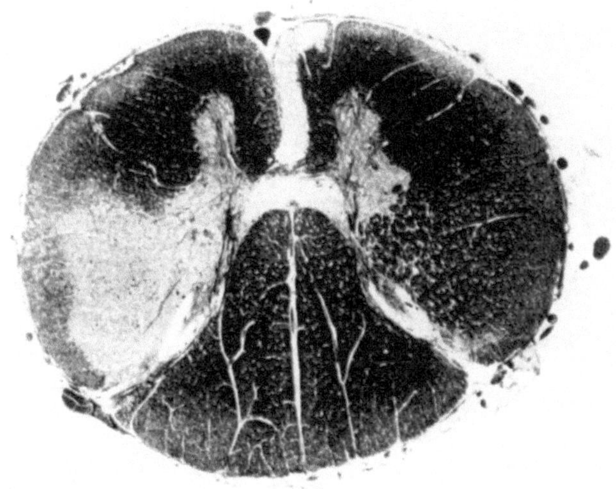

Abb. 66a.

Abb. 66a—c. Absteigende Degeneration der Pyramidenseitenstrang- und Pyramidenvorderstrangbahn. Zu beachten ist die wechselnde Stärke der Pyramidenvorderstrangbahn in den verschiedenen Rückenmarkshöhen.

Substanz die Pyramidenbahnfasern ihr Ende finden, ist noch nicht endgültig entschieden. Es kann kein Zweifel darüber bestehen, daß die Pyramidenbahn

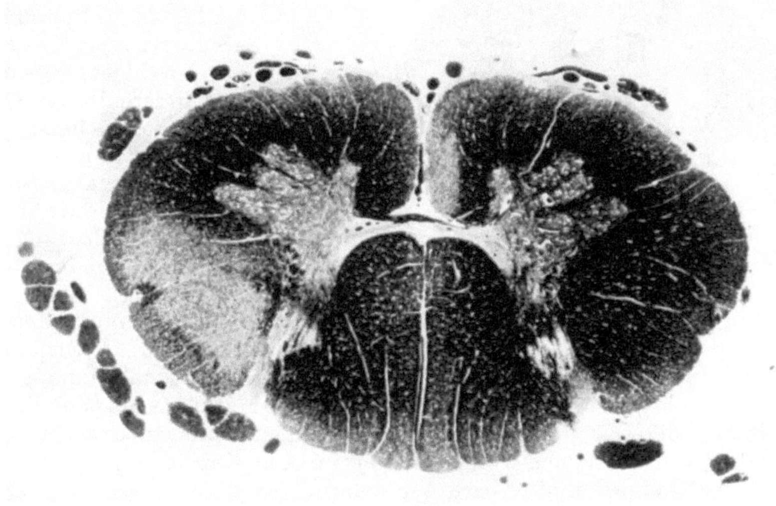

Abb. 66b.

ihre Impulse den motorischen Vorderhornzellen übermittelt. Nur ist dabei fraglich, ob ihre Fasern direkt an diesen letzteren enden, oder ob noch ein sog. Schaltneuron interkaliert ist. Nach den neuesten Untersuchungen von Hoff und von Gagel dürfte beides der Fall sein.

Innerhalb des medullären Pyramidenbahnareals besteht eine weitgehende somatotopische Gliederung. Die zu den caudalsten Rückenmarkssegmenten des Markes herabziehenden Fasern liegen am weitesten exzentrisch, die zu den oraleren Segmenten ziehenden Fasern liegen innen (Abb. 67). Im Halsmark liegen die zum Lumbosacralmark absteigenden Fasern, die der Innervation des Beines dienen, außen die zur Cervicalanschwellung ziehenden Fasern, die dem Arme vorstehen, innen; zwischen dem Bein und Armareal liegt das Rumpfareal. Wir werden später eingehend auf diese somatotopische Gliederung des Pyramidenbahnareals innerhalb des Rückenmarks zurückkommen. Die Erfahrungen sprechen dafür, daß die motorische Vorderhornkernsäule jedes einzelnen quergestreiften Muskels ihre besonderen Pyramidenbahnfasern erhält, die die Impulse vom Cortex an sie herantragen, und daß die jedem einzelnen quergestreiften Muskel zugeordneten Pyramidenbahnfasern auch eine mehr oder weniger distinkte Lage innerhalb des Querschnittes einnehmen.

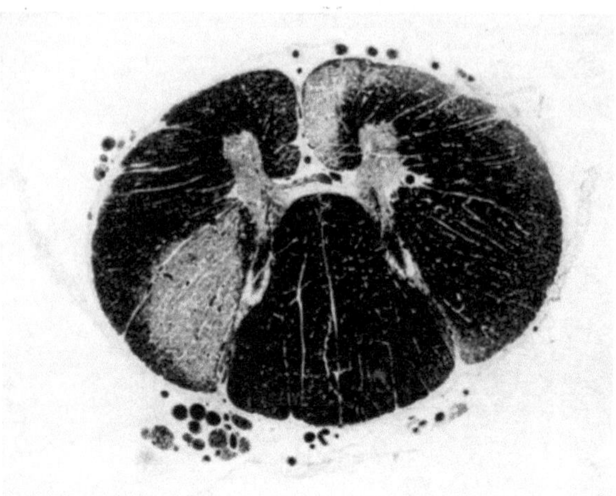

Abb. 66c. Th_3

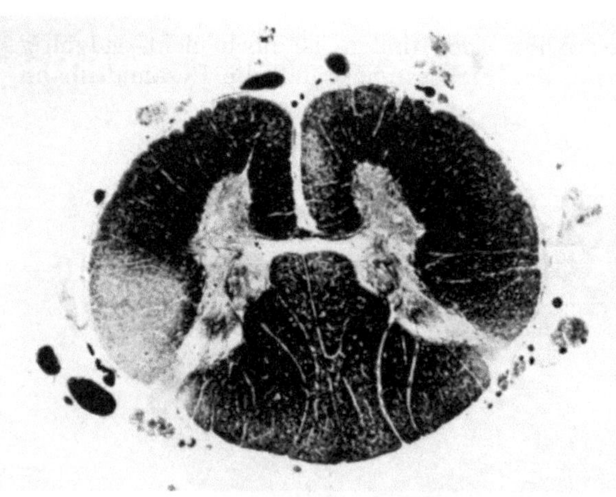

Abb. 66d. L_1

Die extrapyramidalen subcorticospinalen Bahnen verlaufen im Vorderstrang, im Vorderseitenstrang, teilweise aber auch im Hinterseitenstrang. Wenn man die Ausdehnung der absteigenden Degeneration nach Totaltrennung des Markes (Abb. 68 u. 69) mit der Ausdehnung der Degeneration, welche der ausschließlichen Unterbrechung der Pyramidenbahn bei einem Herde in der inneren Kapsel folgt, vergleicht, so gewinnt man eine unmittelbare Vorstellung von der Lage der extrapyramidalen Bahnen innerhalb des Markquerschnittes in ihrer Gesamtheit, Abb. 70 zeigt die absteigende Degeneration nach Vorder-Vorderseitenstrangdurchschneidung. Ich gehe auf die Frage, welche spezielle Lage die einzelnen Bahnen, die tectospinale Bahn, die reticulospinale, die deiterospinale und die rubrospinale Bahn innerhalb des Markquerschnittes einnehmen, hier nicht ein.

Im Hinterstrang verlaufen, soweit unsere Kenntnisse reichen, keine Bahnen, welche in subcorticalen Stationen des Zentralnervensystems entspringen. Wohl aber enthalten dieselben, abgesehen von den absteigenden Hinterwurzelfasern auch absteigende Bahnen, die ihren Ursprung im Rückenmark selbst haben. Diese sog. Strangfasern liegen teils in der cornu-commissuralen Zone, teils im HOCHEschen Randfelde, teils in denselben Hinterstrangfeldern, welche die absteigenden Hinterwurzelfasern enthalten (SCHULTZEsches Komma, Centrum ovale von FLECHSIG und PHILIPPE, GOMBAULTsches Dreieck). Wenn auch alle diese in den Hintersträngen absteigenden Bahnen in der Hauptsache sicher im Dienste der spinalen Reflextätigkeit stehen, so ist es doch nicht ausgeschlossen, daß ein Teil der absteigenden Strangfasern, besonders die aus dem obersten Halsmark stammenden, der grauen Substanz

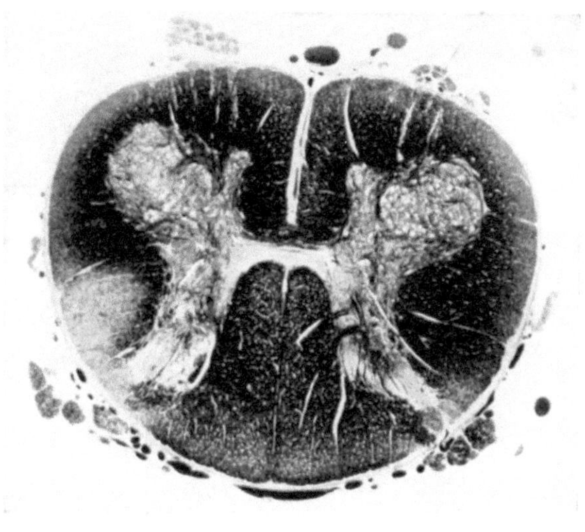

Abb. 66e. L_4

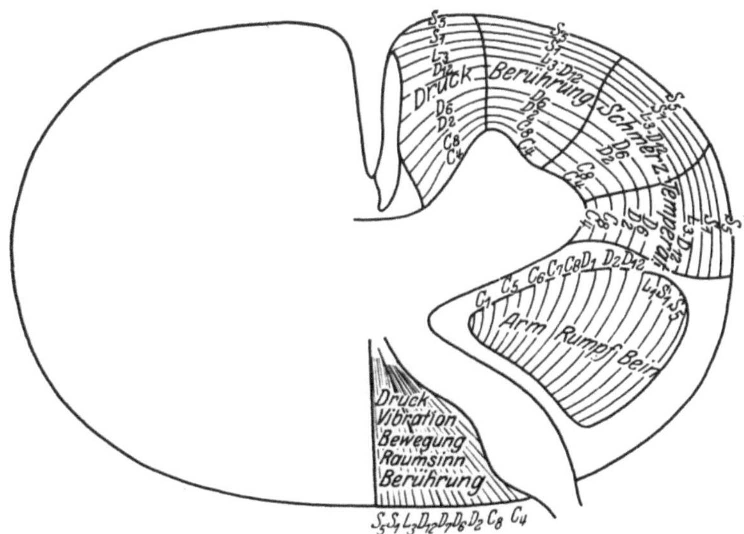

Abb. 67. Schematische Darstellung der segmentalen Gliederung der Pyramidenbahn, der Vorderseitenstrangbahn und der Hinterstränge.

tieferer Rückenmarkssegmente Impulse übermitteln, welche das oberste Halsmark seinerseits von subcorticalen Stationen des Zentralnervensystems her empfangen hat, daß sie also auch den efferenten supranuclearen Leitungsbahnen zuzurechnen sind. Ähnliche Erwägungen mögen auch für Strangfasern gelten, welche in anderen Arealen im Hinterseitenstrang, im Vorderseitenstrang oder im Vorderstrang absteigen. Wir bezeichnen diese durch endogene,

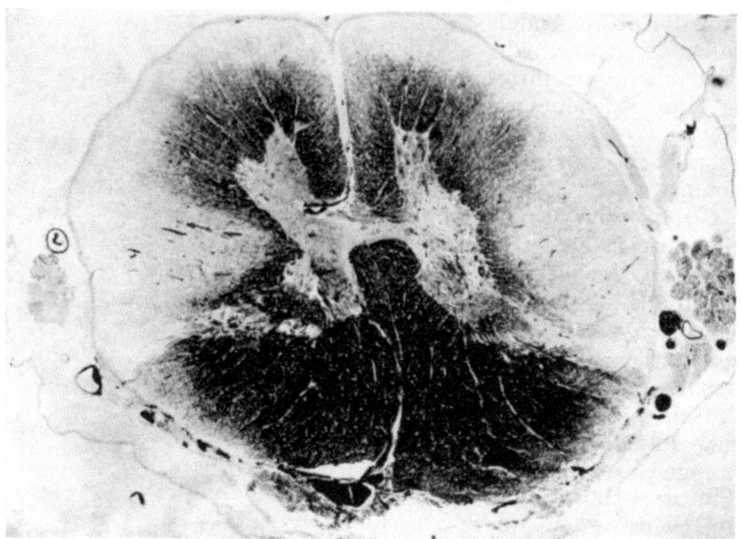

Abb. 68. Absteigende Degeneration im Rückenmark nach Totaltrennung desselben.

d. h. im Rückenmark selbst entspringende Fasern vermittelte Impulsbeförderung, bei welcher zum Teil zahlreiche aneinandergereihte Neurone

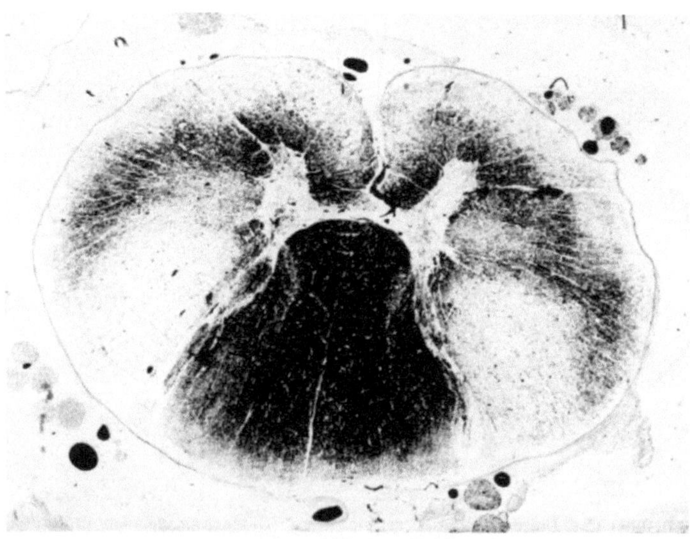

Abb. 69. Absteigende Degeneration im Rückenmark nach Totaltrennung des Markes.

von kürzerer oder längerer Reichweite den Impuls weitergeben, als spinale *Kettenleitung*.

Die von den supraspinalen subcorticalen Zentren zum Rückenmarksgrau absteigenden Bahnen treten teils mit den motorischen Vorderhornzellen, teils mit den vegetativen Kernen, der sympathischen Seitenhornkette, dem Kerne des sacralautonomen Systems und dem System der Intermediärzellen in Kontakt.

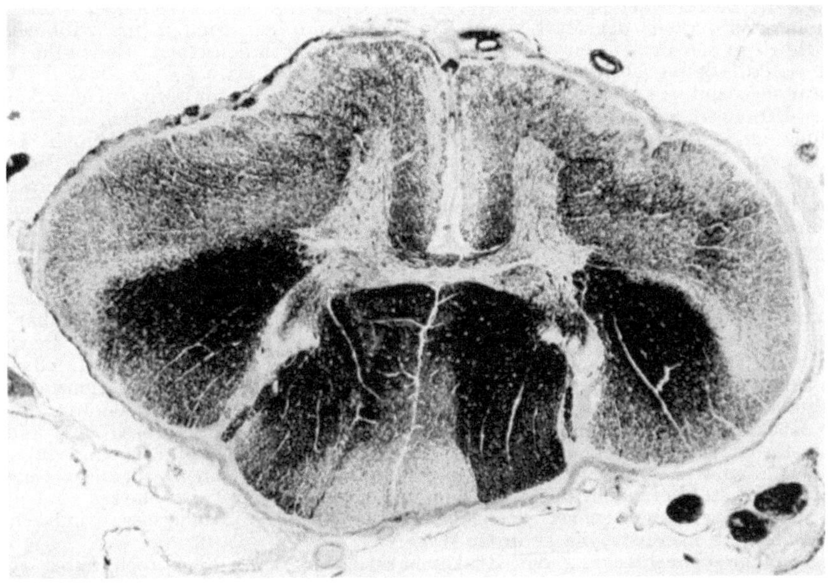

Abb. 70. Absteigende Degeneration im Vorderstrang und Vorderseitenstrang nach Vorder-Vorderseitenstrangdurchschneidung bei Tabes dorsalis.

II. Das totale Transversalsyndrom.

1. Allgemeine Charakteristik.

Wir beginnen mit der Besprechung der *totalen Unterbrechung aller* vom Cortex cerebri und den supraspinalen Stationen des Zentralnervensystems zum Rückenmark absteigenden Bahnen, mit der *Totaltrennung des Markes*.

Wir müssen uns zunächst kurz Rechenschaft darüber ablegen, was unter einer Totaltrennung des Markes zu verstehen ist. Da wo das Rückenmark einschließlich seiner Hülle, der Pia mater, eine völlige Unterbrechung seiner Kontinuität erfahren hat, wie es bei Rückenmarksdurchschüssen, bei Durchquetschung des Markes durch Luxationsfrakturen der Wirbelsäule oder bei völliger Durchschneidung des Markes bei Stichverletzungen der Fall ist, sprechen wir von *Totaltrennung des Markes* in *anatomischem Sinne.* Diese stellt allemal eine völlig irreparable Läsion dar. Eine totale Leitungsunterbrechung in anatomischem Sinne besteht aber auch da, wo durch eine traumatische oder andere Noxe sämtliche Nervenfasern des Rückenmarksquerschnittes einer völligen Nekrose verfallen sind, während die Hülle des Markes und zum mehr oder weniger beträchtlichen Teile auch die Stützsubstanz erhalten bleibt, so daß, makroskopisch betrachtet, die Kontinuität erhalten ist, die mikroskopische Untersuchung aber lehrt, daß Markscheiden und Achsenzylinder sämtlich völlig zugrunde gegangen sind.

Die Frage, ob in derartigen Fällen, in denen zwar alles nervöse Gewebe des Markquerschnittes zugrunde gegangen ist, die Stützsubstanz aber erhalten geblieben ist, und ihre Anordnung bewahrt hat, eine Wiederherstellung der nervösen Leitung möglich ist, hängt mit der Frage der Regenerationsfähigkeit der medullären Bahnen zusammen. Eine praktisch in die Waagschale fallende Wiederherstellung der nervösen Leitung wird auch in solchen Fällen von fast allen Autoren negiert. Ich habe aber bereits an anderer Stelle darauf hingewiesen, daß unter bestimmten besonders günstigen Umständen doch eine Wiederherstellung der Leitung durch Regeneration möglich erscheint. Ich habe einen Fall von extramedullärem Tumor im Bereiche des mittleren Brustmarkes operiert, der jahrelang infolge einer totalen Lähmung der Beine bettlägerig gewesen war und alle Symptome der totalen

Leitungsunterbrechung des Markes bot. Bei der Operation erwies sich das Mark durch den großen, harten Tumor zu einem platten, dünnen Strang zusammengedrückt. Ein erfahrener Neurochirurg, der der Operation beiwohnte, sagte, als er die Beschaffenheit des Markes sah: „Das wird nie wieder!". Der postoperative Verlauf schien ihm recht zu geben. Über ein Jahr blieb der Zustand der Kranken unverändert. Dann aber stellten sich doch allmählich Zeichen der Wiederkehr der Markleitung ein; es zeigten sich Spuren von willkürlicher Beweglichkeit in den Beinen und von Empfindungsfähigkeit in denselben. Ganz allmählich besserte sich die Beweglichkeit der Beine mehr und mehr und etwa 4 Jahre nach der Operation war sie so gut wie normal; desgleichen die Sensibilität, von gewissen, auf eine Schädigung der Hinterstränge zu beziehenden sensiblen Störungen abgesehen. Daß die Wiederherstellung der Leitung hier auf einer Regeneration beruht, ist sehr wahrscheinlich. Dafür spricht der sehr späte Beginn der Restitution und die sehr langsam in orocaudaler Richtung fortschreitende, über Jahre ausgedehnte, aber ständig zunehmende Entwicklung derselben. Offenbar konnte es zu einem erfolgreichen und zielsicheren Auswachsen und Weiterwachsen der efferenten und afferenten Neuriten hier deshalb kommen, weil durch die jahrelang vorangegangene und schleichend fortschreitende Kompression zwar alles Nervengewebe an Ort und Stelle zugrunde gegangen war, aber das gliöse Zwischengewebe — die SCHWANNschen Zellen der zentralen Nervenfasern — erhalten geblieben waren und ihre normale Anordnung bewahrt hatten. Das longitudinal angeordnete Stützgewebe hat offenbar den von oral und distal her aussprossenden Neuriten als Wachstumsbahn gedient. Bewiesen ist dies nicht. Ich habe aber mehrere ganz analoge Fälle beobachtet und meine, daß sie zu denken geben müssen und dazu anregen sollten, die Frage nach der Regenerationsfähigkeit der medullären Bahnen erneut zu prüfen. Bei der totalen Kontinuitätstrennung des gesamten Rückenmarkes in grobanatomischem Sinne liegen die Verhältnisse ganz anders; da ist auch der gliöse Verband zwischen beiden Teilen des Markes völlig unterbrochen, durch das Trauma haben an beiden Stümpfen in den Trümmerzonen erhebliche Gewebsverschiebungen stattgefunden, der orale und der caudale Stumpf des Markes sind durch mesodermale Gewebswucherungen verschlossen. Durch solche Hindernisse hindurch erzwingt sich keine medulläre Faser ihren Weg.

Eine völlige Unterbrechung der Rückenmarksleitung kann aber auch durch solche Prozesse verursacht werden, welche kein völliges Zugrundegehen der medullären Bahnen, sondern nur solche strukturelle Veränderung derselben herbeiführen, welche an sich reversibel sind und mit deren Rückbildung sich auch die Funktion der Leitfähigkeit der medullären Bahnen wiederherstellt. Man bezeichnet eine derartige Unterbrechung der Rückenmarksleitung in der Regel als *Totaltrennung im physiologischen Sinne.* Derartige Totaltrennungen des Markes in funktionellem Sinne sind weit häufiger als Marktrennungen in anatomischem Sinne. Das wohl eindrucksvollste Beispiel einer völligen Leitungsunterbrechung in rein funktionellem Sinne bilden die während des Krieges so zahlreich beobachteten Fälle von echter Commotio spinalis, Fälle, in denen durch ein die Wirbelsäule streifendes oder durchsetzendes Geschoß eine totale Leitungsunterbrechung des Markes mit allen für dieselbe charakteristischen Symptomen herbeigeführt wird, in denen aber nach auffallend kurzer Zeit, nach Tagen oder wenigen Wochen, eine völlige Restitutio ad integrum erfolgt. Hierher gehört auch die jedem Neurochirurgen geläufige Erfahrung, daß unmittelbar nach operativen Eingriffen, welche wegen eines komprimierenden Prozesses unternommen werden, gelegentlich infolge unsanfter Behandlung des Markes zunächst alle Zeichen der totalen Leitungsunterbrechung bestehen, sich dann aber schon nach Stunden oder Tagen wieder zurückbilden.

Je tiefgreifendere Veränderung der die Rückenmarksleitung treffende Krankheitsprozeß an den medullären Bahnen hervorgerufen hat, um so länger läßt naturgemäß auch die Wiederkehr der Leitfähigkeit derselben auf sich warten, nachdem die Schädlichkeit sich spontan zurückgebildet hat oder durch Kunsthilfe beseitigt worden ist. Die Restitutionsfähigkeit der Markleitung ist aber erstaunlich groß. Daß nach jahrelanger Kompression des Markes durch einen extramedullären Tumor oder andere komprimierende Prozesse nach der Beseitigung der Noxe sehr oft alle Symptome der Leitungsunterbrechung des Markes erstaunlich schnell verschwinden können, ist ebenfalls eine jedem Neurochirurgen geläufige Erfahrung. Die geradezu erstaunliche Reparabilität zahlreicher traumatisch bedingter totaler Leitungsunterbrechungen des Markes, die selbst noch nach langer Zeit, nach Monaten und nach Jahresfrist zu einer weitgehenden Besserung, ja zu einer Restitutio ad integrum führen kann, hat uns der Weltkrieg an zahlreichen Beispielen vor Augen geführt. Das ist von zahlreichen Autoren, besonders von FINKELNBURG, MARBURG und RANZI, MANN, CASSIRER, MAUSS, CLAUDE, G. HOLMES, O. FOERSTER u. a. betont worden. Ich verweise in dieser Beziehung auf die von mir im Ergänzungsband des Handbuches der Neurologie Bd. 2, den traumatischen Schädigungen des Rückenmarkes gewidmeten Ausführungen. Die weitgehende Reparabilität der traumatisch bedingten totalen Leitungsunterbrechungen des Markes muß besonders mit Rücksicht auf gegenteilige Meinungsäußerungen DEJERINES und LEWANDOWSKIS hervorgehoben werden.

Welcher Prozeß auch immer der akuten Unterbrechung der Rückenmarksleitung zugrunde liegen mag, ob eine totale Kontinuitätstrennung in anatomischem Sinne, ob eine völlige Vernichtung der medullären Nervenbahnen bei äußerlich erhaltener Kontinuität des Markes, ob eine bei entsprechender mikroskopischer Untersuchung zwar erkennbare, aber an sich reversible, strukturelle Veränderung der medullären Bahnen, ob schließlich die auch histologisch nicht mehr erkennbare oder wenn schon wirklich, dann nur höchst geringfügige strukturelle Alteration derselben, welche der Commotio spinalis s. str. zugrunde liegt, in jedem Falle ist das klinische Symptomenbild zunächst genau das gleiche. Der Unterschied zwischen allen diesen anatomisch so unterschiedlichen, in der funktionellen Auswirkung aber völlig übereinstimmenden Prozessen liegt einzig und allein in dem Verlauf, den das Transversalsyndrom nimmt. In dem einen Fall bleibt es als solches dauernd bestehen, im anderen Falle wandelt es sich in das Symptomenbild der partiellen Markunterbrechung, im 3. Falle schwinden alle Zeichen der Leitungsbehinderung früher oder später restlos.

Wenn die Rückenmarksleitung in einer bestimmten Höhe total unterbrochen ist, so ist jede *Zuleitung* von Impulsen, vom *Cortex cerebri* und von den *supraspinalen-subcorticalen Zentren* zu den infraläsionellen Marksegmenten *aufgehoben*. Eine paramedulläre Übermittlung von Impulsen durch den Grenzstrang des Sympathicus in orocaudaler Richtung ist bisher beim Menschen niemals festgestellt, während die paramedulläre sympathische Grenzstrangkette, wie wir später sehen werden, gelegentlich sehr wohl in caudo-oraler Richtung afferente Impulse zu leiten vermag. Die paramedulläre sympathische Grenzstrangkette ist beim Menschen eine Einbahnstraße, die dem Verkehr von unten nach oben offensteht, aber für den Verkehr von oben nach unten gesperrt ist.

Die bei der Rückenmarksunterbrechung vorhandene totale Sperre für alle vom Cortex cerebri und von den subcorticalen Zentren dem Rückenmark zugeleiteten Impulse betrifft alle efferenten Elemente des Rückenmarkes, die motorischen Vorderhornzellen, die sympathische Seitenhornkette, den Nucleus intermedio lateralis sacralis und das System der Intermediärzellen. Andererseits bleiben bei der Totaltrennung des Markes, sofern keine besonderen komplizierenden Faktoren vorliegen, die infraläsionellen Körpermetameren mit dem Rückenmarke in ungestörter afferenter und efferenter Verbindung; es ist also zu erwarten, daß die reflektorische durch die spinalen Reflexmechanismen vermittelte Tätigkeit der infraläsionellen Erfolgsorgane erhalten bleibt. Die Erfahrung lehrt aber, daß nach der akuten Totaltrennung des Markes zunächst auch die *reflektorische Erregbarkeit* der infraläsionellen Erfolgsorgane von ganz vereinzelten Ausnahmen abgesehen, *aufgehoben* ist. Die Erkenntnis der Tatsache, daß beim Menschen nach der Marktrennung zunächst auch die reflektorische Tätigkeit der infraläsionellen Marksegmente fehlt, verdanken wir BASTIAN.

Diese beim Menschen der Marktrennung folgende initiale Areflexie steht im Einklang mit den Ergebnissen des Tierexperimentes. Auch beim Kaninchen, beim Hund, bei der Katze und beim Affen besteht zunächst nach der Rückenmarksdurchschneidung Areflexie, während sie beim Kaltblüter, dem Frosch, vermißt wird. Man hat zur Erklärung dieser initialen Areflexie vielfach den Begriff des sog. *Shocks* herangezogen, wobei man annimmt, daß durch die Marktrennung, selbst wenn sie noch so behutsam vorgenommen wird, doch allemal eine direkte traumatische Einwirkung auf den abgetrennten Rückenmarksteil ausgeübt würde. In der überwiegenden Mehrzahl der Fälle von Totaltrennung des menschlichen Rückenmarkes in grobanatomischem Sinne kommt diese durch Traumen von beträchtlicher Gewalt zustande, und dabei ist zweifellos die Reichweite des schädigenden Einflusses der traumatischen Gewalt allemal eine beträchtliche. Es kann kaum ein Zweifel darüber bestehen, daß in sehr vielen Fällen von Quertrennung des Markes eine mehr oder weniger tiefgreifende Mitschädigung der infraläsionellen Marksegmente vorliegt und daß diese zum Teil für die initiale Areflexie verantwortlich zu machen ist. Nun besteht aber dieselbe initiale Areflexie auch da, wo eine unmittelbare nachhaltige Schädigung der infraläsionellen Marksegmente durch die traumatische Gewalt nicht in Frage kommt, z. B. bei den Stichverletzungen, bei denen das Rückenmark in seiner ganzen Breite durchtrennt wird. Es kann also die primäre traumatische Mitschädigung der infraläsionellen Marksegmente nicht allein für die initiale Areflexie verantwortlich gemacht werden. Ein weiterer Gesichtspunkt, der für die Erklärung der initialen Areflexie heranzuziehen ist, ist der, daß bei jeder Totaltrennung des Markes, wenigstens allemal dann, wenn es sich um eine wirkliche Trennung in grobanatomischem Sinne handelt, die Arteria spinalis anterior und posterior mitdurchtrennt und dadurch die infraläsionellen Marksegmente eines Teiles ihrer Blutzufuhr beraubt werden; die letzteren sind fortan allein auf die Versorgung durch die Wurzelarterien angewiesen und es kommt darauf an, ob diese reichlich genug ausgebildet ist, um eine unbehinderte Leistungsfähigkeit der infraläsionellen Marksegmente zu gewährleisten. Es bestehen in dieser Beziehung beim Menschen zweifelsohne nicht unbeträchtliche individuelle Variationen. Bei manchen Individuen sind speziell die lumbo-sacralen Wurzelarterien sehr stark entwickelt und völlig imstande, die Blutversorgung des Lumbosacralmarkes allein zu bestreiten. Eine besondere Stärke haben in der Regel je eine Arteria radicularis principalis lumbalis und eine Arteria radicularis principalis sacralis. Die erstere tritt mit einer der oberen Lendenwurzeln, zumeist mit der 1. Lumbalis, die letztere mit der 1. oder 2. Sacralwurzel in das Mark ein. In anderen Fällen sind diese Wurzelarterien nur schmächtig und reichen allein nicht für eine genügende Blutversorgung des Lumbosacralmarks aus, dieses ist vielmehr auf die Blutzufuhr von oben her durch die absteigenden Arteriae spinalis anterior et posterior angewiesen und nimmt beim Ausfall dieser Zufuhr schweren und nachhaltigen Schaden.

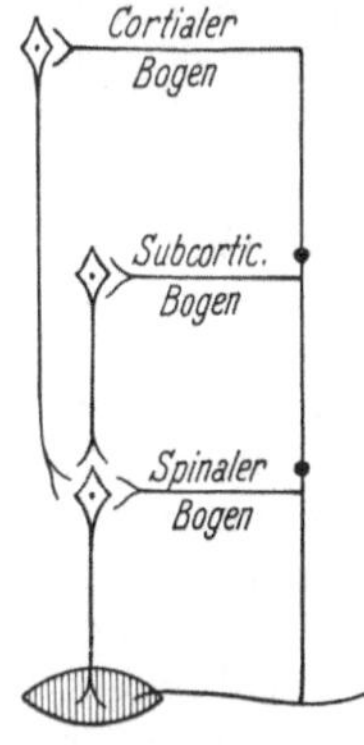

Abb. 71. Schema der übereinandergeschalteten spinalen, supraspinalen-subcorticalen und corticalen Reflexbögen (Reflexarbeitsverband).

Außer diesen beiden Ursachen (der primären Mitbeschädigung der infraläsionellen Marksegmente durch die traumatische Gewalt und der partiellen Blutsperre, die über sie verhängt ist) kommt aber für die initiale Areflexie vor allem eine dritte Ursache in Betracht, das ist die plötzliche Sejunktion des infraläsionellen Markabschnittes von den übrigen Stationen des Zentralnervensystems. Normaliter sind die einzelnen Stationen des Zentralnervensystems nicht unabhängig voneinander tätig, sondern mehr oder weniger alle Abschnitte des Zentralnervensystems bilden eine große Arbeitsgemeinschaft miteinander. Scheidet ein Glied plötzlich aus dieser Arbeitsgemeinschaft aus, so wird der gesamte Verband trotz der anatomischen Integrität der anderen Glieder zunächst völlig leistungsunfähig. Auch bei dem Zustandekommen der Reflexe wirken normaliter der spinale Reflexbogen, die verschiedenen supraspinalen subcorticalen Stationen und der Cortex cerebri innig zusammen (Abb. 71). Schon das plötzliche Ausscheiden des corticalen Partners aus der Reflexarbeitsgemeinschaft macht die letztere zunächst völlig leistungsunfähig, nach der Excision des corticalen motorischen Beinzentrums besteht nicht nur eine Aufhebung der willkürlichen Beweglichkeit des Beines, sondern es fehlen auch die Sehnenphänomene und der Dehnungsreflex der Beinmuskeln für mehrere Tage völlig. Nach der Exstirpation einer Kleinhirnhälfte fand ich eine etwa 14 Tage lang anhaltende totale Lähmung und Areflexie der homolateralen Körperhälfte. Vollends wird die Reflexarbeitsgemeinschaft, welche die einzelnen Stationen des Zentralnervensystems miteinander bilden, für längere Zeit völlig außer Kurs gesetzt, wenn die gesamte Großhirnrinde und alle subcorticalen Stationen plötzlich aus der Arbeitsgemeinschaft ausscheiden und der spinale Reflexbogen ganz allein auf sich angewiesen ist, wie es bei der akuten Marktrennung der Fall ist. Die Reflexe fehlen alsdann für längere Zeit.

Ich gehe hier nicht näher darauf ein, wie wir uns das Zusammenwirken der einzelnen Stationen des Zentralnervensystems bei dem Zustandekommen der Reflexe vorzustellen haben (vgl. Kap. C). Am ungezwungensten erscheint mir die Annahme, daß die graue

Substanz des Rückenmarkes ständig gewisse Erregungen von den übergeordneten Stationen des Zentralnervensystems her erhält, durch welche ihre Reizschwelle auf einer bestimmten Höhe erhalten wird, ein bestimmter Ladungszustand der grauen Rückenmarkssubstanz unterhalten wird. Fällt dieser *bahnende*, dieser *ladende* Einfluß der supraspinalen Stationen des Zentralnervensystems auf das spinale Zellgrau plötzlich fort, so steigt die Reizschwelle des letzteren alsbald auf ein so hohes Niveau, daß die efferenten Zellelemente auf die ihnen bei der Auslösung eines Reflexes zugehenden afferenten Erregungen nicht mehr mit einer Impulsabgabe an die Muskeln oder die anderen Erfolgsorgane reagieren. Die Reizschwelle des spinalen Graus wird durch das plötzliche Versiegen des bahnenden Ladungsstromes derartig erhöht, daß der spinale Reflexbogen trotz struktureller Integrität funktionell insuffizient ist. In den Rahmen dieser Konzeption fügen sich eine Anzahl von Tatsachen ein, die anders kaum erklärbar sein dürften. Wiederholt ist festgestellt worden, daß unmittelbar nach der Dekapitation während einiger Minuten die Patellarreflexe noch auslösbar waren (Schiff, Laborde, Barbé, Hoche). Barbé konnte ihr Vorhandensein noch 8 Minuten nach der Exekution nachweisen. Das kann meines Erachtens nur dadurch erklärt werden, daß das spinale Zellgrau seinen vorbestehenden Ladungszustand nicht sofort total einbüßt, sondern für kurze Zeit noch denjenigen Grad von Erregbarkeit bewahrt, welcher für das Zustandekommen eines Reflexerfolges erforderlich ist. Andererseits gelingt es, wie Collier und Lewandowsky und Neuhoff gezeigt haben, in Fällen von Totaltrennung des Markes durch längeres Faradisieren der gelähmten Glieder die Reflexerregbarkeit einzelner Muskeln wieder zu beleben. Collier konnte in den ersten Tagen nach der Markdurchtrennung die zunächst total erloschenen Patellar- und Achillesreflexe nach 5—15 Minuten langem Faradisieren der Beine während einiger Minuten wieder auslösen. Diese Wiederbelebungsmöglichkeit nahm von Tag zu Tag ab und war vom 10. Tage ab verschwunden. Lewandowsky und Neuhoff gelang es auf diese Weise, den vorher fehlenden Achillesreflex, den Babinskischen Großzehenreflex und den Adductorenreflex von der Patellarsehne aus hervorzurufen. Durch den durch das längere kräftige Faradisieren der Glieder künstlich bewirkten gewaltigen Zustrom afferenter Erregungen zum Rückenmarksgrau wird der abgesunkene Ladungszustand des spinalen Graus vorübergehend wieder so in die Höhe getrieben, daß für einige Minuten lang Reflexe ausgelöst werden können. Der Ausfall der Bahnung, welche das Rückenmarksgrau normaliter seitens der supraspinalen Stationen des Zentralnervensystems erfährt, kann durch peripherogene Bahnung, durch einen afferenten Erregungsstrom vorübergehend ersetzt werden.

Früher oder später *erwacht* aber nach der Marktrennung die *Eigentätigkeit* des Rückenmarkes als eines *in sich geschlossenen Reflexapparates* wieder. Wie allemal, wenn irgendein Abschnitt des Zentralnervensystems zerstört ist, so kommt es auch hier zu einer allmählichen Reorganisation der restierenden Glieder der Arbeitsgemeinschaft, welche alle Abschnitte des Zentralnervensystems untereinander bilden. Das vollkommen aus seinen Beziehungen mit dem übrigen Nervensystem herausgelöste Rückenmark erlangt die Fähigkeit wieder, eine mehr oder weniger große Zahl von Reflexleistungen zu verrichten.

Aus dem Gesagten geht hervor, daß wir bei der Totaltrennung des Rückenmarks zwei Stadien zu unterscheiden haben, das *Initialstadium,* in welchem nicht nur die Zuleitung aller corticalen und subcorticalen Impulse zu den infraläsionellen Marksegmenten unterbrochen ist, sondern auch die reflektorische Tätigkeit der letzteren aufgehoben ist, und das *Reorganisationsstadium,* in welchem zwar die Zuleitung der corticalen und subcorticalen Impulse zu den infraläsionellen Marksegmenten nach wie vor aufgehoben ist, aber die spinale Eigenreflextätigkeit wiederkehrt.

Initialstadium des akuten totalen Transversalsyndroms.

Wir betrachten zunächst das akute totale Transversalsyndrom während des Initialstadiums. In der Literatur stoßen wir auf verschiedene Bezeichnungen. Lhermitte nennt das Initialstadium Phase immédiate, Riddoch stage of flaccidity, Claude phase du coma médullaire.

Es besteht völlige *Lähmung* der *willkürlichen Innervierbarkeit* der aus den infraläsionellen Marksegmenten versorgten quergestreiften Muskeln; die gelähmten Glieder und Körperabschnitte weisen eine mehr oder weniger auffällige Abweichung von ihrer normalen Ruhelage auf, indem sie ganz der Schwerkraft und dem Zuge der nicht gelähmten Muskeln folgen. Die *reflektorische* Innervierbarkeit der gelähmten Muskeln *fehlt* — von ganz vereinzelten, später noch zu besprechenden Ausnahmen abgesehen — vollkommen. Es fehlen die Sehnen und Knochenphänomene, die enterozeptiven Haut-Schleimhaut- und Tiefen Reflexe, es fehlt der Dehnungsreflex, die *Lähmung* ist eine *schlaffe.* Dagegen sind naturgemäß die durch die supraläsionellen Marksegmente vermittelten Reflexe erhalten, ja dieselben weisen manchmal sogar eine Steigerung über die Norm hinaus auf, worauf besonders Roussy und Lhermitte hingewiesen haben. Die Muskeln büßen ihre normale Konsistenz und ihr Relief ein, sie fühlen sich schlaff und weich an, sie hängen als „loses Fleisch" an den Skeletteilen herab und erfahren bei jedem auf sie einwirkenden Druck eine Abplattung. Das tritt besonders an den Muskeln der unteren Extremität sehr deutlich hervor, an denen die von Heilbronner bei frischer cerebraler Hemiplegie als „breites Bein" bezeichnete Veränderung der normalen Konfiguration der Oberschenkel sehr ausgesprochen ist, indem die Muskelmassen der Schwere folgend nach den Seiten absacken. Die Glutäen, die Muskeln an der Hinterseite des Oberschenkels und die Wadenmuskulatur werden durch den Druck, welchem sie beim Aufliegen auf der Unterlage ausgesetzt sind, stark abgeplattet.

Es besteht zunächst keine nennenswerte Atrophie der gelähmten Muskeln und eine solche tritt, wenn keine Komplikationen durch Mitschädigung des peripheren motorischen Neurons vorliegt oder hinzutritt, auch in der Folge nicht auf, oder wenn sie nach einiger Zeit bemerkbar wird, so hält sie sich doch innerhalb der Grenzen der einfachen Inaktivitätsatrophie. Da, wo sich frühzeitig eine markante Atrophie der Muskeln herausbildet, liegt entweder eine nachhaltige primäre Mitschädigung der Kerne oder Wurzeln der infraläsionellen Marksegmente vor oder es kommt zu einer solchen durch die eine oder andere der zahlreichen sekundären accessorischen Komplikationen, welche sich fast an jedes schwere Rückenmarkstrauma anschließen (konsekutive Meningopathien und Vasopathien, Decubitus, Cystopyelitis u. a.). Die elektrische Erregbarkeit der gelähmten Muskeln ist anfangs völlig normal und erfährt auch in der Folge, entsprechend der Inaktivitätsatrophie nur eine geringfügige quantitative Herabsetzung. Schwerere Störungen der elektrischen Erregbarkeit im Sinne einer beträchtlichen quantitativen Herabsetzung, der partiellen oder totalen Entartungsreaktion weisen immer auf eine primäre, durch das Trauma unmittelbar hervorgerufene oder auf eine unter dem Einfluß der zahlreichen komplizierenden Schädlichkeiten sekundär hinzutretende Mitschädigung der Kerne und Wurzeln der infraläsionellen Marksegmente hin.

Bei jeder Totaltrennung des Markes bestehen anfangs schwere Störungen der Blasen-, Darm- und Mastdarmtätigkeit. Die Blase zeigt fast stets das Bild der Retentio urinae, der Blasenverschluß funktioniert, aber die Blasenentleerung kommt nicht zustande. Bezüglich der Einzelheiten der Blasenstörung verweise ich auf Abschnitt D I. Die Darmtätigkeit liegt ausnahmslos schwer danieder. Die Peristaltik ruht fast ganz, es besteht hochgradiger Meteorismus, der bis zum paralytischen Ileus ausarten kann. Häufig besteht völlige Lähmung des Rectalverschlusses und des Defäkationsaktes. Doch kommen im Gebiete der Rectalsphäre gar nicht selten Abweichungen von diesem Verhalten vor (vgl. D II). Der Penis zeigt in der Regel einen Zustand von Semierektion, Priapismus genannt. Wirklich vollkräftige Erektionen und Ejaculationen fehlen aber fast stets (D III).

Es besteht totale Anhidrosis in den auf die infraläsionellen Marksegmente angewiesenen Dermatomen, es besteht Lähmung der Piloarrektoren und der Vasoconstrictoren. Dazu kommen bei Quertrennungen des Cervicalmarkes noch die Lähmung des Dilatator pupillae (vgl. D V) und Störungen der Thermoregulation, welche zu einem enormen, fast immer letalem Anstieg der Körpertemperatur führen.

Alle diese Störungen in der vegetativen Sphäre beruhen auf der Unterbrechung der von supraspinalen Stationen des Zentralnervensystems zu den vegetativen Elementen des Rückenmarkes herabziehenden supranuclearen vegetativen Bahnen. Für diese vegetative Störungen gilt das gleiche wie für die quergestreifte Muskulatur, es ist zunächst nicht nur die Beeinflußbarkeit der einzelnen vegetativen Erfolgsorgane durch die übergeordneten supraspinalen Stationen des Zentralnervensystems aufgehoben, sondern es fehlt auch großenteils ihre reflektorische Beeinflußbarkeit durch afferente Erregungen. Die vegetativen Elemente des Rückenmarkes erleiden also durch ihre plötzliche Absperrung von den übergeordneten supraspinalen Stationen des Zentralnervensystems zunächst die gleiche funktionelle Leistungsunfähigkeit wie die motorischen Vorderhornzellen. Auf Einzelheiten werden wir später bei Besprechung der vegetativen Bahnen im Zusammenhange zurückkommen.

Das Stadium der Reorganisation.

Früher oder später erlangen aber die infraläsionellen Marksegmente, sofern dieselben selbst unbeschädigt sind und in ungestörter afferenter und efferenter Verbindung mit den ihnen zugeordneten Körpermetameren stehen, die Fähigkeit wieder, auch ohne die Kooperation der supraspinalen Stationen des Zentralnervensystems Reflexleistungen zu verrichten. Wir nennen dieses zweite Stadium, in dem die Reflextätigkeit der infraläsionellen Marksegmente wiederkehrt und in einzelnen Fällen einen beträchtlichen Grad erreicht, das *Reorganisationsstadium* des Transversalsyndroms. RIDDOCH nennt es *„stage of reflex activity"*, LHERMITTE *„phase tardive ou phase de l'automatisme médullaire"*.

Das BASTIANsche *Gesetz,* welches besagt, daß nach der Totaltrennung des Markes die Sehnenreflexe und der Dehnungsreflex der Muskeln *dauernd* erloschen bleiben, hat allerdings lange Zeit in der Neurologie eine fast dogmatische Gültigkeit gehabt. Wurde es doch durch keine geringeren als THORBURN, BRUNS, KOCHER, A. WESTPHAL, VAN GEHUCHTEN u. a. auf das Nachdrücklichste verteidigt. Es hat zwar andererseits schon von jeher nicht an Stimmen gefehlt, welche sich gegen die Richtigkeit oder zum mindesten gegen die uneingeschränkte Gültigkeit der BASTIANschen Lehre erhoben haben. Ich nenne nur H. JACKSON, STERNBERG, D. GERHARDT, FÜRBRINGER, BISCHOFF, SENATOR, FR. SCHULTZE, TOOTH, BRISSAUD, RAYMOND und CASTAN, HENNEBERG, LAPINSKY, BROUWER, OPPENHEIM, F. ROSE u. a. Aber der von diesen Autoren erhobene Widerspruch stützte sich zum großen Teil auf ungenügende Argumente; denn in der Mehrzahl der Fälle, in denen die Wiederkehr der Reflexe festgestellt wurde, ist der Nachweis, daß wirklich eine Totaltrennung des Markes im anatomischen Sinne vorgelegen hat, nicht erbracht worden. Volle Beweiskraft besaß, bevor die Kriegserfahrungen eine durchgreifende Wandlung gegenüber der dogmatischen Gültigkeit des BASTIANschen Gesetzes gebracht haben, nur eine von KAUSCH 1908 mitgeteilte Beobachtung.

Es handelte sich um eine bereits jahrelang bestehende Kompression des Markes in der Höhe des 10. Thorakalsegmentes, welche zu einer schweren spastischen, mit allen Zeichen der erhöhten Reflexerregbarkeit einhergehenden Paraplegie der Beine geführt hatte. Bei einer Operation, welche der Beseitigung der Kompression dienen sollte, kam es zu einer totalen Durchtrennung des Markes. Zwar bestand auch hier unmittelbar darauf eine totale Aufhebung aller Haut-, Sehnen- und Knochenreflexe und des Dehnungsreflexes der Muskeln, sowie völlige Retentio urinae. Aber diese initiale Areflexie hielt nur sehr kurze Zeit an; 8 Stunden nach der Marktrennung erfolgte bereits eine Mictio spontanea der Blase, der Urin wurde im Strahle entleert, nach 22 Stunden waren die Patellar- und Achillesreflexe wieder auslösbar, ja sogar gesteigert, nach 24 Stunden auch die Bauchreflexe, nach 48 Stunden bestand Fußklonus und ein lebhaft gesteigerter Beugereflex des ganzen Beines mit Babinskischem Großzehenphänomen, am 6. Tage eine ausgesprochene spastische Beugekontraktur der Beine und Patellarklonus.

Dieser Fall bewies in einwandfreier Form, daß unter besonderen Umständen die reflektorische Leistungsfähigkeit der infraläsionellen Marksegmente auch nach einer sicher gestellten Totaltrennung des Markes wiederkehren kann. Aber man hat andererseits nicht mit Unrecht eingewandt, daß dieser Fall eine Sonderstellung einnehme, insofern als die Totaltrennung ein bereits jahrelang durch vorangehende Kompression geschädigtes Rückenmark traf, dessen infraläsionelle Segmente bereits einen hohen Grad von Selbständigkeit erlangt hatten. Ein solcher Fall könne — so sagte man — die Gültigkeit des Bastianschen Gesetzes nicht erschüttern.

Durch die Kriegserfahrungen ist nun aber ein gründlicher Wandel unserer Anschauungen über die Gültigkeit des Bastianschen Gesetzes geschaffen worden. Zahlreiche Autoren, ich nenne nur F. Buzzard, Collier, Walshe, G. Holmes, H. Head, Roussy, Lhermitte, Claude, Dejerine und Mouzon, Dejerine, Lévy, Valensi und Long, Oelsnitz, A. Thomas, Guillain und Barré, Pieri, Marinesco, Sittig, Brouwer, Coenen, Berger, Strassburger, Mauss, Krassnig, Marburg und Ranzi, stellten in zahlreichen Fällen von erwiesener Totaltrennung fest, daß die infraläsionellen Markabschnitte ihre reflektorische Leistungsfähigkeit in mehr oder weniger weitgehendem Maße wiedererlangten. Vor allem hat G. Riddoch in einer grundlegenden Studie gezeigt, bis zu welchem Umfange die Reflexleistungen des „spinal man" gehen können. Meine eigenen Erfahrungen, welche sich über eine Zeitspanne von $3^1/_2$ Dezennien erstrecken, gingen von Anfang an dahin, daß das Bastiansche Gesetz in seiner weitgehenden Fassung nicht zu Recht besteht. In mehreren meiner Fälle, welche die Totaltrennung des Markes 2 Jahre, 4 Jahre und 5 Jahre überlebt haben, hat die Reflextätigkeit der infraläsionellen Marksegmente schließlich eine Höhe erreicht, welche zum Teil noch über die von Riddoch beobachteten Grade der „reflex activity" des „spinal man" hinaus geht.

Schon während des der Marktrennung unmittelbar folgenden Initialstadiums sind einzelne Reflexleistungen von vornherein vorhanden. Sie betreffen allerdings im wesentlichen nur die Sphäre der Blase, des Mastdarms und der Genitalorgane sowie die Vasodilatatoren. Aber auch die Wiederkehr der reflektorischen Erregbarkeit der quergestreiften Muskulatur läßt in der Regel nicht lange auf sich warten. Die Wiederkehr der reflektorischen Erregbarkeit der einzelnen quergestreiften Muskelgruppen nach der Totaltrennung des Markes unterliegt einer auffallenden Gesetzmäßigkeit. Derjenige Reflex, welcher in der überwiegenden Mehrzahl der Fälle zuerst wieder erscheint, ist der Fußsohlen-Zehenbeugereflex.

Gar nicht selten ist dieser Reflex der einzige, welcher überhaupt wiederkehrt. Sehr viele Kranke sterben, ehe das Wiedererwachen der Reflexleistungen des Lumbosacralmarkes auch anderen Muskelgruppen zugute kommt.

In der weiteren Folge zeigt sich, daß auch die anderen Muskeln ihre Reflexerregbarkeit wiedererlangen, und zwar kehrt dabei fast ausnahmslos die reflektorische Erregbarkeit der Beugergruppe früher wieder als die der Strecker des Beines. Bemerkenswert ist dabei, daß die Beuger zunächst nur auf exterozeptive noxophore Reize ansprechen, während ihre „Eigenreflexe" noch vollkommen fehlen, und ferner ist charakteristisch, daß die Beugemuskeln auf die exterozeptiven Reize in ihrer Gesamtheit in Form der komplexen *Beugereflexsynergie* reagieren. Mit dem Auftreten der Beugereflexsynergie erscheint auch diejenige Komponente derselben auf dem Plane, welche für die Unterbrechung der supranuclearen motorischen Bahnen seit ihrer Entdeckung durch Babinski eine so überragende pathognomonische Bedeutung erlangt hat, *„le phénoméne du gros orteil"*. Warum der BABINSKIsche Reflex in manchen Fällen von Totaltrennung des Markes auch fehlen und die Beugereflexsynergie ohne Dorsalflexion der Großzehe einhergehen kann, wird später erörtert werden.

Bald nach dem Erscheinen der Beugereflexsynergie melden sich auch die bekannten *pseudospontanen Beugebewegungen* der Beine, unwillkürliche, rhythmisch alternierende Kontraktionen und Erschlaffungen der Beugemuskeln, die manchmal stundenlang anhalten können und nach kurzer Ruhepause immer wieder einsetzen. Diese pseudospontanen Beugebewegungen haben eine enge Beziehung zu den Beugereflexen. Sie beruhen zwar nicht auf exogenen ad hoc vom Untersucher künstlich gesetzten Reizen, aber zweifellos auf afferenten Erregungen, welche dem Lumbosacralmark von den verschiedenen Receptoren der infraläsionellen Körpermetameren, cutanen, subcutanen und visceralen Receptoren her, fortgesetzt zufließen. Später als die reflektorische Erregbarkeit der Beugergruppe kehrt die der Strecker wieder. Maßgebende Autoren wie besonders DEJERINE haben die Wiederkehr der Reflexerregbarkeit der Strecker, insbesondere des Patellar- und Achillesreflexes, nach der Totaltrennung des Markes überhaupt strikte negiert und erklärt, daß das BASTIANsche Gesetz mit Bezug auf die Sehnenphänomene seine volle Gültigkeit habe. Dieser Standpunkt kann angesichts zahlreicher gegenteiliger Erfahrungen nicht aufrechterhalten werden, wenn auch zweifellos richtig ist, daß die Wiederkehr des Patellar- und Achillesreflexes nur in relativ wenigen Fällen von Totaltrennung von dem Kranken erlebt wird, und daß selbst da, wo die Patellar- und Achillesreflexe wiederkehren, in der Regel die Beugereflexe das Bild vollkommen beherrschen. Bemerkenswert erscheint mir, daß mit der Wiederkehr des Patellar- und Achillesreflexes in der Regel auch die Wiederkehr der Sehnenphänomene der Beugemuskeln Hand in Hand geht. Die Wiederkehr des Patellar- und Achillesreflexes bedeutet also nicht nur, daß auch die *Strecker*gruppe ihre reflektorische Erregbarkeit wiedererlangt, sondern auch, daß eine ganz bestimmte Reflexkategorie, die Sehnenphänomene richtiger gesagt, die Muskeleigenreflexe wiederkehren. Wie die Beugemuskeln des Beines zu einer ganz bestimmten Reflexsynergie der Beugereflexsynergie zusammengeschlossen sind, so kann gelegentlich, wenn auch selten, durch bestimmte adäquate Reize die komplexe Streckreflexsynergie des Beines, der *Streckstoß* ausgelöst werden, und zwar sowohl der ipsilaterale Streckreflex wie der gekreuzte Streckreflex des Beines. RIDDOCH hat zwar das Vorkommen der Streckreflexsynergie des Beines bei der Totaltrennung des Markes negiert, ich habe sie aber in mehreren Fällen von einwandsfrei erwiesener Totaltrennung im Bereiche des mittleren Brustmarkes festgestellt. Außer den beiden genannten Reflexsynergien der Beugereflexsynergie und der Streckreflexsynergie kommt es aber bei der Totaltrennung des Markes zu noch komplexeren Synergien, den sog. *Massenreflexen*, bei denen nicht nur beide Beine, und zwar in der Regel in Form der bilateralen Beugereflexsynergie, sondern auch die Cremasteren und die Bauchmuskeln am Reflexerfolge partizipieren. An diesen Massenreflexen nimmt sehr oft nicht nur die quergestreifte Muskulatur, sondern auch die vegetative Sphäre, Blase, Mastdarm, Schweißdrüsen und Piloarrektoren teil.

Die Bauchmuskeln partizipieren auch gar nicht selten an den pseudospontanen Beugebewegungen der Beine. Ihre Kontraktion erfolgt im Rahmen dieses an sich schon für den Kranken sehr qualvollen Bewegungsaufruhrs, bisweilen mit solcher Gewalt, daß der Kranke mit dem Rumpf von der Unterlage emporschnellt oder bei einseitiger Kontraktion seitlings aus dem Bett herausgeschleudert wird oder daß er, wenn er auf einem Stuhle sitzt, vornüber gerissen bzw. zur Seite geschleudert wird und vom Stuhle fällt.

Die Bauchmuskeln und Cremasteren erlangen ihre reflektorische Erregbarkeit aber nicht nur im Rahmen der Massenreflexsynergien wieder, sondern sie können auch durch besondere Reize mehr oder weniger isoliert zur Kontraktion gebracht werden. Es ist hervorzuheben, daß sowohl die Bauchreflexe wie die Cremasterreflexe zunächst nur durch Tiefenreize ausgelöst werden können, und daß die cutanen Bauch- und Cremasterreflexe erst viel später wieder erscheinen. Wir werden später sehen, daß diese Dissoziation zwischen cutanen und Tiefenreflexen der Cremasteren und der Bauchmuskulatur für die Unterbrechung der supranuclearen Bahnen charakteristisch ist.

Auch der Dehnungsreflex der Muskeln s. str. kann nach der Totaltrennung wiederkehren. Zu einer Zeit, in der der kinetische Beugereflex bereits seine volle Entwicklung erlangt hat, kann der Dehnungsreflex der Beuger, der reflektorisch entfaltete Widerstand bei passiver Dehnung, noch ganz fehlen. Wenn Patellar- und Achillesreflex schon deutlich vorhanden, ja sehr lebhaft sind, fehlt zunächst noch jeglicher Widerstand des Kniestreckers und der Wadenmuskulatur bei passiver Beugung des Unterschenkels bzw. Dorsalflexion des Fußes. Im Laufe der Zeit kehrt aber auch der Dehnungsreflex der Muskeln wieder, ja er kann Grade annehmen, die das normale Maß beträchtlich überschreiten. Die spastische Kontraktur der Beuger des Oberschenkels, Unterschenkels und Fußes ist bei hochentwickelter Reflextätigkeit der infraläsionellen Rückenmarkssegmente auch bei der Totaltrennung des Markes kein gar so seltenes Vorkommnis und ich kann Riddoch, der dasselbe ganz in Abrede stellt, darin nicht beipflichten. Weit seltener kommt es zu einer beträchtlichen Steigerung des Dehnungsreflexes der Strecker. Aber schon Kausch hatte in seinem Falle von Totaltrennung des Markes das Vorhandensein von Fuß- und Patellarklonus verzeichnet und ich selbst konnte beide Phänomene in mehreren Fällen prompt auslösen. Ausgesprochene Streckkontraktur der Beine, die bekanntlich bei unvollständiger Unterbrechung der supranuclearen Bahnen im Vordergrunde steht, habe ich bei erwiesener Totaltrennung des Markes nur vereinzelte Male beobachtet, und nur dann, wenn durch künstliche Fixierung der Beine in Streckstellung der Dehnungsreflex der Streckmuskeln gebahnt und gesteigert wurde.

In diesem Stadium des totalen Transversalsyndroms erlangen auch die Muskeln ihre Konsistenz und ihre plastische Form wieder, das „lose Fleisch" der Glieder wird wieder fest und gewinnt seine normale Konfiguration zurück, ja infolge abnorm starker Muskelanspannung zeigen Extremitäten und Rumpf eine Plastik und ein Muskelspiel, das zu dem totengleichen Verhalten während des Initialstadiums in schärfstem Gegensatze steht. Wenn sich während des Initialstadiums, besonders wenn es lange anhält, eine gewisse Inaktivitätsatrophie eingestellt hat, so weicht diese mit der Wiederkehr der reflektorischen Muskeltätigkeit und die elektrische Erregbarkeit gewinnt, wenn sie anfangs infolge einer stärkeren und längeranhaltenden Mitschädigung der infraläsionellen Marksegmente eine stärkere Herabsetzung erfahren hat, mehr und mehr ihre normalen Werte zurück. Die *Blase,* welche im Initialstadium stets völlige Retentio zeigt, nimmt früher oder später ihre Tätigkeit wieder auf, so daß der Urin in periodischen Abständen im Strahle automatisch entleert wird (Mictio spontanea). Die Blasenentleerung wird nicht selten von reflektorischen Mitbewegungen, speziell Beugebewegungen der Beine und Bauchmuskelkontraktionen begleitet. Bestand zu Anfang Lähmung des Sphincter ani und des Defäkationsaktes, so zeigt sich jetzt der Afterschließmuskel vollkommen geschlossen und das Rectum evakuiert seinen Inhalt in regelmäßiger Weise. Auch dabei sieht man gelegentlich dieselbe starke Reflexirridiation wie bei der Blasenentleerung auf die Beine und die Bauchmuskeln eintreten. Spontane Erektionen, ja selbst Ejaculationen sind keine Seltenheit. Bei adäquaten Reizen kann ein kräftiger Erektionsreflex auftreten und bei besonderer Reizgestaltung, am besten durch Hin- und Herbewegen des Praeputiums über die Glans penis sieht man eine komplexe Reflexsynergie eintreten, die RIDDOCH, in Erkenntnis des appropriierten Charakters dieser Synergie, als Coitusreflex bezeichnet hat. Im Gegensatz zu der totalen Anhidrosis des Initialstadiums kommt es unter dem Einflusse aller möglichen Reize, die in den infraläsionellen Dermatomen angreifen, zu profusen Schweißausbrüchen, die in ihrer Extensität sich bisweilen scharf an die Sphäre aller von den infraläsionellen Segmenten der sympathischen Seitenhornkette versorgten Dermatome halten. Fehlten im Initialstadium die durch die infraläsionellen Marksegmente vermittelten Pilomotorenreflexe vollständig, so zeigen sie jetzt im Gegenteil eine über das normale Maß hinausgehende lebhafte Steigerung. Auch sie zeigen in bezug auf die Extensität dasselbe Verhalten wie die Schweißsekretoren. Bemerkenswert ist, daß die Hyperhidrosis und die reflektorische Piloarrektion nicht selten als Begleiterscheinungen einer der komplexen Reflexbewegungen der Beine und der Rumpfmuskulatur auftreten oder mit letzteren zusammen die Miktion oder Defäkation begleiten. Die während des Initialstadiums bereits vorhandene Übererregbarkeit der Vasodilatatoren kann während des Residuärstadiums fortbestehen, ja gelegentlich noch eine Steigerung erfahren und zum Auftreten von ausgedehnten Reflexerythemen führen. Häufig aber tritt die im Initialstadium beobachtete Vasodilatation mehr und mehr in den Hintergrund und an ihrer Stelle besteht vielmehr eine ausgesprochene Vasokonstriktion, die Glieder sind auffallend blaß und kühl.

Das ist in großen Zügen das Bild des totalen Transversalsyndroms während des Reorganisationsstadiums. Auf Einzelheiten wird später zurückzukommen sein.

Durch den Nachweis, daß auch beim Menschen nach der Totaltrennung des Markes die reflektorische Tätigkeit der infraläsionellen Marksegmente nach der initialen Periode vollkommener Areflexie sukzessive wiederkehren und einen beträchtlichen Grad erreichen kann, ist die Kluft überbrückt worden, welche lange Zeit zwischen den Ergebnissen der Experimentalphysiologie und der menschlichen Pathologie zu bestehen schien.

Die Analogien zwischen dem „spinal man“ und dem „spinal animal“ sind sehr weitgehende. Daß auch beim Säugetier nach der Totaltrennung des Markes die Reflexe anfangs fehlen, ist ja bereits früher erwähnt worden. Die Zeitspanne, nach welcher die Reflexe wiederkehren, schwankt bei den verschiedenen Tierspezies beträchtlich. Während beim Kaninchen nach der Rückenmarksdurchtrennung die Patellarreflexe manchmal schon nach 15—20 Minuten wieder auslösbar sind, fehlen sie beim Affen einen Monat lang und mehr. Je höher ein Tier auf der Stufenleiter der Entwicklung steht, so sagt SHERRINGTON, um so länger hält nach der Totaldurchtrennung des Markes die „Reflexdepression“ an, ein Hinweis darauf, daß bei der höhergestellten Tierspezies der spinale Reflexbogen in viel höherem Grade auf die Kooperation der supraspinalen Stationen des Nervensystems angewiesen ist als bei den niederen Typen. Kein Wunder, daß beim Menschen die Reflexdepression noch erheblich länger andauert als beim Affen und daß unter Umständen viele Monate verstreichen, bis der Patellarreflex wiederkehrt. Übrigens besteht auch darin eine volle Analogie zwischen Mensch und Affen, daß, wie SHERRINGTON gezeigt hat, auch beim letzteren die Reflexerregbarkeit der Strecker später wiederkehrt und unvollkommener bleibt und viel leichter durch allemöglichen hinzutretenden Noxen wieder Schaden nimmt und eher verschwindet als die der Beuger. Die Analogie zwischen dem „spinal man“ und dem „spinal animal“ fallen besonders deutlich in die Augen, wenn wir die komplexen Reflexleistungen, die Reflexsynergien und Massenreflexe, zu welchen auch das menschliche Rückenmark, nachdem es völlig aus dem Verbande mit dem übrigen Zentralnervensystem herausgelöst ist, unter Umständen noch fähig ist, berücksichtigen, Reflexleistungen, welche denen des spinal animal kaum nachstehen und welche in fast allen Einzelheiten den von SHERRINGTON am Tier in so meisterhafter Analysen erforschten Gesetzen fast Punkt für Punkt folgen.

Wir werden diese komplexen Reflexleistungen in einem besonderen Kapitel später eingehend besprechen.

Bedingung für die Wiederkehr der reflektorischen Tätigkeit der infraläsionellen Marksegmente nach der Totaltrennung ist, wie ohne weiteres einleuchtet, die Unversehrtheit der abgetrennten Marksegmente und ihrer afferenten und efferenten Verbindungen mit den ihnen zugeordneten Receptoren und Effektoren. Diese Bedingungen sind nun aber keineswegs immer erfüllt. Wie schon eingangs erwähnt, ist bei den traumatischen Schädigungen des Rückenmarksquerschnittes in einer sehr großen Zahl von Fällen eine primäre Mitschädigung auch der angrenzenden Markabschnitte, aber darüber hinaus auch eine solche der von der eigentlichen Läsionsstelle weit abliegenden Markbezirke vorhanden. Diese Nachbarschafts- und Fernschädigungen sind besonders während des Krieges bei Schußverletzungen des Rückenmarkes beobachtet worden und von zahlreichen Autoren hervorgehoben worden. Ich habe dieselben in dem den traumatischen Schädigungen des Rückenmarkes gewidmeten Abschnitte des Ergänzungsbandes des Handbuches der Neurologie Bd. II, 4. eingehend gewürdigt und darauf hingewiesen, daß sie auch bei den Verletzungen des Markes durch stumpfe Gewalten eine große Rolle spielen.

Außer den Veränderungen der infraläsionellen Markabschnitte selbst sind aber auch von zahlreichen Autoren Veränderungen an den infraläsionellen Rückenmarkswurzeln festgestellt worden. Und schließlich sind auch in den peripheren Nerven der unteren Extremität degenerative Veränderungen gefunden worden. Zum Teil mögen diese letzteren wohl einfach die Folge der Mitschädigung des Lumbosacralmarkes und seiner Wurzeln sein, zum Teil aber haben sie eine selbständige Bedeutung. Denn sie finden sich auch in Fällen, in denen das Lumbosacralmark und seine Wurzeln keine Veränderungen aufweisen (LHERMITTE, GAMPER). GAMPER hebt hervor, daß besonders die kleinen Muskelnervenäste degeneriert gefunden werden und auch MARIE und FOIX fanden in den peripheren Nerven die Veränderungen distalwärts viel ausgesprochener als proximalwärts.

Zu dieser primären Mitschädigung der infraläsionellen Marksegmente durch die traumatische Gewalt gesellt sich, wie bereits (S. 88) dargelegt worden ist, als zweiter, die Leistungsfähigkeit der infraläsionellen Markabschnitte, unter Umständen auch dauernd beeinträchtigender, Faktor, die mit der Unterbrechung der Arteriae spinalis anterior et posterior verbundene Sperre der Blutzufuhr zum Lumbosacralmark hinzu.

Es leuchtet ohne weiteres ein, daß da, wo bei der Totaltrennung des Markes die primäre traumatische Mitschädigung der infraläsionellen Marksegmente eine tiefgreifende und nachhaltige ist, auch die reflektorische Leistungsfähigkeit derselben dauernd aufgehoben bleibt oder zum mindesten für längere Zeit danieder liegt. Die Totaltrennung des Markes stellt eben beim Menschen in der Mehrzahl der Fälle nicht die einfache unkomplizierte Quertrennung dar, wie sie im Tierexperiment durch die glatte Durchschneidung erzeugt wird. Der von Fall zu Fall wechselnde Grad der Reversibilität der primären traumatischen Mitschädigung der infraläsionellen Marksegmente erklärt ohne weiteres, warum in vielen Fällen die Wiederkehr der Leistungsfähigkeit der letzteren ganz ausbleibt, in anderen Fällen lange auf sich warten läßt, hingegen in wieder anderen Fällen relativ bald einsetzt und hohe Grade annehmen kann.

Zu der primären traumatischen Mitschädigung der infraläsionellen Marksegmente kommen aber in der Folge sehr oft noch sekundäre Schädigungen hinzu. Sie werden teils durch die sich auf dem Boden des Rückenmarkstraumas entwickelnden progressiven Prozesse, die posttraumatische Arachnitis serofibrosa cystica adhaesiva und die chronisch progressiven Vasopathien, auf welche besonders MARBURG hingewiesen hat, hervorgerufen. Vor allem spielen aber die zahlreichen bei der Totaltrennung des Markes fast niemals ausbleibenden Komplikationen eine große Rolle, in erster Linie die Cystopyelitis und der Decubitus, die eine ständige Quelle septischer Intoxikation sind und auf diesem Wege die infraläsionellen Marksegmente, ihre afferenten und efferenten Wurzeln, die peripheren Nerven und besonders die kleinen Muskelnervenäste und auch die Muskeln selbst schwer alterieren. Einen ähnlichen schädlichen Einfluß üben die bei der Totaltrennung des Markes nicht selten auftretenden Enteritiden und Colitiden aus. Durch die sekundären posttraumatischen Prozesse und durch die zahlreichen hinzutretenden Komplikationen wird die Leistungsfähigkeit der infraläsionellen Marksegmente in der Folge ebenso stark in Mitleidenschaft gezogen wie durch die primäre traumatische Mitschädigung derselben. Sie sind es, welche die Wiederkehr der reflektorischen Tätigkeit der infraläsionellen Marksegmente so oft selbst da verhindern, wo die an sich reversible primäre traumatische Mitschädigung der letzteren vollkommen überwunden ist. Die primäre traumatische Mitschädigung der infraläsionellen Marksegmente und die durch die mannigfachen Komplikationen hervorgerufene Sekundärschädigung bringen es mit sich, daß in der überwiegenden Mehrzahl der Fälle von Totaltrennung des Markes tatsächlich die Reflexerregbarkeit der quergestreiften Muskeln und zum großen Teil auch der vegetativen Erfolgsorgane ganz ausbleibt oder nur bescheidene Grade erlangt. De facto folgt die Majorität der Fälle von Totaltrennung des Markes der BASTIANschen Regel. Aber der Grund dafür liegt nicht wie BASTIAN und die meisten ihm folgenden Autoren angenommen haben, in der Abtrennung des Markes von dem übrigen Nervensystem — diese erklärt nur die initiale Areflexie —, sondern in der primären und sekundären Mitbeteiligung der lumbosacralen Marksegmente am Krankheitsprozeß. MARINESCO hat in einer gründlichen Studie die einzelnen für die Richtigkeit des BASTIANschen Gesetzes ins Feld geführten Beobachtungen einer eingehenden Kritik unterzogen und gefunden, daß in keinem einzigen Falle eine wirkliche anatomische Integrität des Reflexbogens vorgelegen hat, sondern daß zum Teil sogar recht schwere Veränderungen in den Vorderhörnern, den peripheren Nerven oder den Muskeln selbst bestanden. Die wenigen Fälle, in welchen keine derartigen Veränderungen eruiert wurden, kamen so kurze Zeit nach dem Trauma ad exitum, daß die Areflexie ohne weiteres in den Rahmen des initialen Transversalsyndroms fällt.

Diese Mitschädigung der infraläsionellen Marksegmente, ihrer Wurzeln oder der peripheren Nerven gibt sich in zahlreichen Fällen von supralumbaler Marktrennung nicht nur in der fortbestehenden Areflexie zu erkennen, sondern auch in mehr oder weniger hochgradiger *Atrophie* und tiefgreifenden Veränderungen der elektrischen Erregbarkeit der Muskeln der unteren Extremität, von einer starken quantitativen Herabsetzung an bis zur totalen Entartungsreaktion zu erkennen. Auf diese Störungen der elektrischen Erregbarkeit hatte schon COLLIER 1904 hingewiesen, während des Krieges haben besonders MARIE und FOIX, CLAUDE und LHERMITTE, GAMPER, KAULBARSCZ und O. FOERSTER das Augenmerk auf sie hingelenkt. Sie sind übrigens bei supralumbalen Kompressionen des Markes, in denen keine Totaltrennung im anatomischen Sinne vorliegt, seit langem bekannt. LEYDEN hatte schon 1878 auf sie aufmerksam gemacht, später sind sie von DRASCH, OPPENHEIM und SIEMERLING, BRUNS, BABINSKI und ZACHARIADES, SENATOR, KORNILOW, F. ROSE u. a. erwähnt worden. Ich habe sie in mehreren Fällen von Kompression des Markes durch Spondylitis tuberculosa oder durch extradurale Tumoren feststellen können. Besonders instruktiv ist in dieser Beziehung ein Fall von extramedullärem Tumor im Bereiche des 6. Thorakalsegmentes, bei dem eine totale Lähmung beider Beine und völlige Anästhesie bis zum unteren Rande des 5. Thorakaldermatoms bestand. Die Lähmung war spastisch, aber der rechte Patellarreflex fehlte, es bestand hochgradige Atrophie des Quadriceps und der Adductoren rechterseits, dieselben zeigten totale Entartungsreaktion. Es wurde infolgedessen mit der Möglichkeit gerechnet, daß zwei verschieden lokalisierte Tumoren vorliegen könnten. Der postoperative Verlauf hat aber gezeigt, daß die atrophische, mit Entartungsreaktion einhergehende Lähmung des Quadriceps und der Adductoren nur durch Fernschädigung des weit abgelegenen Tumors bedingt war; denn sie wich nach der erfolgreichen

Entfernung des Tumors restlos, allerdings später als die durch die Markkompression bedingte Querschnittslähmung selbst. Offenbar beruhte sie auf einer konkomitierenden Arachnitis, die ja bei Rückenmarkstumoren nicht selten vorkommt.

Die Bedeutung der sekundären Schädigung der infraläsionellen Marksegmente durch die posttraumatischen Prozesse, besonders die Arachnitis serofibrosa cystica adhaesiva, wie durch die Komplikationen, besonders die Cystopyelitis und den Decubitus, geht deutlich daraus hervor, daß mit der Beseitigung der jeweiligen sekundären Noxe die Tätigkeit der infraläsionellen Marksegmente erwacht. So habe ich wiederholt in Fällen von Totaltrennung des Markes festgestellt, daß unmittelbar nach einer Lumbalpunktion die Sehnenreflexe wiederkehrten. Sie verschwanden zwar bald wieder, konnten aber durch erneute Lumbalpunktion wieder geweckt werden.

In einem von mir beobachteten Falle von totaler Marktrennung in der Höhe des 8. Thorakalsegmentes, in dem das Reorganisationssyndrom bereits einen hohen Entwicklungsgrad erreicht hatte, trat ohne äußerlich erkennbare Komplikation eine Verschlechterung ein, Patellar- und Achillesreflexe schwanden, die vorher lebhaften Beugereflexe wurden schwächer, die Blasenentleerung stockte ganz, der Sphincter ani versagte seinen Dienst. Nach einer von mir vorgenommenen Lumbalpunktion, bei der sich reichlicher und stark eiweißhaltiger Liquor entleerte, kehrten alle verloren gegangenen Reflexe und Organfunktionen fast unmittelbar wieder. Nach einigen Wochen verschwand der Patellarreflex wieder und es trat dieselbe Verschlechterung in dem Verhalten der anderen Reflexe ein, wie vorher. Eine erneute Lumbalpunktion ließ alle verloren gegangenen Funktionen wieder erstehen und derselbe Wechsel der Erscheinungen konnte noch mehrere Male festgestellt werden. In diesem Falle bestand also zweifellos die komplizierende Noxe in einer Arachnitis serosa Wurde der Liquorüberschuß durch Lumbalpunktion beseitigt, so erwachten die infraläsionellen Marksegmente aus dem Schlafe, in welchen sie durch den zunehmenden Druck des angesammelten Liquors versetzt waren, jedesmal zu neuem Leben.

Eine noch größere Rolle wie die konsekutive Arachnitis spielen zweifellos die komplizierenden Noxen, Cystopyelitis und Decubitus. Daß häufig erst mit der Sanierung der Blase oder mit dem Ausheilen eines Decubitalgeschwürs die reflektorische Tätigkeit der infraläsionellen Marksegmente einsetzt und ihre Aufwärtsentwicklung nimmt, haben besonders Head und Riddoch mit Nachdruck hervorgehoben; ich kann ihre Beobachtungen durchaus bestätigen. Jeder Rückfall in die Cystopyelitis vernichtet sehr schnell eine ganze Anzahl wiedergekehrter Reflexe wieder, mit der erneuten Beseitigung der Blaseninfektion kehren die Reflexe zurück. Dasselbe gilt für den Decubitus. Mit der Beseitigung und Fernhaltung dieser beiden Komplikationen steht und fällt die Entwicklung der reflektorischen Tätigkeit der infraläsionellen Marksegmente.

Das Terminalstadium.

Unter dem Einflusse der sekundären Noxen schwankt die reflektorische Leistungsfähigkeit der infraläsionellen Marksegmente, nachdem sie einmal wiedergekehrt ist, ständig auf und ab. Die sekundären Noxen sind es, welche selbst da wo die Leistungsfähigkeit der infraläsionellen Marksegmente die höchsten Grade der Entwicklung erreicht hat, dieselbe früher oder später doch ausnahmslos wieder vernichten und schließlich den Tod herbeiführen. Fälle, die 2, 4, 6 Jahre die Totaltrennung des Markes überlebt haben, wie ich und Mauss es beobachtet haben, stellen Ausnahmen dar, aber auch diese Fälle sind schließlich einer der genannten Komplikationen erlegen.

Ich habe das dem Reorganisationsstadium folgende Stadium, in welchem unter dem schädigenden Einflusse der komplizierenden Faktoren der Wiederabbau der reflektorischen Leistungsfähigkeit der infraläsionellen Merksegmente erfolgt, als das *Terminalstadium* bezeichnet, weil es den Verlauf, den das Transversalsyndrom nimmt, abschließt und mit dem Tode sein Ende findet. Riddoch nennt es stage of gradual failure of the reflex excitability, Lhermitte Phase de déchéance. Der Reflexabbau läßt in der Regel eine ähnliche Gesetzmäßigkeit erkennen wie sie für die Wiederkehr der Reflexe nach der initialen Phase der totalen Areflexie gilt. Die einzelnen Reflexe verschwinden während des Terminalstadiums fast immer in der umgekehrten Reihenfolge wieder, in welcher sie während der Reorganisationsphase wiedergekehrt waren. Die reflektorische Erregbarkeit der Strecker, Patellar- und Achillesreflex, die Streckreflexsynergie gehen zuerst wieder verloren, während die Beuger ihre reflektorische Erregbarkeit erst später einbüßen. Sehr frühzeitig verschwinden die während des zweiten Stadiums zur Entwicklung gekommenen spastischen Muskelkontrakturen und der Dehnungsreflex der Muskeln s. str., die Lähmung wird wieder eine schlaffe, dabei kann die übrige reflektorische Erregbarkeit der Muskeln zunächst noch eine Weile erhalten bleiben. Den Patellar- und Achillesreflex konnte ich noch auslösen, nachdem die vorher bestehende Kontraktur des Quadriceps und der Wadenmuskeln völlig geschwunden war und die Muskeln passiver Dehnung nicht mehr den geringsten Dehnungswiderstand entgegensetzten. Ebenso konnte ich den Beugereflex der Beine noch in allen seinen Komponenten auslösen, nachdem die vorher vorhandene spastische Kontraktur der Beuger ganz verschwunden war und die Beine in der Ruhe vollkommen ausgestreckt dalagen.

Das Sinken der Reflexerregbarkeit der Beuger kündet sich außer in dem Verschwinden der spastischen Kontraktur auch in dem Aufhören der pseudospontanen Beugezuckungen der Beine an, die meist bereits völlig verschwunden sind, wenn der Beugereflex durch exogene Reize noch prompt ausgelöst werden kann.

Die Muskeln verlieren ihr Relief und ihre Konsistenz wieder, sie verfallen einer zunehmenden Atrophie und nicht selten kommt es zu fibrösen Retraktionen, namentlich in den Plantarflexoren der Zehen und des Fußes, wenn die Dorsalflexoren der Sitz einer atrophischen Lähmung geworden sind. Parallel mit der Atrophie der Muskeln gehen zunehmende Störungen der elektrischen Erregbarkeit, die bis zur totalen Entartungsreaktion, ja bis zur völligen Unerregbarkeit für stärkste galvanische Ströme gehen kann. Die Blase verliert ihren Automatismus wieder sukzessive. Von Miktion zu Miktion wird die Entleerung unvollkommener, die Menge des Restharnes wird von Mal zu Mal größer, bis zuletzt wieder völlige Retention besteht. Sehr oft kommt es dann aber auch zur Lähmung des Spincters, zur Incontinuitea vesicae. Die automatische Tätigkeit des Rectums erlischt, der Sphincter erschlafft, der After klafft weit und ist stark evertiert. Die Darmperistaltik versagt wieder, der Meteorismus nimmt zu, behindert die Atmung mehr und mehr und führt nicht selten zum Erbrechen. Erektionen kommen nicht mehr zustande, der Penis ist dauernd völlig schlaff. Wiederholt sah ich spontanes Ausfließen von Sperma bei völlig erschlafftem Penis, teils bei Hustenstößen, teils während der Defäkation. Die Untersuchung des Urins erweist die Anwesenheit einer beträchtlichen Spermatorrhöe fast bei jeder Miktion. Also auch der Schließmuskel der Vesiculae seminalis ist insuffizient geworden.

Relativ am längsten erhält sich während des Terminalstadiums die Tätigkeit der Schweißdrüsen und der Piloarrectoren. Profuse, meist über den ganzen Körper ausgebreitete Schweißausbrüche gehören fast konstant zum terminalen Bilde; sie sind zumeist die Folge des bestehenden hohen septischen Fiebers, werden aber auch bei nichtfiebernden Kranken mit großer Schwäche und raschem Kräfteverfall beobachtet. Die reflektorisch durch Reize im Gebiete der infraläsionellen Dermatome erzeugte Schweißsekretion, die für das zweite Stadium so charakteristisch ist, tritt zwar auch ihrerseits im Terminalstadium zurück, kann aber manchmal noch sehr ausgeprägt sein, wenn bereits alle anderen Reflexleistungen der infraläsionellen Marksegmente schon ganz daniederliegen. Auch der spinale Pilomotorenreflex kann auffallend lange auf das Lebhafteste gesteigert bleiben. Ich habe nie so starke und so schnell sich ausbreitende Piloarrektionswellen als gerade während des Terminalstadiums gesehen, wenn man den Kranken der im Schweiß gebadet dalag, trocken rieb und dabei in die Bereiche der infraläsionellen Dermatome geriet. Die Reflexerytheme büßen während des Terminalstadiums ihre Lebhaftigkeit und Extensität ein. Hingegen nehmen die Ödeme während dieses Schlußaktes der Tragödie erheblich zu, sie breiten sich über Beine, Penis, Scrotum und die unteren Rumpfabschnitte aus und können zu elephantiasisartigen Anschwellungen ausarten. Inzwischen nehmen Cystopyelitis und Decubitus ihren unvermeidlichen Verlauf und der Tod erfolgt unter dem Bilde der schweren septischen Intoxikation.

III. Die einzelnen Transversalsyndrome.

Nachdem wir im vorangehenden eine allgemeine Charakteristik des totalen Transversalsyndroms gegeben haben, sollen jetzt die Besonderheiten besprochen werden, welche aus dem verschiedenen Höhensitz der Läsion resultieren. Die Ausdehnung der Lähmung auf die verschiedenen quergestreiften Muskeln schwankt naturgemäß je nach der Höhe, in welcher die Markunterbrechung gelegen ist. Unsere Kenntnisse von dem verschiedenen Gepräge der einzelnen segmentalen Transversalsyndrome gehen in erster Linie auf die bekannten Arbeiten von THORBURN und KOCHER zurück. Doch haben diese im Laufe der letzten Dezennien in vielen Punkten eine wesentliche Ergänzung und Berichtigung erfahren. Ich habe diesem Kapitel der neurologischen Forschung seit $3^1/_2$ Dezennien eine besondere Aufmerksamkeit geschenkt und in jedem Falle von Quertrennung des Markes die Ausdehnung der Lähmung auf die einzelnen Muskeln genau verfolgt.

1. Die cervicalen Transversalsyndrome.

Die Totaltrennung des Markes im Bereiche der obersten Cervicalsegmente ist bekanntlich mit dem Leben unvereinbar. Der Tod tritt allemal sofort unter Atemlähmung ein. Das Kerngebiet des Phrenicus umfaßt die Segmente (C_2), C_3, C_4, (C_5). Es wäre theoretisch denkbar, daß bei präfixierter Anlage, bei welcher der Phrenicuskern bis ins 2. Cervicalsegment emporreicht, eine Marktrennung im Bereiche des 4. Cervicalsegmentes nicht unbedingt sofort tödlich auszugehen braucht, aber in praxi ist dies bisher noch nicht beobachtet worden. Es muß aber andererseits hervorgehoben werden, daß sowohl die supranucleare Atmungsbahn, welche vom Atmungszentrum der Medulla oblongata zum Phrenicuskern herabzieht, ebenso wie dieser letztere selbst eine ganz besondere Widerstandskraft besitzt. Es sind wiederholt Fälle beobachtet worden, in denen bei einer im übrigen vollkommenen Aufhebung der Querschnittsleitung im Bereiche des oberen Cervicalmarkes das Diaphragma noch ausgezeichnet funktionierte. Ich habe das in Fällen von Kompression des obersten Halsmarkes durch Atlanto-occipitaltuberkulose, bei Luxationsfrakturen des Atlas, in einem Falle von extramedullärem Tumor in der Höhe von C_1 und C_2 (einem Hämangioblastom, welches vom Kleinhirn ausgehend durch das Foramen magnum nach abwärts vorgedrungen war), in einem Falle von intramedullärem Tumor im Bereiche des 2. und 3. Cervicalsegmentes, und 2 Fällen von extramedullärem Tumor im Bereiche des 4. Cervicalsegmentes beobachtet. In allen diesen Fällen war die Leitungsunterbrechung derartig tiefgreifend, daß eine völlige schlaffe Lähmung aller Arm-, Rumpf- und Beinmuskeln vorlag, alle durch die infraläsionellen Marksegmente vermittelten Reflexe fehlten, völlige Retentio urinae und eine totale, sämtliche infraläsionellen Dermatome umfassende Anästhesie bestand. Symptomatologisch lag also das Bild einer totalen Leitungsunterbrechung vor. Nichtsdestoweniger funktionierte das Zwerchfell zunächst noch sehr gut.

Die Querschnittsunterbrechung des Markes im Bereiche des obersten Halsmarkes ist charakterisiert durch die völlige Lähmung aller Muskeln der oberen Extremität, des Rumpfes und der Beine. Inwieweit auch die aus den oberen Halssegmenten C_1—C_4 innervierten Muskeln (Trapezius, Sternocleidomastoideus, Platysma, Sternohyoideus, Geniohyoideus, Thyreohyoideus, Sternothyreoideus, Longus cap., Rectus cap. anterior, Rectus cap. lateralis, Rectus cap. post. major et minor, Obliquus cap. superior et inferior, Splenius cap., Semispinalis cap., Longissimus cap.) an der Lähmung partizipieren oder frei bleiben, hängt von dem speziellen Höhensitz der Läsion ab. Bei den von mir beobachteten Querschnittsunterbrechungen im Bereiche des 1. Cervicalsegmentes waren alle diese Muskeln total mitgelähmt, außerdem in einem Falle von Luxationsfraktur des Atlas auch noch der Vagus und der Hypoglossus. Die Lähmung der aus den oberen Halssegmenten innervierten Muskeln ist naturgemäß zum Teil wenigstens eine nucleare bzw. radikuläre infolge der Zerstörung der Vorderhörner und Wurzeln an der Stelle der Läsion. In den beiden von mir beobachteten Fällen von totaler Kompression des Markes im Bereiche des 4. Cervicalsegmentes durch einen extramedullären Tumor gab sich die Integrität der 3 oberen Halssegmente nicht nur in der Funktionstüchtigkeit der von ihnen versorgten Muskeln bei willkürlicher Innervation zu erkennen, sondern es bestand sogar auch eine merkliche Steigerung ihrer reflektorischen Erregbarkeit. Beim Beklopfen des Hinterhauptes oder des Processus mastoideus kam es zu einer lebhaften Kontraktion der Trapezii, Sternocleidomastoidei und des obersten Abschnittes der Nackenmuskeln.

Transversalsyndrom C_5.

Bei der Totaltrennung des Markes im Bereiche des 5. Cervicalsegmentes, welche C_4 und die höheren Halssegmente intakt beläßt, bleibt vor allem die Funktion des *Zwerchfells* erhalten, weil der größte Teil seiner Kernmasse oberhalb der Läsion liegt. Derartige Kranke können daher, selbst wenn die Unterbrechung eine totale ist, eine Weile am Leben bleiben. Charakteristisch für das Transversalsyndrom C_5 ist außer der Unversehrtheit des Diaphragmas die des Trapezius, Sternocleidomastoideus, des Platysmas und der anderen aus den Segmenten C_1—C_4 gespeisten Muskeln. Besonders hervorzuheben ist die relative Unversehrtheit des *Rhomboideus* und *Levator scapulae,* die beide einen beträchtlichen Teil ihrer Innervation aus C_4 erhalten. Aus der völligen Unversehrtheit des Trapezius, der partiellen des Rhomboideus und Levator scapulae resultiert ein mehr oder weniger ausgesprochener Schulterhochstand, da die Senker der Schulter gelähmt sind. Ferner ist, wie es bereits THORBURN vermutet hatte, die Außenrotation des Humerus bis zu einem gewissen Grade erhalten, weil *Supraspinatus* und *Infraspinatus* teilweise aus C_4 gespeist werden.

Die Integrität der supraläsionellen Marksegmente C_1—C_4 kommt beim Transversalsyndrom C_5 auch in der Steigerung gewisser durch sie vermittelter Reflexe zum Ausdruck. Es erfolgt eine Kontraktion des Trapezius und Sternocleidomastoideus beim Beklopfen des Occiput und Processus mastoideus oder der Dornen der obersten Halswirbel (Signe des sternos von DUPOUY), oder beim Beklopfen des Akromion, der Spina scapulae oder der Clavicula. In einem meiner Fälle erfolgte dabei sogar eine Diaphragmakontraktion mit laut hörbarem Singultus.

Beim Transversalsyndrom C_5 sind mit Ausnahme des Supra- und Infraspinatus sämtliche Muskeln der oberen Extremität des Rumpfes, und der unteren Extremität willkürlich und reflektorisch gelähmt. Die Arme liegen regungslos zur Seite des Rumpfes (Abb. 72); die einzelnen Abschnitte der oberen Extremität weisen keine sinnfällige Abweichung von der normalen

Ruhelage auf, sie unterliegen aber, wenn sie aus ihrer unterstützten Lage herausgebracht werden, restlos der Schwere. Sämtliche Rumpfmuskeln sind gelähmt. Sehr markant springt die Lähmung der Intercostalmuskeln in die Augen, die Rippen sind herabgesunken, die Intercostalräume verbreitert, der Thorax zeigt infolgedessen eine ähnliche Konfiguration wie am Kadaver, d. h. eine beträchtliche Vermehrung der Höhenausdehnung, der antero-posteriore und der frontale Durchmesser sind hingegen vermindert, im unteren Teil mehr als im oberen Teil, weil die unteren Rippen der Schwere mehr folgen als die oberen, die starrer fixiert sind als die ersteren. Die Atmung ist infolge der totalen Lähmung der Intercostalmuskeln schwer alteriert, es besteht ein rein diaphragmatischer Atemtypus, der Thorax steht fast in seiner ganzen Ausdehnung still, nur die obere Thoraxapertur wird durch die vom Zungenbein und Schildknorpel zum Sternum ziehenden Muskeln (Sternohyoideus, Sternothyreoideus) sowie durch die claviculare Portion des Trapezius und den Sternocleido mastoideus etwas gehoben. Aber sämtliche der Inspektion zugänglichen Intercostalräume werden beim Inspirium stark eingezogen (Abb. 73, 74). Die Kontraktion der erhaltenen inspiratorischen Hilfsmuskeln springt stark in die Augen, das Platysma spannt sich stark an, der Kiefer öffnet sich bei jedem Inspirium weit, wobei man die Kontraktion des Mylohyoideus, Geniohyoideus und vorderen Biventerbauches fühlen kann, die Zunge wird vorgestreckt, die Nasenlöcher werden maximal erweitert; der Kopf führt bei jedem Atemzug eine ausgiebige Streckbewegung aus, welche eine Entfernung der Insertionspunkte des Sternocleido mastoideus, des Sternohyoideus und Sternothyreoideus bewirkt und dadurch die Wirkung dieser Muskeln in zweckmäßiger Weise fördert. Trotzdem bleibt die Atmung höchst oberflächlich, sie ist stark beschleunigt und die Zeichen der Dyspnoe sind von Anfang an unverkennbar. Die Erschwerung der Einatmung wird aber noch dadurch erhöht, daß auch die Wirkung des Zwerchfells selbst nicht voll zur Geltung kommen kann. Erstens sind dadurch, daß die unteren Rippen nach abwärts und innen gesunken sind, die Insertionspunkte des Diaphragmas einander abnorm genähert. Ich habe an anderer Stelle ausführlich dargelegt, wie wichtig gerade für eine erfolgreiche Aktion des Zwerchfells ein gewisser Grad von initialer Dehnung desselben ist. Vor allem aber kann das Diaphragma infolge der schlaffen Lähmung der Bauchmuskeln nur eine unvollkommene Wirkung entfalten. Ich habe in dem der Physiologie der Atemmuskulatur gewidmeten Kapitel auseinandergesetzt, daß wenn das Zwerchfell bei seiner Kontraktion tiefer tritt und einen Druck auf den Abdominalinhalt ausübt, dadurch die unteren Rippen nach außen gedrängt und dabei zugleich etwas gehoben werden. Damit aber der Leibesinhalt die unteren Rippen nach auswärts drängen kann, ist es erforderlich, daß derselbe bei seinem Ausweichen vor dem abwärts drängenden Zwerchfell einen Widerstand an den Bauchdecken findet. Sind die Bauchmuskeln schlaff gelähmt, so weicht der intraabdominale Inhalt zum großen Teil nach vorne aus, das Epigastrium und die gesamte vordere und seitliche Bauchwand wölben sich ballonartig bei jedem Inspirium nach vorne vor (Abb. 73, 74) und damit fällt der Druck auf die unteren Rippen, durch den diese normalerweise nach außen gedrängt

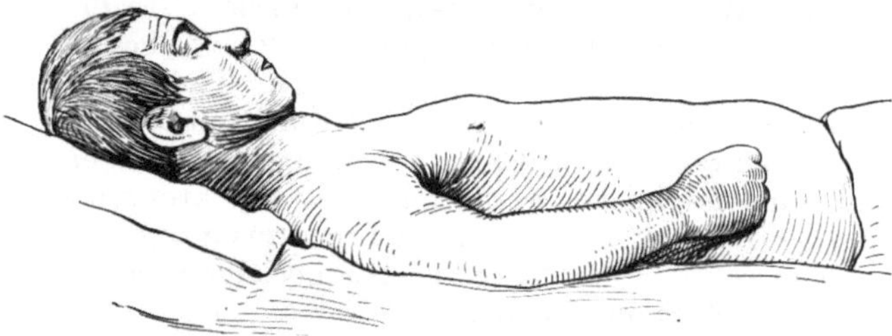

Abb. 72. Totales Transversalsyndrom C_5 nach KOCHER.

werden, zum größten Teil fort; die untere Thoraxapertur erfährt also keine Erweiterung in frontaler und sagittaler Richtung, im Gegenteil werden die unteren Rippen durch die Kontraktion des Zwerchfells nach innen gezogen. Die Zwerchfellwirkung wird also durch die Lähmung der Bauchmuskeln zum Teil lahmgelegt. Diese Störung der Atmung ist besonders unmittelbar nach der Trennung des Markes in ihrer charakteristischen Form zu beobachten. Später entwickelt sich bekanntlich sehr oft infolge der Darmmuskellähmung und abnormer intraintestinaler Gärungsvorgänge ein starker Meteorismus, durch welchen auch die unteren Rippen nach außen gedrängt werden. Das Zwerchfell findet an den meteoristisch geblähten Darmschlingen einen nicht unbeträchtlichen Widerstand und seine inspiratorische Arbeit kann sich jetzt in gewisser Hinsicht besser auswirken als vorher. Andererseits droht durch den starken Meteorismus ein anderer Übelstand, die Zwerchfellkuppel wird stark in den Thorakalraum nach oben gedrängt und der abdominelle Druck kann so groß sein, daß selbst die kräftigste Kontraktion des Zwerchfells denselben nicht zu überwinden und den Leibesinhalt nicht nach abwärts zu drängen vermag und die für die Inspiration erforderliche Vergrößerung des Höhendurchmessers des Thorakalraumes nicht herbeiführen kann. Vorteil und Nachteil des Meteorismus liegen hier tatsächlich oft unmittelbar nebeneinander. In manchen Fällen gelingt es, die furchtbare Dyspnoe, die aus einem zu starken Meteorismus erwächst, durch Einführung eines Darmrohres rasch zu beheben oder beträchtlich zu mildern.

Die Lähmung der Bauchmuskeln gibt sich des weiteren vor allem in der großen Erschwerung der Exspiration zu erkennen. Die den Rippen innewohnenden elastischen Kräfte kommen für die Exspiration hier deswegen so gut wie gar nicht zur Geltung, weil die meisten Rippen beim Inspirium infolge der Lähmung der Intercostales ja überhaupt keine Hebung und Auswärtsbewegung erfahren. Die der Lunge innewohnenden elastischen Kräfte kommen nicht voll zur Wirkung, weil die inspiratorische Aufblähung der Lunge gering ist. Einzig die Kontraktion der vom Vagus versorgten Bronchialmuskulatur steht als aktive exspiratorische Kraft zur Verfügung. Die Folge ist, daß die Exspiration völlig kraftlos ist, auf der Höhe des Inspiriums erschlafft das Zwerchfell plötzlich und die vorher durch den Druck des Zwerchfells stark vorgewölbten Bauchdecken fallen wieder ein. Man kann das besonders beobachten, wenn der Darm gut entleert ist und nicht durch Gase aufgetrieben ist. Eine kraftvolle Exspiration, ein wirksamer Hustenstoß ist natürlich unmöglich. Auch bei der aktiven Bauchpresse macht sich die Lähmung der Bauchmuskulatur in charakteristischer Weise bemerkbar. In der Norm kontrahieren sich hierbei Zwerchfell und Bauchmuskeln, Rückenstrecker und Beckenboden gleichzeitig. Beim Transversalsyndrom C_5 wird durch die Zwerchfellkontraktion der Leibesinhalt stark abwärts gedrängt, die Bauchwand weicht überall aus, die vorderen und seitlichen Teile wölben sich infolge der Bauchmuskellähmung noch viel mehr als beim gewöhnlichen Inspirium vor. Aber auch die hintere Wand der Leibeshöhle buchtet sich zu beiden Seiten der Wirbelsäule infolge der Lähmung der Sacrolumbales und Quadrati lumborum aus, der Beckenboden läßt gleichfalls eine Vorwölbung erkennen und der Anus stülpt sich nicht selten deutlich nach außen hervor. Das völlige Fehlen der Anspannung der Bauchmuskeln läßt den Breckakt, zu dem in zahlreichen Fällen von totaler Marktrennung eine beträchtliche Neigung besteht, vielfach überhaupt nicht zustande kommen. Sobald man aber die vordere Bauchwand mit der flachen Hand in der Gegend des Magens stützt, wird der Mageninhalt unter kräftigem Strahle entleert.

Interessant ist, daß bei der Totaltrennung des Markes im Bereiche des Cervicalmarkes eine ausgesprochene Nausea bestehen kann, ein Beweis, daß diese, ich möchte sagen spezifische Organsensation, durch sensible Vagusfasern und nicht durch sensible sympathische

Elemente vermittelt wird. Dabei ist der Brechakt völlig schmerzlos, ein Hinweis darauf, daß das Schmerzgefühl des Magens an die sympathischen Fasern des mittleren und unteren Thorakalmarkes gebunden ist.

Alle Muskeln der unteren Extremität sind vollkommen gelähmt. Die Beine liegen, der Schwere folgend, meist etwas nach außen rotiert, die Füße zeigen eine gewisse Varo equinus-Stellung, die aber durchaus nicht so stark ausgesprochen ist, wie bei reiner Peroneuslähmung, da ja die Wadenmuskulatur ebenfalls gelähmt ist und ihr abwärts gerichteter Zug auf den Fuß fortfällt. Die Zehen stehen entweder in gerader Verlängerung des Mittelfußes oder sind besonders im Metatarsophalangealgelenk leicht gebeugt. Daß in den ersten Stunden nach der Marktrennung manchmal eine mehr oder weniger ausgesprochene Dorsalflexion, ja sogar eine gewisse Spreizstellung der Zehen bestehen kann (DEJERINE et MOUZON, GUILLAIN et BARRÉ, eigene Beobachtung), beruht wohl darauf, daß die Zehenstrecker offenbar ihren Dehnungswiderstand nicht sofort ganz einbüßen. Alle Muskeln der unteren Extremität sind völlig schlaff, sie hängen wie loses Fleisch an den Skeletteilen; die von HEILBRONNER als breites Bein bezeichnete Konfigurationsanomalie springt stark in die Augen, die Waden, die Hinterseite des Oberschenkels und das Gesäß erfahren durch die auf der Unterlage lastende Eigenschwere der Beine eine starke Abplattung. Der After ist in den Fällen, in welchen die reflektorische Erregbarkeit des Sphincter ani erloschen ist, nicht geschlossen, bisweilen geradezu evertiert, die Analöffnung ist infolge der Lähmung des Levator gesenkt. Der Penis zeigt in der Mehrzahl der Fälle eine Semierektion.

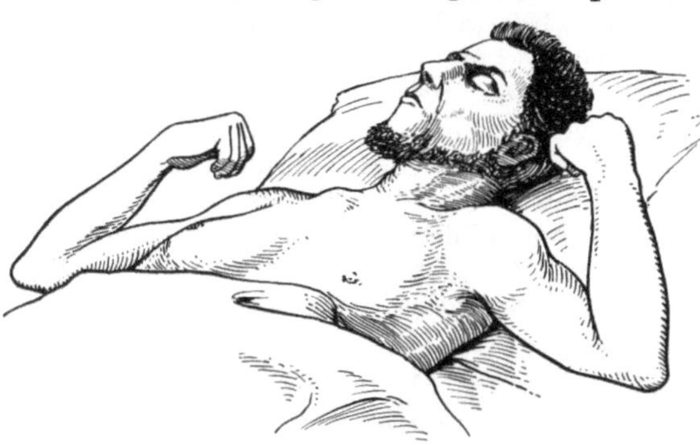

Abb. 73. Haltungsanomalie der Arme bei Totaltrennung des Markes im Bereiche C_6 nach THORBURN. Abduktions- und Außenrotationsstellung des Humerus, Beugestellung des Vorderarms, Supinationsstellung der Hand.

Bei der Totaltrennung des Markes in der Höhe des 5. Cervicalsegmentes erfolgt der Tod stets nach relativ kurzer Zeit durch Hyperthermie und Atemlähmung. Diese kommt durch die allen schweren traumatischen Markschädigungen folgende sekundäre Ödematisierung und hämorrhagische Infarzierung der der Läsionsstelle benachbarten Markabschnitte zustande. Man kann in derartigen Fällen genau verfolgen, daß alle anderen aus den höheren Marksegmenten versorgten Muskeln früher von der Lähmung ergriffen werden als das Zwerchfell. Der Phrenicuskern ist tatsächlich das Ultimum moriens. Der Todeskampf dieser Kranken, welche bei vollkommen klarem Bewußtsein mit dem ständig zunehmenden Lufthunger ringen, ist ein furchbarer Anblick. Zuletzt atmen die Kranken buchstäblich nur noch mit den kranialen auxiliären Hilfsmuskeln, mit den Stimmbändern, die bei jedem Inspirium sich maximal erweitern, mit den Nasenflügeln, die sich blähen, mit dem Kiefer, der weit aufgesperrt wird und mit der Zunge, welche weit vorgestreckt wird. Es besteht eine prämortale Kopfatmung.

Transversalsyndrom C_6.

Die Totaltrennung des Markes im Bereiche des 6. Cervicalsegmentes erhält ihr charakteristisches Gepräge nicht nur durch die Unversehrtheit des Zwerchfells, sondern auch durch die mehr oder weniger weitgehende Funktionstüchtigkeit der aus den höheren Cervicalsegmenten C_1—C_5 innervierten Schulter- und Armmuskeln, der Schulterheber (Trapezius, Rhomboideus, Levator scapulae), der Außenrotatoren des Humerus (Supraspinatus, Infraspinatus, Teres minor), des Deltoideus, der Vorderarmbeuger (Biceps, Brachialis, Brachioradialis) und des Supinator brevis. Da die Schultersenker (Pectoralis, Latissimus), die Innenrotatoren des Oberarmes (Subscapularis) und die Adductoren desselben (Pectoralis major, Latissimus, Teres major), die Strecker des Vorderarmes (Triceps) und die Pronatoren der Hand vollkommen oder nahezu vollkommen gelähmt sind, kommt es zu einer höchst charakteristischen Haltungsanomalie der oberen Extremität, auf welche schon Hutchinson, Thorburn und Kocher hingewiesen haben und welche die Höhendiagnose in der Regel auf den ersten Blick zu stellen erlaubt. Die Schultern werden hochgezogen gehalten, die Oberarme sind nach außen rotiert und abduziert, die Vorderarme gebeugt und die Hände mehr oder weniger vollkommen supiniert (Abb. 73, 74 u. 75). Hand und Finger sind im übrigen vollkommen gelähmt. Die Atmung ist beim Transversalsyndrom C_6 weniger beeinträchtigt als beim Transversalsyndrom C_5, weil erstens das Zwerchfell völlig intakt ist, und zweitens die Scaleni als auxiliäre Inspiratoren besser mitwirken als beim Transversalsyndrom C_5. Aber die Intercostalmuskeln und Bauchmuskeln zeigen dasselbe Verhalten wie beim Transversalsyndrom C_5. Was die durch die supraläsionellen Marksegmente vermittelten Reflexe anlangt, so kann vor allem eine Kontraktion des Supra- und Infraspinatus beim Schlag gegen die Außenseite des rechtwinklig gebeugten Vorderarmes oder beim Beklopfen der Spina scapulae und der Clavicula erzielt werden. Die reflektorische Erregbarkeit des Deltoideus kann erhalten sein, die der Vorderarmbeuger fand ich stets aufgehoben. Die Lähmung der Rumpf-

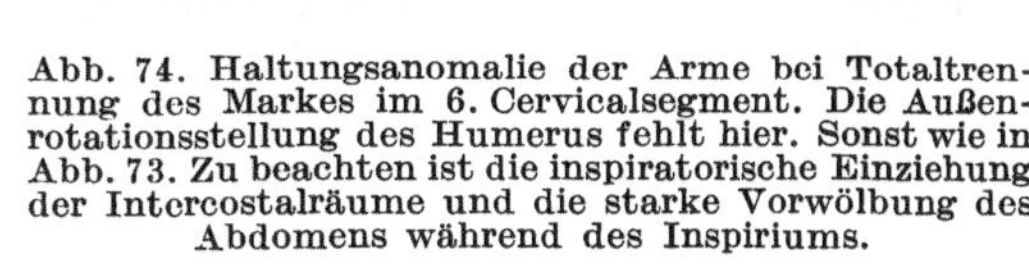

Abb. 74. Haltungsanomalie der Arme bei Totaltrennung des Markes im 6. Cervicalsegment. Die Außenrotationsstellung des Humerus fehlt hier. Sonst wie in Abb. 73. Zu beachten ist die inspiratorische Einziehung der Intercostalräume und die starke Vorwölbung des Abdomens während des Inspiriums.

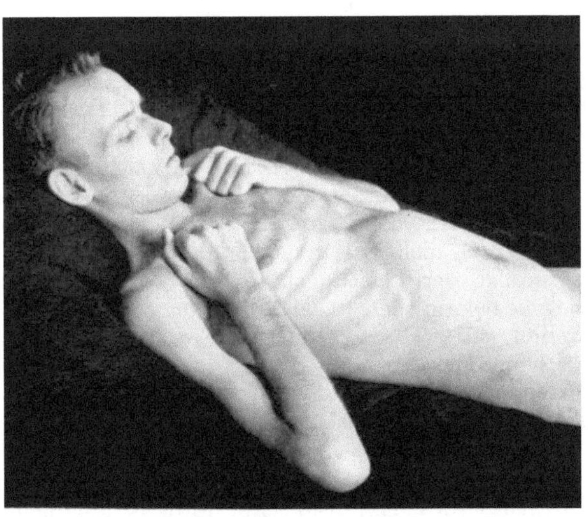

Abb. 75. Wie Abb. 74.

muskeln und der Muskeln der unteren Extremität ist beim Transversalsyndrom C_6 genau die gleiche wie bei der Quertrennung im Bereiche von C_5. Der Verlauf war in den von mir beobachteten Fällen von Totaltrennung des Markes im Bereiche des 6. Cervicalsegmentes in der Regel der, daß in den nächsten Tagen infolge des ascendierenden traumatischen Ödems und hämorrhagischer Infarzierung auch das 5. Halssegment ergriffen und ausgeschaltet wurde und es damit auch zur Lähmung des Deltoideus, der Vorderarmbeuger und des Supinator brevis kam. Das Transversalsyndrom C_6 wandelte sich in das Transversalsyndrom C_5 um und nach einer weiteren Zeitspanne infolge weiterer Ausbreitung des Ödems nach oben der Tod durch Atemlähmung ein. Die längste von mir beobachtete Zeitspanne zwischen Verletzung und Tod betrug 4 Monate (Abb. 74 u. 75).

Transversalsyndrom C_7.

Bei der Quertrennung des Markes im Bereiche des 7. Cervicalsegmentes sind Supraspinatus, Infraspinatus und Teres minor, Deltoideus, Biceps, Brachialis, Brachioradialis und Supinator brevis vollkommen intakt. Außerdem ist aber auch die Funktion des Subscapularis, Pectoralis major, Latissimus, Teres major und Pronator teres wenigstens partiell erhalten. Auch die Funktion des Extensor carpi radialis longus fand ich in allen einschlägigen Fällen relativ gut erhalten. Hingegen fand ich den Triceps stets total gelähmt. Ich hebe das im Gegensatz zu KOCHER hervor, welcher beim Transversalsyndrom C_7 den Triceps unter den nichtgelähmten Muskeln anführt. Außer dem Extensor carpi radialis longus sind alle Hand- und Fingermuskeln gelähmt. Die geringen Innervationsbezüge, welche Flexor carp. radialis und Extensor digitorum communis nicht selten aus C_6 erhalten, reichen bei der Quertrennung im Bereiche von C_7 nicht aus, um eine einigermaßen in die Waagschale fallende Leistungsfähigkeit dieser Muskeln zu gewährleisten.

Die Ruhelage der oberen Extremität wird beim Transversalsyndrom C_7 in erster Linie durch das Überwiegen der intakten Vorderarmbeuger über den gelähmten Strecker charakterisiert; die Vorderarme werden spitzwinklig gebeugt gehalten (Abb. 76). Der für das Transversalsyndrom C_6 charakteristische Schulterhochstand ist beim Transversalsyndrom C_7 viel geringer, weil die Schultersenker (Pectoralis und Latissimus) von der Lähmung weitgehend verschont sind. Infolge der relativen Integrität der Innenrotatoren des Humerus (Subscapularis, Pectoralis major, Latissimus) fehlt auch die beim Transversalsyndrom C_6 nicht selten vorhandene Außenrotation des Humerus. Desgleichen ist infolge der Leistungsfähigkeit des Pectoralis, Latissimus und Teres major, welche bekanntlich als Adductoren des Oberarmes fungieren, die Abduktionsstellung des Humerus beim Transversalsyndrom C_7 weniger ausgesprochen als beim Transversalsyndrom C_6. Auch die beim Transversalsyndrom C_6 stark hervorstechende Supinationsstellung der Hand kann infolge der relativen Integrität des Pronator teres beim Transversalsyndrom C_7 weniger ausgesprochen sein.

Die Hand nimmt ferner beim Transversalsyndrom C_7 infolge der relativen Integrität des Extensor cap. radialis longus eine mehr oder weniger ausgesprochene Radialextensionsstellung ein (Abb. 76). Abweichungen von diesem typischen Bilde kommen vor. Sie bestehen darin, daß der Extensor carpi radialis oder der Pronator teres gleichfalls ganz gelähmt sind; die Hand befindet sich alsdann wie beim Transversalsyndrom C_6 in voller Supination (Abb. 76) oder läßt die Radialextensionsstellung vermissen. Derartige Abweichungen können einmal darauf beruhen, daß bei postfixierter Plexusanlage Pronator teres und Extensor carpi radialis longus keine oder nur sehr geringe Bezüge aus C_6 erhalten. Sie können aber auch durch Nachbarschaftsschädigung des 6. Halssegmentes bedingt sein. Wiederholt habe ich beobachtet, daß in Fällen in denen anfangs das typische Bild des Transversalsyndroms C_7 vorlag, in den nächsten Tagen nach dem Trauma infolge des ascendierenden traumatischen Ödems und hämorrhagischer Infarzierung des anstoßenden Segmentes C_6 zunächst der Pronator teres und der Extensor carpi radialis longus total gelähmt wurden, danach kamen Pectoralis, Latissimus, Teres major an die Reihe, so daß der Oberarm sukzessive in Abduktion rückte. Dazu gesellte sich dann noch die Lähmung des Subscapularis, womit die Umwandlung des ursprünglichen Transversalsyndroms C_7 in das typische Transversalsyndrom C_6 auf der ganzen Linie vollzogen war. Durch weiteres Emporsteigen des Ödems und der hämorrhagischen Infarzierung griff dann die Lähmung auch auf die höheren Segmente C_5 und C_4 über, wobei sich sukzessive die typischen Bilder der entsprechenden Transversalsyndrome entrollten.

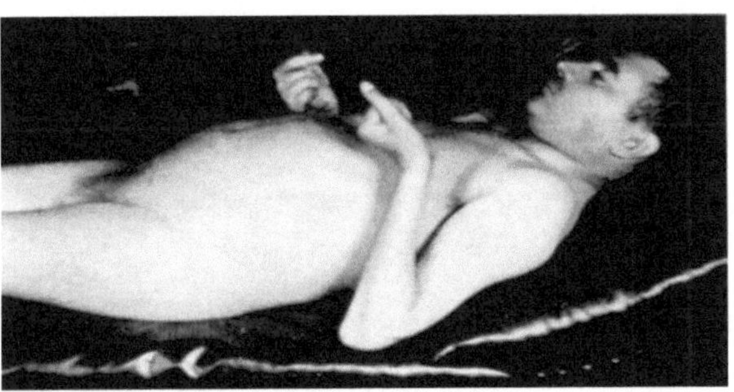

Abb. 76. Haltungsanomalie des Armes bei Totaltrennung des Markes im 7. Cervicalsegment. Beugestellung des Vorderarms. Radialextension der Hand. In diesem Falle auch Supinationsstellung der Hand.

Was die Reflexe beim Transversalsyndrom C_7 anlangt, so sind Deltoideus, Supra- und Infraspinatus, Biceps, Brachialis und Brachioradialis und Supinator reflektorisch gut, zum Teil sogar abnorm lebhaft erregbar. Der Triceps ist unerregbar, es besteht das paradoxe Tricepsphänomen, beim Beklopfen der Tricepssehne kommt es zu lebhafter Zuckung des Biceps und Brachialis. Pectoralis, Latissimus, Teres major, Subscapularis und Pronator teres sind reflektorisch gar nicht oder nur schwach erregbar. Besonders hervorzuheben ist die reflektorische Kontraktion des Extensor carpi radialis longus beim Beklopfen des distalen Radiusabschnittes oder des Handrückens. Zwei der von mir beobachteten Fälle von Totaltrennung des Markes im Bereich des 7. Halssegmentes sind längere Zeit, der eine 5 Monate, der andere sogar über 1 Jahr lang am Leben geblieben. In beiden Fällen entwickelte sich ein ausgesprochenes Residuärsyndrom mit lebhaftester Steigerung der infraläsionellen Reflexe.

Transversalsyndrom C_8.

Bei der Unterbrechung des Markes im Bereiche des 8. Cervicalsegmentes weisen außer den aus C_5 und C_6 innervierten Armmuskeln auch Pectoralis, Latissimus, Teres major und Subscapularis überhaupt keine Parese mehr auf; der Oberarm hat in der Ruhe seine normale Lage inne und kann nach allen Richtungen frei und ausgiebig bewegt werden. Im Gegensatz zum Transversalsyndrom C_7 ist aber beim Transversalsyndrom C_8 auch der Triceps relativ unversehrt, daher fehlt die für das Transversalsyndrom C_7 so charakteristische Beugestellung des Vorderarmes in der Ruhe ganz, der Vorderarm kann auch mit leidlicher Kraft extendiert werden. Den Tricepsreflex konnte ich allerdings nicht auslösen, dazu reichte offenbar die C_7-Quote nicht aus. Der Reflex hatte paradoxen Charakter. Die Pronation der Hand ist unbehindert, der Ausfall des aus C_8 und Th_1 versorgten Pronator quadratus fällt praktisch nicht in die Waagschale. Von den Handstreckern sind Extensor carpi radialis longus et brevis erhalten (Abb. 77). Der Extensor carpi ulnaris ist gelähmt, so daß die Hand bei der Streckung gegen Widerstand eine Radialkantung erfährt. Von den Handbeugern ist der Flexor carpi radialis vollkommen und der Flexor carpi ulnaris mehr oder weniger unversehrt. Hingegen fand ich den Palmaris longus total gelähmt. Da sich die erhaltenen Handstrecker und Handbeuger annähernd das Gleichgewicht halten, weist die Hand beim Transversalsyndrom C_8 eine annähernd normale Ruhelage auf.

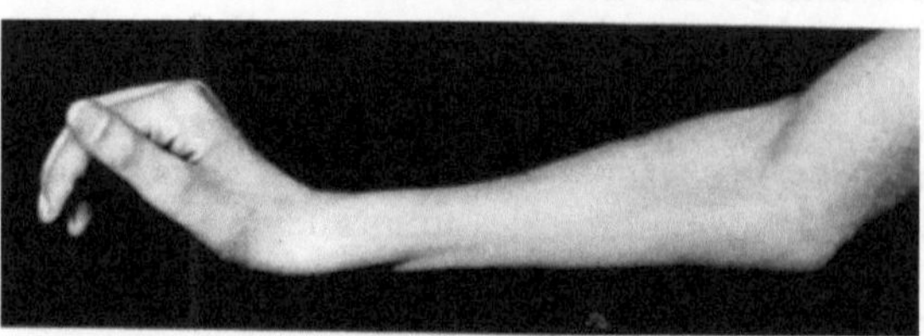

Abb. 77. Totaltrennung des Markes im 8. Cervicalsegment. Kräftige aktive Handstreckung, dabei werden die Finger passiv in Beugung gezogen. Aktive Fingerbeugung ist aufgehoben.

Von den Fingermuskeln ist in erster Linie der Extensor dig. communis erhalten (Abb. 78 u. 79), während die Daumenstrecker Extensor pollicis longus et brevis, Abductor pollicis longus, die Fingerflexoren und alle kleinen Handmuskeln gelähmt sind. Kocher hat zwar angegeben, daß bei der Totaltrennung des Markes im Bereiche des 8. Halssegmentes der Extensor dig. communis ebenso gelähmt sei wie alle anderen Fingermuskeln. Ich habe das auch einmal beobachtet, nehme aber an, daß diese initiale Mitbeteiligung des Extensor dig. communis auf eine Mitschädigung seiner oberen Kernhälfte im nächsthöheren Segmente C_7 beruhte; denn nach etwa 8 Tagen ging die Lähmung des Extensor dig. communis ganz zurück. Die elektrische Wurzelreizung beweist eindeutig, daß der Extensor dig. communis vorwiegend aus C_7 seine Innervation erhält. Die weitgehende Unversehrtheit des Extensor dig. communis einerseits, die Lähmung der anderen Fingermuskeln andererseits verleiht dem Transversalsyndrom C_8 sein charakteristisches Gepräge. Die Finger können willkürlich gestreckt, aber nicht aktiv gebeugt werden. Bei der Fingerstreckung fehlt trotz der Lähmung der Interossei die für deren Lähmung charakteristische Krallenstellung der Mittel- und Endphalangen, weil die langen Fingerflexoren gleichzeitig gelähmt sind (Abb. 78 u. 79). Eine aktive Fingerbeugung kann dadurch vorgetäuscht werden, daß bei der aktiven

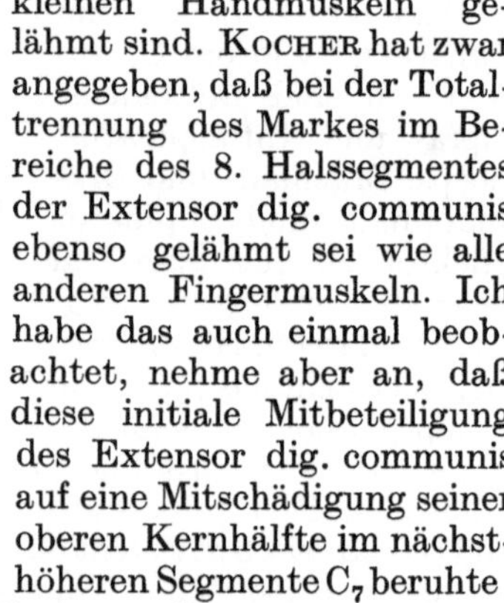

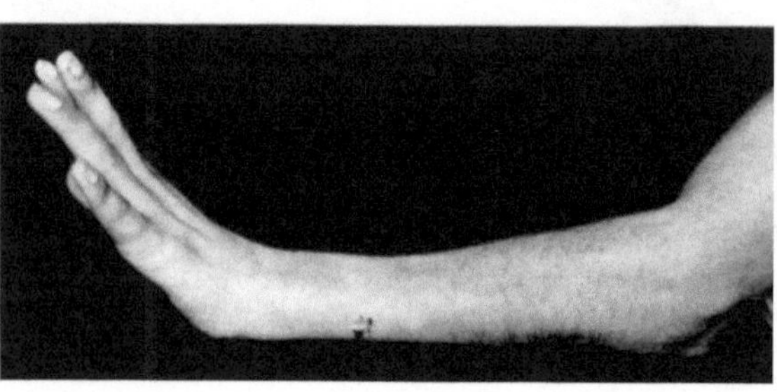

Abb. 78. Totaltrennung des Markes im 8. Cervicalsegment. Aktive Fingerstreckung erhalten. Infolge der Lähmung der langen Fingerflexoren fehlt dabei trotz Lähmung der Interossei und Lumbricales die Krallenstellung der Finger.

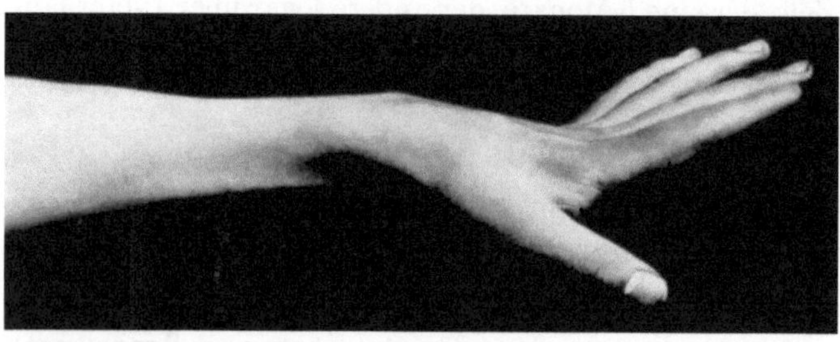

Abb. 79. Totaltrennung des Markes im 8. Cervicalsegment. Aktive Fingerstreckung. Dabei fehlt, wie in Abb. 78, die Krallenstellung der Finger. Daumenstreckung gelähmt. Bei der Fingerstreckung kräftige Mitkontraktion des Flexor carpi radialis.

Handstreckung die Finger in Beugestellung gezogen werden (Abb. 77).

In 2 Fällen von Marktrennung im Bereiche des 8. Cervicalsegmentes fand ich außer dem Extensor dig. communis auch den Flexor sublimis wenigstens partiell erhalten. Daß derselbe nicht selten eine erhebliche Innervationsquote aus C_7 erhält, ist bereits früher hervorgehoben worden. In den beiden Fällen wurde bei der Fingerstreckung die Mittelphalange entsprechend der Gegenwirkung des Flexor sublimis in Beugung gezogen (Abb. 80). Flexor dig. profundus und Flexor pollicis longus sind beim Transversalsyndrom C_8 stets vollkommen gelähmt. Ebenso ist der Daumen vollkommen unbeweglich.

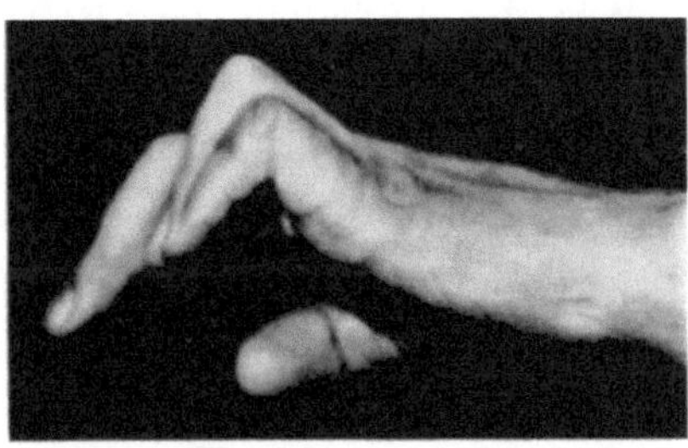

Abb. 80. Totaltrennung des Markes im 8. Cervicalsegment. Außer dem Ext. dig. com. ist auch der Flexor sublimis partiell erhalten. Finger können im Mittelgelenk gebeugt werden. Bei der Fingerstreckung wird infolge der Lähmung der Interossei und der partiellen Integrität des Flexor sublimis die Mittelphalange in Beugung gezogen.

Es existiert eine besondere Unterform des 8. Cervicalsyndroms, welche ich als *Syndromum cervicale octavum inferius* bezeichnen möchte. Dasselbe beruht darauf, daß nur der unterste Abschnitt des 8. Halssegmentes ausfällt, hingegen der obere Teil erhalten bleibt. Extensor carpi ulnaris, Palmaris longus, Flexor dig. sublimis et profundus, Flexor pollicis longus, Abductor pollicis longus und Extensor pollicis longus sind zwar paretisch, aber keineswegs gänzlich gelähmt. Hingegen sind Extensor pollicis brevis und alle kleinen Handmuskeln vollkommen gelähmt. Dementsprechend kommt es beim Ausstrecken der Finger zur typischen Krallenstellung (Abb. 81 u. 82). Besonders hervorzuheben ist die völlige Lähmung des Extensor pollicis brevis. Daß der Kern dieses Muskels eine ganz tiefe Lage in der Halsanschwellung einnimmt und mit dem Kerngebiet der kleinen Handmuskeln zusammenliegt, habe ich bereits 1913 betont und seither immer wieder bestätigt gefunden. Der Ausfall des Extensor pollicis brevis gibt sich in charakteristischer Form bei der Streckung des Daumens zu erkennen. Während dabei die Sehnen des Extensor longus und des Abductor longus scharf unter der Haut vorspringen, bleibt die des Extensor brevis vollkommen schlaff. Normaliter bildet die vorspringende Sehne des Extensor brevis bekanntlich die radiale Grenze der sog. Tabatiere; infolge der Lähmung des Extensor brevis zeichnet sich bei der Streckung des Daumens diese radiale Grenze nicht ab; die Grube zwischen der Sehne des Extensor longus und Abductor longus markiert sich an der Dorsalseite des Daumens sehr deutlich, aber die Sehne des Extensor brevis hebt sich nicht von ihrem Boden empor.

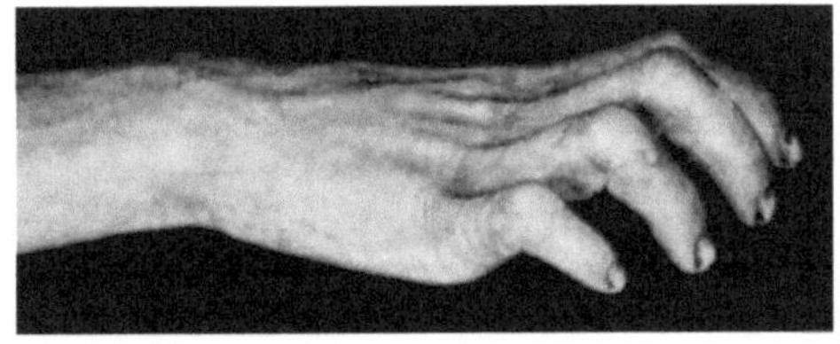

Abb. 81. Totaltrennung des Markes im untersten Abschnitt des 8. Cervicalsegmentes. Es besteht nur Lähmung der kleinen Handmuskeln und des Ext. pollicis brevis. Krallenstellung der Finger bei der Streckung.

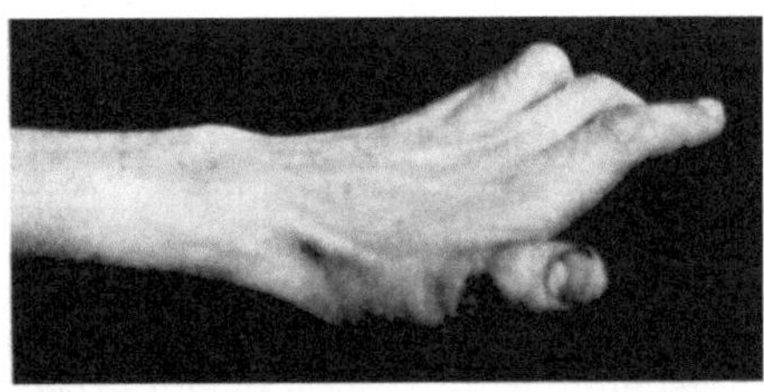

Abb. 82. Wie bei Abb. 81. Bei der Streckung des Daumens springt die Sehne des Ext. pollic. longus scharf vor, der Ext. pollic. brevis ist gelähmt.

Was das Verhalten der Reflexe beim Transversalsyndrom C_8 anlangt, so ist wohl das bemerkenswerteste, daß, wie schon erwähnt, der Tricepsreflex fehlt und daß beim Beklopfen seiner Sehne ein sog. paradoxer Reflex auftritt (Kontraktion des Biceps).

Dejerine, Lévy-Valensi und Long haben einen Fall von Totaltrennung des Markes in der Höhe des 8. Cervicalsegmentes beschrieben, welcher 7 Monate am Leben blieb. Einer meiner Fälle überlebte das Trauma 8 Monate. In diesem Falle kam es zu einem typischen Residuärsyndrom.

Transversalsyndrom Th_1.

Bei der akuten Totaltrennung des Markes im Bereiche des ersten Thorakalsegmentes, bei welcher das 8. Halssegment intakt bleibt, besteht zunächst eine völlige Lähmung oder hochgradige Schwäche aller kleinen Handmuskeln und des Extensor pollicis brevis, hingegen sind die langen Fingerbeuger der Extensor dig. communis, Extensor pollicis longus und Abductor pollicis longus, alle Handbeuger und Handstrecker sowie auch der Pronator quadratus mehr oder weniger unversehrt. Auch der Triceps erweist sich als vollkräftig, der Tricepsreflex ist erhalten. In der Regel stellt sich aber die Funktion des Extensor pollicis brevis und der kleinen Handmuskeln allmählich in mehr oder weniger beträchtlichem Grade wieder her. Total gelähmt bleibt aber stets der Abductor pollicis brevis. Dazu kommt der nucleare Hornersche Symptomenkomplex Daß der Abductor pollicis brevis nicht wie so vielfach behauptet worden ist, aus höheren Segmenten innerviert wird, sondern daß er ausschließlich seine Innervation aus Th_1 erhält, daß er sogar der einzige streng monosegmental innervierte Muskel der oberen Extremität ist, ist ja bereits mehrfach betont worden. Bei isolierter Durchschneidung der ersten vorderen Thorakalwurzel fand ich außer dem Hornerschen Symptomenkomplex ausschließlich eine totale Lähmung des Abductor pollicis brevis, die anfangs vorhandene Schwäche der anderen kleinen Handmuskeln ging bald wieder ganz zurück. Diese erhalten also eine so beträchtliche Innervationsquote aus dem 8. Cervicalsegment, daß sich der Ausfall ihres in Th_1 gelegenen Kerngebietes gar nicht nachhaltig bemerkbar macht.

In 2 von mir beobachteten Fällen von Marktrennung im Bereiche des 1. Thorakalsegmentes kam es zur Entwicklung eines ausgeprägten Residuärsyndroms. Daß bei den Transversalsyndromen C_6, C_7, C_8 und Th_1 die Lähmung des Rumpfes und der Beine eine ebenso vollkommene ist und dasselbe Bild bietet wie beim Transversalsyndrom C_5, bedarf wohl kaum einer Erwähnung.

Von den hier geschilderten typischen Cervicalsyndromen gibt es naturgemäß zahlreiche Abweichungen. Sie beruhen in der Hauptsache darauf, daß bei einer Transversalläsion in bestimmter Höhe, sehr oft auch die unmittelbar nach oben zu anstoßenden supraläsionellen Segmente einer mehr oder weniger ausgedehnten Mitschädigung unterliegen. Dadurch ist die Lähmung ausgedehnter als es der Höhe der eigentlichen Querläsion entspricht. Es können anfangs eines oder mehrere der supraläsionellen Segmente total mitausgeschaltet sein, so daß das Bild eines um ein oder mehrere Segmente höheren totalen Transversalsyndroms vorliegt, in der Folge aber engt sich die Lähmung ein und reduziert sich auf den Umfang, welcher der Höhe der Totaltrennung entspricht. Häufiger beobachten wir aber bei den Totaltrennungen im Bereiche des Halsmarkes gerade das Gegenteil. Die Verteilung der Lähmung entspricht anfangs der Höhe der Querläsion des Markes, aber infolge ascendierenden Ödems oder einer aufsteigenden hämorrhagischen Infarzierung werden sukzessive auch die nächsthöheren Cervicalsegmente ausgeschaltet. Es entrollen sich bei dieser Evolution, teils sehr rasch in wenigen Stunden, teils langsamer, im Verlaufe von einigen Tagen, hintereinander die verschiedenen Cervicalsyndrome in völlig typischer Form; und zumeist findet die Entwicklung ihren Abschluß mit der Entwicklung des Cervicalsyndroms C_4, wobei der Phrenicus das Ultimum moriens darstellt.

2. Die thorakalen Transversalsyndrome.

Während die Totaltrennung des Markes im Bereiche des 1. Thorakalsegmentes durch den Ausfall desjenigen Anteils, den das 1. Brustsegment zu der Innervation der oberen Extremität beisteuert und durch den Ausfall des okulopupillären Zentrums ihr charakteristisches Gepräge erhält, unterscheiden sich die tieferen thorakalen Transversalsyndrome voneinander nur durch die jeweils verschiedengradige Beteiligung der Rumpfmuskulatur. In Betracht kommen die Strecker der Brust-Lendenwirbelsäule, die Intercostales externi und interni, die Levatores costarum und die Bauchmuskulatur. Gemeinsam ist allen thorakalen Transversalsyndromen die völlige Lähmung der unteren Extremität, die dasselbe Verhalten zeigt wie bei den cervicalen Transversalsyndromen. Die Unterschiede, welche zwischen den Transversalsyndromen Th_2, Th_3, Th_4 und Th_5 bestehen, sind keine sehr sinnfälligen; sie gründen sich einmal auf den verschiedenen Umfang, in welchem die Extensoren der oberen Hälfte der Brustwirbelsäule erhalten sind, und auf die jeweils verschiedene Anzahl der erhaltenen Mm. intercostales. Während noch beim Transversalsyndrom Th_1 die Atmung eine rein diaphragmatische ist und der Brustkorb aktiv kaum an der Atmung teilnimmt, heben sich je nach der Höhe, in welcher das Brustmark unterbrochen ist, eine geringere oder größere Zahl von Rippen infolge der Kontraktion der jeweiligen Intercostalmuskeln und Levatores costarum deutlich beim Inspirium und die entsprechenden Intercostalräume lassen, soweit sie der Inspektion zugänglich sind, die für die Lähmung der Intercostales charakteristische inspiratorische Einziehung vermissen. Naturgemäß sind aber die Unterschiede fließende und eine Abgrenzung der einzelnen thorakalen Transversalsyndrome gegeneinander, d. h. auf Grund der Anzahl der aktiv tätigen Intercostalmuskeln oder Myomeren der Strecker der Wirbelsäule erweist sich als kaum durchführbar. Natürlich ist der Unterschied zwischen dem Transversalsyndrom von Th_2 und dem Transversalsyndrom Th_5 ein beträchtlicher, besonders bei der Atmung, die im letzteren Falle durch die aktive Hebung der 5 oberen Rippen natürlich ein ganz anderes Gepräge trägt als beim Transversalsyndrom Th_2. Auch die gute Streckung des oberen Teiles der Brustwirbelsäule beim Transversalsyndrom Th_5 kontrastiert mit der Bewegungslosigkeit derselben beim Transversalsyndrom Th_2.

Thorakalsyndrom Th_6.

Mit der Unterbrechung des Markes in der Höhe des 6. Thorakalsegmentes tritt aber ein neues Unterscheidungsmerkmal hinzu, das sich auf die segmentale Innervation der Bauchmuskeln gründet und das fast jedem folgenden Thorakalsyndrom sein charakteristisches Gepräge verleiht. Während beim Transversalsyndrom Th_5 die gesamte Bauchmuskulatur noch gelähmt ist, kann beim Transversalsyndrom Th_6 das oberste Segment des Rectus abdominis funktionstüchtig sein, während alle anderen Rectussegmente und die seitlichen Bauchmuskeln total gelähmt sind. Der Nabel zeigt allerdings bei der Bauchpresse keine Verschiebung nach aufwärts. Das oberste Rectussegment zeigt eine Herabsetzung der elektrischen Erregbarkeit, weil es auch aus Th_6 und Th_7 gespeist wird und die mit der Marktrennung verbundene Kernzerstörung des 6. und oft auch des 7. Brustsegmentes diesen Muskelabschnitt eines großen

Teiles seiner motorischen Nervenfasern beraubt. Infolge dieser Kernzerstörung zeigen das 2. und eventuell das 3. Rectussegment ihrerseits partielle bzw. totale Entartungsreaktion. Bei der Totaltrennung des Markes in der Höhe des 6. Thorakalsegmentes kann es leicht zu einer Mitschädigung der 5. Dorsalwurzel kommen, die ja dicht neben dem 6. Brustsegment caudalwärts zieht, die Dura erst im Bereiche der unteren Hälfte des 6. Brustsegmentes verläßt und aus dem Wirbelkanal sogar erst am untersten Rande des Segmentes austritt. In diesem Falle einer Mitverletzung der 5. Dorsalwurzel erfährt das 6. Thorakalsyndrom naturgemäß eine Verschiebung dahingehend, daß das oberste Rectussegment vollkommen mitgelähmt ist. Aber auch ohne eine solche direkte Mitschädigung der 5. Dorsalwurzel kann das oberste Rectussegment gelegentlich vollkommen gelähmt sein, denn seine Innervation durch Th_5 ist nicht konstant.

Transversalsyndrom Th_7.

Bei der Totaltrennung des Markes in der Höhe des 7. Brustsegmentes sind das 1. und 2. Rectussegment von der Lähmung verschont. Das ist nicht nur durch Inspektion und Palpation bei der willkürlichen Anspannung der Bauchmuskeln zu erkennen, sondern es erfährt auch der Nabel bei der Bauchpresse eine merkliche Verziehung nach aufwärts. Elektrisch ist das oberste Rectussegment normal erregbar, das 2. zeigt eine mehr oder weniger deutliche quantitative Herabsetzung der Erregbarkeit, das 3. der supraumbilicalen Rectussegmente zeigt infolge der Zerstörung seines ausschließlich in Th_7 gelegenen motorischen Kernes totale Entartungsreaktion. Außer der oberen Rectusabschnitte ist auch der oberste Abschnitt der seitlichen Bauchmuskeln teilweise funktionsfähig, zeigt aber partielle Entartungsreaktion. Genau wie beim Transversalsyndrom Th_6 kann auch bei der Totaltrennung von Th_7 durch die Mitschädigung der neben dem 7. Brustsegment caudalwärts ziehenden 6. Thorakalwurzel eine Veränderung in der Verteilung der Lähmung entstehen.

Transversalsyndrom Th_8.

Bei der Totaltrennung des Markes in der Höhe des 8. Thorakalsegmentes sind alle 3 Segmente des supraumbilicalen Rectusabschnittes von der Lähmung verschont, sie sind elektrisch normal erregbar, der Nabel bewegt sich bei der willkürlichen Bauchpresse allemal stark aufwärts. Vom 6. und 7. Dorsalsegment werden auch die obersten Partien der seitlichen Bauchmuskeln versorgt und dementsprechend spannt sich auch dieser Abschnitt der Bauchwand bei der Bauchpresse an. Die supraumbilicalen Abschnitte des Obliquus abdominis zeigen aber eine Herabsetzung der elektrischen Erregbarkeit, die auf die Zerstörung des im 8. Brustsegmente gelegenen Anteiles ihres Kerngebietes zurückzuführen ist.

Transversalsyndrom Th_9.

Bei der Totaltrennung des Markes im Bereiche des 9. Thorakalsegmentes fand ich den gesamten supraumbilicalen Rectusabschnitt ebenso wie beim Transversalsyndrom Th_8 erhalten, den Rectus infraumbilicalis aber vollkommen gelähmt. Offenbar hatte auch das anstoßende supraläsionelle Segment Th_8 eine gewisse Mitschädigung erfahren, wodurch die aus Th_8 stammende Innervationsquote des infraumbilicalen Rectus fortfällt. Von den seitlichen Bauchmuskeln war der gesamte supraumbilicale Anteil vollkommen funktionstüchtig, der unterhalb des Nabels gelegene Teil war völlig gelähmt. Der Nabel bewegte sich bei der aktiven Bauchpresse stark nach oben und erfuhr außerdem eine Kantung in dem Sinne, daß der obere Rand in die Tiefe rückte, während der untere Rand emportrat. Die Drehung erfolgte also um eine frontale Achse. Das Lähmungsbild beim Transversalsyndrom Th_9 unterscheidet sich von dem Transversalsyndrom Th_8 besonders durch die volle Unversehrtheit der gesamten supraumbilicalen Bauchmuskulatur. Die Abdominalwand wölbt sich unterhalb des Nabels überall ballonartig vor, oberhalb zieht sie sich fest ein. Die durch den Nabel verlaufende Horizontale bildet eine scharf eingezogene Trennungslinie.

Transversalsyndrom Th_{10}.

Bei der Totaltrennung des Markes in der Höhe des 10. Thorakalsegmentes fand ich auch den Rectus infraumbilicalis im wesentlichen intakt. Die elektrische Erregbarkeit war in den untersten Abschnitten desselben herabgesetzt. Von den seitlichen Bauchmuskeln fand ich den supraumbilicalen Abschnitt ganz erhalten. Der infraumbilicale Teil war teilweise gelähmt. Bei der Bauchpresse zieht sich der gesamte Rectus und der gesamte supraumbilicale Abschnitt der seitlichen Bauchmuskeln ein.

Transversalsyndrom Th_{11}.

Bei der Totaltrennung des Markes in der Höhe des 11. Dorsalsegmentes ist der gesamte Rectus vollkommen normal und völlig frei von Störungen der elektrischen Erregbarkeit. Die Kontraktion der seitlichen Bauchmuskeln reicht erheblich über die Nabelhöhe nach abwärts, vollkommen schlaff bleibt nur ein etwa 3 Querfinger breites Band oberhalb der Inguinalfalte. Der Nabel erfährt bei der Bauchpresse keine merkbare Verschiebung nach oben.

Transversalsyndrom Th_{12}.

Bei der Quertrennung des Markes im Bereiche des 12. Brustsegmentes erweist sich von den seitlichen Bauchmuskeln nur noch eine schmale Zone oberhalb des Lig. Poupartii gelähmt. Der Nabel erfährt bei der Bauchpresse keine Verschiebung nach oben, keine Kantung und keine Formveränderung. Der gelähmte Teil der seitlichen Bauchmuskeln zeigt eine Herabsetzung der elektrischen Erregbarkeit oder partielle Entartungsreaktion.

3. Die lumbo-sacralen Transversalsyndrome.

Transversalsyndrom L_1.

Bei der Totaltrennung des Markes in der Höhe des 1. Lendensegmentes ist außer der vollständigen Lähmung der unteren Extremitäten auch noch ein schmaler, hart oberhalb der Leistenbeuge gelegener Streifen der seitlichen Bauchmuskulatur gelähmt. Ich fand in diesem Bezirke totale Entartungsreaktion, ein Hinweis, daß dieser unterste Teil der seitlichen Bauchmuskeln eine monosegmentale Innervation besitzt. Gelähmt sind ferner der *Cremaster* und der Quadratus lumborum sowie die Streckmuskeln der Lendenwirbelsäule. Die Lähmung der letzteren, welche durch die Rami posteriores der 5 Lenden- und 5 Sacralnerven versorgt werden, sowie die Lähmung des durch die ersten 3 Lendenwurzeln versorgten Quadratus lumborum ist um so geringgradiger, je tiefer die Unterbrechung innerhalb des Lumbosacralmarkes gelegen ist. Die Unterschiede sind aber so fließende, daß auf sie eine Unterscheidung der einzelnen lumbalen und sacralen Transversalsyndrome nicht gegründet werden kann. Sein charakteristisches Gepräge erhält jedes einzelne lumbale oder sacrale Syndrom durch die jeweilige Verteilung der Lähmung an der unteren Extremität.

Infolge der engen Nachbarschaft, welche die einzelnen lumbalen und die einzelnen sacralen Segmente untereinander besitzen, ist die für die einzelnen lumbalen und sacralen Syndrome charakteristische Verteilung der Lähmung auf die Muskeln der unteren Extremität an der Hand von Läsionen des Lumbosacralmarkes nicht zu ermitteln. Das liegt vor allem auch daran, daß sämtliche Lenden- und Sacralwurzeln hart neben dem gesamten Lumbosacralmark abwärts ziehen. Dieser Umstand bringt es mit sich, daß nahezu jede totale Querläsion im Bereiche des Lumbosacralmarkes sämtliche Lenden- und Sacralwurzeln mitunterbricht. Trotzdem kennen wir das charakteristische Gepräge jedes einzelnen lumbalen und sacralen Syndroms ebenso genau wie das der einzelnen cervicalen und mittleren und unteren Thorakalsyndrome. Diese Kenntnis ist gewonnen worden durch Querläsionen im Bereiche der Cauda equina in verschiedener Höhe, von L_1 an bis S_5 herab.

Transversalsyndrom L_2.

Bei einer Totaltrennung, welche das erste Lendensegment bzw. die erste Lendenwurzel intakt läßt, ist die Bauchmuskulatur vollkommen intakt. Auch der Cremaster hat seine Funktion bewahrt, er ist elektrisch erregbar und reflektorisch von der 12. Dorsal- und 1. Lendenzone her zur Kontraktion zu bringen. Dagegen fehlt der Reflexausschlag bei Reizen innerhalb der 2. Lendenzone, insbesondere auch beim Drücken der Adductorenplatte nahe ihrem Ansatz am Os pubis. Erhalten ist ferner die Funktion des Ileopsoas, und zwar in auffallend hohem Grade, obwohl dieser Muskel aus L_2 und L_3 einen erheblichen Teil seiner Innervation erhält. Weniger gut erweist sich die Funktion des Sartorius. Die Kraft des Ileopsoas und Sartorius reicht beim Transversalsyndrom L_2 dazu aus, um den Oberschenkel bei flektiertem Knie bis zu einem Winkel von fast 90^0 zu beugen. Die Erhebung des im Knie künstlich in Streckstellung fixierten Beines gelingt aber nur in ganz minimalem Umfange. In einem Falle von Totaltrennung der Cauda im Bereiche der 2. Lendenwurzel fand ich auch den Pectineus und Gracilis spurenweise erhalten, die Kontraktion reichte gerade aus, um dem Oberschenkel eine schwache Adduktionsbewegung zu erteilen und die Sehne des Gracilis sprang bei dem Versuch der Unterschenkelbeugung deutlich fühlbar unter der Haut in der Kniekehle vor. Alle anderen Muskeln der unteren Extremität sind beim Syndrom L_2 total gelähmt und zeigen totale Entartungsreaktion. Desgleichen besteht völlige Lähmung des Detrusor vesicae, des Levator und Sphincter ani externus sowie der Erektion und Ejaculation. Automatische Blasentätigkeit habe ich in keinem einzigen Falle von wirklicher Totaltrennung der Cauda equina im Initialstadium beobachtet (vgl. A III).

Transversalsyndrom L_3.

Bei der Totaltrennung der Cauda equina in der Höhe der 3. Lendenwurzel ist der Cremasterreflex von der 1. und 2. Lumbalzone her auslösbar, aber nicht durch Tiefenreize von der Adductorenplatte aus. Der Ileopsoas ist vollkräftig erhalten, desgleichen der Sartorius, Gracilis und Pectineus. Sie zeigen normale elektrische Erregbarkeit. Die Beugung des Oberschenkels geschieht mit uneingeschränkter Kraft; derselbe erfährt hierbei die für die Ileopsoaswirkung charakteristische Außenrotation, die deswegen hervortritt, weil der Tensor fasciae latae, welcher außer der flektierenden eine einwärts rotierende Wirkung auf den Oberschenkel ausübt, völlig gelähmt ist. Durch die kräftige Kontraktion des Sartorius und Gracilis kann der Unterschenkel gebeugt werden, obwohl Semitendinosus, Semimembranosus und Biceps ganz ausfallen. Diese relative Integrität der Unterschenkelbeugung bei alleiniger Funktion des Gracilis und Sartorius steht in Übereinstimmung mit den Erfahrungen bei hochsitzender

Durchtrennung des Hüftnerven, bei der Biceps, Semitendinosus und Semimembranosus völlig gelähmt sind und doch durch Sartorius und Gracilis oft eine auffallend gute Beugung des Unterschenkels geleistet wird. Außer dem Pektineus, der vollkräftig ist, ist aber auch die Funktion der übrigen Adductoren leidlich gut erhalten. Ich konnte nicht feststellen, ob einzelne Muskeln der Adductorenplatte besser funktionieren als andere. Die elektrische Erregbarkeit zeigt eine diffuse quantitative Herabsetzung und partielle Entartungsreaktion. Reflektorisch fand ich die Adductoren von keiner Stelle des Skeletsystems, auch nicht von der Patellarsehne her erregbar. Auch der Quadriceps zeigt eine gewisse, wenn auch keineswegs vollkräftige Kontraktionsfähigkeit, relativ am kräftigsten erweist sich die Funktion des Rectus femoris. Die elektrische Erregbarkeit zeigt dasselbe Verhalten wie die Adductoren. Der Patellarreflex fehlt vollständig. Zu bemerken ist noch, daß sich infolge der Integrität des Ileopsoas und Sartorius und der völligen Lähmung der Hüftstrecker im Hüftgelenk leicht eine Beugekontraktur ausbildet.

Transversalsyndrom L_4.

Das Transversalsyndrom L_4 unterscheidet sich von dem vorigen Syndrom im wesentlichen dadurch, daß die Kraft der gesamten Adductoren eine normale ist; ich fand sie elektrisch normal und auch reflektorisch von der Crista iliaca, vom Epicondylus femoris medialis und lateralis her erregbar, von der Patella und Patellarsehne aus war der Reflexausschlag inkonstant. Der Quadriceps zeigt im Gegensatz zu den Adductoren noch eine gewisse Parese, Atrophie und Herabsetzung der elektrischen Erregbarkeit. Der Patellarreflex ist aber auslösbar und die Funktion des Quadriceps ist immerhin eine so gute, daß Kranke, die an einem Totalsyndrom L_4 leiden, imstande sind, zu stehen und zu gehen, ohne im Knie einzuknicken, wozu die geringe Kraft des Kniestreckers beim Transversalsyndrom L_3 noch nicht ausreicht. Infolge der totalen Lähmung aller Hüftstrecker bedürfen die Kranken allerdings einer Stütze für den Oberkörper. Doch war einer meiner Fälle imstande, mit Hilfe von zwei Stöcken ohne große Schwierigkeit mehrere Kilometer zurückzulegen. Die Oberschenkel wurden im Hüftgelenk wegen der Lähmung des Tensor fasciae latae bei der Flexion stark auswärts rotiert, die Unterschenkel konnten durch die Wirkung des Gracilis und Sartorius sehr gut gebeugt werden. Sehr markant trat beim Gang die völlige Lähmung des Glutaeus medius zutage. Das Becken kippte auf dem Stützbein vollkommen nach der Seite des Schwungbeines zu um. Die vollkommene Lähmung aller Muskeln des Fußgelenkes ließ sich durch einen einfachen orthopädischen Stiefel ausgleichen.

Transversalsyndrom L_5.

Das Transversalsyndrom L_5 wird dadurch charakterisiert, daß außer dem Cremaster, Ileopsoas, Sartorius, Gracilis, Pectineus und den Adductoren auch der Quadriceps völlig intakt ist und normale elektrische Erregbarkeit zeigt. Der Patellarreflex ist vollkommen normal auslösbar. Außer der Integrität der genannten Muskeln sind aber noch der Obturator externus, der Tensor fasciae latae, Tibialis anticus et posticus und Glutaeus medius erhalten. Dadurch bekommt das 5. Lumbalsyndrom sein charakteristisches Gepräge. Der Obturator externus ist zwar infolge der vollständigen Lähmung der aus tieferen Segmenten innervierten Gruppe der Außenrotatoren (Pyriformis, Quadratus femoris, Gemelli, Obturator internus) für sich allein nicht imstande, eine vollkräftige Außenrotation zustande zu bringen, aber im Gegensatz zu den Syndromen L_1, L_2, L_3, L_4 fällt beim Syndrom L_5 die Fähigkeit zur aktiven

Außenrotation in die Augen. Der Tensor fasciae ist zwar nicht vollkräftig, aber seine Funktion ist doch eine so gute, daß die für das 3.—4. Lumbalsyndrom so charakteristische Auswärtsrotation des Oberschenkels bei der Flexion desselben nicht mehr beobachtet wird, weil der Tensor fasciae die außenrotierende Komponente des Ileopsoas auszugleichen imstande ist. Der Muskel zeigt auch nur eine quantitative Herabsetzung der elektrischen Erregbarkeit. Noch besser als der Tensor fasciae latae sind der Tibialis anticus und posticus erhalten. Diese beiden Muskeln haben in der Mehrzahl der Fälle eine monosegmentale Versorgung. Der Anteil, den L_5 an ihrer Innervation hat, ist meist gering und inkonstant; sie sind daher beim Transversalsyndrom L_5 vollkommen funktionstüchtig. Der Fuß erfährt bei der Dorsalflexion und beim Auftreten während des Stehens und Gehens eine starke supinatorische Kantung. Der durch L_4, L_5 und S_1 versorgte Glutaeus medius weist beim Transversalsyndrom L_5 noch eine beträchtliche Parese und quantitative Herabsetzung der elektrischen Erregbarkeit auf; er ist aber durchaus nicht völlig gelähmt. Die für seinen totalen Ausfall so charakteristische Gangstörung, das Herabsinken des Beckens auf der Seite des jeweiligen Schwungbeines, fand ich beim Transversalsyndrom L_5 sogar auffallend wenig ausgesprochen, während sie beim Transversalsyndrom L_4 das Bild vollkommen beherrscht.

Transversalsyndrom S_1.

Bei der Totaltrennung der Cauda equina in der Höhe der ersten Sacralwurzel sind auch der Tensor fasciae latae und Glutaeus medius vollkommen normal. Der Ausfall der Innervationsquote, welche der Glutaeus medius aus S_1 erhält, fällt praktisch beim Transversalsyndrom S_1 nicht mehr in die Waagschale. Charakterisiert wird das Syndrom dadurch, daß außer dem Tibialis anticus auch der Extensor dig. longus, Extensor hallucis longus, Peroneus brevis und Peroneus longus mehr oder weniger gut funktionieren, obschon sie einen erheblichen Anteil ihrer Innervation auch aus S_1 erhalten. Nur der M. pediacus ist von den vom N. peroneus versorgten Muskeln ganz gelähmt und zeigt totale Entartungsreaktion. Infolge der relativ guten Kraft der Dorsalflexoren des Fußes und der völligen Lähmung der Wadenmuskeln besteht beim Transversalsyndrom S_1 ein deutlicher Pes calcaneus. Der Glutaeus maximus fällt nicht mehr völlig aus, wie beim Transversalsyndrom L_5, zeigt aber immerhin noch eine deutliche Parese. Hingegen sind die Auswärtsroller des Oberschenkels, Pyriformis, Quadratus femoris, Gemelli und Obturator internus recht kräftig. Ich konnte beim Transversalsyndrom S_1, im Gegensatz zum Syndrom L_5, bei dem nur der Obturator externus erhalten ist, keine Abschwächung der groben Kraft bei der Auswärtsrotation des Beines mehr feststellen, obwohl sicher die Außenrotatoren noch aus S_1 innerviert werden. Auch die Funktion des Semitendinosus und Semimembranosus ist beim Transversalsyndrom S_1 relativ gut erhalten. Allerdings ist die Wirkung dieser Muskeln keine absolut vollkräftige. Den Biceps fand ich völlig gelähmt, die geringe Innervation, welche er aus L_5 erhält, reicht offenbar für eine merkbare Kontraktion nicht aus. Desgleichen sind der Triceps surae, die Zehenflexoren und die Sohlenmuskulatur völlig gelähmt. Es besteht *paradoxer Achillesreflex.*

Transversalsyndrom S_2.

Bei der Totaltrennung der Cauda equina im Bereiche der 2. Sacralwurzel sind alle Dorsalflexoren des Fußes vollkräftig erhalten, ihre elektrische Erregbarkeit ist normal. Beim Bestreichen der Fußsohle begeben sich die Zehen, besonders die große Zehe, in Dorsalflexion (sog. peripheres Babinskisches Phänomen), weil die Plantarflexoren der Zehen ganz gelähmt sind. Auch beim Beklopfen der Achillessehne oder der Planta pedis kommt es zu einer paradoxen Kontraktion der Dorsalflexoren des Fußes und der Zehen. Der Pediaeus zeigt beim Transversalsyndrom S_2 noch eine deutliche Herabsetzung der elektrischen Erregbarkeit oder partielle Entartungsreaktion. Der Glutaeus maximus ist im Gegensatz zum vorigen Syndrom vollkräftig und zeigt normale elektrische Erregbarkeit. Desgleichen sind Semitendinosus und Semimembranosus vollkommen intakt, während der Biceps noch eine gewisse Parese aufweist. Obwohl der Gastrocnemius bei elektrischer Reizung der ersten Sacralwurzel stets kräftig anspricht, erweist er sich doch beim Transversalsyndrom S_2 noch deutlich paretisch und zeigt eine beträchtliche Herabsetzung der elektrischen Erregbarkeit. Reflektorisch fand ich ihn dabei sowohl von der Achillessehne als von der Planta pedis her ganz unerregbar. Seine Kraft reicht jedenfalls noch nicht dazu aus, um dem kräftigen Zuge der völlig intakten Dorsalflexoren des Fußes das Gleichgewicht zu halten; es besteht daher auch beim Transversalsyndrom S_2 ebenso wie beim Syndrom S_1 ein Pes calcaneus. Ich habe aber auch einen Fall von Transversalsyndrom S_2 beobachtet, in welchem der Gastrocnemius vollkommen intakt war, normale elektrische Erregbarkeit zeigte und von der Achillessehne und Planta pedis aus reflektorisch prompt zur Kontraktion zu bringen war. Ein Pes calcaneus bestand nicht. In solchen Fällen haben wir es offenbar mit einem sog. präfixierten Typus zu tun, d. h. der Gastrocnemius wird vornehmlich von S_1, aber nicht oder nur wenig von S_2 innerviert. Obwohl ich wiederholt bei Reizung der ersten Sacralwurzel eine deutliche Kontraktion der Flexores digitorum et hallucis beobachtet habe, fand ich diese Muskeln doch beim 2. Sacralsyndrom in der Regel völlig gelähmt oder stark paretisch, die elektrische Erregbarkeit war stark herabgesetzt oder zeigte partielle oder totale Entartungsreaktion. Auch reflektorisch waren in diesen Fällen die Zehenflexoren nicht zur Kontraktion zu bringen. Infolge der Integrität des Extensor dig. et hallucis longus erfolgte beim Bestreichen der Fußsohle deutliche Dorsalflexion der Zehen (sog. peripherer Babinski). Es kommt aber auch vor, daß die Flexores dig. et hallucis bei der Totaltrennung der Cauda in der Höhe von S_2 ganz erhalten sind, normale elektrische und reflektorische Erregbarkeit zeigen und die Lähmung sich auf die Interossei pedis und die Muskeln des Großzehenballens beschränkt. In diesen Fällen zeigt der Fuß die als Hohlklauenfuß bezeichnete Difformität. In einem einzigen Falle von bioptisch sicher verifizierter Totaltrennung der Cauda im Bereiche der 2. Sacralwurzel fand ich alle Muskeln der unteren Extremität einschließlich der Zehenbeuger und Interossei pedis vollkommen erhalten und elektrisch und reflektorisch normal erregbar. S_2 nahm also in diesem Falle nicht mehr an der Versorgung der Beinmuskulatur Anteil. Der Fall stellt aber eine Ausnahme dar. In der Regel sind beim Transversalsyndrom S_2 alle Flexores dig. gelähmt oder paretisch, mindestens aber die Interossei pedis gelähmt.

Transversalsyndrom S_3.

Bei einer Totaltrennung der Cauda unterhalb von S_2 in der Höhe von S_3 sind alle Muskeln der unteren Extremität willkürlich, reflektorisch und elektrisch vollkommen normal erregbar. Die Lähmung beschränkt sich auf die Funktionen der Blase, des Mastdarms und der Genitalorgane. Ich fand hierbei völlige Lähmung des Detrusor und Retentio oder Inkontinenz; eine automatische Blasenentleerung habe ich bei wirklicher Totaltrennung in keinem einzigen Falle während des Initialstadiums feststellen können. Manchmal besteht unmittelbar nach der Durchtrennung zunächst Retentio, die aber einige Tage später in totale Inkontinenz übergeht. Der von Oppenheim beschriebene

„Mensch ohne Cauda equina", welcher sowohl Blasenschluß wie automatische Blasenentleerung besaß, ist kein Fall von absoluter Totaltrennung. Der Verletzte fühlte sogar den Durchtritt des Urins durch die Urethra und bei der Biopsie konnte das Erhaltensein einer Caudawurzel ausdrücklich festgestellt werden. Ebenso wie die Blase ist auch der Mastdarm beim Transversalsyndrom S_3 in der Regel zunächst völlig gelähmt, der Sphincter ani klafft und der Spincterreflex fehlt, der Anus steht tief und ist meist etwas evertiert, durch intrarectale Reize ist ein Defäkationsreflex nicht auszulösen. Die Erektion ist in der Regel total erloschen, nur in einem Falle von sicherer Totaltrennung der Cauda im Bereiche von S_3 hatte der Kranke gelegentlich spontane Erektionen. Ich habe bei elektrischer Reizung von S_2 wiederholt eine deutliche Erektion eintreten sehen. Die Ejaculation fehlt in der Regel vollkommen, es kommt aber gar nicht selten zum spontanen Abfließen von Sperma aus der Urethra bei vollkommen schlaffem Gliede. Auch enthält der Urin sehr oft reichliche Beimengungen von Spermatozoen.

Transversalsyndrom S_4 und S_5.

Wir besitzen keine sicheren Unterlagen für die Abgrenzung dieser beiden Syndrome gegeneinander und gegen das Syndrom S_3. Durchtrennungen der Cauda, die S_3 freilassen und nur S_4 und S_5 affizieren, habe ich nicht beobachtet und sie werden bei der engen anatomischen Nachbarschaft der 3 letzten Sacralwurzeln untereinander kaum je zur Beobachtung kommen.

IV. Die unvollständige Durchtrennung der supranuclearen Bahnen.

Die vorangehende Schilderung der einzelnen segmentalen Transversalsyndrome bezog sich auf die akute Totaltrennung des Markes, welche nicht nur eine totale Aufhebung der willkürlichen Innervierbarkeit aller von den infraläsionellen Marksegmenten versorgten Muskeln, sondern zunächst auch eine Aufhebung der reflektorischen Erregbarkeit derselben im Gefolge hat. Kehrt letztere dann im Laufe der Zeit wieder und erfährt sie, wie es der Fall sein kann, sogar eine Steigerung, so wandelt sich die anfängliche, mit Areflexie gepaarte schlaffe Lähmung in eine mit Hyperreflexie einhergehende spastische Lähmung um. Die Aufhebung der willkürlichen Innervierbarkeit der Muskeln bleibt nach wie vor in demselben Umfange bestehen.

Das gleiche Bild, Aufhebung der willkürlichen Innervierbarkeit einerseits, Hyperreflexie und Spastizität der gelähmten Muskeln andererseits besteht auch dann, wenn sich eine vollständige Leitungsunterbrechung allmählich entwickelt. Der extramedullare Tumor, der extradurale Tumor, die Compressio medullae bei Spondylitis tuberculosa und zahlreiche intramedulläre Prozesse verschiedenster Art, die disseminierte Sklerose, die Meningomyelitis syphilitica u. a. können derartige totale Leitungsunterbrechungen herbeiführen.

Die Mehrzahl der den Markquerschnitt treffenden Krankheitsprozesse führt aber nicht zu einer vollständigen Leitungsunterbrechung aller supranuclearen Leitungsbahnen. Wir haben am Eingang dieses Kapitels dargelegt, daß im Rückenmarksquerschnitt die Pyramidenbahn und die extrapyramidalen Bahnen abwärts ziehen. Die Erfahrung hat gelehrt, daß erstere in der Regel stärker leidet als letztere. Die Pyramidenbahn gehört zu den phylogenetisch jungen Bahnsystemen und ist vulnerabler als die phylogenetisch älteren extrapyramidalen Bahnen. Wenn die Pyramidenbahn ausfällt, die extrapyramidalen Bahnen aber mehr oder weniger unversehrt bleiben, so besteht keine vollständige Aufhebung der willkürlichen Innervierbarkeit der Muskeln, sondern eine besonders geartete Motilitätsstörung, die man seit altersher als Pyramidenbahnsyndrom bezeichnet.

1. Dissoziierte supranucleare Lähmungen infolge verschiedenen Höhensitzes der Läsion.

Einerlei ob die Leitungsunterbrechung alle supranuclearen Bahnen oder nur die Pyramidenbahn betrifft, die extrapyramidalen Bahnen aber mehr oder weniger verschont, in jedem Falle hängt die Verteilung der Lähmung bzw. der Parese auf die einzelnen Muskelgruppen von dem Höhensitz der Läsion ab. Bei den Leitungsunterbrechungen im Bereiche des obersten Halsmarkes besteht eine *Tetraplegie,* eine Lähmung bzw. Parese der Arme, des Rumpfes und der Extremitäten oder bei halbseitiger Läsion eine *spinale Hemiplegie,* bei den Leitungsunterbrechungen unterhalb der Cervicalanschwellung sind die Arme verschont und die Lähmung oder Parese umfaßt die Beine und je nach dem Höhensitz der Läsion diejenigen Rumpfmuskeln, welche von den jeweils unterhalb der Läsionsstelle gelegenen Marksegmenten innerviert werden. Bei den Leitungsunterbrechungen zwischen Thorakal- und Lumbalmark umfaßt die Lähmung nur noch die Beine. Wir bezeichnen die nur auf die Beine und gegebenenfalls auch den Rumpf beschränkten Lähmungen als *Paraplegie,* bei halbseitiger Unterbrechung als *Hemiparaplegie.*

Ich habe während des Krieges als Folge einer bilateralen traumatischen Schädigung des obersten Halsmarkes nur einen einzigen Fall von definitiver schwerer spastischer Tetraplegie beobachtet. Diese stellt offenbar deshalb eine große Seltenheit dar, weil derartig hochlokalisierte traumatische Läsionen des Markquerschnittes, die gleichzeitig so tiefgreifend wirken, daß sie eine definitive Schädigung des gesamten Markquerschnittes hinterlassen, fast immer tödlich ausgehen. Vereinzelte Fälle sind von Singer, Cassirer und Lhermitte mitgeteilt worden. Letzterer hat drei sehr ausgeprägte Fälle beobachtet, hält ihr Vorkommen aber auch für eine Seltenheit. Häufiger kommen spastische Tetraplegien bzw. Tetraparesen bei nicht traumatisch bedingten Markschädigungen im Bereiche des oberen Halsmarkes vor, bei der Atlantooccipitaltuberkulose, bei extramedullaren und intramedullären Tumoren des obersten Halsmarkes, bei multipler Sklerose, bei Meningomyelitis syphilitica und anderen Prozessen.

Von besonderem Interesse ist die Verteilung der Lähmung in solchen Fällen, in welchen die Leitungsunterbrechung im Bereiche der Cervicalanschwellung in einer ganz bestimmten Segmentalhöhe gelegen ist. Die absteigenden supranuclearen Bahnen treten sukzessive innerhalb jedes einzelnen Rückenmarkssegmentes in die graue Substanz desselben ein und an die motorischen Kernsäulen der einzelnen Muskeln heran. Je nach dem Höhensitz der Läsion innerhalb der Cervicalanschwellung betrifft die Lähmung jeweils nur diejenigen Muskeln, welche von den infraläsionellen Marksegmenten innerviert werden. Während des Krieges sind derartige Leitungsunterbrechungen der supranuclearen Bahnen verschiedensten Höhensitzes sehr oft vorgekommen. Ich habe die von mir beobachteten einschlägigen Fälle in Tabellenform zusammengestellt (Tabelle IV—VII).

Die einzelnen quergestreiften Muskeln der oberen Extremität des Rumpfes und der unteren Extremität sind in der Reihenfolge aufgeführt, in welcher die ihnen korrespondierenden Kernsäulen im Rückenmark in oro-caudaler Richtung aufeinander folgen. Die segmentale Innervation ist für jeden Muskel angegeben. Die von der Schädigung der supranuclearen Bahnen jeweils betroffenen Muskeln sind durch besondere Signatur gekennzeichnet.

Es empfiehlt sich, wie wir es bereits bei der Schilderung der einzelnen segmentalen Transversalsyndrome befolgt haben, zum Verständnis die Tabelle I, II und III, sowie die Abb. 83, welche die segmentale Innervation der einzelnen quergestreiften Muskeln des Armes enthalten, heranzuziehen. Man kann dann in jedem einzelnen Falle sofort erkennen, innerhalb welchen Niveaus die Leitungsunterbrechung der supranuclearen Bahnen gelegen ist. Es ist erstaunlich, wie dieselbe fast in jedem Falle an dem oberen Pole einer ganz bestimmten Kernsäule abschneidet.

Die Tabellen IV und V enthalten die Fälle von Leitungsunterbrechung im Bereiche der Cervicalanschwellung. Im Falle IV, 1 liegt die Läsion in der Höhe des oberen Poles des Kernes des Extensor carpi radialis longus. Im Falle IV, 2 ist sie in der Höhe des oberen Poles des Extensor carpi radialis brevis gelegen. Im Laufe der Beobachtung bildete sich in diesem Falle die spastische

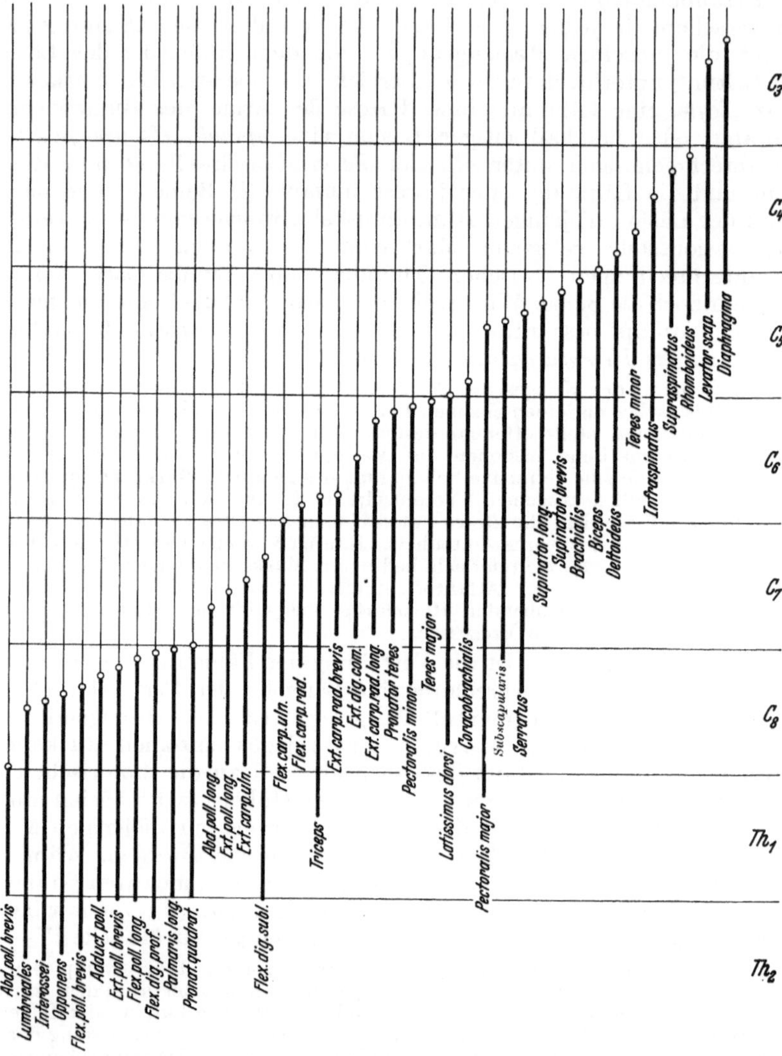

Abb. 83. Die Kernsäulen der Muskeln der oberen Extremität nebeneinander und in orocaudaler Richtung nacheinander gereiht. An den oberen Pol jeder Kernsäle tritt die zugeordnete Pyramidenfaser heran.

Lähmung der von der Läsion betroffenen Armmuskeln linkerseits weitgehend zurück, sie umfaßte zuletzt nur noch die kleinen Handmuskeln.

Diese *supranucleare Lähmung der kleinen Handmuskeln* hat ein äußerst charakteristisches Gepräge. Die Muskeln sind willkürlich gelähmt, beim Ausstrecken der Finger tritt die für die Interossuslähmung charakteristische Krallenstellung der Finger ein (Abb. 84), die Opposition des Daumens fällt völlig aus. Andererseits weisen die willkürlich gelähmten Muskeln eine lebhafte reflektorische Übererregbarkeit auf, die besonders beim Beklopfen der Hand und der Vorderarmknochen, aber auch beim Bestreichen der Palma manus in Erscheinung tritt. Bei sehr leisen Strichreizen der Handfläche erfolgt eine reflektorische

Tabelle IV.

		1 r.	1 l.	2 r.	2 l.	3 r.	3 l.	4 r.	5 l.	6 r.	7 l.	8 l.
C_3, C_4, C_5	Diaphragma											
C_3, C_4, C_5	Levator scapulae											
C_4, C_5	Rhomboideus											
C_4, C_5	Supraspinatus											
C_4, C_5, C_6	Infraspinatus											
C_5, C_6	Teres minor											
C_5, C_6	Deltoideus											
C_5, C_6	Biceps											
C_5, C_6	Brachialis internus											
C_5, C_6	Supinator brevis											
C_5, C_6	Supinator longus											
C_5—C_8	Serratus anticus											
C_5—C_8	Subscapularis											
C_5—D_1	Pectoralis major											
C_6, C_7	Coracobrachialis											
C_6—C_8	Latissimus dorsi											
C_6, C_7	Teres major											
C_6—C_8	Pectoralis minor											
C_6, C_7	Pronator teres							/				·/
C_6, C_7	Extensor carpi radial. long.	/	/					/	/			·/
C_6—C_8	Extensor digitor. communis	/	/					/	/			·/
C_7, C_8	Extensor carpi rad. brevis	/	/	(/)	(/)			/	/	/	/	/
C_7—D_1	Triceps brachii	/	/	(/)	(/)			/	/	/	/	/
C_7, C_8	Flexor carpi radialis . . .	/	/	/	(/)			/	/	/	/	/
C_7, C_8	Flexor carpi ulnaris	/	/	/	(/)			/	/	/	/	/
C_7—D_1	Flexor digitor. sublimis . .	/	/	/	(/)			/	/	/	/	/
C_7, C_8	Extensor carpi ulnaris . .	/	/	/	(/)			/	/	/	/	/
C_7, C_8	Extensor pollicis longus . .	/	/	/	(/)			/	/	/	/	/
C_7, C_8	Abductor pollicis longus . .	/	/	/	(/)			/	/	/	/	/
C_8, D_1	Pronator quadratus	/	/	/	(/)			/	/	/	/	/
C_8, D_1	Palmaris longus	/	/	/	(/)			/	/	/	/	/
C_8, D_1	Flexor digitor. profundus .	/	/	/	(/)			/	/	/	/	/
C_8, D_1	Flexor pollicis longus . . .	/	/	/	(/)			/	/	/	/	/
C_8, D_1	Extensor pollicis brevis . .	/	/	/	(/)			/	/	/	/	/
C_8, D_1	Adductor pollicis	/	/	/	/	/	/	/	/	/	/	/
C_8, D_1	Flexor pollicis brevis . . .	/	/	/	/	/	/	/	/	/	/	/
C_8, D_1	Opponens pollicis	/	/	/	/	/	/	/	/	/	/	/
C_8, D_1	Interossei, Lumbricales . .	/	/	/	/	/	/	/	/	/	/	/
D_1	Abductor pollicis brevis . .	/	/	/	/	/	/	/	/	/	/	/

Dissoziierte spastische Armlähmungen infolge verschiedenen Höhensitzes der Läsion innerhalb der Cervicalanschwellung. Die spastisch gelähmten Muskeln sind durch das Zeichen / markiert. (/) bedeutet, daß die anfangs vorhandene spastische Lähmung später wieder verschwand.

Opposition des Daumens. Auch der Dehnungsreflex der kleinen Handmuskeln ist erhöht, es besteht eine spastische Kontraktur derselben, die Finger werden, der Wirkung der Interossei und Lumbricales entsprechend, im Grundgelenk gebeugt, im Mittel- und Endgelenk gestreckt gehalten (Abb. 85), der Daumen nimmt eine Adduktionsstellung ein, seine Grundphalange ist gebeugt, die Endphalange gestreckt. Die elektrische Erregbarkeit ist vollkommen normal.

Eine gleichartige supranucleare Lähmung der kleinen Handmuskeln liegt im Falle IV, 3 vor.

In den Fällen IV, 4, 5, 6 und 7 handelt es sich um einseitige dissoziierte supranucleare Lähmungen des Armes. Im Falle IV, 4 liegt die Läsion am oberen Pol des Kernes des Pronator teres, im Falle IV, 5 am oberen Pole des Kernes des Extensor carpi radialis longus, und in den Fällen IV, 6 und 7 am oberen Pol des Kerns des Extensor carpi radialis brevis. Sowohl im Falle 5 wie im Falle 7 konnte der Sitz der Läsion bioptisch genau festgestellt werden; im Falle 5 fand sich zwischen 6. und 7. Cervicalsegment innerhalb des linken Hinterseitenstranges ein Knochensplitter in das Mark eingesprengt, im Falle 7 an der gleichen Stelle linkerseits, in einer Kontusionshöhle liegend ein Armeerevolverprojektil.

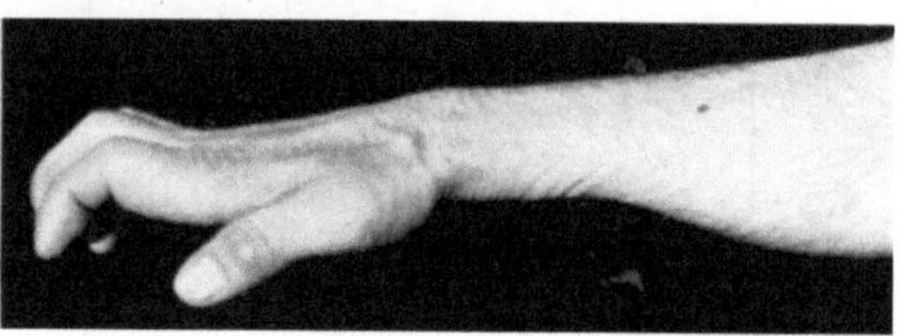

Abb. 84. Supranucleare Lähmung der Interossei Lumbricales und Daumenballenmuskeln. Krallenstellung der Finger bei der Streckung. Keine Atrophie, keine Störung der elektrischen Erregbarkeit, gesteigerte reflektorische Erregbarkeit.

Der Fall 8 der Tabelle IV nimmt eine Sonderstellung ein und wird später näher besprochen werden.

In allen diesen Fällen von dissoziierter supranuclearer Armlähmung war das Bein und die Rumpfmuskulatur gleichfalls an der Lähmung beteiligt. Es handelt sich also strenggenommen um spinale Tetraplegien bzw. um spinale Hemiplegien mit der Besonderheit, daß durch den speziellen Höhensitz der Läsion die Lähmung des Armes nicht alle Muskeln desselben, sondern nur die aus den infraläsionellen Vorderhornkernsäulen versorgten Muskeln betrifft. Dabei ist der Gegensatz zwischen gelähmten und nichtgelähmten Muskeln ein ganz scharfer.

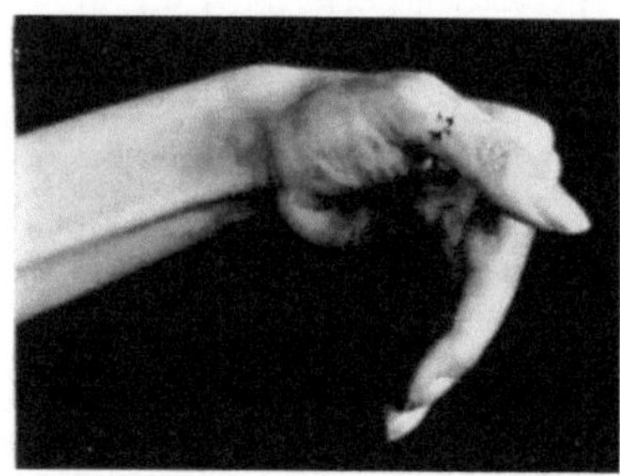

Abb. 85. Supranucleare Lähmung der Interossei Lumbricales und Daumenballenmuskeln. Spastische Kontraktur derselben, Finger im Grundgelenk gebeugt, in den Interphalangealgelenken gestreckt, Daumen im Grundgelenk gebeugt, im Endgelenk gestreckt.

Bekanntlich ist ja auch bei spastischen Armlähmungen cerebralen Ursprungs die Beeinträchtigung der Funktion an den distalen Muskeln der oberen Extremität zumeist erheblich ausgesprochener als an den proximalen. Aber derartige Gegensätze, wie sie in den hier mitgeteilten Fällen vorlagen, kommen bei keiner Schädigung der supranuclearen Bahnen des Armes cerebralen Sitzes vor, es sei denn, daß es sich um eng umschriebene corticale Prozesse handelt, bei denen nur die motorischen Foci der distalen Armmuskeln zerstört sind, die der proximalen Muskeln dagegen unversehrt bleiben. Der Einwand, es könnte sich bei diesen dissoziierten Lähmungen einfach um den sog. distalen Typus des Pyramidenbahnsyndroms handeln, bricht aber völlig zusammen, wenn wir das Verhalten solcher Muskeln vergleichen, welche an ein und demselben Gelenke angreifen. Sehr lehrreich ist in dieser Beziehung der Vergleich zwischen Beugern und Streckern des Vorderarms; erstere waren in den Fällen IV, 1, 2, 4, 5, 6 und 7 willkürlich völlig normal innervierbar, sie wiesen keine Erhöhung ihrer reflektorischen Erregbarkeit auf, hingegen war die willkürliche Innervierbarkeit des Triceps aufgehoben, seine reflektorische Erregbarkeit ad maximum erhöht und es bestand eine spastische Streckkontraktur im Cubitalgelenk. Ebenso beweiskräftig ist der Vergleich zwischen Pronatoren und Supinatoren der Hand. Die Supinatoren der Hand gehören bekanntlich zu denjenigen Muskeln des Armes, welche bei den supranuclearen

Lähmungen cerebralen Ursprungs am nachhaltigsten und schwersten beeinträchtigt sind, während die Pronatoren willkürlich viel besser innervierbar bleiben und allemal eine lebhafte Steigerung ihrer reflektorischen Erregbarkeit aufweisen. In unserem Falle IV, 4 ist es gerade umgekehrt, die Supination der Hand ist völlig intakt, hingegen ist die Pronation der Hand erheblich beeinträchtigt und die reflektorische Erregbarkeit der Pronatoren sehr erhöht. Eine derartige Dissoziation ist nur denkbar bei einer Läsion, welche unterhalb des Kerngebietes der Supinatoren und oberhalb des Kernes der Pronatoren gelegen ist. Ebenso beweiskräftig sind aber auch die Fälle 1, 2, 5, 6 und 7, insofern bei derartig schweren spastischen Armlähmungen, wie sie hier bestanden, die völlige Integrität der Handsupinatoren völlig aus dem Rahmen des sonst beim Pyramidenbahnsyndrom vorhandenen Lähmungstypus herausfällt und nur durch den besonderen Höhensitz der Unterbrechung der supranuclearen Bahnen im Bereiche der Cervicalanschwellung überhaupt ihre Erklärung findet. Die gleiche Betrachtung gilt für die Beuger und Strecker der Finger. Letztere sind beim Pyramidenbahnsyndrom fast ausnahmslos stärker paretisch als die Beuger. In den Fällen IV, 2, 6 und 7 war es gerade umgekehrt, die Strecker waren ganz intakt, die Beuger zeigten das typische Bild der spastischen Lähmung. Die Pyramidenbahnfasern der Fingerstrecker biegen im unteren Bereich des 6. Cervicalsegmentes aus dem Hinterseitenstrang in die graue Substanz ab und treten in dieser Höhe an den Kern der Strecker heran, während die Pyramidenbahnfasern für die Fingerbeuger erst am oberen Rande des 8. Cervicalsegmentes ihren Übertritt in die graue Substanz vollziehen.

Auf das Vorkommen derartiger *dissoziierter* Armlähmungen infolge verschiedenen Höhensitzes der Läsion der supranuclearen Markbahnen haben auch andere Autoren Roussy und Lhermitte, Faure Beaulieu, Fabritius, Dejerine und Gauckler hingewiesen.

Zahlreiche Krankheitsprozesse im Bereiche der Cervicalanschwellung ziehen außer den supranuclearen Bahnen auch die motorischen Vorderhornkerne der Armmuskeln mehr oder weniger in Mitleidenschaft. Das ist z. B. bei den intraduralen und extraduralen Tumoren dieser Gegend, bei den Kompressionslähmungen des unteren Halsmarkes durch Spondylitiden und bei zahlreichen intramedullären Krankheitsprozessen der Fall (Hydromyelie u. a.). Aus der je nach dem verschiedenen Höhensitz jeweils verschiedenen Verteilung der nuclearen Lähmung läßt sich bekanntlich in derartigen Fällen die Herddiagnose ohne weiteres stellen. Es erscheint zunächst überraschend, daß bei den traumatischen Läsionen des Markes im Bereiche der Cervicalanschwellung überhaupt eine derartig elektive Schädigung der supranuclearen Bahnen ohne Beteiligung der grauen Substanz vorkommt. Der Mechanismus der Schußverletzungen des Rückenmarkes bringt es aber mit sich, daß die traumatische Nekrose sich auffallend oft auf ganz eng umschriebene Bezirke des Markquerschnittes beschränkt. Bei den Stichverletzungen kommt naturgemäß eine isolierte Durchtrennung der Rückenmarksstränge ohne nennenswerte Beteiligung der grauen Substanz viel häufiger zur Beobachtung, hingegen ist sie bei schweren Markschädigungen durch stumpfe Gewalt viel seltener.

Die Tabelle V enthält diejenigen Fälle meines Materials, in welchen die traumatische Läsion gleichzeitig eine Schädigung der supranuclearen Bahnen und der motorischen Vorderhornkerne herbeigeführt hat. In der Tabelle sind die nuclear bzw. radiculär gelähmten und die supranuclear gelähmten Muskeln durch unterschiedliche Signatur gekennzeichnet.

Im Falle V, 1 handelt es sich um eine spastische Tetraparese aller 4 Extremitäten des Rumpfes und Kopfes sowie um eine nucleare Lähmung des Hypoglossus, Accessorius, Vagus und Glossopharyngeus.

Der Fall V, 2 zeigt eine nucleare Lähmung der von den 4 oberen Halssegmenten versorgten Muskeln bis zum Deltoideus herunter, nur der Phrenicus ist unversehrt geblieben. Alle anderen Muskeln des Armes, deren Kerne weiter caudalwärts gelegen sind, vom Biceps an abwärts sind spastisch gelähmt, mit Ausnahme der langen Fingerflexoren, welche eine nucleare Lähmung aufweisen.

Im Falle V, 3 reicht die Kernlähmung vom Levator scapulae bis zum Supinator longus, vom Serratus anticus an abwärts sind alle Armmuskeln spastisch gelähmt. Der Fall ist ätiologisch besonders interessant, weil es sich um eine an eine elektrische Starkstromeinwirkung anschließende chronisch-progressive Markschädigung handelt. Bei der Operation

Tabelle V.

		1	2	3	4	5	6	7	8	9	10
C_3—C_5	Diaphragma	/	+		+						
C_3—C_5	Levator scapulae	/	—	—	—						
C_4, C_5	Rhomboideus	/	—	—	—						
C_4, C_5	Supraspinatus	/	—	—	—	—					/
C_4—C_6	Infraspinatus	/	—	—	—	—					/
C_5, C_6	Teres minor	/	—	—	—	—					/
C_5, C_6	Deltoideus	/	—	—	+	—					/
C_5, C_6	Biceps	/	/	—	+	—				—	/
C_5, C_6	Brachialis internus	/	/	—	+	—					/
C_5, C_6	Supinator brevis	/	/	—	+	—					/
C_5, C_6	Supinator longus	/	/	—	+	—					/
C_5—C_7	Serratus anticus	/	/	/	+	—					/
C_5—C_7	Subscapularis	/	/	/	+	—					/
C_5—D_1	Pectoralis major	/	/	/	—	—					/
C_6, C_7	Coracobrachialis	/	/	/	—	—					/
C_6—C_8	Latissimus dorsi	/	/	/	—	—					/
C_6, C_7	Teres major	/	/	/	—	—					/
C_6—C_8	Pectoralis minor	/	/	/	—	—					/
C_6, C_7	Pronator teres	/	/	/	—	—					/
C_6, C_7	Extensor c. rad. longus . .	/	/	/	/	—	—				/
C_6—C_8	Extensor dig. communis . .	/	/	/	/	/	—	/			/
C_7—C_8	Extensor carp. rad. brevis .	/	/	/	/	/	—	/			/
C_7—D_1	Triceps brachii	/	/	/	/	/	—	—			/
C_7, C_8	Flexor carpi radialis . . .	/	/	/	—	/	/	/			/
C_7, C_8	Flexor carpi ulnaris	/	/	/	/	/	/	/		—	/
C_7—D_1	Flexor digitor. sublimis . .	/	—	/	/	—	/	/			—
C_7, C_8	Extensor carpi ulnaris . . .	/	/	/	/	/	/	/	—		/
C_8, D_1	Abductor pollicis longus . .	/	/	/	/	/	/	/	—		/
C_8, D_1	Extensor pollicis longus . .	/	/	/	/	/	/	/	—		/
C_8, D_1	Pronator quadratus	/	/	/	/	/	/	/	—		/
C_8, D_1	Palmaris longus	/	/	/	/	/	/	/	—		/
C_8, D_1	Flexor dig. profundus . . .	/	—	/	/	—	/	/	—		—
C_8, D_1	Flexor pollicis longus . . .	/	—	/	/	—	/	/	—		—
C_8, D_1	Extensor pollicis brevis . .	/	/	/	/	/	/	/	—		/
C_8, D_1	Adductor pollicis	/	/	/	/	/	/	/	—		/
C_8, D_1	Flexor pollicis brevis . . .	/	/	/	/	/	/	/	—		/
C_8, D_1	Opponens pollicis	/	/	/	/	/	/	/	—		/
C_8, D_1	Interossei + Hypothenar .	/	/	/	/	/	/	/	/	/	/
C_8, D_1	Lumbricalis	/	/	/	/	/	/	/	/	/	/
D_1	Abductor pollicis brevis . .	/	/	/	/	/	/	/	/	/	/
		1	2	3	4	5	6	7	8	9	10

Kombinierte nucleare-supranucleare (spastische) dissoziierte Armlähmungen. / spastisch gelähmt, — nuclear gelähmt, + normale Funktionsleistung.

wurde ein sklerotischer Herd im Bereiche des 4. Cervicalsegmentes im linken Hinterseitenstrang aufgedeckt. Im Falle V, 4 umfaßt die spastische Lähmung alle Armmuskeln vom Extensor carpi radialis longus an, die oraler gelegenen Kerne der Armmuskeln vom Deltoideuskern an bis zum Subscapulariskern herab sind unversehrt; desgleichen ihre supranuclearen Bahnen. Nuclear gelähmt sind die Adductoren des Armes und der Pronator teres. Desgleichen sind die aus den vier oberen Halssegmenten innervierten Muskeln mit Ausnahme des Phrenicus nuclear gelähmt. Außerdem besteht nucleare Lähmung des Facialis, Gaumensegels und Hypoglossus. Im Falle V, 5 beginnt die supranucleare Armlähmung mit dem Ext. dig. communis, alle höher lokalisierten Armmuskeln sind nuclear gelähmt. Auch in diesem Falle findet sich ein tiefer lokalisierter Destruktionsherd, der ganz elektiv den Kern der langen Fingerflexoren betrifft. Im Falle V, 6 beginnt die spastische Armlähmung mit dem Flexor carpi rad. und umfaßt alle tiefer lokalisierten Muskeln. Gleichzeitig besteht nucleare Lähmung der radialen Handstrecker, des Ext. dig. com. und des Triceps. Im Falle V, 7 besteht eine dissoziierte spastische Armlähmung vom Ext. dig. com. an, alle distalen Muskeln umfassend, mit Ausnahme des Triceps, welcher nuclear gelähmt ist. Sehr bemerkenswert ist der Fall V, 8 insofern, als es sich hier um die Kombination einer supranuclearen Interosseuslähmung und einer nuclearen Lähmung der übrigen Fingermuskeln handelt. Die supranucleare Interosseuslähmung hat genau das gleiche Gepräge, wie es weiter oben S. 120 geschildert ist.

Der Fall V, 9 bietet nur eine umschriebene Kernlähmung des Biceps und Flexor carpi ulnaris und eine supranucleare Lähmung der Interossei und Lumbricales.

Sehr interessant ist der Fall V, 10 insofern, als hier eine schwere spastische Armlähmung mit einer isolierten nuclearen Lähmung der langen Fingerflexoren gepaart ist. Es besteht ausgesprochene Kontraktur der Interossei und Lumbricales, die Finger nehmen die Pfötchenstellung ein, der Fingerbeugereflex geht unter ausschließlicher Kontraktion der Interossei einher.

Die unterhalb der Cervicalanschwellung gelegene Unterbrechung der supranuclearen Bahnen läßt die Arme frei und tangiert nur die gesamte Rumpfmuskulatur und die unteren Extremitäten; es besteht das Bild der spastischen Paraplegie oder bei halbseitiger Läsion das der Hemiparaplegie.

Je tiefer im Bereiche des Thorakalmarkes die Unterbrechung der supranuclearen Leitungsbahnen gelegen ist, in um so geringerem Ausmaße ist die Rumpfmuskulatur an der Lähmung oder Parese beteiligt. Es kann in dieser Beziehung auf die im vorangehenden Kapitel geschilderten einzelnen thorakalen Transversalsyndrome verwiesen werden, aber es darf nicht übersehen werden, daß die Unterschiede zwischen den gelähmten und nichtgelähmten Rumpfmuskelabschnitten bei den spastischen Lähmungen viel weniger markant sind als bei den schlaffen Lähmungen des initialen totalen Transversalsyndroms.

Weit präziser als durch die Feststellung der Verteilung der durch die Unterbrechung der supranuclearen Bahnen bedingten Funktionsstörung auf die einzelnen Abschnitte der Rumpfmuskulatur gelingt die Höhendiagnose da, wo gleichzeitig eine Mitschädigung der motorischen Vorderhornkerne des Thorakalmarkes vorliegt. Die umschriebenen nuclearen Bauchmuskellähmungen besitzen eine große lokaldiagnostische Bedeutung. Die von mir beobachteten Fälle, in denen eine kombinierte nucleare und supranucleare Lähmung bei Herden im Bereiche des Thorakalmarkes vorlag, sind in Tabelle VI zusammengestellt. In allen Fällen betrifft die supranucleare Lähmung die unteren Extremitäten. Aber auch an den Bauchmuskeln ließen sich in den Fällen VI, 1, 2, 3, 4, 5, 8 der supranucleare Charakter der Lähmung der aus den infraläsionellen Abschnitten des Thorakalmarkes versorgten Bauchmuskelabschnitte gegenüber der nuclearen Lähmung der anderen Bauchmuskelabschnitte sehr deutlich erkennen.

Liegt die Läsion der supranuclearen Bahnen im Bereiche des oberen Lendenmarkes, so beschränkt sich die spastische Lähmung ausschließlich auf die Beine. Bei den traumatischen Schädigungen im Bereiche des Lumbosacralmarkes sind naturgemäß die motorischen Kerne der Beinmuskeln sehr häufig gleichzeitig mit den supranuclearen Bahnen geschädigt, so daß kombinierte nucleare-supranucleare Lähmungsbilder resultieren.

Tabelle VI.

		1	2	3	4	5	6	7	8	9	10	11
D_5—D_7	Rectus supraumbilicalis I .	—	—	—								
D_6—D_7	Rectus supraumbilicalis II .	—	—	—								
D_7	Rectus supraumbilicalis III	—	—	—								
D_6—D_9	Seitl. Bauchmuskeln, Pars supraumbilicalis	/	—	—								
D_9—D_{10}	Rectus infraumbilicalis . .	/	/	—	—	—				—		—
D_{10}, D_{11}	Seitl. Bauchmuskeln, Pars infraumbilicalis I.	/	/	/	/	—	—			—		—
D_{12}	Seitl. Bauchmuskeln, Pars infraumbilicalis II	/	/	/	/	—	—	—	—	—		—
L_1	Seitl. Bauchmuskeln, Pars infraumbilicalis III. . . .	/	/	/	/	/	—	—	/	—	—	—
L_1	Kremaster	/	/	/	/	/	/	/	/	/	—	—
D_{12}—L_3	Quadratus lumborum . . .	/	/	/	/	/	/	/	/	/	/	—
L_1—L_3	Ileopsoas.	/	/	/	/	/	/	/	/	/	/	—
	Sartorius, Gracilis	/	/	/	/	/	/	/	/	/	/	/
	Adductoren	/	/	/	/	/	/	/	/	/	/	/
	Quadriceps	/	/	/	/	/	/	/	/	/	·	/
	etc.	/	/	/	/	/	/	/	/	/	/	/
		1	2	3	4	5	6	7	8	9	10	11

Kombinierte nucleare-supranucleare (spastische Lähmungen der Bauchmuskeln. / spastisch gelähmt, — nuclear gelähmt, · supranuclear gelähmt, aber reflektorisch unerregbar.

Das von mir beobachtete einschlägige traumatische Material ist in der Tabelle VII niedergelegt.

Auch der Fall VI, 11 gehört hierher, weil in ihm neben der nuclearen Lähmung der Bauchmuskeln auch eine solche des Ileopsoas bestand, während die Lähmung aller anderen Beinmuskeln ausgesprochen spastisch war.

Im Falle VII, 1 ist nur der Cremaster nuclear gelähmt, die schwere Beinlähmung hingegen durchweg spastisch.

Im Falle VII, 2 besteht eine nucleare Lähmung der Hüftbeuger, Adductoren und des Quadriceps, die übrigen Beinmuskeln weisen eine supranucleare Lähmung auf. Nur der Triceps surae zeigt eine nucleare Schädigung. Die dadurch bedingte Areflexie des Gastrocnemius stand in auffallendem Gegensatz zu der lebhaft gesteigerten Reflexerregbarkeit der benachbarten Fußmuskeln, besonders des Peroneus longus und der Zehenbeuger, welche auf jede Dehnung mit lebhaftem Clonus reagierten. Infolge der nuclearen Quadricepslähmung bestand starke Beugekontraktur im Knie.

Im Falle VII, 3 umfaßt die nucleare Lähmung die Adductoren, Quadriceps, Tensor fasciae, Tibialis antic. et post., Glutaeus medius, Extensor dig. et hall. longus, die supranucleare Lähmung alle Muskeln vom Peroneus brevis an abwärts, die alle eine sehr lebhaft gesteigerte reflektorische Erregbarkeit aufwiesen. Infolge der nuclearen Quadricepslähmung bestand spastische Beugekontraktur. Da die Dorsalflexoren des Fußes nuclear gelähmt waren, sprachen sie beim Beugereflex des Beines nicht an; trotzdem war das BABINSKIsche Großzehenphänomen positiv, infolge der Integrität des Kernes des M. pediäus. Auch die Fälle VII, 4, VII, 5 und VII, 6 zeigten infolge der nuclearen Lähmung der Tibialis anticus et posticus eine Modifikation der Beugereflexsynergie, indem die Dorsalflexion des Fußes unter ausgesprochener Pronation erfolgte.

Im Falle VII, 7 reicht die nucleare Lähmung vom Tensor fasciae bis zum Semimembranosus herab, die supranucleare Lähmung umfaßt den Biceps, die Wadenmuskeln, die Zehenflexoren und die Sohlenmuskulatur; im Falle VII, 8 ist nuclear gelähmt nur der Ext. dig. et halluc. longus. Die spastische Lähmung umfaßt die Beinmuskeln vom Peroneus brevis an bis zu den Sohlenmuskeln.

Tabelle VII.

		1	2	3	4	5	6	7	8	9	10	11	12	13	14	15
L_1, L_2	Kremaster.	—	—							/	/	/	/	/		/
L_1—L_3	Ileopsoas	/	—							/	/	/	/	/		/
L_1—L_3	Sartorius	/	—							/	/	/	/	/		/
L_1—L_3	Gracilis	/	—							/	/	/	/	/		/
L_1—L_3	Pectineus	/	—		—					/	/	/	/	/		/
L_2—L_4	Adductores	/	—	—	—					/	/	/	/	/		/
L_2—L_4	Quadriceps	/	—	—	—					—	/	·	/	/		/
L_4	Obturator externus . .	/	/	—	—					/	/	/	/	/		/
L_4, L_5	Tensor fasciae latae . .	/	/	—	—	—		—		/	/	/	/	/		/
L_4	Tibialis anticus	/	/	—	—	—	—	—		/	—	/	/	—	/	
L_4	Tibialis posticus	/	/	—	—	—	—	—		/	/	/	·	—	/	
L_4, L_5, S_1	Glutaeus medius	/	/	—	—	—	—	—		/	/	/	/	—	/	
L_4, L_5, S_1	Extensor hallucis longus	/	/	—	/	/	/	—	—	/	—	/	/	—	/	
L_5, S_1	Extensor digitor. longus	/	/	—	/	/	/	—	—	/	—	/	/	—	/	
L_5, S_1	Peroneus brevis	/	/	/	/	/	/	—	/	/	—	/	/	—	/	
L_5, S_1	Peroneus longus	/	/	/	/	/	/	—	/	/	—	/	/	—	/	
L_5, S_1, S_2	Glutaeus maximus . . .	/	/	/	/	/	/	—	/	/	/	/	/	/	/	
L_5, S_2	Pyriformisgruppe	/	/	/	/	/	/	—	/	/	/	/	/	/	/	
L_5, S_1, S_2	Semitendinosus	/	/	/	/	/	/	—	/	/	/	/	/	/	/	
L_5, S_1, S_2	Semimembranosus . . .	/	/	/	/	/	/	—	/	/	/	/	/	/	/	
S_1, S_2	Biceps	/	/	/	/	/	/	/	/	/	/	/	/	/	/	
S_1, S_2	Pediaeus	/	/	/	/	/	/	/	/	/	—	/	/	/	/	
S_1, S_2	Triceps surae	/	—	/	/	/	/	/	/	/	/	/	·	·	/	
S_1, S_2, S_3	Flexores digitor.	/	/	/	/	/	/	/	/	/	/	/	·	·	/	
S_1, S_2, S_3	Flexores hallucis	/	/	/	/	/	/	/	/	/	/	/	·	·	/	
S_1, S_2, S_3	Interossei pedis	/	/	/	/	/	/	/	/	/	/	/	·	·	/	
		1	2	3	4	5	6	7	8	9	10	11	12	13	14	15

Kombinierte nucleare-supranucleare (spastische) Beinlähmungen. / spastisch gelähmt, — nuclear gelähmt, + normale Funktion, · supranuclear gelähmt, aber reflektorisch unerregbar.

Der Fall VII, 9 ist dadurch ausgezeichnet, daß eine im übrigen völlig typische schwere spastische Paraplegie beider Beine mit einer nuclearen Lähmung des rechten Quadriceps gepaart war. An diesem Bein bestand daher schwerste Beugekontraktur, am anderen Bein Streckkontraktur.

In dem Falle VII, 10 handelt es sich ebenfalls um eine spastische Paraplegie, die kompliziert war durch eine nucleare Lähmung aller vom N. peroneus versorgten Muskeln der einen Seite.

Der Fall VII, 11 ähnelt dem Fall VII, 9. Auch hier bestand eine spastische Paraplegie beider Beine, dieselbe war durch eine leichte Kernschädigung des einen Quadriceps kompliziert, welche zwar keine Atrophie und keine Störungen der elektrischen Erregbarkeit des Kniestreckers im Gefolge hatte, aber einen Verlust der reflektorischen Erregbarkeit des Muskels bewirkte; der Patellarreflex dieser Seite fehlte, ebenso der Dehnungsreflex des Kniestreckers, und es bestand auf dieser Seite Beugekontraktur, auf der anderen Streckkontraktur des Beines.

In dem Falle VII, 12 handelt es sich um eine spastische Beinlähmung, welche durch eine traumatische Schädigung des einen N. ischiadicus kompliziert war. Letztere bildete sich vollkommen zurück, hinterließ aber eine Areflexie der vom N. tibialis versorgten Muskeln. Der Achillesreflex fehlte auf dieser Seite, ebenso der Fußklonus, welcher auf der anderen Seite sehr lebhaft war, es fehlte das ROSSOLIMOsche und MENDEL-BECHTEREWsche Phänomen.

In dem Falle VII,13 handelt es sich um eine cerebrale Hemiplegie durch Kopfschuß, welche mit einer rechtsseitigen Schußverletzung der Cauda equina kombiniert war. Infolge der letzteren bestand eine radikuläre Lähmung des Tib. anticus et posticus, Glutaeus medius, Ext. dig. et hall. longus, Peroneus long. et brevis. Triceps surae und die Zehenflexoren zeigten Areflexie. Am Beugereflex partizipierte der Fuß nicht, aber infolge der Integrität des Pediaeus war das BABINSKIsche Phänomen positiv. Fußclonus, Rossolimo, Mendel-Bechterew fehlten.

Die Fälle VII, 14 und 15 kommen später zur Sprache.

Wir sehen also, daß bei der Unterbrechung der supranuclearen Bahnen die Ausdehnung der Lähmung und der Steigerung der reflektorischen Erregbarkeit auf die einzelnen quergestreiften Muskeln vollkommen von dem Höhensitz der Läsion abhängt. Nicht nur, daß bei ganz hochgelegenem Sitz der Läsion im obersten Halsmark die Lähmung aller quergestreiften Muskeln des Halses, der Arme, des Rumpfes und der Beine, bei Läsion unterhalb der Cervicalanschwellung die Muskeln des Rumpfes und der Beine, bei Läsionen im Bereiche des Lumbosacralmarkes nur die untere Extremität umfaßt, sondern darüber hinaus, kommt es je nach dem Höhensitz der Läsion im Bereiche der Cervicalanschwellung zu dissoziierten Armlähmungen, im Bereiche des Thorakalmarkes zu dissoziierten Lähmungen der Rumpfmuskeln, und im Bereiche des Lumbosacralmarkes zu dissoziierten Beinlähmungen.

Wir kommen auf Grund des Studiums dieser Fälle zu der Auffassung, daß die supranuclearen Bahnen sukzessive Segment für Segment in die graue Substanz eintreten. Aber wenn wir die scharf dissoziierten Arm- und Beinlähmungen welche im vorangehenden mitgeteilt sind, betrachten, so muß auffallen, daß von den Muskeln, die von den im Bereiche der Läsion gelegenen Marksegmenten versorgt werden, in jedem derartigen Falle bestimmte Muskeln die Zeichen der supranuclearen Lähmung zeigen, andere in den gleichen Segmenten vertretene Muskeln hingegen ganz unberührt bleiben. Es zeigt sich nun, daß dabei diejenigen Muskeln von der Lähmung verschont sind, deren Kernsäulen höher emporreichen, während diejenigen der Lähmung anheimfallen, deren Kernsäulen etwas tiefer beginnen. Daraus geht meines Erachtens hervor, daß die supranuclearen Bahnen zu jeder einzelnen Muskelkernsäule in gesonderte Beziehung treten, in der Weise, daß sie am oberen Pol derselben an sie heran gelangen. Die von mir von jeher verfochtene Auffassung, daß die einzelnen Pyramidenbahnfasern nicht nur einzelnen Muskelgruppen, sondern einzelnen Muskeln zugeordnet sind, die auch aus zahlreichen anderen Tatsachen hervorgeht, wird auch durch die hier geschilderten Fälle von dissoziierten Arm und Beinlähmungen weitgehend gestützt.

2. Dissoziierte Lähmungen infolge umschriebener Läsion innerhalb des Markquerschnitts.

Die spinale Hemiplegie und Hemiparaplegie.

Nach der Durchtrennung einer ganzen Rückenmarkshälfte besteht, sofern die Läsion oberhalb der Halsanschwellung gelegen ist, eine Lähmung des der Seite der Läsion entsprechenden Armes und Beines, bei tieferem Sitze der Läsion unterhalb der Halsanschwellung eine Lähmung des korrespondierenden Beines und der korrespondierenden Rumpfhälfte. Die Lähmung ist, wenn sie akut entsteht, eine schlaffe und geht gar nicht selten auch mit Verlust der homolateralen Sehnen und Knochenphänomene einher. Darauf hatten schon KOCHER, CLAUDE und LHERMITTE u. a. aufmerksam gemacht und ich kann es durchaus bestätigen.

Diese initiale Areflexie bei Halbseitendurchtrennung des Markes steht im Einklang mit den Ergebnissen des Tierexperiments. FERRIER hat das zuerst am Affen erwiesen, MINKOWSKI fand, daß bei der Katze nach der Halbseitendurchschneidung der Patellarreflex auf der Seite der Läsion 15 Minuten lang fehlte und daß der Beugereflex des Beines erst einige Tage nach der Operation auslösbar war.

Die initiale Hemiareflexie verschwindet aber in der Regel sehr bald, sofern nicht eine ernstere Mitschädigung der infraläsionellen Marksegmente oder Wurzeln vorliegt. Ich konnte in mehreren Fällen von akuter Halbseitenläsion des Markes bereits einige Stunden nach der Verletzung das Vorhandensein des BABINSKIschen Großzehenreflexes nachweisen, und sowohl Patellar- wie Achillesreflexe auslösen; dieselben zeigten allerdings stets zunächst eine merkliche Abschwächung gegenüber der gesunden Seite. Sehr bald geht dann bekanntlich das initiale Stadium der Areflexie bzw. Hyporeflexie in das der Hyperreflexie über.

Es kommt zu allen für die Unterbrechung der supranuclearen Bahnen charakteristischen Reflexphänomenen. Bemerkenswert ist, daß die cutanen Bauchreflexe und Cremasterreflexe auf der Seite der Läsion lange ganz erloschen bleiben und fast stets eine dauernde Abschwächung aufweisen, während die Tiefen-, Bauch- und Cremasterreflexe eine Steigerung erfahren.

Die willkürliche Innervierbarkeit der von den infraläsionellen Marksegmenten versorgten Muskeln bleibt auch im Falle einer vollkommenen Halbseitendurchtrennung des Markes in der Regel *nicht* dauernd aufgehoben. Die infraläsionellen Vorderhornkerne der Läsionsseite erhalten im Falle einer vollkommenen Halbseitendurchtrennung die entsprechenden corticogenen Impulse offenbar mittels der supranuclearen Bahnen der gesunden Seite, die unterhalb der Unterbrechungsstelle auf die Seite der Läsion herüberkreuzen.

Auch die Rumpfmuskulatur ist bei der spinalen Hemiplegie an der Lähmung beteiligt, um so stärker je vollkommener die Halbseitendurchtrennung ist.

Insbesondere ist die Neigung der Wirbelsäule und die Drehung des Rumpfes nach der Seite der Lähmung zu fast immer beschränkt. Nicht selten kann man beim Aufrichten aus der Rückenlage feststellen, daß sich die Bauchmuskeln auf der Seite der Lähmung weniger gut anspannen als auf der gesunden Seite und das gleiche kann man unter Umständen bei der willkürlichen Bauchpresse beobachten. Eine gewisse Schwäche des Erector trunci der gelähmten Körperhälfte kann man auch wahrnehmen, wenn man die Wirbelsäule gegen Widerstand energisch strecken läßt. Man fühlt dann nicht selten deutlich, daß sich die paravertebralen Muskelmassen auf der Seite der Lähmung weniger fest kontrahieren als auf der gesunden Seite und daß die Wirbelsäule eine leichte Drehung nach der gesunden Seite und manchmal auch eine Neigung nach dieser Seite erfährt. In der Regel verrät auch die Bauchmuskulatur bei der Atmung ihre Teilnahme an der Bewegungsstörung, indem sie beim forcierten Exspirium auf der gelähmten Seite weniger eingezogen wird als auf der gesunden Seite, während dieser Unterschied beim gewöhnlichen ruhigen Atmen nicht in die Augen fällt. Der Seitenunterschied tritt auch gar nicht selten bei der Intonation zutage. Ferner kann man auch die Beteiligung der Intercostalmuskeln an der Lähmung fast allemal feststellen. Interessanterweise bewegt sich bei gewöhnlicher ruhiger Atmung während des Inspiriums die der gelähmten Seite entsprechende Thoraxhälfte gar nicht selten etwas ausgiebiger als die der gesunden Seite, dagegen bleibt sie bei forciertem willkürlichen Inspirium deutlich hinter dieser zurück. Das Zurückbleiben bei angestrengter willkürlicher Einatmung ist auf den Ausfall der innervatorischen supranuclearen Bahnen zurückzuführen, während die stärkere Bewegung der der gelähmten Seite entsprechenden Hälfte des Brustkorbes bei ruhiger, automatisch erfolgender Atmung auf die gesteigerte reflektorische Erregbarkeit der Intercostalmuskeln zu beziehen sein dürfte.

Besonders markant ist selbst in Fällen von ganz leichter Halbseitenschädigung der Unterschied der Bauch- und Cremasterreflexe. Der cutane Bauchreflex und der cutane Cremasterreflex fehlen auf der Seite der Läsion oder sie zeigen beim Vergleich mit der gesunden Seite eine merkliche Herabsetzung. Umgekehrt sind die periostalen Bauchreflexe, welche man durch Beklopfen der Rippen oder des Beckens auslöst, ebenso wie der tiefe Cremasterreflex, welcher durch Kneifen der Adductoren ausgelöst wird, auf der Läsionsseite erhöht.

Je tiefer die Halbseitenläsion im Thorakalmark gelegen ist, um so geringer ist die Ausdehnung der Lähmung auf die Rumpfmuskeln, bei ganz tiefsitzenden Läsionen beschränkt sich die Lähmung auf das homolaterale Bein.

Bekanntlich erhält die typische spinale Hemiplegie oder Hemiparaplegie ihr charakteristisches Gepräge durch die Verteilung der Sensibilitätsstörungen. In typischen Fällen von BROWN-SÉQUARDschem Halbseitensyndrom sind bekanntlich auf der Seite der Lähmung die Bewegungsempfindungen gestört und die Vibrationsempfindung aufgehoben. Die cutane Sensibilität zeigt auf der Seite der Lähmung eine mehr oder weniger ausgesprochene Hyperpathie bei oberflächlichen Reizen und vor allem eine schwere Störung der Raumwahrnehmung. Hingegen sind auf der der Lähmung gegenüberliegenden Körperhälfte das Schmerzgefühl und die Temperaturempfindung aufgehoben, die Berührungsempfindung ist erhalten. Auf Einzelheiten werden wir in dem Kapitel, das die Störungen der Sensibilität behandelt, zurückkommen. Nun sind aber die Fälle, die das typische BROWN-SÉQUARDsche Halbseitensyndrom bieten, in praxi relativ selten, jedenfalls viel seltener als die Fälle, in welchen das Syndrom zwar in den Grundzügen besteht, aber die Sensibilitätsstörungen im einzelnen doch erheblich von dem Typus abweichen. Diese Abweichungen hängen ganz davon ab, in welchem Grade außer dem Hinterseitenstrang der Hinterstrang und Vorderseitenstrang von der Läsion mitergriffen sind. Vollends erfährt das Bild der spinalen Halbseitenlähmung eine beträchtliche Verschiebung, wenn außer der einen Markhälfte auch der Hinterstrang der anderen Seite oder gar auch der Vorderseitenstrang der letzteren mitergriffen ist, oder wenn statt des der gelähmten Körperhälfte entsprechenden Vorderseitenstranges der gegenüberliegende Vorderseitenstrang betroffen ist. In dieser Hinsicht sind die verschiedensten Variationen zur Beobachtung gekommen und es ist kein Wunder, wenn in der Literatur mehrfach zum Ausdruck gebracht worden ist, daß bei den traumatischen Läsionen des Rückenmarkes, in specie bei den Schußverletzungen ein reines BROWN-SÉQUARDsches Halbseitensyndrom recht selten vorkomme. Unter den von mir während des Krieges beobachteten 47 Fällen von spinaler Hemiplegie oder Hemiparaplegie, in denen sich die Lähmungserscheinungen vollkommen auf eine Körperhälfte beschränkten, zeigten nur 5 Fälle den BROWN-SÉQUARDschen Typus in absolut reiner Form, in zwei Fällen betraf die gekreuzte Sensibilitätsstörung nur die thermischen Qualitäten, während das Schmerzgefühl intakt war, in 21 Fällen war der Hinterstrang von der Läsion verschont, der Vorderseitenstrang aber mitergriffen, so daß die Störungen der Bewegungsempfindungen und der cutanen Raumwahrnehmung auf der Seite der Lähmung fehlten, hingegen die gekreuzte Thermanalgesie vorhanden war, umgekehrt fehlen in 2 Fällen alle Erscheinungen von seiten der Vorderseitenstranges, während der Hinterstrang ergriffen und dementsprechend auf der Seite der Lähmung die Bewegungsempfindungen und die cutane Raumwahrnehmung gestört waren, *in nicht weniger als 11 Fällen fehlte überhaupt jegliche Sensibilitätsstörung*, die Läsion war also ausschließlich auf den Hinterseitenstrang der einen Seite beschränkt. In 5 Fällen war der Hinterseitenstrang und Hinterstrang der einen Seite und der gekreuzte Vorderseitenstrang von der Läsion ergriffen, hingegen der der Seite der Lähmung entsprechende Vorderseitenstrang verschont. Diese Fälle sind dadurch ausgezeichnet, daß eine der Seite der Lähmung entsprechende homolaterale Anästhesie, und zwar für alle Qualitäten besteht, während jegliche gekreuzte Sensibilitätsstörung ganz fehlt. Endlich in 2 Fällen waren bei streng einseitigen Lähmungserscheinungen ausgesprochene doppelseitige Sensibilitätsstörungen vorhanden.

Die spinalen supranuclearen Monoplegien und dissoziierten Monoplegien.

Die im Rückenmark absteigenden supranuclearen Bahnen folgen dem *Gesetz von der Exzentrizität der langen Bahnen.* Die zu den caudalen Segmenten absteigenden Bahnen liegen in allen Markhöhen außen, die zu oraleren Segmenten hinstrebenden Bahnen innen. *Im oberen Halsmark* liegen die zum Lumbosacralmark absteigenden *Bahnen für das Bein außen*, die zur Cervicalanschwellung hinziehenden *Bahnen* für den *Arm innen*, zwischen beiden liegen die *Bahnen für die Rumpfmuskeln* (Abb. 67, S. 83). Nur so ist das Vorkommen isolierter supranuclearer Armlähmungen ohne jede Beteiligung des Beines oder isolierter Beinlähmungen ohne jede Beteiligung des Armes bei Läsionen des Halsmarkes überhaupt verständlich und die Tatsache, daß derartige Dissoziationen keine Seltenheit darstellen, beweist meines Erachtens mit Sicherheit, daß Arm- und Beinfasern im Halsmark eine getrennte Lage einnehmen. Dabei ist zweifellos die Dissoziation: Armlähmung ohne Beteiligung des Beines häufiger als das umgekehrte Verhalten: Beinlähmung ohne Mitbeteiligung des Armes.

Auf das Vorkommen einer isolierten Armlähmung bei Läsionen des Halsmarkes hat zuerst FABRITIUS hingewiesen. Während der Krieges haben P. MARIE und Mme. BÉNISTY schon 1915 erwähnt, daß sie des öfteren bei Läsionen des Halsmarkes aus der anfänglichen Tetraplegie eine Monoplegie eines Armes hervorgehen sahen. Auch CLAUDE und LHERMITTE haben dies beobachtet. SITTIG hat während des Krieges eine ganze Anzahl Fälle derartiger residuärer Armlähmung gesammelt. Er hat dafür die Bezeichnung Monoplegia spinalis spastica superior gewählt. Ich möchte lieber von *Monoplegia spinalis spastica brachialis* sprechen. Nur in einem einzigen der SITTIGschen Fälle beschränkt sich die Bewegungsstörung wirklich streng auf den einen Arm und auch in diesem Falle handelt es sich nur um eine sehr leichte spastische Parese desselben. Ich habe im ganzen 4 einschlägige Fälle beobachtet, in denen eine völlig isolierte spastische Lähmung eines Armes bestand, während das Bein völlig frei war und nicht die leisesten Zeichen einer Schädigung seiner Pyramidenbahnfasern aufwies. In allen 4 Fällen war die Bewegungsstörung des Armes eine äußerst schwere. In allen Fällen war die Armlähmung das Residuum einer anfangs weiter ausgedehnten Störung, sei es, daß zunächst eine initiale Hemiplegie oder eine Triplegia oder Tetraplegie bestand. ROUSSY und L'HERMITTE haben aber beobachtet, daß solche brachiale Monoplegien von Anfang an isoliert bestehen können. In 3 meiner Fälle fehlte jede Sensibilitätsstörung, während im 4. eine gekreuzte Thermanästhesie bestand. Das Vorkommen einer isolierten spastischen Armlähmung ohne jegliche Beteiligung des Beines bei Läsionen des Halsmarkes beweist, daß im Cervicalmark das Areal der Pyramidenbahn für den Arm von dem des Beines gesondert liegt. In 4 Fällen von traumatischer Halsmarkläsion habe ich eine spastische Lähmung beider Arme bei völliger Integrität der Beine beobachtet *(Diplegia spinalis spastica brachialis)*. Bemerkenswerterweise war die Lähmung in dem einen der Fälle von vornherein auf die Arme beschränkt, während sie sich in den anderen Fällen aus einer initialen Tetraplegie heraus entwickelte. Zwei Fälle zeigten nicht die geringsten Sensibilitätsstörungen und war die Lähmung des einen Armes stärker ausgesprochen als die des anderen, hatte aber auch an diesem letzteren einen schweren Charakter. Ähnliche Beobachtungen haben CLAUDE und LHERMITTE sowie DIDE und LHERMITTE gemacht.

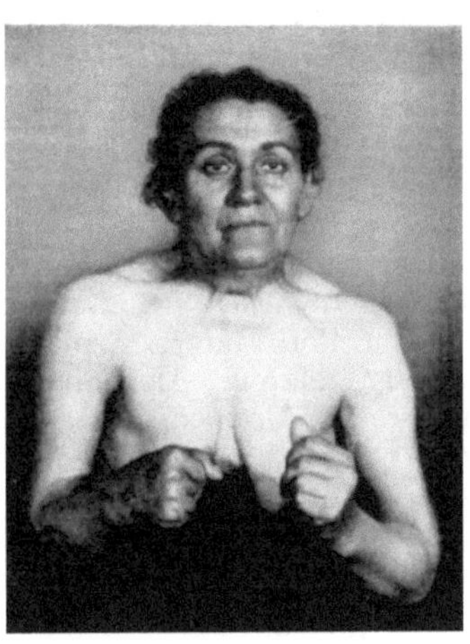

Abb. 86. Diplegia spastica brachialis bei Hydromyelie des obersten Halsmarkes.

Derartige isolierte supranucleare Armlähmungen kommen auch bei nicht traumatischen Prozessen im Bereiche des obersten Halsmarkes vor. Ich habe sie bei intramedullären Tumoren beobachtet und in geradezu klassischer Ausprägung in einem Falle von Hydromyelie des oberen Halsmarkes (Abb. 86). Es bestand lange Zeit hindurch beiderseitige totale spastische Armlähmung mit schwerer Beugekontraktur der Arme, bei völliger Unversehrtheit der supranuclearen Bahnen für das Bein. Die Tatsache, daß eine isolierte spastische Armlähmung bei Integrität der Beine gerade bei einem zentral gelegenen Krankheitsprozeß des Markes zustande kommt, spricht sehr für die von mir vorangestellte These, daß die Armfasern innen liegen, darauf die Rumpffasern nach außen folgen und die Beinfasern ganz außen liegen.

Isolierte *Monoplegia spastica cruralis* ohne Beteiligung des Armes kommt zweifellos bei traumatischen Läsionen des Halsmarkes viel seltener vor als die umgekehrte Dissoziation. Sittig hat gemeint, daß bisher überhaupt noch kein einwandfreier Fall beobachtet worden sei. Das trifft aber nicht zu.

Die von Spiller mitgeteilten Fälle beruhen zwar, wie es scheint, durchweg auf tieferlokalisierten Markläsionen. Ich verfüge aber in meinem Material über zwei absolut reine Fälle von einseitiger spastischer Beinlähmung bei Halsmarkläsionen. In beiden entwickelte sich die Monoplegie aus einer anfänglichen Tetraplegia heraus, in dem einen Falle bestand längere Zeit eine spastische Hemiplegie, die sich aber später dahin einengte, daß der Arm völlig normal wurde, während die spastische Beinlähmung in vollem Umfange fortbestand; im anderen Falle bestand längere Zeit eine spastische Lähmung beider Beine und des einen Armes. Letztere wich in der Folge und es hinterblieb zunächst eine spastische Paraplegie beider Beine, die auf einer Seite allerdings weniger ausgesprochen war und allmählich ganz verschwand, so daß zuletzt ausschließlich eine spastische Monoplegia cruralis des anderen Beines zurückblieb. In dem einen der beiden Fälle ging die spastische Beinlähmung ohne jegliche Störung der Sensibilität einher, im anderen hingegen bestand eine doppelseitige Thermanästhesie des Rumpfes und der Beine. Das Vorkommen einer isolierten spastischen Beinlähmung bei einer Läsion des Halsmarkes beweist ebenso wie das der Monoplegia brachialis, daß die Pyramidenbahnen des Armes von denen des Beines gesondert liegen und isoliert für sich zerstört werden können.

In 2 Fällen von Halsmarkläsion mit initialer Tetraplegie, die ich beobachtet habe, engte sich die Lähmung später in der Weise ein, daß eine *Triplegia spastica* hinterblieb. Die spastische Lähmung betraf in dem einen Falle beide Beine und einen Arm, im anderen Falle beide Arme und ein Bein, während im ersteren der andere Arm, im letzteren das andere Bein völlige Wiederherstellung zeigten. Der eine Fall ging ohne jegliche Sensibilitätsstörung, der andere mit doppelseitiger Thermanalgesie des Rumpfes und der Beine einher. Eine analoge Beobachtung von Triplegie (beide Beide und rechter Arm) liegt von Roussy und Cornil vor. Auch das Vorkommen derartiger Triplegien spricht mit Entschiedenheit für eine gesonderte Lage der Pyramidenbahnfasern des Armes und Beines innerhalb des Halsmarkes.

Die gleiche Dissoziation habe ich in mehreren Fällen von extramedullärem Tumor im Bereiche des obersten Halsmarkes beobachtet. Die Lähmung begann in einem Bein und war lange auf dieses beschränkt, danach kam der gleichseitige Arm an die Reihe, darauf auch das andere Bein, und zuletzt der andere Arm. Diese Evolution ist nach meiner Erfahrung für die hochsitzenden Markkompressionen, wenn der Tumor von einer Seite her drückt, geradezu charakteristisch. Ich konnte sie in 5 Fällen feststellen, während umgekehrt in einem von mir beobachteten Falle von intramedullären Tumor im Bereich des 2. und 3. Cervicalsegmentes die Lähmung zunächst beide Arme betraf und erst viel später auch die Beine, erst das eine, später auch das andere ergriff. Alle diese Erfahrungen sprechen eindeutig für die hier vertretene Auffassung, daß die supranuclearen Bahnen für das Bein außen, die für den Arm innen gelegen sind.

Die Gliederung des Areals der absteigenden supranuclearen Bahnen geht aber noch über die bisher angegebene Einteilung: „*Beinfasern außen, Rumpffasern in der Mitte, Armfasern innen*“ hinaus. Wir haben bereits weiter oben darauf hingewiesen, daß die Pyramidenbahn gesonderte Faserbündel für jeden einzelnen motorischen Vorderhornkern enthält. Die Fasern für die oralen Kerne liegen innen, die für die caudaleren Kerne außen. Je höher der obere Pol der Kernsäule eines bestimmten Muskels im Marke emporreicht, um so weiter innen liegen im Markquerschnitt die zugeordneten Pyramidenbahnfasern (Abb. 83, S. 120). Diese Anordnung der Pyramidenbahnfasern innerhalb des Markquerschnittes, diese Untergliederung des Pyramidenbahnareals in gesonderte Faserlamellen für jeden einzelnen Muskelkern, bringt es mit sich, daß bei umschriebener Durchtrennung bestimmter Teile des Pyramidenbahnareals nur bestimmte Muskeln gelähmt sind, andere aber unversehrt bleiben. Als Beleg für eine derartige Gliederung des Pyramidenbahnareals dient ein

Fall, der eine geradezu experimentelle Beweiskraft besitzt (vgl. Tabelle IV, Fall 8) (Abb. 87 u. 88).

Es handelt sich um eine Stichverletzung des Markes zwischen 2. und 3. Cervicalsegment mit partieller Durchtrennung der linken Markhälfte. Danach bestand Lähmung des linken Beines und eine dissoziierte Lähmung des linken Armes. Vollkommen unversehrt waren Supraspinatus, Infraspinatus Teres minor, Deltoideus Biceps, Brachialis, Supinator brevis, Supinator longus, Serratus anticus, Subscapularis Pectoralis major, Coraco brachialis, Latissimus dorsi, Teres major. Dagegen waren Extensor c. rad. long., Ext. dig. com., Ext. c. rad. brev., Triceps, Flexor carp. rad., Flexor carp. ulnaris, Ext. c. ulnaris, Flexor dig. sublimis, Ext. poll. long., Abduct. poll. long., Pronator quadratus, Palmaris longus, Flex. dig. prof., Flex. poll. long., Ext. poll. brevis, Adduct. poll., Flex. poll. brevis, Opponens pollicis, Interossei, Lumbricales und Abd. poll. brevis gelähmt. Die Lähmung war anfangs eine schlaffe und ging mit Areflexie einher. Es fehlte der rechte Patellarreflex und Achillesreflex und die Reflexe der Hand und Fingerbeuger. Später wandelte sich die Lähmung in eine mit lebhafter Hyperreflexie gepaarte spastische Lähmung um, wobei das typische Bild des residuären Pyramidenbahnsyndroms zur Entwicklung kam: Kontraktur der Hand- und Fingerbeuger, der Pronatoren der Hand und des Triceps, lebhafte Steigerung der reflektorischen Erregbarkeit der Fingerflexoren und Handbeuger und der Pronatoren, Fehlen des Finger-Daumen-Grundreflexes. Aufhebung der willkürlichen Fingerstrekkung, Fingerbeugung möglich, aber mit herabgesetzter Kraft, alle Einzelbewegungen der Finger und des Daumens aufgehoben, Funktion der kleinen Handmuskeln fällt ganz aus. Willkürliche Handbeugung etwas möglich, willkürliche Handstreckung aufgehoben, beim Faustschluß geringe Mitstreckung der Hand, Seitenbewegungen der Hand aufgehoben. Pronation sehr schwach, Supination völlig normal. Willkürliche Vorderarmstreckung fast total gelähmt, Beugung völlig unversehrt, alle Bewegungen des Oberarms durchweg normal. Keine Reflexsteigerung der unversehrten Muskeln. Spastische Lähmung des linken Beines, Kontraktur der Strecker, lebhafter Patellar- und Fußklonus, typische Beugereflexsynergie, Babinski +, Rossolimo +, Beugergruppe stärker paretisch als Streckergruppe. Beim forcierten Inspirium Zurückbleiben der linken Thoraxhälfte, bei der Bauchpresse Zurückbleiben der linksseitigen Bauchmuskelhälfte, Neigung der Wirbelsäule und Drehung nach links fast ganz aufgehoben. Cutane Bauchreflexe, links fehlend, periostale Bauchreflexe gesteigert.

Rechts Thermanalgesie von C_4—S_5. Keinerlei Störungen von seiten des linken Hinterstranges.

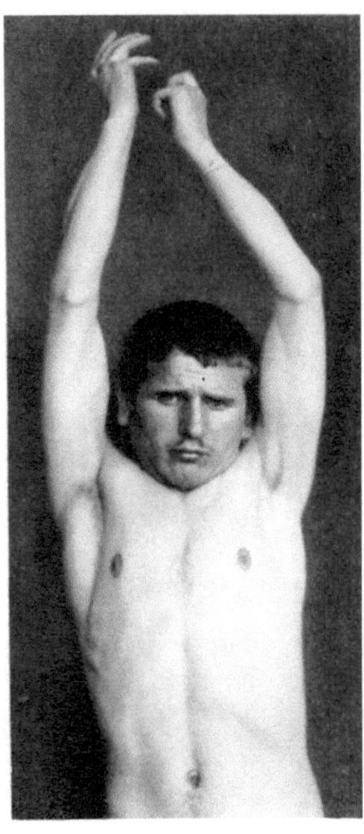

Abb. 87. Dissoziierte spastische Armlähmung infolge von Stichverletzung der Pyramidenbahn im Bereiche des obersten Halsmarkes (C_2, C_3) mit ausschließlicher Durchtrennung der äußeren Lamellen des Armareals der Pyramidenbahn. Über die Verteilung der Lähmung s. Text. Die Abbildung zeigt die Lähmung des Triceps und die Pronationsmitbewegung der Hand bei der Armhebung.

Es handelt sich also in dem hier mitgeteilten Falle um eine Durchtrennung des linken Hinterseitenstranges und Vorderseitenstranges in der Höhe zwischen 2. und 3. Cervicalsegment. Der linke Hinterstrang ist ganz unberührt geblieben. Aber während der Vorderseitenstrang völlig durchtrennt ist, wie dies die rechtsseitige Thermanalgesie, welche nach oben bis an den unteren Rand des 3. Cervicaldermatoms heranreicht, beweist, ist vom Hinterseitenstrang das innere Drittel, welches die supranuclearen Bahnen für die oralen Vorderhornkerne der Cervicalanschwellung führt, intakt geblieben; es sind nur die Bahnen für die caudaler gelegenen Kerne der Armmuskeln, die Bahnen für die Rumpfmuskeln und für das Bein erfaßt worden. Die Durchtrennung schneidet haarscharf mit der Faserlamelle für den Pronator teres ab, die an diese nach innen sich anschließenden Bahnen sind von Anfang an nicht alteriert worden.

Die hier vorgetragene Auffassung von der Gruppierung der supranuclearen Bahnen innerhalb des Markquerschnittes findet eine weitere Stütze in den beiden folgenden Fällen von Stichverletzung des Markes (Tabelle VII, 14 u. 15).

Im ersten Falle VII, 14 handelt es sich um eine Stichverletzung des Markes zwischen dem 5. und 6. Thorakalsegment rechterseits. Unmittelbar danach bestand eine dissoziierte Lähmung des rechten Beines, welche den Tibialis anticus, Tibialis posticus, Gluteus medius, Extensor dig. et halluc. longus, Peroneus long. et brevis, Gluteus maximus, die Gruppe der Außenrotatoren, Semitendinosus, Semimembranosus, Biceps, Pediaeus, Triceps surae, Flexor dig. et halluc. longus und die Sohlenmuskeln umfaßte, während Ileopsoas, Sartorius, Gracilis die Adductoren und der Quadriceps sowie die rechtsseitige Rumpfmuskulatur ganz intakt waren. Es bestand gekreuzte Thermanalgesie von S_5 an aufwärts bis zum unteren Rande des 5. Thorakaldermatoms, keine Störung von seiten des rechten Hinterstranges. Die Lähmung war anfangs eine schlaffe, der Achillesreflex fehlte, der Patellarreflex war ungestört. Dann wandelt sich die Lähmung rasch in eine spastische um. Rossolimo +, Fußklonus, Glutaealklonus, Babinski +, sehr lebhafte Beugereflexsynergie des rechten Beines, die wegen der Nichtbeteiligung des Quadriceps und der Adductoren an der Reflexsteigerung sehr ausgiebig ist und unter ausgesprochener Abduktion und Außenrotation des Oberschenkels abläuft. Keine Steigerung der reflektorischen Erregbarkeit des Quadriceps und der Adductoren. Keine Spur von Patellarklonus, cutaner Cremasterreflex, cutane Bauchreflexe erhalten und beiderseits gleich stark.

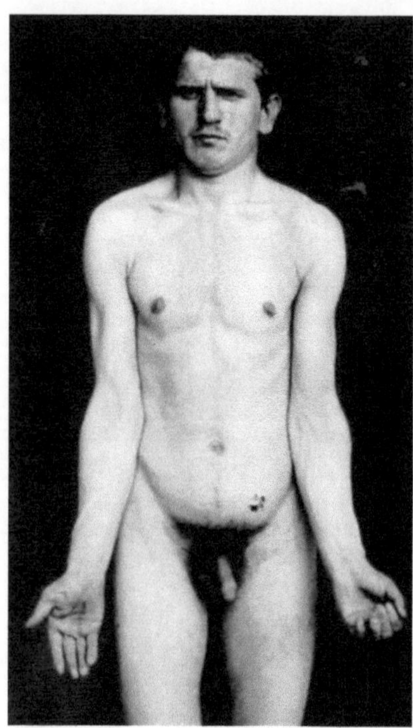

Abb. 88. Der gleiche Fall wie Abb. 87 zeigt die ungestörte Supination der Hand und die Lähmung der Fingerstrecker.

In diesem Falle ist der rechte Vorderseitenstrang in seiner ganzen Ausdehnung durchtrennt worden, vom rechten Hinterseitenstrang sind aber nur die äußeren Bezirke, welche die Bahnen für die caudalen Vorderhornkerne des Lumbosacralmarkes enthalten, erfaßt, während die inneren Bezirke, welche die supranuclearen Bahnen der oralen Kerne des Lumbosacralmarkes und der thorakalen Rumpfmuskelkerne enthalten, ebenso wie der rechte Hinterstrang ganz frei geblieben sind.

Genau das Gegenstück stellt der folgende Fall (VII, 15) dar, in dem es sich um eine Stichverletzung des Markes zwischen dem 8. und 9. Thorakalsegment linkerseits handelt.

Hier bestand sofort nach der Verletzung eine linksseitige Lähmung des infraumbilicalen Rectus abdominis und der infraumbilicalen Abschnitte der seitlichen Bauchmuskeln, des Quadratus lumborum, des unteren Abschnittes des Erector trunci und des Cremaster, des Ileopsoas, Sartorius, Gracilis, der Adductoren, des Quadriceps und des Tensor fasciae latae. Dagegen blieben Tibialis anticus, Tibialis posticus, Glutaeus medius, Extensor halluc. et dig. longus, Peroneus long. et brevis, die Pyriformisgruppe, Glutaeus maximus, Semilend. et Semimembranosus, Biceps, Pediaeus, Triceps surae, Flexor dig. et hallucis longus und die Sohlenmuskeln ganz unversehrt. Es bestand Aufhebung des Lagegefühls am linken Bein, lebhafte Hyperpathis des linken Beines und der linken Bauchhälfte bis zum unteren Rande des 8. Thorakaldermatoms; in demselben Bezirke schwere Beeinträchtigung des Raumsinnes der Haut, Aufhebung der Vibrationsempfindung am linken Bein und linken Beckenkamm. Nur geringfügige gekreuzte Thermanalgesie.

Unmittelbar nach der Verletzung fehlten die infraumbilicalen Bauchreflexe, der Cremasterreflex und der Patellarreflex linkerseits, der Achillesreflex war erhalten, der Fußsohlenreflex verlief unter Plantarflexion der Zehen. In der Folge kam es zu lebhafter Steigerung des Patellarreflexes, zu Patellarklonus, schwerer spastischer Kontraktur des Kniestreckers und zu lebhaft gesteigertem Adductorenreflex, während der Achillesreflex ganz normal blieb, kein Rossolimo, kein Mendel-Bechterew, kein Babinski auftrat. Der Beugereflex verlief unter starker Flexion der Hüfte bei gestrecktem Bein (Proximatorenphänomen), die Kniebeuger partizipierten ebenso wie die Dorsalflexoren des Fußes kaum, die Dorsalflexoren der Zehen gar nicht, an der Synergie. Der Fußsohlenreflex verlief unter Plantarflexion der Zehen. Der cutane Cremasterreflex und der cutane Bauchreflex unterhalb des Nabels fehlten auch in der Folge, dagegen erfolgte auf Tiefenreize (Druck auf den Adductorenansatz, Beklopfen der unteren Rippen, des Beckenkammes des Os pubis) lebhaft gesteigerte Kontraktion des Cremaster und der infraumbilicalen Bauchmuskeln linkerseits. Die gekreuzte Thermanalgesie wich bald vollkommen, die Hinterstrangstörung blieb dauernd bestehen.

In diesem Falle ist im Gegensatz zu den beiden vorangehenden der eine Hinterstrang und die innere Hälfte des Hinterseitenstranges durchtrennt worden, die äußere Hälfte des letzteren gar nicht berührt worden und auch der Vorderseitenstrang nur vorübergehend beschädigt worden. Dementsprechend finden wir am linken Bein eine ausgesprochene Sensibilitätsstörung vom Hinterstrangtypus, aber keine kontralaterale Thermanalgesie; die Lähmung betrifft die Rumpfmuskeln und die von den oralen Kernen des Lumbosacralmarkes versorgten Beinmuskeln, läßt aber die von den caudalen Kernen innervierten Beinmuskeln ganz unberührt.

Diese 3 Fälle lehren übereinstimmend, daß die supranuclearen Bahnen für die einzelnen Muskeln innerhalb des Markquerschnittes eine gesonderte Lage einnehmen, wobei die einzelnen Faserlamellen um so weiter außen liegen, zu je caudaleren Kernen sie herabziehen. Die zweite und dritte der hier mitgeteilten Beobachtungen verhalten sich zueinander wie das Positiv zu einem Negativ. Von besonderer Bedeutung ist die Tatsache, daß in den beiden ersten Fällen, in denen die inneren Bezirke des Hinterseitenstranges verschont geblieben sind, auch der medial gelegene Hinterstrang frei geblieben ist, während im dritten Fall, in dem die Läsion gerade umgekehrt die inneren Abschnitte des Hinterseitenstranges betrifft, auch der Hinterstrang lädiert ist.

Die Auffassung, daß das Pyramidenbahnareal im Rückenmark eine somatotopische Gliederung besitzt, ist bereits vor langer Zeit von Fabritius vertreten worden. Nach ihm sollen im Halsmark die Bahnen für das Bein hinten innen, die für den Arm vorne außen liegen, innerhalb des Beinareals sollen die Bahnen für den Fuß vorne lateral, den Armfasern benachbart liegen, die Bahnen für die Hüfte am weitesten nach hinten innen, also den Hinterhörnern angelagert sein. Die von Fabritius beigebrachten Krankengeschichten enthalten nur summarische Angaben über Lähmung der Hüfte, des Knies, des Fußes und der Zehen. Von einer gesonderten Prüfung der einzelnen Muskelgruppen des Beines verlautet in seinen Mitteilungen nichts, so daß es nicht möglich ist, seine Auffassung mit der hier vorgetragenen zu vergleichen. Unhaltbar erscheint mir aber die Auffassung, daß die Beinfasern innen, die Armfasern außen liegen sollen.

An diese Fälle von umschriebener Zerstörung der supranuclearen Bahnen bestimmter Muskelgruppen reihen sich die allerdings sehr seltenen Fälle von isolierter Unterbrechung der *supranuclearen Bahn* eines *einzelnen Muskels* an. Ich habe sie — von corticalen fokalen Läsionen abgesehen — bisher nur in Fällen von abgelaufener Poliomyelitis epidemica beobachtet. In zwei Fällen betraf die Lähmung ausschließlich den Deltoideus, in einem ausschließlich den Seratus anticus. Die willkürliche Innervation war völlig aufgehoben, die Funktionsstörung glich derjenigen, welche bei nuclearer oder peripherer Lähmung des Deltoideus oder Serratus besteht bis in alle Einzelheiten, völliges Fehlen der Exkursion des Humerus im Scapulohumeralgelenk bei der Aufgabe den Arm zu erheben, starke Akzentuation der Ergänzungsbewegung des Schultergürtels (Abb. 89 u. 90). Die supranucleare Serratuslähmung äußerte sich wie die nucleare oder periphere Lähmung dieses Muskels in der mangelhaften Ergänzungsbewegung des Schulterblatts bei der Erhebung des Armes, besonders nach vorne zu. Die reflektorische Erregbarkeit war erhalten und erhöht. Die elektrische Erregbarkeit war völlig normal, es bestand keine Atrophie. Nur in dem einen der beiden Fälle von supranuclearer Deltalähmung war eine ganz geringfügige Atrophie vorhanden, offenbar war hier der Kern des Deltoideus ganz leicht mitgeschädigt.

Es kann sich in diesen Fällen nur um eine isolierte Zerstörung der an die Kernsäule des Deltoideus bzw. des Serratus herantretenden supranuclearen Bahnen handeln, wahrscheinlich im Bereiche der Vorderhornsäule selbst oder in unmittelbarer Nachbarschaft derselben. Denkbar wäre auch, daß das zwischen Pyramidenbahn und Vorderhornzelle intercalierte, bisher aber noch hypothetische Neuron, das vollkommen in der grauen Substanz zu suchen wäre, zerstört ist. Der motorische Vorderhornkern selbst ist jedenfalls gar nicht, in dem einen Fall höchstens ganz minimal geschädigt. Solche eng umschriebene supranucleare Lähmungen sind bei Poliomyelitis auch von BARRÉ beschrieben worden.

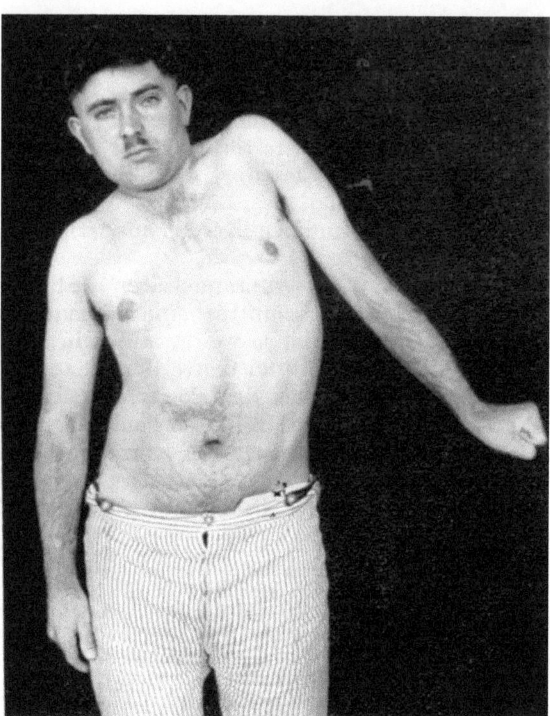

Abb. 89. Isolierte supranucleare Lähmung des Deltoideus. Unfähigkeit der Oberarmhebung. Starke kompensatorische Ergänzungsbewegung des Schultergürtels. Deltoideus elektrisch und reflektorisch normal erregbar.

Störungen infolge von Unterbrechung des Vorder- und Vorderseitenstranges.

An dem Zustandekommen der willkürlichen Bewegungen sind die Pyramidenbahnen und die extrapyramidalen Bahnen beteiligt. Die Bedeutung der Pyramidenbahnen für die Willkürleistungen steht seit jeher fest. Aber auch die Bedeutung der extrapyramidalen Bahnen ist in steigendem Maße, besonders in den letzten beiden Dezennien, erkannt worden.

Wenn die Pyramidenbahn und alle extrapyramidalen Bahnen unterbrochen sind, wie es bei der Totaltrennung des Markes der Fall ist, so besteht allemal eine totale Aufhebung der willkürlichen Innervierbarkeit aller von den infraläsionellen Marksegmenten versorgten quergestreiften Muskeln. Wenn die Pyramidenbahn unterbrochen ist, die extrapyramidalen Bahnen aber ganz oder teilweise erhalten sind, so besteht zwar keine völlige Aufhebung der willkürlichen Innervierbarkeit der Muskeln, wohl aber eine ganz beträchtliche Beeinträchtigung derselben vom charakteristischen Gepräge, das sog. Pyramidenbahnsyndrom. Naturgemäß drängt sich die Frage auf, ob auch aus der Unterbrechung der im Rückenmark absteigenden extrapyramidalen Bahnen, welche die letzten Glieder der extrapyramidalen Cortico-subcorticospinalen Neuronenverbände darstellen, Motilitätsstörungen resultieren.

Die extrapyramidalen Bahnen verlaufen im Rückenmark, wie früher dargelegt, im Vorderstrang, im Vorderseitenstrang, im Hinterseitenstrang und möglicherweise auch im Hinterstrang. Schon daraus geht hervor, daß eine totale Ausschaltung derselben, ohne gleichzeitige Unterbrechung der Pyramidenbahn, kaum je vorkommen dürfte.

Durch die in den letzten Jahren in steigendem Umfange gesammelten Erfahrungen bei der operativ vorgenommenen isolierten Durchtrennung des Vorderstranges und Vorderseitenstranges sind wir in der Lage ein Urteil darüber abzugeben, welche Folgen die Ausschaltung der in ihnen enthaltenen supranuclearen Bahnen für die Motilität hat. Es ist überraschend wie gering diese Folgen sind. Vor einer Lähmung wie sie sonst allemal zunächst eintritt, wenn aus der großen Arbeitsgemeinschaft, zu welcher die corticospinalen und corticosubcorticospinalen Neuronenverbände im Dienste der Willkürinnervation zusammengeschlossen sind, ein einzelnes Glied plötzlich ausscheidet, ist nach der Durchtrennung der Vorder- und Vorderseitenstränge keine Rede. Es kommt höchstens gelegentlich zu einer gewissen Parese; aber ich habe eine solche eigentlich nur da beobachtet, wo das Chordotom etwas zu weit nach hinten vorgedrungen war und die Pyramidenseitenstrangbahn vorübergehend in Mitleidenschaft gezogen hatte. Übrigens sind diese initialen Paresen, da wo sie überhaupt vorkommen, in allen meinen Fällen wieder restlos gewichen. Ich habe auch bei allen Chordotomien oberhalb des 2. oder 1. Thorakalsegmentes oder im Bereiche der Cervicalanschwellung niemals eine Beeinträchtigung der Atmung feststellen können. Der Brustkorb bewegte sich sowohl bei ruhiger Atmung wie bei forcierter Atmung in dem gleichen Umfange wie vorher. In einem Falle, in welchem ich eine bilaterale Vorderseitenstrangdurchschneidung oberhalb des 4. Cervicalsegmentes vorgenommen habe, zeigte auch das Zwerchfell keinerlei Insuffizienz bei der Atmung. Dasselbe konnte ich in einem Falle von bilateraler Chordotomie im Bereiche des 2. und 3. Cervicalsegmentes feststellen. Daraus folgt, daß die Bahnen von dem supraspinalen Atmungszentrum (Oblongata, zentrales Höhlengrau des Aquaeductus) zu den spinalen Kernen der Atemmuskulatur sicher nicht ausschließlich im Vorderstrang und Vorderseitenstrang verlaufen.

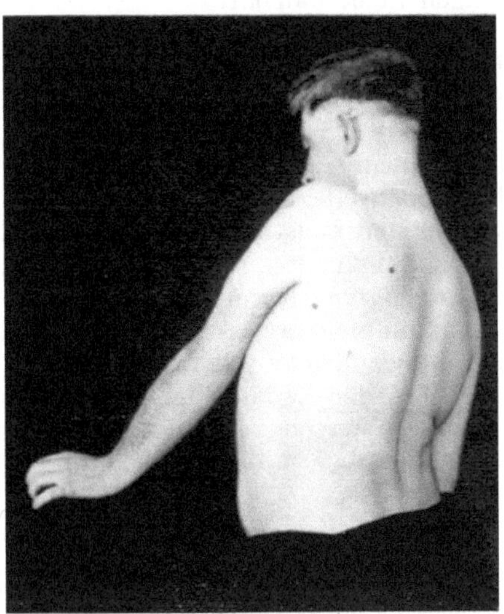

Abb. 90. Wie Abb. 89.

Daß die Durchschneidung der Vorderstränge und Vorderseitenstränge niemals eine initiale Lähmung höchstens eine nur vorübergehende Parese nach sich zieht, beweist, daß der Organismus die in diesen Strängen absteigenden supranuclearen Bahnen zur Ausführung willkürlicher Bewegungen und zur Kraftentfaltung der quergestreiften Muskulatur nicht unbedingt benötigt.

Ich habe ferner nach der bilateralen Durchtrennung der Vorder- und Vorderseitenstränge auch keine Störungen in der Erhaltung des Körpergleichgewichtes feststellen können. Im Gegenteil fiel auf, daß mehrere Tabiker, bei denen wegen gastrischer Krisen die Chordotomie am oberen Rande des 1. bzw. 2. Thorakalsegmentes ausgeführt wurde, eine wesentliche Besserung ihrer vorbestehenden Gleichgewichtsstörungen erfuhren. Einer dieser Fälle, der vor der Operation überhaupt nicht stehen und gehen konnte, fährt heute auf seinem Fahrrad als Bote durch die belebtesten Straßen der Stadt stundenlang hin und her, und eine meiner chordotomierten Tabikerinnen ist eine flotte Tänzerin geworden. Diese Beobachtungen lehren, daß auch die Erhaltung des Körpergleichgewichtes nicht an die Integrität der supranuclearen Vorder- und Vorderseitenstrangbahnen gebunden ist. In allen von uns bisher anatomisch untersuchten Fällen konnte wir eine ausgesprochene retrograde Veränderung des Deitersschen Kernes feststellen. Der Fasciculus deiterospinalis wird also bei der Vorder-Vorderseitenstrangdurchschneidung zweifellos durchtrennt. Manche Autoren, besonders Barré haben diesem Trakt eine besondere Bedeutung für die Gleichgewichtserhaltung zugeschrieben und ihn für letztere als unentbehrlich bezeichnet. Diese Auffassung erscheint nach den mitgeteilten Erfahrungen nicht haltbar.

Aus dem Ausbleiben schwerer Motilitätsstörungen nach der Durchtrennung der Vorder- und Vorderseitenstränge des Rückenmarks darf aber nicht der Schluß gezogen werden, daß die in den letzteren absteigenden supranuclearen Bahnen gar keinen Einfluß auf die motorischen Vorderhornzellen des Rückenmarks ausübten. Nach der Vorderseitenstrangdurchschneidung sind gelegentlich die Sehnenreflexe, der Patellar- und Achillesreflex zunächst erloschen; sie kehrten aber in den meisten Fällen nach einigen Tagen wieder. Da wo sie erloschen blieben, handelte es sich um Kranke mit Tabes dorsalis, bei denen die Sehnenphänomen vor der Operation zwar lebhaft waren, aber doch von vornherein mit einer gewissen Schädigung des spinalen Reflexbogens gerechnet werden kann. Das gleiche gilt für einen Fall von Kompression der Cauda equina durch Carcinose der Lendenwirbelsäule, in welchem die Chordotomie wegen heftiger Wurzelschmerzen vorgenommen wurde. In diesem Falle blieben die Sehnenphänomen dauernd erloschen, infolge des rasch fortschreitenden Kompressionsprozesses.

Der Ausfall der durch den Fasciculus deiterospinalis den spinalen Vorderhornzellen übermittelten Impulse läßt sich nach der Chordotomie mittels einer besonderen Methode nachweisen. Altenburger und Rioch haben gezeigt, daß bei calorischer Reizung des Vestibularis normaliter eine Veränderung der Chronaxie bestimmter Muskeln des Armes und Beines eintritt. Dieser Einfluß der Vestibularisreizung auf die Chronaxie bleibt aus, wenn die Vorder- und Vorderseitenstränge durchschnitten sind.

Von der Vorstellung ausgehend, daß beim Parkinsonismus Rigor und Tremor darauf beruhen, daß infolge der Entfesselung der subpallidären Zentren (Roter Kern, Vierhügel, Substantia reticularis tegmenti u. a.) dem Rückenmarksgrau fortwährend abnorme Impulse zufließen und daß die rubrospinalen, die tectospinalen und die reticulospinalen Bahnen großenteils im Vorderstrang und Vorderseitenstrang verlaufen, habe ich in einem Falle von schwerem Parkinsonismus die Durchtrennung der Vorderstränge und Vorderseitenstränge oberhalb des 4. Cervicalsegmentes vorgenommen. Rigor und Tremor waren danach zunächst schlagartig beseitigt, sie haben sich aber in der Folge wieder eingestellt, allerdings den vor der Operation vorhandenen Grad nicht wieder erreicht. Aber dennoch lehrt diese Beobachtung, daß ein beträchtlicher Teil der extrapyramidalen, subpallido-spinalen Bahnen auch außerhalb des Vorderstranges und Vorderseitenstranges seinen Weg im Markquerschnitt abwärts nimmt. Insofern steht diese Erfahrung mit den oben mitgeteilten Erfahrungen, daß die Chordotomie keine Lähmungen oder nachhaltigen Paresen im Gefolge hat, in Übereinstimmung.

Ich habe ferner in einem Falle allerschwerster bilateraler Athetose, der mit den fürchterlichsten Torsionen der Wirbelsäule und des Kopfes und dem schwersten Spasmus mobilis aller vier Extremitäten einherging, den ich je gesehen habe, die bilaterale Durchtrennung der Vorderstränge und Vorderseitenstränge im Bereiche des 2. und 3. Cervicalsegmentes ausgeführt. Maßgebend für diese Intervention war auch hier wieder die Auffassung, daß die Crampi und das fortwährende unwillkürliche Bewegungsspiel der Athetose auf einer entfesselten Tätigkeit und permanenten Impulsabgabe des Pallidums an die spinalen Vorderhornzellen des Markes via der im Vorderstrang und Vorderseitenstrang verlaufenden extrapyramidalen Bahnen beruht. Der Erfolg war verblüffend, unmittelbar nach der Operation waren Spasmus mobilis und Crampi in den Armen, dem Rumpf und den Beinen wie weggeblasen. Das Kind, das vorher nicht sitzen und nicht *liegen* konnte, weil es fortgesetzt durch den dauernden Aufruhr, der in seinem gesamten Muskelsystem herrschte, verdreht, zusammengekrümmt, überstreckt, hin und her geworfen wurde, lag nunmehr regungslos in seinem Bett oder saß ruhig auf seinem Stuhl. Der einzige Körperteil, der durch die Operation unvollkommen beeinflußt war, war der Kopf. Der Torticollis spasticus, welcher vorher bestanden hatte, war zwar gemindert, aber nicht beseitigt, da der pathologische Erregungsstrom vom Pallidum zum Rückenmark sich ja noch auf die obersten Halssegmente nach wie vor ergießen konnte. Desgleichen bestand das Krampfspiel im Bereiche der motorischen Hirnnerven fort. Im Gegensatz zu dem vorangehenden Fall hat sich in diesem das durch die Chordotomie erzielte Resultat vollkommen stabil erhalten. Der Fall starb bei einer $^{1}/_{2}$ Jahr später zur Beseitigung des Torticollis unternommenen 2. Operation. PUTNAM hat bereits vor einiger Zeit über erfolgreiche Beeinflussung der Athetose durch die Chordotomie berichtet.

C. Die Störungen der reflektorischen Erregbarkeit der quergestreiften Muskeln bei den Erkrankungen des Rückenmarkes.

I. Allgemeiner Überblick.

Mit Bezug auf den Receptor unterscheidet man seit altersher *Hautreflexe* und *Tiefenreflexe*. Letztere werden in Sehnen-, Knochen- Muskel- und Fascienreflexe aufgeteilt. Wenn auch die Sehnen mit besonderen afferenten Nerven ausgestattet sind und auch von ihnen aus sicher Reflexe ihren Ursprung nehmen können, so besteht doch heute kein Zweifel mehr darüber, daß die sog. Sehnenphänomene, d. h. die beim Schlag auf die Sehnen auftretende Muskelkontraktion in Wahrheit *Muskelreflexe* sind, d. h. daß die Reflexreceptoren im Muskel liegen und daß der spezifische Reiz für dieselben in einer plötzlichen brüsken Zerrung des Muskels, welche eben durch den Schlag auf die Sehne hervorgerufen wird, besteht (STERNBERG, P. HOFFMANN). Der Reflexerfolg ist eine sehr rasch ablaufende Kontraktion, welcher in der Regel ein nervöser Einzelimpuls zugrunde liegt, dessen elektromyographisches Äquivalent in einer einzelnen biphasischen Aktionsstromschwankung besteht (Abb. 91). Doch können der letzteren auch in der Norm mehrere Stromschwankungen niederer Amplitude folgen. Der Reflexerfolg soll nach P. HOFFMANN streng auf denjenigen Muskel beschränkt bleiben, welcher der Zerrung ausgesetzt ist, während er nach unserer Meinung (O. FOERSTER und H. ALTENBURGER) sehr oft auch auf den Antagonisten und nicht selten auch auf weiter abgelegene Muskeln irradiiert (Abb. 92).

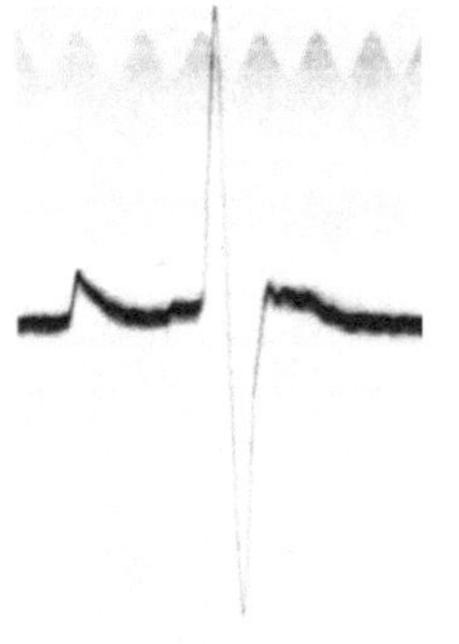

Abb. 91. Biphasischer Aktionsstrom bei Auslösung des Sehnenphänomens. (Nach DESCHKA.)

Daß das *Periost* der Knochen äußerst reichlich mit afferenten Nerven ausgestattet ist, ist genugsam bekannt. Trotzdem stellen, darin ist P. HOFFMANN sicher recht zu geben, auch zahlreiche der sog. Knochenphänomene ebenso wie die Sehnenphänomene Muskelreflexe dar, indem durch den Schlag auf den Knochen eine Zerrung des Muskels stattfindet. Daß aber alle Knochenphänomene nur auf die angegebene Weise zustande kommen, erscheint nicht erwiesen. Manche Tatsachen sprechen entschieden dafür, daß es auch rein ossale Reflexe von demselben Charakter wie die Sehnenphänomene gibt, bei denen die im Knochen gelegenen Receptoren durch den Schlag auf den letzteren in Erregung versetzt werden. Auch bei den Knochenphänomenen irradiiert der Reflexerfolg ebenso wie bei den Sehnenphänomenen sehr oft auf die Antagonisten und auch auf weiter abgelegene Muskeln.

Ebenso wie die Sehnenphänomene ist auch der *Dehnungsreflex im engeren Sinne* ein Muskelreflex. Der Unterschied zwischen den Sehnen- und Knochenphänomenen einerseits und dem Dehnungsreflex s. str. andererseits liegt in der Verschiedenheit des Reizes. Bei ersteren besteht der Reiz in einer einmaligen kurzen brüsken Zerrung des Muskels, beim Dehnungsreflex s. str. wird der Muskel durch die passive Gliedbewegung *fortlaufend* gedehnt. Entsprechend der Verschiedenartigkeit des zugrunde liegenden Reizes liegt dem Dehnungsreflexe s. str. eine Reihe von Innervationsimpulsen zugrunde, die ihr Äquivalent in einer Folge voneinander getrennten elektrischen Potentialschwankungen finden (Abb. 93). Bei der passiven Bewegung eines Gliedes wird aber nicht nur der gedehnte Muskel reflektorisch innerviert, sondern gar nicht selten auch der Muskel, dessen Insertionspunkte durch die Bewegung angenähert werden. Ich habe diesen Reflex als *Adaptationsreflex* bezeichnet.

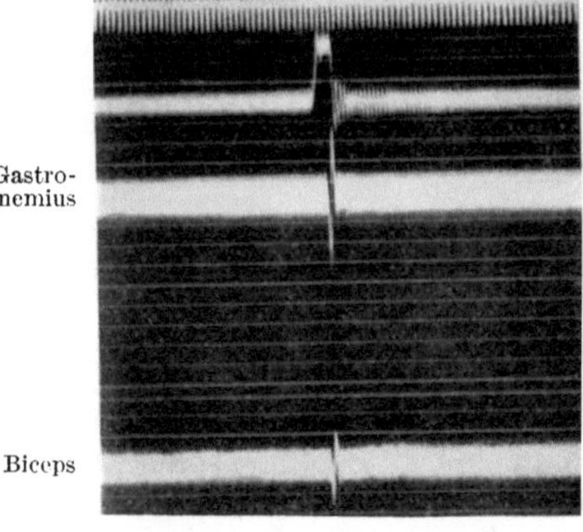

Abb. 92. Achillesreflex. Irradiation des Reflexes auf Biceps femoris.

Die Muskelreflexe laufen in der Literatur unter verschiedenen Bezeichnungen. P. Hoffmann nennt sie *Eigenreflexe*, Sherington reflexes in response to stretch oder *myotatic reflexes*. Unter Berücksichtigung der Tatsache, daß alle diese Reflexe durch Reize ausgelöst werden, welche *innerhalb* des Organismus ihren Angriffspunkt haben, hat Sherrington von *propriozeptiven* Reflexen gesprochen und dieselben denjenigen Reflexen gegenübergestellt, welche ihre Entstehung einem von außen auf den Organismus treffenden Reiz verdanken. Diese nennt er *exterozeptive* Reflexe. Für die Auslösung eines exterozeptiven Reflexes bedarf es der Reizsummation. Ein Einzelreiz von kurzer Dauer etwa, ein Induktionsöffnungs- oder Schlußreiz, der einen Hautreceptor oder einen Hautnerven trifft, ist beim Menschen nicht imstande einen Reflex hervorzurufen,

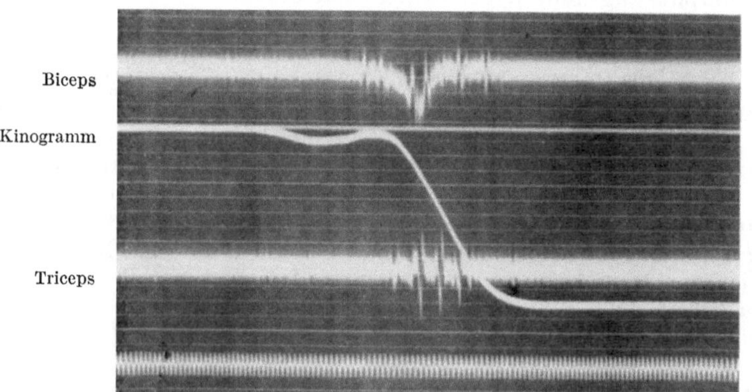

Abb. 93. Dehnungsreflex s. str. und Adaptationsreflex. Passive Beugung des Vorderarms.

während dies bei Applikation desselben Reizes auf einen Muskelnerven ohne weiteres gelingt. Auch bei Reizung der hinteren Rückenmarkswurzeln mit einem einzelnen faradischen Öffnungsschlag kommt es allemal zu einem prompten Reflexerfolg (Abb. 94), aber niemals ist dies wie gesagt bei einer derartigen Reizung eines cutanen Nerven der Fall. Der Reflexerfolg bei der Hinterwurzelreizung kann also nur auf der Einwirkung der in ihnen enthaltenen afferenten Muskelnerven beruhen. Die Muskelreceptoren und ihre afferenten Nerven sind offenbar auf Reize von ganz kurzer Dauer abgestimmt, die cutanen Receptoren nicht, sie bedürfen der Reizsummation um einen Reflex auszulösen. Sobald man einen cutanen Receptor oder einen cutanen Nerven mit einer Serie faradischer Einzelschläge reizt, tritt prompt ein Reflexerfolg auf. Sowie es zum Zustandekommen eines exteroceptiven Reflexes einer mehr oder weniger raschen und langen Folge afferenter Erregungen bedarf, so besteht auch der Reflexerfolg in einer *Serie* von nervösen Impulsen, die dem Muskel zugehen. Dem entspricht das elektromyographische Bild, welches aus einer Folge aneinandergereihter Aktionsstromschwankungen besteht (Abb. 95). Der Reflexerfolg umfaßt bei den exterozeptiven Reflexen nicht selten eine mehr oder weniger große Zahl von Muskeln; es treten mehrere, und zwar in der Regel ganz bestimmte Muskelgruppen gleichzeitig in Aktion. Das bekannteste Beispiel einer solchen Reflexsynergie ist der Beugereflex der unteren Extremität. Doch gilt dies keineswegs für alle exterozeptiven Reflexe; bei dem Fußsohlen-Zehenbeugereflex, den cutanen Bauchreflexen und dem Cremasterreflex ist der Reflexerfolg mehr oder weniger eng begrenzt. Andererseits ist, wie bereits erwähnt, bei den Muskelreflexen, den Sehnen- und Knochenphänomenen der Reflexerfolg sehr oft *nicht* auf den Muskel, von dem der Reflex seinen Ausgang nimmt, beschränkt, sondern er irradiiert auf mehr oder weniger weit abgelegene Muskeln. Die exterozeptiven Reflexe werden vielfach auch als Hautreflexe bezeichnet. Es wäre aber irrig zu glauben, daß an ihrem Zustandekommen etwa *nur* die Haut beteiligt ist, sondern sehr oft ist eine gleichzeitige Reizung der Tiefenreceptoren mit im Spiele. Nicht selten gelingt die Auslösung einer bestimmten exterozeptiven Reflexsynergie überhaupt nur, wenn der Reiz auch die Tiefengewebe mittrifft. Die Unterschiede zwischen den propriozeptiven und exterozeptiven Reflexen sind also in vieler Hinsicht fließende, eine scharfe Trennung der beiden Gruppen stößt auf Schwierigkeiten.

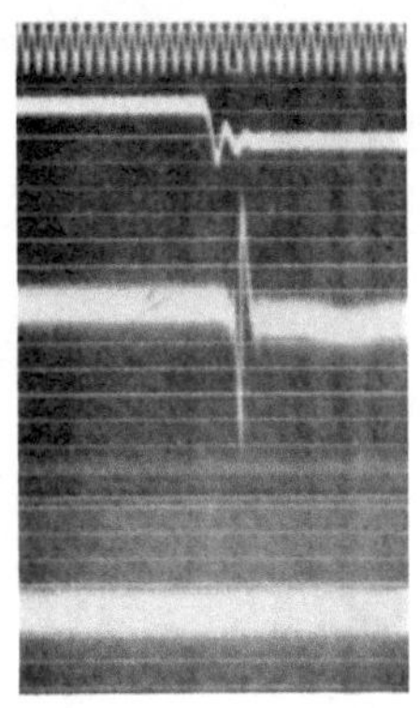

Abb. 94. Reizung des zentralen Abschnittes der durchschnittenen hinteren ersten Sacralwurzel mit einem Öffnungsinduktionseinzelreiz. Ableitung von Gastrocnemius (+) und Biceps femoris (—).

Mit Bezug auf die Art des Reflexerfolges sind die *kinetischen* und die *statischen* Reflexe zu unterscheiden. Bei ersteren besteht der Reflexerfolg in einer Gliedbewegung (reflex-mouvement), bei letzterer wird das Glied durch die reflektorisch vermittelte Muskelspannung in seiner Stellung festgehalten, fixiert (reflex posture). Dieser Fixationsreflex steht in engster Beziehung zu dem weiter oben erwähnten Dehnungsreflex und dem Adaptationsreflex. Diese beiden letzteren stellen die beiden Komponenten des Fixationsaktes dar, der Dehnungsreflex wirkt der Verschiebung des Gliedes im Gegensinne entgegen, im Adaptationsreflex paßt sich der Muskel der Annäherung, welche seine Insertionspunkte durch die Gliedbewegung erfahren, durch aktive Kontraktion an. Normaliter ist allerdings von einer festen Fixation des Gliedes durch den Dehnungs- und Adaptationsreflex der Muskeln keine Rede. Aber unter bestimmten pathologischen Verhältnissen bei Unterbrechung der supranuclearen Bahnen erfahren diese Reflexe eine so erhebliche Steigerung, daß durch sie die Glieder sehr fest *in ihren Stellungen* fixiert werden (Abb. 96)· Man bezeichnet die auf der Steigerung des Dehnungsreflexes der Muskeln beruhende Fixierung der Glieder in der Regel als *spastische Kontraktur*. Gar nicht selten schließt sich der Fixationsreflex unmittelbar an einen kinetischen Reflex an. Wenn z. B. der Beugereflex des Beines ausgelöst worden ist, so erschlaffen die Muskeln nicht sofort wieder, sondern verharren eine Weile in Kontraktion; an den kinetischen Reflexausschlag schließt sich der postkinetische, statische Fixationsreflex an, welcher das Bein in der Beugestellung festhält.

Störungen im Reflexablaufe beruhen bei den Erkrankungen des Rückenmarkes entweder darauf, daß der spinale Reflexbogen selbst geschädigt ist, oder darauf, daß die spinalen Reflexmechanismen trotz ihrer anatomischen Integrität durch die Unterbrechung der ihnen von den übergeordneten Stationen des Zentralnervensystems her zugehenden supranuclearen Bahnen, welche bahnend und hemmend auf den spinalen Reflexapparat wirken, in ihrer Funktion beeinträchtigt sind. Der spinale Reflexbogen (Abb. 97) setzt sich zusammen aus dem afferenten und dem efferenten Schenkel, und ersterer besteht aus den Receptoren, den afferenten Nerven, welche durch die hinteren Wurzeln ins Rückenmark eintreten und den Reflexkollateralen zu den motorischen Vorderhornzellen; der efferente Schenkel besteht aus den motorischen Vorderhornzellen, den vorderen Wurzeln, den peripheren motorischen Nervenfasern und ihrer Endaufsplitterung im Muskel, der motorischen Endplatte. Wenn dieser spinale Reflexbogen an irgendeiner Stelle unterbrochen ist, resultiert daraus der Verlust der reflektorischen Erregbarkeit des Muskels. Die Unterbrechung kann im afferenten Schenkel liegen oder im efferenten, das Resultat ist das gleiche. Der Patellarreflex fehlt ebenso bei Unterbrechung der ihn vermittelnden afferenten Bahnen der hinteren Wurzeln L_2, L_3, L_4 wie bei der Destruktion seiner motorischen Kernsäule oder der Unterbrechung der aus ihr entspringenden vorderen Wurzeln L_2, L_3, L_4. Aber naturgemäß besteht ein kardinaler Unterschied zwischen der Unterbrechung des afferenten und des efferenten Anteils eines Reflexbogens. Wenn die hinteren Wurzeln L_2, L_3, L_4 reseziert sind, so ist der M. quadriceps völlig deafferentiert, die Muskeleigenreflexe des Quadriceps, das Kniephänomen, sein Dehnungsreflex s. str. fehlen vollkommen. Aber dieser deafferentierte Quadriceps kann unter Umständen noch sehr wohl von außerhalb gelegenen, nicht deafferentierten Receptoren, z. B. von der Fußsohle oder von der kontralateralen Patellarsehne aus reflektorisch in Kontraktion versetzt werden. Wenn die Fußsohle durch Resektion der hinteren Wurzeln S_2, S_1, L_5, L_4 oder durch Unterbrechung des N. plantaris deafferentiert ist, so kann von ihr aus der Beugereflex des Beines nicht mehr ausgelöst werden; er kann aber unter Umständen noch, und zwar in allen seinen Komponenten, durch Reize, welche in den Dermatomen L_3, L_2, L_1 oder in thorakalen Derma-

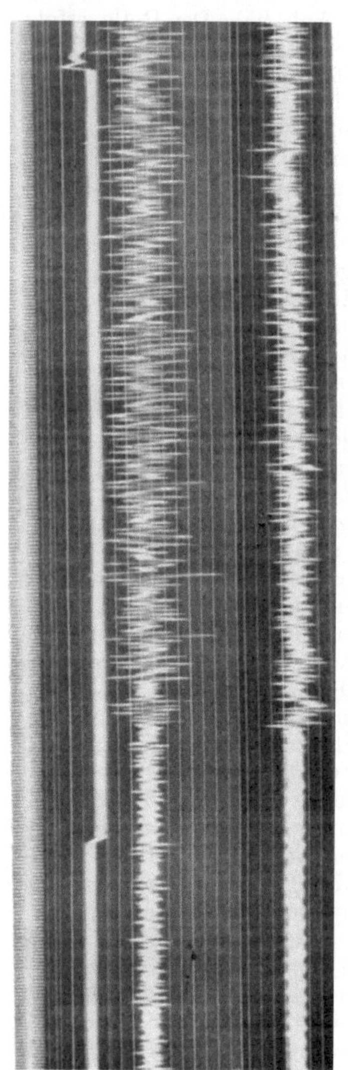

Abb. 95. Beugereflex. Strich über die Fußsohle.

tomen angreifen, ausgelöst werden. Hingegen bringt die Ausschaltung des efferenten Schenkels des Reflexbogens die totale Aufhebung der reflektorischen

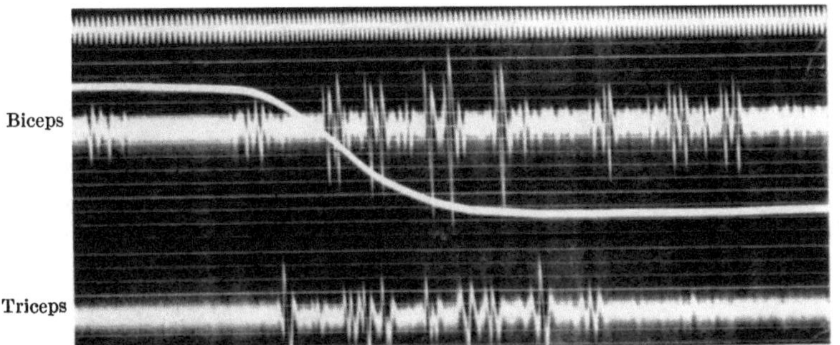

Abb. 96. Passive Beugung des Vorderarms, dabei lebhafte reflektorische Innervation des gedehnten Triceps und des Biceps, dessen Insertionspunkte angenähert werden.

Erregbarkeit des Muskels von jedwedem Receptor her mit sich. Bei der Destruktion des motorischen Kernes des Quadriceps oder bei Unterbrechung der vorderen Wurzeln L_2, L_3, L_4 kann der Kniestrecker von keinem Receptor des gesamten Körpers aus mehr in Kontraktion versetzt werden. Umgekehrt kann aber in diesem Falle von dem deefferentierten Quadriceps aus, sofern seine afferenten Bahnen erhalten sind, sehr wohl ein Reflexerfolg erzielt werden. Wir haben weiter oben darauf hingewiesen, daß schon normaliter beim Beklopfen der Patellarsehne gar nicht selten auch die Antagonisten, die Kniebeuger oder auch andere Muskeln, z. B. die Adductoren in Kontraktion versetzt werden. Die Irradiation des Reflexes auf den Antagonisten tritt normaliter nur wegen der überwiegenden Kontraktion des Kniestreckers äußerlich nicht in Erscheinung. Ist aber der Kern des Quadriceps zerstört oder sind seine vorderen Wurzeln unterbrochen, so kommt die Reflexirradiation auf die Knieflexoren zur Geltung, es kommt zum sog. *paradoxen Kniephänomen,* zur Beugung des Unterschenkels beim Schlag auf die Sehne des Streckers. Abb. 98 ist ein Beispiel eines derartigen paradoxen Reflexes. Dasselbe paradoxe Phänomen kann aber auch dadurch zustande kommen, daß nur die Reflexkollateralen zum Kerne des Quadriceps, der an sich intakt ist, elektiv zerstört sind, die Reflexkollateralen zu den Beugerkernen aber erhalten sind. Derartige paradoxe Reflexe sind bei Tabes dorsalis oft beobachtet worden.

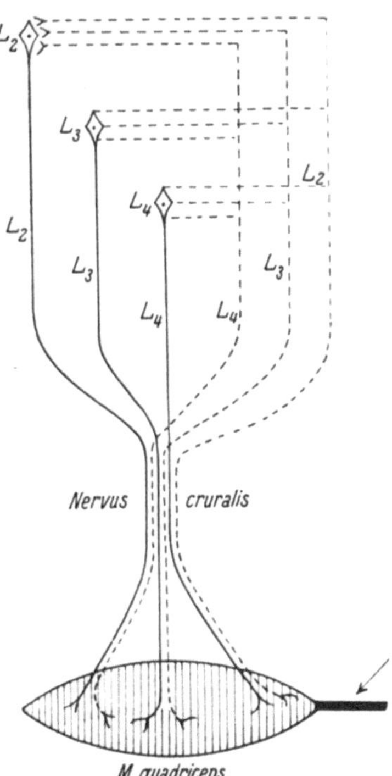

Abb. 97. Schema des spinalen Reflexbogens des Patellarreflexes. ----- afferente Bahnen; —— efferente Bahnen.

Die reflektorische Erregbarkeit der motorischen Vorderhornganglienzellen ist offenbar besonders vulnerabel. Sie kann unter Umständen durch Krankheitsprozesse, welche die Ganglienzelle treffen, beeinträchtigt, ja aufgehoben werden, während die Zelle auf die Impulse, welche ihr von den übergeordneten Stationen des Zentralnervensystems zugehen, noch vollkommen regelrecht reagiert.

Es kommt bei relativ geringfügiger Schädigung des motorischen Kernes oder der vorderen Wurzeln eines Muskels, z. B. des Quadrizeps, gar nicht selten vor, daß die willkürliche Innervierbarkeit völlig normal ist, daß keine Parese besteht, daß die elektrische Erregbarkeit des Muskels keine Störungen aufweist, daß der Muskel keine Atrophie zeigt, daß aber der Patellarreflex fehlt. Das ist bei den traumatischen Läsionen des Lumbalmarkes oder der Cauda equina, bei Poliomyelitis, bei Tumoren der Cauda ein häufiges Vorkommnis. Die reflektorische Erregbarkeit eines Muskels kann sogar dann aufgehoben sein, wenn neben der Kernschädigung eine gleichzeitige Unterbrechung der supranuclearen Bahnen vorliegt, welche ihrerseits steigernd auf die Reflextätigkeit wirkt. Der in Tabelle VII, 11 (S. 127) mitgeteilte Fall ist ein sehr charakteristischer Beleg hierfür. Es handelt sich um eine traumatische Schädigung des unteren Thorakalmarkes, die eine spastische Beinlähmung im Gefolge hatte. Gleichzeitig war aber der Quadricepskern durch die Nachbarschaftswirkung der traumatischen Gewalt in Mitleidenschaft gezogen; es bestand zwar keine Atrophie des Quadriceps, keine Störung der elektrischen Erregbarkeit, auch die willkürliche Innervierbarkeit war nicht geringer als es im Rahmen der supranuclearen Lähmung der Fall zu sein pflegt. Aber es fehlte der Patellarreflex, es fehlte der Dehnungsreflex des Quadriceps im engeren Sinne vollkommen, es bestand spastische Beugekontraktur des Knies. Voraussetzung für einen derartigen isolierten Verlust der reflektorischen Erregbarkeit eines Muskels ist eine geringe aber diffuse Schädigung mehr oder weniger aller Elemente seiner Kernsäule oder deren efferenter Vorderwurzelfasern. Dagegen führt die Zerstörung eines Teiles der Kernsäule oder die Unterbrechung eines Teiles der Vorderwurzelfasern, sofern der andere Teil vollkommen intakt bleibt, nicht zur Areflexie, wenn nicht zuviel efferente Elemente ausfallen. Bei Unterbrechung der 4. Lumbalis und Integrität von L_2 und L_3 bleibt der Patellarreflex auslösbar, bei Unterbrechung von L_4 und L_3 und alleiniger Integrität von L_2 fehlt er. Ähnlich liegen die Verhältnisse bei Schädigungen des afferenten Schenkels des Reflexbogens. Ich habe bei spastischen Beinlähmungen zahlreiche Male festgestellt, daß von den 3 für die afferente Versorgung des Quadriceps in Betracht kommenden hinteren Wurzeln (L_2, L_3, L_4) 2 Wurzeln (L_2 und L_3 oder L_2 und L_4 oder L_3 und L_4) reseziert werden können, ohne daß der Patellarreflex erlischt. Bei Tabes dorsalis ist wiederholt die Wiederkehr des zunächst völlig erloschenen Kniephänomens festgestellt worden, wenn zur Hinterstrangdegeneration eine Unterbrechung der supranuclearen Bahnen hinzutrat. Selbstverständlich ist dies nur da möglich, wo noch ein Rest afferenter Bahnen zum Lumbalmark vorhanden ist. Aber es lehrt andererseits, daß selbst eine tiefgreifende Schädigung der afferenten Bahnen noch keine totale Areflexie herbeiführt.

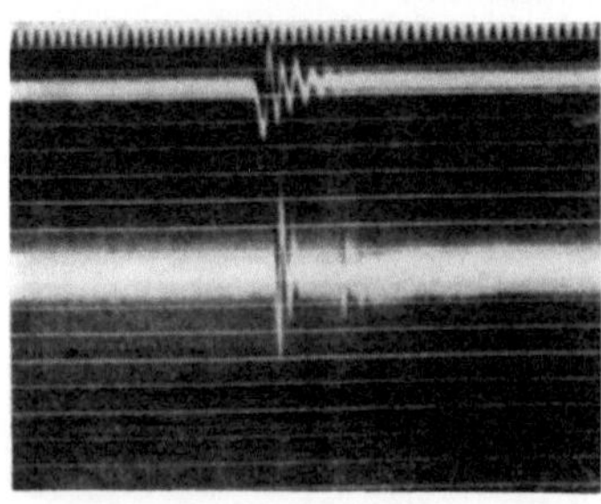

Abb. 98. Paradoxer Tricepsreflex. Triceps total deefferentiert. Beim Schlag auf die Tricepssehne Kontraktion des Biceps.

Bisher haben wir nur den spinalen Reflexbogen für sich ins Auge gefaßt. Das Rückenmark enthält aber in seinen weißen Strängen auch die zu höheren Stationen des Zentralnervensystems aufsteigenden afferenten Bahnen und die von diesen zum Rückenmarksgrau absteigenden efferenten supranuclearen Bahnen. Zwar ist für das Zustandekommen des Reflexes die Integrität des spinalen Reflexbogens eine conditio sine qua non. Normaliter wirken aber bei dem Zustandekommen eines Reflexes nicht nur der spinale Reflexbogen, sondern auch die verschiedenen supraspinalen-subcorticalen Stationen des Zentralnervensystems und der Cortex cerebri mit. Der Cortex cerebri und die supraspinalen-subcorticalen Zentren üben einen bahnenden Einfluß auf die spinalen Vorderhornzellen aus. Der spinale Reflexbogen, die supraspinalen-subcorticalen Bögen und der corticale Reflexbogen bilden zusammen eine große Reflexarbeitsgemeinschaft. Scheidet aus dieser der corticale Partner oder irgendeines der supraspinalen Glieder aus, so bricht zunächst die gesamte Arbeitsgemeinschaft zusammen, der Verband wird zunächst trotz der Integrität des spinalen Reflexbogens völllig leistungsunfähig; es besteht zunächst Areflexie Wenn die Kontinuität des Rückenmarkes akut unterbrochen wird, so wird der plötzlich auf sich allein gestellte spinale Reflexbogen trotz seiner strukturellen Integrität gleichwohl zunächst funktionell leistungsunfähig. Unmittelbar nach der akuten Marktrennung fehlen zunächst mehr oder weniger alle durch die infraläsionellen Marksegmente vermittelten Reflexe völlig. Es kann diesbezüglich auf die Ausführungen im Kapitel B II, 1 verwiesen werden. Aber diese initiale Areflexie ist keineswegs in allen Fällen von Totaltrennung eine dauernde. Früher oder später kommt es zu einer Reorganisation, der spinale Reflexbogen erlangt die Fähigkeit, auch nachdem er ganz allein auf sich gestellt ist, Reflexe zu vermitteln, wieder. Nach und nach erlangt eine Muskelgruppe nach der andern ihre reflektorische Innervierbarkeit wieder, die Beuger früher als die Strecker, es erscheint eine Reflexkategorie nach der andern, zuerst die exterozeptiven Reflexe, später die Knochen und Sehnenphänomene, zuletzt Dehnungsreflexe im engeren Sinne.

Eine initiale Areflexie besteht nicht nur bei der totalen Unterbrechung des gesamten Markquerschnittes, sondern auch bei plötzlicher Unterbrechung eines Teiles des letzteren. Sowohl die spinale Halbseitentrennung, wie die Unterbrechung der Vorder- und Vorderseitenstränge kann von initialer Areflexie gefolgt sein (B III, 3). Aber auch diese weicht in der Regel sehr bald wieder. Eine Anzahl von Reflexen hängt in ganz besonders starkem Maße von der Mitwirkung der supraspinalen-subcorticalen Stationen des Zentralnervensystems und des Cortex cerebri ab. Dahin gehören z. B. die cutanen Bauch- und Cremasterreflexe. Zwar habe ich auch in Fällen von totaler Unterbrechung des Markes gelegentlich durch rein cutane Reize die Cremasteren und die Bauchmuskeln reflektorisch in Kontraktion versetzen können, aber die Regel ist das nicht. Im Gegenteil ist das Fehlen oder die Abschwächung der cutanen Bauch- und Cremasterreflexe ein sehr häufiges Zeichen einer nur geringfügigen Schädigung der supranuclearen Bahnen. Bei jeder Halbseitenunterbrechung des Markes fehlen diese Reflexe auf der Seite der Läsion lange Zeit ganz und sie bleiben häufig dauernd auf der gesunden Seite schwächer als auf der Seite der Läsion. Das gilt aber nur für die cutanen Bauch- und Cremasterreflexe. Sobald Tiefenreize, ein Schlag gegen die Rippen, auf den Beckenkamm oder das Os pubis, zur Anwendung kommen, erfolgt eine lebhafte Kontraktion der Bauchmuskeln; ein kräftiger Druck auf die Adductorenmuskulatur löst eine Kontraktion des Cremaster aus. Diese Tiefenreflexe sind auf der Seite der Läsion sogar über die Norm gesteigert. Ein Reflex der mit der Integrität des corticalen Reflexbogens steht und fällt, ist der Mayersche Fingergrundreflex.

Nach der Totaltrennung des Markes kommt es nicht nur zur Wiederkehr der verloren gegangenen Reflexe, sondern darüber hinaus kann es sogar zu einer mehr oder weniger beträchtlichen Steigerung der Reflextätigkeit kommen. Patellar- und Fußklonus und ausgesprochene spastische Muskelkontrakturen kommen dabei vor. Vor allem kommt es zur Ausbildung komplexer Reflexsynergien, der Beugereflexsynergie, der Streckreflexsynergie, bilateraler Reflex synergien und regelrechter Massenreflexe. Diese Steigerung der reflektorischen

Erregbarkeit der Muskeln und die mannigfachen komplexen Reflexsynergien erreichen allerdings nach der Totaltrennung des Markes im engeren Sinne nur selten dieselbe Lebhaftigkeit und die vollkommene Ausprägung wie bei den unvollkommenen Leitungsunterbrechungen des Markes, aber ein prinzipieller Unterschied besteht zwischen beiden nicht. Da wo sich die Leitungsunterbrechung des Markes langsam entwickelt, kommt es von vorneherein zu der Steigerung der Reflextätigkeit der infraläsionellen Marksegmente. Je näher die Querschnittschädigung der totalen Trennung kommt, um so mehr erlangt die Reflexerregbarkeit der Beuger das Übergewicht über die der Strecker, während bei den weniger tiefgreifenden Schädigungen des Markquerschnittes umgekehrt die reflektorische Erregbarkeit der Strecker die Vorherrschaft hat. Das hängt offenbar damit zusammen, daß die Reflextätigkeit der Strecker in stärkerem Grade als die der Beuger an die Mitwirkung supraspinaler Stationen des Zentralnervensystems gebunden ist.

Die Steigerung der Reflextätigkeit der infraläsionellen Marksegmente bei der Unterbrechung oder Schädigung der supranuclearen Leitungsbahnen kann meines Erachtens nur so erklärt werden, daß normaliter die übergeordneten Stationen, in Sonderheit der Cortex cerebri mittels der Pyramidenbahn einen inhibitorischen Einfluß auf die spinalen Reflexmechanismen ausüben. Fällt dieser hemmende Einfluß fort, so werden letztere entfesselt, es kommt nicht nur zur Steigerung der bereits normaliter vorhandenen Reflexe, der Sehnen- und Knochenphänomene, des Dehnungsreflexes u. a., sondern auch zur Entfaltung mannigfacher spinaler Reflexautomatismen, welche normaliter als solche nicht auslösbar sind. Wir sehen also, daß der spinale Reflexbogen sowohl einer Bahnung wie einer Hemmung durch die supraspinalen Stationen des Zentralnervensystems unterliegt. Bei der plötzlichen Unterbrechung aller supranuclearen Bahnen macht sich zunächst der Ausfall des bahnenden Einflusses bemerkbar, es besteht Areflexie. In der weiteren Folge kommt dann der Ausfall des hemmenden Einflusses zur Geltung, daher Hyperreflexie. Um zu verstehen, warum der Fortfall der Hemmung sich erst in zweiter Instanz bemerkbar macht, müssen wir den Mechanismus der Hemmung etwas näher ins Auge fassen. Dem spinalen Vorderhorngrau strömen fortgesetzt afferente Erregungen von der Peripherie her zu und diese würden sehr bald eine Übererregbarkeit der Vorderhornzellen herbeiführen, wenn sie nicht großenteils durch die inhibitorische Tätigkeit der supraspinalen Zentren unwirksam gemacht würden. Die inhibitorischen Fasern erhalten die Erregbarkeit der Vorderhornzellen auf ihrem normalen mittleren Niveau. Fällt aber dieser inhibitorische Einfluß fort, so werden die Vorderhornzellen durch den ungehemmten permanenten afferenten Erregungszustrom sukzessive aufgeladen und dadurch allmählich in eine immer mehr anwachsende Übererregbarkeit versetzt. Diese Aufladung erfolgt aber erst allmählich, die Steigerung der Reflexerregbarkeit kann sich erst nach einer gewissen Zeit, nachdem die Aufladung einen bestimmten Grad erlangt hat, bemerkbar machen. Da wo die Unterbrechung der supranuclearen Bahnen allmählich erfolgt, vollzieht sich die Aufladung pari passu mit der sukzessiven Ausschaltung der Inhibition. Wenn man bei einer spastischen Beinlähmung die hinteren Lumbosacralwurzeln reseziert, so hört die peripherogene Aufladung auf und die Reflexerregbarkeitssteigerung verschwindet. Dasselbe tritt auch schon dann ein, wenn nur ein Teil der hinteren Lumbosacralwurzeln durchtrennt wird, aber nach einer, je nach der Anzahl der durchtrennten Wurzeln verschieden langen, Zeitspanne, während der die Reflexerregbarkeit sogar vermindert ist, kommt es zu einer erneuten Wiederaufladung der Vorderhornzellen auf dem Wege der restierenden hinteren Wurzeln und damit zu einer erneuten Reflexsteigerung.

In den Ablauf der Reflexe greifen zahlreiche Einflüsse bahnend oder hemmend ein. Ich erinnere nur daran, daß COLLIER, LEWANDOWSKY und NEUHOFF nach der Totaltrennung des Markes durch längeres Faradisieren der Beine die Patellarreflexe für kurze Zeit wieder ins Leben rufen konnten (S. 89). Seit altersher ist bekannt, daß unzweckmäßiges Faradisieren spastisch gelähmter Glieder die Kontrakturen verstärkt. Jeder Kranke mit einer spastischen Lähmung weiß aus Erfahrung, daß unter dem Einfluß von Kältereizen die ,,Steifigkeit“ zunimmt, während Wärme, besonders protrahierte warme Bäder die Glieder lösen. Durch irritative Prozesse verschiedenster Art, einen Riß an der Zehe, einen eingewachsenen Nagel, ein Decubitalgeschwür an der Ferse, eine Rhagade am Anus, Hämorrhoiden, ein scharfes Laxans, Cystitis und zahlreiche andere irritative Prozesse, die irgendwo im Körper ihren Sitz haben, wird im Falle der Unterbrechung der supranuclearen Bahnen die Reflexerregbarkeit der Beuger beträchtlich gesteigert. Drehung des Kopfes nach einer Seite bahnt bei den spastischen Lähmungen die Reflexerregbarkeit der Beuger des Hinterhauptsbeines und Armes; wir bedienen uns dieses bahnenden Einflusses bekanntlich um in zweifelhaften Fällen über Anwesenheit des BABINSKIschen Großzehenphänomens zu entscheiden. Am Kieferbein und Arm erfahren die Strecker eine Erhöhung ihrer Reflexerregbarkeit. Insbesondere wird der Dehnungsreflex der Muskeln im engeren Sinne durch die Kopfdrehung beeinflußt, an den Hinterhauptsextremitäten wird der Dehnungsreflex der Strecker gehemmt, der der Beuger gebahnt, umgekehrt erfährt am Kieferarm und Bein der Dehnungsreflex der Beuger eine Abschwächung, der der Strecker eine Steigerung. Wir werden auf diese Beeinflussung der spinalen Reflextätigkeit durch die Proprioceptoren des Halses in dem Kapitel, das den Dehnungsreflexen gewidmet ist, zurückkommen. Daselbst wird auch der Einfluß des Vestibularis zur Sprache kommen.

Von besonderer Bedeutung auf den Reflexablauf ist die Stellung der Glieder selbst. Die Dehnung des Muskels bahnt seine reflektorische Erregbarkeit, die Annäherung seiner Insertionspunkte hemmt dieselbe. Ein Schlag gegen die Planta pedis des in Streckstellung befindlichen Beines löst bei schweren spastischen Beinlähmungen gar nicht selten einen Beugereflex aus, derselbe Reiz ruft aber an dem in Beugestellung befindlichen Beine einen Streckstoß hervor. Ein Stich in die Fußsohle löst am gekreuzten Bein den Beugereflex aus, wenn sich dasselbe in Streckstellung befindet, hingegen den gekreuzten Streckreflex, wenn es in Beugestellung steht.

In umgekehrter Richtung bewegt sich aber der Einfluß der Gliedstellung, wenn diese längere Zeit unverrückt fortbesteht. Dann erfährt der gedehnte Muskel eine Hemmung seiner reflektorischen Erregbarkeit, hingegen wird die Erregbarkeit des Muskels, dessen Insertionspunkte angenähert sind, gebahnt. Bei permanenter Beugestellung des Knies nimmt der Dehnungsreflex des Streckers ab, der Patellarreflex wird sukzessive schwächer und verschwindet zuletzt ganz, der Dehnungsreflex der Beuger wird zunehmend stärker, die Beugekontraktur immer fester und unüberwindlicher. Beseitigt man dieselbe und fixiert man das Knie für einige Zeit in Streckstellung, so kehrt der Patellarreflex wieder, der Dehnungsreflex des Streckers nimmt wieder stärkere Grade an und es kommt zur Streckkontraktur.

Zu einer pathologischen Reflextätigkeit kann es bei den Erkrankungen des Rückenmarkes und seiner Wurzeln schließlich noch auf einem dritten Wege kommen, nämlich durch pathologische Irritation der afferenten Bahnen. Dahin gehören vor allem die reflektorisch durch Reizung der hinteren Wurzeln bedingten Reflexsteigerungen, Haltungsanomalien und Kontrakturen, welche bei den verschiedensten akuten und subakuten Menningitiden, bei der Subarachnoidealhämorrhagie, bei der im Anschluß an Traumen oder auf anderem Boden entstehenden Arachnitis serofibrosa cystica adhaesiva, bei Tumoren, welche die hinteren Wurzeln reizen, bei syphilitischer Radiculitis und zahlreichen anderen irritativen Prozessen beobachtet werden. Die bekanntesten Beispiele sind die Nackensteifigkeit und der Opisthotonus, das KERNIGsche und LASÈGUEsche Phänomen und die kahnförmige Einziehung des Abdomens bei der Meningitis oder der Subarachnoidealhämorrhagie.

Schwer erklärbar ist die Reflexsteigerung die wir bei der Leitungsunterbrechung des Markes oder bei der Ausschaltung afferenter und efferenter Bahnen gar nicht selten in der Domäne der der Läsion benachbarten Marksegmente bezw. Wurzeln antreffen. Bei der Totaltrennung des Markes sind gar nicht selten die durch die unmittelbar an die Läsionsstelle nach oben anschließenden supraläsionellen Marksegmente vermittelten Reflexe gesteigert. Dasselbe beobachtet man bei Kompression des Markes durch Tumoren oder andere Prozesse. Nach der Durchschneidung einer Anzahl hinterer Wurzeln ist in der unmittelbaren Nachbarschaft des deafferentierten Hautgebietes die Reflexerregbarkeit manchmal beträchtlich erhöht. Ich konnte z. B. nach der Durchtrennung der hinteren Thorakalwurzeln Th_6—Th_9 vom 5. und 4. Thorakaldermatom aus eine lebhafte Kontraktion der Bauchmuskeln auslösen, was normaliter nicht möglich ist, und auch im Bereich des 10., 11. und 12. Thorakaldermatoms waren die Bauchreflexe gesteigert. Dasselbe kann man nach der Vorderseitenstrangdurchschneidung feststellen; von dem an die obere Grenze der analgetischen Zone anstoßenden Gebiete aus lassen sich manchmal abnorme Hautreflexe auslösen.

Nach der Resektion der hinteren 2. Sacralwurzel fand ich wiederholt eine lebhafte Steigerung des Erektionsreflexes. Bei einem Knaben von 8 Jahren, bei dem wegen schwerer spastischer Beinlähmung die hinteren Wurzeln L_2, L_3, L_5—S_2 reseziert waren, kam es bei Berührung des Abdomens oder der nicht deafferentierten Beinbezirke sehr leicht zu einer ausgesprochenen Erektion. Bei Unterbrechung der Cauda equina im Bereiche der 3. Lendenwurzel ist der Cremasterreflex lebhaft gesteigert, bei Unterbrechung der Cauda im Bereiche von L_5 ist der Patellarreflex erhöht.

Offenbar stehen die einander benachbarten Teile des Nervensystems in einer gegenseitigen Wechselbeziehung, jedes Element übt offenbar per inductionem einen moderierenden Einfluß auf seine Nachbarelemente aus, fällt ein Element aus, so nimmt das Nachbarelement eine erhöhte Erregbarkeit an und entfaltet eine gesteigerte Tätigkeit.

II. Die Störungen der reflektorischen Erregbarkeit der einzelnen Muskelgruppen.

1. Die Plantarflexoren der Zehen.

Die Plantarflexoren der Zehen (Flexor dig. et hallucis longus, Flexor dig. et hallucis brevis, Sohlenmuskulatur) erhalten ihre motorische Innervation aus S_1, S_2 und S_3. Sie können normalerweise von der Fußsohle aus reflektorisch in Kontraktion versetzt werden. Die afferenten Bahnen der Fußsohle passieren die hinteren Wurzeln S_2, S_1, L_5 und L_4.

Bei nuclearer oder radikulärer Lähmung der Zehenflexoren ist naturgemäß ihre reflektorische Erregbarkeit erloschen. Das ist bei jeder Caudaläsion, welche die Wurzeln S_1, S_2, S_3 tangiert, sowie bei jeder Destruktion der entsprechenden sacralen Segmente feststellbar. Sind die afferenten Bahnen des Fußsohlen-Zehenbeugereflexes erhalten, so ändert sich bei der nuclearen oder radikulären Lähmung der Zehenbeuger der Reflexerfolg, statt der Zehenbeugung kommt es zu einer Dorsalflexion der Zehen. Diesen paradoxen Fußsohlenreflex oder wie er gemeinhin genannt wird, dieses periphere BABINSKIsche Großzehenphänomen habe ich bei Poliomyelitis, bei Hämatomyelie und bei traumatischer Schädigung des Sacralmarkes wiederholt beobachtet. Für das Transversalsyndrom S_2, d. h. die Durchtrennung der Cauda equina im Bereiche von S_2 ist er geradezu charakteristisch (S. 117). Bei isolierter Unterbrechung der afferenten Bahnen (hintere Wurzel L_4, L_5, S'_1, S_2) fehlt der Fußsohlen-Zehenbeugereflex ebenfalls. Unter Umständen genügt aber die Integrität einer einzigen der 4 Wurzeln um den Reflex noch auszulösen. Bei Tabes dorsalis bleibt der Fußsohlen-Zehenreflex oft auffallend lange erhalten. Er schwindet in der Regel viel später als die Sehnenphänomene. Nur in den allerdings seltenen Fällen von Tabes des Conus und Epiconus fand ich ihn total fehlend bei erhaltenen Achilles- und Patellarreflexen.

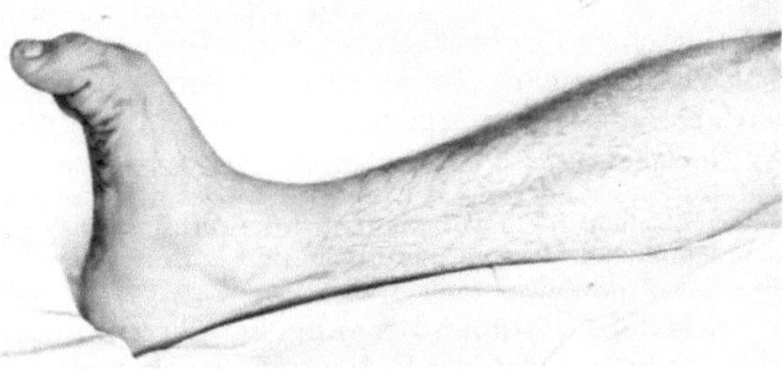

Abb. 99. Plantarflexionskontraktur der Zehen bei Dorsalflexionskontraktur des Fußes.

Bei der Schädigung der supranuclearen Bahnen besteht bekanntlich der Reflexerfolg des Fußsohlenreflexes in der Regel nicht in Plantarflexion der Zehen, sondern in einer Dorsalflexion vorwiegend der Großzehe. Doch gelingt es in solchen Fällen gar nicht selten, bei Anwendung schwacher Strichreize, eine Plantarflexion zu erzielen und nur bei Applikation stärkerer noxophorer Reize tritt eine Dorsalflexion auf. Recht häufig ist bei den spastischen Beinlähmungen der gekreuzte Fußsohlen-Zehenbeugereflex. Die Plantarflexion der Zehen auf der der gereizten Fußsohle gegenüberliegenden Seite ist eine Komponente der gekreuzten Streckreflexsynergie (vgl. S. 193).

Fast ausnahmslos präsentiert sich bei der Schädigung der supranuclearen Bahnen die gesteigerte reflektorische Erregbarkeit der Zehenbeuger in dem bekannten ROSSOLIMOschen Zehenphänomen, das nichts anderes als einen gesteigerten Dehnungsreflex der Zehenbeuger darstellt und in dem MENDEL-BECHTEREWschen Reflex. Ferner dokumentiert sich die Reflexsteigerung der Zehenbeuger sehr oft in der lebhaften Partizipation der Zehenflexoren am Reflexerfolg beim Schlag auf die Achillessehne oder die Tibia. Das ROSSOLIMOsche und MENDEL-BECHTEREWsche Phänomen erlöschen naturgemäß mit der Deafferentierung der Zehenflexoren also nach der Resektion der hinteren Wurzeln S_1, S_2, S_3. Unter diesen Umständen können die Zehenflexoren aber noch durch Beklopfen der Tibia reflektorisch in Kontraktion versetzt werden.

Zu einer spastischen Kontraktur der Plantarflexoren der Zehen kommt es bei den spastischen Beinlähmungen da, wo die Dorsalflexoren nuclear, radikulär oder peripher gelähmt sind. Sie entsteht aber auch ohne daß eine derartige Lähmung der Dorsalflexoren besteht, dann wenn der Fuß in Dorsalflexion rückt, die Plantarflexoren also einer dauernden Dehnung ausgesetzt sind (Abb. 99). Das ist besonders der Fall, wenn man bei einer spastischen Beinlähmung eine zu ausgiebige plastische Verlängerung der Achillessehne oder gar ihre völlige Tenotomie vornimmt. Es ist deshalb erforderlich die plastische Verlängerung der Achillessehne, wenn sie zur Beseitigung eines spastischen Spitzfußes vorgenommen wird, mit der Tenotomie der Plantarflexoren der Zehen zu verbinden.

Bei der Totaltrennung des Markes fehlt, wie die anderen Reflexe, auch der Fußsohlen-Zehenbeugereflex anfangs völlig. Er gehört aber zu den Reflexen, welche in der Regel sehr frühzeitig wiederkehren. Das hatte schon BASTIAN erkannt und ist dann besonders von KOCHER hervorgehoben worden (vgl. auch COLLIER, DEJERINE, GUILLAIN und BARRÉ, CLAUDE und LHERMITTE). Ich konnte den Fußsohlen-Zehenbeugereflex in mehreren Fällen von Totaltrennung des Markes bereits unmittelbar nach Einlieferung des Verletzten ins Krankenhaus 1—2 Stunden nach der Marktrennung auslösen. Ich habe aber auch Fälle beobachtet, in denen er noch nach Wochen fehlte und bis zum Ableben des Patienten nicht wiederkehrte. Der Zehenbeugereflex zeigt bei der Totaltrennung des Markes besonders anfangs nicht selten eine auffallende Latenz, einen deutlich verlangsamten Kontraktionsablauf und lange Kontraktionsnachdauer. Mit zunehmender Entwicklung der spinalen Reflextätigkeit verschwindet diese Eigenheit aber wieder. In manchen Fällen von totaler Marktrennung kann die reflektorische Erregbarkeit der Zehenflexoren solch hohe Grade annehmen, daß das ROSSOLIMOsche und MENDEL-BECHTEREWsche Phänomen sehr lebhaft sind. Mehrfach habe ich einen gekreuzten Fußsohlen-Zehenbeugereflex auslösen können.

Zahlreiche Autoren haben den Standpunkt vertreten, daß das Vorhandensein und vor allem das Persistieren des Zehenbeugereflexes bei traumatischer Schädigung des Markes ein sicheres Zeichen der *Total*trennung sei, während das Auftreten des BABINSKIschen Großzehenphänomens für eine unvollständige Leitungsunterbrechung des Markes sprechen soll. Daß diese Auffassung nicht stichhaltig ist, werden wir alsbald erfahren.

Sowie der Fußsohlen-Zehenbeugereflex in der Mehrzahl der Fälle von totaler Marktrennung der erste Reflex ist, welcher wiederkehrt, so erhält er sich auch in der Regel während des Terminalstadiums von allen Reflexen am längsten. Ich konnte ihn mehrfach noch einige Stunden ante mortem auslösen.

2. Die Dorsalflexoren der Zehen.

Von den Dorsalflexoren der Zehen erhalten ihre motorische Innervation der Extensor dig. et hallucis longus durch L_5 und S_1, der M. pediaeus durch S_1 und S_2. Normalerweise figurieren die Dorsalflexoren der Zehen, wenn wir vom Neugeborenen und dem Kinde während der ersten Lebensmonate absehen, nicht in äußerlich erkennbarer Weise als Erfolgsorgan eines Reflexes. Daß aber bei nuclearer oder radikulärer Lähmung der Plantarflexoren der Zehen der Fußsohlenreflexe unter Dorsalflexion der Zehen abläuft, ist im vorangehenden Abschnitt S. 149 geschildert worden. Vor allem aber erfährt der Fußsohlenreflex bekanntlich bei der Unterbrechung der Pyramidenbahn eine Modifikation. Der Reflexerfolg besteht nicht wie in der Norm in einer Plantarflexion, sondern in einer Dorsalflexion, wobei die Dorsalflexion der Großzehe besonders hervorsticht. Dieses sog. BABINSKIsche Großzehenphänomen ist zweifellos eines der zuverlässigsten und konstantesten Zeichen einer Schädigung der Pyramidenbahn. Daß die Dorsalflexion der Zehen dabei nur eine Komponente eines komplexen Reflexes, der Beugereflexsynergie darstellt, wird in dem der letzteren gewidmeten eigenen Kapitel eingehend erörtert werden. Das Großzehenphänomen kann auch von anderen Stellen als von der Fußsohle ausgelöst werden. Die reflexogene Zone ist außerordentlich ausgedehnt. Es sind zahlreiche Modifikationen des BABINSKIschen Phänomens beschrieben worden, welche in der Literatur unter besonderem Namen als OPPENHEIMsches, SCHAEFER-GORDONsches, CHADDOKsches, BOETTIGERsches Phänomen u. a. laufen (Abb. 100 u. 101). Sie alle bedeuten aber nichts anderes als die im Rahmen der Beugereflexsynergie des Beines auftretende Dorsalflexion der Großzehe.

Unter den Dorsalflexoren der Zehen nimmt zweifellos der Dorsalflexor der Großzehe eine besondere Stellung ein. Zwar partizipieren bei den spastischen

Beinlähmungen sehr oft alle Zehen gleichsinnig mit einer Dorsalflexion an der Beugereflexsynergie. Aber es kommt auch ebenso oft vor, daß nur die Großzehe dorsalwärts, die anderen Zehen aber plantarwärts wanden oder daß ihre Grundphalange dorsalwärts, die Mittel- und Endphalange plantarwärts flektiert werden. Die Dorsalflexion der Großzehe stellt also das eigentlich pathognomonische Phänomen dar, daher die von BABINSKI gewählte Bezeichnung: *Phénomène du gros orteil.*

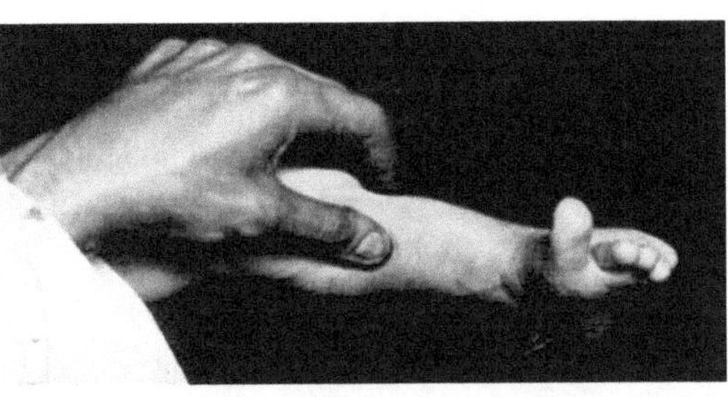

Abb. 100. Sog. OPPENHEIMsches Zehen-Fuß-Phänomen. Bei Reizung der Tiefenreceptoren des Unterschenkels erfolgt Dorsalflexion der Großzehe und Supination des Fußes. (Komponente der Beugereflexsynergie.)

Die Zehenbewegung verläuft gar nicht selten auch in Form einer mehr oder weniger ausgesprochenen Spreizung (Abb. 102). Dieses von BABINSKI als *Signe d'évantail* bezeichnete Zehenfächerphänomen habe ich vornehmlich bei kongenitalen oder in frühester Kindheit erworbenen Läsionen der supranuclearen Bahnen cerebralen Sitzes beobachtet.

In manchen Fällen, in denen das BABINSKIsche Phänomen zunächst nicht auslösbar ist, kann der Reflex durch passive Drehung des Kopfes mit dem Gesicht nach der Gegenseite gebahnt werden.

Bedingung für das Auftreten des BABINSKIschen Reflexphänomens ist die Integrität des peripheren motorischen Neurons der Dorsalflexoren der Zehen. Sobald dieses seinerseits in Mitleidenschaft gezogen ist, reagieren die Zehen auf den Reflexreiz nicht mit Dorsalflexion, sondern mit Plantarflexion. Die alleinige nucleare oder radikuläre Lähmung des Extensor hallucis longus hebt aber den BABINSKIschen Reflex nicht auf, sofern der Kern des *M. pediaeus* intakt ist. Ersterer erhält seine Bezüge aus L_5 und S_1, letzterer aus S_1 und S_2. Wiederholt habe ich bei traumatischen Läsionen im Bereiche der Lumbosacralanschwellung festgestellt, daß die Kerne des Ext. dig. et hallucis longus völlig destruiert waren, aber der Kern des Pediaeus unversehrt geblieben war. In diesen Fällen war das BABINSKIsche Großzehenphänomen gleichwohl deutlich positiv (Tabelle VII, 3, 7, 13).

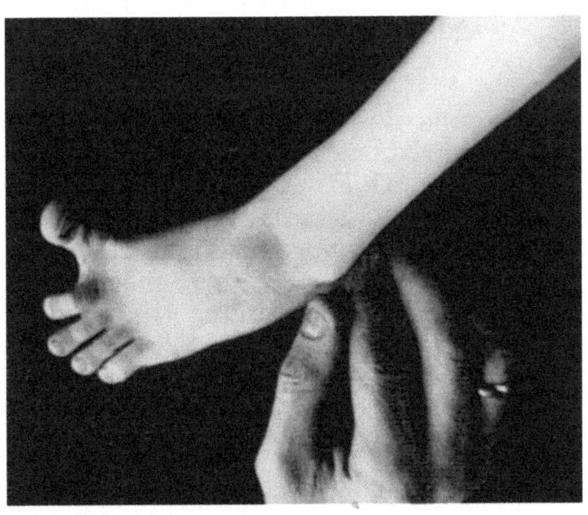

Abb. 101. CHADDOKsches Phänomen. Ein kräftiger Tiefenreiz hinter dem Malleolus externus erzeugt Dorsalflexion und Abduktion der Großzehe.

Es kommt bei der Unterbrechung der supranuclearen Bahnen nur dann zum Auftreten des Großzehenphänomens, wenn die speziell den Dorsalflexoren der Zehen zugeordneten supranuclearen Bahnen tangiert sind. Besonders lehrreich sind in dieser Hinsicht die im Kapitel B III, 3 mitgeteilten Fälle von *dissoziierter* supranuclearer Beinlähmung infolge von partieller Unterbrechung des supranuclearen Beinareals innerhalb des Markquerschnittes. Der auf S. 134 mitgeteilte Fall, in welchem die im Hinterseitenstrang lateral gelegenen supranuclearen Bahnen der Dorsalflexoren der Zehen unversehrt blieben, bot kein BABINSKIsches Großzehenphänomen, trotz schwerster spastischer Lähmung der proximalen Beinmuskeln. Umgekehrt war das Phänomen vorhanden in dem Falle, der das Gegenstück darstellt (S. 134), in welchem nur die lateral gelegenen supranuclearen Bahnen für die caudalen Kerne des Lumbosacralmarkes unterbrochen waren.

Daß das Großzehenphänomen beim Neugeborenen und beim Kinde während der ersten 1—2 Jahre positiv ist, hängt mit der noch fehlenden oder noch nicht voll entwickelten Funktionstüchtigkeit der Pyramidenbahn zusammen. Da wo die volle Funktionstüchtigkeit der Pyramidenbahn nicht erreicht wird, bleibt das Phänomen zeitlebens bestehen (*Débilité motrice de* DUPRÉ). Auch nach der Totaltrennung des Markes kommt es gar nicht selten zum Auftreten des BABINSKIschen Phänomens. LHERMITTE konnte es in einem Falle bereits 1 Stunde, KAUSCH 2 Tage, COLLITR 2 Tage, KRASSNIG 50 Stunden, BERGER 3 Tage nach der Marktrennung nachweisen. Ich selbst konnte es in 2 Fällen von totaler Marktrennung bereits während der ersten Stunden nach dem Trauma auslösen. In beiden Fällen wurde es aber in den folgenden Tagen wieder negativ, der Fußsohlenreflex verlief fortan unter Plantarflexion der Zehen. Dasselbe hat auch COLLIER beobachtet. Das BABINSKIsche Großzehenphänomen ist aber in so vielen Fällen von erwiesener Totaltrennung des Markes (BUZZARD, RIDDOCH, CLAUDE LEHRMITTE, ROUSSY, F. ROSE, F. LÉVY, BROUWER, MARINSECO, MARBURG und RANZI, MAUSS, O. FOERSTER) festgestellt worden, daß kein Zweifel mehr darüber bestehen kann, daß dieses für die Unterbrechung der Pyramidenbahn so charakteristische Reflexphänomen auch bei der Totaltrennung des Markes vorkommt. Die Ansicht mancher Autoren, welche in dem positiven Babinski ein Zeichen unvollständiger Marktrennung erblicken wollen, hat keinen Anspruch auf Allgemeingültigkeit. Zwar fehlt das Phänomen — das soll nicht verschwiegen werden — in vielen Fällen von Totaltrennung des Markes dauernd, selbst in solchen Fällen, in denen die reflektorische Erregbarkeit der übrigen an der Beugereflexsynergie beteiligten Muskeln sehr lebhaft ist und es geht in solchen Fällen die Beugereflexsynergie unter Plantarflexion der Zehen einher. Aber ich konnte in diesen Fällen stets durch die Prüfung der elektrischen Erregbarkeit nachweisen, daß das Fehlen des BABINSKI auf einer Mitschädigung des peripheren motorischen Neurons der Dorsalflexoren der Zehen beruhte. Wenn im Terminalstadium des Transversalsyndroms der Reflexabbau einsetzt, so schwindet auch das BABINSKIsche Großzehenphänomen früher oder später wieder und macht dem Fußsohlen-Zehenbeugereflex wieder Platz. Es bleibt in der Regel solange positiv als die exterozeptive reflektorische Erregbarkeit der gesamten Beugegruppe vorhanden ist, die, wie bereits erwähnt wurde nach der Marktrennung relativ früh erscheint und später schwindet als die Reflexerregbarkeit der Strecker. Gar nicht selten besteht bei spastischen Beinlähmungen eine Kontraktur der Zehen in Dorsalflexionsstellung (Abb. 103), besonders dann, wenn der Fuß in Plantarflexion fixiert ist und dadurch die Dorsalflexoren der Zehen einer Dehnung ausgesetzt sind.

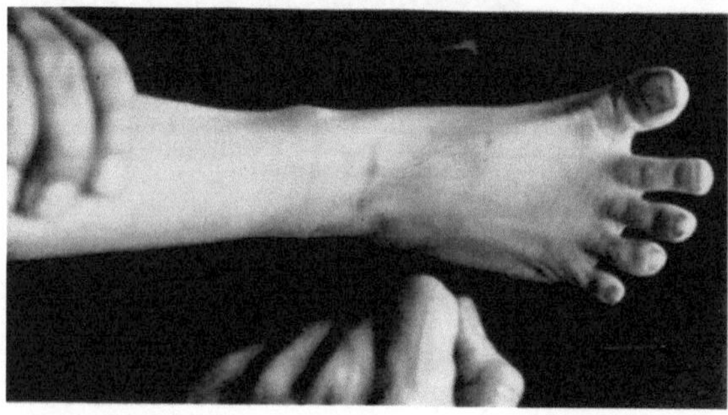

Abb. 102. Zehenfächerphänomen. BABINSKIs Strich an der Außenseite des Fußes erzeugt Zehenspreizung.

3. Die Dorsalflexoren des Fußes.

Von den Dorsalflexoren des Fußes erhält der Tibialis anticus seine efferente und afferente Versorgung durch L_4 (L_5), der Extensor dig. longus, Extensor hallucis longus und Peroneus tertius durch L_5 und S_1.

Die Dorsalflexoren des Fußes reagieren in der Norm gar nicht selten auf stärkere Reize, welche die Fußsohle treffen. Die dabei erfolgende Dorsalflexion des Fußes ist eine Komponente der Abwehrbewegung des Beines.

Spitzy beurteilt bei peripheren oder nuclearen Läsionen die Leistungsfähigkeit der Dorsalflexoren des Fußes bei Kindern, bei denen die Prüfung der willkürlichen Innervierbarkeit auf Schwierigkeiten stößt oder unmöglich ist, danach, ob bei Stichen in die Fußsohle eine Dorsalflexion des Fußes erfolgt oder nicht.

Normaliter irradiiert der Achillesreflex sehr oft auch auf die Dorsalflexoren des Fußes. Das läßt sich elektromyographisch nachweisen. Ist die Wadenmuskulatur nuclear gelähmt, so kommt es beim Beklopfen der Achillessehne oder der Fußsohle gar nicht selten zu einer paradoxen Dorsalflexion des Fußes. Dieses paradoxe Achillesphänomen ist bei Poliomyelitis oder bei traumatischer Schädigung des Sacralmarkes oft zu beobachten, ebenso bei tief lokalisierten Verletzungen der Cauda equina. Für das Transversalsyndrom S_1 ist es geradezu charakteristisch. Die afferente Bahn des Gastrocnemius passiert die hinteren Wurzeln L_5, S_1, S_2, die efferente Bahn die vorderen Wurzeln S_1 und S_2. Die letztere ist bei der Unterbrechung der Cauda in Höhe von S_1 völlig gesperrt, während die erstere partiell (L_5) erhalten ist. Die Dorsalflexoren des Fußes erhalten ihre Innervation durch L_4, L_5, S_1. Es steht also der Weg vom Gastrocnemius zu den Dorsalflexoren offen. Auch beim Transversalsyndrom S_2 kommt es zum paradoxen Fußphänomen. Offenbar bedingt hierbei die partielle Deefferentierung des Gastrocnemius dessen reflektorische Unerregbarkeit. Der paradoxe Achillesreflex kommt übrigens gar nicht selten auch bei geringfügiger Schädigung des Kernes oder der Wurzeln des Triceps surae vor, ohne daß eine Lähmung des Muskels besteht und ohne daß eine nennenswerte Atrophie oder Störungen der elektrischen Erregbarkeit der Wade bestehen. Das paradoxe Achillesphänomen kommt auch bei Tabes dorsalis vor. Es kann hier nur so erklärt werden, daß die Reflexkollateralen zum Kern des Gastrocnemius zerstört, dagegen die zu den Kernen der Dorsalflexoren erhalten sind.

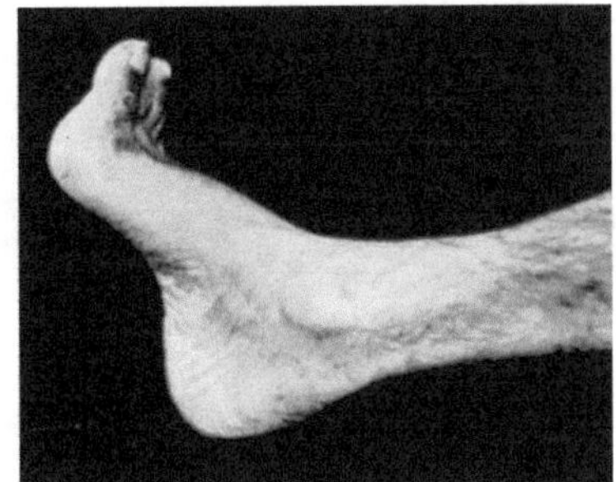

Abb. 103. Dorsalflexionskontraktur der Zehen bei Plantarflexionskontrakur des Fußes.

Bei den spastischen Lähmungen infolge von Unterbrechung der supranuclearen Bahnen weist die exterozeptive Reflexerregbarkeit der Dorsalflexoren des Fußes eine beträchtliche Steigerung auf. Die Dorsalflexion des Fußes bildet eine Komponente der Beugereflexsynergie des Beines. Dabei überwiegen sehr oft die Supinatoren des Fußes der Tibialis anticus et posticus über die Pronatoren, Extensor dig. longus und Poroneus tertius. Der Tibialis posticus ist an der Beugesynergie mitbeteiligt. Übrigens hängt die Art des Reflexerfolges gar nicht selten von dem Orte des Reizes ab; bei Applikation des letzteren auf die medialen Sohlenabschnitte kommt es zur Supination, bei Reizung der äußeren Bezirke der Fußsohle, des äußeren Fußrandes oder der Außenseite des Fußes zur Pronation.

Bedingung für die Teilnahme der Dorsalflexoren des Fußes an der Beugereflexsynergie ist die Integrität ihrer efferenten spino-muskulären Verbindung.

Sobald die supranucleare Beinlähmung mit einer peripheren Peroneuslähmung oder einer nuclearen oder radikulären Lähmung der Dorsalflexoren kombiniert ist, fehlt naturgemäß die Partizipation derselben am Beugereflex (vgl. VII, 3, VII, 13). Betrifft die Kernlähmung nur den Tibialis anticus, so fällt dessen Mitwirkung aus und die Dorsalflexion des Fußes erfolgt unter ausgesprochener Pronation (VII, 4, VII, 5, VII, 6). Sind umgekehrt Extensor dig. longus, Extensor hall. longus und Peroneus tertius gelähmt, der Tibialis anticus aber erhalten, so erfährt der Fuß bei der Beugereflexsynergie eine extreme supinatorische Kantung.

Bei denjenigen supranuclearen Beinlähmungen, welche mit einer ausgesprochenen spastischen Kontraktur der Plantarflexoren einhergehen, wird die im Rahmen der Beugereflexsynergie erfolgende Dorsalflexion des Fußes gar nicht selten durch den Widerstand der Wadenmuskulatur in ihrem Umfang erheblich eingeschränkt oder wenn sie zustande kommt, so wird sie durch die klonischen Gegenschläge des Triceps surae fortwährend unterbrochen.

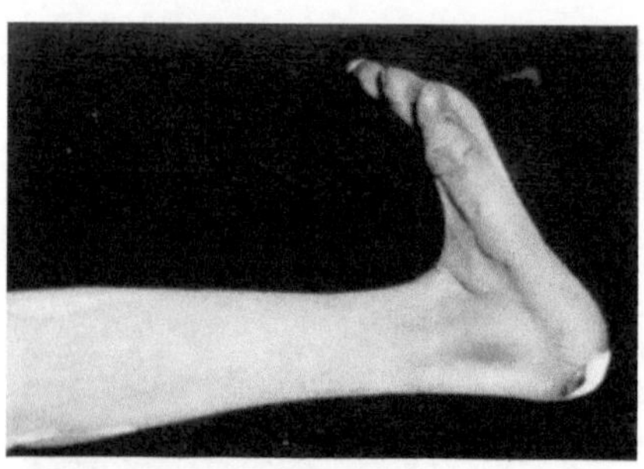

Abb. 104. Dorsalflexionskontraktur des Fußes und der Zehen.

Auch der Dehnungsreflex der Dorsalflexoren weist bei den spastischen Beinlähmungen gar nicht selten eine beträchtliche Steigerung auf; das gilt besonders für Fälle, denen die exterozeptive Beugereflexsynergie der Beine die Situation vollkommen beherrscht und die einzelnen Beinabschnitte und damit auch der Fuß dauernd in Beugung geführt und darin erhalten werden. Dann kommt es sehr oft zur schweren spastischen Kontraktur der Dorsalflexoren des Fußes (Abb. 104). Naturgemäß hängt der Beugungswinkel bei der Kontraktur der Dorsalflexoren weitgehend von dem Verhalten der antagonistischen Wadenmuskeln ab. Ist letztere nuclear oder radikulär oder peripher gelähmt oder geschwächt, so entsteht sehr leicht ein Pes sursum inversus-spasticus (VII, 2, VII, 12). Diese Gefahr droht aber auch bei jeder zum Zwecke der Beseitigung eines spastischen Spitzfußes vorgenommenen Achillotomie oder bei einer zu ausgiebigen plastischen Verlängerung der Achillessehne, desgleichen bei jeder nicht genügend dosierten Resektion der motorischen Äste des Gastrocnemius.

Bei der akuten Totaltrennung des Markes fehlt im Initialstadium jegliche reflektorische Erregbarkeit der Dorsalflexoren des Fußes. Aber wie die der anderen Beuger, so kehrt auch die exterozeptive reflektorische Erregbarkeit der Dorsalflexoren des Fußes relativ frühzeitig wieder. Es handelt sich dabei um die Teilnahme der Fußbeuger an der gesamten Beugereflexsynergie des Beines. Naturgemäß bleibt die Teilnahme der Dorsalflexoren des Fußes aus, wenn gleichzeitig eine nucleare, radikuläre oder periphere Schädigung der Fußbeuger besteht. Daß gerade das Peronealgebiet den zahlreichen die Totaltrennung des Markes begleitenden und komplizierenden Noxen gegenüber besonders empfindlich ist, ist bereits mehrfach erwähnt worden.

Auch die propriozeptive Reflexerregbarkeit der Dorsalflexoren des Fußes kann nach der Totaltrennung des Markes wiederkehren und sogar eine beträchtliche Steigerung erfahren.

Wiederholt sah ich bei totaler Marktrennung zu einer Zeit in der die reflektorische Erregbarkeit der Beuger sehr lebhaft war, die der Strecker aber noch fehlte, beim Beklopfen der Achillessehne ein paradoxes Fußphänomen auftreten. Gelegentlich kommt es bei der Totaltrennung des Markes sogar zu einer ausgesprochenen spastischen Kontraktur der Dorsalflexoren des Fußes. Im Terminalstadium schwindet diese aber wieder. Der Fuß rückt wieder in Equinusstellung.

4. Die Plantarflexoren des Fußes.

Von den Plantarflexoren des Fußes erhält der Gastrocnemius seine efferente Versorgung durch S_1 und S_2, seine afferente durch L_5, S_1 und S_2. Peroneus longus et brevis sind efferent und afferent in L_5 und S_1 vertreten. Das bekannteste Beispiel der Reflexerregbarkeit der Plantarreflexoren des Fußes ist der Achillesreflex. Es kommt aber zur Kontraktion der Plantarflexoren des Fußes nicht nur beim Beklopfen der Achillessehne, sondern auch beim Schlag gegen die Planta pedis. In beiden Fällen erfährt die Wadenmuskulatur eine plötzliche Zerrung. Ich konnte den Achillesreflex noch auslösen nach Resektion der hinteren Wurzeln L_5+S_1 oder S_1+S_2 oder L_5+S_2. Es genügt also die Integrität einer einzigen der 3 hinteren Wurzeln, durch welche die afferenten Fasern verlaufen. Allerdings sind die entsprechenden Erfahrungen nur bei spastischen Beinlähmungen gesammelt worden, bei denen die reflektorische Erregbarkeit der Plantarflexoren ad maximum gesteigert war. Hierher gehört auch die Tatsache, daß, wenn zu einer Tabes lumbosacralis, die mit Verlust des Wadenphänomens einhergeht, eine Erkrankung der Pyramidenbahn hinzutritt, der Achillesreflex wieder erscheinen kann. Wie weit unter normalen Verhältnissen die Deafferentierung der Plantarflexoren gehen darf, ohne zur Areflexie zu führen, entzieht sich meiner Kenntnis.

Der Achillesreflex fehlt naturgemäß bei jeder radikulären oder nuclearen Lähmung der Wadenmuskeln. Daß dabei unter Umständen, wenn die afferente Verbindung erhalten ist und die efferente Versorgung der Dorsalflexoren des Fußes ungestört ist, der Reflexerfolg auf die Dorsalflexoren übergeht, und das paradoxe Fußphänomen auftritt, ist bereits besprochen worden. In dieser Hinsicht ist besonders das totale Transversalsyndrom S_1 lehrreich. Hierbei ist die afferente Verbindung L_5 erhalten und sie genügt zur Erzielung eines Reflexerfolges. Die Wadenmuskeln sind total deefferentiert, die Dorsalflexoren aber nur partiell, L_4 und L_5 sind erhalten. Die Folge ist, daß die Dorsalflexoren auf den Reiz reagieren, erstere nicht. Bei der Unterbrechung von S_2 sind die Verhältnisse inkonstant, entweder besteht auch dabei das paradoxe Fußphänomen, wobei offenbar die partielle Deeffentierung der Wadenmuskeln die Ursache ihrer reflektorischen Unerregbarkeit ist, oder aber es erfolgt eine, wenn auch nur schwache Kontraktion des Gastrocnemius, wobei offenbar die Impulsbeförderung durch S_1 allein für den Reflexerfolg im Gastrocnemius ausreicht. Des bei Tabes dorsalis gelegentlich beobachteten paradoxen Fußphänomens ist bereits S. 153 Erwähnung geschehen. Das isolierte Fehlen des Achillesreflexes ohne Störungen der elektrischen Erregbarkeit ohne Atrophie und ohne Beeinträchtigung der willkürlichen Innervierbarkeit der Wadenmuskeln ist gar nicht selten das einzige Residuum einer Cauda- oder Sacralmarkschädigung und umgekehrt ist es bei progressiven Prozessen nicht selten das erste und für lange Zeit das einzige Krankheitssymptom. Bei den Tumoren der Cauda equina ist das ein bekanntes Vorkommnis.

Bei der Unterbrechung der supranuclearen Bahnen erfährt die reflektorische Erregbarkeit der Plantarflexoren des Fußes eine beträchtliche Erhöhung. Diese betrifft in erster Linie die Eigenreflexe. Der Achillesreflex ist lebhafter als in der Norm, am Reflexerfolg beteiligen sich einerseits mehr oder weniger zahlreiche andere Muskeln, die Plantarflexoren der Zehen, die Mm. peronei, der Quadriceps, die Adductoren, Biceps, Semitendinosus und Semimembranosus, gar nicht selten auch einzelne Muskeln der kontralateralen Seite, relativ am häufigsten die Zehenbeuger und die Adductoren. Andererseits besitzen die

Plantarflexoren des Fußes beim Pyramidenbahnsyndrom eine sehr ausgedehnte reflexogene Zone, indem sie von der Patellarsehne, von den Femurcondylen ja oft sogar von der Gegenseite her in Kontraktion versetzt werden können.

Von pathognomischer Bedeutung ist bei der Unterbrechung der supranuclearen Bahnen vor allem aber die Steigerung des *Dehnungsreflexes* im engeren Sinne, welche sich zumeist in der Form des *Fußklonus* präsentiert und in der spastischen Kontraktur der Plantarflexoren ihren Ausdruck findet. Während für die totale Aufhebung des Achillesreflexes die totale Deafferentierung des Gastrocnemius erforderlich ist und bei Integrität einer einzigen der drei in Betracht kommenden Wurzeln der Achillesreflexe erhalten bleibt, genügt zur Beseitigung der spastischen Kontraktur und des Fußklonus in der Regel schon die Resektion von zweien der drei in Betracht kommenden Wurzeln; manchmal sogar schon die Resektion von S_1 allein. Aber völlig aufgehoben wird der Dehnungsreflex ebenso wie das Sehnenphänomen erst durch die totale Deafferentierung des Gastrocnemius durch Resektion von $L_5+S_1+S_2$.

Von besonderem Interesse sind solche Fälle von spastischer Beinlähmung, welche mit einer isolierten nuclearen Schädigung des Gastrocnemius gepaart sind. Der Dehnungsreflex des Triceps surae fehlt unter diesen Umständen, hingegen geraten die anderen Plantarflexoren Peroneus longus und Peroneus brevis bei der passiven Dorsalflexion des Fußes in lebhaften Klonus. Die Fälle VII, 2 und VII, 12 sind dafür charakteristische Belege. Das gleiche habe ich übrigens auch wiederholt bei spastischen Beinlähmungen nach der spastischen Verlängerung der Achillessehne beobachtet. Die bei der Unterbrechung der supranuclearen Bahnen vorhandene Teilnahme der Plantarflexoren des Fußes an der Streckreflexsynergie des Beines wird später zur Sprache kommen.

Daß bei der Totaltrennung des Markes die reflektorische Erregbarkeit der Streckergruppe wesentlich später als die der Beuger und sehr oft gar nicht wiederkehrt, ist bereits mehrfach betont worden. Eine Ausnahme bildet nur der bereits S. 91 näher geschilderte Fall von Kausch, in welchem die Achillesreflexe bereits 22 Stunden nach der Marktrennung wieder auslösbar waren. Der früheste Termin, zu welchem ich den Achillesreflex nach vorangegangener Totaltrennung des Markes wiederkehren sah, betrug 27 Tage. In der Mehrzahl der Fälle dauerte es aber wesentlich länger, in einem Falle sogar 2 Jahre, bis der Reflex sich wieder einstellte. Die Wiederkehr des Achillesreflexes nach totaler Markunterbrechung ist außer von Kausch und mir auch von Brouwer, Buzzard, Riddoch, Roussy und Oelsnitz, Claude, Lhermitte, Guillain et Barré Marinesco und Mauss signiert worden.

In mehreren meiner Fälle von totaler Marktrennung ging der Wiederkehr des Achillesreflexes das paradoxe Fußphänomen voraus, ein weiterer Hinweis darauf, daß die Reflexerregbarkeit der Kerne der Beuger sich schneller und vollkommener wiederherstellt als die der Strecker. Ferner ist die anfängliche Inkonstanz und die große Ermüdbarkeit des einmal wiedererschienenen Wadenphänomens bei der Totaltrennung des Markes hervorzuheben. Sehr charakteristisch ist auch besonders anfangs die Abhängigkeit des Reflexerfolges von der Art und Stärke des Reizes. Während ein kurzer schwacher Schlag gegen die Planta pedis oder auf die Achillessehne eine prompte Kontraktion der Wadenmuskeln im Gefolge hat, ruft ein stärkerer Schlag das Gegenteil, eine Dorsalflexion des Fußes hervor. Der starke „noxophore“ Reiz ruft, der Organisation der spinalen Reflexzentren entsprechend, die Beugereflexsynergie und in deren Rahmen auch die Dorsalflexion des Fußes auf den Plan, der starke noxophore Reiz erstickt den Muskeleigenreflex und löst den komplexen Abwehrreflex aus. Seltener kommt es bei der Totaltrennung des Markes zu einer Steigerung des

Achillesreflexes, zum Fußklonus oder gar ausgesprochener spastischer Kontraktur der Plantarflexoren. Ich habe die letztere nur in 2 Fällen beobachtet. Fußklonus ist auch von KAUSCH festgestellt worden.

Während des Terminalstadiums des Transversalsyndroms geht die reflektorische Erregbarkeit der Plantarflexoren allemal, wie die der Strecker überhaupt wieder verloren. Der Abbau vollzieht sich dabei in gesetzmäßiger Reihenfolge. Zuerst schwindet der Fußklonus und die spastische Kontraktur der Strecker. Die letztere machte in den beiden von mir beobachteten Fällen einer Kontraktur der Dorsalflexoren Platz. Der Achillesreflex als solcher blieb dabei zunächst noch auslösbar. Dann verschwindet auch er, während die Beugergruppe ihre Reflexerregbarkeit noch geraume Weile bewahrt. Zuletzt erlischt auch sie.

5. Die Flexoren des Knies.

Von den Flexoren des Knies erhalten Biceps caput longum, Semitendinosus und Semimembranosus ihre afferente und efferente Versorgung durch L_5, S_1 und S_2; der kurze Kopf des Biceps durch S_1 und S_2, Sartorius und Gracilis empfangen sie durch L_1, L_2 und L_3.

Bei den Kniebeugern steht, wie bei der Beugergruppe überhaupt, die exterozeptive Reflexerregbarkeit, ihre Teilnahme an der Beugereflexsynergie, im Vordergrunde. Doch besitzen sie wie alle anderen Muskeln auch eine propriozeptive Reflexerregbarkeit. Sie entwickeln bei ihrer Dehnung Gegenspannung, sie kontrahieren sich beim Schlag auf ihre Sehne oder beim Beklopfen des Trochanter major, der Femurcondylen, der Tibia. Beim Patellarreflex werden sie häufig mitinnerviert, nicht selten aber auch beim Achillesreflex.

Die Eigenreflexe der Kniebeuger fehlen bei jeder nuclearen oder radikulären Lähmung derselben. Auch für sie gilt dasselbe wie für jede andere Muskelgruppe, daß nämlich gar nicht selten schon eine geringfügige Kern- oder Wurzelschädigung ausreicht, um eine Aufhebung der propriozeptiven Reflexerregbarkeit der Kniebeuger zu bewirken. Dabei kommt es bei nuclearer Schädigung gar nicht selten zur Reflexirradiation auf andere Muskeln, besonders auf den Quadriceps oder auf die Wadenmuskeln. Andererseits kommt es bei nuclearer Quadricepslähmung bei der Auslösung des Patellarreflexes sehr oft zur paradoxen Kontraktion der Kniebeuger. Bei Poliomyelitis ist dies ein häufiges Vorkommnis. Auch normaliter irradiiert der Reflexerfolg des Patellarphänomens sehr oft auf die Kniebeuger, wie dies elektromyographisch nachweisbar ist. Nur setzt sich die den Beugern zugehende Innervation nicht gegen die kräftige Quadricepskontraktion durch, kommt aber sofort voll zur Geltung, wenn der Quadriceps für den Reflexerfolg gesperrt ist. Besonders lebhaft ist die Reaktion der Beuger beim Schlag auf die Patellarsehne, wenn die nucleare Lähmung des Quadriceps mit einer Unterbrechung der supranuclearen Bahn der Flexoren kombiniert ist (VII, 2, 3, 9). Die propriozeptive Reflexerregbarkeit der Kniebeuger fehlt naturgemäß ebenso wenn alle afferenten Bahnen derselben unterbrochen sind. Sie fehlt bei der Tabes dorsalis, nach der Durchtrennung der hinteren Lumbosacralwurzeln und bei kombinierten Strangerkrankungen, welche die Wurzeleintrittszonen des Lumbosacralmarkes mit umfassen. Besonders bemerkbar macht sich bei allen diesen Zuständen der Deafferentierung die Aufhebung des *Dehnungs*reflexes der Kniebeuger, welche besonders bei Tabes ein beträchtlicher Überstreckbarkeit des Knies gestattet. Das Genu recuvatum des Tabikers (Abb. 105) ist der unmittelbare Ausdruck des völligen Fehlens des Dehnungsreflexes der Kniebeuger. Das Fehlen jeglichen Dehnungswiderstandes der Knieflexoren kommt vor allem auch darin zum Ausdruck, daß das im Knie gestreckte Bein im Hüftgelenk ad maximum flektiert werden kann, ohne daß es zu einer Kniebeugung kommt (Abb. 106 u. 107).

Andererseits kommt es bei pathologischer Irritation der hinteren Lumbosacralwurzeln zu einer oft erheblichen Steigerung des Dehnungsreflexes der Kniebeuger. Beim Erheben des Beines wird das Knie vorzeitig in Beugung gezogen (Abb. 108). Dahin gehören das LASÈGUEsche Phänomen bei der Meningitis, bei der Subarachnoidealhämorrhagie, beim epiduralen Hämatom des lumbosacralen Teiles der Wirbelsäule, bei Caudatumoren, bei Radiculitiden syphilitischer oder anderer Ätiologie, bei der Arachnitis der Lumbosacralwurzeln und anderer irritativen Wurzelerkrankungen.

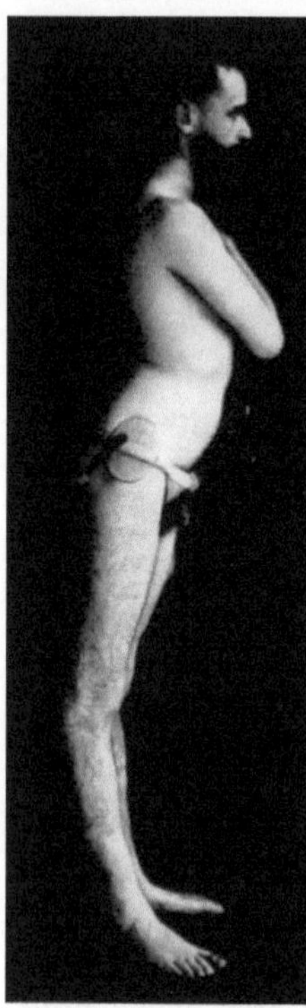

Abb. 105. Genu recurvatum bei Tabes dorsalis.

Bei Unterbrechung der supranuclearen Bahnen kommt es zur Steigerung der exterozeptiven und der propriozeptiven Reflexerregbarkeit der Kniebeuger. Erstere gibt sich in der Partizipation der Kniebeuger an der Beugereflexsynergie des Beines zu erkennen, die allemal vorhanden ist, sofern nicht gleichzeitig eine nucleare oder radikuläre Lähmung derselben besteht (VII, 2, VII, 7).

Beim Menschen partizipieren alle 5 Kniebeugemuskeln, Gracilis, Sartorius, Biceps, Semitendinosus und Semimembranosus an der Beugereflexsynergie des Beines. Ich konnte dies bei zahlreichen Kranken mit spastischer Beugekontraktur der Beine, bei denen ich eine plastische Verlängerung der Beuger vorgenommen habe, feststellen.

Die Kniebeugung fällt bei der Auslösung des Beugereflexes um so ausgiebiger aus, je geringer der Widerstand ist, welchen der Dehnungsreflex des Quadiceps der Kniebeugung entgegenstellt. Ist letzterer sehr ausgesprochen, wie es bei den spastischen Lähmungen mit Streckkontraktur der Beine der Fall ist, so kann es vorkommen, daß sich die Beugereflexsynergie trotz ausgiebigster Innervation der Flexores genu am [Knie überhaupt nicht durchsetzt und daß dieses in Streckung verharrt, während die Hüftbeugung zustande kommt. Man hat diese Modifikation des Beugereflexes als Proximatorenphänomen bezeichnet. In dieser Hinsicht ist besonders der auf S. 134 mit-

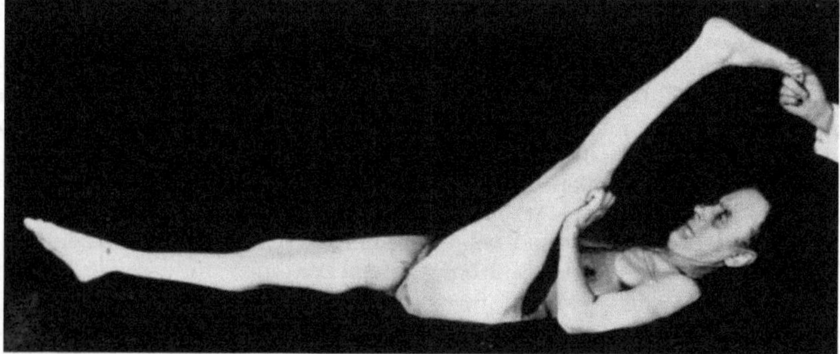

Abb. 106. Fehlen des Dehnungsreflexes der langen Kniebeuger bei Tabes. Bein kann in der Hüfte maximal gebeugt werden, ohne daß eine Kniebeugung eintritt.

geteilte Fall von partieller Durchtrennung des Hinterseitenstranges bemerkenswert. Letztere betraf die medialen Abschnitte und damit die supranuclearen

Bahnen der Hüftbeuger und des Kniestreckers, während die supranuclearen Bahnen der Hüftstrecker und Kniebeuger unberührt blieben. In diesem Falle kamen bei Auslösung des Beugereflexes die Kniebeuger gegen den eisenfesten spastischen Kniestrecker überhaupt nicht auf, nicht einmal bei Anwendung eines so starken Reizes wie des MARIE-FOIXschen Handgriffes, die Hüftbeuger hingegen hatten leichtes Spiel, da ihnen kein Widerstand seitens der Hüftstrecker entgegenstand. Das Bein wurde jedesmal im Hüftgelenk hoch emporgehoben und blieb dabei im Knie völlig gestreckt.

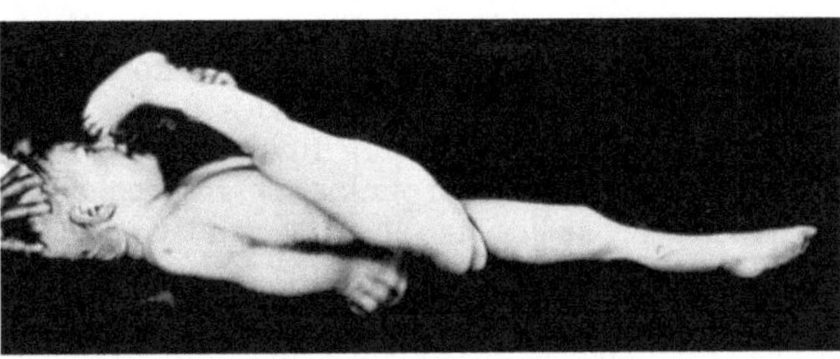

Abb. 107. Fehlen des Dehnungsreflexes der langen Kniebeuger bei Poliomyelitis, keine Atrophie, keine Parese, keine Störungen der elektrischen Erregbarkeit.

Je vollkommener die Leitungsunterbrechung der supranuclearen Bahnen ist, um so mehr tritt bekanntlich das Überwiegen der Reflexerregbarkeit der Beuger über die der Strecker in den Vordergrund. In der Majorität der Fälle von subtotaler Markunterbrechung hat der Beugereflex des Beines freie Bahn. Aber auch in Fällen von schwerster Streckkontraktur des Beines setzen sich die Kniebeuger bei der Auslösung des Beugereflexes ungehindert durch, wenn man zur Beseitigung der Kontraktur

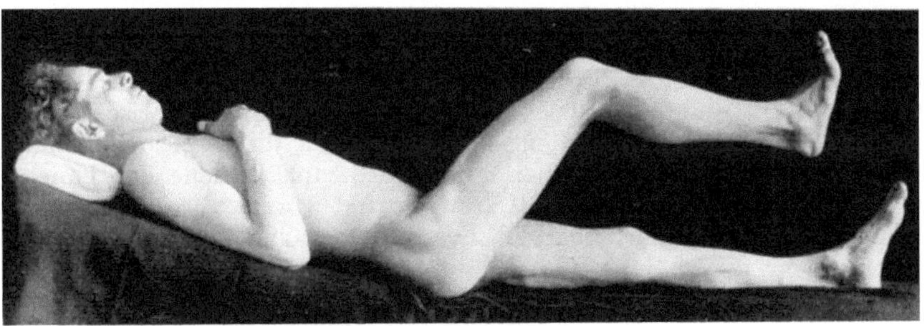

Abb. 108. Gesteigerter Dehnungsreflex der langen Kniebeuger infolge von Irritation der hinteren Lumbosacralwurzeln bei Subarachnoidealblutung. Beim Erheben des Beines kommt es sofort zur Kniebeugung.

des Quadriceps eine partielle Resektion seiner motorischen Nervenäste vornimmt und in der Dosierung des Eingriffs nicht vorsichtig genug ist. Dann wird das Knie sofort durch den Beugereflex in Flexion geführt und es droht die Gefahr der Beugekontraktur des Knies. Dasselbe kann man beobachten, wenn die spastische Kontraktur des Quadriceps durch partielle Resektion seiner hinteren Wurzeln (L_2, L_3, L_4) beseitigt und dabei der Dehnungsreflex des Kniestreckers zu sehr geschwächt wird.

Die Steigerung der propriozeptiven Reflexerregbarkeit der Knieflexoren kommt bei Unterbrechung ihrer supranuclearen Bahnen in der Lebhaftigkeit ihrer Sehnenphänomene, in der Ausbreitung der reflexogenen Zone (Fußsohle, Achillessehne, Tibia, Patellarsehne, Femurcondylen, Trochanter major, kontralaterales Bein), vor allem aber in der Steigerung des Dehnungsreflexes zum Ausdruck. Letztere ist um so größer, je vollständiger die Unterbrechung der supranuclearen Bahnen ist. Bei den schweren Markläsionen treffen wir fast ausnahmslos auf eine spastische Kontraktur der Knieflexoren.

Auch nach der *Totaltrennung* des Markes stellt sich die reflektorische Erregbarkeit der Kniebeuger sehr oft wieder her, zuerst die exterozeptive, später aber auch die propriozeptive. In zahlreichen Fällen von totaler Marktrennung ist beobachtet worden, daß von allen an der Beugereflexsynergie beteiligten Muskeln gerade die Kniebeuger ihre reflektorische Erregbarkeit am frühesten wiedererlangten (Collier, Walste, Riddoch, Gordon Holmes, Guillain und Barré, O. Foerster). Sehr viel später als die exterozeptive reflektorische Erregbarkeit der Knieflexoren, d. h. also ihre Partizipation an der Beugereflexsynergie des Beines kehren nach der Totaltrennung des Markes die Sehnen- und Knochenphänomene dieser Muskeln wieder. Ich konnte aber in mehreren Fällen beim Schlag auf die Sehne des Biceps, des Semitendinosus und Semimembranosus, beim Beklopfen des Capitulum fibulae, der Tuberositas tibiae, des Trochanter major und anderer Skeletpunkte ausgesprochene reflektorische Kontraktionen der Kniebeuger auslösen. Guillain und Barré, die diese Phänomene ebenfalls in Fällen von totaler Marktrennung festgestellt haben, sind geneigt, sie auf eine direkte mechanische Reizung der Muskeln zurückzuführen. Es kann aber an der Reflexnatur derselben schon mit Rücksicht auf die ossale Auslösung durch fernab vom Muskelbauch angreifende Reize kein Zweifel obwalten. Wiederholt habe ich in Fällen von Totaltrennung des Markes Kontraktion der Kniebeuger beim Schlag auf die Patellarsehne, den sog. *paradoxen Patellarreflex* beobachtet. Er ging dem Wiedererscheinen des eigentlichen Kniephänomens voraus. Auch Sittig hat ein derartiges Vorkommnis beschrieben. Mit der Wiederkehr der Sehnen- und Knochenphänomene der Kniebeuger geht in der Regel auch die Wiederkehr des Dehnungsreflexes derselben Hand in Hand. Auf der Höhe der Entwicklung der spinalen Reflextätigkeit kann es zur Ausbildung einer ausgesprochenen spastischen Kontraktur der Kniebeuger kommen.

Der Wiederabbau der reflektorischen Leistungen der Kniebeuger im Terminalstadium der Marktrennung vollzieht sich in der Regel in der Weise, daß zuerst die spastische Kontraktur der Beuger verschwindet, die Beine nehmen wieder eine normale Lage ein, die Sehnen und Knochenphänomene der Kniebeuger bleiben zunächst noch auslösbar. Dann schwinden auch diese letzteren, aber die exterozeptive Reflexerregbarkeit der Flexoren bleibt noch bestehen bis zuletzt auch sie erlischt.

6. Die Strecker des Knies.

Der Quadriceps erhält seine efferenten und afferenten Nervenfasern durch L_2, L_3 und L_4. Die Integrität einer einzigen der hinteren 3 Wurzeln genügt für die Auslösung des Kniephänomens, wenigstens dann, wenn die reflektorische Erregbarkeit des Muskels durch eine Schädigung seiner supranuclearen Bahnen erhöht ist. Ich habe das in zahlreichen Fällen, in denen ich wegen spastischer Streckkontraktur die Resektion der hinteren Wurzeln $L_2 + L_3$ oder $L_2 + L_4$ oder $L_3 + L_4$ vorgenommen habe, feststellen können. Den geringsten Anteil an der afferenten Versorgung des Muskels hat L_2, den Hauptanteil in der Mehrzahl der Fälle L_4. Durch vollkommene Deafferentierung des Muskels, also durch Resektion der hinteren Wurzeln $L_2 + L_3 + L_4$ wird der Dehnungsreflex des Quadriceps und der Patellarreflex für immer völlig aufgehoben. Dasselbe ist der Fall, wenn bei Tabes dorsalis oder bei kombinierten Strangerkrankungen die Wurzeleintrittszonen des Lumbalmarkes in den Segmenten L_2, L_3, L_4 völlig zerstört sind. Ist noch ein Rest von Fasern vorhanden, so kann das bereits verloren gegangene Kniephänomen wiederkehren, wenn zur tabischen Hinterstrangserkrankung sekundär eine Unterbrechung der supranuclearen Leitungsbahnen hinzutritt. Wiederholt ist bei Tabes dorsalis das paradoxe Kniephänomen beobachtet worden (Schuster, Benedict), die Kontraktion der Kniebeuger beim Schlag auf die Patellarsehne, ohne gleichzeitige Kontraktion des Quadriceps. Normaliter nehmen beim Schlag auf die Patellarsehne auch die Kniebeuger sehr oft am Reflexerfolg teil. Nur verschwindet ihre Mitwirkung hinter dem lokomotorischen Effekt des Quadriceps. Sind aber die Reflexkollateralen zum Quadricepskern zerstört, hingegen die zu den Beugerkernen erhalten, so fehlt der Reflexerfolg im Quadriceps, hingegen setzt sich die den Beugern zufließende Innervation voll durch.

Während nach der totalen Deafferentierung des Quadriceps durch Resektion der Wurzeln $L_2 + L_3 + L_4$ die Eigenreflexe des Muskels naturgemäß völlig fehlen, kann der Quadriceps unter Umständen sehr wohl noch von anderen Receptoren her in Kontraktion versetzt werden, z. B. durch einen Schlag gegen die Planta pedis oder beim Beklopfen der Patellarsehne der Gegenseite.

Die hier gemachten Angaben über das Fortbestehen der reflektorischen Erregbarkeit des Quadriceps nach partieller oder totaler Deafferentierung desselben gelten zunächst nur unter der Voraussetzung, daß eine supranucleare Leitungsunterbrechung vorliegt, die reflektorische Erregbarkeit des Kernes des Quadriceps also ad maximum gesteigert ist. Wie die Verhältnisse liegen, wenn keine Unterbrechung der supranuclearen Bahnen besteht, ist noch nicht genügend geklärt. Ich kann nur sagen, daß nach alleiniger Ausschaltung von L_2 oder L_4 der Patellarreflex erhalten bleibt. Ob zwei Wurzeln geopfert werden dürfen, ohne daß Areflexie eintritt, weiß ich nicht. Beim Transversalsyndrom L_3, bei welchem L_2 allein erhalten ist, fehlt der Patellarreflex vollkommen; aber hierbei handelt es sich ja nicht nur um eine partielle Deafferentierung, sondern auch um eine erhebliche partielle Deefferentierung. Beim Transversalsyndrom L_4, bei dem L_2 und L_3 erhalten sind, fand ich den Patellarreflex auslösbar.

Das Fehlen des Patellarreflexes ist gar nicht selten das einzige Zeichen einer Schädigung des Kernes oder der vorderen Wurzeln des Quadriceps ohne daß Störungen der willkürlichen Innervierbarkeit oder der elektrischen Erregbarkeit nachweisbar sind. Das ist bei traumatischen Läsionen des Lumbalmarkes oder der Cauda equina zahlreiche Male festgestellt worden und stellt bei Tumoren der Cauda equina im Beginn der Entwicklung kein seltenes Vorkommnis dar. Ich erinnere ferner an die Häufigkeit des Fehlens des Patellarreflexes bei residuärer Poliomyelitis ohne jedes andere Zeichen einer Kernalteration. Sogar bei Unterbrechung der supranuclearen Bahnen reicht eine relativ geringfügige Kernschädigung des Quadriceps manchmal aus, um den Patellarreflex und Dehnungsreflex des Kniestreckers zu vernichten und eine Beugekontraktur des Knies herbeizuführen (VII, 11). Daß es bei nuclearer Schädigung des Quadriceps gar nicht selten zu dem paradoxen Kniephänomen kommt, ist bereits früher erörtert worden (S. 157).

Bei pathologischer Irritation der hinteren Lumbosacralwurzeln kommt es gelegentlich zu beträchtlicher Erhöhung der reflektorischen Erregbarkeit des Quadriceps und zu regelrechten Kontrakturen desselben. Ich habe solche bei Tumoren der Cauda equina gesehen und bei der Arachnitis adhaesiva cystica.

Beim Transversalsyndrom L_5 fällt die lebhafte Steigerung der Reflexerregbarkeit des Quadriceps auf. Ob hierbei eine Irritation der supraläsionellen Wurzeln im Spiele ist, oder ob hierfür das früher erwähnte Prinzip der Hyperfunktion der juxtaläsionellen Elemente bei Ausfall ihrer Nachbarelemente (S. 148), lasse ich dahingestellt.

Bei der Unterbrechung der supranuclearen Bahnen erfährt die reflektorische Erregbarkeit des Quadriceps eine lebhafte Steigerung. Sie kommt in der Steigerung des Patellarreflexes und besonders in der Ausbreitung der reflexogenen Zone der reflektorischen Erregbarkeit des Quadriceps zum Ausdruck, in dem letzterer von weit abgelegenen Stellen her, von der Fußsohle, von der Achillessehne, von der Tibia, von den Femurcondylen, ja sogar von der gekreuzten Seite her in mehr oder weniger lebhafte Kontraktion versetzt werden kann. Daß es sich hierbei nicht um Eigenreflexe des Quadriceps handelt, welche durch die Erschütterung des Muskels bewirkt werden, sondern um eine Reflex-

Irradiation geht meines Erachtens daraus hervor, daß die Reflexerregbarkeit des Quadriceps von den fernabgelegenen Receptoren her auch nach der totalen Deafferentierung des Muskels, nach Resektion der hinteren Wurzeln $L_2 + L_3 + L_4$ fortbesteht. Die Steigerung der reflektorischen Erregbarkeit des Kniestreckers gibt sich bei der Unterbrechung der supranuclearen Bahnen vor allem auch in der Erhöhung seines Dehnungsreflexes zu erkennen. Der Patellarklonus, die spastische Kontraktur des Quadriceps sind altbekannte Zeichen der supranuclearen Leitungsschädigung. Ist die supranucleare Lähmung mit einer Kern- oder Wurzelschädigung des Quadriceps kombiniert (VII, 2, 3, 4), so fehlen naturgemäß alle Eigenreflexe des Quadriceps und es besteht eine schwere Beugekontraktur des Knies. Schon eine geringfügige Kernschädigung des Quadriceps genügt, um den Beugern die Oberhand über den Strecker zu verschaffen (VII, 11) und eine Beugekontraktur herbeizuführen. Darum ist, wie bereits S. 159 ausgeführt wurde, bei der operativen partiellen Deefferentierung des Quadriceps bei spastischer Kontraktur desselben größte Vorsicht geboten.

Bekanntlich leidet bei den subtotalen Markunterbrechungen die Reflexerregbarkeit der Strecker wesentlich mehr als die der Beuger. Mit zunehmender Schädigung des Markquerschnittes wandelt sich die Streckkontraktur in der Regel in eine Beugekontraktur. Dabei handelt es sich zunächst nur um eine Abnahme des Dehnungsreflexes des Quadriceps, während der Patellarreflex noch erhalten bleibt und sogar lebhaft sein kann. Allmählich schwindet aber mit der Fortdauer der Beugestellung gar nicht selten auch der Patellarreflex vollkommen. Beseitigt man in solchen Fällen die Beugekontraktur durch plastische Verlängerung der Beugersehnen oder durch Resektion der hinteren Wurzeln L_5, S_1, S_2 und lagert man das Bein in dauernder Streckstellung, so wird dadurch die Reflexerregbarkeit des Streckerkernes wieder so gebahnt, daß nach kurzer Zeit der Patellarreflex wieder auslösbar wird und an Stärke mehr und mehr zunimmt, ja es kann sogar wieder zur Streckkontraktur kommen.

Daß nach der *Totaltrennung* des *Markes* die Reflexerregbarkeit des Kniestreckers lange Zeit ganz aufgehoben ist und in der Mehrzahl der Fälle überhaupt nicht wiederkehrt, ist bekannt. Aber es gibt doch zahlreiche einwandfreie Beobachtungen, in denen auch das Kniephänomen wieder aufgetreten ist. Der Fall von KAUSCH, in welchem bereits 22 Stunden nach der Marktrennung die Patellarreflexe wieder auslösbar waren, stellt allerdings eine Ausnahme dar. In der Mehrzahl der Fälle, in denen nach erwiesener Totaltrennung des Markes eine Wiederkehr des Patellarreflexes überhaupt verzeichnet worden ist (SITTIG, BROUWER, BUZZARD, RIDDOCH, ROUSSY, OELSNITZ, CLAUDE, LHERMITTE, GUILLAIN, BARRÉ, MARINESCO, MAUSS, O. FOERSTER), betrug die Zeitspanne bis zu dieser Wiederkehr Wochen, Monate, Jahre. Solch kurze Intervalle wie sie die englischen Autoren angeben (RIDDOCH 21—44 Tage, BUZZARD 7 Wochen), habe ich in meinen Fällen nicht beobachtet, der früheste Termin betrug 3 Monate.

Von großem pathophysiologischem Interesse ist die Feststellung von COLLIER und LEWANDOWSKY und NEUHOFF, daß es in der ersten Zeit nach der Totaltrennung des Markes gelingt, die erloschenen Patellarreflexe durch längeres Faradisieren der Beine für kurze Zeit wieder zu beheben.

Ebenso wie beim Achillesreflex fällt auch beim Patellarreflex, wenn er nach der Marktrennung überhaupt wiederkehrt, zu Anfang dessen Inkonstanz und große Ermüdbarkeit auf. Ebenso läßt sich die Abhängigkeit von der Stärke des Reizes nachweisen, indem ein schwächerer Schlag auf die Patellarsehne eine prompte Kontraktion des Quadriceps, ein sehr kräftiger Schlag hingegen, der einen noxophoren Reiz darstellt, die Beugereflexsynergie auslöst.

Mehrfach sah ich ebenso wie SITTIG vor der Wiederkehr des Patellarreflexes das paradoxe Kernphänomen auftreten. So lange nun aber auch die Wiederkehr der reflektorischen Erregbarkeit des Quadriceps nach der totalen Marktrennung auf sich warten läßt, und so unvollkommen sie sehr oft bleibt, so erreicht dieselbe doch andererseits in manchen Fällen ebenso wie die der Wadenmuskulatur und der Plantarflexoren der Zehen Dimensionen, die über das normale Maß hinausgehen. So konnte ich in mehreren Fällen von Totaltrennung von der Fußsohle, von der Achillessehne, von der Innenfläche der Tibia und von den Femurcondylen aus Quadricepskontraktionen auslösen. In 2 Fällen habe ich sogar eine lebhafte Steigerung des Dehnungsreflexes des Quadriceps, eine ausgesprochene spastische Kontraktur desselben mit lebhaftem Patellarklonus beobachtet. Ich bemerke aber ausdrücklich, daß in diesen beiden Fällen diese der Totaltrennung des Markes sonst fremde beträchtliche Erhöhung der Reflexerregbarkeit des Kniestreckers nur durch künstliche Lagerung und Fixierung der Beine in Streckstellung erzielt werden konnte. Im Terminalstadium des totalen Transversalsyndroms vollzieht sich der Abbau der Reflexerregbarkeit des Quadriceps in der Reihenfolge, daß zuerst der Klonus und die spastische Kontraktur schwinden, der Patellarreflex als solcher bleibt aber noch erhalten; dann verschwindet auch er wieder, das Kniephänomen wird paradox. Dann schwindet gleichzeitig mit der propriozeptiven Reflexerregbarkeit der Beuger selbst auch das paradoxe Kniephänomen, während die exterozeptive Reflexerregbarkeit der Beuger noch eine Weile fortbestehen kann.

7. Die Flexoren des Oberschenkels.

Als Flexoren der Hüfte fungieren Ileopsoas (L_1, L_2, L_3), Sartorius (L_1, L_2, L_3), Gracilis (L_1, L_2). Tensor fasciae (L_4, L_5), Rectus femoris (L_2, L_3, L_4).

Normaliter läßt sich eine reflektorische Kontraktion des Tensor fasciae durch Bestreichen der Fußsohle auslösen (Tensor fasciae-Reflex). Aber auch die übrigen Hüftbeuger beteiligen sich nicht selten an der Abwehrreaktion des Beines auf starke noxophore Reize. Bei pathologischer Irritation der hinteren Lumbosacralwurzeln kommt es gelegentlich zu einer Steigerung der reflektorischen Erregbarkeit der Hüftflexoren wie der Knieflexoren, die sich gelegentlich sogar in einer ausgesprochenen Kontraktur der Hüftbeuger zu erkennen gibt. Derartige Kontrakturen kommen bei Meningitis, bei der Subarachnoidealhämorrhagie, bei epiduralen Blutergüssen im lumbosacralen Abschnitte der Rachis, bei Caudatumoren, bei Radiculitiden verschiedenster Genese, bei der Arachnitis adhaesiva cystica und anderen irritativen Prozessen vor. Mit der Beseitigung des Reizzustandes der hinteren Lumbosacralwurzeln verschwindet auch die Reflexkontraktur der Hüftbeuger wieder.

Bei nuclearen und radikulären Läsionen der Hüftbeuger fehlt jegliche reflektorische Innervierbarkeit derselben.

Bei der Unterbrechung der supranuclearen Bahnen steht die exterozeptive reflektorische Erregbarkeit der Hüftbeuger, ihre Teilnahme an der Beugereflexsynergie des Beines, im Vordergrund. Wenn zu der Schädigung der supranuclearen Bahnen eine Kernläsion hinzutritt, so partizipieren die Hüftbeuger an der Beugereflexsynergie des Beines nicht. Werden durch die Kernläsion nur einzelne der Hüftbeugemuskeln ausgeschaltet, so partizipieren nur die nuclear intakten Hüftbeuger am Reflexerfolg. Je nach der Verteilung der Kernlähmung auf die verschiedenen Hüftbeuger fällt in derartigen Fällen die Bewegung des Oberschenkels verschieden aus. Die Fälle VII, 2, 3, 4, 5, 7 sind dafür interessante Belege insofern, als im Falle VII, 2 infolge der nuclearen Lähmung des Ileopsoas die einwärtsrotierende Komponente des Tensor fasciae überwog, in den Fällen VII, 3, 4, 5 und 7 umgekehrt infolge Lähmung des Tensor fasciae die außenrotierende Komponente des Ileopsoas prädominierte.

Bei den subtotalen Querschnittsunterbrechungen des Markes überwiegt, wie bereits mehrfach erwähnt, die Reflexerregbarkeit der Beuger über die der Strecker; in diesen Fällen kommt es zur ausgesprochenen Kontraktur der Hüftflexoren, die solche Grade annehmen kann, daß die Vorderseite des Oberschenkels in ihrer gesamten Ausdehnung fest gegen die Vorderwand des Oberkörpers fixiert gehalten wird (Abb. 123, S. 209). Auch in denjenigen Fällen von spastischer Beinlähmung, in denen zunächst eine Streckkontraktur der Beine besteht, kommt es sehr leicht zur Kontraktur der Hüftbeuger, wenn der Dehnungsreflex des Quadriceps eine beträchtliche Abschwächung erfährt. Das ist der Fall, wenn eine Schädigung des Quadricepskernes vorliegt. Dieselbe Gefahr droht, wenn man bei der operativen Resektion der motorischen Quadricepsäste, welche zur Beseitigung der spastischen Kontraktur des Kniestreckers unternommen wird, in der Dosierung des Eingriffes unvorsichtig ist, oder wenn man bei der partiellen Resektion der hinteren Lumbalwurzeln nicht dafür sorgt, daß der Quadriceps eine genügende afferente Verbindung behält. Die Tatsache, daß die Schwächung des *Knie*streckers an sich genügt, um nicht nur eine Kontraktur der Kniebeuger, sondern auch eine solche der Hüftbeuger heraufzubeschwören, beweist, daß der Quadriceps der wichtigste Antagonist der gesamten Beugergruppe ist. Sobald er die geringste Schwäche erfährt, setzt sich die Beugereflexsynergie des Beines nicht nur am Knie, sondern auch an der Hüfte durch, und wenn man nicht durch künstliche Fixierung des Knies in Streckstellung dem Beugereflex das Handwerk legt, kommt es fast ausnahmslos zur Beugekontraktur.

Auch bei der Totaltrennung des Markes nehmen die Hüftbeuger, nachdem die Periode der intialen totalen Areflexie überwunden ist, an der exterozeptiven Beugereflexsynergie des Beines lebhaft teil. Ihre reflektorische Erregbarkeit kann sogar sehr frühzeitig auftreten, gelegentlich früher als die der anderen Beugesynergisten. In der Regel geht allerdings die der Kniebeuger etwas voraus. In manchen der von mir beobachteten Fälle von Totaltrennung fiel auf, daß bei der Auslösung des Beugereflexes der Reflexerfolg im Sartorius und am Rectus femoris eine auffallend lange Latenz zeigte und daß der Kontraktionsablauf einen ausgesprochen trägen Charakter besaß.

Mit anwachsender Reflextätigkeit der infraläsionellen Marksegmente kann es auch bei der Totaltrennung des Markes zu einer Steigerung des Dehnungsreflexes der Hüftbeuger, zur spastischen Beugekontraktur des Oberschenkels kommen.

Im Terminalstadium des Transversalsyndroms erfolgt der Reflexabbau in der Reihenfolge, daß zuerst die spastische Kontraktur der Hüftbeuger schwindet, der Oberschenkel nimmt wieder die Strecklage ein, während der kinetische Beugereflex als solcher noch lebhaft auslösbar bleibt. Mit dem weiteren Verfall wird auch er immer schwächer und verschwindet zuletzt ganz.

8. Die Strecker der Hüfte.

Strecker der Hüfte sind Glutaeus maximus (L_5, S_1, S_2), Semitendinosus (L_5, S_1, S_2), Semimembranosus (L_5, S_1, S_2) und der lange Kopf des Biceps femoris S_1, S_2.

Bei jeder nuclearen oder radikulären Schädigung der Hüftstrecker fehlt ihre reflektorische Erregbarkeit. Der Dehnungsreflex erweist sich dabei als besonders empfindlich. Ich habe Fälle von residuärer Poliomyelitis beobachtet, bei denen alle Hüftstrecker willkürlich ausgezeichnet innervierbar waren, keine Atrophie und keine Störung der elektrischen Erregbarkeit aufwiesen, aber ihren Dehnungsreflex vollkommen eingebüßt hatten, so daß das im Knie gestreckte Bein in der Hüfte erheblich über das normale Maß hinaus gebeugt werden konnte (Abb. 107, S. 159).

Zu einer Steigerung des Dehnungsreflexes der Hüftstrecker kommt es bei pathologischer Irritation der hinteren Lumbosacralwurzeln. Das LASÈGUEsche und das KERNIGsche Phänomen bei Meningitis, Subarachnoidealhämorrhagien, epiduralen Blutergüssen, Caudatumoren, Radiculitiden, Arachnitis sero fibrosa cystica, bei Spina bifida und anderen irritativen Krankheitsprozessen der lumbosacralen Wurzeln sind der unmittelbare Ausdruck des gesteigerten Dehnungsreflexes der Hüftstrecker. Gelegentlich kommt es dabei zu einer regelrechten reflektorisch unterhaltenen Kontraktur der Streckmuskeln, jeder Versuch, den Oberschenkel auch nur eine Spur aus seiner Streckstellung zu entfernen, wird durch die unüberwindliche Gegenspannung der Hüftstrecker verhindert.

Bei der Unterbrechung der supranuclearen Bahnen kommt es zu einer Steigerung der reflektorischen Erregbarkeit der Hüftstrecker. Der Glutaeus maximus kann vom Trochanter major, vom Sacrum, vom Beckenkamm, ja gelegentlich von den Femurcondylen her in mehr oder weniger lebhafter Kontraktion versetzt werden.

Eine Steigerung des Dehnungsreflexes der Hüftstrecker besteht besonders in Fällen von inkompletter Leitungsunterbrechung des Markes, in welchen die Reflexerregbarkeit der Strecker die Oberhand über die der Beuger hat. In diesen Fällen besteht spastische Kontraktur der Hüftstrecker. Am Glutaeus maximus kommt die Reflexsteigerung gar nicht selten in Form des Glutäalklonus zum Ausdruck, am Biceps, Semitendinosus und Semimembranosus vor allem darin, daß bei der passiven Flexion des Oberschenkels infolge der Mehrgelenkigkeit der 3 Muskeln der Unterschenkel bereits bei solchen Winkelgraden der Hüftbeugung in Flexion gezogen wird, welche normaliter noch mit einer vollkommenen Kniestreckung vereinbar sind.

Nach der Totaltrennung des Markes kehrt, wie die der anderen Strecker so auch die propriozeptive Reflexerregbarkeit der Hüftstrecker nur selten und spät wieder. Aber ich konnte in 3 Fällen von der Fußsohle und von der Tibia her deutliche Kontraktionen der 3 langen Hüftstrecker auslösen. Ausgesprochene Erhöhung des Dehnungsreflexes der Strecker bestand in den 2 Fällen, in welchen die Streckkontraktur künstlich durch Lagerung und Fixierung der Beine in Streckstellung erzeugt worden war.

9. Die Hüftabductoren.

Abductoren des Oberschenkels sind Glutaeus medius et minimus (L_4, L_5—S_1) und Tensor fasciae latae (L_4, L_5). Der letztere besitzt bereits normaliter eine äußerlich erkennbare exterozeptive Reflexerregbarkeit von der Fußsohle her (Tensor fasciae-Reflex). Doch kann man auch gar nicht selten Eigenreflexe der Abductoren auslösen. Schlägt man während der Untersuchte sich in sitzender Stellung befindet mit dem Perkussionshammer gegen den Epicondylus externus des Femur, so kommt es zu einer Abduktionsbewegung des Oberschenkels.

Bei nuclearer und radikulärer Lähmung der Hüftabductoren fehlt jegliche reflektorische Erregbarkeit derselben. Desgleichen fehlen ihre Eigenreflexe bei ihrer Deafferentierung (Resektion der hinteren Wurzeln L_4, L_5, S_1), bei Tabes lumbosacralis und anderen Erkrankungen der Wurzeleintrittszone. Von besonderem Interesse sind solche Fälle, in denen eine nucleare Lähmung der Adductoren besteht, die Hüftabductoren aber intakt sind. Unter diesen Umständen kommt es nicht nur beim Schlag gegen den Epicondylus externus zu einem besonders lebhaften Reflexausschlag in der Richtung der Abduktion, sondern auch beim Schlag auf den Epcondylus internus. Am stärksten ausgeprägt fand ich diesen paradoxen Reflexeffekt in Fällen von spastischer Beinlähmung (VII, 2, 4), welche mit einer nuclearen Lähmung der Adductoren kombiniert waren.

Bei der Unterbrechung der supranuclearen Bahnen nehmen die Abductoren des Oberschenkels an der Beugereflexsynergie teil. Allerdings läßt sich diese Partizipation in den Fällen, in welchen eine stärkere Spastizität der Adductoren besteht, in der Regel nicht erkennen. Die Abductoren setzen sich gegen den starken Dehnungswiderstand der Adductoren nicht durch. Sobald aber der Dehnungsreflex der Adductoren beseitigt oder beträchtlich abgeschwächt ist, sei es durch Resektion des Obturatorius, sei es durch Resektion der hinteren Lumbalwurzeln (L_2, L_3, L_4), so erfolgt die Beugereflexsynergie des Beines fast stets unter ausgesprochener Abduktion des Oberschenkels.

In Fällen von spastischer Beinlähmung, in denen die Adductoren nuclear, radikulär oder peripher ganz gelähmt sind, zeigt auch der Dehnungsreflex der Abductoren eine Steigerung und es kommt sehr leicht zu einer sehr störenden Kontraktur der Abductoren. In einem Falle von schwerer spastischer Paraplegie, bei dem zunächst eine hochgradige Adduktionskontraktur der Beine bestand, wurden die Adductoren an ihrem Ansatz vollständig durchtrennt, darauf entwickelte sich eine ausgeprägte Abduktionskontraktur.

Die Beteiligung der Abductoren an der Beugereflexsynergie kommt auch bei der *Totaltrennung* des Markes sehr prägnant zum Ausdruck, besonders solange als die Reflexerregbarkeit der Streckergruppe, zu welcher auch die Adductoren gehören, noch darnieder liegt. In dem Maße als auch letztere wiederkehrt und der Dehnungsreflex der Adductoren stärkere Grade annimmt, tritt die Abduktionskomponente der Beugesynergie wieder mehr in den Hintergrund.

10. Die Adductoren des Oberschenkels.

Die Adductoren des Oberschenkels erhalten ihre efferente und afferente Versorgung durch L_2, L_3, L_4. Schon normaliter läßt sich sehr oft ein deutlicher Eigenreflex der Adductoren, durch Beklopfen des Epicondylus internus auslösen. Die Adductoren sprechen aber auch gar nicht selten beim Schlag auf die Patellarsehne oder die Vorderfläche der Tibia mit an, gelegentlich sogar beim Schlag auf die Fußsohle.

Die reflektorische Erregbarkeit der Adductoren fehlt bei der nuclearen oder radikulären Schädigung derselben vollkommen. Ihre Eigenreflexe fehlen auch bei totaler Deafferentierung nach, Durchtrennung der hinteren Wurzel L_2, L_3, L_4, bei Tabes lumbalis (Abb. 109) und andere Erkrankungen der Wurzeleintrittszonen des Lumbalmarkes. Daß bei nuclearer Lähmung der Adductoren der Muskelreflex derselben sein Erfolgsorgan gar nicht selten in den antagonistischen Abductoren findet, ist bereits S. 165 erwähnt worden. Der Reflexerfolg springt aber dabei auch auf andere Muskeln über, besonders auf den Quadriceps, Biceps, Semitendinosus und Semimembranosus und sogar auf die Plantarflexoren des Fußes. Diese Reflexirradiation ist besonders ausgesprochen, wenn eine spastische Beinlähmung mit einer Kerndestruktion der Adductoren kombiniert ist (VII, 2, VII, 3, VII, 4).

Reflektorisch durch Irritation der hinteren Wurzeln bedingte Kontraktur der Hüftadductoren sieht man gelegentlich bei Meningitis, Subarachnoidealhämorrhagie, Caudatumoren, Radiculitiden, Arachnitis serofibrosa cystica adhaesiva u. a. Prozessen.

Bei der Unterbrechung der supranuclearen Bahnen erfährt die reflektorische Erregbarkeit der Adductoren eine lebhafte Steigerung, die sich außer in der Steigerung des Eigenreflexes der Adductoren vor allem auch in dem lebhaften Ansprechen der Adductoren von abgelegenen Stellen, von der Patellarsehne, von den Sehnen des Biceps, Semitendinosus und Semimembranosus, der Achillessehne, der Tibiavorderfläche, der Fußsohle, zu erkennen gibt. Der *gekreuzte*

Adductorenreflex beim Beklopfen des Epicondylus internus, der Patellarsehne oder einem der oben genannten Reizorte ist bei den spastischen Beinlähmungen ein häufiges Vorkommnis.

Die spastische Beinlähmung geht mit einer Steigerung des Dehnungsreflexes der Adductoren, der spastischen Kontraktur derselben einher. Diese ist am stärksten in denjenigen Fällen ausgesprochen, in welchen die Reflexerregbarkeit der Streckergruppe, zu der die Adductoren gehören, die Oberhand über die der Beuger hat, also in den Fällen mit Streckkontraktur der Beine (Abb. 122, S. 208). Hierbei ist die Adduktionsklemme bekanntlich oft so stark, daß beide Beine eisenfest gegeneinander fixiert sind oder gar miteinander überkreuzt sind. Aber auch in den Fällen von progressiver Schädigung des Markquerschnittes, in welchen die reflektorische Erregbarkeit der Beuger die Oberhand über die der Strecker gewinnt und die anfängliche Streckkontraktur

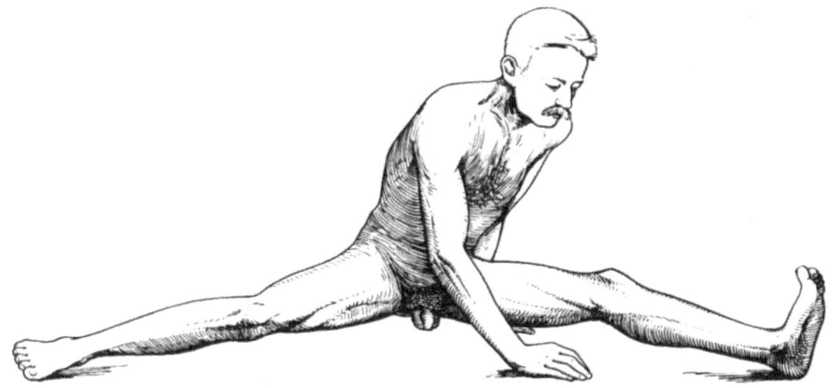

Abb. 109. Fehlen des Dehnungsreflexes der Adductoren bei Tabes. „Grand écarl" nach FRENKEL.

sich in eine Beugekontraktur umwandelt, behalten die Adductoren in der Regel ihre Spastizität zunächst noch bei, sie sind von der gesamten Streckergruppe diejenigen Muskeln, deren Dehnungsreflex am allerlängsten gesteigert bleibt. Die in Knie und Hüfte maximal flektierten Beine werden gleichzeitig fest aneinandergepreßt gehalten und die Beugereflexsynergie verläuft ohne ihre abductorische Komponente. Aber in der weiteren Folge läßt dann doch gar nicht selten die Spastizität der Adductoren mehr und mehr nach und die Abductoren setzen sich bei der Beugereflexsynergie immer mehr durch.

Selbstverständlich fehlt jegliche Adductorenspastizität wie ihre Dehnungsreflexe überhaupt, wenn die spastische Beinlähmung mit einer nuclearen Lähmung der Adductoren combiniert ist (VII, 2, 3, 4). Durch die partielle Deafferentierung der Adductoren, d. i. die Resektion von L_2 und L_3 oder L_2 und L_4 oder L_3 und L_4 wird die spastische Kontraktur allemal sehr erheblich gemindert. Eine vollkommene Aufhebung des Dehnungsreflexes wird aber erst durch die totale Deafferentierung (Resektion von L_2, L_3, L_4) erreicht. Auch durch die partielle Deefferentierung der Adductoren, die subtotale Resektion des N. obuturatorius, wird eine weitgehende Behebung des Adductorenspasmus erzielt. Daß man hierbei in der Dosierung des Eingriffes Vorsicht walten lassen muß, damit die Abductoren nicht das Übergewicht erlangen, ist bereits S. 166 hervorgehoben worden.

Bei der *Totaltrennung* des Markes bleibt die reflektorische Erregbarkeit der Adductoren sowie die der gesamten Streckergruppe längere Zeit ganz erloschen und in vielen Fällen kehrt sie überhaupt nicht wieder. Andererseits gewinnen die Adductoren nicht selten von allen zur Streckergruppe gehörigen Muskeln ihre Reflexerregbarkeit zuerst wieder. Sie geht der Wiederkehr des Patellar- und Achillesreflexes nicht selten voraus, beim Beklopfen der Patellarsehne zucken zunächst die Adductoren, aber der Quadriceps noch nicht. In zweien meiner Fälle von Totaltrennung des Markes, kam es sogar zu einer ausgesprochenen spastischen Kontraktur der Adductoren.

11. Die Außenrotatoren des Beines.

Als Außenrotatoren des Oberschenkels fungieren Obturator externus, Obturator internus, Quadratus femoris, Pyriformis und die Gemelli. Diese erhalten ihre efferente und afferente Versorgung durch L_4, L_5, L_1 (S_2). Doch sind auch andere Muskeln an der Außenrotation des Beines beteiligt, besonders der Ileopsoas und die hintere Portion des Glutaeus medius. Bezüglich der reflektorischen Erregbarkeit der Außenrotatoren ist eigentlich nur die Teilnahme derselben an der Beugereflexsynergie bei den supranuclearen Lähmungen hervorzuheben. Für sie gilt dasselbe, was bereits über die Teilnahme der Abductoren an der Synergie ausgeführt wurde. Sie tritt besonders deutlich dann hervor, wenn die spastische Beinlähmung mit einer nuclearen Lähmung der Einwärtsroller (Tensor fasciae, vordere Portion des Glutaeus medius und der Mehrzahl der Adductoren) verbunden ist (VII, 3, VII, 4). Dasselbe beobachtet man nach der partiellen Deafferentierung der Innenrotatoren (nach der Resektion von L_2, L_3, L_5, S_1 oder L_2, L_3, L_5, S_2) sowie nach Resektion des N. obturatorius, desgleichen in Fällen von Totaltrennung des Markes in denen die Beugereflexsynergie sehr lebhaft ausgeprägt ist, die Reflexerregbarkeit der Strecker-Adductorengruppe aber noch mehr oder weniger ganz daniederliegt.

In Fällen von spastischer Beinlähmung, welche mit einer nuclearen Lähmung der Adductoren, des Tensor fasciae und des Glutaeus medius gepaart sind (VII, 3, VII, 4), erfolgt beim Beklopfen des Außenrandes des Fußes jedesmal eine ausgiebige Außenrotation des gesamten Beines; der gesteigerte Eigenreflex der Auswärtsroller kommt darin sehr prägnant zum Ausdruck.

12. Die Innenrotatoren des Beines.

Als Einwärtsroller des Oberschenkels fungieren die Mehrzahl der Adductoren (L_2, L_3, L_4), der Tensor fasciae latae (L_4, L_5) und die vordere Portion des Glutaeus medius (L_4, L_5, S_1).

Während die Beugereflexsynergie, wenn sie ungehindert ihren Lauf nehmen kann, mit einer Außenrotation einhergeht, ist die Strecksynergie in der Regel mit einer mehr oder weniger ausgesprochenen Einwärtsrollung verbunden. Diese fällt zweifellos in erster Linie auf das Konto der einwärtsrollenden Wirkung der Adductoren. Denn mit der Ausschaltung der Adduktoren aus dem Konzern der Streckergruppe, sei es durch nucleare Lähmung der Adductoren (VII, 2), sei es durch subtotale Resektion des Obturatorius, sei es durch Myotomie der Adductoren, entfällt trotz der Integrität des Glutaeus medius und Tensor fasciae latae die Innenrotation des Oberschenkels im Rahmen des Streckstoßes des Beines ganz oder fast ganz.

In vielen Fällen von spastischer Beinlähmung kann man die gesteigerte Reflexerregbarkeit der Einwärtsroller durch die beim Beklopfen des Innenrandes des Fußes auftretende Einwärtsrollung des ganzen Beines sehr deutlich demonstrieren. Sie ist besonders stark ausgesprochen, wenn gleichzeitig eine nucleare Lähmung der Außenrotatoren besteht (VII, 7). Vor allem erweist sich bei fast allen spastischen Beinlähmungen, die mit Streckkontraktur einhergehen, auch der Dehnungsreflex der Einwärtsroller beträchtlich erhöht, die Streck-

Adductionskontraktur des Beines geht fast ausnahmslos mit einer Kontraktur der Innenrotatoren einher. Auch darin kommt die Zugehörigkeit der letzteren zur Streckergruppe deutlich zum Ausdruck.

13. Der M. cremaster.

Der M. cremaster erhält seine efferente Versorgung durch die Wurzeln L_1, L_2. Er besitzt normaliter eine exterozeptive Reflexerregbarkeit, indem er durch cutane Reize an der Innenseite des Oberschenkels zur Kontraktion gebracht werden kann. Der Cremasterreflex fehlt bei jeder nuclearen oder radikulären Lähmung des Muskels vollkommen.

Der cutane Cremasterreflex gehört zu denjenigen Reflexen, an deren Zustandekommen außer dem spinalen Reflexbogen auch die supraspinalen und der corticale Reflexbogen einen wesentlichen Anteil haben.

Zwar habe ich in mehreren Fällen von Totaltrennung des Markes auf der Höhe der Entwicklung der Reflextätigkeit der infraläsionellen Marksegmente auch den cutanen Cremasterreflex, nachdem er anfangs wie alle anderen Reflexe vollkommen gefehlt hatte, wieder auslösen können. Es genügt also zu seinem Zustandekommen unter Umständen der spinale Reflexbogen allein. Aber in der Regel pflegt der Reflex schon bei unvollständiger Unterbrechung der supranuclearen Bahnen aufgehoben oder stark herabgesetzt zu sein. Bei der Halbseitenunterbrechung des Markes fehlt er auf der der Läsion entsprechenden Seite für lange Zeit ganz, und er bleibt selbst nach seiner Wiederkehr auf dieser Seite dauernd herabgesetzt. Bei vielen Fällen von Kompression des Markes durch Tumoren oder extradurale Prozesse fehlen die cutanen Cremasterreflexe ganz. Bei der multiplen Sklerose stellt sein Schwinden geradezu den Auftakt der Schädigung der langen auf- und absteigenden Rückenmarksbahnen dar. Bei den meisten cerebralen Hemiplegien fehlt er entweder ganz auf der Seite der Lähmung, oder er ist doch beträchtlich gegen die gesunde Seite herabgesetzt. Nach einer von mir vorgenommenen Excision des corticalen Bein- und Rumpffeldes fehlte er wochenlang ganz und blieb auch in der Folge dauernd sehr abgeschwächt. Ich kenne eigentlich nur eine Erkrankung der langen Rückenmarksbahnen, bei welcher der cutane Cremasterreflex ganz aus dem Rahmen seines sonstigen Verhaltens bei der Schädigung der supranuclearen Bahnen herausfällt, das ist die syphilitische spastische Spinalparalyse. Bei ihr fand ich durchweg die cutanen Cremasterreflexe erhalten und nicht gegen die Norm vermindert. Worauf dieser Unterschied zurückzuführen ist, vermag ich nicht zu sagen.

Mit dem Fehlen oder der Abschwächung des cutanen Cremasterreflexes kontrastiert in den meisten Fällen von Schädigung der supranuclearen Bahnen die Steigerung der reflektorischen Erregbarkeit des Cremasters durch Tiefenreize. Besonders durch Kneifen der Adductoren nahe an ihrem Ansatze am Os pubis kann man eine lebhafte Kontraktion des Cremasters hervorrufen. Denselben Effekt kann man durch einen Druck auf den Testikel erzielen. Der Unterschied zwischen dem Fehlen oder der Abschwächung des cutanen Cremasterreflexes einerseits und der Steigerung des Tiefenreflexes andererseits springt besonders bei halbseitigen Markprozessen in die Augen: auf der Seite der Läsion fehlender oder gegen die gesunde Seite abgeschwächter cutaner Cremasterreflex, hingegen lebhaft verstärkter Tiefenreflex.

Dieser tiefe Cremasterreflex gehört zu den Reflexen, welche nach der Totaltrennung des Markes relativ früh wiederkehren. Das ist schon von Kocher hervorgehoben worden. Ich konnte ihn in einzelnen Fällen bereits am 3. oder 4. Tage nach dem Trauma auslösen. Daß gelegentlich in einem späteren Stadium hoch entwickelter Reflextätigkeit sogar der cutane Cremasterreflex wiederkehren kann, ist bereits erwähnt worden. In der überwiegenden Majorität meiner Fälle fehlte er aber dauernd.

Nicht zu verwechseln mit dem Cremasterreflex ist die Kontraktion der *Tunica dartos*, welche gar nicht selten gemeinsam mit der Kontraktion des Cremaster, aber gelegentlich auch ohne diese, durch die oben erwähnten Tiefen- oder Oberflächenreize ausgelöst wird. Der Dartosreflex kommt sowohl bei unvollständiger Unterbrechung der supranuclearen Bahnen, wie auch nach der Totaltrennung des Markes zur Beobachtung. Bei letzterer ist er auch von Kocher, Guillain und Barré und Lhermitte festgestellt worden.

14. Die Bauchmuskeln.

Die Bauchmuskeln, Rectus abdominis (Th_5—Th_{10}), Transversus abdominis, Obliquus externus und internus (Th_6—L_1) besitzen normaliter eine exterozeptive Reflexerregbarkeit. Die reflexogene Zone der cutanen Bauchreflexe umfaßt in der Norm etwa die Dermatome Th_7—Th_{12}, relativ selten lassen sich normaliter auch von Th_6 und von L_1 und L_2 aus Bauchmuskelkontraktionen erzielen. Auch durch Tiefenreize, durch Beklopfen der seitlichen Thoraxwand des Darmbeinkammes, des horizontalen Schambeinastes kann man gelegentlich eine Kontraktion der Bauchmuskeln erzielen.

Die reflektorische Erregbarkeit der Bauchmuskeln fehlt bei der nuclearen oder radiculären Lähmung derselben.

Von besonderem Interesse sind die Fälle von umschriebener Kernlähmung einzelner Abschnitte der Bauchmuskulatur bei Integrität der übrigen Abschnitte. In diesen Fällen reagieren — die Unversehrtheit des afferenten Schenkels des Reflexbogens vorausgesetzt — die nichtgelähmten Bauchmuskelabschnitte besonders lebhaft und der Unterschied gegen die schlaff bleibenden Bauchwandabschnitte tritt besonders prägnant hervor. So wird z. B. bei Lähmung aller infraumbilicalen Bauchmuskelabschnitte die gesamte supraumbilicale Bauchmuskulatur nicht nur bei Reizen, welche oberhalb des Nabels angreifen, sondern ebenso auch von der gesamten Bauchhaut unterhalb des Nabels aus in lebhafte Kontraktion versetzt und der Nabel stark nach oben gezogen, während sich die infraumbilicale Bauchwand stark vorwölbt. Ist nur die seitliche infraumbilicale Bauchmuskulatur gelähmt, der Rectus infraumbilicalis aber ebenso wie die gesamte supraumbilicale Bauchmuskulatur erhalten, so beteiligt sich auch der untere Rectusabschnitt an dem Reflexerfolg mit dem Ergebnis, daß der Nabel gar nicht oder nicht nennenswert aufwärts wandert. Die Bauchwand wölbt sich unterhalb des Nabels beiderseits seitlich von dem sich zusammenziehenden infraumbilicalen Rectusabschnitt hernienartig vor. Ist die supraumbilicale Bauchmuskulatur gelähmt, die infraumbilicale aber unversehrt, so wird, wo auch der Reflexreiz angreift, der Nabel stark nach abwärts gezogen und die Bauchwand oberhalb des Nabels vorgewölbt. Bei einseitiger Lähmung der Bauchmuskeln reagiert auf einen die Lähmungsseite treffenden Reiz die kontralaterale Bauchmuskulatur, die Linea alba und der Nabel werden nach der Gegenseite verzogen.

Die cutanen Bauchreflexe fehlen ebenso bei der Unterbrechung des afferenten Schenkels des Reflexbogens. Nach der Durchschneidung einer Anzahl hinterer Thorakalwurzeln läßt sich von der deafferentierten Zone der Bauchwand kein Bauchmuskelreflex mehr auslösen. Dagegen ist die Reflexerregbarkeit von den intakt gebliebenen Dermatomen aus gar nicht selten unverkennbar erhöht. So konnte ich nach der Durchschneidung der hinteren Wurzel Th_7—Th_{12} vom 6. und 5. Thorakaldermatom und vom 1. und 2. Lendendermatom lebhafte cutane Bauchreflexe auslösen. Analoge Beobachtungen kann man fast nach jeder Resektion hinterer Thorakalwurzeln machen. Es handelt sich hier nur um einen besonderen Fall der periläsionellen Reflexsteigerung (S. 148).

Bei irritativen Prozessen, die am afferenten Schenkel des Reflexbogens angreifen, ist die reflektorische Erregbarkeit der Bauchmuskeln oft beträchtlich erhöht. Dahin gehört die Steigerung der cutanen Bauchreflexe bei den tabischen gastrischen Krisen, bei denen vor allem die beträchtliche Ausdehnung der reflexogenen Zone auffällt. Ich konnte in Fällen mit schweren gastrischen Krisen cutane Bauchreflexe sogar von der Rückseite des Rumpfes, von der Vorderfläche des Oberschenkels und gelegentlich sogar vom Unterschenkel und von den mittleren und oberen Thoraxpartien her auslösen. Bei schweren gastrischen Krisen ist die gesamte Bauchmuskulatur manchmal in dauernder krampfhafter Kontraktion.

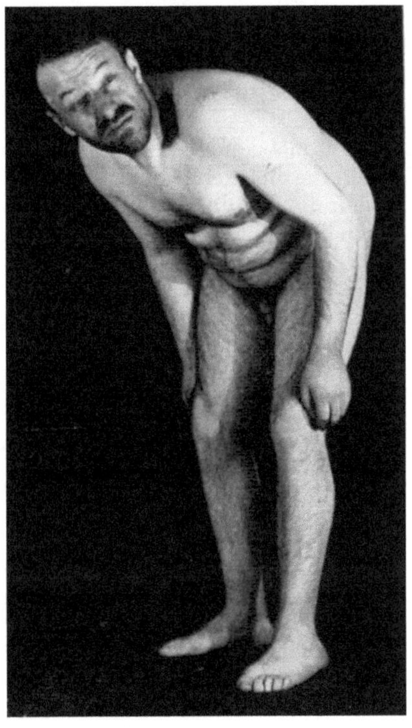

Abb. 110. Kontraktur der Bauchmuskeln und Rumpfbeuger infolge Irritation der hinteren Wurzeln (Camptocormie) nach Verschüttung.

Zu den Phänomenen gesteigerter reflektorischer Erregbarkeit der Bauchmuskeln infolge von Irritation der afferenten Bahnen gehört auch die krampfhafte Anspannung der Bauchmuskeln, der *Kahnbauch* bei Meningitis und andern irritativen Prozessen im Bereiche der Thorakalwurzeln, bei syphilitischer Radiculitis, bei traumatischen irritativen Wurzelläsionen, bei Spondylitiden, bei Arachnitis serofibrosa cystica adhaesiva und anderen Prozessen. Bei extramedullären Tumoren im Bereiche des mittleren oder unteren Thorakalmarkes sah ich wiederholt einseitige krampfhafte Anspannung eines Rectus abdominis mit oder ohne Anspannung der seitlichen Bauchmuskeln.

Hierher gehören auch die während des Weltkrieges beobachteten Fälle von reflektorisch bedingter krampfhafter Kontraktur der Bauchmuskeln infolge von Kontusionen der Wirbelsäule durch Verschüttungen oder Granatkontusionen. Abb. 110 stellt ein prägnantes Beispiel dieser vielfach beobachteten Kontraktur der Beuger der Wirbelsäule dar. Es muß unentschieden bleiben, ob diesen Kontrakturen eine Irritation hinterer Thorakalwurzeln oder eine solche der Receptoren der Wirbelsäule selbst zugrunde liegt. Zweifellos spielt bei zahlreichen dieser Fälle von *Camptocormie* auch ein psychischer Faktor mit, welcher die pathologische Irritation der afferenten Elemente in ihrer Auswirkung weitgehend bahnt. An diese reflektorisch bedingten und unterhaltenen Kontrakturen der Flexoren der Wirbelsäule traumatischer Genese reiht sich die kyphotische Krümmung der Wirbelsäule bei den verschiedenen Spondylitiden an. Auch hierbei ist die Anspannung der Flexoren der Wirbelsäule reflektorisch bedingt.

Die cutanen Bauchreflexe gehören ebenso wie der cutane Cremasterreflex zu den Reflexen, bei welchen auch die supraspinalen und der corticale Reflexbogen eine wesentliche Rolle spielen. Bei jeder Schädigung der supranuclearen

Bahnen kommt es zum Verlust oder mindestens zur Abschwächung der cutanen Bauchreflexe, hingegen sind die tiefen Bauchreflexe gesteigert; beim Beklopfen der vorderen oder seitlichen Thoraxwand oder des Beckenkamms oder des horizontalen Schambeinastes kontrahieren sich die Muskeln lebhaft. Auf dieses gegensätzliche Verhalten der cutanen und der tiefen Bauchreflexe haben vor allem Monrad Krohn und Guillain hingewiesen. Es ist besonders bei multipler Sklerose, bei welcher ja das Schwinden der cutanen Bauchreflexe besonders frühzeitig eintritt, stets festzustellen. Derselbe Gegensatz besteht in zahlreichen Fällen von Kompression des Markes durch Tumoren oder durch spondylitische Prozesse, bei den traumatischen Läsionen des Markes, bei kombinierten Strangerkrankungen u. a. Ich halte dieses unterschiedliche Verhalten der cutanen und der tiefen Bauchreflexe für eines der empfindlichsten Zeichen der Schädigung der supranuclearen Leitungsbahnen. Der Unterschied tritt bei Halbseitenläsionen besonders prägnant hervor, indem hierbei auf der Seite der Läsion die cutanen Bauchreflexe fehlen oder deutlich herabgesetzt sind, die tiefen Bauchreflexe hingegen lebhaft gesteigert sind; auf der gesunden Seite sind umgekehrt die cutanen Bauchreflexe erhalten, die tiefen Reflexe hingegen entweder überhaupt nicht auslösbar oder aber beträchtlich schwächer als auf der Seite der Läsion. Die einzige Krankheit, bei welcher die Bauchreflexe aus dem Rahmen des hier geschilderten für die Schädigung der supranuclearen Bahnen bezeichnenden Verhaltens herausfallen, ist die syphilitische spastische Spinalparalyse, bei welcher ich die cutanen Bauchreflexe auffallend lebhaft fand. Worauf dies zu beziehen ist, vermag ich nicht mit Sicherheit zu sagen. Die einzig mögliche Erklärung scheint mir die zu sein, daß in den in Frage kommenden Fällen die Degeneration der supranuclearen Bahnen sich auf das Lumbosacralmark beschränkt oder, wenn sie höher hinaufreicht, innerhalb des Markquerschnittes nur die Bahnen für das Bein betrifft, aber die für die Rumpfmuskulatur unberührt läßt.

Über die Teilnahme der Bauchmuskeln an den enterozeptiven Reflexsynergien bei den spastischen Lähmungen vgl. S. 183.

Parallel mit der Steigerung der tiefen Bauchreflexe geht bei der Leitungsunterbrechung der supranuclearen Bahnen sehr oft eine Steigerung des Dehnungsreflexes der Bauchmuskeln einher. Diese macht sich besonders bei der Atmung bemerkbar. Während sich bekanntlich bei jeder schlaffen Bauchmuskellähmung, bei welcher der Dehnungsreflex fehlt, beim Inspirium die vordere und seitliche Bauchwand unter dem Drucke des von oben her andrängenden Zwerchfells stark vorwölbt (vgl. Abb. 74, 75, S. 105) und die unteren Rippen eingezogen werden, leisten bei den spastischen Lähmungen die Bauchmuskeln kraft ihres gesteigerten Dehnungsreflexes dem gegen sie andrängenden Leibesinhalt einen beträchtlichen Widerstand, die Vorwölbung der vorderen Leibeswand hält sich in normalen Grenzen, ja sie bleibt in manchen Fällen ganz aus. In schweren Fällen von spastischer Lähmung, besonders in solchen, die mit einer Beugekontraktur der Beine einhergehen, weisen auch die Bauchmuskeln manchmal eine ausgesprochene spastische Kontraktur auf, sie sind dauernd straff angespannt, die Bauchdecken sind eingezogen, die Wirbelsäule ist kyphotisch gekrümmt.

Das gegensätzliche Verhalten der cutanen und der tiefen Bauchreflexe bei den Erkrankungen des Markquerschnittes kann meines Erachtens nur so erklärt werden, daß für das Zustandekommen des cutanen Reflexes die supraspinalen Bögen und der corticale Reflexbogen unentbehrlich sind. Bei der cerebralen Hemiplegie fehlen anfangs die cutanen Bauchreflexe auf der Seite der Lähmung ganz, und später bleiben sie in der Mehrzahl der Fälle dauernd auf dieser Seite herabgesetzt. In einem Falle, in welchem ich das corticale motorische Bein- und Rumpffeld excidiert habe, fehlte der cutane Bauchreflex mehrere Wochen und blieb dauernd erheblich schwächer als der der gesunden Seite, die tiefen Bauchreflexe hingegen erfuhren sehr bald eine Steigerung. In einem Falle von Exstirpation einer Cerebellarhälfte fehlten die homolateralen Bauchreflexe monatelang und waren auch nachher nur sehr schwach und inkonstant. Aus diesen Beobachtungen geht die Anteilnahme der supraspinalen Stationen des Zentralnervensystems an den cutanen Bauchreflexen eindeutig hervor.

Es erscheint daher vollkommen begreiflich, daß bei Querläsionen des Markes, bei denen die afferenten und die efferenten Bahnen aller supraspinalen Reflexbögen und des corticalen Bogens gleichmäßig tangiert sind, die cutanen Bauchreflexe mehr oder weniger ganz fehlen. Welche afferenten Bahnen des Markes vornehmlich in Betracht kommen, ist noch nicht genügend geklärt. Nach isolierter Durchtrennung der Hinterstränge fand ich die cutanen Bauchreflexe unversehrt. Nach Durchschneidung der Vorder- und Vorderseitenstränge sind sie manchmal anfangs erloschen oder abgeschwächt, dauernden Verlust habe ich bisher nicht beobachtet. Die Steigerung der tiefen Bauchreflexe beruht bei der Unterbrechung der Markleitung wie die der Reflexe der unteren Extremitäten auf der Entfesselung der spinalen Reflexmechanismen.

Nach der Totaltrennung des Markes fehlt in der Regel jegliche reflektorische Erregbarkeit der Bauchmuskeln für längere Zeit gänzlich. Wenn sie wiederkehrt, so erweisen sich auch hier anfangs cutane Reize als unwirksam, aber auf Tiefenreize, besonders bei kräftigem Drücken des Testikels (KOCHER) oder beim Beklopfen der vorderen und seitlichen Thoraxwand, des Beckenkamms, des Os pubis, gelingt es gar nicht selten, kräftige Bauchmuskelkontraktionen auszulösen. Auf der Höhe der Reflextätigkeit der infraläsionellen Marksegmente partizipieren die Bauchmuskeln gar nicht selten an den komplexen Reflexsynergien und Massenreflexen (vgl. S. 183). In vereinzelten Fällen von totaler Marktrennung ist sogar die Wiederkehr der rein cutanen Bauchstrichreflexe beobachtet worden. RIDDOCH und DEJERINE haben dies beschrieben, und ich habe es selbst wiederholt gesehen. Das beweist, daß unter Umständen bei vollkommener Entfesselung der infraläsionellen Marksegmente der spinale Reflexbogen für sich allein imstande ist, die cutanen Bauchreflexe zu vermitteln. Die Regel ist dies aber keineswegs.

15. Die Strecker der Wirbelsäule.

Bei zahlreichen „normalen" Individuen lassen die Strecker der Wirbelsäule eine enterozeptive Reflexerregbarkeit deutlich erkennen. Ein Strich über den Rücken bewirkt eine Streckung der Wirbelsäule. Der Reflex ist besonders bei empfindlich „kitzligen" Menschen ohne weiteres auslösbar. Lebhaft gesteigert ist diese Reaktion bei pathologischer Irritation der afferenten Bahnen des Rumpfes. Sie gehört zu den Frühsymptomen der Tabes, wobei besonders Kältereize die Reaktion auslösen. Ganz besonders lebhaft ist sie in Fällen von Tabes mit gastrischen Krisen; bei ihnen ruft ein Strich über den Rücken, manchmal schon die einfache Berührung mit dem Finger oder mit einem Wattebausch, eine krampfhafte und lange anhaltende Kontraktion der Rückenstrecker hervor. Ähnliches sieht man bei irritativen Radiculitiden der Thorakalwurzeln, bei pathologischer Irritation hinterer Wurzeln durch Spondylitiden, bei der Arachnitis serofibrosa cystica adhaesiva und anderen irritativen Prozessen.

Das bekannteste Beispiel der erhöhten reflektorischen Erregbarkeit der Rückenstrecker durch pathologische Irritation der afferenten Bahnen ist der Opisthotonus bei der Meningitis und der Subarachnoidealhämorrhagie. Dahin gehört auch die *Steifigkeit der Wirbelsäule* im Initialstadium der Poliomyelitis, solange als die meningealen Reizerscheinungen das Bild beherrschen. In den

Fällen von Poliomyelitis, in welchen das Kerngebiet der Muskeln der Wirbelsäule von dem destruktiven Prozeß mitbefallen wird, macht sich von diesem Augenblicke an der Unterschied gegen das initiale Reizstadium durch die Lähmung und völlige reflektorische Unerregbarkeit der Rückenstrecker sehr prägnant bemerkbar.

Durch pathologische Irritation afferenter Bahnen bzw. ihrer Receptoren ist auch die Steifigkeit der Wirbelsäule in manchen Fällen von Spondylitis bedingt. Die Rückenstrecker werden reflektorisch in Anspannung versetzt und gehalten. Dahin gehören auch die während des Weltkrieges beobachteten Fälle von Kontraktur der Rückenstrecker nach Verschüttung und Granatkontusion, wobei offenbleibt, ob sie durch die ausschließliche Irritation der hinteren Wurzeln oder der Receptoren der Wirbelsäule bedingt sind oder ob dabei die psychische Einstellung des Individuums in den Reflexvorgang bahnend eingreift.

Bei Unterbrechung der supranuclearen Bahnen kommt es zu einer Steigerung der reflektorischen Erregbarkeit der Rückenstrecker. Auf sie hat zuerst Bechterew aufmerksam gemacht. Beim Beklopfen des Sacrums oder des Coccygeums kommt es zu einer reflektorischen Kontraktion des Erecter trunci. Diese kann gelegentlich auch beim Schlag auf die Dornfortsätze der Wirbel ausgelöst werden. Beim Schlag auf die Crista iliaca sieht man manchmal einseitige Kontraktion des Erector trunci und Quadratus lumborum mit Neigung der Wirbelsäule nach der Seite. Sodann ist auf die bei spastischen Lähmungen nicht selten vorhandene Lordose der Lendenwirbelsäule hinzuweisen, welche sich besonders in Fällen von starker Beugekontraktur der Beine findet.

16. Die Reflexe der oberen Extremität.

Wohl alle Muskeln der oberen Extremität verfügen über Eigenreflexe, Sehnenphänomene, Knochenphänomene, Dehnungs- und Adaptationsreflexe. Allerdings reagieren bei Auslösung der Sehnen und Knochenphänomene keineswegs alle Muskeln mit einer äußerlich erkennbaren Kontraktion. Seitens der kleinen Handmuskeln, der Finger und Handstrecker, der Supinatoren der Hand und der Außenrotatoren des Oberarms ist normaliter beim Auslösen von Eigenreflexen so gut wie nie ein äußerlich erkennbarer Reflexeffekt zu verzeichnen. Die Fingerflexoren, die Pronatoren der Hand, die Beuger und Strecker des Vorderarms, die Adductoren und Innenrotatoren des Oberarms und der Deltoideus reagieren hingegen schon in der Norm gar nicht selten, sei es beim Beklopfen ihrer Sehnen, sei es beim Beklopfen bestimmter Teile des Skeletsystems der oberen Extremität, mit einem äußerlich erkennbaren Reflexausschlage, die Fingerbeuger besonders beim Beklopfen ihrer eigenen Sehnen oder des distalen Radiusabschnittes, die Pronatoren besonders beim Beklopfen der Ulna oder des Radius, der Triceps besonders beim Beklopfen seiner Sehne oder der Dorsalseite des distalen Abschnittes des Vorderarms, die Beuger des Vorderarms besonders beim Schlag auf die Bicepssehne oder die vordere Seite des Vorderarms oder auf den Radius bei Mittelstellung der Hand zwischen Supination und Pronation, die Adductoren des Oberarms beim Beklopfen des Epicondylus internus humeri, der Scapula, der Clavicula, der Deltoideus beim Beklopfen des Margo vertebralis der Scapula und der Spina scapulae. Der Reflexerfolg seitens einer bestimmten Muskelgruppe präsentiert sich in der Regel dann am deutlichsten, wenn die Gliedstellung so gewählt wird und der Schlag so gerichtet wird, daß durch letzteren eine Zerrung der in Frage kommenden Muskelgruppe erfolgt. Doch lassen sich keineswegs alle erkennbaren Reflexerfolge ohne weiteres durch das Zerrungsprinzip erklären. Es ist eine unseres

Erachtens noch offene Frage, ob alle Knochenphänomene im Bereiche der oberen Extremität tatsächlich nur Muskelreflexe darstellen, wie P. HOFFMANN annimmt, oder ob nicht auch die Erregung der Knochenreceptoren den Ausgangspunkt des Reflexes bilden kann. Ich verweise auf die Studie von O. FOERSTER und H. ALTENBURGER [1].

Bei der Auslösung der Sehnen- und Knochenphänomene ist auch im Bereiche der oberen Extremität der Reflexerfolg sehr oft nicht nur auf den durch den Reiz gezerrten Muskel beschränkt, sondern er irradiiert auf den Antagonisten und auf mehr oder weniger zahlreiche andere Muskeln. Unseres Erachtens handelt es sich hierbei um eine echte Irradiation der afferenten Erregung innerhalb des Rückenmarkes auf die Kerne der verschiedenen am Reflexerfolg beteiligten Muskeln und nicht, wie P. HOFFMANN glaubt, nur um nebeneinander herlaufende Muskeleigenreflexe, wobei jeder einzelne Muskel nur zucken soll, weil und wenn er selbst durch den Reflexreiz einer Zerrung ausgesetzt ist.

Der Dehnungsreflex im engeren Sinne und der Adaptationsreflex kann in der Norm an fast allen Muskeln der oberen Extremität auf elektromyographischem Wege nachgewiesen werden.

Einige Reflexe an der oberen Extremität nehmen eine Sonderstellung ein. Das ist der MAYER*sche Fingergrundreflex* und das LÉRY*sche Handphänomen.* Kräftige Volarflexion der Grundphalange des Zeigefingers löst eine Oppositionsbewegung des Daumens aus, manchmal besteht der Reflexerfolg in einer Adduction, noch seltener in einer Streckung. Sehr oft ist der Reflex auch vom Mittelfinger und gelegentlich sogar vom 4. und 5. Finger her auszulösen. Dieser Fingergrundreflex ist ein exquisit corticaler Reflex, sein efferenter Schenkel ist die Pyramidenbahn, der Reflex fehlt dementsprechend bei jeder Unterbrechung oder auch nur geringfügigen Schädigung der direkten cortico-spinalen Bahn. Doch greifen auch andere Stationen des Zentralnervensystems in den Reflexvorgang ein, das Stirnhirn, das Pallidum u. a. Bei Ausschaltung der beiden letzteren wird der Reflex entfesselt und nimmt lebhaftere Grade an als in der Norm.

Das LÉRYsche Handphänomen besteht in der Kontraktion der Vorderarmbeuger bei passiver Volarflexion der Hand und der Finger. Es steht in enger Beziehung zu den sog. Stützreaktionen. Der Reflex ist keineswegs konstant.

Schließlich sind noch gewisse Hautreflexe zu erwähnen, die Opposition des Daumens beim Strich über die Palma manus und die Kontraktion des Palmaris brevis beim Strich über den Kleinfingerballen. Auch diese Reflexe sind keineswegs konstant vorhanden.

Bei den *nuclearen* und *radicularen Lähmungen* der Muskeln der oberen Extremität fehlt die reflektorische Erregbarkeit der jeweils betroffenen Muskeln vollkommen. Auch hier gilt dasselbe, was schon für die Muskeln der unteren Extremität ausgeführt wurde, nämlich daß unter Umständen bereits eine geringfügige Kern-Wurzelschädigung genügt, um eine Areflexie zu bewirken; die willkürliche Innervierbarkeit kann vollkommen unversehrt sein, Atrophie und Störungen der elektrischen Erregbarkeit können fehlen oder kaum angedeutet sein, aber die reflektorische Erregbarkeit des Muskels fehlt. Selbst da, wo eine solche geringfügige Kernschädigung mit einer Unterbrechung der supranuclearen Bahnen, die an sich ja eine Reflexsteigerung bewirkt, gepaart ist, kann die erstere genügen, um eine Areflexie zu bewirken.

Wenn eine nucleare Schädigung einer bestimmten Muskelgruppe vorliegt, diese also als Erfolgsorgan für ihren Eigenreflex nicht mehr in Betracht kommt, so kann der Reflexerfolg immer noch auf andere Muskeln, sofern deren efferente

[1] FOERSTER, O. u. H. ALTENBURGER: Z. Neur. **146**, H. 5.

Bahnen intakt sind, irradiieren. Bei nuclearer Schädigung der Vorderarmbeuger erfolgt beim Schlag auf den Radius keine Kontraktion der Beuger des Vorderarmes, wohl aber eine solche des Triceps und der Fingerflexoren, evtl. auch noch anderer Muskeln. Das Ausbleiben der Kontraktion der Beuger einerseits, das stärkere Hervortreten der Teilnahme anderer Muskeln, insonderheit das der Fingerflexoren am Reflexerfolge hat Babinski als *inversion du reflexe du radius* bezeichnet und es für Erkrankungen des 5. und 6. Cervicalsegmentes, in welchen die Kerne der Vorderarmbeuger liegen, herddiagnostisch verwertet. Bei nuclearer Lähmung des Triceps brachii kontrahieren sich beim Schlag auf die Tricepssehne die Beuger des Vorderarms lebhaft, so daß der Vorderarm statt wie in der Norm gestreckt zu werden, gebeugt wird. Dieser paradoxe Tricepsreflex kann das einzige Zeichen der Schädigung des Tricepskernes oder seiner vorderen Wurzeln sein. Ich habe auf Grund desselben wiederholt die Höhendiagnose bei beginnender Kompression des Markes im Bereiche des 7. und 8. Cervicalsegmentes gestellt, die sich bei der Biopsie vollkommen bestätigte.

Bei nuclearer Schädigung der Adductoren des Oberarmes, Pectoralis major, Latissimus, Teres major, reagiert der Deltoideus nicht nur beim Beklopfen des Margo vertebralis oder der Spina scapulae mit einer lebhaften Kontraktion, sondern auch von denjenigen Skeletpunkten aus, bei deren Beklopfen normaliter in erster Linie die Adductoren reagieren. Bei nuclearer Lähmung der Pronatoren kommt es beim Beklopfen der Vorderarmknochen zu einer Supination der Hand statt zur Pronation.

Bei nuclearer Lähmung der Hand- und Fingerflexoren sah ich wiederholt beim Beklopfen des Radius oder der Ulna Hand- und Fingerstreckung eintreten. Von besonderem Interesse ist der Reflexerfolg bei isolierter nuclearer Lähmung der langen Fingerflexoren. In solchen Fällen ruft ein Schlag gegen die Volarseite der Finger oder Beklopfen des Handskeletes oder der Vorderarmknochen eine durch Kontraktion der Interossei und Lumbricales hervorgerufene Beugung der Finger im Grundgelenk und Streckung im Mittel- und Endgelenk hervor, der Daumen wird adduziert, seine Grundphalange gebeugt, seine Endphalange gestreckt. Diese Modifikation des Fingerbeugereflexes ist besonders ausgesprochen, wenn die nucleare Lähmung der langen Fingerflexoren mit einer Unterbrechung der supranuclearen Bahnen gepaart ist (V, 2, 5, 8, 10).

Wir haben bei Besprechung der einzelnen *Transversalsyndrome* bereits darauf hingewiesen, daß bei der *akuten Unterbrechung des Markes* in einer bestimmten Segmentalhöhe gar nicht selten eine *Steigerung der Reflextätigkeit der supraläsionellen Marksegmente* beobachtet wird. Am bemerkenswertesten ist in dieser Beziehung wohl die auffallende reflektorische Erregbarkeit der Außenrotatoren des Armes beim Transversalsyndrom C_6; beim Schlag auf die Spina scapulae oder auf das Acromion, besonders aber bei einem Schlag gegen die Außenseite des rechtwinklig gebeugten Vorderarms kommt es zu einer deutlichen Außenrotation des Oberarms. Diese Reflexsteigerung der Außenroller (C_4, C_5, C_6) beruht auf der Lähmung der Innenrotatoren (C_6, C_7, C_8, Th_1).

Beim Transversalsyndrom C_7 ist die markanteste Reflexanomalie der paradoxe Tricepsreflex, Beugung des Vorderarmes beim Schlag auf die Tricepssehne oder das Olecranon. Außerdem besteht dabei eine Übererregbarkeit des Supinator brevis (C_5, C_6), da die Pronatoren (C_6, C_7, C_8, Th_1) nahezu völlig deefferentiert sind; beim Beklopfen des radialen Teiles des Handrückens, am besten bei Mittelstellung der Hand zwischen Pronation und Supination kommt es zu einer ausgesprochenen Supinationsbewegung der Hand. Ferner zeigt der Extensor carp. rad. longus eine gesteigerte reflektorische Erregbarkeit, es kommt beim Schlag gegen den Handrücken oder auf den distalen Radiusabschnitt zu einer Radialextension der Hand.

Beim Transversalsyndrom C_8 steht wieder das paradoxe Tricepsphänomen im Vordergrund. Das Erhaltensein des 7. Cervicalsegmentes genügt nicht für die Teilnahme des Triceps am Reflexerfolg. Ferner ist charakteristisch die erhöhte Reflexerregbarkeit der Extensores carpi radiales (C_6, C_7) und zum Teil auch des Extensor digitor communis (C_7, C_8), welche nicht nur beim Schlag auf ihre Sehnen, auf den Handrücken oder auf den distalen Radiusabschnitt lebhaft ansprechen, sondern auch beim Schlag gegen die Vola manus und die Volarseite des Vorderarms in Kontraktion versetzt werden. Zum Verständnis sei darauf hingewiesen, daß die Fingerbeuger aus C_8 und Th_1, die Handbeuger aus C_7, C_8 Th_1 innerviert werden, also ganz oder partiell gelähmt sind.

Bei *Unterbrechung* der *afferenten Bahnen* fehlt jegliche Reflexerregbarkeit von den deafferentierten Receptoren aus. Nach der Durchschneidung der dem Arme zugeordneten hinteren Wurzeln C_4—Th_3 sind im gesamten Bereiche der deafferentierten oberen Extremität keine Reflexe mehr auszulösen. Es fehlen die Dehnungsreflexe der Armmuskeln und ihre Sehnen- und Knochenphänomene. Bei der Durchschneidung einzelner Wurzeln und bei Schonung anderer kann man hingegen feststellen, daß unter Umständen selbst solche Muskeln, die ihrerseits total deafferentiert sind, doch noch als Erfolgsorgan eines Reflexes fungieren können. So kann nach der Durchtrennung der Wurzeln C_7, C_8, Th_1, Th_2, durch welche die Fingerflexoren völlig deafferentiert werden, bei einem kräftigen Schlag auf den Radius noch eine Zuckung der Fingerbeuger auftreten, ebenso kann beim Schlag auf das Olecranon oder auf die Volarfläche des Vorderarms eine Kontraktion des Triceps beobachtet werden. Diese Beobachtungen lehren, daß bei den Knochenphänomenen die reflektorische Tätigkeit eines Muskels nicht einfach davon abzuhängen scheint, daß seine eigenen Receptoren erregt werden und die Erregung ins Rückenmark weiterleiten, sondern es kann offenbar ein völlig deafferentierter Muskel auch von nicht deafferentierten Körperteilen her reflektorisch in Kontraktion versetzt werden. Es muß aber hervorgehoben werden, daß diese Beobachtungen, ebenso wie die entsprechenden Beobachtungen bei den Muskeln der unteren Extremität bisher nur bei spastischen Armlähmungen, bei denen die Reflexerregbarkeit beträchtlich gesteigert ist, gemacht worden sind.

Auch bei allen Krankheitsprozessen, welche die Wurzeleintrittszonen des Cervicalmarkes zerstören (Tabes cervicalis, Strangerkrankung bei Perniciosa, traumatische Läsionen des Halsmarkes u. a.) fehlen naturgemäß die Reflexe der oberen Extremität je nach der Ausdehnung und Lokalisation des Prozesses sämtlich oder teilweise. Hervorzuheben ist das häufige und frühzeitige Fehlen des Tricepsreflexes bei Tabes dorsalis, auch dann, wenn der Krankheitsprozeß im wesentlichen das Lumbosacralmark und Thoracalmark betrifft. Der Verlust des Tricepsreflexes kann dem Verlust des Patellar- und Achillesreflexes vorausgehen. Wiederholt sah ich bei beginnender Tabes cervicalis paradoxen Tricepsreflex, offenbar infolge isolierter Degeneration der Reflexkollateralen zum Tricepskern bei Integrität der Kollateralen zu den Kernen der Beuger. Zu erwähnen ist ferner das völlige Fehlen des Dehnungsreflexes der Muskeln der oberen Extremität nicht nur bei fortgeschrittener Tabes cervicalis, sondern manchmal auch schon im Beginn der Erkrankung. Bei fortgeschrittener Tabes cervicalis kommt das Fehlen des Dehnungsreflexes der Fingerflexoren manchmal in einer abnormen Überstreckbarkeit der Finger zum Ausdruck.

Gesteigerte reflektorische Erregbarkeit der Muskeln der oberen Extremität infolge von *pathologischer Irritation* der *hinteren Wurzeln* kommt bei Meningitis, Subarachnoidealhämorrhagien, bei der Arachnitis sero-fibrosa cystica adhaesiva-Pachymeningitis externa, bei Tumoren im Bereiche des Halsmarkes oder un, mittelbar unterhalb desselben, bei traumatischen Läsionen der Halswirbelsäule, bei Spondylitiden, bei Radiculitiden und anderen irritativ wirkenden Krankheitsprozessen vor. Außer der Steigerung der Sehnen und Knochenphänomene besteht in diesen Fällen gar nicht selten auch eine Steigerung des Dehnungsreflexes der Armmuskeln und Hand in Hand mit dieser werden auch reflektorisch bedingte Haltungsanomalien und Kontrakturen beobachtet. Ich sah Pfötchenstellung der Finger, Beugekontraktur der Finger, Beugekontraktur der Hand, besonders Ulnarflexionskontraktur, aber auch Extensionskontraktur, Pronations- oder Supinationskontraktur, Beugekontraktur des Vorderarms, gelegentlich auch Streckkontraktur sowie Kontraktur der Adductoren und Einwärtsrollen des Oberarms. Diese verschiedenen Haltungsanomalien und Kontrakturen beruhen offenbar auf der jeweils verschiedenen Lokalisation des Irritationsprozesses, der bald diese, bald jene hinteren Wurzeln mehr tangiert. Ihr reflektorischer Charakter geht deutlich daraus hervor, daß mit der Beseitigung des irritativen Prozesses die Haltungsanomalien und Kontrakturen schlagartig verschwinden.

Gelegentlich sah ich auch bei pathologischer Irritation der hinteren Cervicalwurzeln eine Steigerung des Palmarstrichreflexes, der Daumen führte dabei eine ausgiebige Opposition aus, die Finger wurden im Grundgelenk gebeugt, im Mittel- und Endgelenk gestreckt, die Hand wurde ulnarflektiert. Ich sah aber auch Extension der Finger und des Daumens beim Palmarstrichreflex auftreten.

Bei der *Schädigung* der *supranuclearen Bahnen* der Muskeln der oberen Extremität ist die reflektorische Erregbarkeit der letzteren erhöht. Außer der Steigerung der Sehnen- und Knochenphänomene sind vor allem die Steigerung des Dehnungsreflexes der Muskeln, die spastischen Kontrakturen, hervorzuheben. Dazu kommt noch eine normaliter nicht ohne weiteres feststellbare exterozeptive Reflexerregbarkeit, welche in der Beugereflexsynergie des Armes zum Ausdruck kommt (vgl. S. 200).

Die Steigerung der Sehnen- und Knochenphänomene äußert sich nicht nur in dem abnorm lebhaften und umfänglichen Reflexausschlage seitens derjenigen Muskelgruppe, innerhalb welcher der Reiz unmittelbar angreift, sondern auch darin, daß zahlreiche Muskeln am Reflexerfolg lebhaft teilnehmen. Jede einzelne Muskelgruppe besitzt eine sehr ausgedehnte reflexogene Zone ihrer reflektorischen Erregbarkeit. Da bereits in der Norm bei der Auslösung eines Sehnen- oder Knochenphänomens gar nicht selten nicht nur der vom Reiz unmittelbar betroffene Muskel, sondern auch dessen Antagonist und auch andere Muskeln reagieren, und in dieser Hinsicht erhebliche individuelle Verschiedenheiten bestehen, ist es nicht immer möglich, aus der Zahl der reagierenden Muskeln, der Lebhaftigkeit ihrer Reaktion und aus der Ausdehnung der reflexogenen Zone der Erregbarkeit einer einzelnen Muskelgruppe sichere Rückschlüsse auf das Vorhandensein einer Schädigung der supranuclearen Bahnen und einer durch diese bedingten pathologischen Reflexsteigerung zu ziehen; immerhin können einzelne Reflexphänomene ohne Bedenken als pathognomonisch angesehen werden. Wenn z. B. die langen Fingerflexoren nicht nur beim Schlag auf das Handskelet oder die Vorderarmknochen, sondern auch vom Oberarm von der Scapula und Clavicula oder gar vom Thorax oder der kontralateralen Extremität her in lebhafte Kontraktion versetzt werden, so ist das als ein sicheres Zeichen der Entfesselung der Reflexerregbarkeit dieser Muskeln infolge der Schädigung ihrer supranuclearen Bahnen zu betrachten. Das gilt auch von dem Rossolimo*schen Fingerphänomen*, das in der Literatur unter verschiedenen Namen als Sterlingsches oder Troemnersches Fingerphänomen läuft. Auf einen kurzen Schlag gegen die Volarseite eines Fingers reagieren sämtliche Finger und der Daumen mit einer Beugebewegung, wie die Zehen beim

Schlag gegen ihre Volarseite. Ein derartiger Reflexausschlag ist normaliter entweder überhaupt nicht vorhanden oder höchstens gerade angedeutet. Dieses Fingerphänomen stellt sogar ein außerordentlich empfindliches Reagens selbst leichter Pyramidenbahnschädigungen dar.

Der Reflexerfolg bei den Sehnen- und Knochenphänomenen besteht bei der Unterbrechung der supranuclearen Leitungsbahnen sehr oft ebenso wie in der Norm nur in einer Einzelentladung des Rückenmarkes. Aber in vielen Fällen reagiert das Rückenmark mit einer Serie von Impulsen, die sich im Aktionsstrombilde bald in einer kontinuierlichen Folge von Aktionsstromschwankungen, bald in deutlich interrupten Stromperioden zu erkennen geben, denen äußerlich der klonische Charakter des Reflexerfolges entspricht. Ich verweise bezüglich aller Einzelheiten, welche die Sehnen- und Knochenphänomene beim Pyramidenbahnsyndrom aufweisen, auf die Studie von FOERSTER-ALTENBURGER[1].

Bekanntlich erfährt bei der Unterbrechung der supranuclearen Bahnen auch der Dehnungsreflex der Armmuskeln eine beträchtliche Steigerung über die Norm. Ich verweise diesbezüglich auf das dem Dehnungsreflex gewidmete Sonderkapitel.

Voraussetzung für die Steigerung der reflektorischen Erregbarkeit einer bestimmten Muskelgruppe ist die Entfesselung ihres motorischen Vorderhornkernes durch die Unterbrechung der gerade diesem Kerne zugeordneten supranuclearen Fasern. In dieser Hinsicht sind die in den Tabellen IV und V mitgeteilten Fälle von dissoziierten spastischen Armlähmungen infolge verschiedenen Höhensitzes der Leitungsunterbrechung innerhalb des Cervicalmarkes oder von circumscripter Läsion des Pyramidenbahnareals innerhalb des Markquerschnittes besonders lehrreich. Nur die Muskeln, deren supranucleare Bahnen ausfallen, weisen die Reflexsteigerung auf, die anderen nicht. Die Fälle IV, 1, 2, 4, 5, 6, 7, 8 zeigen durchweg eine lebhafte Steigerung des Tricepsreflexes von ausgesprochen klonischem Charakter; bei Auslösung des Radiusvorderarmbeugephänomens kam es infolge des Überwiegens des Triceps im Reflexerfolge zur Vorderarm*streckung*. Besonders instruktiv sind die Fälle IV, 21 und IV, 3, V, 8 und V, 9, in welchen infolge besonderen Sitzes der Unterbrechung der supranuclearen Bahnen im Bereiche der Cervicalanschwellung nur die kleinen Handmuskeln eine Steigerung ihrer reflektorischen Erregbarkeit aufweisen. In diesen Fällen bestand spastische Kontraktur der Interossei und Lumbricales, die Finger waren im Grundgelenk gebeugt, im Mittel- und Endgelenk gestreckt (Pfötchenstellung). Bei dem Versuch, die Finger zu strecken, trat lebhafter Klonus der Interossei und Lumbricales und der kurzen Daumenmuskeln, beim Beklopfen des Handskeletes und der Vorderarmknochen lebhafte, zum Teil klonische Kontraktion der genannten Muskeln auf. Die gesteigerte Reflexerregbarkeit des Abductor pollicis brevis trat im Falle IV, 3 und V, 8 besonders beim Palmarstrichreflex zutage, indem der Daumen dabei eine der speziellen Wirkung des Abductor brevis entsprechende Oppositionsbewegung ausführte. Daß bei den spastischen Armlähmungen die Teilnahme einer Muskelgruppe am Reflexerfolge von der Unversehrtheit ihres motorischen Vorderhornkernes abhängt, bedarf keiner besonderen Hervorhebung. Wenn die Unterbrechung der supranuclearen Bahnen mit bestimmten nuclearen Lähmungen kombiniert ist, so erfährt naturgemäß der Reflexerfolg eine erhebliche Wandlung. Ich verweise in dieser Hinsicht auf die in der Tabelle V zusammengestellten Fälle von kombinierten supranuclearen und nuclearen Lähmungen der oberen Extremität, besonders auf den Fall V, 3; es bestand hochgradigste spastische Kontraktur des Triceps

[1] FOERSTER-ALTENBURGER: Z. Neur. **147**, H. 5.

infolge der Kernlähmung der Vorderarmbeuger, beim Schlag auf den Radius erfolgte Vorderarmstreckung und die Fingerreflexoren zuckten lebhaftestens (Inversion du reflexe du radius de BABINSKI). Besonders aber verweise ich auf die Fälle V, 2, V, 5 und V, 10, in welchen eine isolierte nucleare Lähmung der langen Fingerflexoren bestand. In diesen Fällen beherrschten die spastisch gelähmten kleinen Handmuskeln vollkommen das Bild, es bestand Kontraktur der Finger und des Daumens in Pfötchenstellung, wie sie weiter oben beschrieben wurden ist und bei jedem Reflexreiz, der sonst bei der spastischen Armlähmung die Fingerbeuger auf den Plan ruft, reagierten statt dessen die kleinen Handmuskeln in der ihrer Wirkung entsprechenden Weise. Im Falle V, 8 reagierte ebenso, wie es für den Fall IV, 3 bereits beschrieben worden ist, der Abductor pollicis brevis beim Palmarstrichreflex.

Die exterozeptiven Reflexsynergien der oberen Extremität bei Unterbrechung der supranuclearen Bahnen werden in einem besonderen Kapitel behandelt werden (Kap. III, S. 200).

Die Wiederentfesselung des Greifreflexes wird hier nicht erörtert, weil sie bei Unterbrechung der supranuclearen Bahnen im Bereiche des Rückenmarkes nicht auftritt.

Nach der Totaltrennung des Markes fehlen wie alle anderen durch die infraläsionellen Marksegmente vermittelten Reflexe auch die Reflexe der oberen Extremität, soweit sie in den Bereich der infraläsionellen Segmente fallen, bei der Totaltrennung des Markes im Bereiche von C_5 besteht an der oberen Extremität totale Areflexie.

Die Wiederkehr der reflektorischen Erregbarkeit der Muskeln der *oberen Extremität* nach der Marktrennung ist naturgemäß viel seltener feststellbar als die der Bein- und Rumpfmuskeln, weil in der Mehrzahl der Fälle von Marktrennung im Bereiche des Cervicalmarkes sehr bald der Tod eintritt. Immerhin konnte ich in einigen Fällen von Quertrennung des Markes im Bereiche des 5. und 6. Cervicalsegmentes bereits während der kurzen Zeit, die die Kranken am Leben blieben, beim Beklopfen des Radius eine deutliche Kontraktion der Fingerflexoren auslösen, während die Kontraktion der Vorderarmbeuger dabei ganz fehlte. Es bestand also das von BABINSKI als „*inversion du réflexe du radius*“ beschriebene Verhalten.

In mehreren Fällen von Totaltrennung im Bereiche des 7. Cervicalsegmentes, welche das Trauma längere Zeit überlebten, kam es sogar zu einer lebhaften Steigerung des Fingerbeugereflexes. In einem Falle von Totaltrennung des Markes im Bereiche des 8. Halssegmentes, der 4 Monate lang am Leben blieb, blieben die langen Fingerflexoren infolge der Zerstörung ihrer Kernsäule dauernd total gelähmt und reflektorisch unerregbar; aber die kleinen Handmuskeln erlangten eine lebhafte Steigerung ihrer reflektorischen Erregbarkeit; beim Beklopfen des Radius oder der Ulna oder des Handskeletes, besonders aber bei einem kurzen gegen die Volarseite der Finger geführten Schlage zuckten die Interossei und Lumbricales sowie der Adductor pollicis lebhaft und die Finger führten eine ausgiebige Beugung im Grundgelenk und Streckung im Mittel- und Endgelenke aus.

17. Die Muskeln des oberen Cervicalgebietes.

Aus den oberen Cervicalsegmenten beziehen folgende Muskeln ihre Innervation: Trapezius, Sternocleidomastoideus, Rectus capitis anterior, Rectus capitis lateralis, Rectus capitis post major et minor, Obliquus capitis sup. et inf., Splenius capitis, Semispinalis, Longissimus ileocostalis spinalis, Interspinales, Rotatores, Multifidi, Geniohyoideus, Sternohyoideus, Sternothyreoideus, Omohyoideus, Platysma, Longus capitis und Diaphragma.

Bei den Transversalsyndromen C_4, C_5 und C_6 ist manchmal eine abnorme Steigerung der reflektorischen Erregbarkeit des Trapezius und Sternocleidomastoideus festzustellen. Beim Beklopfen des Occiput, des Proc. mastoideus, der Vertebra prominens, gelegentlich auch der Clavicula oder der Stirn kommt es zu einer reflektorischen Zuckung der genannten Muskeln. DUPOUY hat von einem Signe des sternos gesprochen. Ich sah es auch in 2 Fällen von extramedullärem Tumor im Bereiche des 4. Cervicalsegmentes. Gelegentlich kommt es dabei auch zu einer reflektorischen Kontraktion der Nackenmuskulatur. Es handelt sich in diesen Fällen um einen Spezialfall der gesteigerten supraläsionellen Reflexübererregbarkeit bei Unterbrechung der Markleitung. Dahin gehört auch die gelegentlich beim Transversalsyndrom C_5 und C_6 zu beobachtende reflektorische Übererregbarkeit des Diaphragmas; beim Beklopfen des Akromions oder der Clavicula kommt es zu einem deutlichen Singultus.

Erhöhung der Reflextätigkeit der oberen Halssegmente infolge von pathologischer Irritation der afferenten Bahnen ist ein häufiges Vorkommnis. Dahin gehört die Nackensteifigkeit bei der Meningitis und der Subarachnoidealhämorrhagie, bei der Atlantooccipitaltuberkulose und den verschiedenen Spondylitiden der Halswirbelsäule. Dahin gehört die reflektorisch unterhaltene Kontraktur des Trapezius, welche ich bei Arachnitis serofibrosa cystica adhaesiva im Bereich des oberen Halsmarkes und bei extramedullären Tumoren im Bereiche des mittleren Halsmarkes beobachtet habe. Bei ersterer ist sie auch von CASSIRER signiert worden.

Bei Unterbrechung der supranuclearen Bahnen ist besonders die gesteigerte exterozeptive reflektorische Erregbarkeit der Flexoren des Kopfes besonders bei den kongenitalen und infantilen spastischen Tetraplegien hervorzuheben; es kommt in diesen Fällen im Rahmen der komplexen Beugereflexsynergie der Extremitäten und des Rumpfes gar nicht selten auch zu einer Mitbeteiligung des Kopfes in Gestalt einer Flexion, bei der komplexen Streckreflexsynergie umgekehrt zu einer Streckbewegung des Kopfes. Ferner sind die gelegentlich vorkommenden spastischen Kontrakturen im Bereiche der Halsmuskulatur bei den Tetraplegien und Hemiplegien zu erwähnen, besonders der Torticollis spasticus fixatus.

III. Die Reflexsynergien.

Der aus der Unterbrechung der supranuclearen Bahnen resultierende Ausfall der normaliter von den supraspinalen Zentren und vom Cortex cerebri auf die spinalen Vorderhornzellen ausgeübten Inhibition und die dadurch verursachte Entfesselung der spinalen Reflextätigkeit gibt sich, wie schon mehrfach erwähnt wurde, nicht nur in einer Steigerung der normaliter vorhandenen Reflexe, der Sehnen- und Knochenphänomene und des Dehnungsreflexes im engeren Sinne zu erkennen, sondern auch in dem Auftreten ganz bestimmter Reflexsynergien, welche als solche in der Norm entweder überhaupt nicht ausgelöst werden können oder jedenfalls nicht die gleiche Struktur besitzen.

Diese durch Entfesselung der spinalen Reflexmechanismen bedingten Reflexsynergien sollen in diesem Abschnitt besprochen werden.

Beugereflexsynergie des Beines.

Die *Beugereflexsynergie* (Abb. 111 u. 112) besteht aus einer reflektorisch verursachten simultanen Kontraktion der Beugergruppe, der Flexoren des Oberschenkels, der Flexoren des Unterschenkels, der Dorsalflexoren des Fußes und der Dorsalflexoren der Zehen insonderheit der Großzehe. Die Dorsalflexion der letzteren führt den Namen: BABINSKI*sches Großzehenphänomen.* BABINSKI selbst hat allerdings sein Phänomène du gros orteil ausdrücklich von der Beugereflexsynergie abgetrennt und sieht es nicht als eine Komponente der Beugereflexsynergie an. Doch sind die Argumente, welche er für die Sonderstellung seines

Großzehenphänomens ins Feld führt, nicht stichhaltig. Zu den Synergisten der Beugereflexsynergie gehören auch die Abductoren und Außenrotatoren der Hüfte (vgl. S. 165/168). Die im Rahmen der Beugesynergie erfolgende Dorsalflexion des Fußes ist sehr oft mit einer Supination desselben gepaart, welche auf das Überwiegen des Tibialis anticus zurückzuführen ist. Auch der Tibialis posticus nimmt an der Beugereflexsynergie teil. Bedingung für die Teilnahme

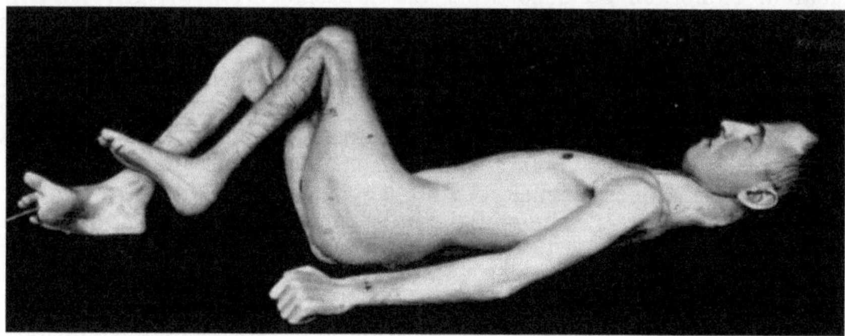

Abb. 111. Beugereflexsynergie des rechten Beines, begleitet von der homologen Synergie des kontralateralen linken Beines bei spastischer Paraplegie der Beine.

einer einzelnen Muskelgruppe an der Beugereflexsynergie ist die Integrität ihrer spinomuskulären Verbindung. Ist eine der an der Synergie beteiligten Muskelgruppen oder ein einzelner Muskel nuclear, radikulär oder peripher gelähmt, so bleibt die Mitwirkung derselben am Reflexerfolg aus. Auf die dadurch

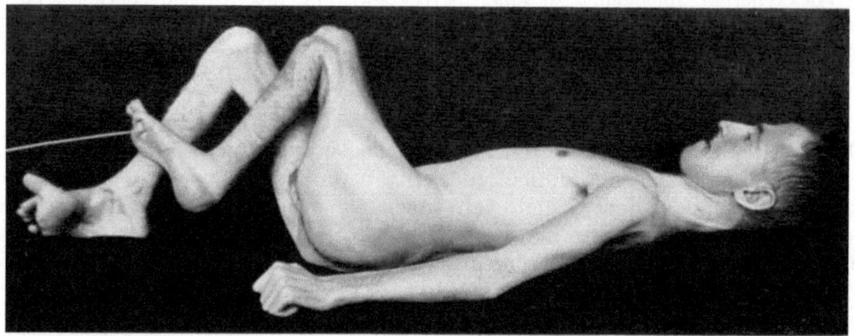

Abb. 112. Beugereflexsynergie des linken Beines, begleitet von der homologen Synergie des rechten Beines.

bedingten Modifikationen des äußeren Gepräges der Synergie ist in vorangehendem Abschnitt bei Besprechung der reflektorischen Erregbarkeit der einzelnen Muskelgruppen jeweils hingewiesen worden.

Gar nicht selten beschränkt sich bei der Auslösung des Beugereflexes der Reflexerfolg nicht nur auf das vom Reiz getroffene Bein selbst, sondern er greift auch auf das *kontralaterale Bein* über (Abb. 111 u. 112). An diesem präsentiert er sich entweder gleichfalls in Form der Beugereflexsynergie oder in Gestalt des gekreuzten Streckreflexes. Der letztere wird später gesondert behandelt werden.

Der *gekreuzte gleichsinnige Beugereflex*, richtiger gesagt die bilaterale Beugereflexsynergie ist bei den spinalen Querschnittsläsionen ein häufiges Vorkommnis. Allerdings treten nicht immer alle Komponenten der Beugesynergie am gekreuzten Bein in voller Ausprägung zutage, nicht selten beschränkt sich der

Reflexerfolg an diesen letzteren auf eine Dorsalflexion der Großzehe (gekreuzter Babinski). Das Ausmaß des Reflexerfolges am gekreuzten Bein hängt weitgehend von der Stärke des Reflexreizes ab.

Gar nicht selten irradiiert der Reflexerfolg bei Auslösung des Beugereflexes auch auf den Rumpf. Besonders die *Bauchmuskeln* nehmen oft an der Beugereflexsynergie teil, entweder nur auf der dem Reiz entsprechenden Seite, oder auf dieser in stärkerem Grade als auf der kontralateralen Seite oder schließlich in streng bilateral symmetrischer Verteilung. Die Kontraktion der Bauchmuskeln kann im Rahmen der Beugereflexsynergie, richtiger gesagt im Rahmen des durch den Reiz ausgelösten *Massenreflexes* so energisch ausfallen, daß der Rumpf förmlich von der Unterlage emporschnellt oder daß der Kranke bei vorwiegend einseitiger Kontraktion der Bauchmuskeln nach der entsprechenden Seite zu geschleudert wird. Eine Beteiligung der gesamten Bauchmuskulatur an dem Massenreflex erfolgt naturgemäß nur bei Quertrennungen oberhalb des spinalen Kerngebietes der Bauchmuskulatur (Th_5—L_1). Bei Querläsionen innerhalb dieses Gebietes beteiligt sich nur der von den infraläsionellen Marksegmenten innervierte Anteil der Bauchmuskeln und auch dieser natürlich nur insoweit als die ihm zugeordneten Vorderhornkernsäulen nicht ihrerseits durch die Läsion in Mitleidenschaft gezogen sind.

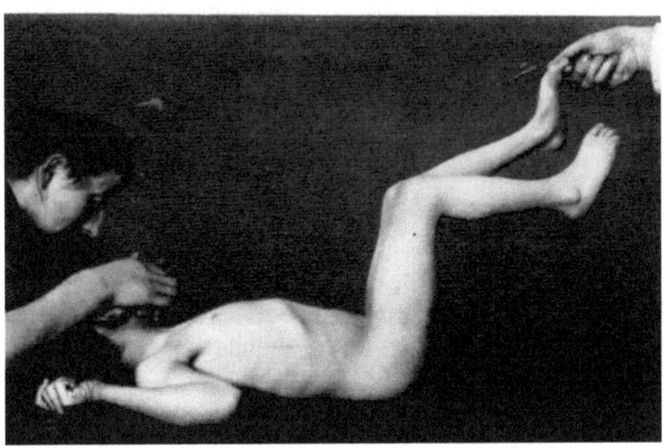

Abb. 113. Massenbeugereflex aller 4 Extremitäten, ausgelöst durch MARIE-FOIXschen Griff bei cerebraler Tetraplegie.

Außer der Bauchmuskulatur können sich auch die *Cremasteren* an dem Reflexerfolge beteiligen. Als Seltenheit sei erwähnt, daß bei Querläsion des Markes im Bereiche des obersten Halsmarkes von den Rumpfmuskeln gelegentlich auch das *Diaphragma* in Form einer die Beugereflexsynergie begleitenden tiefen singultusartigen Inspiration partizipiert.

Eine Beteiligung der *oberen Extremitäten* an dem bei der Auslösung des Beugereflexes des Beines auftretenden Massenreflex kommt naturgemäß nur bei Markunterbrechungen oberhalb der Cervicalanschwellung in Betracht. Bei diesen habe ich sie aber wiederholt festgestellt, so in Fällen von Kompression des obersten Halsmarkes durch Tumoren, bei Atlantooccipitaltuberkulose, bei Luxationsfraktur des Atlas oder bei traumatischen Läsionen, des obersten Halsmarkes durch Prellschuß, besonders aber in Fällen von multipler Sklerose mit spastischer Tetraplegie. In allen diesen Fällen erfolgte, wenn der Beugereflex eines Beines ausgelöst wurde nicht nur eine simultane Beugung des kontralateralen Beines und eine Kontraktion der Bauchmuskeln, sondern auch eine Beugung der Arme. Diese Beugesynergie der Arme wird später gesondert werden.

Sehr viel ausgesprochener als bei den spinalen Querschnittsläsionen ist die Teilnahme der oberen Extremität an der Beugereflexsynergie der Beine (Abb. 113) bei den spastischen Tetraplegien cerebralen Ursprungs, besonders bei den angeborenen oder in früher Kindheit entstandenen bilateralen spastischen Lähmungen, welche die gesamte Körpermuskulatur umfassen, aber auch bei den im späteren Lebensalter entstandenen bilateralen Pyramidenbahnunterbrechungen, die wir besonders nach schweren, beide Hirnhemisphären durchsetzenden Schußverletzungen beobachtet haben. Auch bei cerebralen Hemiplegien läßt sich bei der Auslösung der Beugereflexes des Beines bisweilen die Teilnahme des gelähmten Armes an dem halbseitigen Massenreflex in Form der brachialen Beugesynergie nachweisen.

Bei den spastischen Tetraplegien cerebralen Ursprungs kann es auch zu einer Ausbreitung des Reflexerfolges auf die Muskeln des Kopfgebietes kommen. Der Kopf wird in der Regel ebenso wie der Rumpf flektiert, der Kiefer wird geöffnet, die Zunge vorgestreckt, das Gesicht verzerrt, ja ich habe in derartigen Fällen auch Leck- und Schluckbewegungen und Stimmbandkrampf oder Stimmgebung beobachtet. In diesen Fällen irradiiert also bei einem an der Fußsohle angreifenden Reiz der Reflexerfolg tatsächlich auf alle Körperabschnitte, beide Beine werden gebeugt, der Rumpf krümmt sich zusammen, es erfolgt eine singultusartige Inspiration, beide Arme fahren unter Flexion in die Luft, der Kopf wird von der Unterlage emporgehoben, Kiefer, Zunge, Gesicht, Pharynx und Larynx beteiligen sich in der erwähnten Weise an diesem den gesamten Körper umfassenden Massenreflex.

Der Vollständigkeit halber muß an dieser Stelle erwähnt werden, daß bei den Quertrennungen des Markes bei der Auslösung des Beugereflexes der Beine der Reflexerfolg nicht nur die von den infraläsionellen Marksegmenten abhängige quergestreifte Muskulatur umfaßt, sondern, daß er auch sehr leicht in die vegetative Sphäre, auf die Blase, den Mastdarm die Pilomotoren, die Schweißdrüsen u. a. übergreift. Von diesen Reflexen in der vegetativen Körpersphäre wird später im Zusammenhang die Rede sein.

Bekanntlich hat Sherrington in seinen klassischen Untersuchungen über die Reflextätigkeit des „spinal animal“ gezeigt, daß bei der Auslösung des Beugereflexes nicht nur eine reflektorische Kontraktion der Agonisten der Beugereflexsynergie, sondern gleichzeitig auch eine Inhibition der motorischen Vorderhornkerne der antagonistischen Streckergruppe erfolgt. Dasselbe läßt sich auch beim Menschen nachweisen. Bei der Unterbrechung der supranuclearen Bahnen werden bei der Auslösung des Beugereflexes nicht nur die Beugesynergisten reflektorisch in Kontraktion versetzt, sondern gleichzeitig werden die motorischen Kerne der antagonistischen Streckergruppe inhibiert. Während ein Beugereflex im Gange ist und unterhalten wird, kann der Patellarreflex oder der Achillesreflex gar nicht oder nur schwer ausgelöst werden. Ein vorhandener Fuß- oder Patellarklonus kann gar nicht selten prompt dadurch zum Schweigen gebracht werden, daß man den Beugereflex auslöst. Bei den mit ausgesprochener Streckkontraktur der Beine einhergehenden spastischen Paraplegien, in denen der Dehnungsreflex des Kniestreckers so stark ist, daß es unmöglich ist, das Bein passiv zu beugen, schmilzt der eisenfeste Dehnungswiderstand des Quadriceps zu Wachs zusammen, sobald der Beugereflex des Beines provoziert wird. Bei geeigneter Reizabstufung kann man sogar feststellen, daß unter Umständen die Inhibition der Streckerkerne erfolgt, *ehe* die Beugesynergisten selbst in Aktion treten. Der Reflexerfolg kann ausschließlich in einer Hemmung der Streckerkerne bestehen; ein vorhandener Fußklonus oder Patellarklonus kann sistiert werden, ohne daß überhaupt eine Beugebewegung des Beines einsetzt.

Allerdings ist in vielen Fällen von spastischer Beinlähmung, welche mit sehr ausgesprochener Streckkontraktur einhergehen, die Hemmung der Streckerkerne bei der Auslösung des Beugereflexes keine vollkommene. Die Überwindung des Dehnungsreflexes der Streckmuskeln stößt oft auf große Schwierigkeiten. Die üblichen Reize wie ein Stich in die Fußsohle oder ein energischer Strich über dieselbe reichen sehr oft nicht aus, um die gesamte Beugesynergie in Gang zu bringen; der Reflexerfolg beschränkt sich auf eine Dorsalflexion der Zehen, besonders der Großzehe, die Dorsalflexoren des Fußes spannen sich zwar auch kräftig an, vermögen aber den Widerstand der Plantarflexoren nicht zu überwinden, die Fußbewegung beschränkt sich auf eine Supination.

Desgleichen werden die Kniebeuger und Hüftbeuger zwar auch kräftig innerviert und sie spannen sich energisch an, aber sie setzen sich nicht gegen den starren Widerstand der Strecker des Knies und der Hüfte durch; der Dehnungsreflex der Strecker wird durch den Beugereflex nicht oder nicht genügend ausgeschaltet. Es kommt dabei gelegentlich vor, daß die Hüftstrecker etwas, die Kniestrecker aber gar nicht nachgeben, so daß das im Knie in Streckstellung verharrende Bein von der Unterlage erhoben wird. Man hat diese Spielart des Beugereflexes *Proximatorenphänomen* genannt. Sobald man aber in derartigen Fällen einen besonders starken Reiz, z. B. den MARIE-FOIXschen Kunstgriff, anwendet, werden in der Regel die Streckerkerne so stark gehemmt, daß der Dehnungsreflex der Knie- und Hüftstrecker und der Plantarflexoren des Fußes mehr oder weniger vollkommen ausgeschaltet wird und eine ausgiebige Beugung des Beines in allen Gelenken erfolgt.

BABINSKI und andere haben den Standpunkt vertreten, daß in Fällen von spastischer Beinlähmung mit Streckkontraktur der Beugereflex überhaupt nicht auslösbar wäre, während die Fälle mit Beugekontraktur der Beine mit lebhafter Erhöhung des Beugereflexes gepaart seien. Dieser Auffassung kann nicht beigetreten werden. Der Beugereflex ist in jedem Falle von Pyramidenbahnerkrankung vorhanden — abgesehen von der Initialphase nach der akuten Unterbrechung — aber die Reflexexkursion wird naturgemäß durch eine starke spastische Kontraktur der Strecker erheblich eingeengt und behindert. Sobald man den Dehnungsreflex der Strecker ausschaltet, sei es durch partielle Resektion der hinteren Lumbosacralwurzeln, sei es durch partielle Deefferentierung der Strecker, z. B. die partielle Resektion des N. cruralis oder der Äste des N. tibialis für die Wadenmuskeln, sei es durch plastische Verlängerung der Streckersehnen z. B. der Achillessehne, läßt sich der Beugereflex sofort in voller Exkursionsbreite und in allen Komponenten auslösen.

In vielen Fällen von spastischer Lähmung mit Streckkontraktur kann man feststellen, daß unter dem Einfluß des Reflexreizes der Dehnungsreflex der Strecker zwar soweit gedämpft wird, daß eine Beugeexkursion in allen Gelenken zustande kommt, daß er aber andererseits doch noch so stark in Tätigkeit tritt, daß die Beugeexkursion durch klonische Gegenschläge unterbrochen wird; das gilt ganz besonders für den Fuß. ALTENBURGER und ich haben das Verhalten der Strecker während des Ablaufes des Beugereflexes eingehend elektromyographisch untersucht und festgestellt, daß dabei tatsächlich alle denkbar möglichen Variationen vorkommen, die vollkommene Ausschaltung der Streckerkerne und damit die völlige Untätigkeit der Strecker während des Ablaufes des Beugereflexes, die partielle Sperrung der Streckerkerne, bei welcher sich der Dehnungsreflex der Strecker während des Ablaufes des Beugereflexes in Form des Patellar- und Fußklonus einschiebt, und das fast völlige Fehlen der Inhibition der Streckerkerne, so daß schon durch den ersten Beginn der Beugeexkursion des Beines ein lebhafter Dehnungsreflex von tetanischem Charakter in den Streckern ausgelöst wird und daß daran der weitere Ablauf der Beugebewegung vollkommen scheitert.

Nach SHERRINGTON ist der Beugereflex des „spinal animal" ein exquisit *phatischer* Reflex. RIDDCH hat betont, daß dasselbe für den spinal man gelte und manche Autoren, z. B. BABINSKI, haben behauptet, daß das für den Beugereflex ganz allgemein gelte. Zunächst muß hervorgehoben werden, daß jedem Beugereflex eine *tetanische* Kontraktion der kooperierenden Muskeln zugrunde liegt. Das geht, abgesehen von allen anderen Beweisen die dafür ins Feld geführt werden können, vor allem aus dem Aktionsstrombild der Beugemuskeln während des Beugereflexes (Abb. 95, S. 142) hervor. Bei der Totaltrennung des menschlichen Rückenmarkes sehen wir besonders in der ersten Zeit, wenn die Beugergruppe ihre reflektorische Tätigkeit gerade wieder erlangt hat, daß auf einen Stich in die Fußsohle ein Beugeausschlag des Beines erfolgt und unmittelbar darauf die Beugemuskeln wieder vollkommen erschlaffen. Aber bei hochentwickelter Reflextätigkeit der infraläsionellen Marksegmente ändert sich das Bild. Dann hält nicht nur bei Reizen von längerer Dauer, z. B. bei Anwendung des Marie-Foixschen Kunstgriffes oder bei Applikation des faradischen Stromes an der Fußsohle, die tetanische Kontraktion der Beuger solange an als der Reiz dauert, sondern es kommt gar nicht selten zu einer den Reiz beträchtlich überdauernden Kontraktion der Beuger; an den *kinetischen Reflexerfolg* schließt sich ein *postkinetischer statischer Fixationsreflex* der Beuger von mehr oder weniger langer Dauer an. Bei den spastischen Beinlähmungen, denen keine Totaltrennung des Markes zugrunde liegt, ist dies Verhalten noch viel ausgesprochener. Hier stellt es geradezu die Regel dar, sofern die spinale Reflextätigkeit der Beuger hoch entwickelt ist.

Gar nicht selten kommt es vor, daß auf einen kurz dauernden Einzelreiz nicht nur eine einmalige Beugereflexbewegung folgt, sondern daß mehrere einander folgende Reflexausschläge auftreten. Das spinale Vorderhorngrau reagiert auf einen Einzelreiz von kurzer Dauer mit mehreren interrupten Entladungen. Dieses von Sherrington als „*after discharge*“ bezeichnete Phänomen ist sowohl beim „spinal man“ wie bei den auf unvollständiger Markquertrennung beruhenden spastischen Beinlähmungen, eine sehr häufig vorkommende Form der Reaktion.

Wir haben die Beugereflexsynergie bisher lediglich mit Bezug auf den *Reflexerfolg* betrachtet und wenden uns nunmehr dem den Reflex auslösenden *Reize* zu. Der reflexauslösende Reiz ist nach zweifacher Richtung zu betrachten, erstens nach seiner *Qualität* und *Intensität*, und zweitens nach dem *Orte* seines Angriffspunktes.

Sherrington hat gezeigt, daß der Beugereflex durch „noxious stimuli“ durch solche Reize, welche ihrer Natur nach einen Schaden für den Organismus bedeuten oder ankündigen, ausgelöst wird. Der Beugereflex besitzt einen „protective character“. In der klinischen Neurologie läuft der Beugereflex des Beines seit altersher unter dem Namen „Abwehrbeugereflex“, „mouvements de défeuse“. Solange in Fällen von akuter totaler Marktrennung die reflektorische Leistungsfähigkeit der infraläsionellen Marksegmente noch stark daniederliegt, bedarf es in der Tat sehr starker Reize, um einen Beugereflex auszulösen. Gar nicht selten sind dazu nicht nur sehr intensive, sondern auch lang anhaltende Reize erforderlich, wie sie besonders der an der Fußsohle applizierte faradische Strom liefert. Als besonders wirksam hat sich, wie bei allen auf Unterbrechung der supranuclearen Bahnen beruhenden Paraplegien auch bei der Totaltrennung des Markes der bekannte Marie-Foixsche Handgriff, die energische und nachhaltige passive Plantarflexion der Zehen oder die kräftige Querkompression des Metatarsus erwiesen. Aber in der Regel läßt sich auch durch einen kräftigen Stich in die Fußsohle oder einen kräftigen Strich über dieselbe der Beugereflex prompt ohne weiteres provozieren. Mit dem Anwachsen der Reflextätigkeit der infraläsionellen Marksegmente sinkt aber die Reizschwelle des spinalen Graus für afferente Erregungen immer mehr; es bedarf dann nur ganz geringfügiger leiser Reize. Ein leichtes Berühren der Fußsohle, ein leises Streichen der Haare des Beines, Anhauchen der Oberfläche desselben, das Abheben der Bettdecke und der damit verbundene thermische Reiz genügen unter Umständen schon, um den Beugereflex zu entfesseln.

Sehr deutlich macht sich bei der Totaltrennung des Markes bei der Auslösung des Beugereflexes die Ermüdbarkeit der Receptoren bemerkbar, auf welche

Sherrington ausführlich hingewiesen hat. Es gehört geradezu zur Regel, daß bei rasch wiederholter Reizung eines und desselben Hautpunktes mit einem Nadelstich der Beugereflex das erstemal prompt anspricht, beim zweiten, gleichlokalisierten und gleichstarken Reiz schon schwächer ausfällt, und beim dritten Reize derselben Örtlichkeit und der gleichen Intensität ganz ausbleibt. Sobald man aber einen anderen Receptor mit den Reizen belegt, erscheint der Reflex sofort wieder in voller Stärke auf dem Plan. Das beweist, daß die Ermüdung nicht die graue Rückenmarkssubstanz, sondern nur die Receptoren betrifft. Gar nicht selten wird aber auch das umgekehrte Verhalten beobachtet, der erste Reiz bleibt unwirksam, der zweite löst eine geringe Reaktion aus, der dritte die Reflexsynergie in voller Stärke. Die Reizsummation spielt beim Zustandekommen des Beugereflexes eine wesentliche Rolle Von der Stärke und Dauer des Reizes hängt die Extensität des Erfolges weitgehend ab. Bei einem schwachen Reiz beschränkt sich der Reflexerfolg auf das vom Reiz getroffene Bein, bei länger anhaltender Reizung und anwachsender Reizintensität breitet er sich auf das kontralaterale Bein, auf die Cremasteren und die Bauchmuskulatur und gegebenenfalls auch auf die oberen Extremitäten aus.

Von besonderer Bedeutung ist der Angriffsort des Reizes. Ihr Optimum hat die reflexogene Zone des Beugereflexes zweifellos an der *Planta pedis.* Bei der Totaltrennung des Markes kann der Reflex anfangs nur von der Fußsohle aus und auch in der Folge von hier aus am leichtesten und vollkommensten ausgelöst werden. Aber in den meisten Fällen von Unterbrechung der supranuclearen Bahnen weist die reflexogene Zone eine beträchtliche Extensität auf. Bald nach der Entdeckung des Babinskischen Großzehenphänomens sind bekanntlich von zahlreichen Autoren Reflexphänomene beschrieben worden, die alle das gemein haben, daß die Dorsalflexion der Großzehe auch von extraplantaren Stellen her ausgelöst werden kann, so z. B. durch kräftiges Streichen des äußeren Fußrandes, besonders unterhalb des Malleolus externus, durch energisches Streichen der inneren Tibiakante, durch Kneifen und Streichen über die Wadenmuskulatur und die Achillessehne. Diese Reflexe werden in der Literatur als besondere Reflexe, als Chaddokscher, Oppenheimscher, Gordon-Scharferscher Reflex geführt. Ähnliche, den Namen ihres Entdeckers führende, „besondere“ Reflexe gibt es ein Dutzend und mehr. Mit der besonderen Registrierung und Benennung aller dieser Reflexe hat man sich aber zweifellos von der Grundlinie entfernt. Alle diese Phänomene stellen ihrem Wesen nach nichts anderes als die von extraplantaren Receptoren her ausgelöste Beugereflexsynergie des Beines dar. Im Prinzip kann der Beugereflex des Beines bei hochentwickelter Reflextätigkeit der infraläsionellen Marksegmente von jedem Receptor aus, welcher mit den im Lumbosacralmark gelegenen motorischen Kernen der Beugemuskeln in ungestörter Verbindung steht, ausgelöst werden. Die reflexogene Zone umfaßt bei den Quertrennungen unmittelbar oberhalb des Lumbosacralmarkes beide Beine und die Regio anogenitalis, bei den Querläsionen im Bereiche des Thorakalmarkes außerdem auch noch die infraläsionellen Rumpfdermatome, deren um so mehr, je höher die Läsion gelegen ist. Wenn man bei einer Leitungsunterbrechung im Bereiche des mittleren oder oberen Brustmarkes zur Bekämpfung der gesteigerten Reflextätigkeit der Beine die hinteren Lumbosacralwurzeln durchschneidet, so kann der Beugereflex des Beines von dem letzteren selbst nicht mehr ausgelöst werden, wohl aber noch vom Bauch bzw. vom Thorax aus. Durchtrennt man sämtliche hintere Lumbosacralwurzeln mit Ausnahme einer einzigen derselben, so kann der Beugereflex noch von dem dieser letzteren entsprechenden Dermatom aus erzielt werden, aber von keinem anderen Bezirke der unteren Extremität. Diese Methode hat bekanntlich Sherrington zur Abgrenzung der einzelnen

Dermatome benützt. Wir werden darauf bei Besprechung der Methoden der Dermatombestimmung beim Menschen zurückkommen.

Bei den ganz hochsitzenden Leitungsunterbrechungen im Bereiche des oberen Cervicalmarkes kann der Beugereflex des Beines nicht nur vom Beine und vom Rumpf, sondern auch vom Arm her ausgelöst werden.

Ergänzend sei hinzugefügt, daß bei den bilateralen Pyramidenbahnerkrankungen cerebralen Ursprungs auch vom Kopf aus Beugereflexe des Beines ausgelöst werden können. Zu den Beugereflexen, welche vom Hals aus ausgelöst werden können, gehören auch die von MAGNUS zuerst entdeckten und eingehend analysierten tonischen *Halsreflexe* auf die Extremitäten. Bei Drehung des Kopfes nach einer Seite kommt es zu einer Beugung des Hinterhauptbeines und Armes, zu einer Streckung des Kieferarmes und Beines. Die Receptoren dieses Reflexes liegen in der Hals- und Nackenmuskulatur und den oberen Halswirbelgelenken, die afferenten Erregungen treten durch die oberen Cervicalwurzeln ins Rückenmark ein. Diese tonischen Halsreflexe sind beim Menschen bisher nur bei cerebralen Erkrankungen nachgewiesen worden. Nach der Ansicht einiger Autoren wird der Reflex durch den Ausfall der Pyramidenbahn nach der Ansicht anderer durch den Ausfall extrapyramidaler, besonders der fronto- und temporo-pontineren Bahnen entfesselt. Der Halsreflex auf das Bein fehlt in allen Fällen von totaler Marktrennung oberhalb der Lumbosacralanschwellung naturgemäß vollkommen. Zu den vom Halse aus ausgelösten Beugereflexen des Beines gehört auch der bekannte BRUDZINSKIsche Reflex, der bei spastischen Paraplegien und Tetraplegien cerebralen Ursprungs beobachtet wird: passive Flexion des Kopfes führt zu einer Beugung beider Arme und Beine. Auch dieser Reflex fehlt naturgemäß bei jeder supralumbalen Markquertrennung vollkommen.

Es ist das Verdienst BABINSKIS, die Ausdehnung der reflexogenen Zone des Beugereflexes für die Höhendiagnose medulärer Querschnittserkrankungen verwertet zu haben. Die obere Grenze der reflexogenen Zone zeigt die untere Grenze der medullären Läsion an. Die obere Grenze der letzteren kommt in der oberen Grenze der Anästhesie zum Ausdruck.

Ganz verfehlt aber erscheint mir der Versuch BABINSKIS, die größere oder geringere Ausbreitung der reflexogenen Zone des Beugereflexes für die Differentialdiagnose intramedullärer, extramedullärer und extraduraler Prozesse heranzuziehen und zu verwerten. Nicht die Natur des Krankheitsprozesses, nicht die Frage ob derselbe innerhalb des Markes, außerhalb desselben oder außerhalb der Dura gelegen ist, ist maßgebend für die Extensität der reflexogenen Zone des Beugereflexes, sondern einzig und allein die Frage, welche infraläsionellen Marksegmente unbeschädigt und in ungestörter Verbindung mit der Körperperipherie geblieben sind.

Es ist ohne weiteres klar, daß bei der totalen Leitungsunterbrechung des Markes der Beugereflex des Beines von supraläsionellen Körperbezirken aus nicht ausgelöst werden kann, also bei Quertrennungen oberhalb der Cervicalanschwellung nicht vom Kopfe und Halse aus, bei Querläsionen unterhalb der Cervicalanschwellung außerdem auch nicht von den Armen aus, bei Quertrennungen unmittelbar oberhalb der Lumbosacralanschwellung auch nicht vom Rumpfe aus, abgesehen von der dem Sacralmark unterstehenden Regio anogenitalis. In dieser Hinsicht besteht ein fundamentaler Unterschied zwischen den totalen Querschnittsunterbrechungen des Markes und den spastischen Paraplegien, Hemiplegien und Tetraplegien cerebralen Ursprungs, bei welchen die Verbindung zwischen allen extracruralen Receptoren, denen des Rumpfes, der Arme, des Halses und des Kopfes mit dem Lumbosacralmark erhalten ist. Aber diese Verbindung kann auch bei unvollständigen Leitungsunterbrechungen des Markes erhalten bleiben, so daß es unter Umständen gelingt, auch von supraläsionellen Körperabschnitten, von den Armen oder von oberen Partien des Rumpfes aus den Beugereflex des Beines auszulösen.

Die Übertragung der Erregung von den Receptoren des Kopfes, des Halses, der Arme und des Rumpfes auf die im Lumbosacralmark gelegenen motorischen Kerne der Beugemuskeln des Beines erfolgt beim Menschen teils durch die in den Hintersträngen absteigenden Hinterwurzelfasern, teils aber auch durch den Vorderstrang und Vorderseitenstrang, welche endogene, aus der grauen

Substanz des Markes selbst entspringende absteigende Fasern führen. Ich erinnere daran, daß SHERRINGTON gezeigt hat, daß beim Kratzreflex des Hundes die rhythmischen Beuge-Streckbewegungen der Hinterpfote bei Reizung der vorderen seitlichen Abschnitte des Thorax durch den Vorderseitenstrang und Vorderstrang vermittelt werden. Wenn man in einem Fall von schwerer spastischer Paraplegie der Beine die hinteren Lumbosacralwurzeln durchtrennt, so kann der Beugereflex des Beines von keinem lumbalen und sacralen Receptor aus mehr erzielt werden, wohl aber noch vom Rumpfe und gegebenenfalls auch vom Arme aus, natürlich nur unter der Voraussetzung, daß die letzteren noch mit dem Lumbosacralmark in Verbindung stehen. Durchschneidet man in einem solchen Falle nach der Durchtrennung der hinteren Lumbosacralwurzeln auch die Hinterstränge unmittelbar oberhalb des Lumbalmarkes, so kann der Beugereflex zunächst auch von keinem supralumbalen Receptor mehr ausgelöst werden. Dasselbe ist der Fall, wenn man die Vorderseitenstränge und Vorderstränge durchschneidet. Es ist also in beiden Fällen zunächst die Verbindung zwischen den supralumbalen Receptoren und dem Lumbosacralmark vollkommen gesperrt. Aber nach einigen Wochen zeigt sich, daß doch wieder eine Verbindung besteht; der Beugereflex des Beines kann wieder von den oberen Körperabschnitten ausgelöst werden. Erst wenn alle hinteren lumbosacralen Wurzeln, die Hinterstränge und die Vorderseiten- und Vorderstränge unmittelbar oberhalb des Lumbalmarkes durchtrennt sind, ist von keinem Punkte des gesamten Körpers aus ein Beugereflex des Beines mehr zu erzielen. Äußerst lehrreich ist in dieser Beziehung einer meiner Fälle, in dem ich zur Beseitigung der Beugereflexe der Beine der Reihe nach zunächst alle hinteren Lumbosacralwurzeln, später die Vorderstränge und Vorderseitenstränge und zuletzt die Hinterstränge durchtrennt habe. Die Vorderseitenstrangdurchschneidung war in diesem Falle nicht unmittelbar oberhalb des Lumbalmarkes, sondern im Bereiche des mittleren Thorakalmarkes vorgenommen worden und dementsprechend konnte der Beugereflex des Beines noch von den unteren Thorakaldermatomen aus, allerdings nur durch Reize von großer Intensität, hervorgerufen werden. Die unteren Thorakalsegmente waren mittels ihrer absteigenden endogenen Vorderseitenstrangfasern noch mit dem Lumbosacralmark in Verbindung.

Die genaue Kenntnis der für die Reizübertragung von den oberen Körperregionen auf das Lumbosacralmark in Betracht kommenden Bahnen ist von praktischer Bedeutung. Denn die lebhaft gesteigerten Beugereflexe der unteren Extremitäten bei den spinalen Erkrankungen bedeuten ein qualvolles Leiden, dessen Beseitigung für den Kranken eine Erlösung und für dessen Pflegepersonal eine große Erleichterung in der Wartung des Kranken bedeutet. Die Durchschneidung der hinteren Wurzeln allein reicht, wie ausgeführt, nicht aus, um die Beugereflexe zum Verschwinden zu bringen, sondern es muß die Durchtrennung der Hinter-, Vorderseiten- und Vorderstränge unmittelbar oberhalb des Lumbalmarkes hinzugefügt werden.

Der Beugereflex der unteren Extremität gehört zu den sog. *exterozeptiven Reflexen*; er stellt gleichsam das Prototyp der Fremdreflexe dar. Es wäre aber nichts verfehlter als etwa anzunehmen, daß die Beugereflexsynergie nur von cutanen Receptoren ausgelöst werden kann. An ihrem Zustandekommen sind die Tiefenreceptoren mindestens ebenso beteiligt. Ich erinnere nur an den OPPENHEIMschen und SCHAEFER-GORDONschen Reflex sowie an den MARIE-FOIXschen Kunstgriff. Daß zum Zustandekommen des Reflexes die ausschließliche Reizung von Tiefenreceptoren genügt, davon habe ich mich in zahlreichen Fällen von spastischer Lähmung bei operativen Eingriffen überzeugen können. Sowohl von Sehnen wie von Muskeln wie vom Periost aus kann der Beugereflex ausgelöst werden. Besonders bemerkenswert dürfte es sein, daß bei elektrischer Reizung des zentralen Abschnittes des durchtrennten Nervenastes eines Muskels die gesamte Beugereflexsynergie provoziert werden kann. Ich habe das wiederholt an den Nervenästen des Biceps femoris, des Semitendinosus und Semimembranosus sowie des Gastrocnemius festgestellt. Es genügt sogar bei hochentwickelter Reflextätigkeit schon ein einzelner Öffnungs- oder Schließungsinduktionsreiz, der den Muskelnerven trifft, um einen Beugereflex auszulösen, während es mir bisher niemals gelungen ist, durch einen elektrischen Einzelreiz von einen Nervus cutaneus aus einen Beugereflex zu erzielen, sondern hierzu bedarf es stets einer Serie von Reizen wie sie der faradische Strom liefert. Als Ausgangspunkt des Beugereflexes der Beine kommen aber auch *viscerale* Receptoren in Betracht. Sowohl von der Blase wie vom Mastdarm wie vom Dickdarm und Dünndarm aus kann die Beugereflexsynergie der Beine aus in Gang gesetzt werden. Es ist eine bekannte Tatsache, daß sowohl bei den Totaltrennungen des Markes wie bei unvollständigen Leitungsunterbrechungen der supranuclearen Bahnen die Beines zu zucken anfangen, wenn sich die Blase füllt oder wenn sie gespült wird; das Einführen des Katheters ruft sehr oft lebhafte rhythmische bilateral-symmetrische Beugereaktionen hervor. Ähnliches gilt vom Rectum, bald sind es die in seinem Inneren angestauten Kybala, welche unausgesetzt einander folgende rhythmische Beugezuckungen der Beine verursachen, bald sind es intrarectale Einläufe, welche von der gleichen Reaktion begleitet werden. Bald ist der träge meteoristisch aufgeblähte, bald der unter dem Einfluß eines Purgans in lebhafte Bewegung versetzte Darm die Ursache der rhythmischen Beugezuckungen der Beine.

Die pseudospontanen Beugebewegungen der Beine.

Von diesen durch Reizung visceraler Receptoren hervorgerufenen Beugereflexen der Beine ist es nur ein Schritt zu den *pseudospontanen Beugebewegungen der Beine*, welche bekanntlich sowohl bei der Totaltrennung des Markes wie bei jeder tiefgreifenden Querschnittsläsion des Markes eines der markantesten und sicher das für den Kranken qualvollste Krankheitssymptom darstellen. Durch die Heftigkeit mit der diese Bewegungen erfolgen, wird der ganze Körper erschüttert, bei der Vehemenz und der Ausgiebigkeit der Exkursion, die diese unwillkürlichen Bewegungen vielfach aufweisen, bohrt sich die Ferse förmlich in das Gesäß und das Knie in das Abdomen ein. Diese Beugezuckungen der Beine folgen einander in rhythmischen Abständen, sie halten oft stundenlang an, um nach kurzer Unterbrechung erneut einzusetzen. Besonders nachts werden sie zur höchsten Plage, da sie jeglichen Schlaf rauben. Besonders qualvoll sind sie in Fällen von unvollständiger Markläsion mit erhaltener Schmerzleitung. Zumeist erfolgen die Bewegungen beider Beine ganz synchron und in gleichem Ausmaß, doch kommt es auch vor, daß zeitweise ein Bein ganz in Ruhe bleibt oder hinter dem anderen Beine in bezug auf das Ausmaß und die Frequenz der Bewegungen zurückbleibt. Die Beugezuckungen der Beine sind sehr oft von einer gleichzeitigen Kontraktion der Bauchmuskeln begleitet, die so heftig sein kann, daß der Rumpf des Kranken von der Unterlage emporgeschleudert wird, oder wenn der Kranke sich in sitzender Stellung befindet, vornübergeworfen wird. Manchmal ist die Beteiligung der Bauchmuskeln einseitig. Ich habe dabei wiederholt beobachtet, daß die Kranken durch eine solche einseitige Bauchmuskelkontraktion zur Seite aus dem Bett geschleudert wurden oder seitlings vom Stuhle fielen. Wiederholt habe ich auch isolierte rhythmische Kontraktionen der Bauchmuskeln beobachtet, die nicht von Beugebewegungen der Beine begleitet waren. Sie werden auch von Lhermitte erwähnt. Vielfach werden die pseudospontanen rhythmischen Beugezuckungen der Beine von

Blasenentleerung, Defäkation, profusen Schweißausbrüchen und Pilloarrektionswellen begleitet. In seinem äußeren Gepräge gleicht der Vorgang völlig den zuvor eingehend geschilderten Massenreflexen (S. 183).

Die rhythmischen pseudospontanen Beugebewegungen der Beine beruhen bei der Totaltrennung des Markes auf rhythmisch alternierenden Kontraktionen und Erschlaffungen der Beuger. Eine aktive Teilnahme der Strecker an dem Bewegungsspiel der Beine besteht bei der Totaltrennung des Markes nicht, jedenfalls steht sie ganz im Hintergrund. Das ist besonders von RIDDOCH betont worden.

Bei den auf unvollständiger Quertrennung des Markes beruhenden Paraplegien, bei denen die Streckreflexsynergie, wie wir sehen werden, die gleiche Rolle spielt wie die Beugereflexsynergie, beruhen auch die pseudospontanen, rhythmisch alternierenden Beuge-Streck-Bewegungen der Beine zum Teil wenigstens auf einer alternierenden Kontraktion der Beuger und der Strecker. Wir werden auf diesen Punkt noch zurückkommen.

Es kann keinem Zweifel unterliegen, daß diese unwillkürlichen Bewegungen der Beine nur scheinbar spontan erfolgen. Ihrer Genese nach sind sie Reflexe. Die zentripetale Quelle liegt in dem dauernden afferenten Zustrom zu den infraläsionellen Marksegmenten, der durch keine übergeordnete Station des Zentralnervensystems mehr ausgelöscht wird, sondern ungeschwächt waltet und wieder zur Peripherie zu den Muskeln hindrängt. Solche Reize sind an den Receptoren fortgesetzt in den Gliedern selbst vorhanden, ferner in den inneren Organen, in der Blase, die sich füllt, im Rectum, in dem sich die Fäkalmassen sammeln, im Darm, der durch Gase aufgetrieben wird; sie sind zum Teil exogen und gehen von dem Druck, den die Last des Körpers auf der Unterlage oder die Bettdecke erzeugt, von passiven Reibungen, welche den Beinen und dem gelähmten Teile des Rumpfes durch willkürliche Bewegungen der oberen Körperhälfte erteilt werden, von kleinen Hautabschürfungen, Erosionen und Decubitalgeschwüren aus. Die Bedeutung aller dieser Reizquellen ist unverkennbar; die erfolgte Entleerung der Blase, ein erfolgreiches Klistier oder die manuelle Ausräumung harter Fäkalmassen, ein Mastdarmrohr, das den Gasen die Tür öffnet und den Meteorismus beseitigt, ein anästhesierendes Medikament, das auf eine erodierte Hautstelle appliziert wird, sistiert nicht selten die spontanen Zuckungen der Beine für längere Zeit. Aber bei hochentwickelter Reflexerregbarkeit ist selbst die peinlichste Ausschaltung aller exogenen und visceralen Reizquellen nicht imstande, die Beugezuckungen zu unterdrücken. Die endogenen, propriozeptiven Erregungen setzen sich doch durch und das unwillkürliche Spiel der Beuger nimmt seinen Fortgang. Wie dieser qualvolle Zustand beseitigt werden kann, ist auf S. 189 dargelegt worden.

Streckreflexsynergie des Beines.

Die *Streckreflexsynergie* des Beines besteht aus einer reflektorisch ausgelösten simultanen Kontraktion der Strecker und Adductoren des Oberschenkels, der Strecker des Knies, der Plantarflexoren des Fußes und der Plantarflexoren der Zehen. Unter besonderen Bedingungen geht die Streckreflexsynergie mit einer Dorsalflexion der Zehen einher.

Die Reaktion kann auch auf das kontralaterale Bein übergreifen und sich an diesem ebenfalls in Form der voll ausgebildeten Strecksynergie präsentieren. In der Regel treten aber nur einzelne Komponenten der Synergie, besonders die Plantarflexion der Zehen und die Adduktion des Oberschenkels hervor.

Gelegentlich partizipieren an der Streckreflexsynergie des Beines auch die Strecker der Wirbelsäule.

Wie bei der Beugereflexsynergie gleichzeitig mit der Kontraktion der Reflexagonisten eine Hemmung der Kerne der antagonistischen Streckergruppe erfolgt, so werden umgekehrt bei der Auslösung des Streckreflexes die antagonistischen Beuger gehemmt. Wenn man durch einen starken Reiz einen Beugereflex ausgelöst hat und die Beuger nach Ablauf der Reflexbewegung eine Weile angespannt bleiben, so wird dieser postkinetische statische Fixationsreflex der Beuger prompt wieder ausgeschaltet, wenn man den Streckreflex auslöst. Ebenso werden die der Auslösung eines Beugereflexes nicht selten folgenden Nachentladungen des Markes an die Adresse der Beugemuskeln sofort zum Schweigen gebracht, wenn man einen Streckreflex auslöst. Den so qualvollen pseudospontanen rhythmischen Beugebewegungen der Beine gegenüber stellt die Auslösung des Streckreflexes oft das einzige Mittel dar, durch welches die Zuckungen der Beine wenigstens für kurze Zeit sistiert werden können. In Fällen mit spastischer Beugekontraktur der Beine kann der Dehnungsreflex der Beuger durch die Auslösung des Streckreflexes, wenn auch nicht ganz ausgeschaltet, so doch erheblich gemindert werden.

Nach Sherrington ist der Streckreflex des spinal animal durch seinen raschen Ablauf, seinen *stoßartigen* Charakter gekennzeichnet. Daher der Name „Extensor thrust". Diese Art des Reflexablaufes läßt sich auch beim Menschen feststellen, wenn man den Streckreflex durch einen kurzen Schlag mit dem Perkussionshammer gegen den vorderen Abschnitt der Fußsohle oder auf die Innenfläche der Tibia hervorruft. Zumeist geht bei dieser Auslösungsart der Streckreflex des Beines mit einer Plantarflexion der Zehen einher.

Wenn aber der Streckreflex durch anders geartete und anderwärts angreifende Reize, z. B. durch leises Streichen der Vorderfläche des Oberschenkels oder der Inguinalgegend oder der seitlichen Abdominalpartien oder der Regio anogenitalis ausgelöst wird, so zeigt er in der Regel einen anderen Ablauf. Nach mehr oder weniger beträchtlicher Latenz kommt es zu einer ausgesprochen tetanischen Kontraktion der Strecksynergisten, die Streckbewegung läuft langsam ab und die Kontraktion der Strecker hält längere Zeit an. Die Reaktion ist bei dieser Art der Reflexauslösung zumeist mit einer Dorsalflexion der Zehen verbunden. In derselben Form verläuft der Streckreflex des Beines, auch wenn er vom Hals, durch Drehung des Kopfes ausgelöst wird. Auch hierbei ist in der Regel die Latenz ziemlich groß und die Kontraktion hält so lange an wie der Reiz dauert (tonischer Streckreflex vom Hals auf das Bein).

Bei der Auslösung des Streckreflexes ist die Reizintensität von großer Bedeutung. Unter Umständen löst ein schwacher Schlag gegen die Planta pedis einen Streckstoß, ein stärkerer Schlag aber infolge seines noxophoren Charakters einen Beugereflex aus. Dasselbe gilt für die in der Inguinalgegend oder an der Vorderfläche des Oberschenkels angreifenden cutanen Reize. Leises Streichen dieser Gegend löst die Streckreflexsynergie aus, fallen die Reize aber zu stark aus, so kommt es zu Beugereflexsynergie. Diese Abhängigkeit der Art des Reflexerfolges von der Intensität des Reizes wird besonders in solchen Fällen von Querläsion des Markes beobachtet, in denen die Reflexerregbarkeit der Strecker sehr daniederliegt, also besonders bei den mit schwerer Beugekontraktur einhergehenden Paraplegien.

Während die Beugereflexsynergie auch bei der Totaltrennung des Markes auslösbar ist, ist die Streckreflexsynergie in der Regel an die Unversehrtheit eines Teiles der supranuclearen Bahnen gebunden. Sie ist besonders bei den mit Streckkontraktur gepaarten spastischen Beinlähmungen demonstrabel. Manche Autoren und unter ihnen vor allem Riddoch haben das Vorkommen einer wohl ausgebildeten Strecksynergie in Fällen von Totaltrennung des Markes überhaupt nicht feststellen können, höchstens in ganz rudimentärer Form. Es ist ohne weiteres zuzugeben, daß die voll ausgebildete Streckreflexsynergie des Beines in der überwiegenden Mehrzahl der Fälle von Totaltrennung des Markes vermißt wird. Ich habe sie bisher nur in zwei derartigen Fällen beobachtet, die alle mit spastischer Streckkontraktur der Beine einhergingen, welche durch eine während längerer Zeit unterhaltene Lagerung und Fixierung der Beine in Streckstellung erzeugt worden war. In diesen Fällen konnte die Streckreflexsynergie in voller Ausprägung ausgelöst werden. In einem der Fälle konnte sogar von der Anogenitalregion aus eine bilaterale Strecksynergie beider Beine erzielt werden. Diese Fälle lehren also, daß auch die Streckreflexsynergie zu den Reflexleistungen gehört, welche die vollkommen aus dem Verbande mit dem übrigen Zentralnervensystem herausgelösten infraläsionellen Marksegmente zustande zu bringen vermögen. Es dauert aber sehr lange Zeit bis sie zu dieser Leistungsfähigkeit gelangen. In den von mir erwähnten Fällen lag die Marktrennung über 1 Jahr zurück.

Die pseudospontanen Streckbewegungen der Beine.

Wir haben weiter oben darauf hingewiesen, daß bei der Totaltrennung des Markes die pseudospontanen Beugebewegungen der Beine (S. 191) auf rhythmisch alternierenden Kontraktionen und Erschlaffungen der Beugemuskeln beruhen. Selbst in den von mir beobachteten Fällen von Totaltrennung des Markes, in welchen die Streckreflexsynergie an sich in allen Komponenten ausgelöst werden konnte, habe ich mich nicht davon überzeugen können, daß die Streckmuskeln an den unwillkürlichen Bewegungen der Beine aktiv teilnahmen. Bei der Totaltrennung des Markes scheint also das Lumbosacralmark auf den ihm von der Körperperipherie permanent zufließenden afferenten Erregungsstrom nur mit rhythmischen Entladungen an die Adresse der Beugemuskeln zu reagieren. Anders liegen die Verhältnisse bei der unvollkommenen Leitungsunterbrechung des Markes. Die dabei auftretenden unwillkürlichen Beuge-Streckbewegungen der Beine beruhen sicher wenigstens zum Teil auf rhythmisch alternierenden Kontraktionen der Beuger und der Strecker. Das ist in um so höherem Maße der Fall, je besser die reflektorische Erregbarkeit der Strecker erhalten ist. Manchmal kann man sogar beobachten, daß die Streckstöße das unwillkürliche Bewegungsspiel der Beine beherrschen, daß die Beine mit größter Vehemenz extendiert werden und die mit den Streckstößen alternierenden Beugebewegungen nur eine geringe Exkursion haben und viel matter sind als die Streckstöße.

Der gekreuzte Streckreflex.

Wenn man bei einer spastischen Paraplegie an dem einen Bein den Beugereflex auslöst, so führt dabei nicht selten das gekreuzte Bein, wenn die Ausgangsstellung eine Beugestellung ist, eine Streckbewegung aus (Abb. 114a u. b). Dieser gekreuzte Streckreflex setzt sich aus einer Streckung und Adduktion des Oberschenkels, einer Streckung des Unterschenkels, einer Plantarflexion des Fußes, die zumeist von einer Dorsalflexion der Zehen, besonders der Großzehe, begleitet ist, zusammen. Der gekreuzte Streckreflex hat in der Regel eine große Latenz, die Streckbewegung des gekreuzten Beines setzt gar nicht selten erst ein, wenn der Beugereflex des gereizten Beines bereits auf seiner Höhe angelangt ist oder durch repetierte Reize unterhalten wird. Der Reflexablauf ist zumeist ein sehr langsamer, nur selten hat der gekreuzte Streckreflex den Charakter des Streckstoßes.

Die gekreuzte Streckreflexsynergie präsentiert sich in voller Ausprägung besonders dann, wenn das Bein vorher die Beugestellung einnimmt (Abb. 114a). Doch kommt es auch gar nicht selten vor, daß an dem in Streckstellung befindlichen gekreuzten Beine einzelne Komponenten der Streckreflexsynergie auf dem Plan

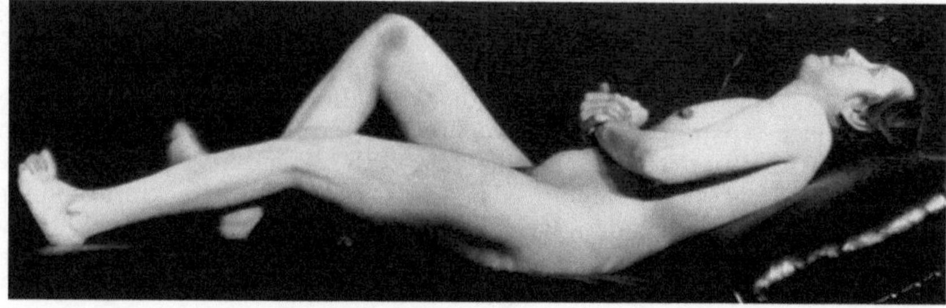

Abb. 114a. Spastische Paraplegie. Ausgangsstellung.

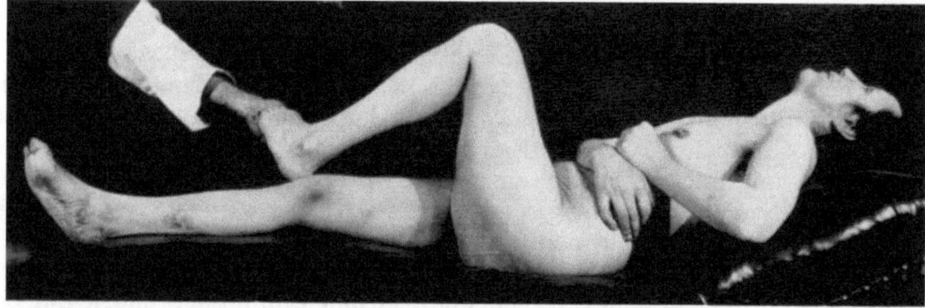

Abb. 114b. Links Beugereflex, ausgelöst durch MARIE-FOIXschen Griff, dabei gekreuzter Streckreflex rechts.

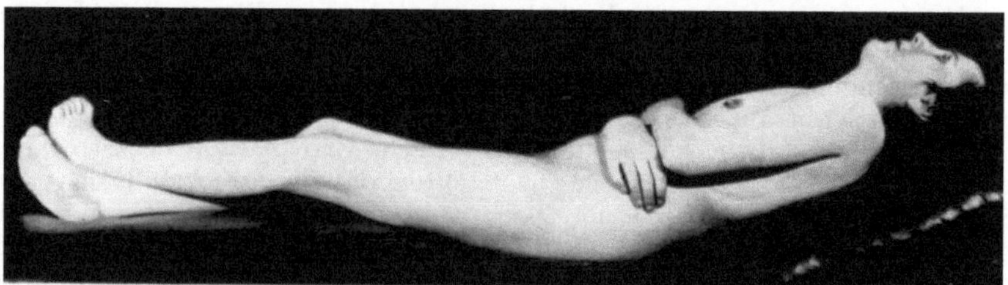

Abb. 114c. Auf den Beugereflex des linken Beines folgt an diesem der Streckerrebound, am rechten Bein beginnt auf den gekreuzten Streckreflex folgend ein Beugerrebound.

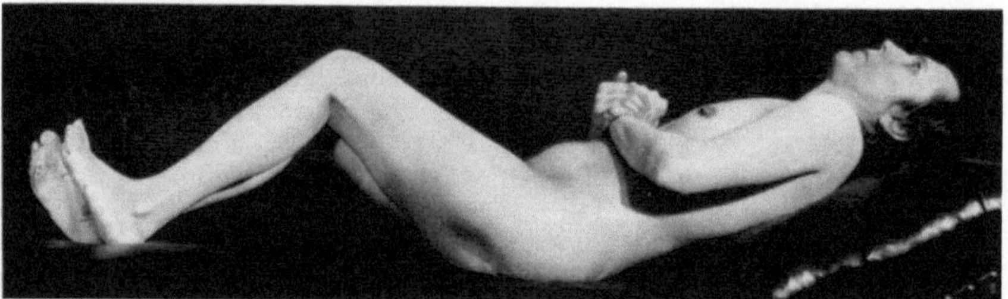

Abb. 114d. Der Beugerrebound des rechten Beines setzt sich fort, am linken Bein folgt auf den vorangegangenen Streckerrebound ein Beugerrebound.

erscheinen. Besonders beobachtet man unter diesen Umständen eine Plantarflexion der Zehen (WALSHE) des gekreuzten Beines oder auch eine Kontraktion der gekreuzten Adductoren; seltener kommt es zu einer Kontraktion des Quadriceps oder einer solchen der Wadenmuskulatur. Im letzteren Falle kann die durch die Kontraktion der Wadenmuskeln bewirkte Plantarflexion des Fußes durch Dehnung der Dorsalflexoren eine Aufrichtung der Großzehe herbeiführen.

Der gekreuzte Streckreflex ist um so leichter auszulösen, je größer die reflektorische Erregbarkeit der Streckergruppe ist. Bei der Totaltrennung des Markes fehlt er daher in der Mehrzahl der Fälle oder er ist höchstens angedeutet, wie es RIDDOCH ganz richtig dargestellt hat. Nur in den zwei bereits mehrfach erwähnten Fällen von Totaltrennung, in welchen eine Streckkontraktur bestand, konnte ich die gekreuzte Streckreflexsynergie in voller Ausprägung auslösen. In Fällen von unvollständiger Leitungsunterbrechung der supranuclearen Bahnen, in denen die reflektorische Erregbarkeit der Strecker besonders lebhaft ist und die mit Streckkontraktur einhergehen, ist in der Regel auch der gekreuzte Streckreflex auslösbar oder doch wenigstens in seinen Grundkomponeten angedeutet. In der Mehrzahl der Fälle von tiefgreifender Läsion des Markquerschnittes, bei denen der Beugereflex die Vorherrschaft hat und eine Beugekontraktur der Beine besteht, verläuft aber ebenso wie bei den Totaltrennungen des Markes in anatomischem Sinne bei der Auslösung des Beugereflexes eines Beines die Reaktion am gekreuzten Beine in der Regel in Gestalt der Beugesynergie.

Rhythmisch-alternierende Reflexsynergien.

In Fällen von spastischer Beinlähmung, denen keine Totaltrennung des Markes in anatomischem Sinne zugrunde liegt, kann man manchmal beobachten, daß wenn ein kontinuierlicher Reiz, am besten der faradische Strom, auf die Fußsohle einwirkt, ein rhythmisch alternierender Beuge-Streckreflex zustande kommt, dessen Wechselspiel so lange anhält wie der Reiz fortbesteht, und sogar nach Aufhören des Reizes noch eine Weile andauert. Bei dieser Reaktion lösen sich in der Regel Beuger und Strecker gegenseitig ab. Die rhythmische Beuge-Streckreaktion kann auch auf das kontralaterale Bein übergreifen, wobei die einzelnen Phasen der rhythmisch-alternierenden Beuge-Streckbewegungen desselben entweder mit denen des gereizten Beines übereinstimmen oder aber mit ihnen alternieren.

Diese rhythmisch-alternierenden Beuge-Streckreflexsynergien sind bei der Totaltrennung des Markes eine große Seltenheit. Bei unvollständigen Marktrennungen kommen sie etwas häufiger zur Beobachtung. Besonders hat BOEHME auf ihr Vorkommen hingewiesen. Aber den anderen Reaktionsformen, der einfachen Beugereflexsynergie, der Streckreflexsynergie und dem gekreuzten Streckreflex gegenüber müssen sie doch als seltene Phänomene der entfesselten spinalen Reflextätigkeit bezeichnet werden.

Eine besondere Spezies dieser rhythmisch-alternierenden Beuge-Strecksynergien stellt der sog. *Coitusreflex* dar, auf dessen Vorkommen beim spinal man zuerst RIDDOCH hingewiesen hat.

Beim Hin- und Herbewegen des Praeputiums über die Glans penis beobachtete er außer einer Erektion des Penis rhythmisch-alternierende Kontraktionen und Erschlaffungen der Cremastern, der Bauchmuskeln und der Beugemuskeln beider Beine. RIDDOCH sieht in dieser komplexen Reflexsynergie die Beugephase des Kopulationsaktes. Die andere Phase, die Streckphase, d. h. also rhythmische Kontraktionen der Streckmuskeln, die mit denen der Beuger alterniert, hat er bei totaler Marktrennung nicht beobachtet, wohl aber bei unvollständigen Querläsionen. Ich habe dieselbe komplexe Reflexsynergie in den beiden Fällen von Totaltrennung des Markes, die mit besonders großer Reflexerregbarkeit der Strecker einhergingen, beim Reinigen der Glans penis auftreten sehen; in beiden Fällen bestand die Reaktion aus rhythmisch alternierenden Kontraktionen der Beuger beider Beine, der Cremasteren und der Bauchmuskeln einerseits, der Strecker der Beine und der Strecker der Wirbelsäule andererseits. Einige Male wurde der Reflex durch eine plötzliche interkurrente Defäkation jäh unterbrochen, der Penis erschlaffte und die Blase entleerte sich im Strahle. Dieser Coitusreflex stellt wohl die höchste bisher beobachtete Stufe der Reflexleistungen des vom übrigen Zentralnervensystem abgetrennten Rückenmarkes dar.

Die Rückschlagszuckung, Reboundreaktion.

Die Reboundreaktion besteht darin, daß die durch einen Reiz ausgelöste Reflexbewegung nach dem Sistieren des Reizes von einer zweiten Bewegung im Gegensinn gefolgt wird. Nicht selten sieht man einem Beugereflex einen Streckrückstoß (Abb. 114c), umgekehrt einem Streckreflex eine Reboundreaktion der Beuger folgen. Es kommt sogar vor, daß dem ersten Rebound ein zweiter folgt, der dann seinerseits in demselben Sinne verläuft wie der primäre Reflexausschlag (Abb. 114c u. d). Solche Reboundreaktionen treten nicht nur an dem vom Reiz getroffenen Beine auf, sondern können gelegentlich auch dem Reflexausschlag des kontralateralen Beines auf dem Fuße folgen. Löst man z. B. an dem einen Bein einen Beugereflex aus, und ist dieser von einen gekreuzten Streckreflex begleitet, so kann dem Beugereflex des gereizten Beines ein Streckerrebound dieses Beines, dem Streckreflex des gekreuzten Beines ein Beugerebound folgen (Abb. 114c u. d). Zweifellos bilden diese Reboundphänomene eine der Grundlagen der rhythmisch-alternierenden Reflexbewegungen und der rhythmisch-alternierenden Pseudospontanbewegungen der Beine.

Besonders ausgeprägt sind die Rückschlagsphänomene bei der faradischen Reizung eines Muskels oder eines peripheren Nervenstammes. Versetzt man z. B. die Dorsalflexion des Fußes durch faradische Reizung in Kontraktion, so tritt dabei gar nicht selten die gesamte Beugesynergie auf, und dieser folgt, sobald der Reiz unterbrochen wird, eine energische Rückschlagskontraktion der Strecker. Umgekehrt kann man einer durch den faradischen Strom bewirkten Kontraktion des Quadriceps eine kräftige Kontraktion der Beugesynergisten auf dem Fuß folgen sehen, sobald der faradische Strom zessiert und die Kontraktion des Quadriceps erlischt.

Die Reboundphänomene kommen auch bei der Totaltrennung des Markes zur Beobachtung. Besonders gilt dies für den Flexorrebound, welcher der Auslösung des Patellar- oder Achillesreflexes folgt. Das umgekehrte Verhalten, daß einem Beugereflex ein Streckerrückstoß nachfolgt, habe ich bei der Totaltrennung des Markes nur vereinzelte Male beobachtet.

Die sukzessive Induktion.

Sherrington hat, wie bei Besprechung des Beugereflexes und Streckreflexes eingehend dargelegt wurde, gezeigt, daß bei der Auslösung einer Reflexsynergie nicht nur die Agonisten des Reflexes innerviert werden und sich kontrahieren, sondern daß gleichzeitig die Kerne der Antagonisten gehemmt werden. Diesem reziproken gegensätzlichen Verhalten der Agonisten und Antagonisten liegt ein in der Organisation des Rückenmarkes begründeter Vorgang zugrunde, den Sherrington als *simultane Induktion* bezeichnet. Der Erregungszustand der motorischen Vorderhornzellen der Beuger soll als solcher zwangsläufig eine

Erregbarkeitsherabsetzung und Untätigkeit der motorischen Vorderhornzellen der Strecker bewirken. Die eine Zellgruppe induziert die andere, und zwar im Sinne der Inhibition. Diesem Vorgange der simultanen Induktion, bei denen die eine Ganglienzellgruppe die andere Gruppe hemmt, folgt nach SHERRINGTON unmittelbar ein zweiter Vorgang, den er *sukzessive Induktion* nennt; die während des Reflexablaufes gehemmte Ganglienzellgruppe gerät ihrerseits unmittelbar nach Beendigung des Reflexablaufes in einen Zustand erhöhter Erregbarkeit und gesteigerter Tätigkeit, den SHERRINGTON als „*postinhibitory exaltation*" bezeichnet.

Die Phänomene der sukzessiven Induktion sind auch beim Menschen fast bei jeder Pyramidenbahnerkrankung und auch bei der Totaltrennung des Rückenmarkes festzustellen. Der Patellarreflex oder der Achillesreflex können besonders anfangs, zu der Zeit in der die Reflexerregbarkeit der Strecker gerade wiederkehrt, unter Umständen überhaupt nur ausgelöst werden, wenn man unmittelbar vorher einen Beugereflex hat ablaufen lassen. Einen voll ausgebildeten Streckstoß des Beines konnte ich in diesen Fällen nur dann erzielen, wenn zunächst ein Beugereflex ausgelöst und unmittelbar nach dessen Ablauf der Streckreflexreiz appliziert wurde. Um einen gekreuzten Streckreflex zu provozieren, ist es wünschenswert, daß man zuerst an dem einen Bein einen Beugereflex auslöst und gleich nach dessen Ablauf das andere Bein mit einem Beugereflexreiz belegt.

SHERRINGTON führt auch die vorbesprochenen Reboundreaktionen auf die postinhibitory exaltation zurück. Die während des primären Reflexablaufes gehemmte Ganglienzellgruppe der Antagonisten entlädt sich nach Beendigung des Reflexablaufes mit einer Innervation an die ihr unterstellten Muskeln.

Die Schaltungsphänomene.

Daß in den Ablauf der spinalen Reflexe afferente Erregungen bahnend und hemmend eingreifen, ist eine auch für den Menschen gültige und seit langem bekannte Tatsache. Ich erinnere nur an den bereits früher S. 89 erwähnten bahnenden Einfluß der für mehrere Minuten unterhaltenen Faradisierung der Beine auf die vorübergehende Wiederkehr der Patellar- und Achillesreflexe und des Beugereflexes in Fällen von Totaltrennung des Markes. Vor allem aber spielt die jeweils vorhandene Ausgangsstellung der Glieder, deren Bedeutung zuerst ÜXKÜLL und besonders MAGNUS beim Tier eingehend analysiert haben, eine entscheidende Rolle. Die Experimentalphysiologie lehrt, daß der bahnende und hemmende Einfluß der Gliedstellung auf den Reflexablauf — MAGNUS nennt ihn kurz *Schaltung* — im wesentlichen der ÜXKÜLLschen Regel folgt, daß die Erregung in den gedehnten Muskel fließt. Doch hat schon MAGNUS gezeigt, daß keineswegs alle Schaltungsphänomene auf diesem Prinzip beruhen. Bei den spastischen Lähmungen und insbesondere bei der Totaltrennung des Markes läßt sich auch beim Menschen für eine ganze Anzahl von Reflexphänomen aufzeigen, daß der Reflexausschlag von der Gliedstellung abhängt. Schlägt man, während sich das Bein in Streckstellung befindet, mit dem Perkussionshammer gegen die Planta pedis, so löst dieser Reiz unter Umständen einen Beugereflex aus, befindet sich das Bein aber in Beugestellung, so hat derselbe Reiz einen Streckstoß im Gefolge. Löst man an einem Bein den Beugereflex aus, so partizipiert das andere Bein, wenn es sich in Streckstellung befindet, gleichfalls mit Beugung an der bilateralen Reflexsynergie; nimmt aber das kontralaterale Bein eine Beugeausgangsstellung ein, so besteht der Reflexerfolg an diesem in Streckung. Ähnliches läßt sich für die vom Rumpfe und besonders für die vom Perineum oder von der Vorderfläche des Oberschenkels aus erzielbaren Reaktionen zeigen. Befinden sich die Beine in Beugung, so rufen die Reize, die diese Gegenden treffen, eine vollkommen ausgeprägte, einseitige oder bilaterale Strecksynergie hervor, nehmen die Beine aber eine Streckstellung ein, so hat derselbe Reiz eine Beugebewegung zur Folge.

In allen diesen Beispielen folgt der Einfluß der Gliedstellung auf den Reflexerfolg der Üxküllschen Regel, die besagt, daß die Erregung in den gedehnten Muskel fließt. Magnus hat gezeigt, daß dieser richtunggebende Einfluß der Gliedstellung auf den von dem Gliede ausgehenden afferenten Erregungen beruht. Bei Beugestellung des Gliedes werden durch die mit dieser Stellung verbundenen afferenten Erregungen die motorischen Vorderhornzellen der Strecker für afferente Erregungen gebahnt, die der Beuger hingegen gesperrt; bei Streckstellung des Gliedes besteht das umgekehrte Verhältnis. Magnus konnte nun am Rückenmarkstier zeigen, daß, wenn er ein Bein durch Durchschneidung der hinteren Rückenmarkswurzeln deafferentierte, die Gliedstellung ihren richtunggebenden Einfluß auf den Reflexerfolg völlig verliert. Er konnte dies für den gekreuzten Beinreflex einwandfrei nachweisen. Vor der Wurzeldurchschneidung bestand der Reflexerfolg am reizgekreuzten Bein in Streckung, wenn dieses sich in Beugestellung befand, in Beugung, wenn es in Streckstellung stand. Nach der Durchtrennung der hinteren Wurzeln dieses Beines war es völlig belanglos, welche Ausgangsstellung es einnahm, ob Beugestellung oder Streckstellung; der vom nicht deafferentierten Bein ausgelöste Reflexerfolg bestand am kontralateralen deafferentierten Beine ausnahmslos in Beugung. Genau das gleiche gilt für den Menschen. Nach der zur Beseitigung spastischer Kontrakturen vorgenommenen Hinterwurzeldurchschneidung hört der richtunggebende Einfluß der Gliedstellung auf den Reflexerfolg im Falle der totalen Deafferentierung ganz auf, aber auch bei nur partieller Deafferentierung kann er ganz vermißt werden, in jedem Falle ist er auf ein Minimum reduziert. Nach totaler oder subtotaler Deafferentierung eines Beines fand ich, daß an diesem der Reflexerfolg ausnahmslos in Beugung bestand, wenn am kontralateralen Bein eine Beugereflexsynergie ausgelöst wurde, während vor der Wurzeldurchschneidung dasselbe Bein bei primärer Beugestellung prompt mit einem Streckreflex, bei Streckstellung mit einem Beugereflex reagiert hatte. Nach partieller Hinterwurzeldurchschneidung (L_2, L_3, L_5, S_2) ist an dem partiell deafferentierten Bein von der Tibia oder der Fußsohle aus kein Streckreflex mehr zu erzielen. Ganz einerlei ob sich das Bein in Beugestellung oder in Streckstellung befindet, die Reaktion besteht ausnahmslos in Beugung.

In den bisher besprochenen Beispielen, an denen der schaltende Einfluß der Gliedstellung auf den Reflexerfolg dargelegt wurde, handelte es sich darum, daß die für den Reflexerfolg richtungbestimmende Gliedstellung unmittelbar vor der Auslösung des Reflexes hergestellt wurde. Der Einfluß der Gliedstellung kehrt sich aber in das Gegenteil, wenn die Gliedstellung längere Zeit fortbesteht und gegebenenfalls künstlich unterhalten wird. Unter diesen Umständen liegen die Verhältnisse so, daß die reflektorische Erregbarkeit des gedehnten Muskels relativ reduziert bzw. ganz aufgehoben ist, hingegen die Erregbarkeit desjenigen Muskels, dessen Insertionspunkte dauernd angenähert sind, gesteigert ist. In allen Fällen von spastischer Beinlähmung, die mit Streckkontraktur einhergehen, in denen sich also die Beine mehr oder weniger permanent in Streckstellung befinden, ist die reflektorische Erregbarkeit der Strecker sehr lebhaft, die der dauernd gedehnter Beuger geringer. Daß sich der Beugereflex des Beines in diesen Fällen oft so schwer auslösen läßt, liegt nicht allein an dem Widerstande der spastischen Strecker, sondern ebenso an der durch die dauernde Streckstellung der Beine bewirkten relativen Herabsetzung der reflektorischen Erregbarkeit der Beuger. Umgekehrt ist in allen Fällen von spastischer Paraplegie, die mit einer Beugekontraktur einhergehen, in denen sich die Beine permanent in Beugestellung befinden, die reflektorische Erregbarkeit der Strecker sehr schlecht, die der Beuger auf das lebhafteste gesteigert. Der Patellarreflex und der Achillesreflex sind in derartigen Fällen oft nur schwach oder sie können ganz fehlen und vollends ist die voll ausgebildete Strecksynergie des Beines in derartigen Fällen zumeist überhaupt nicht auszulösen. Wie sehr die mangelhafte reflektorische Erregbarkeit der Strecker in derartigen Fällen von der vorbestehenden permanenten Beugestellung der Beine abhängt, geht daraus hervor, daß, wenn man die Beugekontraktur beseitigt, einerlei ob durch plastische Verlängerung der Beugersehnen oder durch partielle Deefferentierung der Beuger, oder durch entsprechende partielle Hinterwurzeldurchschneidung und man alsdann die Beine für einige Zeit in Streckstellung fixiert, die Reflexerregbarkeit der Strecker, die vorher ganz erloschen schien, wiederkehrt und beträchtliche Grade erlangt, Patellar- und Achillesreflexe werden wieder lebhaft auslösbar und selbst eine voll ausgeprägte Streckreflexsynergie kann erzielt werden. Durch die Lagerung der Glieder und die längere Fixierung derselben in einer bestimmten Stellung kann man die reflektorische Erregbarkeit der einzelnen Muskelgruppen weitgehend beeinflussen. In den bereits mehrfach erwähnten von mir beobachteten Fällen von Totaltrennung des Markes, in denen es zu einer so weitgehenden Wiederherstellung der reflektorischen Erregbarkeit der Strecker kam, daß die Streckreflexe schließlich die absolute Vorherrschaft vor den Beugereflexen besaßen, war dies nur dadurch erreicht worden, daß die Beine vom Anbeginn an dauernd in Streckstellung künstlich fixiert gehalten worden waren.

Außer den propriozeptiven Erregungen, die von den Beinen selbst ausgehen, greifen aber unter Umständen auch noch andere afferente Erregungen bahnend und hemmend in die reflektorische Erregbarkeit der Beinmuskeln ein.

Wir haben bei Besprechung des Beugereflexes und des Streckreflexes erwähnt, daß dieselben unter anderem auch durch Drehung des Kopfes ausgelöst werden können, das Hinterhauptbein reagiert in der Regel mit einem Beugereflex, das Kieferbein mit einem Streckreflex. Diese Halsreflexe auf die Extremitäten sind allerdings keineswegs in allen Fällen nachweisbar. Aber selbst wenn es zu keinem Reflexausschlag an den Extremitäten kommt, wird doch gar nicht selten die reflektorische Erregbarkeit der Extremitätenmuskeln durch die Kopfdrehung beeinflußt, der Beugereflex des Hinterhauptsbeines erfährt eine Bahnung, die reflektorische Erregbarkeit der Strecker wird am Kieferbein gebahnt. Es ist seit langem bekannt, daß in Fällen, in denen das Babinskische Großzehenphänomen schwer auslösbar ist und Zweifel über das Vorhandensein desselben bestehen, durch eine Drehung des Kopfes mit dem Gesicht nach der Gegenseite der Großzehenreflex einwandfrei hervortritt. In Fällen von Pyramidenbahnerkrankung, in denen die reflektorische Erregbarkeit der Strecker gering ist, kann man durch Drehung des Kopfes nach einer Seite nicht nur den Patellar- und Achillesreflex des Kieferbeines unter Umständen weitgehend bahnen, sondern auch die Auslösbarkeit der gesamten Streckreflexsynergie herbeiführen.

Es ist ohne weiteres klar, daß die Beeinflussung der reflektorischen Erregbarkeit der Beinmuskeln durch die Kopfdrehung nur dann stattfinden kann, wenn noch eine Verbindung zwischen dem obersten Halsmark und dem Lumbosacralmark besteht. Diese fehlt in jedem Falle von Totaltrennung des Markes unterhalb der oberen Halssegmente.

Wir werden auf den bahnenden und hemmenden Einfluß afferenter Erregungen verschiedenster Provenienz auf die reflektorische Erregbarkeit der Beinmuskeln bei Besprechung des Dehnungsreflexes und der spastischen Kontrakturen noch zurückkommen.

Die Reflexsynergien der oberen Extremität.

Die *Beugereflexsynergie* des Armes (Abb. 115) besteht in der reflektorisch ausgelösten simultanen Kontraktion der Abductoren des Oberarmes, der *Flexoren des Vorderarmes,* der Pronatoren und Flexoren der Hand. Der Reflexerfolg kann auch den gegenüberliegenden Arm umfassen, der seinerseits ebenfalls mit der voll ausgeprägten Beugesynergie oder nur mit einzelnen Komponenten derselben teilnimmt. Der Reflex kann ferner als Massenreflex gelegentlich auch auf den Rumpf übergreifen, wobei ebenso wie beim Beugereflex der Beine die Kontraktion der Bauchmuskeln im Vordergrunde steht, ferner auf den Kopf, der flektiert wird, und auf die Beine, die mit einer homolateralen oder bilateralen Beugesynergie partizipieren.

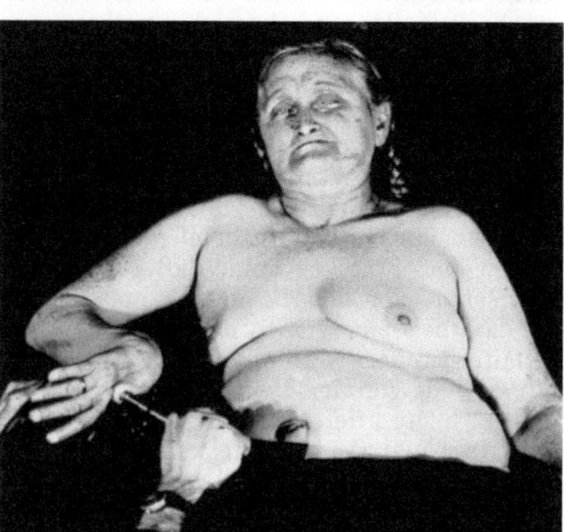

Abb. 115. Beugereflexsynergie des Armes bei supranuclearer Armlähmung.

Ebenso wie dem Beugereflex des Beines, so liegt auch der Beugereflexsynergie des Armes nicht nur eine simultane Innervation und Kontraktion der Agonisten der Synergie zugrunde, sondern gleichzeitig erfolgt eine reziproke Inhibition der Kerne der Antagonisten

Zur Auslösung der Beugereflexsynergie der oberen Extremität bedarf es sehr starker Reize. Die geeignetste Methode ist die Applikation des faradischen Stromes auf die Palma und das Dorsum manus. Noch wirksamer ist die Applikation einer der beiden Elektroden auf den N. ulnaris am Os piriforme. Bei operativen Eingriffen am spastisch gelähmten Arm habe ich wiederholt durch faradische Reizung freigelegter Nervenstämme, z. B. des Cutaneus antibrachii medialis, des Medianus oder des Ulnaris eine ausgesprochene Beugereflexsynergie des Armes erzielt. Auch die faradische Reizung des zentralen Abschnittes des durchschnittenen Nervenastes eines Muskels, z. B. des Pronator teres, zeitigte dasselbe Resultat.

Die reflexogene Zone des Beugereflexes des Armes kann erheblich über den Arm selbst hinausreichen. Bei spastischen Tetraplegien und Hemiplegien nehmen manchmal bei Auslösung des Beugereflexes des Beines durch einen an dem letzteren angreifenden Reiz auch die Arme in Gestalt der Beugereflexsynergie teil (vgl. Abb. 113, S. 183). Ferner kann die Beugereflexsynergie des Armes durch Drehung des Kopfes ausgelöst werden. In der Regel ist es der Hinterhauptsarm, welcher mit der Beugesynergie reagiert, seltener der Kieferarm. Bedingung für die Auslösbarkeit der Beugereflexsynergie des Armes ist die Steigerung der reflektorischen Erregbarkeit der Armmuskulatur, die Entfesselung der Cervicalanschwellung. Die Beziehung des Reflexerfolges zum Angriffsorte des Reflexreizes wird bestimmt durch die Verbindung des jeweiligen Receptors mit der Cervicalanschwellung. Bei den Tetraplegien und Hemiplegien cerebralen Ursprunges sind mehr oder weniger alle Körperreceptoren mit dem Cervicalmark in ungestörter Verbindung verblieben, so daß in diesen Fällen unter Umständen von der gesamten Körperoberfläche her der Beugereflex des Armes ausgelöst werden kann. Bei den Markläsionen oberhalb der

Cervicalanschwellung bleibt deren afferente Verbindung mit den Beinen, dem Rumpfe und den Armen erhalten. In mehreren von mir beobachteten Fällen von spastischer Tetraplegie infolge von Luxationsfraktur des Atlas, von Atlantooccipitaltuberkulose, intramedullären und extramedullären Tumoren im Bereich des obersten Cervicalmarkes konnte die Beugereflexsynergie des Armes tatsächlich von den unteren Extremitäten und vom Rumpf her ausgelöst werden, wie auch umgekehrt bei Auslösung des Reflexes vom Arme aus ein Massenreflex entfesselt werden konnte, an dem beide Beine, die Bauchmuskeln und beide Arme in Gestalt der Beugesynergie teilnahmen und der Reflexerfolg auch in die vegetative Sphäre übergriff.

Die *Streckreflexsynergie* des Armes besteht aus der simultanen Kontraktion der Adductoren des Oberarmes, der *Strecker* des *Vorderarmes,* der Pronatoren und Flexoren der Hand. Gleichzeitig kommt es zu einer Hemmung der Kerne der Antagonisten. Die Streckreflexsynergie des Armes kann vom Arme selbst nur schwer ausgelöst werden. Zwar kann man bei einem Schlag gegen die Kante der Ulna gar nicht selten beobachten, daß bei geeigneter Ausgangsstellung eine Adduktion des Oberarmes und eine Pronation und Flexion der Hand eintritt; die Bewegung hat ausgesprochen stoßartigen Charakter, ähnlich der des Streckstoßes der unteren Extremität beim Schlag gegen die Planta pedis oder die Tibia. Am leichtesten gelingt die Auslösung der Streckreflexsynergie vom Halse aus. Drehung des Kopfes ruft bei den spastischen Armlähmungen manchmal eine ausgeprägte Strecksynergie des Kieferarmes hervor. Bezeichnend ist für den Reflex, wie das schon MAGNUS betont hat, sein tonischer Charakter, der Reflexerfolg hält solange an wie der Reiz.

Die Reflexe des Armes unterliegen der gleichen Bahnung und Hemmung durch afferente Erregungen anderer Provenienz wie die Reflexe der Beine. Besonders macht sich der schaltende Einfluß der Gliedausgangsstellung auf den Reflexerfolg bemerkbar. So wird z. B. der Tricepsreflex durch die Beugestellung des Armes gebahnt, dasselbe gilt für die Armstrecksynergie. Bei Streckausgangsstellung des Armes kann der Reflexerfolg in das Gegenteil umgekehrt werden, der Schlag auf die Tricepssehne oder die Ulna kann unter diesen Umständen eine Beugung des Armes zur Folge haben. Das gleiche hat BÖHME beschrieben. Ebenso kann bei Streckausgangsstellung des Armes Drehung des Kopfes nach der Seite des letzteren eine Beugung des Armes, bei Beugeausgangsstellung aber Streckung hervorrufen.

Regelmäßig einander folgende rhythmisch alternierende Beugestreckreflexbewegungen habe ich am Arme niemals beobachtet. Sie sind von BÖHME beschrieben worden, welcher in einem Falle von spastischer Armlähmung durch Beklopfen der Clavicula rhythmisch alternierende Beugestreckreflexe des Armes beobachtete.

IV. Der Dehnungsreflex und die spastischen Kontrakturen.

Unter dem Dehnungsreflex verstehen wir die bei der Dehnung des Muskels auftretende reflektorisch vermittelte Gegenspannung des Muskels. Durch die Dehnung werden die intramuskulären Receptoren erregt, die Erregung fließt auf dem Wege der afferenten Bahnen vom Muskel ins Zentralnervensystem und dieses antwortet mit einer Innervation des Muskels. Diese letztere bewirkt eine Zunahme der Muskelspannung, man fühlt, daß der Muskel der Dehnung einen bestimmten Widerstand entgegenstellt. Die dem Muskel auf Grund seiner Dehnung zugeleiteten efferenten Impulse finden ihr Äquivalent in im Muskel auftretenden Aktionsströmen (Abb. 93, S. 140). Jede nucleare oder radikuläre Lähmung eines Muskels hebt infolge der Unterbrechung des efferenten Schenkels des Reflexbogens den Dehnungsreflex auf. Schon leichte Kernschädigungen, die nur die reflektorische Erregbarkeit beeinträchtigen, aber die willkürliche Innervierbarkeit des Muskels nicht tangieren, keine Atrophie und Störungen der elektrischen Erregbarkeit erzeugen, können den Dehnungsreflex aufheben. Bei der Unterbrechung eines peripheren Nerven sind sowohl der afferente wie der efferente Schenkel des Reflexbogens unterbrochen, da die afferenten Fasern des Muskels gemeinsam mit den efferenten

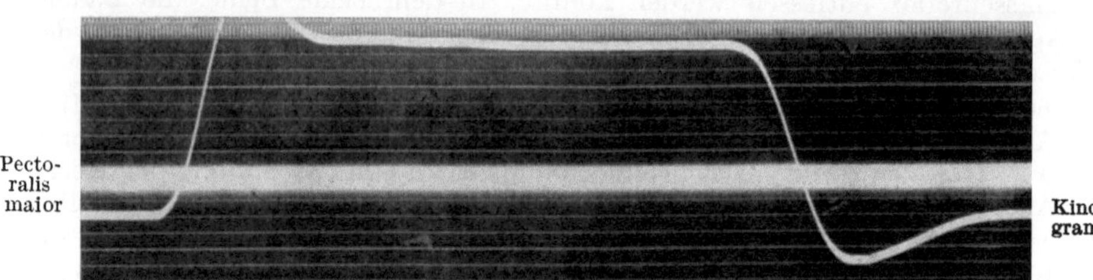

Abb. 116. Vollkommenes Fehlen des Dehnungsreflexes der Adductoren des Armes bei passiver Abduktion nach Resektion der hinteren Wurzeln C_2—Th_5.

Fasern in den peripheren Nervenstämmen und Muskelästen verlaufen. Ebenso fehlt naturgemäß der Dehnungsreflex bei isolierter Unterbrechung der afferenten Bahnen; das kann nach jeder operativen Durchtrennung der hinteren Wurzeln festgestellt werden (Abb. 116). Aus dem gleichen Grunde fehlt der Dehnungsreflex bei Tabes dorsalis. Die in den vorgeschrittenen Stadien dieser Krankheit

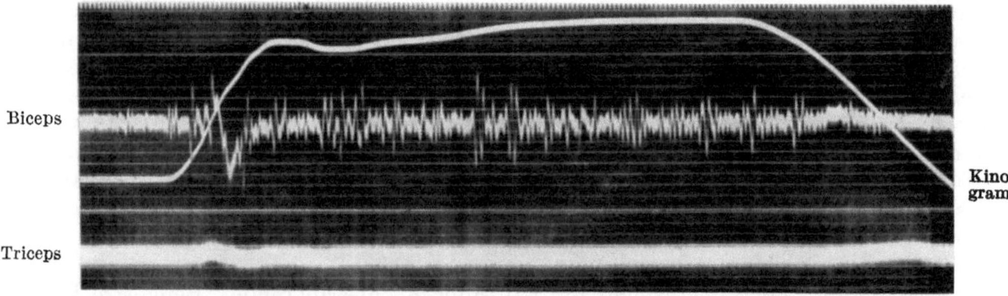

Abb. 117. Steigerung des Dehnungsreflexes des Biceps bei supranuclearer Lähmung, passive Streckung des Armes.

feststellbare erheblich gesteigerte Exkursionsspielbreite bei passiven Bewegungen (Abb. 105, 106, 109) ist die Folge des Fehlens des Dehnungsreflexes der Muskeln.

Pathologische Irritation der afferenten Bahnen hat eine abnorme Steigerung des Dehnungsreflexes im Gefolge. Dahin gehören das LASÈGUEsche und KERNIGsche Phänomen bei Meningitis, Subarachnoidealhämorrhagie und anderen irritativen Hinterwurzelerkrankungen.

Die Unterbrechung der supranuclearen Leitungsbahnen geht in der Regel mit einer beträchtlichen *Erhöhung* des Dehnungsreflexes einher. Man bezeichnet den über das normale Maß hinaus gesteigerten Dehnungsreflex der Muskeln seit altersher als *spastische Kontraktur*.

Die Steigerung des Dehnungsreflexes gibt sich dem Kraftsinn des Untersuchers bei jeder passiven Gliedbewegung ohne weiteres zu erkennen, sie kommt gar nicht selten auch in der Einschränkung der Exkursionsbreite der passiven Beweglichkeit der Glieder zum Ausdruck, und bei mehrgelenkigen Muskeln bekundet sie sich in der Transmissionswirkung, welche bei der Bewegung eines Gliedabschnittes durch den Widerstand des gedehnten Muskels auf den benachbarten Abschnitt der Gliederkette ausgeübt wird. Passive Flexion des Oberschenkels hat infolge des Dehnungswiderstandes des Biceps, Semitendinosus und Semimembranosus eine Kniebeugung im Gefolge. Durch passive Plantarflexion des Fußes werden die Dorsalflexoren der Zehen gedehnt; die letzteren besonders die Großzehe richten sich dorsalwärts auf. Passive Dorsalflexion des Fußes dehnt die Plantarflexoren der Zehen, die letzteren begeben sich in Plantarbeugung. Passive Extension der Hand dehnt die Fingerflexoren, passive Flexion der Hand die Fingerstrecker; bei ersterer begeben sich die Finger in Beugestellung, bei letzterer in Streckstellung.

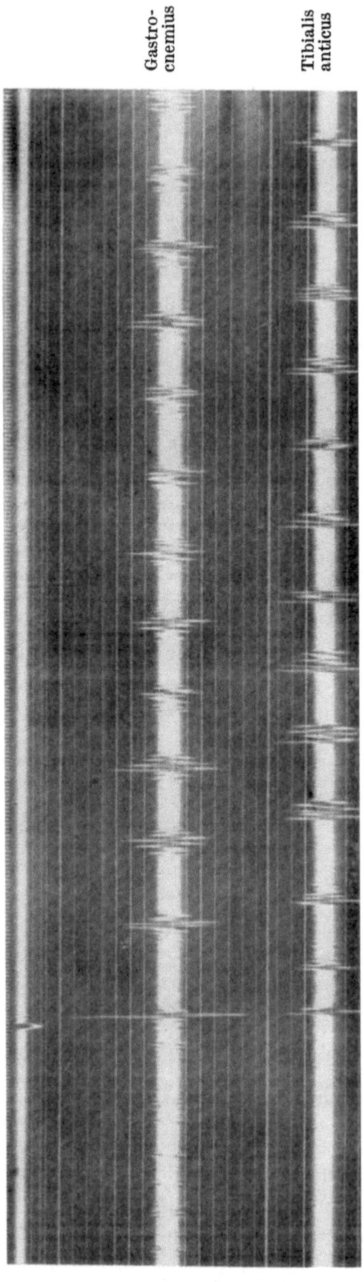

Gastrocnemius Tibialis anticus

Abb. 118. Fußklonus, rhythmisch interrupte reziprok-alternierende Innervation des Gastrocnemius und Tibialis anticus.

Der der Dehnung eines Muskels folgende Reflexerfolg weist bei der Unterbrechung der supranuclearen Bahnen recht verschiedene Grade auf. In leichten Fällen erfolgt nur eine kurz dauernde Innervation des Muskels, die sich elektromyographisch in einer kurzen Serie von Potentialschwankungen zu erkennen gibt. Die Gegenspannung des Muskels tritt in dem Momente des Anruckens unmittelbar in voller Stärke hervor, ist aber gleich danach wie verflogen und macht sich bei weiterer Fortsetzung der Dehnung nicht mehr bemerkbar. Oder aber die Innervation und die durch sie veranlaßte Spannungsentwicklung des gedehnten Muskels hält während der ganzen Dauer der Gliedexkursion an, ja sie kann fortbestehen, wenn die Dehnung aufhört und die entgegengerichtete Gliedbewegung ausgeführt wird, die Insertionspunkte des zuvor gedehnten Muskels also schon wieder angenähert werden (Abb. 117). Die dritte Form, in der sich der Dehnungsreflexerfolg präsentiert, ist der seit langem bekannte *Klonus*; die Reaktion des gedehnten Muskels ist keine kontinuierliche tetanische, sondern eine interrupte, sie besteht in regelmäßigen rhythmisch alternierenden kurzen Kontraktionen und Erschlaffungen mit reziprokem Innervationsverhältnis zwischen Agonisten und Antagonisten (Abb. 118).

Daß die Receptoren des Dehnungsreflexes im gedehnten Muskel selbst liegen, unterliegt keinem Zweifel. Lähmung der intramuskulären Receptoren durch Novocaininjektion in den Muskel hebt den Dehnungsreflex auf. Durchschneidung der dem Muskel zugeordneten hinteren Rückenmarkswurzeln hat den gleichen Effekt (Abb. 119). Bei hochentwickelter Reflexerregbarkeit ist aber die völlige Deafferentierung des Muskels erforderlich.

Ich habe wiederholt beobachtet, daß, wenn von den 3 für den Dehnungsreflex des Gastrocnemius in Betracht kommenden hinteren Wurzeln (L_5, S_1, S_2) 2 Wurzeln ($L_5 + S_1$

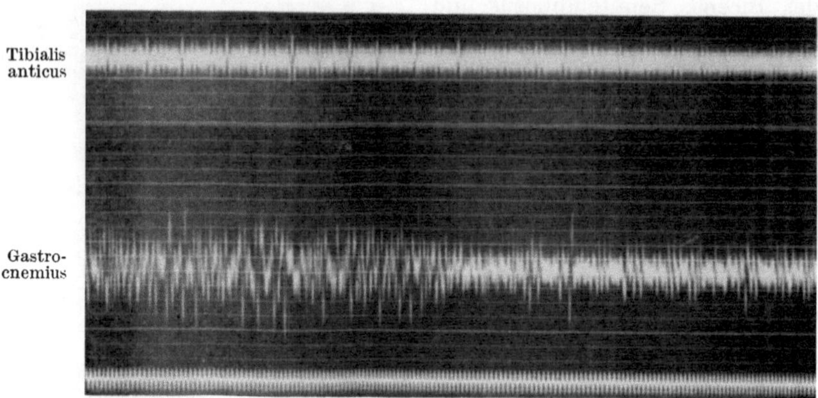

Abb. 119a. Spastische Paraplegie. Gesteigerter Dehnungsreflex des Gastrocnemius und Adaptationsreflex des Tibialis anticus bei passiver Dorsalflexion des Fußes.

oder $L_5 + S_2$ oder $S_1 + S_2$) durchtrennt werden und nur eine einzige Wurzel intakt belassen wurde, der Dehnungsreflex nicht nur nicht aufgehoben war, sondern nach einiger Zeit wieder eine leichte Steigerung über das normale Maß hinaus annahm. Das gleiche konnte für den Dehnungsreflex des Quadriceps festgestellt werden. Läßt man nur eine

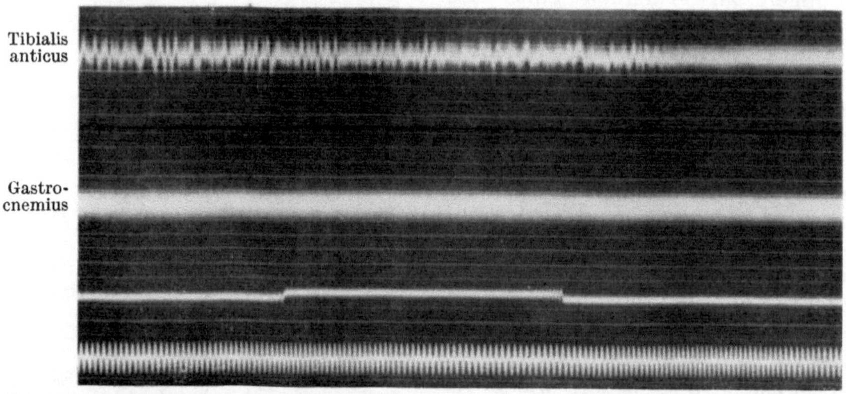

Abb. 119b. Nach Resektion der hinteren Wurzeln S_2, S_1 L_5. Fehlen des Dehnungsreflexes des total deafferentierten Gastrocnemius, Fortbestehen des Adaptationsreflexes des nicht deafferentierten Tibialis anticus (L_4 nicht reseziert) bei passiver Dorsalflexion des Fußes.

der ihm zugeordneten 3 hinteren Wurzeln (L_2, L_3, L_4) intakt, so kann die Stärke des Dehnungsreflexes des Quadriceps nach anfänglicher Abschwächung später wieder einen beträchtlichen Grad erlangen.

Daß die afferenten Nervenfasern des quergestreiften Muskels gemeinsam mit den efferenten motorischen Fasern in den sog. Nervenästen, die von den Nervenstämmen entspringen und in die einzelnen quergestreiften Muskeln eintreten, verlaufen, ist seit Sherringtons klassischen Untersuchungen seit langem bekannt und ist auch beim Menschen einwandfrei nachweisbar. Möglicherweise nimmt ein Teil der afferenten Muskelnervenfasern vom Spinalnerven aus seinen Weg über die Rami communicantes des Sympathicus und von diesem durch die hinteren Wurzeln ins Mark. Die von Royle und Hunter zur Beseitigung spastischer Muskelkontrakturen empfohlene Ramisectio ist zwar auf ganz anderen Voraussetzungen aufgebaut, muß aber meines Erachtens von diesem Gesichtspunkte aus diskutiert werden. Die bisherigen Ergebnisse dieser Operation lauten aber so widersprechend, daß es mir nicht angezeigt erscheint, in eine nähere Analyse der Tatsachen einzutreten.

An dem Zustandekommen des Dehnungsreflexes der Muskeln sind normaliter zweifellos die verschiedensten Stationen des Zentralnervensystems beteiligt, der spinale Reflexbogen, zahlreiche supraspinalesubcorticale Reflexbögen und der corticale Reflexbogen. Sie alle sind zu einer großen Reflexarbeitsgemeinschaft zusammengeschlossen. Scheidet ein Glied aus dieser letzteren plötzlich aus, so wird zunächst der gesamte Verband leistungsunfähig; trotz der strukturellen Integrität der restierenden Glieder des Verbandes sind dieselben zunächst funktionell lahmgelegt. Nach der Excision des corticalen Beinfeldes oder Armfeldes fehlt der Dehnungsreflex der Bein- bzw. Armmuskeln anfangs ganz, die Lähmung ist eine schlaffe. Nach der Exstirpation einer Cerebellarhälfte ist der Dehnungsreflex aller Muskeln des homolateralen Armes und Beines für Monate aufgehoben. Vollends ist bei der Totaltrennung des Markes, bei welcher ja die Mitwirkung sämtlicher supraspinalen Stationen des Nervensystems ausfällt, der Dehnungsreflex der Beinmuskeln zunächst und für lange Zeit total aufgehoben (Abb. 120).

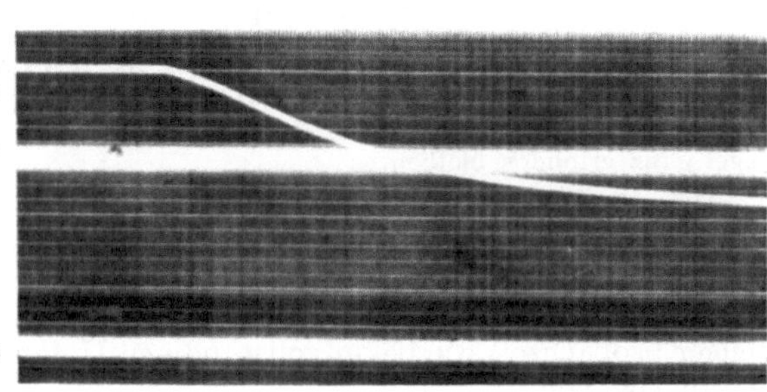

Abb. 120. Initiales Fehlen des Dehnungsreflexes des Quadriceps bei Totaltrennung des Markes bei passiver Beugung des Unterschenkels.

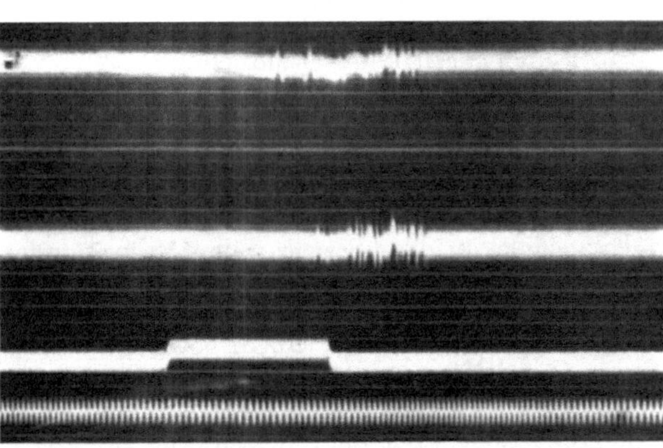

Abb. 121. Wiedererscheinen des Dehnungsreflexes des Quadriceps in der Phase der Reorganisation nach Totaltrennung des Markes. Passive Unterschenkelbeugung.

Die initiale Lähmung ist eine schlaffe. Aber mit der Zeit kehrt der Dehnungsreflex ebenso wie andere Reflexe wieder, die aus ihrem Verbande mit dem übrigen Zentralnervensystem völlig herausgelösten infraläsionellen Marksegmente sind, auch wenn sie ganz auf sich allein gestellt sind, imstande, den Dehnungsreflex zu vermitteln (Abb. 121). Ja, es kann unter diesen Umständen mit der Zeit sogar zu einer Steigerung des Dehnungsreflexes kommen. Die Entwicklung einer spastischen Kontraktur der Beuger ist dabei nicht einmal gar so selten. RIDDOCH hat dies zwar negiert.

WALSHE bestreitet sogar, daß es überhaupt eine spastische Kontraktur der Beuger gäbe; da, wo eine Kontraktur der Beine in Beugestellung vorliege, soll diese nur auf einer fibrösen Retraktion der Beugemuskeln beruhen. Dem kann ich nicht zustimmen. Bei jeder spastischen Paraplegie der Beine, die mit Beugekontraktur einhergehen, kann man das Vorhandensein und die Steigerung des Dehnungsreflexes der Beugemuskeln elektromyographisch nachweisen. Zahlreiche Male habe ich in Fällen von spastischer Beugekontraktur der Beine, bei denen die Kniebeuger operativ freigelegt und von ihrer Insertion am Capitulum fibulae bzw. an der Tibia abgetrennt wurden, festgestellt, daß sie bei ihrer Dehnung mit dem lebhaftesten Klonus reagierten. Die totale Deafferentierung der Beuger durch Hinterwurzeldurchschneidung hebt jeglichen Dehnungswiderstand der Beugermuskeln auf. Daß also, wie WALSHE meint, die Beuger überhaupt prinzipiell keine Spastizität aufweisen, kann ich nicht anerkennen. Selbstverständlich wird damit nicht bestritten, daß sich zu einer längere Zeit bestehenden spastischen Beugekontraktur noch eine Schrumpfungskontraktur der Beugemuskeln hinzugesellen kann. Aber ich bin immer wieder überrascht über die Leichtigkeit, mit welcher man nach der Hinterwurzeldurchschneidung auch derartige fibröse Retraktionen der Beugemuskeln durch einfache mechanische Streckprozeduren überwinden kann, während diese den echten spastischen Kontrakturen gegenüber in der Regel ganz erfolglos bleiben.

Aber auch RIDDOCHs Standpunkt, daß bei der Totaltrennung des Markes keine spastische Kontraktur der Beuger vorkäme, kann ich auf Grund meiner eigenen Erfahrungen nicht zustimmen. Ich habe in mehreren Fällen von Totaltrennung des Markes ebenso ausgesprochene spastische Dehnungsreflexe der Beuger beobachtet, wie bei unvollständigen Unterbrechungen der supranuclearen Leitungsbahnen.

Entsprechend der Tatsache, daß bei der Totaltrennung des Markes die reflektorische Erregbarkeit der Strecker ganz allgemein nachhinkt und wesentlich hinter der der Beuger zurückbleibt, ist auch eine Steigerung des Dehnungsreflexes der Strecker bei der totalen Marktrennung selten. Sie kommt aber vor. Schon KAUSCH hatte nach der Totaltrennung des Markes Patellar- und Fußklonus beobachtet. Ich selbst habe in 2 Fällen von Totaltrennung des Markes eine wesentliche Erhöhung des Dehnungsreflexes der Strecker beobachtet, es bestand Patellar- und Fußklonus, zeitweilig war der Dehnungswiderstand des Quadriceps nahezu unüberwindlich.

Diese Fälle lehren, daß die Ansicht derjenigen Autoren, welche meinen, daß die Streckkontraktur der Beine (wie auch die Streckreflexsynergie) durch rein spinale Reflextätigkeit nicht vermittelt werden könne, sondern an die Integrität und Kooperation supraspinaler-subcorticaler Reflexbögen gebunden sei, nicht als absolut gültig angesehen werden kann, wenn ich auch zugebe, daß zweifellos in der überwiegenden Majorität der Fälle von spastischer Beinlähmung die Streckreflexsynergie und die Streckkontraktur weit ausgesprochener sind, wenn die Verbindung des Lumbosacralmarkes mit den supraspinalen Zentren wenigstens bis zu einem gewissen Grade erhalten ist.

Wie bei anderen Reflexen, so spielt auch beim Dehnungsreflex der Muskeln der bahnende und hemmende Einfluß afferenter Erregungen anderer Provenienz eine große Rolle. Wie die reflektorische Erregbarkeit schlechthin, so wird auch der Dehnungsreflex der Muskeln weitgehend durch die *Stellung*, welche die Glieder einnehmen, beeinflußt. Diejenige Muskelgruppe, deren Insertionspunkte durch die jeweilige Gliedstellung dauernd angenähert sind, erfährt eine Bahnung ihres Dehnungsreflexes, die dauernd gedehnte Muskelgruppe weist eine relative Abschwächung des Reflexes auf.

Dieses Prinzip ist bei allen aus der Unterbrechung der supranuclearen Bahnen resultierenden spastischen Lähmungen nachweisbar und es ist *maßgebend* für die Verteilung der Kontraktur auf die einzelnen Muskelgruppen, maßgebend für den größeren oder geringeren Grad der Spastizität der einzelnen Muskelgruppen. Das gilt für die untere Extremität wie für die obere Extremität. Es erhebt sich also die Frage, welche Faktoren die für die Verteilung der Kontrakturen auf die einzelnen Muskelgruppen maßgebenden Gliedstellungen im Einzelfalle bewirken. Am übersichtlichsten liegen in dieser Beziehung die Verhältnisse in den Fällen, in welchen die supranuclearen Bahnen eine plötzliche Unterbrechung erfahren und der Dehnungsreflex der Muskeln zunächst aufgehoben ist, also eine schlaffe Lähmung besteht. In diesen Fällen wird die Ruhelage der Glieder ganz durch die Schwere oder durch andere von *außen* einwirkende Faktoren (Unterstützung) bestimmt. Bei der cerebralen Hemiplegie kommt es erfahrungsgemäß in der überwiegenden Mehrzahl der Fälle am Bein zu einer Kontraktur der Plantarflexoren des Fußes, der Strecker, des Knies, der Strecker, Adductoren und Innenrotatoren der Hüfte. Während des Initialstadiums der Lähmung sinkt der Fuß, der Schwere folgend, in Equinismus herab, Unterschenkel und Oberschenkel liegen der Schwere folgend in Streckstellung der Unterlage auf, das gelähmte Bein liegt unmittelbar zur Seite des anderen Beines. Der stellunggebende Faktor ist hier die Schwerkraft, diejenigen Muskeln, deren Insertionspunkte unter dem Einfluß der Schwere dauernd angenähert sind, werden nach dem oben dargelegten Prinzip spastisch ihre gedehnten Antagonisten erfahren eine weit geringere Steigerung ihres Dehnungsreflexes. Daß bei der Entstehung dieser Streckkontraktur des Beines tatsächlich die Dauerstellung der einzelnen Beinabschnitte in erster Linie maßgebend ist, geht daraus hervor, daß, wenn man die einzelnen Beinabschnitte von vornherein in eine andere Stellung bringt und eine Weile darin fixiert hält, die Verteilung der Kontraktur eine entsprechende Veränderung erfährt. Fixiert man den Fuß in Dorsalflexion, das Bein in Beugung, den Oberschenkel in Flexion und Abduction, so kommt es jetzt umgekehrt zu einer spastischen Kontraktur der Dorsalflexoren des Fußes, der Beuger des Knies, der Beuger und Abductoren der Hüfte; während die gedehnten Strecker eine weit geringere Erhöhung ihres Dehnungsreflexes annehmen. Man kann diese künstlich erzeugte Beugekontraktur des Beines jederzeit durch Umlagerung und längere Fixierung der einzelnen Beinabschnitte in Streckstellung in eine Streckkontraktur umwandeln und diese wieder durch erneute Umlagerung in eine Beugekontraktur rückverwandeln. Man kann auf diese Weise durch entsprechende künstliche Lagerung und Fixierung der Glieder die Verteilung der Kontraktur auf die einzelnen Muskelgruppen bestimmen.

Der unmittelbare Einfluß der Stellung der einzelnen Beinabschnitte auf den Dehnungsreflex der Muskeln zeigt sich auch in vielen Fällen von spastischer Paraplegie in unzweideutiger Weise. Wenn ein Kranker, der im Bett, wo seine Beine, der Schwere folgend, ausgestreckt daliegen, eine ausgesprochene Streckkontraktur aufweist, auf einen Stuhl gesetzt wird, so hat man zunächst große Schwierigkeiten, die Streckkontraktur zu überwinden und die Beine in die für die Sitzposition erforderliche Beugestellung zu bringen. Ist dies aber unter Anwendung entsprechender Streckkontraktur lösender Reize gelungen und hat der Kranke einige Stunden auf dem Stuhle sitzend zugebracht, so besteht nunmehr eine Beugekontraktur der Beine, und wenn der Kranke ins Bett zurückgebracht wird, hat man nunmehr große Mühe, die Beine aus der Beugestellung in die für das Liegen im Bett erwünschte Streckstellung überzuführen.

Nun ist aber die Schwere nicht der einzige die Stellung der einzelnen Gliedabschnitte bestimmende Faktor, sondern es greifen zweifellos auch nervöse innervatorische Einflüsse stellunggebend in die Entwicklung der Kontrakturen ein. Ich habe bereits darauf hingewiesen, daß eine spastische Kontraktur der Strecker besonders in denjenigen Fällen von Unterbrechung der supranuclearen Leitungsbahnen angetroffen wird, in denen die Verbindung des Lumbosacralmarkes mit den supraspinalen-subcorticalen Zentren mehr oder weniger erhalten ist. Das ist der Fall bei der cerebralen Hemiplegie und den corticalen Paraplegien. In der Mehrzahl dieser Fälle besteht tatsächlich eine Streckkontraktur. Bei den spinalen Querschnittsläsionen ist zumeist eine Streckadduktionskontraktur nur da vorhanden, wo wenigstens ein nicht unbeträchtlicher Rest der subcorticospinalen Verbindungen erhalten ist (Abb. 122). Das spricht dafür, daß die supraspinalen-subcorticalen Stationen des Nervensystems einen stellunggebenden, und zwar auf Streckung der Beine gerichteten Einfluß ausüben. Wahrscheinlich entfalten diese Zentren überhaupt einen bahnenden Einfluß auf die Streckerkerne, so daß bei der Integrität ihrer Verbindung mit dem Lumbosacralmark die reflektorische Erregbarkeit der Strecker über die der Beuger überwiegt, jedenfalls aber besser gewahrt bleibt, als wenn auch die subcortico-spinalen Verbindungen völlig oder nahezu total unterbrochen sind. Daß bei den spinalen Querschnittsschädigungen die extrapyramidalen subcortico-spinalen Bahnen als die phylogenetisch älteren und resistenteren weniger und später leiden als die Pyramidenbahn, ist bereits an anderer Stelle erwähnt worden.

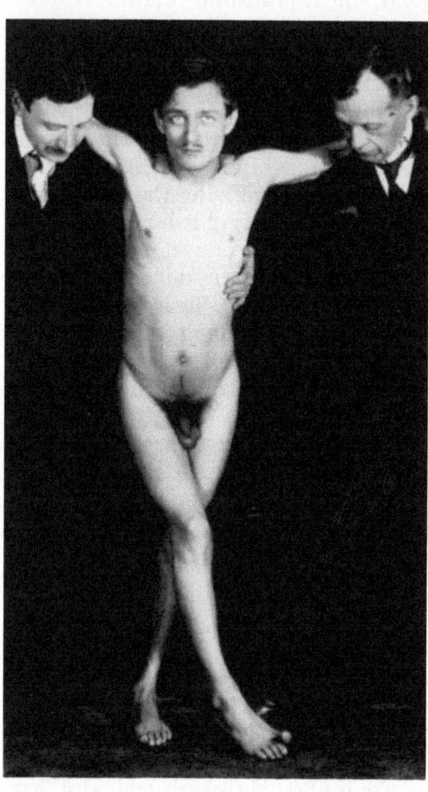

Abb. 122. Streckadduktionskontraktur der Beine bei unvollständiger Rückenmarksdurchtrennung.

So bedeutsam nun auch der bahnende Einfluß der supraspinalen Zentren auf die Streckergruppe und der auf Streckstellung gerichtete Einfluß derselben auf die Beine ist, so ist doch andererseits die Integrität der subcortico-spinalen Bahnen keine conditio sine qua non für die Entstehung einer Streckkontraktur der Beine. Maßgebend für die Entwicklung einer Streckkontraktur ist allemal die mehr oder weniger dauernd unterhaltene Streckstellung der Beine und wenn letztere da, wo der „streckende Einfluß der supraspinalen Zentren fehlt, künstlich hergestellt und unterhalten wird, kommt es auch bei der Totaltrennung des Markes zur Streckkontraktur, wie ich es in 2 Fällen feststellen konnte.

Für die Entstehung der *Beugekontraktur* (Abb. 123) spielt der Beugereflex des Beines die ausschlaggebende Rolle des stellunggebenden Faktors. Auf diese Beziehung des Beugereflexes zur Beugekontraktur habe ich bereits 1906 ausführlich hingewiesen. Später hat auch BABINSKI den innigen Zusammenhang von Beugereflex und Beugekontraktur betont. In allen Fällen von spastischer Kontraktur der Beuger sind die Beugereflexe des Beines lebhaft gesteigert. Die Beine werden durch den permanenten afferenten Zustrom zum Lumbosacralmark und die dadurch ausgelösten fortgesetzten Entladungen des letzteren an die Adresse der Beuger, immer wieder in die Beugestellung geführt; an den kinetischen Beugereflex schließt sich ein oft lange anhaltender postkinetischer statischer Fixationsreflex der Beuger an, und der Dehnungsreflex der Beuger erfährt durch diese fast ununterbrochene Annäherung der Insertionspunkte der Beugemuskeln eine solche Steigerung, daß es zu einer permanenten Fixation der Beine in Beugestellung kommt.

Die Abhängigkeit der Beugekontraktur von dem Beugereflex als dem stellunggebenden Faktor springt besonders deutlich in solchen Fällen in die Augen, in denen zunächst eine Streckkontraktur der Beine vorhanden ist. Wie früher ausgeführt, setzt sich in diesen Fällen der Beugereflex in der Regel nur schwer gegen den Widerstand der Strecker durch. Besteht aber in einem solchen Falle ein Decubitalgeschwür, eine Nagelbetteiterung, ein entzündeter Varix haemorrhoidalis, eine Analfissur oder eine eitrige Cystopyelitis, so wirken diese irritativen Prozesse als anhaltender noxophorer Reiz, unter dessen Einfluß der Beugereflex durchbricht; es kommt zu fortgesetzten pseudospontanen Beugebewegungen der Beine und damit sehr bald zur Beugekontraktur. Heilt der irritative Prozeß aus, versiegt die Quelle des permanenten noxophoren afferenten Erregungsstroms zum Rückenmark, so verschwinden auch die Beugezuckungen der Beine wieder, es fällt der für die Erhaltung der Beugekontraktur maßgebende stellungerhaltende Faktor fort. Die Schwerkraft und der stellunggebende Einfluß der supraspinalen Zentren setzt sich wieder durch und die frühere Streckkontraktur stellt sich wieder her.

Auch nach operativen Eingriffen, die zur Behebung spastischer Streckkontrakturen unternommen werden, kann man sehr oft feststellen, daß der Beugereflex präpotent wird und eine Beugekontraktur herbeiführt. Diese Gefahr macht es dringend erforderlich, bei allen operativen Eingriffen, welche die Beseitigung einer Streckkontraktur zum Ziele haben, außerordentlich vorsichtig bei der Dosierung des Eingriffes zu Werke zu gehen und die Schwächung der Strecker behutsam abzustufen. Das gilt für die plastische Verlängerung

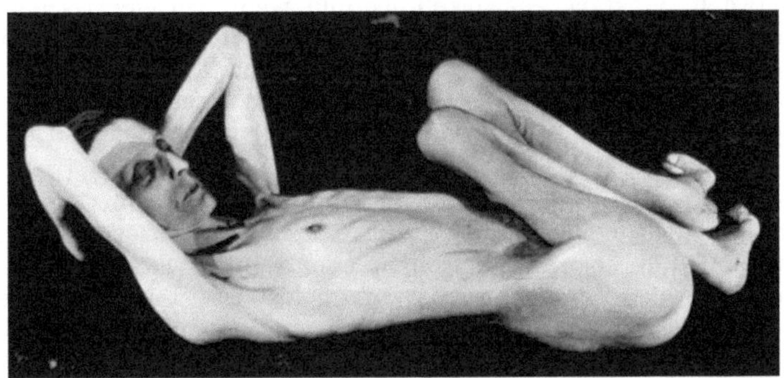

Abb. 123. Beugekontraktur der Beine bei totaler Rückenmarksunterbrechung.

der Achillessehne, für die partielle Resektion der motorischen Nervenäste des Gastrocnemius, für die partielle Resektion der motorischen Bahnen des Quadriceps im N. femoralis und für die Resektion des N. obturatorius zur Behebung der Adduktionskontraktur. Man treibt den Teufel mit Beelzebub aus, wenn man zur Beseitigung eines spastischen Spitzfußes die Achillessehne einfach tenotomiert. Nach der totalen Myotomie der Adductoren habe ich schwerste Abduktionskontrakturen des Oberschenkels auftreten sehen. Das gleiche soll gelegentlich nach der totalen Resektion des N. obturatorius beobachtet worden sein, wenn die akzessorische Innervation des Adductor magnus durch den N. tibialis nicht kräftig genug entwickelt ist. Bei der Resektion der motorischen Bahnen des Quadriceps gehe ich stets gradatim vor, es werden nur so viele Faszikel des N. cruralis geopfert, daß der Patellarreflex noch prompt auslösbar bleibt.

An dieser Stelle müssen auch diejenigen spastischen Beinlähmungen erwähnt werden, bei denen neben der Schädigung der supranuclearen Bahnen eine Zerstörung der motorischen Vorderhornkerne einzelner Muskeln der Streckergruppe besteht. Ich verweise besonders auf die Fälle der Tabelle VII, 3, 4, 9, in denen die spastische Beinlähmung mit einer nuclearen Lähmung des Quadriceps gepaart war und infolgedessen eine Beugekontraktur des Knies bestand. Im Falle VII, 11 lag nur eine geringfügige Schädigung des Quadricepskernes vor, es bestand keine Atrophie und keine Störung der elektrischen Erregbarkeit des Muskels, aber seine reflektorische Erregbarkeit war aufgehoben, und es bestand Beugekontraktur des Knies. In den Fällen VII, 2 und 12, handelte es sich um eine spastische Beinlähmung, bei welcher eine geringfügige Kernschädigung der Plantarflexoren des Fußes und der Zehen vorlag, die sich auch nur in dem Verlust der reflektorischen Erregkarkeit dieser Muskeln bekundete und eine Kontraktur des Fußes und der Zehen in extremer Dorsalflexion verursachte.

Auch bei der Beseitigung der spastischen Streckkontraktur durch partielle Resektion hinterer Rückenmarkswurzeln muß sehr darauf geachtet werden, daß der Beugereflex nicht die Oberhand erlangt. Die Plantarflexoren des Fußes erhalten ihre afferente Versorgung durch die Wurzeln L_5, S_1, S_2, Quadriceps und Adductoren durch L_2, L_3 L_4, die Hüftstrecker durch L_5, S_1, S_2, die Dorsalflexoren des Fußes durch L_4, L_5, S_1, die Beuger des Knies durch L_2, L_3, L_4, L_5, S_1, S_2, die Beuger der Hüfte durch L_1, L_2, L_3, L_4. Wie man nun die Auswahl bei der partiellen Resektion der hinteren Lumbosacralwurzeln auch treffen mag, immer wird eine partielle Deafferentierung der Strecker und der Beuger erfolgen. Aber im Vordergrunde steht die Gefahr, daß bei einer zu umfangreichen Deafferentierung der Strecker der Beugereflex die Oberhand gewinnt. Die Erfahrung hat gelehrt, daß besonders eine zu weitgehende Schwächung des Dehnungsreflexes des Quadriceps gefährlich ist. Man trifft in der Regel das Richtige, wenn L_2 und L_3 reseziert werden und L_4 intakt belassen wird. Wenn L_4 schwach, L_3 stark entwickelt ist und wenn bei elektrischer Reizung der vorderen 4. Lumbalis die Quadricepskontraktion schwächer ist als bei Reizung von L_3, so ist es empfehlenswert, L_3 zu erhalten und L_2 und L_4 zu resezieren. In jedem Falle aber muß man nach der partiellen Wurzelresektion durch Lagerung des Beines in Streckstellung der Entstehung einer Beugekontraktur vorbeugen.

Die Abhängigkeit der Beugekontraktur von dem Beugereflex geht vor allem auch aus der Tatsache hervor, daß es zur Beugekontraktur vornehmlich dann kommt, wenn das Lumbosacralmark mehr oder weniger ganz aus seinem Verbande mit dem übrigen Zentralnervensystem gelöst ist. Daß unter diesen Umständen die Beugereflexe das Feld beherrschen und die reflektorische Erregbarkeit der Strecker in der Regel im Hintertreffen bleibt, ist ja bereits mehrfach hervorgehoben worden. Dementsprechend geht die Totaltrennung des Markes, sofern es überhaupt zu einer genügenden Wiederkehr der reflektorischen Erregbarkeit der Muskeln kommt, fast ausnahmslos mit einer Beugekontraktur einher. Dasselbe gilt für fast jede tiefgreifende Querschnittschädigung des Rückenmarkes. Sehr oft kann man in Fällen, die anfangs eine Streckkontraktur aufweisen, beobachten, daß diese mit der Zunahme der Querschnittsschädigung in eine Beugekontraktur übergeht. Hingegen besteht in den Fällen, in welchen die Verbindung des L-S Markes mit den supraspinalen subcorticalen Zentren mehr oder weniger unversehrt ist und infolgedessen die reflektorische Erregbarkeit der Strecker lebhafter ist und der stellunggebende streckende Einfluß der subcorticalen Zentren in das Spiel der Kräfte eingreift, in der Regel eine Streckkontraktur. In Fällen der letzteren Kategorie kommt es, wie oben dargelegt wurde, zur Beugekontraktur in der Regel nur dann, wenn besonders starke und permanente noxophore Reize, wie sie von den erwähnten konkomitierenden irritativen Prozessen ausgehen, einwirken und dem Beugereflex die Oberhand verschaffen oder wenn gleichzeitig eine nucleare radikuläre oder periphere Schädigung der Streckmuskeln vorliegt.

Bei den kongenitalen oder in früherer Kindheit erworbenen cerebralen Paraplegien, Tetraplegien und Hemiplegien besteht in der Mehrzahl der Fälle während der ersten Lebensjahre eine mehr oder weniger ausgesprochene Beugekontraktur der Beine. Auch hier liegt die Ursache in der Dauerstellung der Beine. Schon in der Norm werden ja die Beine des Kindes in utero und während der ersten Lebensmonate dauernd in Beugestellung gehalten und nur vorübergehend aus dieser Stellung durch Streckbewegungen herausgeführt. Erst allmählich setzt sich der auf Streckung gerichtete stellunggebende Einfluß der subcorticalen Zentren durch. Die Beugegrundstellung nehmen die Beine auch bei den kongenitalen oder in frühester Kindheit erworbenen cerebralen Lähmungen ein. Da diese Stellung der Beine mit der normaliter während der ersten Wochen und Monate vorhandenen Beugestellung der Beine übereinstimmt, werden derartige angeborene cerebrale Lähmungen vielfach zunächst gar nicht erkannt. Im Laufe der Jahre setzt sich aber auch bei diesen kongenitalen cerebralen Lähmungen in der Regel der von den supraspinalen-subcorticalen Stationen des Zentralnervensystems ausgehende Streckeinfluß mehr oder weniger durch. Damit ändert die anfangs vorhandene Beugekontraktur ihre Gestalt, sie kommt der vollen Streckstellung allmählich immer näher, ohne diese allerdings kaum je ganz zu erreichen. Einzelne Komponenten der Strecksynergie pflegen sich allerdings vollkommen durchzusetzen. Das gilt in erster Linie für die Adductoren des Oberschenkels, deren Kontraktur gerade bei den kongenitalen und früher erworbenen Paraplegien vielfach so stark ist, daß die Beine vollkommen überkreuzt sind; es gilt ferner auch für die Plantarflexoren des Fußes, so daß es zum spastischen Spitzfuß kommt. Hingegen schwindet der Dehnungswiderstand der Knie- und Hüftbeuger zumeist viel unvollkommener, diese Muskeln behalten fast immer einen gewissen Grad von Kontraktur bei. Es mischen sich also in späteren Jahren in vielen derartigen Fällen von angeborener cerebraler Beinlähmung Komponenten der ursprünglichen Gesamtbeugekontraktur mit Komponenten der später sich superponierenden Streckkontraktur.

Außer der Gliedstellung üben auch andere afferente Erregungen einen bahnenden und hemmenden Einfluß auf den Dehnungsreflex aus. Dahin gehört in erster Linie der Einfluß der Proprioceptoren des Halses. Kopfdrehung nach der Seite bahnt am Kieferbein den Dehnungsreflex der Beuger, am Hinterhauptbein den der Strecker, umgekehrt erfährt am Kieferbein der Dehnungsreflex der Strecker, am Hinterhauptsbein der der Beuger eine Abschwächung. Dieser Einfluß ist besonders von SIMONS näher studiert worden.

Auch vestibuläre Erregungen sind von Einfluß auf die Stärke des Dehnungsreflexes. Wird bei einer spastischen Beinlähmung der in horizontaler Ausgangslage befindliche Körper als Ganzes soweit geneigt, daß der Kopf um 45° tiefer steht als die Füße, die Mundspalte also um 45° gegen die Horizontale nach hinten geneigt ist, so weist bei dieser Einstellung des Körpers der Dehnungsreflex der Strecker sein Maximum, der der Beuger sein Minimum auf. Umgekehrt erreicht der Dehnungsreflex der Strecker sein Minimum, der der Beuger sein Maximum bei einer Stellung, bei der die Mundspalte um 45° nach vorne geneigt ist, der Körper als Ganzes also um 45° gegen die Vertikalstellung nach vorne zu übergeneigt ist. Der Einfluß der vestibulären Erregungen auf die Stärke des Dehnungsreflexes ist besonders von WALSHE studiert worden. Es ist aber keineswegs in allen Fällen von spastischer Beinlähmung nachweisbar. Bei der Leitungsunterbrechung der supranuclearen Bahnen im Bereiche des Rückenmarks fehlt er allemal dann vollkommen, wenn der Tractus deiterospinalis, durch welchen der bahnende und hemmende Einfluß des Vestibularis auf die Kerne des Lumbosacralmarkes vermittelt wird, unterbrochen ist.

Wir kommen nunmehr zu den Kontrakturen der *oberen Extremität* bei den spastischen Lähmungen. Auch bei diesen läßt sich der Einfluß der Gliedstellung auf den Grad der Steigerung des Dehnungsreflexes und die Verteilung der spastischen Kontrakturen auf die einzelnen Muskelgruppen ohne weiteres aufzeigen. Bekanntlich besteht bei den spastischen Armlähmungen in der überwiegenden Mehrzahl der Fälle eine Kontraktur der Flexoren der Finger und des Daumens, der Flexoren und Pronatoren der Hand, der Beuger des Vorderarms und der Adductoren und Innenrotatoren des Oberarms, während die antagonistischen Muskelgruppen eine weit geringere Erhöhung ihres Dehnungsreflexes aufweisen. Für diese Verteilung der Kontrakturen ist die Dauerstellung der einzelnen Gliedabschnitte der oberen Extremitäten maßgebend. Als stellunggebender Faktor kommt teilweise wieder die Schwerkraft in Betracht; sie wirkt jedenfalls fördernd auf die Entwicklung der Kontraktur der Adductoren und Innenrotatoren des Oberarms sowie der Beuger und Pronatoren der Hand ein. Aber der einzige stellunggebende Faktor ist die Schwerkraft sicher nicht; sie kann für die Beugekontraktur des Vorderarmes als stellunggebender Faktor überhaupt nicht herangezogen werden, für diese kann nur ein stellunggebender Faktor in Betracht kommen, welcher die Schwere zu überwinden imstande ist. Ebenso wie auf die Beine üben auch auf die Arme die einzelnen Stationen des Zentralnervensystems einen bestimmt gerichteten stellunggebenden Einfluß aus. Während auf die Beine die supraspinalen Zentren streckend, das Rückenmark als solches aber beugend wirkt, zielt der Einfluß auf die Arme sowohl seitens der supraspinalen-subcorticalen Zentren als auch seitens des Rückenmarkes auf Beugung hin. Wenn wir die einzelnen Komponenten der Beugereflexsynergie des Armes, Abduktion des Oberarmes, Beugung des Vorderarmes, Pronation und Flexion der Hand, Flexion der Finger mit der Verteilung der Kontrakturen auf die einzelnen Muskelgruppen des spastisch gelähmten Armes vergleichen, so springt die weitgehende Analogie in die Augen; und man kann nicht umhin, der Beugereflexsynergie die Rolle eines stellunggebenden Faktors einzuräumen. Diejenigen Muskelgruppen werden spastisch, deren Insertionspunkte durch die Beugereflexsynergie des Armes angenähert werden. Nicht im Einklang mit den Komponenten der Beugesynergie steht eigentlich nur die Adduktionskontraktur des Oberarms. Die Beugereflexsynergie vermag sich offenbar nicht genügend gegen die Schwere des gesamten Armes durchzusetzen und den Oberarm in Abduktion zu führen, während ihr dies an den distaleren Extremitätenabschnitten einschließlich des Vorderarmes gelingt. In zahlreichen Fällen von spastischer Armlähmung überwindet die Beugereflexsynergie aber auch die Schwere des gesamten Arms, und es kommt zu einer mehr oder weniger ausgesprochenen Abduktionsstellung des Oberarmes. Diese ist besonders bei den kongenitalen und in frühester Kindheit entstandenen Hemiplegien und Tetraplegien manchmal sehr ausgesprochen.

Wenn hier die Beugereflexsynergie des Armes für die Verteilung der spastischen Kontrakturen auf die einzelnen Muskelgruppen der oberen Extremität herangezogen wird, so handelt es sich auch hier selbstverständlich nicht um einen Reflex, welcher durch ad hoc gesetzte exogene Reize ausgelöst wird, sondern um die Dauerentladung des Cervicalmarkes, welche durch den ihm fortwährend von der Peripherie zufließenden afferenten propriozeptiven Erregungsstrom ausgelöst und unterhalten wird und welche sich infolge der Organisation des Rückenmarkes vorzugsweise an die Adresse der Beuger richtet. Dazu kommt der stellunggebende Einfluß der supraspinalen-subcorticalen Zentren, welcher auf die obere Extremität im Sinne der Beugung einwirkt.

Den strikten Beweis für die Abhängigkeit des Grades des Dehnungsreflexes von der Gliedstellung liefert auch am Arme das Experiment. Lagert man bei einer frisch entstandenen hemiplegischen Lähmung von vornherein den Oberarm in Abduktion und Außenrotation, den Vorderarm in Streckstellung, die Hand in Supination und Streckung, die Finger und den Daumen in Streckung, und hält man die Glieder für einige Wochen in diesen Stellungen fixiert, so kommt es zu einer spastischen Kontraktur der Muskeln, deren Insertionspunkte durch die Gliedlagerung dauernd angenähert sind, während die gedehnten Antagonisten eine weit geringere Steigerung ihres Dehnungsreflexes annehmen. Auch am Arm kann durch entsprechende Lagerung die Verteilung der Kontrakturen auf die einzelnen Muskelgruppen künstlich dirigiert werden.

Eine besondere Besprechung erheischt die Verteilung der Kontrakturen auf die einzelnen Muskeln der oberen Extremität in denjenigen Fällen von spastischer Armlähmung, bei denen infolge einer besonderen Höhenlokalisation im Bereiche des Cervicalmarkes eine dissoziierte Armlähmung besteht. Diese Fälle sind in Tabelle IV zusammengestellt. Die aus den oberen Halssegmenten versorgten Muskeln weisen in diesen Fällen, da ihre supranuclearen Bahnen unversehrt sind, weder eine Lähmung noch eine Steigerung ihrer reflektorischen Erregbarkeit auf. Hingegen zeigen die aus den tieferen Segmenten versorgten Muskeln außer der Lähmung auch eine gesteigerte reflektorische Erregbarkeit, insbesondere auch eine solche ihres Dehnungsreflexes. So besteht in den Fällen IV, 1, 2, 4, 5, 6, 7, 8 infolge der Unversehrtheit der supranuclearen Bahnen der Vorderarmbeuger und der Unterbrechung derselben für den Triceps keine Beugekontraktur des Vorderarms, sondern eine ausgesprochene Streckkontraktur. Noch ausgesprochener ist die letztere in Fällen, in denen die spastische Armlähmung mit einer nuclearen Lähmung der Vorderarmbeuger kombiniert ist (V, 3, 5).

Die Kontraktur der Finger weist besonders in den Fällen Abweichungen von der Regel auf, in welchen nur die supranuclearen Bahnen der Interossei und Lumbricales unterbrochen, die der langen Fingerflexoren aber unversehrt sind (IV, 2 l, 3). In diesen Fällen besteht eine spastische Kontraktur der ersteren, die Finger sind im Grundgelenk gebeugt, im Mittel- und Endgelenk aber gestreckt (Abb. 85, S. 122). Besonders ist das der Fall bei denjenigen spastischen Armlähmungen, welche mit einer nuclearen Lähmung der langen Fingerflexoren kombiniert sind (V, 2, 5, 19).

Sehr bemerkenswert ist in dieser Hinsicht schließlich noch der Fall V, 20, in welchem eine spastische Armlähmung mit einer peripheren Medianuslähmung gepaart ist. Infolge der peripheren Lähmung des Flexor sublimis, Flexor profundus indicis und Flexor pollicis longus, bei Unversehrtheit der vom Ulnaris versorgten Muskeln (Flexor profundus III, IV, V, Interossei, Lumbricales, Adductor pollicis) bestand am 3., 4. und 5. Finger die typische Beugekontraktur, dagegen am Zeigefinger Beugekontraktur im Grundgelenk, Streckstellung im Mittel- und Endgelenk. Am Daumen bestand Adduktionskontraktur, Beugekontraktur der Grundphalange, Streckkontraktur der Endphalange.

D. Die vegetativen supranuclearen Bahnen und die Reflexe der vegetativen Sphäre.

I. Die Störungen der Blasentätigkeit.

Die beiden Grundleistungen der Blase sind der Blasenverschluß einerseits, die Blasenentleerung andererseits. Beiden Leistungen liegen in erster Linie Reflexvorgänge zugrunde, der Blasenschlußreflex und der Evakuations- oder Miktionsreflex. In beide Reflexvorgänge kann der Organismus willkürlich eingreifen, den Blasenverschluß willkürlich verstärken (Sphincter externus, Compressor urethrae), aber auch willkürlich hemmen und ebenso den Entleerungsreflex willkürlich unterdrücken, andererseits aber auch willkürlich einleiten, verstärken und darüber hinaus den Entleerungsvorgang durch die aktive Bauchpresse unterstützen.

Die Blasenreflexe sind zum Teil in den nervösen Eigengeflechten der Blase geschlossen. Darüber bauen sich die spinalen Blasenreflexbögen auf, der konale einerseits (S_3—S_5) und der thorakolumbale andererseits (Th_{10}—L_3). Darüber ist ein supraspinaler subcorticaler Reflexbogen gespannt, welcher höchstwahrscheinlich in der Regio hypothalamica geschlossen ist, und der corticale Bogen, welcher im Lobus paracentralis geschlossen ist. Beide Blasenakte, der Blasenverschluß und die Blasenentleerung, stehen in einem reziproken Verhältnis. Der Blasenverschluß beruht auf Kontraktion der Sphincteren und Erschlaffung bzw. Hemmung der Tätigkeit des Detrusor, die Blasenentleerung beruht auf Kontraktion des Detrusor und Erschlaffung der Sphincteren. Dieses reziproke Verhältnis waltet sowohl bei dem reflektorischen Zustandekommen jedes einzelnen der beiden Blasenakte, wie bei der willkürlichen Beeinflussung derselben.

Bei der akuten Totaltrennung des Markes oberhalb der spinalen Blasenzentren besteht dauernde völlige Aufhebung der Beeinflußbarkeit der Blase durch die übergeordneten Stationen des Zentralnervensystems, es fehlt jegliche willkürliche Beeinflußbarkeit der Blasentätigkeit, aber anfangs ist auch die reflektorische Blasentätigkeit gestört. Der Blasenverschluß funktioniert zwar in der Regel vom Anfang an, die Blasenentleerung ist hingegen aufgehoben. Es besteht das Bild der *Retentio.* Der Blasenschluß wird von den nervösen

Eigengeflechten der Blase und den spinalen Blasenreflexbögen allein, ohne die Mithilfe der übergeordneten Stationen des Zentralnervensystems bestritten, die Blasenentleerung hingegen ist durch das plötzliche Ausscheiden der supraspinalen und corticalen Glieder der Blasenarbeitsgemeinschaft zunächst völlig lahmgelegt. In manchen Fällen von Totaltrennung des Markes versagt aber zunächst auch der Blasenverschluß. In diesen Fällen liegt aber eine primäre Mitschädigung der lumbalen und konalen Sphincterelemente vor. Ich glaube nicht fehlzugehen, wenn ich eine solche auch in den von Marburg und Ranzi beschriebenen Fällen von supralumbaler Marktrennung, in welchen eine initiale Inkontinenz bestand, annehme. Daß bei Marktrennungen im Bereiche des Lendenmarkes oder Sacralmarkes gar nicht selten initiale Inkontinenz besteht, kann bei der hierbei wohl ausnahmslos vorhandenen schweren Nachbarschafts- und Fernschädigung der spinalen, lumbalen und konalen, Blasenkerne nicht wundernehmen.

Bekanntlich kann bei allen supralumbalen Marktrennungen eine Insuffizienz des Sphincter *sekundär* zustande kommen, wenn die Retentio urinae nicht künstlich beseitigt wird und nun der Spincter durch den ständig zunehmenden intravesicalen Druck schließlich gesprengt wird. Dann stellt sich der Blasenverschluß entweder gar nicht wieder her oder der Sprengungsvorgang, die sog. *Ischuria paradoxa,* wiederholt sich immer wieder, wobei von Mal zu Mal die Insuffizienz des Sphincters zunimmt, bis schließlich zuletzt völlige Inkontinenz vorhanden ist. Dasselbe tritt gar nicht selten ein, wenn eine Cystitis auftritt, durch welche offenbar die Tätigkeit der Blaseneigengeflechte und die spinalen Blasenreflexmechanismen Schaden nehmen.

Während das Initialstadium des totalen Transversalsyndroms durch die vollständige Retentio urinae charakterisiert ist, der Sphincterreflex der Blase also in Tätigkeit ist, der Evakuationsreflex aber fehlt, stellt sich während des Residuärstadiums auch der Miktionsakt sehr oft wieder her und erlangt allmählich immer vollkommenere Grade. Wenn die Blase einen bestimmten Füllungsgrad erreicht hat, setzt der Evakuationsreflex ein und der Urin wird im Strahle entleert. Gar nicht selten erfolgt die Entleerung in mehreren getrennten Portionen. Der Zeitpunkt, zu welchem der Miktionsreflex wieder erscheint, schwankt außerordentlich von Fall zu Fall. Kausch konnte ihn schon 8 Stunden nach der Marktrennung feststellen. Das stellt aber eine Ausnahme dar. In der Regel dauert es wochenlang bis sich die Selbstentleerung einfindet. Von großer Bedeutung ist dabei, daß die Blase frei von Cystitis bleibt und daß auch keine anderen Komplikationen hinzutreten, durch welche das Wiedererwachen der Reflextätigkeit der infraläsionellen Marksegmente hintangehalten wird. Die Wiederherstellung des Miktionsaktes nach der Totaltrennung des Markes hatte schon Bastian hervorgehoben, er hatte aber betont, daß die Blasenentleerung niemals vollkommen sei, sondern daß stets ein mehr oder weniger beträchtliches Quantum von Restharn zurückbleibe. Das gilt sicher für die Majorität der Fälle. Es gibt aber auch Ausnahmen. Ich habe ebenso wie Riddoch wiederholt beobachtet, daß die Blase bis auf den letzten Tropfen entleert wird. In dieser Hinsicht unterscheidet sich der Miktionsakt der Blase bei der supralumbalen Totaltrennung des Markes weitgehend von der automatischen Blasenentleerung bei Zerstörung der konalen Blasenzentren oder bei Unterbrechung der Cauda equina, bei welcher das Quantum von Restharn in der Regel recht groß ist. Im ersteren Falle stehen für den Miktionsakt der spinale Reflexmechanismus und das intravesicale Eigengeflecht zur Verfügung, im zweiten Fall nur das letztere.

Der Füllungsgrad der Blase, bei welchem die automatische Blasenentleerung einsetzt, schwankt beträchtlich von Fall zu Fall. Fast jeder Fall mit gut ausgebildetem Blasenautomatismus hat sozusagen seine individuelle Blasenkapazität. Besonders bemerkenswert ist die zuerst von HEAD und RIDDOCH hervorgehobene Tatsache, daß wenn die Blase einen gewissen Füllungsgrad erreicht hat, der aber für eine Mictio *spontanea* noch nicht ausreicht, durch *extravesicale* Reize, besonders solche, die den Beugereflex der Beine oder komplexe Massenreflexe hervorrufen, auch die Blasenentleerung ausgelöst wird. Der Blasenentleerungsreflex wird durch extravesicale, afferente Erregungen gebahnt. Umgekehrt wird die spontane Miktion nicht selten von Beugebewegungen der Beine und rhythmischen Kontraktionen der Bauchmuskeln, von profusen Schweißausbrüchen und ausgedehnter Piloarrektion begleitet. Die Beeinflußbarkeit der Blasentätigkeit durch afferente, extravesicale Erregungen bildet ein differentialdiagnostisches Kriterium der durch die supralumbale Marktrennung bedingten Störung der Blasenfunktion gegenüber den Blasenstörungen bei konalen Prozessen und bei Unterbrechung der Cauda equina, bei denen jeglicher bahnende Einfluß extravesicaler afferenter Erregungen vollkommen fehlt (vgl. S. 59).

HEAD und RIDDOCH haben ferner gezeigt, daß man schon, ehe die Blase die Fähigkeit zur spontanen Entleerung wieder erlangt hat, feststellen kann, daß zwar der Detrusor bereits eine respektable Kontraktionsfähigkeit besitzen kann, daß aber die spontane Miktion daran scheitert, daß die Hemmung des Sphincterschlußes noch nicht funktioniert. Wird der Sphincterschluß durch Einführung des Katheters künstlich überwunden und die Blase langsam unter geringem Drucke aufgefüllt, so kommt es bei einem bestimmten Fällungsgrade zu plötzlicher Kontraktion des Detrusor, die die Flüssigkeitssäule in dem mit dem Katheter verbundenen Ansatzrohr kräftig emportreibt.

Der Sphincterreflex erfährt während des Residuärstadiums des totalen Transversalsyndroms gar nicht selten eine erhebliche Steigerung, die sich beim Katheterismus sehr störend bemerkbar macht. Wiederholt konnte ich den Blasenschließmuskel überhaupt nur nach vorheriger Novocainisierung des Orificium urethrae internum überwinden. Der durch den Katheter auf den Blasenschließmuskel ausgeübte Reiz führt auch sehr leicht zu reflektorischen Beugebewegungen der Beine, zu reflektorischen Schweißausbrüchen und Pilomotorenreaktionen. Interessanterweise kam es in zwei von mir beobachteten Fällen von Totaltrennung des Markes, die mit Streckkontraktur der Beine und lebhaft gesteigerter reflektorischer Erregbarkeit der Strecker einhergingen, beim Einführen des Katheters regelmäßig zu einer reflektorischen Kontraktion der Adductoren und zu bilateraler Kontraktion aller Streckmuskeln der Beine.

Während des Terminalstadiums des totalen Transversalsyndroms erlischt wie die anderen Reflexe auch die automatische Blasentätigkeit wieder. Von Miktion zu Miktion nimmt die Menge des Restharnes zu, bis zuletzt das anfängliche Bild der totalen Retention wieder vorhanden ist. Aber darüber hinaus leidet im Terminalstadium mit dem weiteren Verfall auch der Blasenschluß, es kommt zur terminalen Inkontinenz.

Bei den unvollständigen Unterbrechungen des Markquerschnitts sind die Störungen der Blasentätigkeit im Prinzip die gleichen wie bei der Totaltrennung, die Unterschiede sind graduell, wobei alle Übergangsstufen von der totalen Retention und der totalen Aufhebung jeglicher willkürlichen Beeinflußbarkeit bis zur kaum merkbaren Detrusorschwäche oder einer gerade angedeuteten Minderung der willkürlichen Beeinflußbarkeit des Blasenverschlusses oder der Blasenentleerung vorkommen. Eine besondere Form der Blasenstörung ist bei den unvollständigen Markläsionen die Steigerung des Entleerungsreflexes. Es kommt gar nicht selten vor, daß die Blase, ohne daß eine Cystitis vorhanden ist, bereits bei einem relativ geringen Füllungsgrade mit dem Entleerungsreflex reagiert. Ist die Blasensensibilität erhalten, so gibt sich dieser Zustand in dem gehäuften Harndrang, den „besoins imperieux“ zu erkennen, denen zufolge der Kranke in der Regel noch Zeit genug findet zum Uringlas zu greifen.

Kündet sich aber der einsetzende Entleerungsreflex dem Organismus nicht durch sensible Signale an, so kommt es zur unwillkürlichen Entleerung. Dieser Zustand von Pseudoinkontinenz darf nicht mit einer Lähmung des Sphincter verwechselt werden.

Ebenso wie der Detrusor kann auch der Sphincter eine reflektorische Übererregbarkeit aufweisen; beim Katheterismus ist der Schließmuskel schwer überwindlich. Bei den mit reflektorischer Übererregbarkeit der Streckmuskelgruppe des Beines einhergehenden spastischen Paraplegien irradiiert der Reflex gar nicht selten auf die Adductoren und die Strecker, bei denen mit Übererregbarkeit der Beuger gepaarten Beinlähmungen hingegen auf die Beugergruppe, ganz wie in den Fällen von totaler Marktrennung.

Die supranuclearen Bahnen der Blase sind offenbar weit über den Markquerschnitt verbreitet. Halbseitige Markunterbrechungen haben in der Regel keine nennenswerten Störungen der Blasentätigkeit zur Folge, solange die andere Hälfte des Markquerschnittes ihre Leitfähigkeit bewahrt. Andererseits ist gar nicht selten schon eine relativ geringfügige doppelseitige Beeinträchtigung der absteigenden Markbahnen von Störungen der Blasentätigkeit begleitet. Offenbar besitzen die im Rückenmark absteigenden supranuclearen Blasenbahnen eine individuell sehr verschiedengradige Vulnerabilität. Denn anders ist es kaum zu erklären, daß in manchen Fällen von Schädigung des Markquerschnittes die Beeinträchtigung der Blasenfunktion in der Symptomatologie den Reigen eröffnet und in der Folge erhebliche Grade annehmen kann, ohne daß andere erkennbare Folgen der Markquerschnittsschädigung vorhanden sind und daß in anderen Fällen umgekehrt die schwersten Symptome seitens der supranuclearen Bahnen der quergestreiften Muskulatur und der afferenten medullaren Bahnen vorliegen, ohne daß die Blasenfunktion greifbaren Schaden genommen hat. Derartig auffallende Gegensätze sind jedem Kliniker bekannt. Sie kommen bei intramedullären Prozessen, bei der multiplen Sklerose, den kombinierten Strangerkrankungen und anderen spinalen Erkrankungen ebenso vor wie bei extramedullären Prozessen, die das Mark komprimieren. Der Ausdruck „cord bladder" charakterisiert diese nicht seltenen Fälle trefflich.

Ich erwähne nur einen von mir operierten Fall von extramedullärem intraduralem Tumor im Bereiche des 3. und 4. Thorakalsegmentes, bei dem 10 Jahre lang nichts anderes als eine Retentio urinae bestand, deren Ursache wegen des Fehlens anderer Marksymptome allen behandelnden Ärzten völlig entgangen war. Umgekehrt habe ich zahlreiche Fälle von extramedullärem Tumor operiert, bei denen eine totale spastische Paraplegie der Beine und völlige Anästhesie der infraläsionellen Körpermetameren bestand, die Blasenfunktion hingegen gar nicht oder kaum alteriert war. Die Kranken beherrschten ihre Blase willkürlich vollkommen. Sie fühlten den Harndrang, konnten ihm Folge geben und ihre Blase völlig entleeren, konnten aber andererseits mit der Harnentleerung auch willkürlich zurückhalten, also die Blasensphincteren innervieren und den Evakulationsreflex inhibieren. Sie konnten aber auch ohne besonderen Harndrang die Miktion willkürlich einleiten, also die Sphincteren inhibieren und den Detrusor innervieren. Ähnliches habe ich in vielen Fällen von Kompression des Markes durch Spondylitis tuberculosa mit schwerer spastischer Beinlähmung beobachtet.

Wie bereits erwähnt, liegen die supranuclearen Blasenbahnen diffus über den Markquerschnitt verbreitet. Nach einseitiger Durchschneidung des Vorderseitenstranges und Vorderstranges habe ich niemals Blasenstörungen beobachtet. Hingegen kommen nach bilateraler Durchtrennung der Vorder- und Vorderseitenstränge Blasenstörungen in Form initialer Retentio mit oder ohne Mictio spontanea gar nicht selten vor. Aber diese Störungen bildeten sich in allen meinen Fällen wieder restlos zurück, sofern die Blasenfunktion nicht durch das Grundleiden von vornherein geschädigt war. Daraus geht hervor, daß Blasenbahnen zwar im Vorderstrang und Vorderseitenstrang verlaufen, daß solche aber auch in anderen Marksträngen abwärts ziehen. Die primäre Degeneration der Hinterseitenstränge, die sog. spastische Spinalparalyse verläuft in der Regel ohne Blasenstörungen.

Ob in den Hintersträngen efferente, supranucleare Blasenbahnen absteigen, wie manche Autoren annehmen, ist noch nicht sichergestellt.

Da die beiden Grundleistungen der Blase, der Blasenverschluß und die Blasenentleerung, im wesentlichen auf Reflexvorgängen, in welche der Organismus bahnend und hemmend eingreifen kann, beruhen, muß auch jede Beeinträchtigung des spinalen Blasenreflexbogens in seinem afferenten oder efferenten Schenkel zu Störungen der Blasentätigkeit führen. Soweit es sich um die efferenten Glieder handelt, sind die entsprechenden Störungen bereits in dem Kapitel A, II und III besprochen worden. Hier sollen die aus der Schädigung der afferenten Glieder der spinalen Blasenreflexbögen resultierenden Störungen kurz besprochen werden.

Die afferenten Erregungen, welche den spinalen Blasenverschlußreflex einleiten und unterhalten, passieren die hinteren Sacralwurzeln S_3—S_5. Sie ergießen sich teils auf den konalen Sphincterkern, teils auf den lumbothorakalen Sphincterkern. Nach Resektion der hinteren Wurzeln S_3—S_5 habe ich völliges Fehlen des Blasenschlussses beobachtet, aber niemals nach Resektion der hinteren unteren Thorakal- und oberen Lendenwurzeln. Danach erscheint es unwahrscheinlich, daß hintere Thorako-Lumbalwurzeln an dem Schließreflex der Blase beteiligt sind.

Aber der Blasenverschluß versagt keineswegs in allen Fällen von Resektion der hinteren unteren Sacralwurzeln vollkommen oder, wenn er anfangs fehlt, stellt er sich nach einiger Zeit wieder her. Das beweist erneut, daß für den Blasenverschluß die nervösen Eigengeflechte der Blase unter Umständen vollkommen ausreichen (Kapitel A, III, S. 59).

Es besteht also bei Unterbrechung der afferenten Bahnen S_3—S_5 mit Bezug auf den Blasenverschluß ein ganz ähnliches Bild wie bei Ausschaltung der konalen Blasenkerne selbst.

In den Fällen von Durchtrennung der hinteren Sacralwurzeln S_3—S_5, in welchen der Blasenverschluß funktioniert, fehlt die Evakuation. Das durch den Eintritt des Urins in die Pars urethralis der Blase verursachte Gefühl des Harndranges bleibt aus. Erst bei sehr starkem Füllungsgrad der Blase entsteht das schmerzhafte oder unangenehme Gefühl der Blasenüberfüllung, welches durch die unteren Thorakalwurzeln vermittelt wird (vgl. Kapitel D, S. 289) und auf diese hin kann der Kranke den Miktionsakt willkürlich einleiten, er muß aber, wenn eine einigermaßen ausgiebige Entleerung zustande kommen soll, die Bauchpresse sehr energisch und nachhaltig in Aktion treten lassen.

Ähnliche Blasenstörungen, wie sie nach der Durchtrennung der hinteren Sacralwurzeln bestehen, kommen auch bei der Degeneration der hinteren Wurzeln bei Tabes dorsalis vor. Besonders ausgesprochen sind sie bei der Tabes conalis. Bei Tabes kommt aber auch das Gegenstück, die pathologische Irritation der hinteren Wurzeln vor. Die *Blasenkrisen* der Tabiker sind dafür ein prägnantes Beispiel. Es besteht fortwährender, oft sogar sehr schmerzhafter Harndrang, und ohne daß eine entsprechende Harnmenge in der Blase vorhanden ist, setzt der Evakuationsreflex ein; in kurzen Abständen werden immer wieder kleine Urinmengen, bisweilen nur wenige Kubikzentimeter, entleert.

Das Bild dieser sog. überempfindlichen Blase, „the irritative bladder“ kommt auch bei anderen irritativen Krankheitsprozessen vor, bei Caudatumoren, bei traumatischen Prozessen der Cauda equina, bei Arachnitis serofibrosa cystica adhaesiva und anderen.

II. Die Störungen der Magen-Darmtätigkeit.

Die Magen-Darmperistaltik untersteht in erster Linie den nervösen Eigengeflechten des Intestinaltraktes, dem Meissnerschen und Auerbachschen Plexus. Vagus und Sympathicus greifen fördernd und hemmend in die Magen-Darmtätigkeit ein.

Peristaltik fördernde Einflüsse gehen dem Darme zweifellos auch von supraspinalen Stationen des Zentralnervensystems auf dem Wege der langen absteigenden Rückenmarksbahnen zu. Nach Totaltrennung des Markes im Bereiche des Halsmarkes, des oberen und des mittleren Brustmarkes liegt die Darmperistaltik allemal zunächst schwer darnieder; der Meteorismus kann bedrohlichen Charakter annehmen. Die Beförderung des Darminhaltes kann in der Regel nur durch stärkste Laxantien erzielt werden. Sehr wirksam hat sich gegenüber diesen supranuclearen Darmlähmungen das Pituitrin erwiesen.

Die Darmlähmung kann bei vollkommener Unterbrechung der supranuclearen Bahnen das Bild des schweren Ileus annehmen. Ich habe während des Krieges mehrere Fälle von Schußverletzung des Markes beobachtet, bei denen wegen der bestehenden Darmlähmung und des hochgradigen Meteorismus, unter Verkennung der Ursache, eine Darmverletzung mit konsekutiver Peritonitis angenommen und eine Laparotomie ausgeführt, aber weder eine Perforation noch eine Peritonitis gefunden worden war, bis dann die vorher übersehene Rückenmarksquerschnittslähmung erkannt wurde und die Darmlähmung ihre Aufklärung fand. Zumeist nimmt allerdings der Darm sehr bald nach der akuten Leitungsunterbrechung des Markes seine Tätigkeit wieder auf. Immerhin ist in vielen Fällen von einem normalen Ablauf der Darmperistaltik auch in der Folge keine Rede, die Kranken bleiben nach wie vor auf Laxantien angewiesen. Es ist einem jeden Kliniker geläufige Tatsache, daß die Darmträgheit zu den häufigen Symptomen auch der unvollständigen Unterbrechung des Rückenmarksquerschnittes gehört. In der Symptomatologie zahlreicher Fälle von intramedullären Erkrankungen oder extramedullärer Markkompression gehört die Darmträgheit zu den Frühsymptomen. Umgekehrt möchte ich auf die Wiederherstellung der Darmtätigkeit nach der erfolgreichen Beseitigung der die Markleitung schädigenden Noxe hinweisen. Mancher von mir operierte Fall von extramedullärem Tumor hat die Behebung seiner jahrelangen Obstipation besonders freudig begrüßt.

Die die Darmperistaltik beeinflussenden, im Rückenmark absteigenden Bahnen verlaufen wie die Blasenbahnen teilweise im Vorderstrang und Vorderseitenstrang. Nach der bilateralen Durchtrennung dieser Stränge habe ich wiederholt in den ersten Tagen nach der Operation annähernd gleiche Grade von Lähmung der Darmperistaltik mit hochgradigem Meteorismus gesehen wie nach totaler Markdurchtrennung, so daß der Stuhlgang nur durch Verabfolgung von Pituitrin erzielt werden konnte. Aber dieser Zustand von initialer Darmlähmung ging in allen Fällen restlos zurück, ohne irgendwelche Störungen der Darmtätigkeit zu hinterlassen.

Eine gesonderte Besprechung erfordert der unterste Darmabschnitt, das *Rectum.* In der Rectalsphäre haben wir ebenso wie bei der Blase zwischen dem *Rectalverschluß* und dem Entleerungsakte, der *Defäkation,* zu unterscheiden.

Der *Afterschluß* funktioniert nach der Totaltrennung des Markes in einem Teil der Fälle ebenso wie der Blasenverschluß von vornherein; der Anus ist in der Ruhe geschlossen und die reflektorische Erregbarkeit des Sphincter ani ist direkt nachweisbar. Einläufe werden gehalten. In vielen Fällen hingegen versagt der Rectalverschluß zunächst mehr oder weniger vollkommen, der After klafft weit, die Analöffnung ist evertiert und der Sphincterreflex ist aufgehoben. Einläufe werden nicht gehalten. Diese initiale Sphincterlähmung wird zweifellos bei den tiefsitzenden „conusnahen“ Marktrennungen häufiger beobachtet als bei den höhergelegenen Markunterbrechungen im Bereiche des Thorakal- oder Cervicalmarkes. Sie kommt aber auch bei letzteren so häufig vor, daß es nicht angängig erscheint, sie in jedem Falle auf eine primäre Mitschädigung der konalen und lumbalen Zentren des Sphincter ani zurückzuführen, vielmehr ist für sie die Unterbrechung der supranuclearen Bahnen verantwortlich zu machen. Der Rectalschluß stellt sich aber auch in den Fällen, in denen er anfangs versagt, nicht selten später wieder her, ja es kann sogar zu einer reflektorischen Übererregbarkeit des Sphincter ani kommen.

Die *Defäkation* ist in der Mehrzahl der Fälle von totaler Marktrennung anfangs völlig gelähmt. Aber im Gegensatz zur Blase, welche im Initialstadium eine spontane Evakuation so gut wie niemals zeigt, habe ich in einer Anzahl von Fällen von Marktrennung die Defäkation von Anfang an erhalten gefunden; die Kontraktion der Mastdarmmuskulatur und des Levator ani und die sie begleitende Erschlaffung des Sphincter konnten durch intrarectale Reize direkt reflektorisch ausgelöst werden. Schon BASTIAN und KOCHER hatten dies als ein nicht gar so seltenes Vorkommnis bezeichnet.

Aber auch da, wo die Defäkation anfangs ganz darniederliegt, stellt sie sich später während des Reorganisationsstadiums des totalen Transversalsyndroms gar nicht selten wieder her und erlangt in der Folge eine immer weitere Vervollkommnung. Wenn das Rectum einen bestimmten Fällungsgrad erreicht hat, so setzt der Evakuationsakt reflektorisch ein. Jeder Fall hat auch hier wieder seine besondere Rectalkapazität, die sich naturgemäß durch Einläufe nicht mit derselben Genauigkeit wie bei der Blase bestimmen läßt. Es ist aber erstaunlich, mit welcher Regelmäßigkeit in manchen Fällen die Stuhlentleerung zu einer ganz bestimmten Tageszeit spontan erfolgt. Der Defäkationsreflex läßt sich in solchen Fällen auch durch digitale Reizung der Rectalschleimhaut direkt auslösen. Sobald der Reiz die Schwelle überschreitet, fühlt man, daß der den Finger vorher fest umklammernde Sphincter plötzlich erschlafft und daß gleichzeitig eine energische Peristaltik des Rectums einsetzt und der Levator ani in kräftige Kontraktion verfällt, so daß die Analöffnung über den eingeführten Finger nach oben hinweg gleitet. Ebenso wie die Blasenentleerung kann auch der Defäkationsreflex durch extrarectale Reize gebahnt und ausgelöst werden. Einer meiner Kranken mit Totaltrennung des Markes konnte den Defäkationsakt, wenn derselbe nicht spontan erfolgte, durch leichtes Reiben der Innenseite des Oberschenkels oder des Perineums mit Sicherheit in Gang bringen. Der durch extrarectale Reize provozierte Defäkationsreflex ist ebenso wie wir es für die Blase kennengelernt haben, nicht selten von reflektorischen Beugebewegungen der Beine von krampfhafter Kontraktion der Bauchmuskulatur und von Schweißausbrüchen und Piloarrektion begleitet. Die gleichen Begleiterscheinungen kommen bei der spontanen Defäkation vor.

Selbstverständlich fehlt bei der Totaltrennung des Markes jede willkürliche Beeinflußbarkeit der rectalen Funktionen dauernd vollkommen. Es muß aber betont werden, daß auch die rein reflektorischen Leistungen des Rectums, der Sphincterschluß und der Defäkationsreflex in vielen Fällen von Totaltrennung des Markes gar nicht wiederkehren oder nur sehr unvollkommen bleiben. Sie sind auch bei unvollkommener Unterbrechung des Markquerschnittes gar nicht selten schwer beeinträchtigt. Die Lähmung des Sphincter ani und die Lähmung des Defäkationsaktes, welche sogar die digitale Entfernung fester Fäkalmassen erforderlich macht, spielt in der Symptomatologie zahlreicher Fälle von intramedullären Erkrankungen oder extramedullärer Markkompression eine nicht unbedeutende Rolle. In anderen gleichartigen Fällen fehlen die genannten Störungen hingegen mehr oder weniger ganz. Auch hier stoßen wir also wieder auf dieselbe individuelle Verschiedenheit der Vulnerabilität der supranuclearen Bahnen, wie wir sie bei der Blase kennengelernt haben.

Auch die Rectalbahnen verlaufen wie die der Blase zum Teil im Vorder- und Vorderseitenstrang. Nach der bilateralen Durchschneidung dieser Stränge habe ich wiederholt Störungen von seiten des Mastdarmes, besonders solche von seiten des Sphincters beobachtet. Aber auch sie bildeten sich stets zurück.

Die afferenten Bahnen des Rectalschlußreflexes und des Defäkationsreflexes verlaufen ebenso wie die der entsprechenden vesicalen Reflexe in den hinteren unteren Sacralwurzeln. Nach der Durchschneidung der hinteren Sacralwurzeln S_3—S_5 fehlt in der Regel der Afterverschluß ganz, ebenso kommt der Defäkationsakt nicht in Gang. Beide können sich bis zu einem gewissen Grade wiederherstellen, bleiben aber in der Regel stärker beeinträchtigt wie die entsprechenden Leistungen der Blase. Auch bei schwerer Tabes conalis gehört die Incontinentia alvi zum klinischen Bilde.

Infolge pathologischer Irritation der hinteren unteren Sacralwurzeln kommt es im Rahmen der Tabes dorsalis zu den bekannten *Rectalkrisen.* Im Vordergrunde steht der fortwährende sehr quälende und gelegentlich äußerst heftige Tenesmus, der Stuhldrang und Stuhlzwang, welcher trotz Fehlens einer entsprechenden Rectalfüllung in kurzen Abständen fortwährend den Defäkationsakt herbeiführt. Begleitet wird dieser sensible Reizzustand und die ins Ungeheuere gesteigerte reflektorische Tätigkeit des Mastdarms nicht selten von einer starken Sekretion der Mastdarmschleimhaut, welche zur Absonderung schleimiger Massen führt, die ihrerseits die Rectalschleimhaut reizen und den Defäkationsakt immer wieder reflektorisch herbeiführen. Derartige Reizerscheinungen in der Rectalsphäre habe ich auch bei traumatischen Läsionen der Cauda equina, bei Caudatumoren, bei Radiculitiden verschiedener Genese gesehen. Auch bei Spina bifida habe ich sie beobachtet.

In diesem Zusammenhange müssen auch die *gastrischen* Krisen der Tabiker erwähnt werden. Denselben liegt eine pathologische Irritation der dem Magen und anderen Abdominalorganen zugeordneten afferenten Thorakalwurzeln zugrunde. Dieser Reizzustand führt bekanntlich nicht nur zum Magenschmerz, sondern auch reflektorisch zum Pylorospasmus, zur Antiperistaltik des Magens und oberen Dünndarmabschnittes und zum Erbrechen. Daneben besteht eine lebhaft gesteigerte sekretorische Tätigkeit der Magenschleimhaut, welche immer wieder Mageninhalt liefert und auf diese Weise den Circulus vitiosus unterhält. Auf eine eingehende Darstellung der Magenkrisen muß hier verzichtet werden. Ich verweise auf die eingehende Schilderung derselben in früheren Arbeiten.

III. Die Störungen der Genitalorgane.

Nach der akuten *Totaltrennung* des *Markes* zeigt nach meiner Erfahrung, welche sich mit den früher von Kocher erhobenen Befunden vollkommen deckt, in der Mehrzahl der Fälle der Penis eine *Semierektion,* Priapismus genannt. Es handelt sich dabei zunächst niemals um eine vollständige Erektion. Aber es kann gelegentlich durch sensible in der Genitalsphäre angreifende Reize der Erektionsgrad noch etwas verstärkt werden, aber eine wirklich vollkommene Erektion, wie sie Kocher beschreibt, habe ich in der Initialphase der Marktrennung niemals beobachtet.

In der Literatur existieren auch abweichende Angaben über das Verhalten des Penis unmittelbar nach der Totaltrennung des Markes. So erklärt Lhermitte ausdrücklich, daß der Priapismus nicht zum Bilde des akuten totalen Transversalsyndroms gehöre, und auch Riddoch hebt hervor, daß in der ersten Zeit nach der Totaltrennung der Penis vollkommen schlaff sei. Ob die Unterschiede zwischen den Angaben Kochers einerseits und

LHERMITTEs und RIDDOCHs andererseits darauf beruhen, daß ersterer nur Marktrennungen durch stumpfe Gewalten, die beiden letzteren Autoren im wesentlichen Schußverletzungen des Rückenmarkes vor sich hatten, möchte ich zur Erwägung geben. Daß bei Schußverletzungen die Fernwirkungen der traumatischen Gewalt ganz besonders weit reichen, unterliegt keinem Zweifel. Ich selbst sah aber initialen Priapismus sowohl bei Quertrennungen des Markes durch stumpfe Gewalt wie bei Schußverletzungen. Ich möchte besonders hervorheben, daß ich die Semierektion des Penis sogar in einem Falle von völliger Zermalmung des obersten Lendenmarkes beobachtet habe. Im allgemeinen fehlt aber bei den conusnahen Läsionen jede Andeutung von Erektion vollkommen.

KOCHER gibt an, daß Ejaculationen bei der Totaltrennung des Markes während des Initialstadiums selten seien. Ich sah sie in diesem Stadium niemals.

Während in der der Marktrennung unmittelbar folgenden Initialphase vollkommene *Erektionen* kaum je vorkommen, können solche in der folgenden Reorganisationsphase, in welcher die Reflextätigkeit der infraläsionellen Marksegmente mehr und mehr zunimmt, gar nicht selten reflektorisch ausgelöst werden. Wohl am bemerkenswertesten ist die oft erstaunliche Ausdehnung der reflexogenen Zone des Erektionsreflexes. Zwar tritt die Erektion am leichtesten ein, wenn der Reiz in der Regio genitalis und perigenitalis angreift, aber bei hochentwickelter Reflextätigkeit kann eine Erektion auch von der Vorderseite des Oberschenkels von der Fußsohle, ja unter Umständen von allen infraläsionellen Dermatomen aus erzielt werden. Als adäquatester Reflexreiz wirkt zweifellos vor allem rhythmisches Bestreichen der Glans penis, wie es beim Säubern des Orificium urethrae stattfindet, oder rhythmisches Hin- und Herbewegen des Präputiums, wie es RIDDOCH beschreibt. Starke noxophore Reize wirken im entgegengesetzen Sinne, sie bewirken eine Erschlaffung des vorher erigierten Penis.

Ejaculationen, welche ich während des Initialstadiums niemals beobachtet habe, habe ich während des Residuärstadiums wiederholt in Anschluß an eine reflektorisch ausgelöste Erektion beobachtet. Selbstverständlich fehlt bei der Totaltrennung des Markes jegliche Libido und jeglicher Orgasmus.

Bei den oben erwähnten, an der Glans penis angreifenden rhythmischen Reizen sind in einzelnen Fällen außer der Erektion noch wesentlich komplexere Reflexerfolge beobachtet worden. RIDDOCH sah beim Hin- und Herbewegen des Präputiums über die Glans penis außer einer kräftigen Erektion auch eine bilaterale Kontraktion der Cremasteren und der Bauchmuskeln sowie rhythmische alternierende Kontraktionen und Erschlaffungen der Beugemuskeln des Beines auftreten. Dieser komplexe Reflex ist nach seiner Struktur, nach dem Orte, von dem er ausgeht, und nach der Reizmodalität das Analogon einer der beiden Bewegungsphasen, welche den Kopulationsakt ausmachen. Man kann ihn als die Beugephase des *Coitusreflexes* bezeichnen. RIDDOCH hat bei Totaltrennung des Markes die andere Phase, die Streckphase, nicht beobachtet, wohl aber bei unvollständiger Marktrennung. Ich konnte aber in den beiden bereits mehrfach erwähnten Fällen von Totaltrennung des Markes, die mit Streckkontraktur der Beine einhergingen, beim Reinigen der Glans und des Präputiums beide Phasen des Coitusreflexes feststellen, die einander rhythmisch alternierend ablösten und deren jeder auf aktiver Muskeltätigkeit beruhte. Während der einen Phase kontrahierten sich die Bauchmuskeln, die Cremasteren und die Beugermuskeln der Beine, in der zweiten Phase erschlafften diese Muskeln und es kontrahierten sich die Rückenstrecker und die Streckmuskeln beider Beine; letztere führten dabei regelrechte Streckstöße aus. Daneben kam es zu lebhaftem Schweißausbruch und ausgedehnter Piloarrektion. Gelegentlich wurde der Reflex durch eine plötzliche Defäkation oder ein unter plötzlicher Erschlaffung des Penis einsetzende Blasenentleerung unterbrochen.

Störungen der Erektion und Ejaculation gehören auch zu den häufigen Symptomen der unvollkommenen Unterbrechung der supranuclearen Leitungsbahnen. Besonders lehrreich sind die Erfahrungen, welche bezüglich der Geschlechtsfunktionen bei der bilateralen Durchschneidung der Vorder- und Vorderseitenstränge gesammelt worden sind. Die Kranken geben übereinstimmend an, daß ihnen jede Libido fehle und daß die Erektion weder durch sexuelle Vorstellungen noch durch Liebkosungen, wohl aber durch direkte Reizung der Genitalorgane selbst reflektorisch hervorgerufen werden können und daß auch die spontanen morgendlichen Erektionen auftreten. Während des Geschlechtsaktes fehlt jegliche Voluptas, die Ejaculation erfolgt, sie wird empfunden aber es fehlt jeglicher Orgasmus. Für Frauen gilt dasselbe bezüglich der Libido und der Voluptas.

Erektion und Ejaculation sind Reflexe. Die Erektion wird ausschließlich durch die konalen Segmente S_2—S_5 vermittelt, an der Ejaculation ist der thorakolumbale Hypogastricuskern, welcher die Kontraktion der glatten Muskulatur der Vasa deferentia und der Vesiculae seminales in Gang bringt, durch welche der Samen in den Bulbus urethrae befördert wird und die konalen Kerne der quergestreiften Mm. bulbocavernosus und ischiocavernosus, welche durch ihre rhythmische Kontraktion das Sperma ausschleudern, beteiligt.

Nach der Durchtrennung der hinteren unteren Sacralwurzeln fehlt jegliche Erektion. Sie kann auch nicht mehr von extragenitalen Receptoren her in Gang gebracht werden, wie dies nach der Totaltrennung beobachtet wird.

Dagegen sah ich wiederholt nach der Durchtrennung der hinteren Sacralwurzeln noch sog. Pollutiones flaccidae, welche gelegentlich sogar durch Reize, welche in den unteren Thorakal- oder oberen Lumbaldermatomen angriffen, reflektorisch ausgelöst wurden und welche durch die Kontraktion der glatten, der sympathischen Seitenhornkette unterstellten Muskulatur der Vasa deferentia und Vesiculae seminales zustande kamen. Daß bei Degeneration der Wurzeleintrittszonen des unteren Sacralmarkes, wie sie bei Tabes conalis oder anderen Prozessen besteht, Erektion und Ejaculation oft ganz fehlen oder schwer beeinträchtigt sind, ist ja bekannt. Von besonderem Interesse sind die dabei vorkommenden dissoziierten Potenzstörungen. Die Erektion kann vollkommen erhalten sein, aber es kommt zu keiner Ejaculation. Dabei kommen zwei Unterformen vor. Die eine besteht darin, daß zwar keine Ejaculation erfolgt, aber trotzdem kommt es zum Orgasmus. Diese als „plaisir sec“ bezeichnete Potenzstörung beruht darauf, daß die sympathischen Kerne der Vasa deferentia infolge der besonderen Lokalisation des Degenerationsprozesses nicht mehr reflektorisch in Tätigkeit versetzt werden, wohl aber noch die Mm. bulbo-cavernosus und ischio-cavernosus, an deren besondere Kontraktionsform offenbar der Orgasmus in erster Linie gebunden ist. Die andere Unterform der Störung besteht darin, daß auch der Orgasmus fehlt, offenbar bleibt dabei auch die reflektorische Tätigkeit der genannten quergestreiften Muskeln aus. Es kommt aber drittens auch vor, daß die Erektion vorhanden ist und auf der Höhe des Kopulationsaktes ein Ausfließen von Sperma, aber keine eigentliche *Ejaculation* stattfindet und daß auch dabei der Orgasmus ganz fehlt. In diesem Falle findet offenbar die Reflexübertragung auf die sympathische Seitenhornkette und auf die Ductus deferentes statt, nicht aber die auf die quergestreiften Ejaculationsmuskeln.

Durch pathologische Irritation der hinteren Sacralwurzeln kommt es auch gar nicht selten zu reflektorisch bedingten Reizerscheinungen in der Genitalsphäre. Dahin gehört einmal der Priapismus bei Tabes, bei traumatischen Läsionen der Cauda, bei Tumoren derselben, bei Radiculitiden, bei Spina bifida u. a. Dahin gehören andererseits die Pollutiones flaccidae diurnae, welche besonders bei Reizung der Unterbauchgegend oder der Oberschenkel auftreten und bei Tabes gelegentlich vorkommen. Dahin gehört auch die Ejaculatio praecox, die vorzeitige Entfesselung des Ejaculationsreflexes, mit oder ohne genügende Erektion, dahin gehören die „Crises clitoridiennes“ tabischer Frauen. Während allen diesen sowohl bei Tabes wie bei anderen Krankheitsprozessen der Cauda equina vorkommenden Störungen eine Irritation der hinteren Sacralwurzeln oder Thorakolumbalwurzeln zugrunde liegen dürfte, kann es zu einer gesteigerten Reflextätigkeit in der Genitalsphäre auch durch die bereits mehrfach erwähnte Reflexentfesselung durch Ausscheiden der Nachbarelemente kommen. Wiederholt sah ich, daß nach Resektion der 2. hinteren Sacralwurzel lebhafte und anhaltende Erektionen auftraten, und zwar schon bei Kindern, ante maturitatem.

IV. Die Störungen der glatten Muskulatur der Gefäße.

Die glatte Muskulatur der Gefäße, insbesondere die Vasoconstrictoren, unterstehen in hohem Grade dem Einflusse supraspinaler Stationen des Zentral-

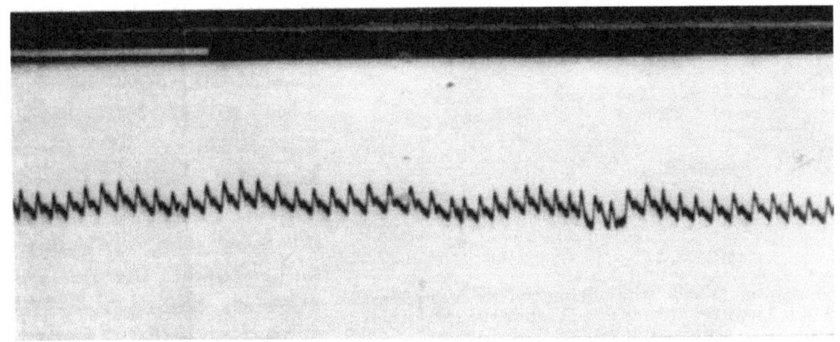

Abb. 124. Fehlen des Vasokonstriktionsreflexes von der Hand auf den Fuß bei Totaltrennung des Markes im mittleren Brustmark.

nervensystems. Dieser Einfluß geht wahrscheinlich in erster Linie von den vegetativen Zentren der Regiohypothalamica aus.

Nach der akuten Totaltrennung des Markes kommt es anfangs zu einer mehr oder weniger ausgesprochenen *Vasodilatation* und einer mit dieser Hand in

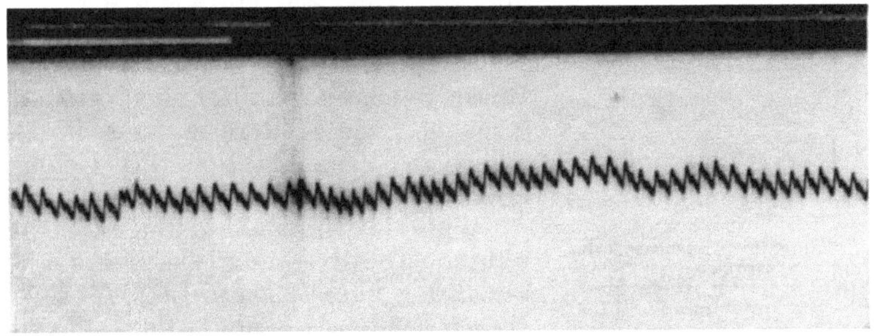

Abb. 125. Fehlen des Vasokonstriktionsreflexes von einem Fuß auf den anderen bei Totaltrennung des Markes im mittleren Brustmark.

Hand gehenden Erhöhung der Hauttemperatur. Diese initiale Vasodilatation wird übereinstimmend von Kocher, Head und Riddoch, Guillain und Barré beschrieben und meine eigenen Erfahrungen bestätigen diese Beobachtungen in vollem Umfange. Diese Vasodilatation und die mit ihr verbundene erhöhte Hauttemperatur beruht auf einer Lähmung der Vasoconstrictoren infolge der Unterbrechung der vom Diencephalon zur sympathischen Seitenhornkette herabziehenden supranuclearen Vasoconstrictorenbahn. Dementsprechend erstreckt sich die Vasodilatation auf alle Dermatome, welche den *infraläsionellen Seitenhornsegmenten* unterstehen, sie umfaßt dieselben Bezirke wie die Anhidrosis und die Lähmung der Piloarrectoren. Bei der Totaltrennung des Markes in der Höhe des 8. Cervicalsegmentes umfaßt sie die gesamte Körperoberfläche einschließlich des Gesichtes. Die flammende Röte des letzteren und der übrigen

Körperteile sowie die beträchtliche Hyperthermie der gesamten Körperoberfläche, die ich in diesen Fällen wiederholt beobachtet habe, steht in auffallendem Gegensatz zu der völligen Anhidrosis am gesamten Körper. Bei der Totaltrennung des Markes in Höhe des 9. Thorakalsegmentes umfaßt die Vasodilatation die Dermatome Th_{12}—S_5. Bei allen unterhalb des 1. oder 2. Lumbalsegmentes, also unterhalb der sympathischen Seitenhornkette gelegenen Querläsionen des Markes, habe ich niemals die geringste Vasodilatation oder Hyperthermie der Haut beobachtet. Nicht in allen Fällen von Marktrennung ist die Vasodilatation spontan vorhanden. Aber selbst dann läßt sich eine erhebliche gesteigerte Erregbarkeit der Vasodilatatoren nachweisen. Die Dermographia rubra ist sehr ausgesprochen, sie läßt sich durch mechanische, thermische, chemische und elektrische Reize ohne weiteres provozieren und zeigt dabei den ausgesprochenen Charakter des Reflexerythems. Besonders eindrucksvoll sind in dieser Hinsicht Fälle von Quertrennung des Markes im Bereiche des untersten Halsmarkes; irgendein Reiz, der die Körperoberfläche irgendwo im Bereich der infraläsionellen Dermatome trifft, löst ein flammendes Erythem aus, das sich wellenförmig über die gesamte Körperoberfläche ausbreitet und in der Regel im Gesicht und am Hals am stärksten hervortritt. Besonders bemerkenswert erscheint mir die Tatsache, daß unter diesen Umständen auch Reize, welche normaliter eine Vasokonstriktion erzeugen, wie Kältereize, eine intensive und extensive Vasodilatation im Gefolge haben können.

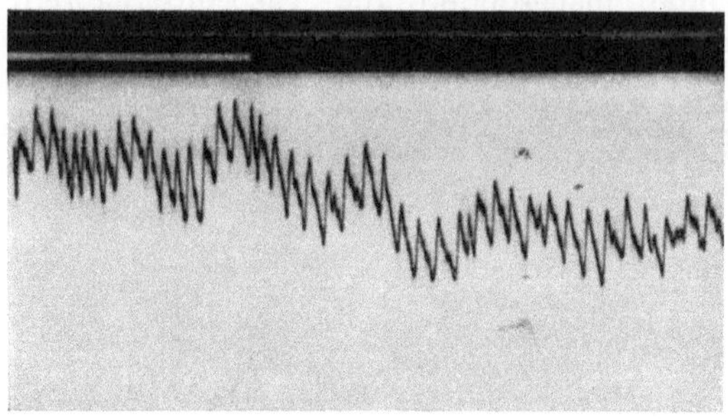

Abb. 126. Erhaltener Vasoconstrictionsreflex vom Fuß auf die Hand bei Totaltrennung des Markes im mittleren Brustmark.

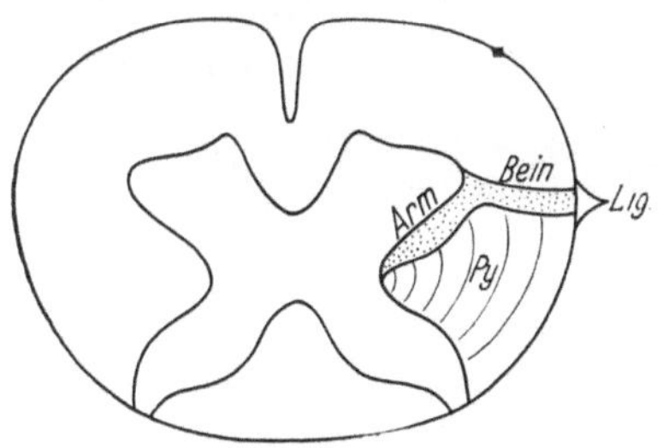

Abb. 127. Schematische Darstellung der Lage der supranuclearen Vasoconstrictorenbahn, durch ::: markiert, im Rückenmark.

Während in der ersten Zeit nach der akuten Totaltrennung des Markes die *Lähmung* der *Vasoconstrictoren* und die *Übererregbarkeit* der *Vasodilatatoren* das Bild vollkommen beherrscht, bildet sich die spontan vorhandene Vasodilatation in der Folge mehr und mehr zurück und macht vielfach sogar dem Gegenteil, einer Vasokonstriktion, Platz; die Haut ist während des Residuärstadiums des totalen Transversalsyndroms zumeist blaß und fühlt sich kühl an. Aber die reflektorische Übererregbarkeit der Vasodilatatoren bleibt nach wie vor bestehen.

Im vollen Gegensatz zu der Steigerung der Erregbarkeit der Vasodilatatoren ist die *reflektorische* Erregbarkeit der *Vasoconstrictoren* nicht nur in der der Marktrennung folgenden Initialphase vollkommen aufgehoben, sondern sie bleibt auch in der Folge erloschen. Die Vasoconstrictoren nehmen in dieser Hinsicht unter den Effektoren des Rückenmarkes eine Ausnahmestellung ein. Die aus ihrem Verbande mit dem übrigen Zentralnervensystem herausgelösten Rückenmarkssegmente sind, auf sich allein gestellt, nicht imstande, Vasokonstriktionsreflexe zu vermitteln. Der Vasokonstriktionsreflex ist erst in supraspinalen Stationen des Zentralnervensystems, wahrscheinlich erst im Hypothalamus geschlossen. Bei der Totaltrennung des Markes kann weder von einem supraläsionellen Receptor her ein Vasokonstriktionsreflex auf die den infraläsionellen Marksegmenten zugeordneten Körperteile ausgelöst werden, noch von irgendeinem infraläsionellen Receptor auf einen den infraläsionellen Marksegmenten unterstehenden Effektor. So fehlt z. B. bei einer Totaltrennung des Markes im Bereiche des mittleren Brustmarkes nicht nur der Reflex vom Kopf oder Arm oder den oberen Rumpfabschnitten auf das Bein (Abb. 124), sondern auch der Reflex von einem Bein auf das andere (Abb. 125) oder von den unteren Rumpfpartien auf das Bein. Ganz das gleiche gilt auch für die

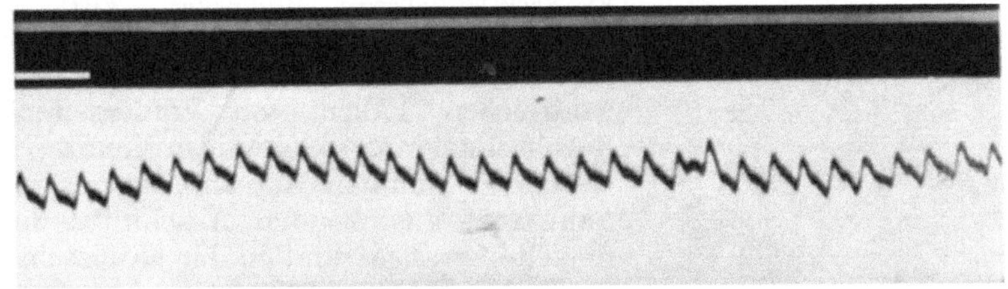

Abb. 128. Fehlen des Vasokonstriktionsreflexes von der Hand auf den Fuß nach bilateraler Vorderseitenstrangdurchschneidung am oberen Rande des 2. Thorakalsegmentes.

Mehrzahl der Fälle von tiefgreifender Schädigung der supranuclearen Leitungsbahnen durch intramedulläre oder durch extramedulläre, das Mark komprimierende Prozesse, wie dies besonders DENNIG gezeigt hat.

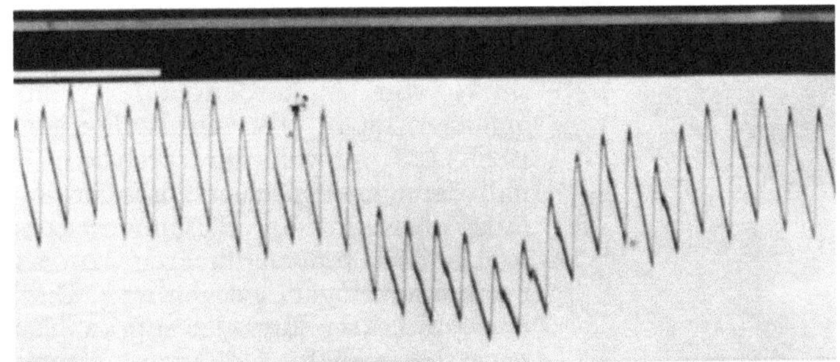

Abb. 129. Erhaltener Vasokonstriktionsreflex von der einen Hand auf die andere nach bilateraler Vorderseitenstrangdurchschneidung am oberen Rande des 2. Thorakalsegmentes.

A. THOMAS vertritt den Standpunkt, daß der Vasokonstriktionsreflex durch das Rückenmark allein vermittelt werden könne. Er stützt sich dabei aber auf Beobachtungen an Fällen, in denen offenbar keine wirkliche Totaltrennung des Markes vorgelegen hat.

Während bei der Totaltrennung des Markes von keinem supraläsionellen Receptor auf einen infraläsionellen Effector und auch von keinem infraläsionellen Receptor auf einen infraläsionellen Effector ein Vasokonstriktionsreflex erzielt werden kann, hat sich auffallenderweise gezeigt, daß von einem infraläsionellen Receptor noch sehr wohl Vasokonstriktionsreflexe auf die supraläsionellen Effectoren erzielt werden können, in unserem Beispiele von Totaltrennung des Markes im Bereiche des mittleren Brustmarkes also vom Bein auf den Arm (Abb. 126). Das kann nur so erklärt werden, daß die afferente Erregung von dem infraläsionellen Receptor zu dem hypothalamischen Vasoconstrictorenzentrum auf einem paramedullären Nebenwege, nämlich dem Grenzstrange des Sympathicus emporgelangt, durch welchen die im Rückenmark vorhandene Leitungslücke überbrückt wird (Abb. 268, S. 371). Der Grenzstrang ist also imstande, afferente Impulse oralwärts zu befördern, während er Impulse in umgekehrter Richtung nicht weiterzugeben vermag.

Das gleiche gilt auch für den *galvanischen Hautreflex.* Auch er ist nach der Totaltrennung des Markes von keinem supraläsionellen Receptor auf einen infraläsionellen Effector und von keinem infraläsionellen Receptor auf einen infraläsionellen Effector zu erzielen. Hingegen ist er von einem infraläsionellen Receptor auf einen supraläsionellen Effector noch sehr wohl auslösbar.

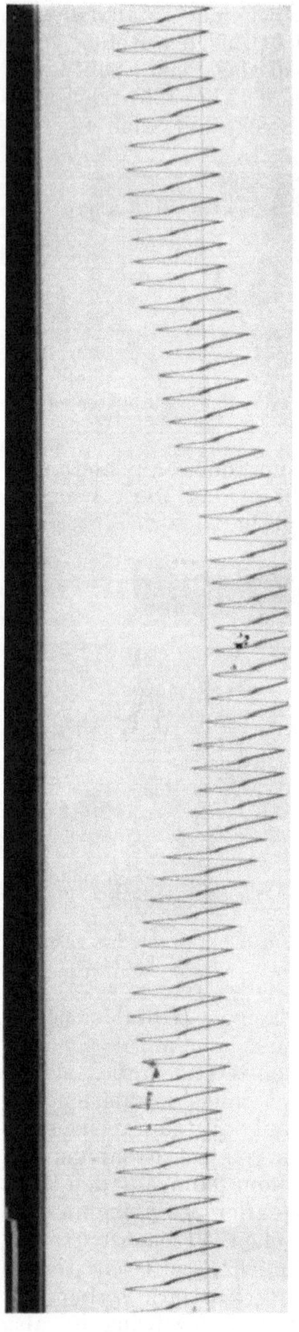

Abb. 130. Erhaltensein des Vasokonstriktionsreflexes vom Bein auf die Hand nach bilateraler Vorderseitenstrangdurchschneidung am oberen Rande des 2. Thorakalsegmentes.

Die efferenten Bahnen, welche aus den supraspinalen hypothalamischen Stationen des Zentralnervensystems, in denen der Vasokonstriktionsreflex umgesetzt wird, zu der sympathischen Seitenhornkette des Rückenmarkes absteigen, verlaufen, wie ich das in zahlreichen Fällen von Vorderseitenstrangdurchschneidung nachweisen konnte, in dem dorsalen, unmittelbar an das Pyramidenbahnareal anstoßenden Abschnitte des Vorderseitenstranges und in der Grenzschicht der grauen Substanz (Abb. 127). Nur in solchen Fällen, in denen die Vorderseitenstrangdurchschneidung hart an das Pyramidenbahnareal heranreicht, wird die absteigenden Vasoconstrictorenbahnen überhaupt erfaßt. Bei den meisten oberhalb des 1. oder 2. Thorakalsegmentes von mir ausgeführten Chordotomien war nur der Vasokonstriktionsreflex auf die Beine, sei es vom Arm auf das Bein (Abb. 128), sei es von einem Bein auf das andere aufgehoben, nicht aber der Reflex auf den Arm (Abb. 129), obwohl die Durchschneidung oberhalb der sympathischen Seitenhornkette, jedenfalls oberhalb der Seitenhornsegmente, aus welchen die präganglionären Armvasoconstrictoren entspringen, gelegen war. Das hängt mit der versteckten Lage der supranuclearen Vasoconstrictorenbahn des Armes zusammen. Für die absteigende Vasoconstrictorenbahn gilt ebenso wie für die Pyramidenbahn das Gesetz von der Exzentrizität der langen Bahnen. Die vasoconstrictorischen Bahnen für das Bein liegen unmittelbar vor dem Pyramidenbahnareal, die vasoconstrictorischen Bahnen für den Arm dagegen medial in der Grenzschicht der grauen Substanz an der Dorsalseite des Vorderhorns, wobei sie offenbar in den Winkel zwischen Vorder- und Hinterhorn hineinreichen. Die Armfasern liegen also soweit medial, zum Teil nach innen vom Pyramidenbahnareal, daß sie von dem Messer nur schwer erreicht werden, ohne die Pyramidenbahn zu schädigen. Aber in einzelnen Fällen ist es mir gelungen, auch diese abseits liegenden Armfasern zu durchtrennen; alsdann fehlte auch der Vasoconstrictorenreflex auf die Arme. Niemals konnte ich nach einseitiger Vorderseitenstrangdurchschneidung die geringsten Störungen des Vasokonstriktionsreflexes nachweisen. Die efferenten Bahnen desselben verlaufen offenbar für jede Körperhälfte in beiden Markhälften.

Der afferente Schenkel des Vasokonstriktionsreflexes verläuft sicher nicht nur im Vorderseitenstrang. Denn wir konnten bisher nach der bilateralen Durchschneidung derselben fast ausnahmslos noch Vasokonstriktionsreflexe vom Bein auf den Arm auslösen (Abb. 130). Das ist nach der vorhin mitgeteilten Tatsache, daß sogar nach der totalen Transectio medullae der Vasokonstriktionsreflex von einem infraläsionellen Receptor einem supraläsionellen Effector noch übermittelt werden kann, nicht überraschend.

Eine Folge der Vasoconstrictorenlähmung bei der akuten Totaltrennung des Markes ist sicher auch die regelmäßig zu beobachtende *Blutdrucksenkung*. Sie ist um so beträchtlicher, je höher die Marktrennung liegt, je größer also der Umfang des beeinträchtigten Stromkreisgebietes ist. In der Folge erholt sich der Blutdruck allerdings wieder, behält aber dauernd niedere Werte. Eine erhebliche *Blutdrucksenkung* tritt auch regelmäßig *nach der Durchschneidung* der *Vorder- und Vorderseitenstränge* des Rückenmarkes ein, wenn die absteigende Vasoconstrictorenbahn erfaßt wird. Besonders beträchtlich ist der Abfall da, wo vorher eine Hypertonie besteht. Ich habe in einem Falle eine unmittelbare Senkung von 270 auf 100 festgestellt; in der Folge stieg der Druck zwar wieder etwas an, hat aber den Wert von 140 nicht wieder überschritten. Analoge Beobachtungen habe ich in mehreren anderen Fällen gemacht. *Die Vorderseitenstrangdurchschneidung unter Erfassung der absteigenden Vasoconstrictorenbahn erscheint mir von allen bisher für die Bekämpfung der Hypertension ins Feld geführten operativen Methoden als die geeignetste.*

V. Die Störungen des Dilatator pupillae.

Jede Marktrennung oberhalb des 1. Thorakalsegmentes geht mit einer Lähmung des Dilatator pupillae einher. Diese beruht auf der Unterbrechung der vom Diencephalon zur sympathischen Seitenhornkette absteigenden zentralen Pupillenbahn (Abb. 131). In der Ruhe besteht Myosis, die Lidspalten sind eng, gleichzeitig besteht Enophthalmie, der Augapfel ist in die Orbita zurückgesunken. Auf Atropin tritt Erweiterung der Pupille ein. Aber auch *Cocain* bewirkt bei der Unterbrechung der supranuclearen Pupillenbahn eine *Erweiterung* der *Pupille*, im Gegensatz zu der Dilatatorlähmung bei Destruktion der Seitenhornkette, bei Unterbrechung der oberen Thorakalwurzeln bzw. des Halsgrenzstranges oder bei Ausschaltung des Ganglion cervicale superius. Der Cocaineffekt ist sogar stärker als in der Norm, bei einseitiger Unterbrechung der supranuclearen Pupillenbahn wird die Pupille dieser Seite weiter als die der gesunden Seite. Adrenalin ist unwirksam oder jedenfalls nicht stärker wirksam als sonst.

Besonders bemerkenswert ist die *reflektorische Erregbarkeit* des Dilatator pupillae. Bei der akuten Quertrennung des Halsmarkes ist die sog. sympathische Pupillenreaktion während der Initialphase zunächst aufgehoben. Sie stellt sich aber allmählich nicht nur wieder her, sondern kann sogar eine beträchtliche Steigerung erfahren derart, daß schon relativ schwache Reize die im Bereiche der den infraläsionellen Marksegmenten zugeordneten Körperabschnitte angreifen, wie Reiben der Haut oder Kneifen einer Hautfalte, eine ausgesprochene Pupillenerweiterung herbeiführen. Dabei werden wohlgemerkt diese Reize vom Kranken überhaupt nicht empfunden. In Fällen von Kompression des Markes oberhalb der Cervicalanschwellung habe ich beobachtet, daß sich beim passiven Erheben eines der gelähmten Arme die Pupille maximal erweiterte. Dieser Erweiterungsreflex kann so lebhaft sein, daß er die durch Lichtreize provozierte Pupillenverengerung, wenn auch nicht völlig verhindert, so doch in ihrem Umfang merklich schmälert.

Bemerkenswert ist, daß bei der Totaltrennung des Markes oberhalb des 1. Thorakalsegmentes die sympathische Pupillenreaktion von supraläsionellen Receptoren, also vom Gesicht bzw. vom Hals aus nicht immer ganz fehlt. Das beweist, worauf wir bereits früher, S. 46, hingewiesen haben, daß die dem sensiblen Reize folgende Pupillenerweiterung auch beim Menschen nicht allein auf einer Innervation des Dilatators, sondern zum Teil auf einer Erschlaffung des Sphincter iridis beruht, wie es Karplus für das Tier angegeben hat.

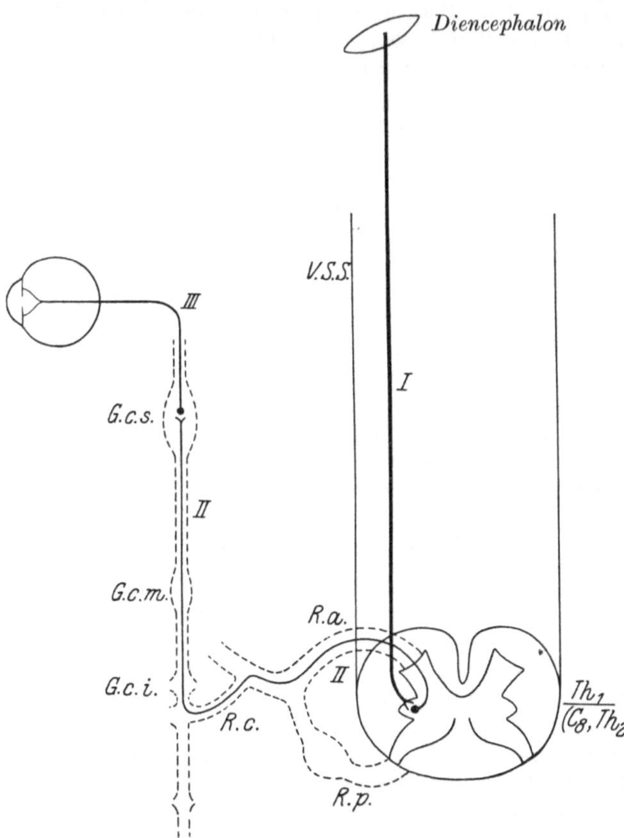

Abb. 131. Schematische Darstellung des dreigliedrigen Neuronensystems der Innervation des Dilatator pupillae.

Die supranucleare Bahn des Dilatator pupillae verläuft im Vorder- und Vorderseitenstrang. Nach jeder halbseitigen Durchtrennung dieser Stränge oberhalb des 1. Thorakalsegmentes habe ich auf der homolateralen Seite den Hornerschen Symptomenkomplex festgestellt. Vollends geht jede Halbseitenläsion des Cervicalmarkes mit einem homolateralen Hornerschen Syndrom einher (Kocher). Die Pupille ist auf der Seite der Läsion in der Ruhe merklich enger als auf der gesunden Seite, auf Atropin tritt prompte Dilatation ein, Cocain wirkt ebenfalls erweiternd, und zwar auf der Seite der Läsion stärker als auf der gesunden Seite. Die sympathische Pupillenreaktion ist auf der Seite der Läsion erhöht. Der Tatsache, daß der Dilatator pupillae eine gesteigerte reflektorische Übererregbarkeit besitzt, ist es offenbar zuzuschreiben, daß unter dem Einflusse irgendwelcher im einzelnen gar nicht erkennbarer afferenter Erregungen die Pupillenweite sehr oft wechselt und daß die in der Ruhe verengerte Pupille zeitweilig sogar weiter ist als die Pupille der gesunden Seite. P. Marie, welcher auf dieses wechselnde Spiel der Pupillenweite bei halbseitigen Läsionen des Halsmarkes zuerst aufmerksam gemacht hat, nennt dasselbe »*Miosis à bascule*«.

VI. Die Störungen der Pilomotoren.

Die Arrectores pilorum erhalten ihre Innervation aus der sympathischen Seitenhornkette. Diese letztere empfängt Impulse teils vom Diencephalon auf dem Wege der absteigenden zentralen supranuclearen Pilomotorenbahn, teils unmittelbar durch die ins Rückenmark einströmenden afferenten Erregungen. Wir unterscheiden einen diencephalen Pilomotorenreflex und einen spinalen Pilomotorenreflex. Nach der Totaltrennung des Markes sind die Haarmuskeln in sämtlichen von den infraläsionellen Seitenhornelementen versorgten Dermatomen zunächst völlig gelähmt, die Haare liegen flach und wirr durcheinander der Haut an, es fehlt sowohl die diencephale Haarreaktion wie die spinal-reflektorische Erregbarkeit vollkommen. Die Haarmuskeln verhalten sich also nach der Totaltrennung des Markes zunächst genau wie die quergestreiften Muskeln. Die Analogie geht soweit, daß ebenso wie der nuclear gelähmte, quergestreifte Muskel noch durch ihn direkt treffende mechanische oder galvanische Reize zur Kontraktion gebracht werden kann, so auch die Haarmuskeln auf mechanische, sie direkt treffende Reize noch mit einer Kontraktion reagieren. Diese Reaktion bleibt aber stets rein lokal, auf den Ort des Reizes beschränkt und läßt die für die Pilomotorenreflexe charakteristische Ausbreitung vermissen. LHERMITTE hat meines Erachtens in seiner Darstellung des Verhaltens der Piloarectoren während des Initialstadiums des totalen Transversalsyndroms diese beiden grundverschiedenen Reaktionen nicht auseinandergehalten.

Die Lähmung der Pilomotoren umfaßt bei der Totaltrennung des Markes alle aus den infraläsionellen Segmenten der sympathischen Seitenhornkette versorgten Haarmuskeln. Da die sympathische Seitenhornkette im 1. Thorakalsegment beginnt und sich bis zum oberen Lendenmark herab erstreckt, umfaßt bei allen Totaltrennungen des Markes oberhalb des Thorakalmarkes die Pilomotorenlähmung den gesamten Körper, Kopf, Hals, obere Extremität, Rumpf, untere Extremität und Anogenitalzone. Bei einer Quertrennung des Markes in Höhe des 6. Thorakalsegmentes sind Kopf, Hals, obere Extremitäten und die obere Rumpfhälfte ihrer Verbindung mit dem Diencephalon nicht beraubt. Die Pilomotoren sind daher in diesen Bezirken nicht gelähmt, sondern nur an der unteren Rumpfhälfte, an den Beinen und in der Anogenitalzone. Bei einer Marktrennung in Höhe des 11. Thorakalsegmentes ist am Kopf, Hals, Armen und Rumpf und an der gesamten Vorderseite der Beine (L_1—L_3) die Piloarrectorentätigkeit erhalten, sie fehlt nur an der Rückseite des Beines und in der Anogenitalzone (S_1—S_5). Und bei einer Totaltrennung im Bereiche des oberen Lendenmarkes ist überhaupt nirgends eine Pilomotorenlähmung feststellbar.

Gar nicht selten kommt es vor, daß bei der Marktrennung die Pilomotorenreaktion in den von den supraläsionellen Marksegmenten versorgten Dermatomen, besonders in den caudalen derselben lebhaft gesteigert ist. Die Haare sind in diesem Bezirke schon in der Ruhe aufgerichtet (T. FAY, A. THOMAS, L. GUTTMANN), so daß man gelegentlich aus der regional begrenzten Spontanarrektion der Haare die Höhendiagnose der Markläsion stellen kann. Bei einer Totaltrennung des Markes im Bereiche des 7. Thorakalsegmentes betrifft diese lokale Spontanarrektion der Haare das 8. und 7. Thorakaldermatom, bei einer Quertrennung im Bereiche des 10. Thorakalsegmentes das erste Lumbal- und 12. Thorakaldermatom.

Während unmittelbar nach der Totaltrennung des Markes auch die reflektorische Erregbarkeit der den infraläsionellen sympathischen Seitenhornsegmenten unterstellten *Piloarrectoren* völlig fehlt, kehrt diese in der Regel sehr bald wieder und erreicht recht oft auffallend lebhafte Grade. Die mannigfachsten mechanischen, elektrischen und thermischen Reize, welche in den infraläsionellen Körpermetameren angreifen, lösen einen Piloarrektionsreflex aus, welcher in seiner Extensität mehr oder weniger sämtliche von den infraläsionellen Segmenten der sympathischen Seitenhornkette innervierten Dermatome umfaßt, bei den Totaltrennungen des Markes oberhalb des Thorakalmarkes alle überhaupt mit Haarmuskeln versehenen Körperabschnitte, Kopf, Hals, Arme, Rumpf, Beine und Anogenitalregion, bei einer Totaltrennung des

Markes im Bereiche des 4. Thorakalsegmentes Arme, Rumpf und Beine, bei einer solchen in der Höhe des 9. Thorakalsegmentes die untere Rumpfhälfte vom Proc. xiphoideus an abwärts und die Beine (Th_7—S_5) bei einer Totaltrennung im Bereiche des 12. Thorakalsegmentes nur die untersten Bauchabschnitte und die Beine (Th_{11}—S_5). Ich verweise betreffs der Extensität dieses spinalen Pilomotorenreflexes auf das Kapitel A II, insonderheit auf den der somatotopischen Gliederung der sympathischen Seitenhornkette gewidmeten Abschnitt. Andererseits können von supraläsionellen Receptoren her die von den infraläsionellen Marksegmenten innervierten Pilomotoren nach wie vor nicht mehr in Tätigkeit versetzt werden, soweit sie nicht gleichzeitig auch supraläsionellen Segmenten der Seitenhornkette unterstehen. Die orale Reichweite des spinalen Pilomotorenreflexes und die caudale Reichweite des diencephalen Reflexes überschneiden einander unter Umständen beträchtlich (vgl. Abb. 31, S. 43). So umfaßt bei der Trennung des Markes im Bereiche des 5. Thorakalsegmentes der spinale Pilomotorenreflex die Beine, den Rumpf und die Arme (S_5—C_6), der diencephale Reflex den Kopf, den Hals, die Arme und den Thorax bis etwas unterhalb der Brustwarze (C_2—Th_6).

Die gesteigerte reflektorische Erregbarkeit der Piloarrectoren kann so groß werden, daß manchmal ohne jeden erkennbaren Reiz plötzlich die Haare sich über breiten Körperbezirken sträuben. Diese pseudospontane Piloarrektion ist den pseudospontanen Beugezuckungen der Beine und Bauchmuskelkontraktionen analog und beruht auf der Entladung der infraläsionellen Marksegmente unter dem Einflusse des ihnen permanent zufließenden afferenten Erregungsstromes.

Der spinale Pilomotorenreflex begleitet sehr oft die Beugereflexe der Beine, die Blasenentleerung oder die Defäkation. Er bildet eine Komponente der Massenreflexe, welche der Ausdruck der vollkommenen Entfesselung und der auf das höchste gesteigerten reflektorischen Tätigkeit der infraläsionellen Marksegmente sind. Er ist eines der konstantesten Symptome des residuären Transversalsyndroms.

Eine ähnliche Steigerung des spinalen Pilomotorenreflexes beobachtet man auch bei unvollständiger Unterbrechung der supranuclearen Leitungsbahnen, aber nur selten erreicht der Reflex dabei die gleiche Lebhaftigkeit, Extensität und Schwellensenkung wie bei der Totaltrennung des Markes.

VII. Die Störungen der Schweißsekretion.

Die Schweißdrüsen unterstehen der sympathischen Seitenhornkette und diese erhält ihre Anregung teils vom Diencephalon auf dem Wege der zentralen, supranuclearen im Rückenmark absteigenden Schweißbahn, teils durch afferente dem Rückenmark von der Peripherie zufließende Erregungen.

Nach der akuten Totaltrennung des Markes besteht, worauf schon Bastian und dann besonders Horsley hingewiesen haben, zunächst totale Anhidrosis in allen von den infraläsionellen Segmenten der sympathischen Seitenhornkette mit Schweißfasern versorgten Darmatomen. Die Extensität der initialen totalen Anhidrosis deckt sich fast immer mit der Extensität der Pilomotorenlähmung mehr oder weniger vollkommen, sie läßt sich dank der sehr genau arbeitenden Jod-Stärke-Schweißreaktion von V. Minor noch viel präziser bestimmen als die Lähmung der Haarmuskeln.

Bei Totaltrennung des Markes im Bereiche des 1. Thorakalsegmentes oder oberhalb desselben umfaßt die initiale Anhidrosis die gesamte Körperoberfläche einschließlich des Gesichtes. Bei einer Querläsion des Markes im Bereiche des 9. Thorakalsegmentes erstreckt sich die Anhidrosis nur über die Segmente Th_{12}—S_5, bei Quertrennungen des Markes im Bereiche des oberen

Lendenmarkes besteht überhaupt an keinem Körperteil totale Anhidrosis, da der Einfluß der unteren Thorakalsegmente der sympathischen Seitenhornkette sich bis zu den unteren Sacraldermatomen erstreckt.

Die initiale Anhidrosis ist bei der Totaltrennung des Markes eine vollkommene. Weder äußere Wärmeeinwirkungen noch innere schweißtreibende Mittel (Aspirin, Fliedertee) vermögen die Schweißsekretion in Gang zu bringen und ebenso versagt das parasympathische Schweißmittel, das Pilocarpin, hierbei vollkommen.

Die Tatsache, daß bei der Totaltrennung des Markes auch die parasympathische Schweißsekretion völlig aufgehoben ist, und zwar in derselben Ausdehnung wie die sympathische, verdient besonders hervorgehoben zu werden. Wenn unsere im Kapitel A IV entwickelten Vorstellungen über den Ursprung der parasympathischen Schweißfasern im Rückenmark richtig sind, so müßte z. B. bei einer Markdurchtrennung im Bereiche des 1. Thorakalsegmentes erwartet werden, daß im Gesicht, am Halse und wenigstens auch an der Außenseite des Armes die parasympathische Schweißsekretion erhalten bleibt, weil die entsprechenden parasympathischen Schweißfasern im Facialis und den cervicalen Rückenmarkswurzeln verlaufen. In der ersten der akuten Totaltrennung des Markes folgenden Periode fehlt aber in diesen Bezirken auch die parasympathische Schweißsekretion vollkommen. Offenbar stehen normaliter Sympathicus und Parasympathicus einschließlich ihrer supranuclearen Bahnen mit Bezug auf die Schweißsekretion in einer so engen Kooperation, daß der Ausfall des Sympathicus zunächst auch den Parasympathicus in völlige Leistungsunfähigkeit versetzt.

Im Gegensatz zu der völligen Anhidrosis der infraläsionellen Dermatome steht bei der Marktrennung die *lebhaft gesteigerte Schweißdrüsentätigkeit der von den supraläsioncllen Segmenten der sympathischen Seitenhornkette versorgten Dermatome*. Dieselbe ist besonders in den an die obere Grenze der Anhidrosis anstoßenden Hautbezirken besonders lebhaft (T. FAY, L. GUTTMANN). Diese regionale Hypersekretion der Schweißdrüsen nimmt annähernd den gleichen Bezirk ein wie die vorerwähnte regionale Spontanerektion der Haare.

Während in der ersten der Marktrennung unmittelbar folgenden Periode die Schweißsekretion in allen den infraläsionellen Segmenten der sympathischen Seitenhornkette unterstellten Dermatomen, soweit sie nicht gleichzeitig auch durch supraläsionelle Segmente derselben mitversorgt werden, vollkommen fehlt, stellt sich die *reflektorische* Erregbarkeit der von den infraläsionellen Seitenhornsegmenten versorgten Schweißdrüsen in der Regel sehr bald wieder her und sie nimmt in der Folge zumeist sehr beträchtliche Grade an. Die verschiedenartigsten mechanischen, chemischen, elektrischen Reize, welche in den infraläsionellen Körpermetameren angreifen, rufen profuse und weitreichende Schweißausbrüche hervor. Solche kommen auch ohne jede erkennbare exogene Ursache, offenbar unter dem Einflusse der den infraläsionellen Marksegmenten von den infraläsionellen Receptoren ständig zufließenden afferenten Erregungen, zustande. Schweißausbrüche begleiten den Beugereflex der unteren Extremität, die pseudospontanen Beugebewegungen der Beine, den Miktions- und Defäkationsakt. Diese lebhafte Steigerung der spinalen Schweißreflexe nach der Totaltrennung des Markes ist besonders von HEAD und RIDDOCH studiert worden. Die Extensität des spinalen Schweißreflexes umfaßt bei hochentwickelter Reflexerregbarkeit alle den infraläsionellen Segmenten der sympathischen Seitenhornkette unterstellten Dermatome. In dieser Beziehung braucht nur auf die im Kapitel A II, sowie auf die in diesem Kapitel über den Pilomotorenreflex gemachten Ausführungen verwiesen zu werden. Hinzuzufügen ist nur noch, daß es mit der Wiederkehr der reflektorischen Erregbarkeit der Schweißdrüsen auch zu einer Wiederkehr des Pilocarpinschweißes kommt.

Im Gegensatz zu der gesteigerten reflektorischen Erregbarkeit der von den infraläsionellen Marksegmenten versorgten Schweißdrüsen steht ihre Unbeeinflußbarkeit von allen supraspinalen Stationen des Zentralnervensystems her. Bei künstlicher Erwärmung des Körpers im Heißluftkasten, nach Verabfolgung diencephal angreifender schweißtreibender Mittel (Aspirins, Fliedertee u. a.)

bleiben die den infraläsionellen Marksegmenten unterstehenden Schweißdrüsen außer Tätigkeit. Nur im Heißluftkasten kommt es zu einer geringen Sekretion, welche durch den direkt auf die infraläsionellen Dermatome ausgeübten Wärmereiz reflektorisch vermittelt wird, welche aber ihrem Grade nach erheblich hinter der unter diesen Umständen einsetzenden profusen Sekretion der den supraläsionellen Marksegmenten unterstehenden Dermatome zurückbleibt. Wir werden auf diesen Punkt bei Besprechung der Thermoregulation zurückkommen.

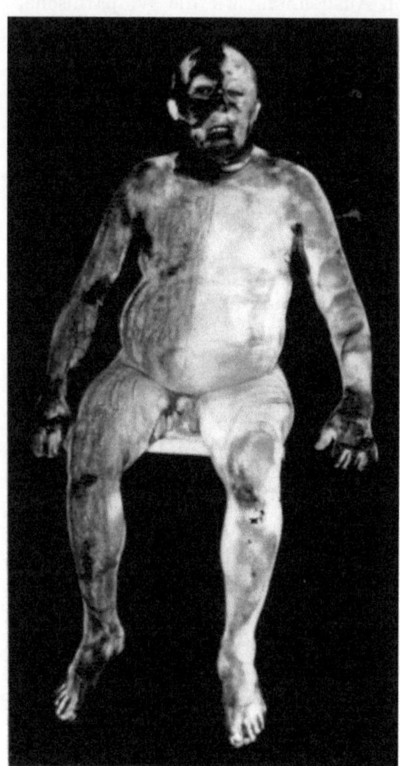

Abb. 132. Linksseitige Hypohidrosis nach linksseitiger Vorderseitenstrangdurchschneidung am oberen Rande des 2. Cervicalsegmentes.

Die im Rückenmark absteigenden supranuclearen Schweißbahnen verlaufen beim Menschen ebenso wie die Vasoconstrictorenbahn zweifellos in dem dorsalsten unmittelbar an das Pyramidenbahnareal nach vorne anstoßenden Bezirke des Vorderseitenstranges und in der Grenzschicht der grauen Substanz. Das hatten bereits SCHLESINGER und FILIMONOW vermutet und es ist durch unsere bei der Vorderseitenstrangdurchschneidung gemachten Erfahrungen vollkommen bestätigt worden. Wir können hinzufügen, daß die somatotopische Gliederung dieses schmalen Schweißbahnstreifens dieselbe ist wie wir sie bereits für die Vasoconstrictoren kennengelernt haben. Nur wenn die Vorderseitenstrangdurchschneidung hart an das Pyramidenbahnareal heranreicht, werden die Schweißbahnen überhaupt erfaßt und die medial in der Grenzschicht der grauen Substanz gelegenen Schweißbahnen der oralen Dermatome entgehen in der Mehrzahl der Fälle dem Messer ganz. So fanden wir, daß bei der Durchtrennung der Vorderseitenstränge oberhalb des 2. oder 1. Thorakalsegmentes die Anhidrosis in der Regel nur die Beine und den Rumpf bis etwa zur Achselfalte umfaßt, die Arme aber frei läßt. Im Bereiche des oberen Halsmarkes liegen die Schweißbahnen offenbar unmittelbar ventral vom Pyramidenbahnareal, so daß sie alle vom Chordotom erfaßt werden können; jedenfalls umfaßt bei der Vorderseitenstrangdurchschneidung am oberen Rande des 2. und 3. Cervicalsegmentes die initiale Anhidrosis die gesamte Körperoberfläche (Abb. 132). Es wird allgemein angenommen, daß die aus den hypothalamischen Zentren entspringenden und zum Rückenmark herabziehenden supranuclearen Schweißbahnen in der Brücke und Oblongata zwar eine partielle Kreuzung eingehen, daß aber doch jede Markhälfte Schweißbahnen für beide Körperhälften führt (KARPLUS und KREIDEL). Das konnten wir auch für den Menschen bestätigen. Nach einseitiger Vorderseitenstrangdurchschneidung im Bereiche des obersten Halsmarkes ist die Schweißsekretion auf der homolateralen Körperhälfte nicht total aufgehoben; aber sie ist doch andererseits so stark vermindert (Abb. 132), daß kein Zweifel bestehen kann, daß die durchtrennte Markhälfte vornehmlich Schweißfasern für die gleichseitige Körperhälfte führt und daß die letztere nur wenig Fasern von der gegenüberliegenden Markhälfte her erhält.

Die bei der bilateralen Vorderstrangdurchschneidung gesammelten Erfahrungen beweisen aber, daß auch andere Stränge Schweißfasern führen. Denn die initiale Anhidrosis weicht früher oder später und macht in der Mehrzahl der Fälle wieder ganz normalen Verhältnissen Platz. Nach Monaten oder Jahresfrist läßt sich weder bei Überwärmung im Heißluftkasten noch bei Einwirkung zentral angreifender schweißtreibender Mittel ein greifbarer Unterschied der Schweißsektretion in den anfangs anhidrotischen Bezirken gegen die Norm feststellen. Das kann nur dadurch erklärt werden, daß auch andere Markstränge als die Vorder- und Vorderseitenstränge Schweißbahnen enthalten. Nur durch die Totaltrennung des Markes werden alle zentralen Schweißbahnen vollkommen ausgeschaltet.

VIII. Die Störungen der Thermoregulation.

Die herrschende Vorstellung über den Anteil des Nervensystems an der Thermoregulation geht dahin, daß letztere von einem im Hirnstamm gelegenen Zentrum reguliert wird. Den spezifischen Reiz für dieses Zentrum bildet nach der derzeitigen Lehre das Steigen oder Sinken der Bluttemperatur. Sobald sich diese letztere von dem Neutralgrad entfernt, reagiert das hypothalamische Zentrum mit efferenten Impulsen, welche durch den Hirnstamm und das Rückenmark zu den im Dienste der Thermoregulation stehenden peripheren Apparaten (Muskeln, Schweißdrüsen, Herz, Blutgefäßen und Piloarrectoren, Leber, Pankreas, Nebenniere u. a.) hingeleitet werden. Steigt die Bluttemperatur über die Neutrallinie, so werden die Pforten der Wärmeabgabe geöffnet, die oberflächlichen Blutgefäße erweitern sich, die Schweißdrüsen treten in Tätigkeit, Herz- und Atemtätigkeit erfahren eine Beschleunigung, andererseits wird die Wärmebildung in Leber, Muskeln und anderen Körpergeweben vermindert. Im Falle des Absinkens der Bluttemperatur wird umgekehrt die Wärmeabgabe eingeschränkt, die Hautgefäße kontrahieren sich, die Schweißsekretion versiegt, die Haare sträuben sich, Herz- und Atemtätigkeit nehmen ein verlangsamtes Tempo an, andererseits wird die Wärmebildung vermehrt.

An der Tatsache, daß das thermoregulatorische Zentrum im Hirnstamm auf Änderungen der Bluttemperatur reagiert, kann kaum gezweifelt werden. Abkühlung des Carotisblutes hat gesteigerte Wärmebildung und verminderte Wärmeabgabe zur Folge. Die Binnentemperatur des Körpers steigt an.

Daneben spielt aber zweifellos noch ein zweiter Mechanismus eine Rolle, der darin besteht, daß die mit der Thermoregulation betrauten zentralen Stationen auch auf afferente Erregungen, die ihnen von den peripheren Thermoreceptoren her zugeleitet werden, mit Impulsen an die thermoregulierenden Effectoren reagieren.

Bei jeder akuten Totaltrennung des Markes im Bereiche des Cervicalmarkes und des obersten Brustmarkes kommt es infolge der Unterbrechung der im Rückenmark absteigenden thermoregulatorischen Bahnen zu einem sehr hohen Temperaturanstieg bis zu 40°, 41° und darüber und die Mehrzahl der Kranken geht in dieser Hyperthermie in kurzer Zeit zugrunde. Bei den Totaltrennungen des Markes im Bereiche des mittleren und unteren Brustmarkes fehlt diese initiale Hyperthermie, wenn nicht von vornherein besondere pyrophore Komplikationen vorliegen.

Charakteristisch für diese bei den hochsitzenden Rückenmarksdurchtrennungen auftretende Hyperthermie ist 1. die totale, über die gesamte Körperoberfläche verbreitete Anhidrosis; die Atmung ist nicht beschleunigt, sofern nicht die Phrenicuskerne von der Läsion ergriffen sind, die Schlagzahl des Herzens ist nicht erhöht, die Pulskurve geht der Temperaturkurve nicht parallel. Es besteht keine Leukocytose und in scharfem Gegensatz zu der gewaltig erhöhten Temperatur steht das auffallend gute subjektive Wohlbefinden der Kranken.

In den angeführten Eigenheiten stimmt die spinale Hyperthermie vollkommen mit der bei akuten Schädigungen des Diencephalons auftretenden hypothalamischen Hyperthermie überein. Sie unterscheidet sich von der letzteren aber in einem wesentlichen Punkte. Während die hypothalamische Hyperthermie regelmäßig mit ausgesprochener Vasokonstriktion der Hautgefäße einhergeht, während bei ihr die gesamte Körperoberfläche blaß und kühl ist und die Körperoberflächentemperatur um 5°, 6°, 7° und mehr unter der Körperbinnentemperatur liegt und niemand beim bloßen Befühlen des Körpers ahnen würde, daß hinter der kühlen Oberflächentemperatur eine so extrem hohe Binnentemperatur versteckt liegt, geht die bei der akuten Halsmarktrennung auftretende Hyperthermie regelmäßig mit ausgesprochener Vasodilatation einher, sie ist durch die „glühende" lebhaft gerötete Hautoberfläche gekennzeichnet.

Es erhebt sich die Frage, wie die initiale Hyperthermie bei den hohen Querschnittsunterbrechungen zu erklären ist. Irgendwelche Untersuchungen darüber, ob eine gesteigerte Wärmebildung im Körper, in den Muskeln der Leber oder anderen Organen stattfindet, liegen bisher nicht vor. Die völlig fehlende Schweißsekretion sowie das Fehlen von Atem- und Pulsbeschleunigung weisen darauf hin, daß die der *Wärmeabgabe* dienenden Mechanismen außer Kurs gesetzt sind. Zwar sind die Hautgefäße maximal erweitert und diese Vasodilatation bewirkt vermehrte Wärmeabgabe. Aber diese Wärmeabgabe durch einfache Strahlung reicht zur Erhaltung des thermischen Gleichgewichtes nicht aus. Maßgebend ist hier offenbar das gänzliche Fehlen der Schweißsekretion, das Fehlen der Abkühlung durch Verdunstung.

Daß das Fehlen jeglicher Schweißsekretion, die wesentliche Ursache der spinalen Hyperthermie ist, geht meines Erachtens daraus hervor, daß bei den Totaltrennungen des Markes im Bereiche des mittleren und unteren Brustmarkes, bei denen wie schon erwähnt, keine Hyperthermie auftritt, die oberen Körperabschnitte, Kopf, Hals, Arm und die oberen Rumpfbezirke eine vikariierende gesteigerte Schweißsekretion aufweisen. In einem von mir beobachteten Falle von Markunterbrechung in Höhe des zweiten Thorakalsegmentes genügte das in Tätigkeit bleibende kleine Schweißfeld: Kopf, Hals, trotz lebhafter Sekretion nicht aus, um die Temperatur im Gleichgewicht zu halten. Vor allem aber spricht für die Bedeutung der Schweißsekretion die Tatsache, daß, wenn der Kranke, der eine Quertrennung des Halsmarkes erlitten hat, nicht an seiner Hyperthermie oder an der ja in der Regel aufkommenden Atemlähmung zugrunde geht, in dem Momente, in welchem die infraläsionellen Marksegmente ihre Eigentätigkeit aufnehmen und damit auch die denselben unterstehenden Schweißdrüsen ihre Tätigkeit wiedergewinnen, sehr rasch, manchmal geradezu schlagartig unter stärkstem Schweißausbruch am ganzen Körper die Temperatur zur Norm abstürzt, ja manchmal sogar zunächst unter diese heruntersinkt. Wir sehen also, daß auch die völlig aus ihrem Verbande mit dem übrigen Zentralnervensystem, insonderheit aus ihrer Verbindung mit dem hypothalamischen Thermoregulationszentrum herausgelösten infraläsionellen Rückenmarkssegmente wirksam in die Thermoregulation einzugreifen vermögen. Dies geht auch besonders aus Beobachtungen hervor, welche man bei Totaltrennungen des Markes verschiedensten Höhensitzes immer wieder machen kann, wenn zu der Rückenmarkstrennung irgendeine der zahlreichen fiebererzeugenden Komplikationen, besonders Cystopyelitis und Decubitalgeschwüre, hinzutreten. Unter dem Einfluß der von diesen ausgehenden septischen Intoxikation kommt es bekanntlich zu plötzlichen hohen Fieberanfällen. Während die Temperatur ansteigt und die thermoregulatorischen Zentren des Nervensystems sich auf das höhere Niveau einstellen, ist auch in den den infraläsionellen Marksegmenten zugeordneten Körperabschnitten die Haut blaß und eiskalt, die Piloarrectoren sind maximal kontrahiert, die Cutis anserina ist auf das stärkste ausgeprägt, es besteht keine Spur von Schweißsekretion, ja es können während eines solchen Schüttelfrostes nicht einmal die sonst so leicht durch mechanische oder thermische Reize auslösbaren Schweißreflexe provoziert werden, während der Pilomotorenreflex während einer solchen Schüttelfrostattacke in vollster Üppigkeit floriert. In dem Momente aber, in dem die Temperatur ihren Höhepunkt erreicht hat und der Organismus zu regulieren beginnt, setzt eine profuse Schweißsekretion und Vasodilatation an der gesamten Körperoberfläche, in der Domäne der vom hypothalamischen Zentrum völlig abgetrennten Rückenmarkssegmente in dem gleichen Grade wie im Bereiche der mit dem Hypothalamus in ungestörter Verbindung gebliebenen supraläsionellen Marksegmente ein. Der völlig isolierte Rückenmarksabschnitt nimmt in vollkommen adäquater Form an der Thermoregulation teil. Es bleibt angesichts dieser Tatsachen meines Erachtens gar nichts anderes übrig als anzunehmen, daß das Rückenmarksgrau selbst ebenso wie das hypothalamische Zentrum auf die Bluttemperatur reagiert und je nach dem Steigen oder Fallen derselben die adäquaten Mechanismen der Regulierung von sich aus spielen zu lassen vermag. Außerdem läßt sich zeigen, daß der isolierte Rückenmarksabschnitt auch auf thermische Reize, welche die Körperoberfläche treffen, reflektorisch in adäquater Weise zu reagieren imstande ist. Wird der Kranke in einen Wärmekasten gesetzt, so kommt es auch im Bereiche der von den infraläsionellen Marksegmenten versorgten Körperabschnitten zu einer Schweißsekretion. Dieselbe ist allerdings erheblich geringer als in den mit dem hypothalamischen Zentrum in ungestörter Verbindung befindlichen Körperabschnitten, aber sie stellt doch andererseits eine wenigstens qualitativ adäquate Reflexleistung dar.

Die vom Hirnstamm zum und im Rückenmark absteigenden thermoregulatorischen Bahnen verlaufen großenteils im Vorderseitenstrang. Bei Durchtrennung desselben im Bereiche des Cervicalmarkes kommt es gar nicht selten zur Hyperthermie, welche qualitativ der bei totaler Quertrennung des Halsmarkes resultierenden Hyperthermie gleicht. In einem von mir operierten Falle von bilateraler Chordotomie im Bereiche des obersten Halsmarkes stieg die Temperatur innerhalb weniger Stunden bis über 41° an. In der Regel ist allerdings nach der Vorderseitenstrangdurchschneidung die Vasodilatation bei weitem nicht so stark ausgesprochen, wie nach der Totaltrennung des Markes. Dies ist nur dann der Fall, wenn die im Winkel zwischen Vorderhorn und Hinterhorn versteckt liegende und unmittelbar vor dem Pyramidenbahnareal gelegene Vasoconstrictorenbahn in vollem Umfange mit erfaßt wird. Ferner geht die der Vorderseitenstrangdurchschneidung folgende Hyperthermie in der Regel viel schneller wieder zurück als die, welche der totalen Markunterbrechung folgt. Einen letalen Ausgang nimmt die erstere niemals. Aber Störungen der Thermoregulation lassen sich doch noch sehr lange Zeit hindurch nachweisen. Bei Abkühlung der Carotis kommt es in den durch die Vorderseitenstrangdurchschneidung tangierten Körperabschnitten zu einer geringeren Vasokonstriktion als in den nicht involvierten Bezirken; manchmal fehlt sie sogar gänzlich, ja gelegentlich tritt eine paradoxe Vasodilatation ein. Bei Erwärmung des Körpers im Heißluftkasten ist die Schweißsekretion vermindert.

IX. Die Störungen der Atmung.

Die Atmung beruht auf dem wechselnden Spiel der Inspiratoren und Exspiratoren. Dieses wird beherrscht durch das im Hirnstamm, in der Oblongata der Brücke und der Vierhügelgegend gelegene Atemzentrum. Von diesem zieht die supranucleare Atembahn zu den spinalen Vorderhornkernen der Inspirations- und Exspirationsmuskeln herab.

Wenn das Rückenmark total durchtrennt ist, so partizipieren nur noch die von den supraläsionellen Marksegmenten versorgten Muskeln an der Atmung. Bei der Totaltrennung des Markes im Bereiche des obersten Thorakalmarkes fallen die Intercostalmuskeln und die Bauchmuskeln und andere Rumpfmuskeln für die Atmung aus, diese letztere ist allein auf das Diaphragma und die vom Halsmark und den Gehirnnerven innervierten Hilfsmuskeln der Inspiration angewiesen. Die akute Totaltrennung des Markes oberhalb des Phrenicuskernes führt regelmäßig unmittelbar durch Atemlähmung zum Tode. Andererseits beeinträchtigt die doppelseitige Phrenicusausschaltung die Einatmung auffallend wenig und selbst bei gleichzeitiger allmählich erfolgender Ausschaltung des Zwerchfelles und der Intercostalmuskeln kann sich die Atmung noch einige Weile als sog. Kopfatmung fortsetzen. Ich habe das sowohl in Fällen von Poliomyelitis, die unter dem Bilde der aufsteigenden LANDRYschen Paralyse verliefen als auch in Fällen von Kompression des oberen Halsmarkes beobachtet. Die Schultern werden bei jedem Atemzug durch die Trapezii und Sternocleidomastoidei hochgezogen, der Kopf wird gestreckt, der Kiefer weit aufgesperrt, die Zunge vorgestreckt, die Nasenflügel blähen sich, das Platysma spannt sich stark an, die Glottis, wird maximal erweitert. Eine an Poliomyelitis leidende Kranke, bei der sich die Lähmung unter dem Bilde der rasch aufsteigenden LANDRYschen Paralyse entwickelte, atmete, nachdem alle vom Rückenmark versorgten Muskeln, einschließlich des Zwerchfells, des Trapezius und der Halsmuskeln, völlig gelähmt waren, buchstäblich nur noch mit dem von den Gehirnnerven versorgten Atemmuskeln (Hypoglossus, Vagus, Facialis); sie konnte in diesem Zustande durch künstliche Sauerstoffzufuhr noch fast 24 Stunden am Leben erhalten werden. Die in Serienschnitten vorgenommene Untersuchung des Rückenmarkes zeigte, daß keine einzige Vorderhornzelle, bis ins oberste Halsmark herauf, erhalten war.

Das völlige Fehlen der Teilnahme der von den infraläsionellen Marksegmenten versorgten Atemmuskeln an der Inspiration und Exspiration, welches im Initialstadium der Totaltrennung des Markes festzustellen ist, erfährt aber mit dem Erwachen der Eigentätigkeit der infraläsionellen Marksegmente während der Reorganisationsphase eine Abänderung. Die bei der Totaltrennung des Markes im Bereiche des Halsmarkes oder obersten Brustmarkes vorhandene initiale Lähmung der Intercostalmuskeln gibt sich darin zu erkennen, daß die Rippen nicht gehoben werden und daß die Intercostalräume bei jedem Einatmungszuge eingesaugt werden. Im Residuärstadium kommt hingegen während des Inspiriums eine deutliche Hebung aller Rippen zustande und die Intercostalräume werden nicht mehr wie vorher eingesaugt. Die Rippenbewegung hält sich allerdings in ganz bestimmten Grenzen und kann durch forcierte willkürliche Einatmung nicht vergrößert werden. Besonders lehrreich sind in dieser Beziehung Fälle von Halbseitentrennung des Markes. Erfolgt diese plötzlich, so besteht zunächst auf der Seite der Läsion eine vollkommene Lähmung der Intercostalmuskeln. Später ändert sich das Bild aber, die Intercostalmuskeln nehmen nicht nur an der Atmung wieder teil, sondern es kommt gar nicht selten vor, daß der Brustkorb bei ruhiger Atmung auf der Seite der Läsion sogar eine größere Exkursion aufweist als auf der gesunden Seite. Sobald der Kranke aber willkürlich eine tiefe Inspiration ausführt, bleibt der Thorax auf der Seite der Läsion hinter der gesunden Seite zurück.

Das gleiche wie für die Intercostalmuskeln gilt für die Bauchmuskeln. Die Rolle der Bauchmuskeln bei der Atmung ist eine doppelte, sie sind an der Inspiration und an der Exspiration beteiligt. Wenn sich bei der Inspiration das Zwerchfell kontrahiert, so übt es von oben her einen Druck auf den Abdominalinhalt aus. Wenn die vordere Bauchwand nachgiebig ist, wie es bei der schlaffen

Lähmung der Bauchmuskeln während des Initialstadiums der Marktrennung der Fall ist, so weicht sie unter dem von oben her wirkenden Druck nach vorne aus und die unteren Rippen werden nicht nach außen gedrängt und gehoben, sondern im Gegenteil nach innen gezogen. Während des Residuärstadiums des Transversalsyndroms, in welchem mit dem Wiedererwachen der Tätigkeit der infraläsionellen Marksegmente auch die Bauchmuskeln ihre reflektorische Erregbarkeit wieder erlangen, ändert sich das Bild. Beim Inspirium wird die vordere Bauchwand nicht mehr ballonartig vorgetrieben, die Bauchmuskeln entwickeln die für den Inspirationsakt erforderliche adäquate Gegenspannung und die unteren Rippen werden nach außen gedrängt und gehoben. Die Hebung und Auswärtsbewegung der unteren Rippen fällt beim willkürlich forcierten Inspirium besonders ausgiebig aus, wenn der Dehnungsreflex der Bauchmuskeln gesteigert ist und die spastischen Bauchmuskeln der vorderen Abdominalwand nicht gestatten, nennenswert nach vorne auszuweichen. Unter diesen Umständen kann sich der vom Zwerchfell auf den Bauchinhalt ausgeübte Druck um so stärker auf die unteren Rippen auswirken.

Wir sehen also auch hier wieder, daß die von dem supraspinalen Atmungszentrum völlig abgesperrten Bauchmuskeln gleichwohl aktiv und erfolgreich am Inspirationsakt teilnehmen.

Das gleiche gilt für ihre Teilnahme an der Ausatmung. Während des der akuten Marktrennung folgenden Initialstadiums fehlt jede aktive Anteilnahme der Bauchmuskeln an der Exspiration, die während des Inspiriums verdrängte Bauchwand fällt während des Exspiriums wieder einfach passiv ein. Im Residuärstadium hingegen kann man feststellen, daß sich die Bauchmuskeln beim Exspirium durch aktive Kontraktion beteiligen.

Aus diesen Beobachtungen geht hervor, daß auch nach der Totaltrennung des Markes, nachdem die Eigentätigkeit der infraläsionellen Marksegmente erwacht ist und lebhafte Grade erlangt hat, auch die Atemmuskulatur die Intercostales und die Bauchmuskeln sowohl am Inspirium als auch am Exspirium wieder aktiv teilnehmen.

Es erhebt sich die Frage, wie diese Anteilnahme zu erklären ist. Bekanntlich beruht die Atmung nicht nur auf dem im Atmungszentrum durch das jeweilige Co_2/O-Verhältnis hervorgerufenen Reiz und dem daraufhin von ihm ausgehenden Antrieb der Atemmuskulatur, sondern es greifen auch Reflexe in den Gang der Atmung ein. Es sei nur an die Breuer-Heringsche Selbststeuerung der Atmung und an die propriozeptiven Eigenreflexe der Atemmuskeln, welche besonders von Fleisch studiert worden sind, erinnert. Die Wiederanteilnahme der Atemmuskeln an der Respiration kann bei der Totaltrennung des Markes zum Teil ohne weiteres auf das Wiedererstehen der reflektorischen Erregbarkeit der Muskeln, insonderheit des Dehnungsreflexes und dessen pathologische Steigerung zurückgeführt werden. Das gilt z. B. für die Teilnahme der Bauchmuskeln an der Inspiration. Aber die Reaktivierung der Intercostales und ihre Teilnahme am Inspirium läßt sich nicht einfach durch die Wiederkehr der reflektorischen Erregbarkeit dieser Muskeln schlechthin erklären. Wir werden auch hier wieder, wie wir es im vorangehenden Abschnitt für die Thermoregulation ausgeführt haben, zu der Auffassung hingelenkt, daß die graue Substanz des Rückenmarkes, ihrerseits, auch wenn sie vollkommen von dem supraspinalen Atmungszentrum abgetrennt ist, auf die für Ein- und Ausatmung maßgebende Blutbeschaffenheit reagiert und Inspiratoren und Exspiratoren selbständig zu innervieren vermag und zweckmäßig im Dienste dieser lebenswichtigen Aufgabe verwendet.

Von Interesse ist die Frage, durch welche Abschnitte des Markquerschnittes die supranuclearen Atmungsbahnen verlaufen. Die bei der operativen Durchtrennung der Vorder- und Vorderseitenstränge des Markes gesammelten Erfahrungen lassen keinen Zweifel darüber, daß diese Bahnen diffus über den gesamten Querschnitt verteilt sind und nicht auf das Areal der Vorder- und Vorderseitenstränge beschränkt sind. Ich habe niemals die geringste Beeinträchtigung der Atmung nach der Chordotomie gesehen, nicht einmal nach der bilateralen Chordotomie im Bereiche des 2. und 3. Cervicalsegmentes, also oberhalb des Kerngebietes des Phrenicus. Vitale Funktionen sind überall im Nervensystem auf breiter anatomischer Basis verankert. Die Atmung steht und fällt nicht mit der Leitfähigkeit eines Teiles des Rückenmarksquerschnittes, sondern erst mit der des gesamten Querschnittes. Aber selbst nach dessen totaler Unterbrechung vermag der aus dem Verbande mit dem übrigen Zentralnervensystem völlig herausgelöste Rückenmarksabschnitt seinerseits von sich allein aus respiratorische Leistungen zu vollbringen.

X. Die trophischen Störungen.

Der Vollständigkeit halber müssen noch einige andere Symptome, die bei der Totaltrennung des Markes sehr oft beobachtet werden, erwähnt werden. Ein häufiges Vorkommnis sind mehr oder weniger ausgedehnte *Ödeme*; sie treten oft recht frühzeitig auf, nehmen im Laufe der Zeit an Intensität und Extensität zu, können aber auch wieder verschwinden, um früher oder später erneut aufzutreten. Die Ödeme umfassen die gelähmten Beine ganz oder teilweise, gelegentlich aber auch ausgedehnte Bezirke des Rumpfes. Bisweilen sind sie an den Genitalorganen besonders ausgesprochen. Die Ödematisierung betrifft nicht nur das subcutane Gewebe, sondern auch die Muskeln, die Sehnenscheiden, ja sogar das Periost. Gelegentlich vorkommende seröse Ergüsse in die Gelenke oder die Peritonealhöhle gehören wahrscheinlich in dieselbe Kategorie wie die Ödeme.

Die Pathogenese dieser Ödeme ist noch recht unklar. LHERMITTE führt dieselben in der Hauptsache einerseits auf die völlige Immobilisation der Beine, andererseits auf phlebitische Prozesse septischer Genese zurück. Er fand wiederholt Streptokokken in der Ödemflüssigkeit. CEILLIER hingegen erblickt in der Unterbrechung der Vasomotorenbahnen und in einer Störung der sekretorischen Tätigkeit der Capillaren und Lymphgefäße, die ihrerseits aus der gestörten Funktion der sympathischen Seitenhornkette resultieren soll, die Ursache der Ödeme. Nach meiner Ansicht ist die Ätiologie dieser Ödeme eine sehr komplexe und vorerst noch ebenso dunkel wie die Pathogenese der Ödeme bei den Unterbrechungen der Cauda equina oder bei schweren Lähmungen der Beine infolge von Zerstörung des Lumbosacralmarkes.

Eine fast regelmäßige Begleiterscheinung der Marktrennung sind die *trophischen Störungen*. Der *Decubitus* und die *Cystopyelitis* bleiben kaum einem einzigen dieser Kranken erspart, und die von den Decubitalgeschwüren und den infizierten Harnwegen ausgehende septische Intoxikation ist diejenige Komplikation, welcher die Kranken früher oder später erliegen. Die Gefahr des Decubitus und der Cystopyelitis besteht auch bei der Mehrzahl der Fälle von unvollständiger Unterbrechung der supranuclearen Leitungsbahnen. Besonders hinweisen möchte ich nur auf die außerordentlich großen individuellen Unterschiede, welche in bezug auf die Neigung zu Decubitalgeschwüren und zur Infektion von Blase und Pyelon bestehen. In manchen Fällen kommt es zu diesen Komplikationen bereits bei relativ geringfügiger Markschädigung, und trotz größter Sorgfalt können sie auf die Dauer nicht verhütet werden. In anderen Fällen blieben sie trotz schwerster Lähmung jahrelang aus und können, wenn sie einmal auftreten, relativ leicht wieder behoben werden.

Eine besondere Komplikation stellen ferner in vielen Fällen von Totaltrennung des Markes schwere *Colitiden* und *Enteritiden* dar und schließlich ist auch die Neigung zu *Bronchopneumonien* zu erwähnen, welche aber wohl in der Hauptsache auf die Lähmung der Bauchmuskeln und bei hochsitzenden Marktrennungen auf die noch hinzukommende Lähmung der Intercostalmuskeln zurückzuführen ist.

Zu den trophischen Störungen bei der Totaltrennung des Markes sind ferner die *Störungen* des *Nagelwachstums,* des *Haarwachstums,* der *Regeneration* der *Epidermis* und die oft erhebliche *Entkalkung* und *Rarefizierung* der Markräume des *Skeletes* zu rechnen. Die Verkrüppelung und Verbildung der Fußnägel, die Brüchigkeit der Haare und der mangelnde Halt, den sie im Haarbett haben, die schilferige und schuppige Beschaffenheit der Haut, die manchmal sehr ausgesprochene und ausgedehnte flächenhafte Hyperkeratose oder die auf bestimmte Stellen (Ferse, Knöchel, Zehenballen) beschränkte callöse Hornhautbildung, die SUDECKsche Knochenatrophie und ähnliche trophische Störungen sind bei der Totaltrennung des Markes oft ebenso ausgesprochen wie bei peripheren Nervenläsionen. Gelegentlich kommt es bei der Marktrennung auch zur vollkommenen Einschmelzung von ganzen Phalangen oder Zehen. Eine besondere Form der trophischen Störungen haben Me. DEJERINE und CEILLIER beschrieben, die sie *„paraostéopathies"* nennen. Sie bestehen in manchmal sehr voluminösen Ossifikationen besonders in der Nachbarschaft der Gelenke, in den Muskeln und in den Fascien, zum Teil aber auch an den Knochen selbst, vom Femurschaft, vom Femurhalse, vom Femurkopf oder vom Becken ausgehend. Das ungemein häufige Vorkommen dieser trophischen Störungen bei der Marktrennung oder bei unvollständiger Querschnittsläsion lehrt, daß die Regeneration der verschiedenen Gewebe unseres Körpers einen ständigen anregenden Einfluß vom Zentralnervensystem her untersteht und daß dieser trophische Einfluß nicht nur vom Rückenmark, sondern auch von supraspinalen Stationen des Zentralnervensystems ausgeht.

Zu den trophischen Störungen bei der Totaltrennung des Markes oder bei anderen tiefgreifenden Querschnittsprozessen gehört auch die abnorme *Pigmentation* der Haut. Sie tritt allerdings in der Regel nur in Fällen in Erscheinung, die längere Zeit am Leben bleiben. Es handelt sich in der Regel um eine bräunlichgraue Verfärbung, die manchmal mehr oder weniger gleichmäßig über die Haut verbreitet ist, in anderen Fällen mehr inselartig angeordnet ist. Am Rumpfe ist die Verfärbung in der Regel stärker als an den Beinen, an diesen letzteren stärker an der Vorderseite wie an der Rückseite. Die Pigmentation ist manchmal nach oben zu scharf begrenzt; ihre obere Grenze entspricht dabei annähernd der oberen Reichweite des spinalen Pilomotoren- oder Schweißreflexes. Schon diese Konkordanz spricht dafür, daß die Ausschaltung der supranuclearen Bahnen der sympathischen Seitenhornkette für die Pigmentation verantwortlich zu machen ist. In mehreren Fällen konnte ich feststellen, daß die Haut unter dem Einflusse längerer Sonnenbestrahlung in den den infraläsionellen Segmenten der sympathischen Seitenhornkette unterstehenden Dermatomen ganz wesentlich stärker gebräunt wurde als in den anderen Hautbezirken. Ein Kranker war nach einem mehrstündigen Sonnenbade in den entsprechenden Hautbezirken regelrecht verkupfert.

E. Die afferenten Bahnen.

I. Die afferenten Wurzelsysteme.

Die afferenten Erregungen, welche von den peripheren Receptoren ausgehen, gelangen in das Zentralnervensystem in der Hauptsache durch die *hinteren*

Wurzeln, jedoch haben die Erfahrungen der letzten Jahre gelehrt, daß auch die *vorderen Wurzeln* afferente Impulse dem Rückenmark zuleiten. Das BELL-MAGENDIsche Gesetz erscheint also in zweifacher Weise durchbrochen. Wie in Kap. A IV ausgeführt wurde, treten auch efferente Elemente durch die hinteren Wurzeln aus dem Rückenmarke aus; sie dienen vornehmlich der Vasodilatation.

1. Das afferente Hinterwurzelsystem.

a) Morphologischer Überblick.

Die afferenten Hinterwurzelfasern sind die zentralwärts gerichteten Neuriten der Spinalganglienzellen.

Auf die Durchschneidung der hinteren Wurzeln reagiert die Spinalganglienzelle mit retrograder Zellveränderung. Aber alle Autoren, die diese Zellveränderungen näher untersucht haben (BIELSCHOWSKY, SPIELMEYER, GAGEL, PENFIELD u. a.) betonen übereinstimmend, daß diese auffallend gering sind und manchmal gänzlich fehlen und jedenfalls in deutlichem Gegensatz zu den viel beträchtlicheren retrograden Veränderungen nach Durchtrennung des distalen Neuriten, der peripheren sensiblen Nervenfaser, stehen.

Ob sämtliche durch die hinteren Wurzeln ins Rückenmark eintretenden afferenten Fasern ihre Ursprungszellen im Spinalganglion haben, steht noch nicht fest. Afferente Fasern sind in großer Zahl auch im Sympathicus, und zwar in den verschiedensten Abschnitten desselben enthalten, in den periarteriellen sympathischen Geflechten, welche großenteils direkt in den Grenzstrang einmünden, in den zahlreichen Ästen und Plexusbildungen des Sympathicus, welche die afferenten Bahnen der Eingeweide führen (Rami cardiaci, Splanchnicus major et minor, Plexus mesent. inferior, Plexus hypogastricus u. a.) und schließlich in den Rami communicantes des Grenzstranges. Vom Grenzstrang gelangen die afferenten Fasern in die Spinalnerven und von diesen durch die hinteren und vorderen Wurzeln ins Rückenmark.

Daß die erwähnten Abschnitte des Sympathicus beim Menschen tatsächlich afferente Nervenfasern enthalten, geht daraus hervor, daß einerseits bei ihrer Reizung Schmerzen auftreten, andererseits Schmerzzustände durch ihre Unterbrechung behoben werden können. Der gesamte Grenzstrang des Sympathicus reagiert auf elektrische oder mechanische Reize mit Schmerzen, welche je nach dem Angriffspunkte des Reizes in verschiedene Körperteile projiziert werden, bei Reizung des Gangion cervic. sup. in das Kopfgebiet und den Hals, bei Reizung des Ganglion stellatum in den Arm, bei Reizung des lumbosacralen Abschnittes in das Bein. Bei Reizung eines einzelnen Ramus communicans wird der Schmerz in das zugeordnete Körpermetamer projiziert, in der Regel in die sog. Maximalpunkte HEADs, so z. B. bei Reizung des Ramus comunicans lumbalis IV in die Gegend des inneren Knöchels, bei Reizung des Ram. com. thorac. V in die Gegend der Mamille. Bei Reizung des Splanchnicus tritt heftigster Leibschmerz auf, Reizung der Rami cardiaci erzeugt Herzbeklemmung und Herzschmerz, Reizung des periarteriellen Geflechtes der Carotis Kopfschmerz, des der Subclavia Schmerz in der oberen Extremität, des der Iliaca externa oder der Femoralis Beinschmerz, Reizung des Geflechtes der A. hypogastrica oder des N. hypogastricus Blasenschmerz, Reizung des periarteriellen Geflechtes der Poplitea, Schmerz im Fuß. Als Beispiele der Ausschaltung sympathischer afferenter Bahnen zur Bekämpfung von Schmerzzuständen erwähne ich nur die verschiedenen zur Bekämpfung der Angina pectoris mit Erfolg ausgeführte Ausschaltung des Halssympathicus und der 4.—5. oberen thorakalen Rami communicantes, die Splanchnicusanästhesie, die Novocain- oder Alkoholinfiltration einzelner Rami communicantes zur Beseitigung schmerzhafter Affektionen einzelner Organe der Leibeshöhle, die Resektion des Plexus hypogastricus (Nerf présacré) nach COTTE zur Bekämpfung schmerzhafter Erkrankungen der Organe des kleinen Beckens, die Resektion des lumbalen Grenzstranges und des periarteriellen Geflechtes der Iliaca externa und Femoralis bzw. die Resektion des Ganglion stellatum und die Denudation der Subclavia zur Bekämpfung des Gefäßschmerzes bei Thrombangitis obliterans. Ich erwähne ferner die Resektion des Halsgrenzstranges und die Denudation der Carotis zur Beseitigung bestimmter Pseudoneuralgien des Kopfes als notwendige Zusatzoperation zu der Unterbrechung der Trigeminuswurzel, die Resektion des Ganglion stellatum und die Denudation der Subclavia als Zusatzoperation zur Durchtrennung der hinteren Cervical- und oberen Thorakalwurzeln beim Amputationsstumpfschmerz.

Es ist noch nicht geklärt, ob die im Sympathicus enthaltenen afferenten Nervenfasern nur periphere Neuriten von Ganglienzellen der Spinalganglien

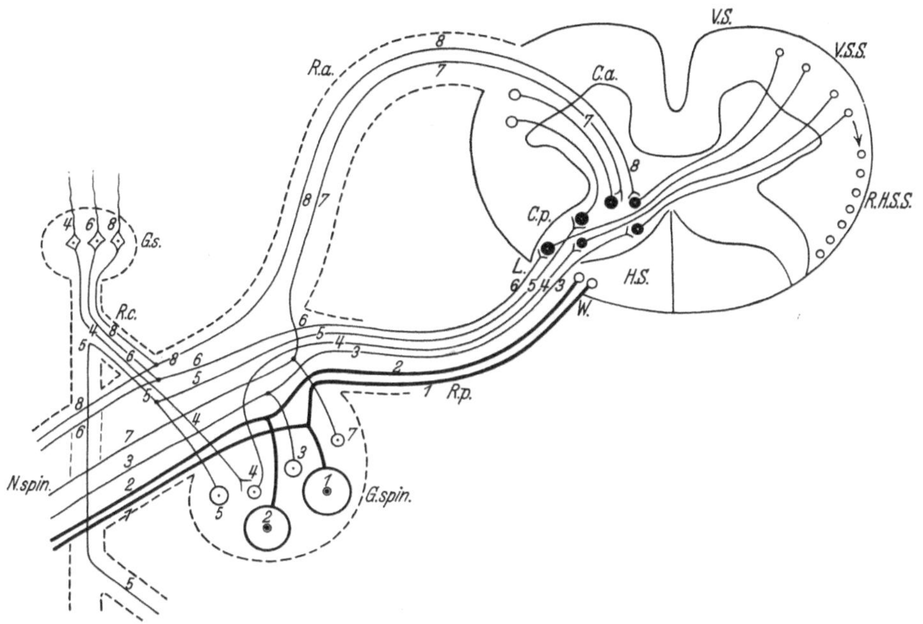

Abb. 133. Schematische Darstellung der afferenten Wurzelfasern (Hinterwurzel- und Vorderwurzelleitung). *G. spin.* Spinalganglion mit großen und kleinen Zellen. *G.s.* sympathisches Ganglion. *W.* Wurzeleintrittszone. *L.* LISSAUERsche Randzone. *1, 2* dickkalibrige affere Hinterwurzelfasern. *3, 4, 5, 6* dünnkalibrige afferente Hinterwurzelfasern. *7, 8* afferente Vorderwurzelfasern. *4, 6, 8* afferente Faser aus sympathischen Zellen stammend. *5* afferente Faser aus einer Spinalganglienzelle stammend, aber im Sympathicus peripherwärts verlaufend.

darstellen, deren zentrale Neuriten durch die hinteren Wurzeln ins Rückenmark eintreten, wie es die Mehrzahl der Autoren annimmt (Abb. 133, *5*), oder ob sie ihre Ursprungszellen in peripheren Sympathicusganglien oder Ganglien des Grenzstranges (Abb. 133, *4, 6, 8*) haben, in das Spinalganglion eintreten und sich in diesem um Ganglienzellen desselben aufsplittern (Abb. 133, *4*), deren zentraler Neurit durch die hinteren Wurzeln ins Rückenmark führt, oder ob sie ohne eine solche Synapsenbildung im Spinalganglion einzugehen, direkt vom Spinalnerven in die Rückenmarkswurzeln (Abb. 133, *6, 8*) gelangen.

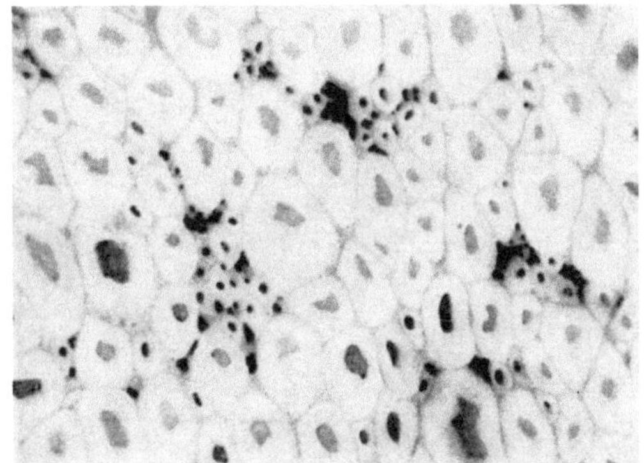

Abb. 134. Hinterwurzelquerschnitt zeigt die grobkalibrigen markhaltigen, die feinkalibrigen markhaltigen und meist zu Gruppen vereinigten dünnen, marklosen Fasern. (Nach RANSON.)

Die hinteren Wurzeln enthalten, wie besonders RANSON in eingehenden Untersuchungen gezeigt hat, erstens grobkalibrige, markhaltige Fasern und zweitens dünnkalibrige, mit einer zarten Markscheide versehene, sowie dünnkalibrige, völlig marklose Fasern (Abb. 134). Die ersteren stellen nach RANSON die Neuriten der großen Spinalganglienzellen (Abb. 133, *1, 2*), die letztern beiden Kategorien die Neuriten der kleinen Spinalganglienzellen (Abb. 133, *3*, *4*, *5*) dar. Die letzteren beiden sollen nach RANSON der Leitung der Schmerzimpulse dienen, sie sollen sich in dem lateralen Abschnitte der hinteren Wurzeln sammeln, bei ihrem Eintritt in das Rückenmark hauptsächlich die LISSAUERsche Randzone (Abb. 133, *L*) einnehmen und von hier in das Hinterhorn eintreten. Die grobkalibrigen, markhaltigen Hinterwurzelfasern dienen nach RANSON den taktilen Empfindungsqualitäten und der epikritischen Sensibilität, sie gehen in die langen aufsteigenden Hinterstrangbahnen über.

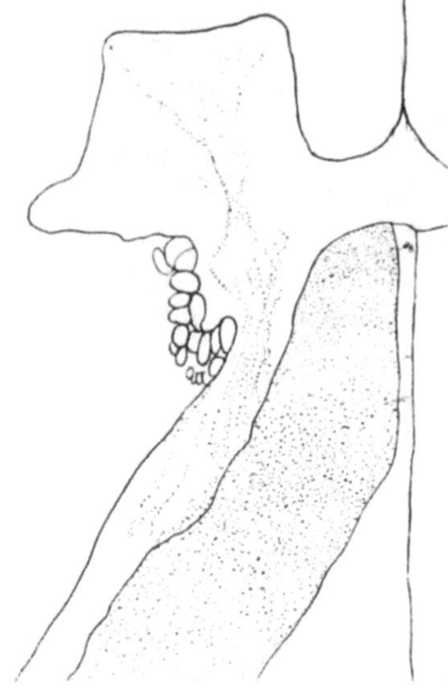

Abb. 135. Reflexkollateralen der hinteren Wurzeln zu den Vorderhornzellen, MARCHI-Methode nach GAGEL u. SEHEEHAN.

So beachtenswert die Untersuchungen RANSONS auch sind, so darf nicht übersehen werden, daß nicht alle dünnkalibrigen Hinterwurzelfasern afferente Elemente darstellen, sondern daß ein Teil derselben efferente Fasern sind, deren Ursprungszellen im Rückenmark gelegen sind. Andererseits darf man aber auch nicht in den entgegengesetzten Fehler verfallen und alle dünnkalibrigen Hinterwurzelelemente zu efferenten Fasern stempeln.

Von den afferenten Hinterwurzelfasern zieht nach ihrem Eintritt ins Rückenmark in der sog. Wurzeleintrittszone (Abb. 133, *W*) ein Teil direkt in den Hintersträngen aufwärts bis zu den Kernen der GOLLschen und BURDACHschen Stränge empor (Abb. 133, *1*, *2*). Ihre Gruppierung wird später näher besprochen werden. Die in die Hinterstränge eingehenden Hinterwurzelfasern ziehen nicht ausschließlich oralwärts, sondern sie teilen sich T-förmig und ziehen als absteigende Hinterwurzelfasern in den Hintersträngen caudalwärts, wobei diese absteigenden Bahnen bestimmte Areale des Hinterstranges einnehmen. Ein anderer Teil der Hinterwurzelfasern geht nach seinem Eintritt ins Rückenmark nicht in die Hinterstränge, sondern in die LISSAUERsche Randzone ein. (Abb. 133, *L*, *6*, *5*, *4*, *3*).

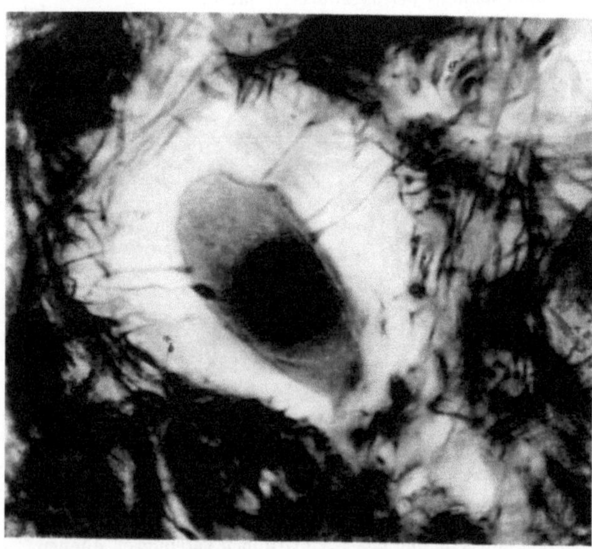

Abb. 136. Normale Endösen an einer motorischen Vorderhornzelle. CAJAL-Modifikation 6 A. Vergr. 1000fach.

Die Hinterwurzelfasern treten nach ihrem Eintritt ins Rückenmark in Beziehung zur grauen Substanz. Sie bilden Synapsen mit den motorischen Vorderhornzellen, mit den großen Zellen des Hinterhorns, mit den Intermediärzellen und mit den Zellen der CLARKschen Säule.

Diese Beziehungen sind auf mehrfache Weise sichergestellt. Abgesehen davon, daß im GOLGI-CAJAL-Bild bei Embryonen die Synapsenbildung der Hinterwurzelfasern bzw. ihrer

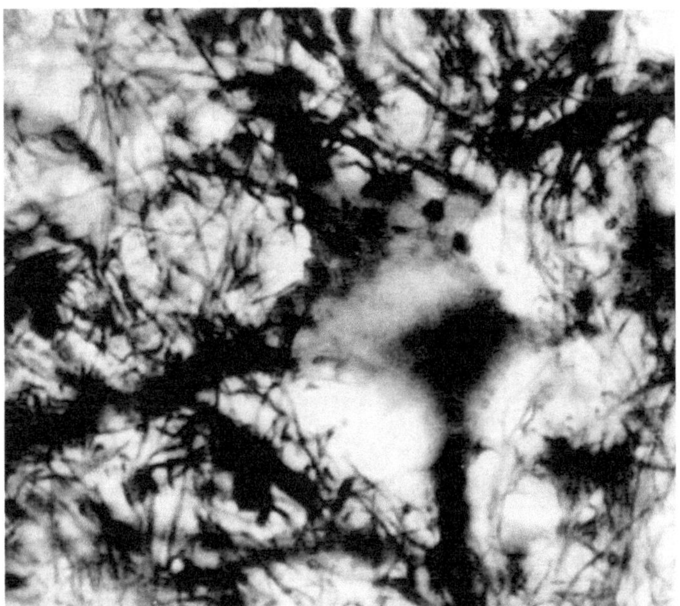

Abb. 137. Pathologisch veränderte, stark aufgetriebene, verklumpte Endösen an einer motorischen Vorderhornzelle, 4 Tage nach Durchschneidung der hinteren Wurzel.

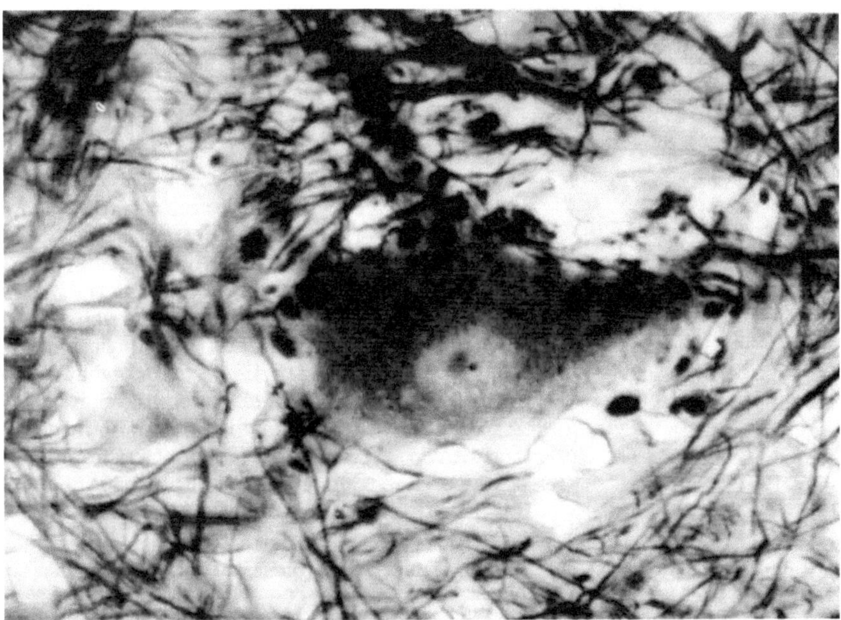

Abb. 138. Pathologisch veränderte, aufgetriebene Endösen an einer Zelle der STILLING-CLARKschen Kernsäule, 4 Tage nach Hinterwurzeldurchschneidung.

Kollateralen mit den Vorderhornzellen und Zellen der CLARKschen Säule direkt aufgezeigt werden kann, kann man nach Durchschneidung der hinteren Wurzeln auch beim Menschen mit der MARCHI-Methode die zum Vorderhorn ziehenden Reflexkollateralen (Abb. 135) und die in die CLARKsche Säule eintretenden Fasern bzw. Kollateralen direkt nachweisen. KOHNSTAMM hat bei der Katze auch die an die großen Zellen des Hinterhorns herantretenden Hinterwurzelfasern mit der MARCHI-Methode festgestellt. Beim Menschen ist mit dieser bisher nur die Beziehung zum Hinterhorn als Ganzem, aber noch nicht die besondere Beziehung zu den großen Hinterhornzellen sichergestellt. Zweitens haben GAGEL und SCHEEHAN nach Hinterwurzeldurchschneidung die Degeneration der pericellularen Endösen der hinteren Wurzelfasern, die sog. Terminal boutons, an den Vorderhornganglienzellen, den großen Hinterhornzellen, den Intermediärzellen und den Zellen der STILLING-CLARKschen Säule, aber weder an den Seitenhornzellen noch an den Zellen der Substantia gelatinosa Rolando feststellen können (Abb. 136—139). Drittens hat GAGEL beim Menschen und Affen an den Vorderhornzellen den großen Hinterhornzellen, den Intermediärzellen und den Zellen der STILLING-CLARKschen Säulen nach Hinterwurzeldurchschneidung ausgesprochene transneuronale Veränderungen gefunden (Abb. 140—142). Viertens läßt sich nach Hinterwurzeldurchschneidung mit der WEIGERTschenMarkscheidenfärbung die Degeneration der in das Vorderhorn einstrahlenden Reflexkollateralen, der in das Hinterhorn einstrahlenden Fasern und des pericellulären Markfasergeflechtes innerhalb der CLARKschen Säulen nachweisen. Ich erinnere an die Degeneration aller dieser Markfasern bei Tabes dorsalis (Abb. 143).

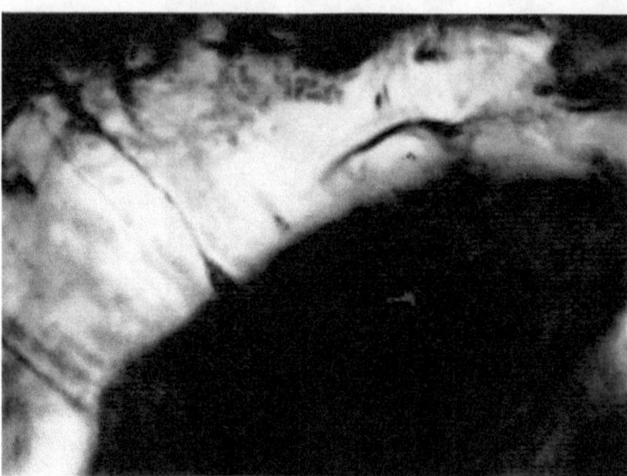

Abb. 139a. Normale Endösen an einer Vorderhornzelle. 2000fache Vergr.

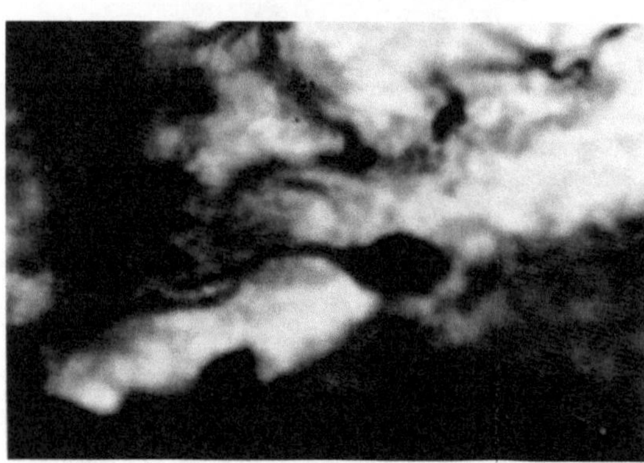

Abb. 139b. Stark aufgeschwollene, verklumpte Endöse an einer Vorderhornzelle, 4 Tage nach Hinterwurzeldurchschneidung. 2000fache Verg.

Dagegen konnten bisher keine direkten Beziehungen der Hinterwurzelfasern zu den Zellen der sympathischen Seitenhornkette und mit den kleinen Zellen der Substantia gelatinosa aufgedeckt werden. Da kein Zweifel darüber bestehen kann, daß die sympathische Seitenhornkette durch afferente, dem Rückenmark zugehende Erregungen in Betrieb gesetzt wird, muß angenommen werden, daß hierbei ein Schaltneuron interkaliert ist, wobei wohl in erster Linie an Intermediärzellen zu denken ist. Welche Rolle die WALDEYER-GIERKEschen Sternzellen der Subst. gelatinosa spielen, ob ihnen überhaupt afferente Impulse zugehen, ist bisher noch völlig unklar.

Der unmittelbare Kontakt der Fasern einer einzelnen hinteren Wurzel mit den Vorderhornzellen und den großen Hinterhornzellen findet vornehmlich in dem *entsprechenden Segmente* selbst statt. Doch lassen sich auch Beziehungen zu Vorderhornzellen höherer und tieferer Segmente feststellen. Ob aber die physiologisch unbedingt zu postulierenden Beziehungen einer einzelnen hinteren Wurzel zu den Vorderhornzellen sämtlicher Rückenmarkssegmente unmittelbarer Art sind, derart, daß von den aufsteigenden und absteigenden Fasern dieser Wurzel sukzessive in jedem Segmente Reflexkollateralen zu dessen Vorderhornzellen abgehen, oder ob diese Beziehungen nicht vielmehr durch interkalierte Neurone der grauen Rückenmarkssubstanz (Strangzellen, Strangfasern) vermittelt werden, ist eine noch offene Frage. Das bisher vorliegende klinisch-experimentelle Tatsachenmaterial

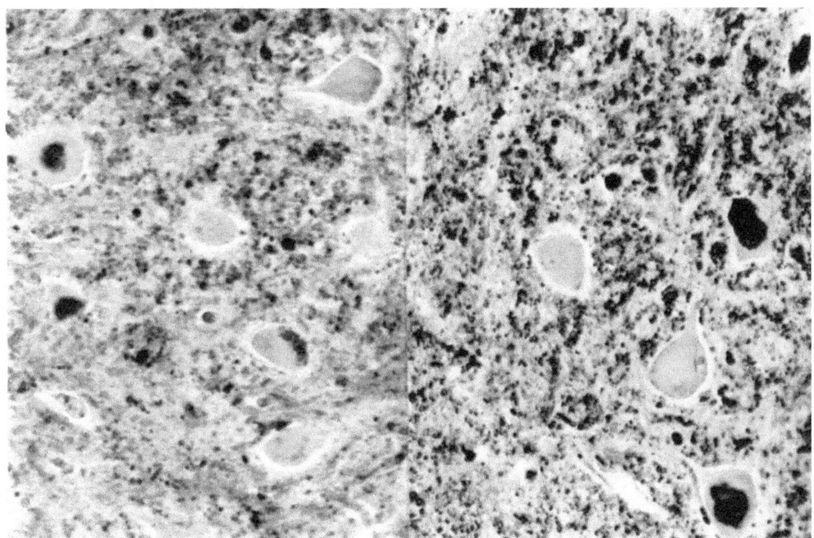

Abb. 140. Transneuronale Tigrolyse der motorischen Vorderhornzellen nach Hinterwurzeldurchschneidung.

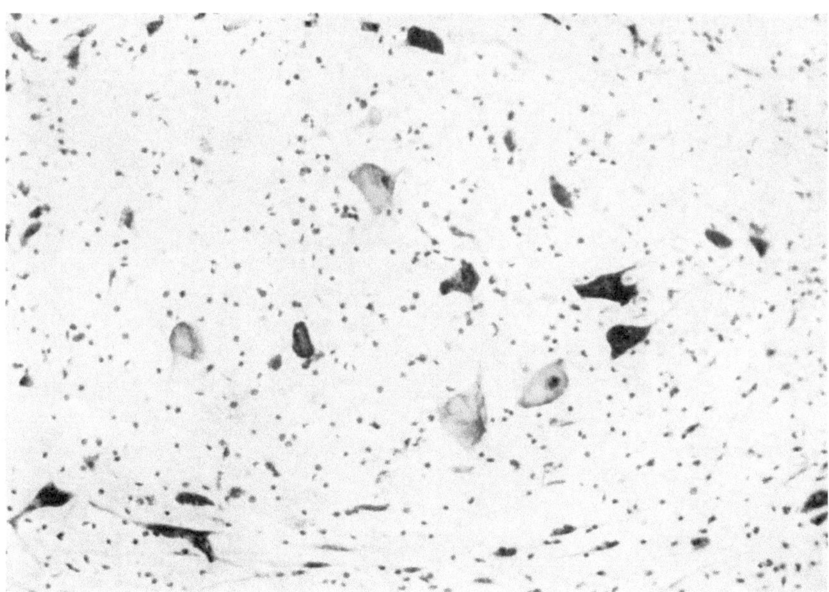

Abb. 141. Transneuronale Veränderung der Zellen der CLARKschen Säule nach Hinterwurzeldurchschneidung.

spricht durchaus dafür, daß beim Menschen beide Übertragungsmechanismen vorhanden sind (vgl. S. 188). Für die großen Hinterhornzellen konnten wir beim Menschen bisher nur mono-homosegmentale Beziehungen einer einzelnen hinteren Wurzel zum korrespondierenden Hinterhorn feststellen.

Es ist seit langem bekannt, daß die Synapsenbildung einer bestimmten hinteren Wurzel mit den Zellen der Stilling-Clarkschen Säule nicht in dem zugeordneten Wurzelsegmente selbst erfolgt, sondern erst zwei bis drei Segmente höher. Die Stilling-Clarksche Säule beginnt ja erst im oberen Lendenmark. Im unteren Lumbalmark und im Sacralmark sind nur ganz vereinzelte derartige Zellelemente vorhanden. Ähnliches gilt für das Cervicalmark. Die Sacralwurzeln und unteren Lumbalwurzeln erlangen den ersten Kontakt mit der Stilling-Clarkschen Säule überhaupt erst im oberen Lendenmark, und für die oberen Lendenwurzeln und alle oralen Wurzeln gilt das vorhin geschilderte Beziehungsverhältnis. Über das Segmentalverhältnis der Beziehungen der Hinterwurzelfasern zu den Intermediärzellen können wir bisher sehr wenig aussagen. Am ausgesprochensten sind diese jedenfalls in dem Wurzelsegmente selbst.

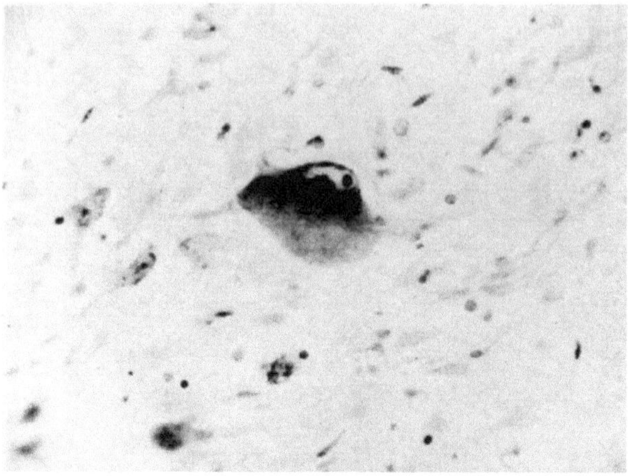

Abb. 142. Transneuronale Tigrolyse einer großen Hinterhornzelle nach Hinterwurzeldurchschneidung.

b) Die Dermatome.

Die hintern Wurzeln enthalten die afferenten Bahnen der Haut und der tiefen Körperorgane, der Muskeln, Sehnen, Gelenke, Knochen und der Viscera.

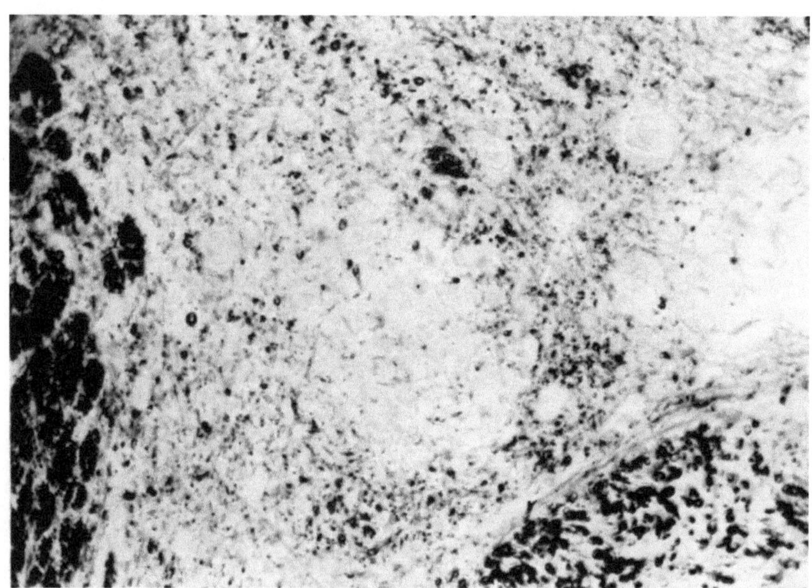

Abb. 143. Fast völliges Fehlen der Markfasern innerhalb der Stilling-Clarkschen Kernsäule bei Tabes.

Jede *einzelne* hintere Wurzel führt die afferenten Bahnen eines ganz bestimmten Körperabschnittes, des korrespondierenden *Körpermetamers*. Derjenige Hautbezirk, welcher durch eine einzelne hintere Wurzel versorgt wird, wird als *Dermatom* bezeichnet.

Es gibt mehrere Methoden der Dermatombestimmung, die *anatomische* Methode und die *physiologischen* Methoden. Die *anatomische* Methode, zuerst von HERRINGHAM und dann besonders von BOLK angewandt und weitgehend ausgebaut, besteht darin, daß die Fasern einer einzelnen bestimmten Wurzel präparatorisch durch den Spinalnerven, die Plexus, die verschiedenen peripheren Nervenstämme und deren Äste hindurch bis zu ihren letzten und feinsten Endigungen in der Haut dargestellt werden. Mittels dieser Methode hat BOLK zahlreiche Dermatome des Menschen bestimmt. Abb. 144 zeigt die oberen Cervicaldermatome C_2, C_3, C_4, Abb. 145 die Dermatome der oberen Extremität C_4, C_5, C_6, C_8, C_7, Th_1, Th_2, Abb. 146 die lumbosacralen Dermatome der unteren Extremität (L_1—S_5). In dem BOLKschen Schema stellen die einzelnen Dermatome fast durchweg scharf gegeneinander abgesetzte, eines an das andere angrenzende Areale dar, welche einander gegenseitig gar nicht oder kaum nennenswert überlagern.

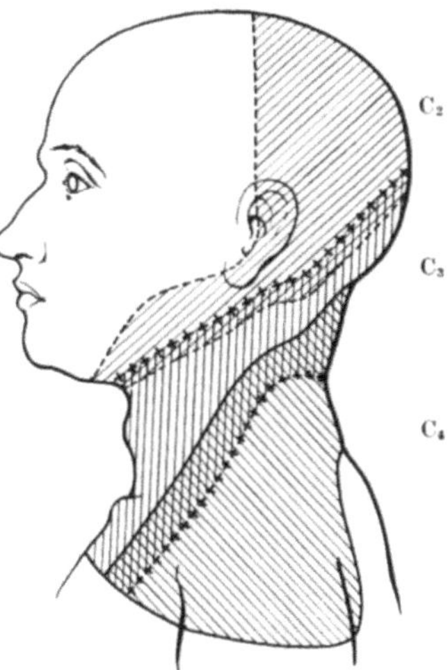

Abb. 144. Cervicaldermatome C_2, C_3, C_4 nach BOLK.

Es leuchtet ohne weiteres ein, daß diese anatomische Methode zwar Lage und Gestalt des einzelnen Dermatoms weitgehend zu eruieren vermag, aber über die wahre Ausdehnung desselben keinen vollen Aufschluß geben kann. Denn es ist nicht möglich, die letzten und feinsten Endigungen der sensiblen Nervenfasern in der Haut präparatorisch darzustellen.

Dem großen Meister der Physiologie des Nervensystems, Sir CHARLES SHERRINGTON verdanken wir, wie auf so vielen Gebieten, auch auf diesem Sonder-

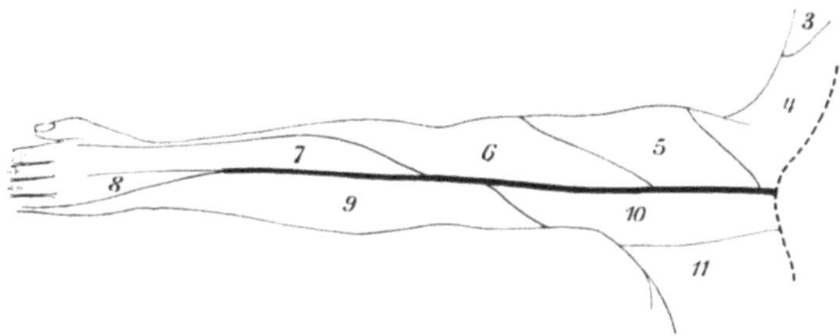

Abb. 145. Dermatome der oberen Extremität C_4—C_8, Th_1, Th_2 (9. 10) nach BOLK.

gebiet der Neurologie die exakte Methode der Bestimmung der einzelnen Dermatome. SHERRINGTON durchtrennt, dem Vorgange ECKARDTs folgend, eine große Anzahl benachbarter Wurzeln, läßt aber eine einzige in der Mitte gelegene Wurzel intakt. Dasjenige Hautareal, welches danach, inmitten des ausgedehnten anästhetischen Gebietes gelegen, seine Sensibilität bewahrt, stellt das der intakt belassenen Wurzel entsprechende sensible Dermatom dar. SHERRINGTON hat mittels dieser Methode der „*remaining sensibility*“ oder wie sie auch genannt wird, der „Isolation method“, die einzelnen Dermatome beim Affen bestimmt.

Abb. 147 zeigt die oberen Halsdermatome, Abb. 148 die Dermatome der oberen Extremität C_4, C_5, C_6, C_7, C_8, Th_1, Th_2 und Th_3. Die einzelnen Dermatome überlagern einander weitgehend. So greift das 4. Cervicaldermatom von unten, das 2. von oben her in das Gebiet der 3. Cervicalwurzel soweit über, daß letzteres vollkommen von den beiden Nachbardermatomen überdeckt wird. Das 5. Cervicaldermatom wird von oben her durch das 3. und 4., von unten durch das 6. und 7. Cervicaldermatom überlagert. Die gegenseitige Überlagerung der einzelnen Dermatome ist überall so beträchtlich, daß durch die Ausschaltung einer einzelnen hinteren Wurzel kein einziger Hautpunkt völlig deafferentiert wird, also die Sensibilität nirgends aufgehoben wird. Nur an ganz bestimmten Stellen findet gar keine oder so gut wie keine Überlagerung statt. Das ist einmal die Medianlinie des Körpers und dann an den Extremitäten die sog. *Axiallinie.* Die Axiallinie der oberen Extremität verläuft vom Brustbein über die Vorderfläche des Thorax, der Schulter und des Oberarms nach abwärts und bildet eine scharfe Grenzlinie zwischen den Dermatomen C_4, C_5, C_6, C_7 einerseits und den Dermatomen Th_2 und Th_3 andererseits; die ersteren liegen oral von dieser axialen Trennungslinie (präaxiale Dermatome), die letzteren caudal von ihr (postaxiale Dermatome). Auch das postaxiale Dermatom Th_1 überschreitet die axiale Trennungslinie kaum radialwärts. Nur das 8. Cervicaldermatom wird von der Axiallinie nicht begrenzt, sondern halbiert.

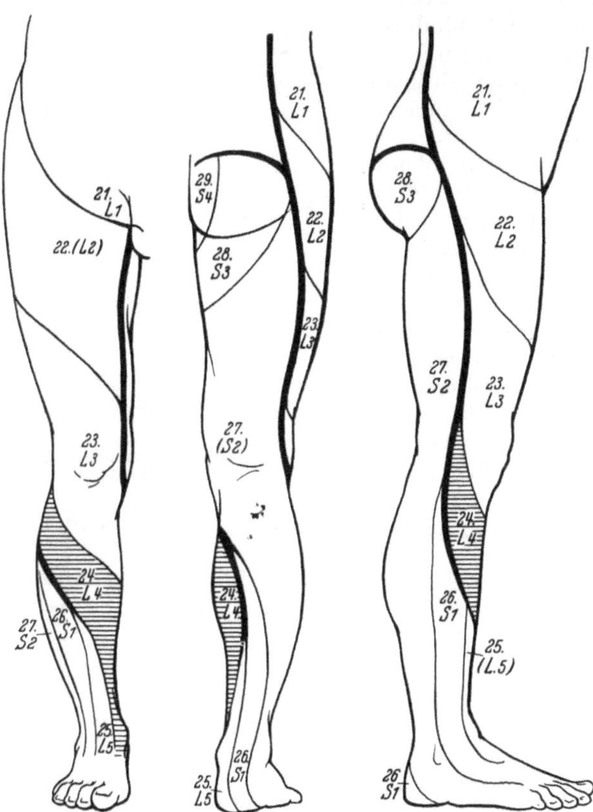

Abb. 146. Dermatome der unteren Extremität nach BOLK.

SHERRINGTON stellte ferner fest, daß die Tastdermatome eine größere Ausdehnung haben als die Schmerzdermatome, daß also eine hintere Wurzel mit ihren Schmerzfasern etwas weniger weit in das Gebiet der Nachbarwurzeln übergreift als mit ihren taktilen Fasern.

Die Lage der einzelnen Dermatome unterliegt an den Extremitäten nach SHERRINGTON individuellen Schwankungen. Sie können oralwärts (praefixed type) oder caudalwärts verschoben sein (postfixed type).

Eine andere physiologische Methode der Dermatombestimmung stammt von DUSSER DE BARENNE, KLESSENS und DE BOER. Sie beruht auf der Affinität des Strychnins zum afferenten Nervensystem. Bei lokaler Applikation des Strychnins auf eine einzelne hintere Wurzel kommt es zu einer lebhaft gesteigerten Erregbarkeit der Receptoren des zugehörigen Dermatoms. Die resultierende hyperästhetische Zone ist scharf begrenzt auf das Dermatom; sie stimmt nach DUSSER DE BARENNE in bezug auf Lage, Form und Ausdehnung vollkommen mit dem durch die Methode der remaining sensibility eruierten Dermatom überein. DE BOER vertritt allerdings den Standpunkt, daß die Strychnindermatome größer sind als die Isolierungsdermatome, was durchaus wahrscheinlich ist, da das Strychnin gleichsam das letzte aus dem afferenten Nervensystem herausholt.

Unsere bisherigen Kenntnisse über die Dermatome des Menschen gründen sich teils auf die bereits erwähnten anatomischen Untersuchungen BOLKS, besonders aber auf die grundlegenden Studien HENRY HEADS, welcher das erste gut fundierte Schema der menschlichen Dermatome (Abb. 149a, b, c, d) aufgestellt hat.

Als Grundlage für dieses Schema dienten ihm erstens eine große Zahl von Fällen von Herpes zoster. Dem Herpes zoster liegt in der Hauptsache eine Erkrankung des Spinalganglion zugrunde; die herpetische Eruption entspricht ihrer Lage und Ausdehnung nach dem cutanen Distributionsgebiet des erkrankten Ganglions bzw. der zugehörigen hinteren Wurzel. Zweitens hat HEAD für die Dermatombestimmung die bei Visceralerkrankungen auftretenden hyperästhetischen Hautzonen benützt, deren Grenzen manchmal auffallend scharf sind und genau die cutanen Distributionsgebiete derjenigen hinteren Wurzeln umfassen, welche die afferenten Fasern des erkrankten Organes enthalten. Drittens hat HEAD die Grenzen der anästhetischen Zonen bei traumatischen Läsionen der Cauda equina und des Rückenmarkes herangezogen, wobei er sich zum Teil auf bereits vorangehende Untersuchungen THORBURNs stützen konnte und worin ihm dann andere, besonders KOCHER, nachgefolgt sind, dessen Schema wohl nächst dem von HEAD das bekannteste ist.

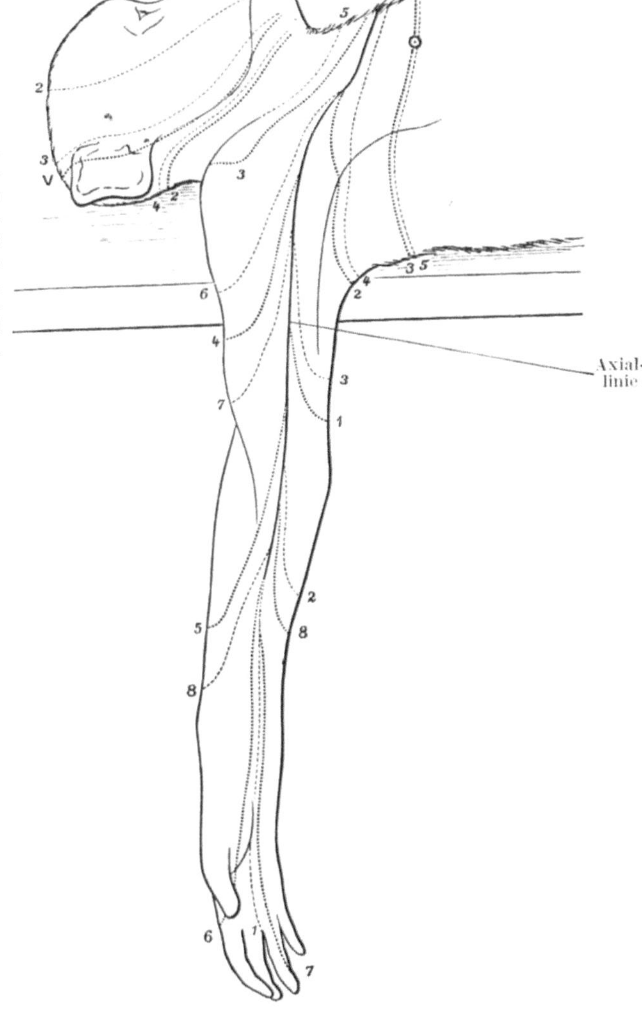

C_2 C_3 C_4

Abb. 147. Die Dermatome C_2, C_3, C_4 bei Macacus Rhesus nach SHERRINGTON.

Abb. 148. Die Dermatome C_2—C_8, und Th_1—Th_3 beim Affen nach SHERRINGTON.

In dem HEADschen Schema fällt sofort auf und HEAD selbst hat dies ausdrücklich hervorgehoben, daß die einzelnen Dermatome einander sehr wenig überlagern. Er hat auch den Unterschied der zwischen den Ergebnissen der Experimentalphysiologie und den seinigen besteht, zu erklären versucht, ohne allerdings eine befriedigende Lösung zu finden.

Ich habe in 30jähriger neurochirurgischer Tätigkeit Gelegenheit gehabt, auch beim Menschen nach der SHERRINGTONschen Methode der remaining sensibility eine sehr große Anzahl von Dermatomen zu bestimmen. Es handelte sich um Fälle von schwerer spastischer Bein- oder Armlähmung, in denen zur Beseitigung der spastischen Kontrakturen die Resektion der hinteren Lumbo-

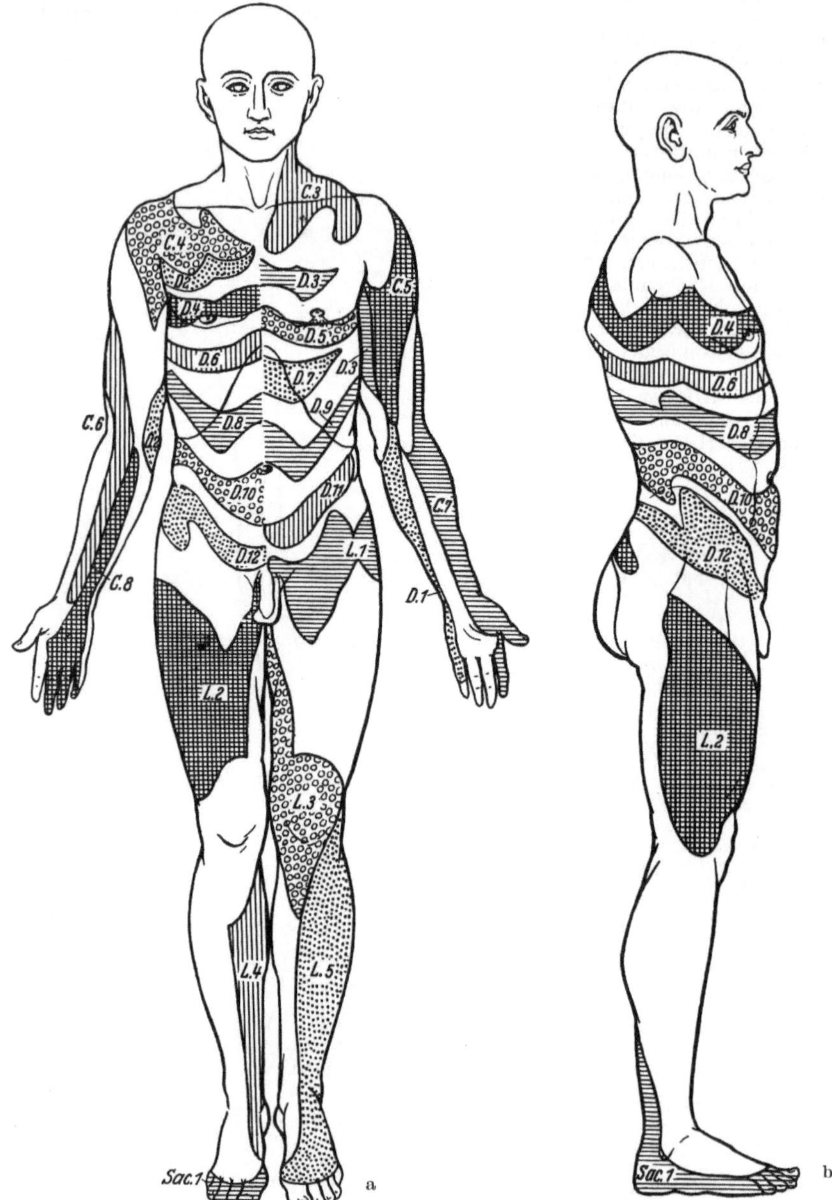

Abb. 149a u. b. HEADS Schema der menschlichen Dermatome.

sacralwurzeln bzw. Cervicalwurzeln vorgenommen wurde, wobei jeweils eine einzelne hintere Wurzel intakt belassen wurde, so daß sich das ihr entsprechende Dermatom in der Zone der erhaltenen Sensibilität ganz rein präsentierte. Für die Thorakaldermatome fehlen bisher entsprechende Unterlagen. Wir können aber für die Bestimmung der Grenzen der menschlichen Dermatome alle Fälle heranziehen, in welchen eine Anzahl benachbarter Wurzeln reseziert worden ist.

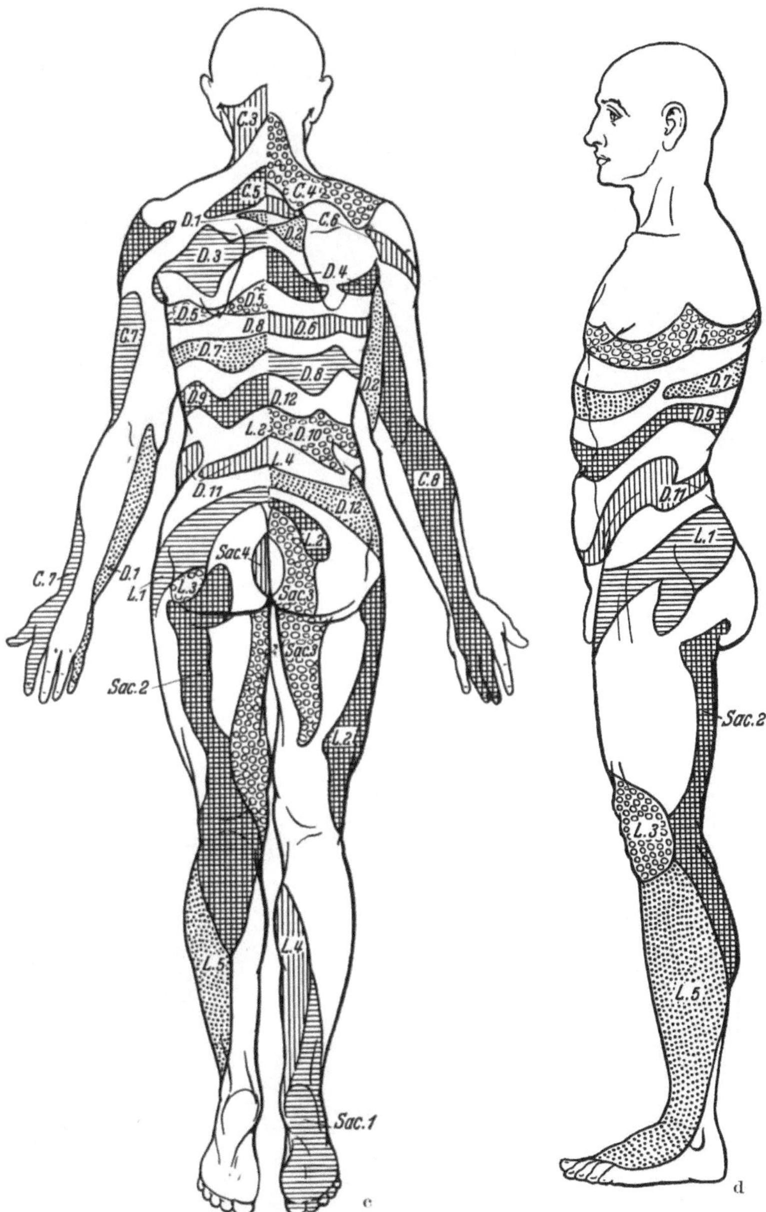

Abb. 149c u. d. HEADS Schema der menschlichen Dermatome.

Denn es leuchtet ohne weiteres ein, daß in einem solchen Falle die orale Grenze der jeweils resultierenden anästhetischen Zone die caudale Grenze des nächsthöheren Dermatoms und umgekehrt die caudale Grenze des anästhetischen Bezirkes die orale Grenze des nächsttieferen Dermatoms darstellt. Da ich

Durchschneidungen mehrerer benachbarter Wurzeln in allen Höhen des Markes vorgenommen habe und dabei die mannigfachsten Kombinationen gewählt

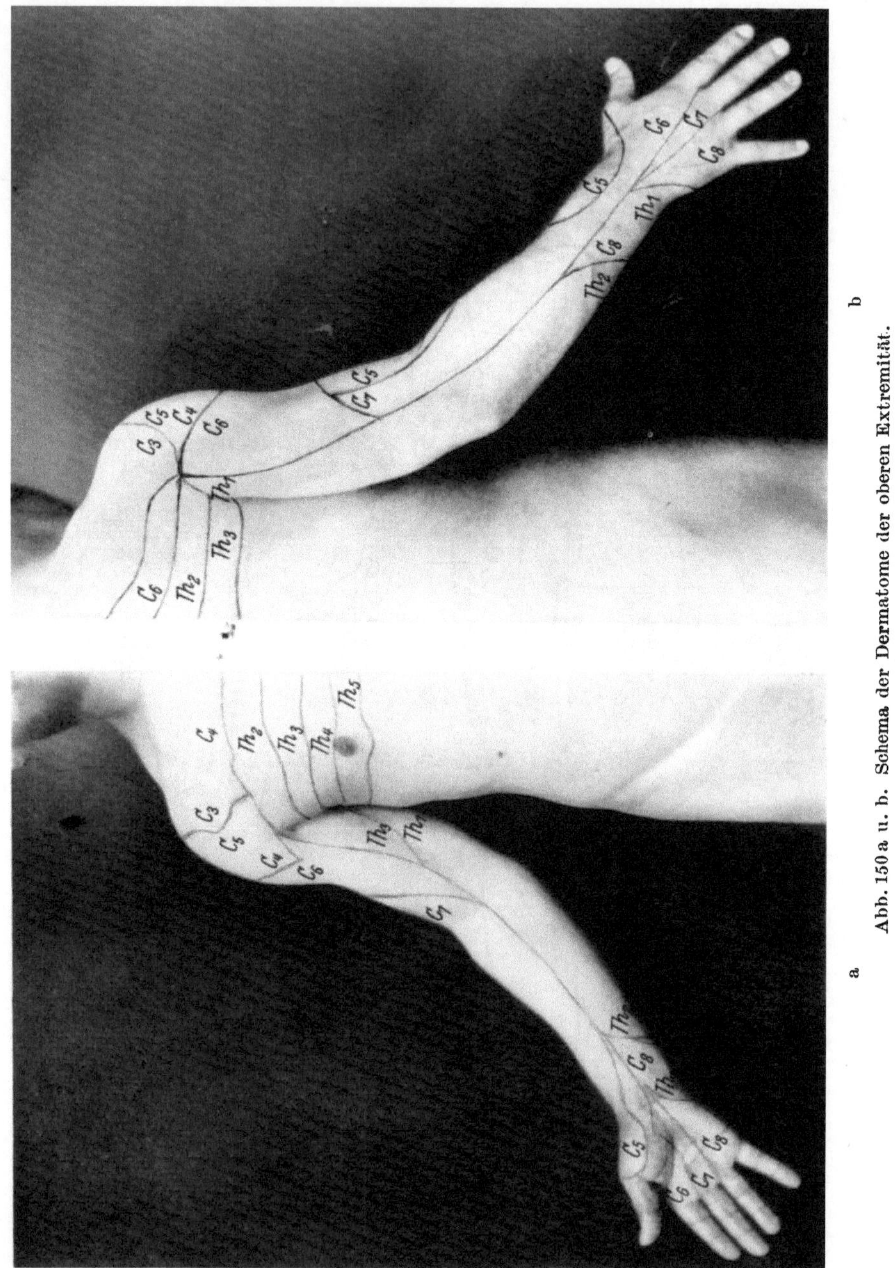

a b

Abb. 150 a u. b. Schema der Dermatome der oberen Extremität.

werden mußten, so konnten tatsächlich die oralen und die caudalen Grenzen nahezu sämtlicher Dermatome des Menschen ermittelt werden und wir sind dadurch in der Lage, die Form und Ausdehnung nahezu jedes Dermatoms zu *konstruieren*. Abb. 150 u. 151 geben das von mir mittels der Methode der remaining sensibility und der konstruktiven Methode gewonnene Dermatomschema des Menschen wieder.

Die konstruktive Methode ist prinzipiell die gleiche, welche bisher von HEAD, KOCHER und zahlreichen anderen Autoren an der Hand von traumatischen Querschnittsläsionen des Markes herangezogen worden ist, und welche die Grundlage der bisher in den Lehrbüchern der Neurologie enthaltenen Schemata gebildet hat. Der Unterschied liegt aber darin, daß es sich bei dem von mir herangezogenen Material durchweg um genau bekannte, operativ gesetzte Wurzelresektionen handelt, welche den Anforderungen eines physiologischen Experimentes vollkommen genügen, was bei traumatischen Läsionen des Markes und der Wurzeln nicht der Fall ist. Außerdem gewährt mein Material in weit größerem Umfange als die durch Krankheitsprozesse bedingten Leitungsunterbrechungen des Markes Gelegenheit, auch die oralen Grenzen des nächsttieferen Dermatoms genau zu eruieren.

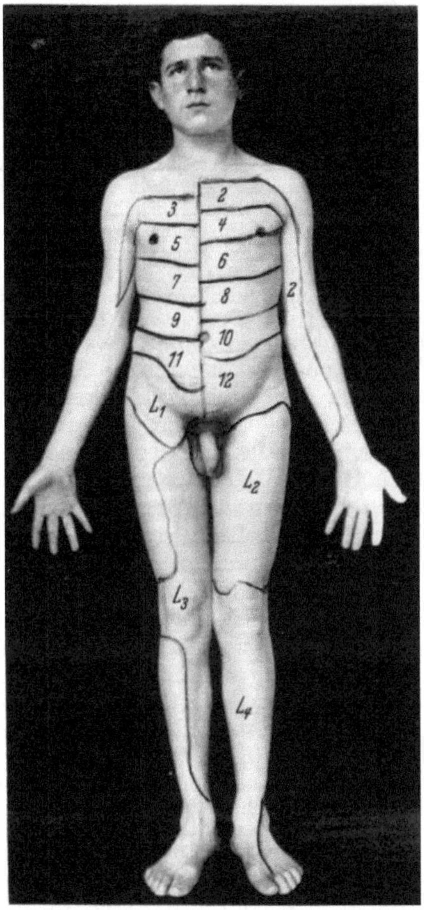

Abb. 151. Schema der thorakalen und lumbalen Dermatome.

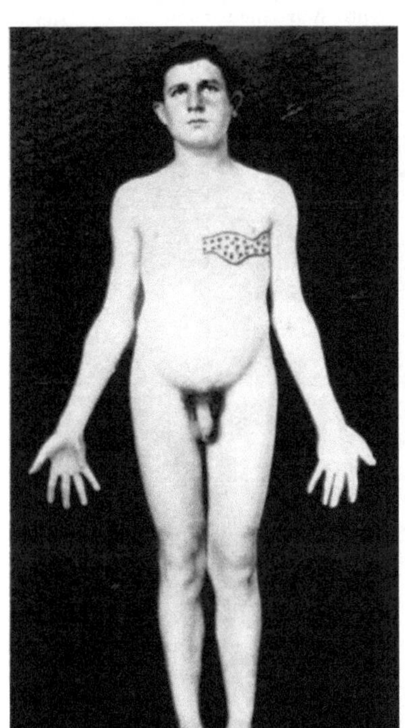

Abb. 152. Hyperästhetische Hautzone, dem 6. Thorakaldermatom entsprechend. Neurinom der hinteren 6. Thorakalwurzel.

Dermatombestimmungen mittels der Strychninintoxikation hinterer Wurzeln nach dem Vorgange von DUSSER DE BARENNE liegen bisher beim Menschen nicht vor. Aber es lassen sich gewisse Fälle aus der menschlichen Pathologie, in denen eine irritative Noxe auf eine einzelne hintere Wurzel einwirkt und eine ausgesprochene Überempfindlichkeit des zugehörigen Dermatoms hervorruft, heranziehen. Abb. 152 zeigt die scharf abgegrenzte, dem 6. Thorakaldermatom entsprechende hyperästhetische Hautzone in einem Falle eines von der hintern 6. Thoracalis ausgehenden Wurzelneurinoms (Abb. 153). In diesem Falle konnte die Höhendiagnose ausschließlich auf die scharf abgegrenzte hyperästhetische Zone gegründet und der Tumor operativ entfernt werden. Solche mehr oder weniger scharf umgrenzte dermatomerale Hyperästhesien kommen auch bei anderen irritativen Wurzelprozessen vor, besonders zu Beginn des Herpes zoster, bei syphilitischen Radiculitiden, traumatischen Wurzelirritationen u. a.

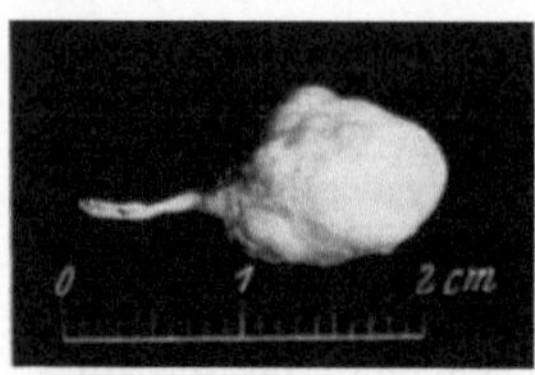

Abb. 153 zeigt das operativ entfernte Wurzelneurinom.

Hierher gehören auch die besonders von Head studierten hyperästhetischen Hautzonen bei Visceralerkrankungen. Die Hauthyperästhesie bei der Erkrankung eines inneren Organs kommt dadurch zustande, daß die afferenten Erregungen, welche von dem erkrankten Organ ausgehen und den diesem zugeordneten Hinterhornsegmenten fortgesetzt zuströmen, eine Schwellenerniedrigung sämtlicher Zellen des Hinterhorns erzeugen, so daß diese auch auf die ihnen von der Peripherie zugeleiteten Erregungen cutaner Provenienz abnorm stark ansprechen (Abb. 154).

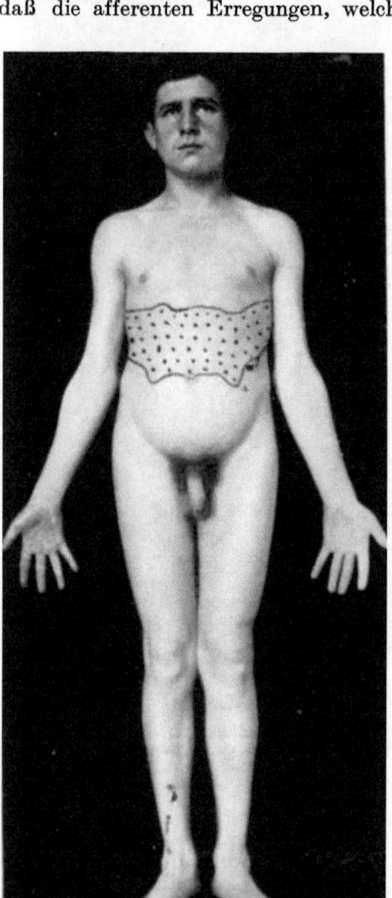
Abb. 154. Cutane Hyperästhesie im Bereich des 7.—9. Thorakaldermatoms bei Ulcus ventriculi.

Wir haben bereits im Kap. A IV bei Besprechung der durch die hinteren Wurzeln austretenden efferenten Fasern darauf hingewiesen, daß die bei Reizung einer einzelnen hinteren Wurzel auftretende Vasodilatation eine ganz bestimmte Zone umfaßt, welche ihrer Lage und Form nach dem korrespondierenden sensiblen Dermatom weitgehend gleicht, aber in ihrer Ausdehnung zum Teil hinter dem letzteren zurückbleibt. Ich verweise z. B. auf das mit der remaining sensibility bestimmte Dermatom L_3 der Abb. 155, S. 255 und das entsprechende vasodilatatorische Dermatom der Abb. 61, S. 75.

Daß die vasodilatatorischen Dermatome in ihrer Form und Ausdehnung der Ausbreitung der Eruption beim Herpes zoster weitgehend entsprechen, ist bereits früher erörtert worden.

Die mittels der remaining sensibility unmittelbar oder durch die konstruktive Methode gewonnenen Ergebnisse lehren, daß *die Dermatome des Menschen einander weitgehend überlagern,* sie bestätigen die Sherringtonschen tierexperimentellen Ergebnisse vollkommen. Ich hebe das besonders hervor, weil zahlreiche Autoren, die sich mit der menschlichen Dermatomerie näher beschäftigt haben, besonders Brouwer, sich dem Standpunkt, den Bolk auf Grund seiner anatomischen Methode proklamiert hatte, angeschlossen und eine nennenswerte Dermatomüberlagerung für den Menschen abgelehnt haben. Die breite Überlagerung der Dermatome fällt besonders deutlich in solchen Fällen in die Augen, in denen

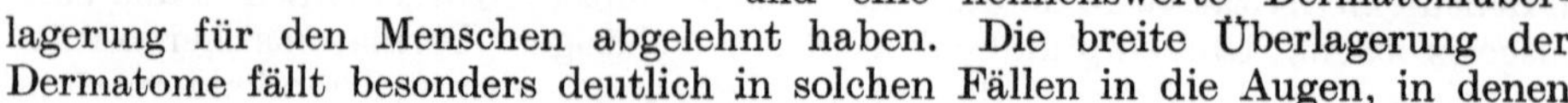

zwei aufeinanderfolgende Dermatome in dem gleichen Falle, das eine auf der einen Seite, das andere auf der anderen Seite, dargestellt sind. Abb. 155 zeigt dies für das 2. und 3. Lumbaldermatom. Sehr klar kommt die Überlagerung auch zum Ausdruck, wenn man bei demselben Individuum zwei benachbarte Dermatome mit verschiedenen Methoden bestimmt. So zeigt Abbildung 61, S. 75 das 4. Lumbaldermatom, welches mit der Isolierungsmethode bestimmt wurde, und das 3. Lumbaldermatom, das mit der Vasodilatationsmethode eruiert wurde. Abb. 156 zeigt die untere Ausdehnung der Anästhesie nach Resektion von C_1—C_5. Das 5. Cervicaldermatom, durch Vasodilatation bestimmt, greift weit in das anästhetische Gebiet über. In Abb. 157 bildet der untere Rand der der Resektion von C_2—C_4 folgenden Anästhesie die obere Grenze des 5. Cervicaldermatoms und 2. Thorakaldermatoms. Das durch Vasodilatation bestimmte 4. Cervicaldermatom greift erheblich nach unten in diese Nachbardermatome über.

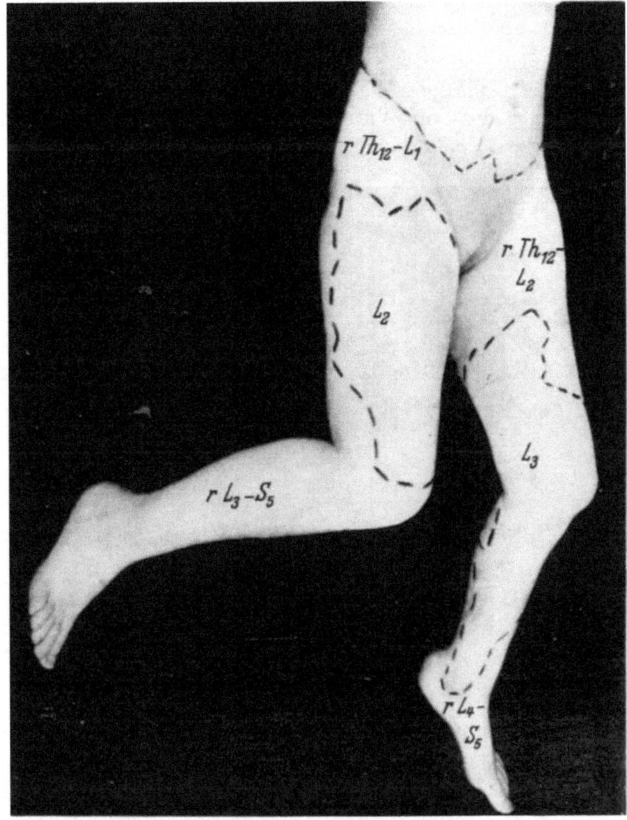

Abb. 155a. Lage und Ausdehnung des *2. Lumbaldermatoms* rechts, des *3. Lumbaldermatoms* links, bestimmt durch die remaining sensibility nach Resektion von Th_{12}, L_1, L_3—S_5 rechts, von Th_{12}, L_1, L_2, L_4—S_5 links. Der Vergleich der beiden Seiten lehrt die breite Überlagerung von L_2 und L_3.

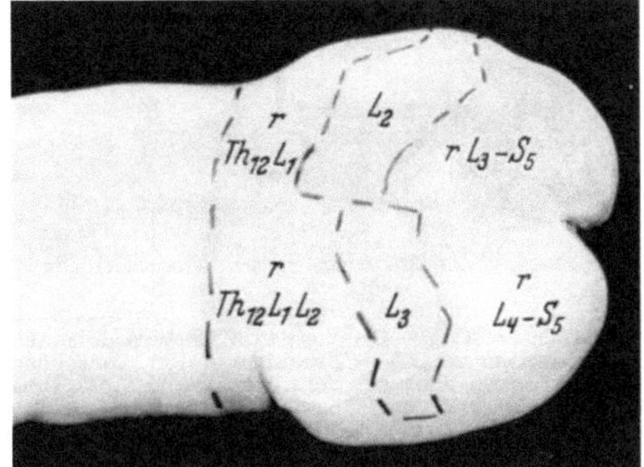

Abb. 155b. Wie Abb. 155a, zeigt die dem Rumpf angehörigen Teile der Dermatome L_2 und L_3 an der Rückseite, die Überlagerung tritt deutlich in Erscheinung.

Die breite Überlagerung der einzelnen Dermatome bringt es mit sich, daß nach der Durchschneidung einer einzelnen hinteren Wurzel beim Menschen keine einzige Hautstelle ihre Sensibilität verliert. Diese Tatsache ist von mir ungezählte Male in den verschiedensten Markregionen festgestellt worden. Die einzige hintere Wurzel, nach deren Resektion die völlige Deafferentierung eines bestimmten Hautareals auftritt, ist die 2. Cervicalwurzel. Nach meinen bisherigen

Untersuchungen erstreckt sich weder das 3. Cervicaldermatom noch das Versorgungsgebiet der Gehirnnerven (Trigeminus, Intermedius, Vagus) nennenswert auf das Hinterhaupt, so daß in dessen Bereich nach der isolierten Resektion von C_2 ein völliger Ausfall der Hautsensibilität vorhanden ist.

Ich habe der von Winkler und v. Rijnberk bei Hunden und Katzen gemachten Beobachtung, daß nach Resektion einer Wurzel eine ventrale schmale, bandförmig nach

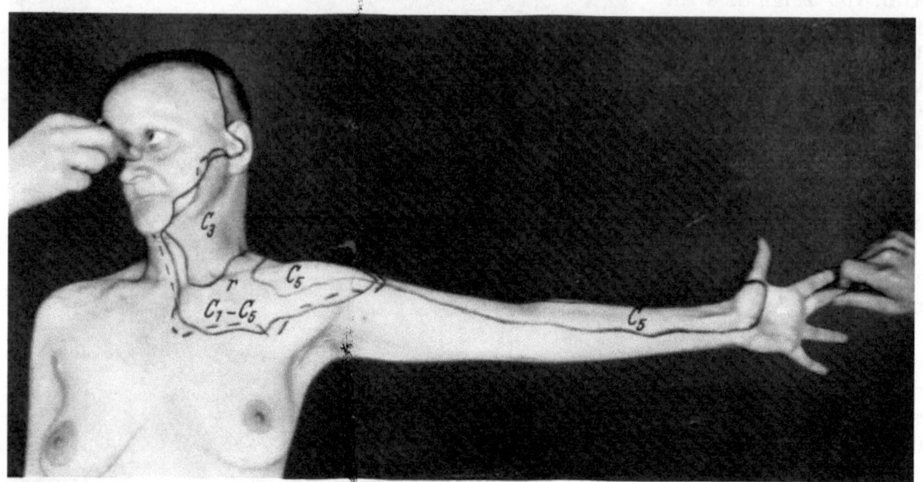

Abb. 156a.

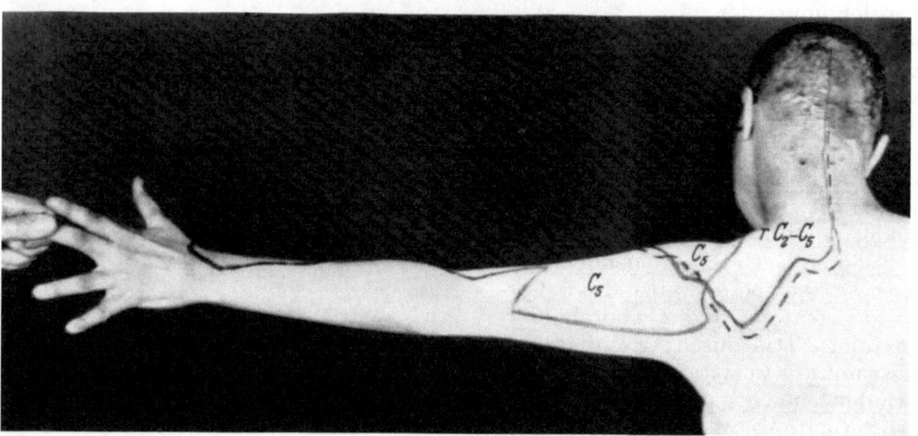

Abb. 156b.

Abb. 156a—c. Obere Grenze des 6. Cervicaldermatoms, dargestellt durch die untere Grenze der aus der Resektion von C_2—C_5 resultierenden Anästhesie. Analgesie (markiert durch ═══) reicht nach abwärts etwas über die Schulter herab. Das Dermatom C_5, bestimmt durch die der elektrischen Reizung dieser Wurzel folgende Vasodilatation, markiert durch ——, reicht nach oben weit über die Schulter bis an den Hals, nach unten bis zum Daumen.

hinten spitz auslaufende anästhetische Zone auftritt, besondere Beachtung geschenkt. Ich habe sie niemals nach operativer Durchtrennung einer einzigen Wurzel beim Menschen feststellen können.

Ballance hat angegeben, daß er nach isolierter Durchtrennung der hinteren 8. Cervicalwurzel in dem ulnaren Bezirk der Hand eine Störung der Temperaturempfindung feststellen konnte. Seine Angaben sind aber so kurz und ungenau, daß sie kaum verwertbar erscheinen.

Die Überlagerung der Dermatome beträgt beim Menschen, ähnlich wie es SHERRINGTON für den Affen festgestellt hat, im allgemeinen die Hälfte eines Dermatomes, sie geht aber an einzelnen Stellen beim Menschen so weit, daß an der Versorgung eines Hautbezirkes sogar 3 bzw. 4 Wurzeln beteiligt sind. So wird z. B. der Daumenballen von C_5, C_6 und C_7, die Großzehe von L_4, L_5 und S_1 manchmal auch noch von S_2 versorgt. Es sind aber nur einzelne und engbegrenzte Stellen der Körperoberfläche, welche eine tri-, ja quadriradikuläre sensible Versorgung besitzen; die Mehrzahl ist auf die biradikuläre Innervation angewiesen. Ein Übergreifen der Dermatome über die Mittellinie des Körpers findet beim Menschen nur in sehr geringem Umfange statt. Fast stets reicht nach der Durchschneidung einer Anzahl benachbarter Wurzeln der Sensibilitätsdefekt bis an die Medianlinie; an der Dorsalseite ist dieses Verhalten die Regel, an der Ventralseite kommen geringe Überlagerungen vor.

Besonders ist mir aufgefallen, daß die vasodilatatorischen Dermatome gelegentlich um 1 bis 2 cm die vordere Medianlinie überschreiten. Eine Ausnahmestellung nehmen die untersten Sacraldermatome ein, welche besonders am Scrotum und Penis erheblich auf die gegenüberliegende Seite überladen.

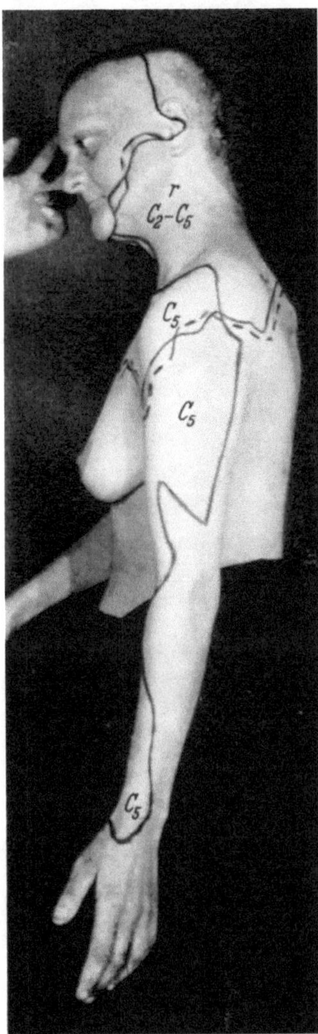

Abb. 156c.

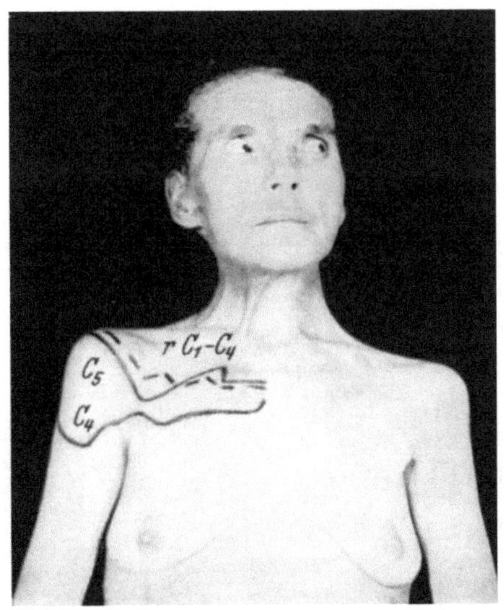

Abb. 157.

Abb. 157. Obere Grenze des 5. Cervicaldermatoms. Resektion von C_1—C_4 (untere Grenze der Anästhesie — — — reicht bis zur Schulter). Das Dermatom C_4 durch Vasodilatation bestimmt, reicht abwärts erheblich weiter als die obere Grenze des 5. Cervicaldermatoms.

Entsprechend der metameralen Gliederung des menschlichen Körpers, welche sich in den Dermatomen widerspiegelt, bildet die Mehrzahl der Dermatome bandartige Gebilde, welche halbringförmig den Körper von der dorsalen Mittellinie bis zur ventralen Mittellinie umspannen. Mit dem Auswachsen der

Extremitäten verliert aber eine Anzahl von Dermatomen den Kontakt mit der Mittellinie und mit dem Rumpf, sie bilden bandartige Streifen an den Extremitäten, die ohne Verbindung mit dem Rumpf sind. Das gilt besonders für das 7. und 8. Cervicaldermatom an der oberen Extremität, für das 4. und 5. Lumbal-, 1. und 2. Sacraldermatom an der unteren Extremität.

Das *2. Cervicaldermatom* umfaßt das Hinterhaupt, das Ohr und die Regio submentalis (vgl. Abb. 158—163).

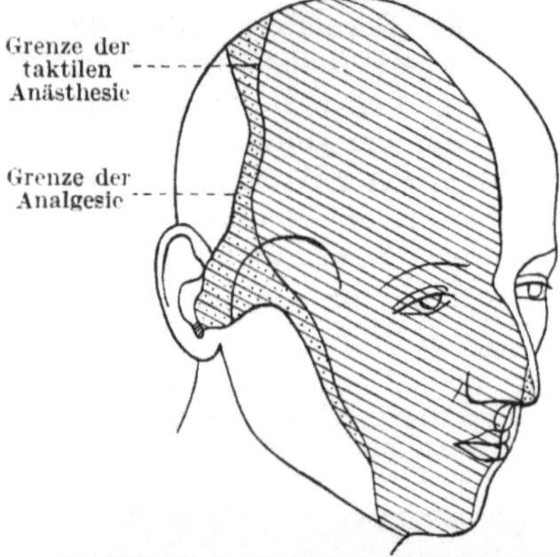

Abb. 158. Orale Grenze des *2. Cervicaldermatoms*, bestimmt durch die Grenze der Anästhesie nach Resektion der Trigeminuswurzel nach CUSHING.

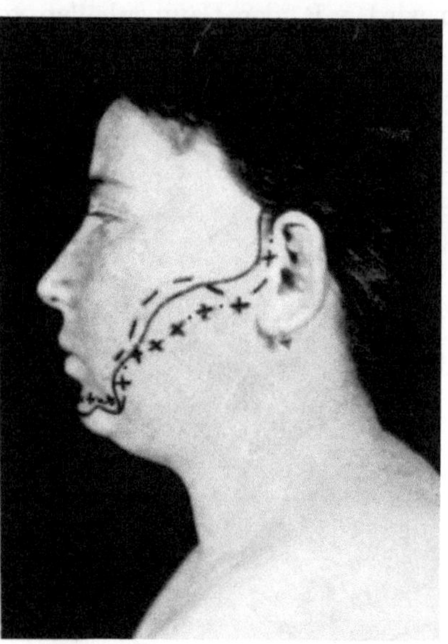

Abb. 159. Grenze der Anästhesie nach Exstirpation des Ganglion Gasseri. ——— taktile Anästhesie. — — — Analgesie. +·+·+· Thermanästhesie.

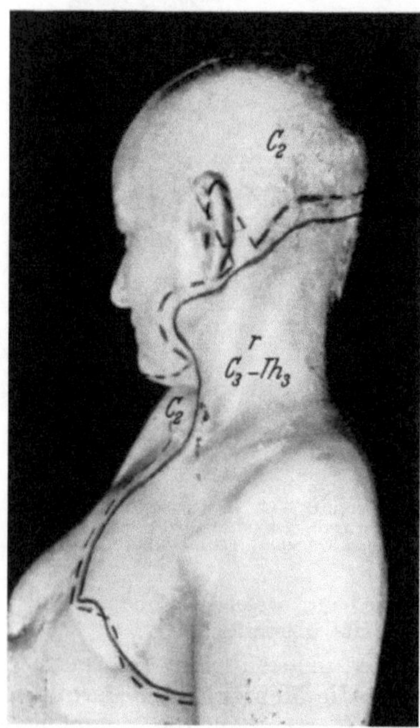

Abb. 160a.

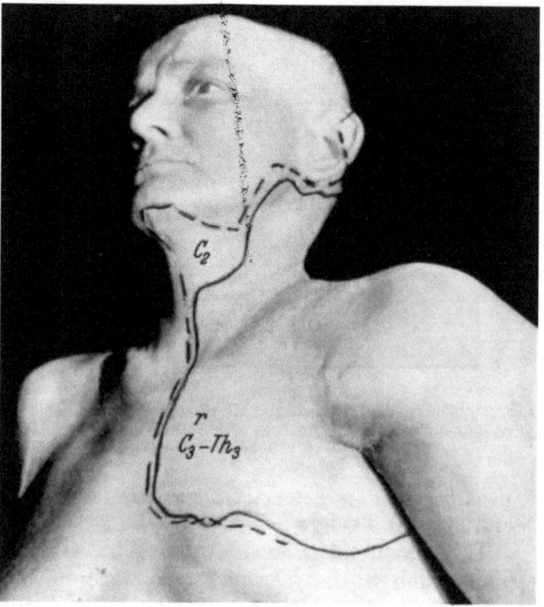

Abb. 160b.

Abb. 160a u. b. Caudale Grenze des *2. Cervicaldermatoms*, bestimmt durch die orale Grenze der Anästhesie nach Resektion von C_3—Th_3. ——— taktile Anästhesie. — — — Analgesie.

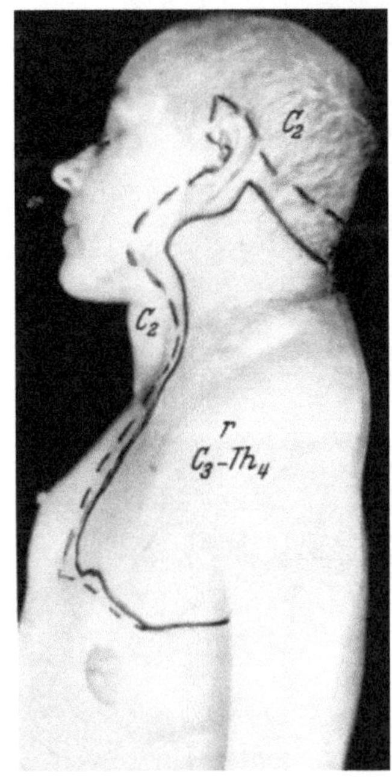

Abb. 161a.

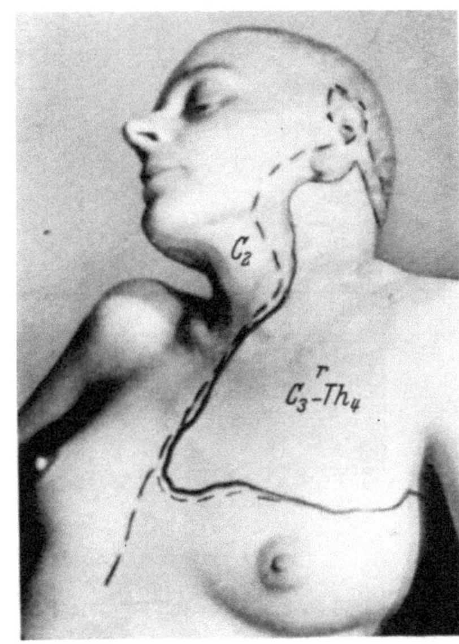

Abb. 161b.

Abb. 161a u. b. Caudale Grenze des 2. *Cervicaldermatoms*, bestimmt durch Resektion von C_3—Th_4. ——— Grenze der taktilen Anästhesie. — — — Grenze der Analgesie.

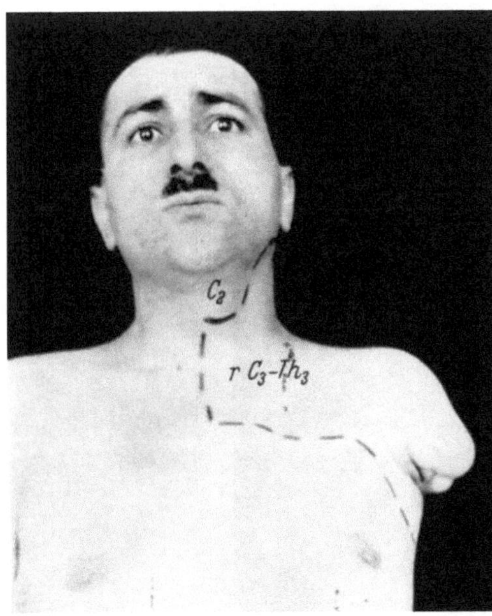

Abb. 162a.

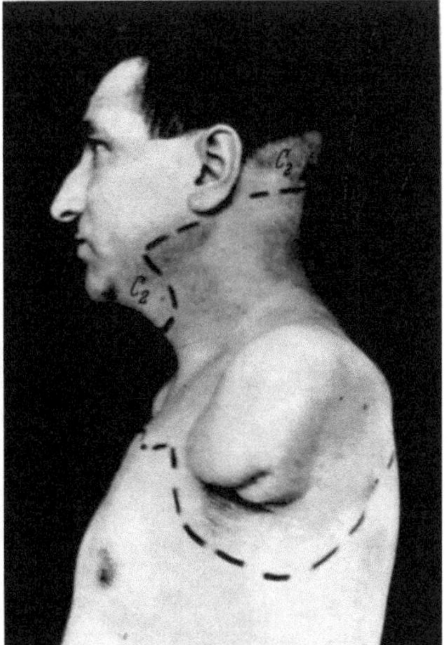

Abb. 162b.

Abb. 162a u. b. Caudale Grenze des 2. *Cervicaldermatoms*, bestimmt durch Resektion von C_3—Th_3. — — — Analgesie.

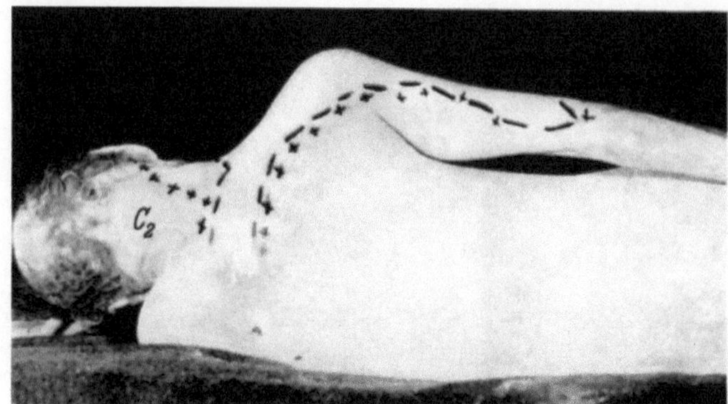

Abb. 163a.

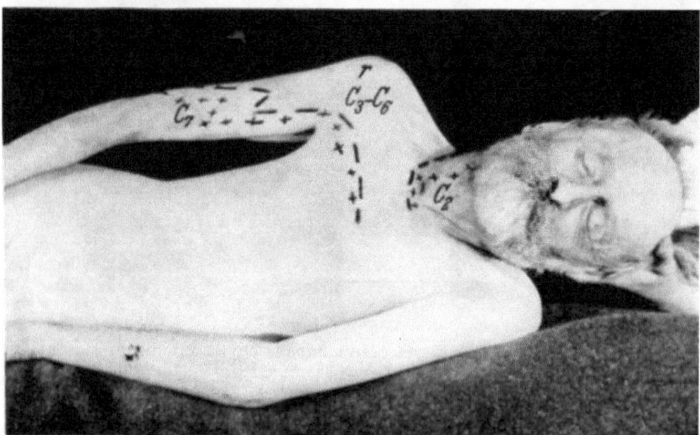

Abb. 163b.

Abb. 163a u. b. Caudale Grenze des *2. Cervicaldermatoms,* bestimmt durch Resektion von C_3—C_6. — — — Analgesie. +·+·+· Thermanästhesie.

Das *3. Cervicaldermatom* umfasst den Hals und das Ohr (vgl. Abb. 164—166 und Abb. 47, S. 67).

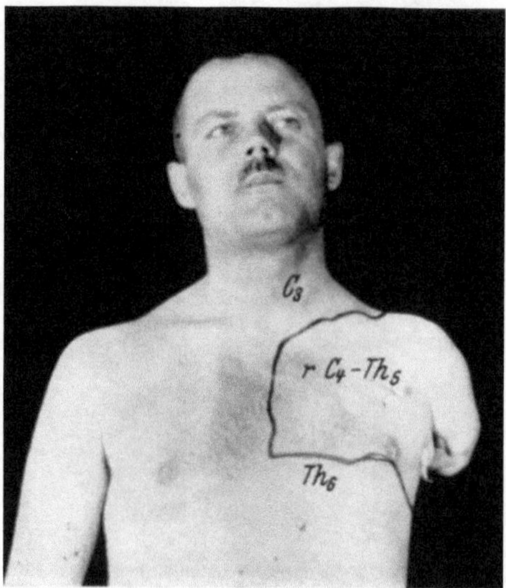

Abb. 164. Caudale Grenze des *3. Cervicaldermatoms.* Resektion von C_4—Th_5.

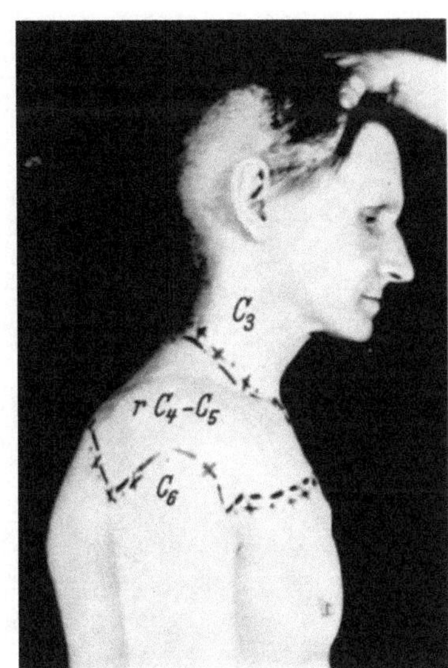

Abb. 165a.

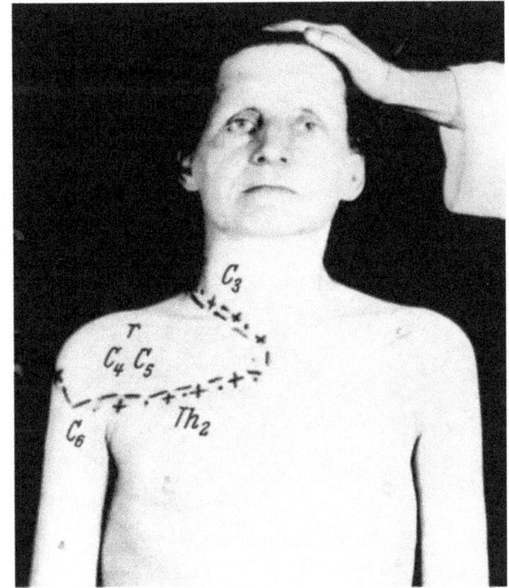

Abb. 165b.

Abb. 165a u. b. Caudale Grenze des *3. Cervicaldermatoms.* Resektion von C_4 und C_5. +—·+—· Analgesie und Thermanästhesie.

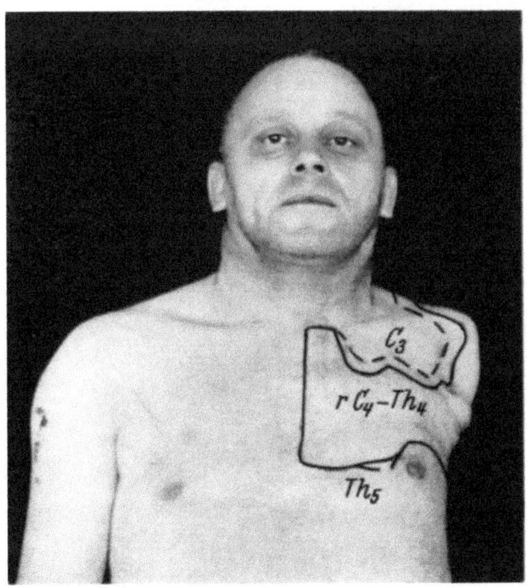

Abb. 166. Caudale Grenze des *3. Cervicaldermatoms.* Resektion von C_4—Th_4.

Das *4. Cervicaldermatom* umfaßt den Hals und einen dreieckigen Bezirk an der Vorderaußenseite der Schulter (vgl. Abb. 167—170 und Abb. 157, S. 257).

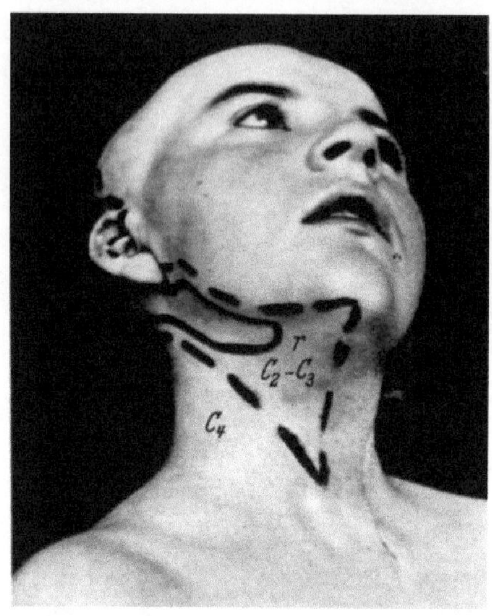

Abb. 167a.

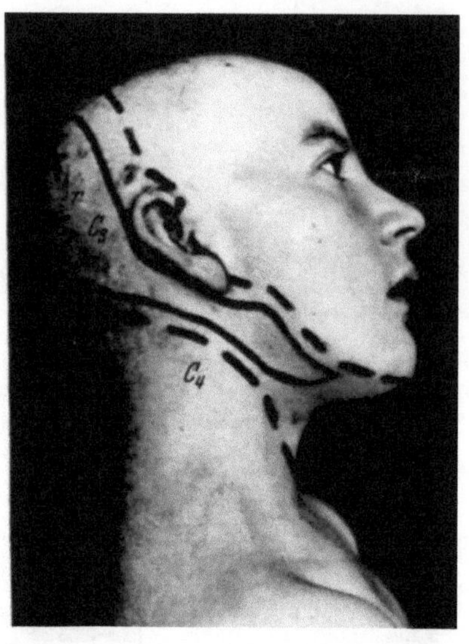

Abb. 167b.

Abb. 167a u. b. Orale Grenze des *4. Cervicaldermatoms*, bestimmt durch Resektion von C_2 und C_3. ——— taktile Anästhesie. – – – Analgesie.

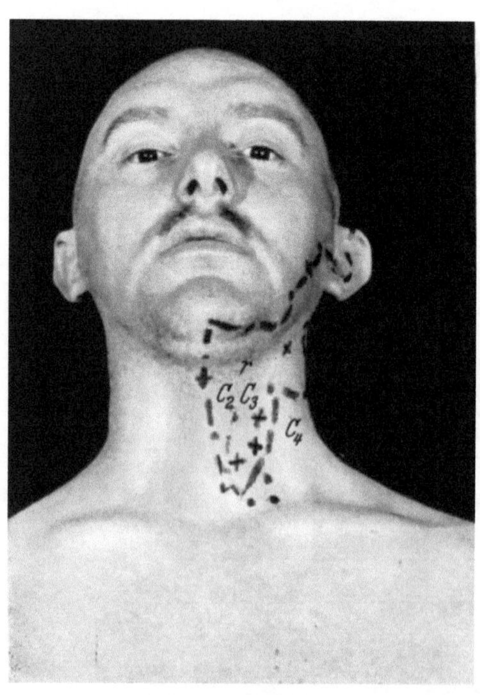

Abb. 168a.

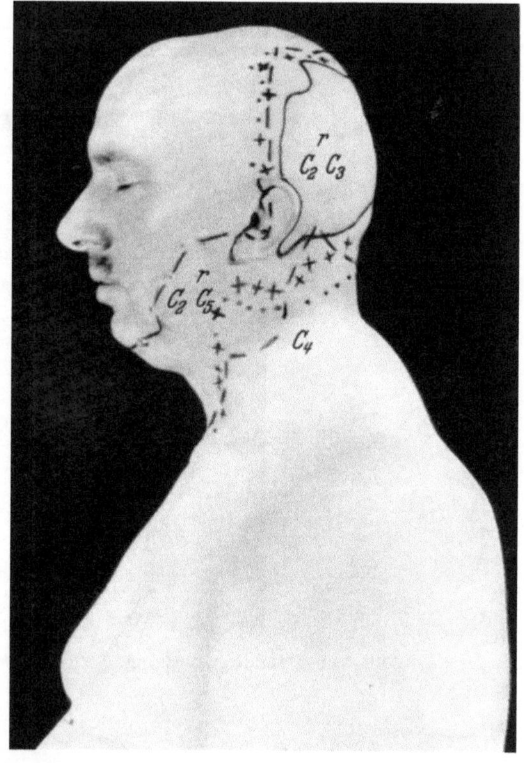

Abb. 168b.

Abb. 168a u. b. Orale Grenze des *4. Cervicaldermatoms*. Resektion von C_2 und C_3. ——— taktile Anästhesie. – – – Analgesie. +·+·+· Thermanästhesie.

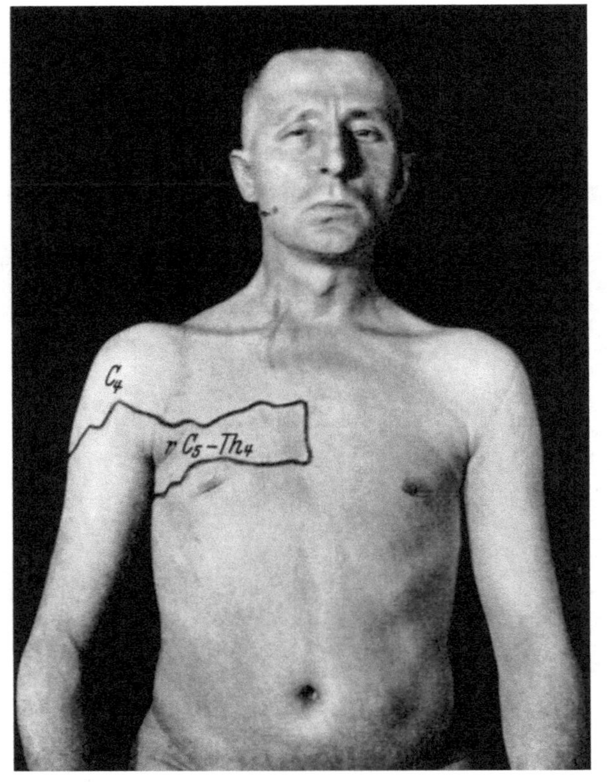

Abb. 169a.

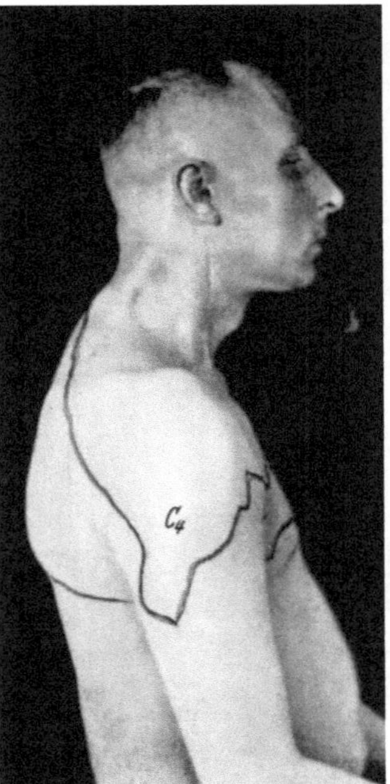

Abb. 169b.

Abb. 169a u. b. Caudale Grenze des *4. Cervicaldermatoms*, bestimmt durch Resektion von C_5—Th_4. Charakteristisch ist der Zipfel an der Vorderaußenseite des Oberarms.

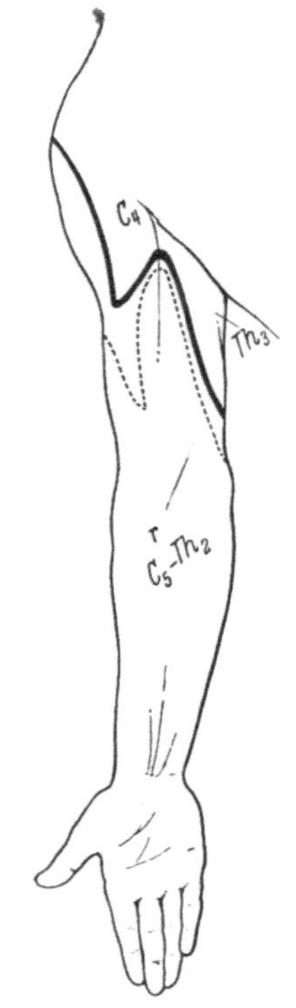

Abb. 170. *Caudale* Grenze des *4. Cervicaldermatoms* und *orale* Grenze des 3. Thorakaldermatoms. Resektion C_5—Th_2 nach HEAD.
..... taktile Anästhesie.
——— Analgesie.

Das *5. Cervicaldermatom* erstreckt sich von der Schulter an der Außenseite des Armes herab bis an den Daumenballen (vgl. Abb. 49, S. 68, 69, Abb. 156, S. 256 und Abb. 171—174).

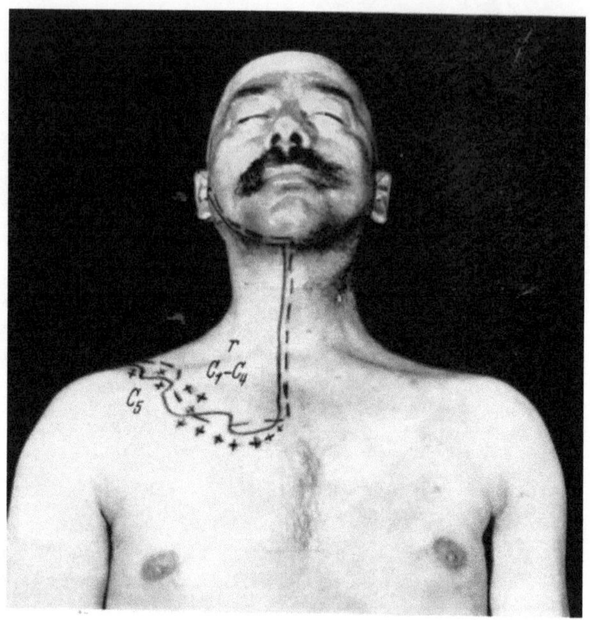

Abb. 171. Orale Grenze des *5. Cervicaldermatoms.* Resektion C_1—C_4. Markierung wie in den früheren Abbildungen.

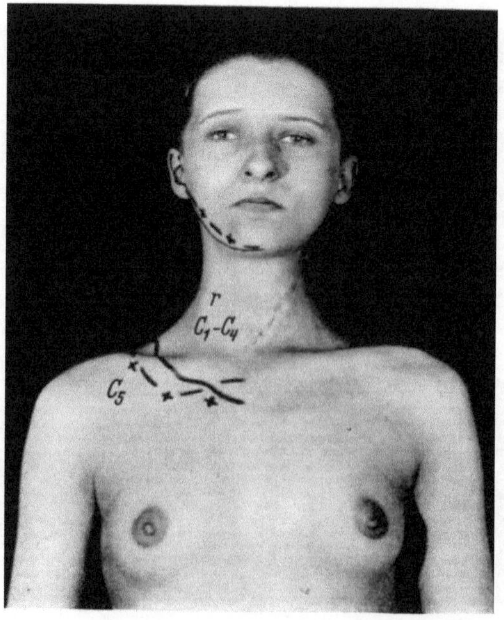

Abb. 172. Orale Grenze des *5. Cervicaldermatoms.* Resektion von C_1—C_4.

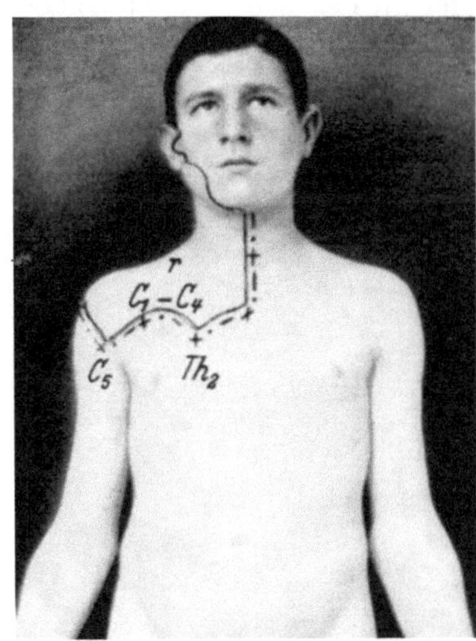

Abb. 173a.

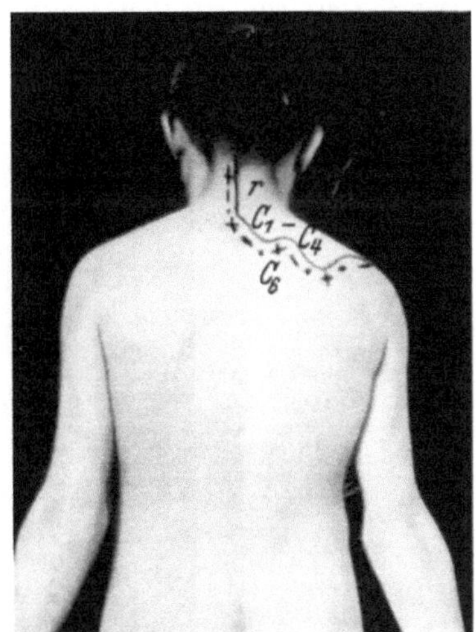

Abb. 173b.

Abb. 173a u. b. Orale Grenze des *5. Cervicaldermatoms* und 2. Thorakaldermatoms. Resektion von C_1—C_4.

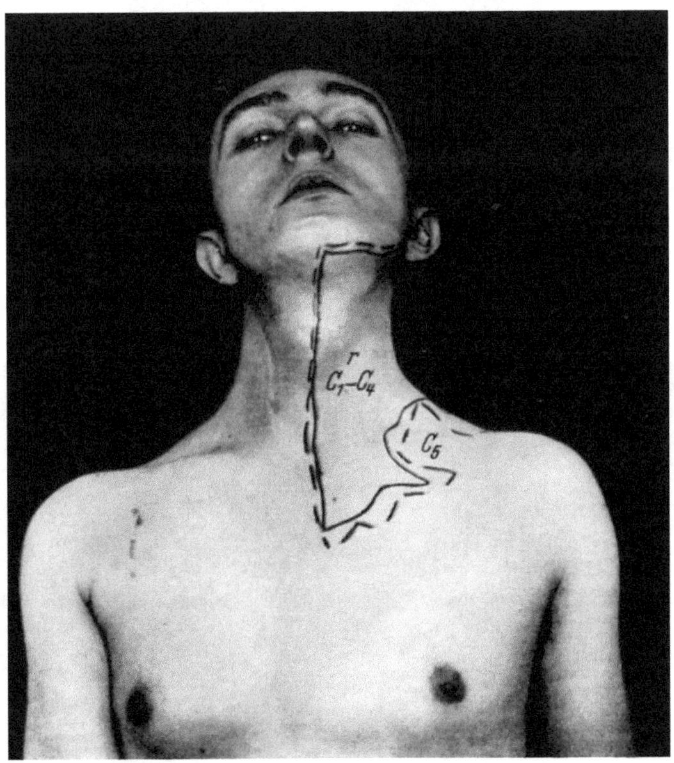

Abb. 174. Orale Grenze des *5. Cervicaldermatoms*. Resektion C_1—C_4.

Das *6. Cervicaldermatom* beginnt etwas tiefer an der Schulter, erstreckt sich vornehmlich an der Vorderseite des Armes abwärts und umfaßt den Daumen und Zeigefinger, sowie ein breites Feld am Handrücken (vgl. Abb. 175—177).

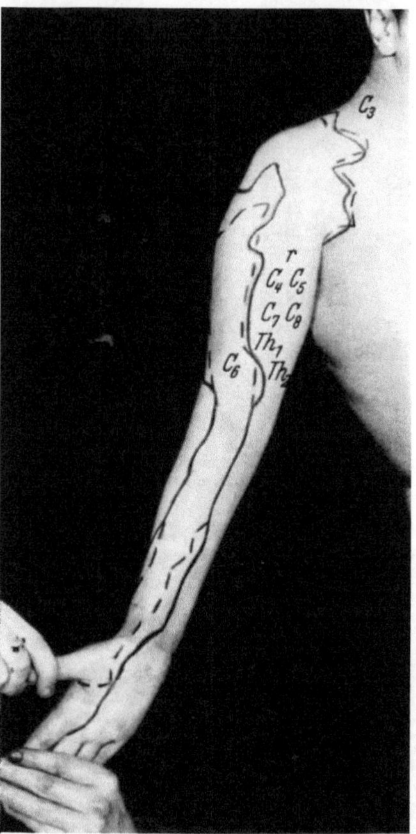

Abb. 175a.

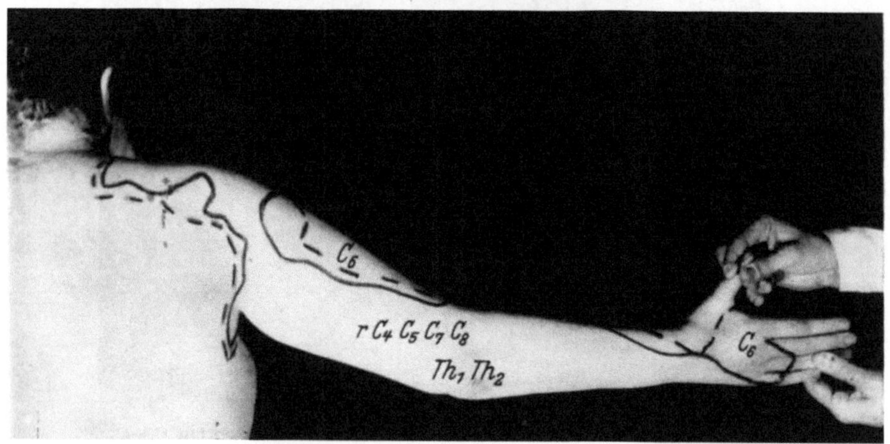

Abb. 175b.

Abb. 175a u. b. Das 6. *Cervicaldermatom*, dargestellt durch die remaining sensibility nach Resektion von C_4, C_5, C_7, C_8, Th_1, Th_2.

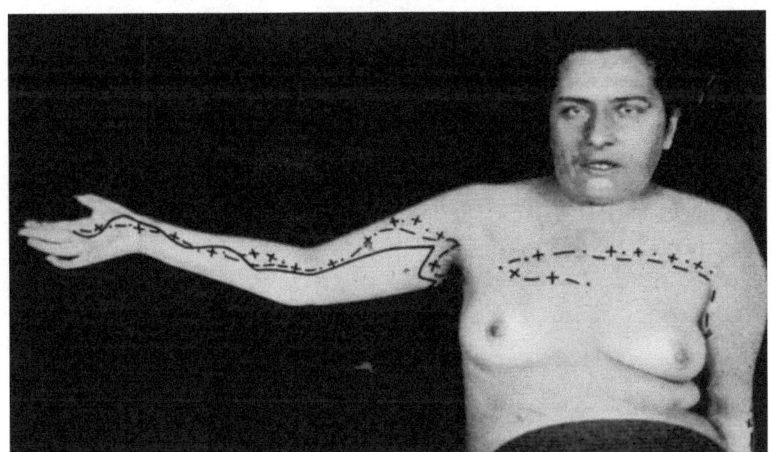

Abb. 176a.

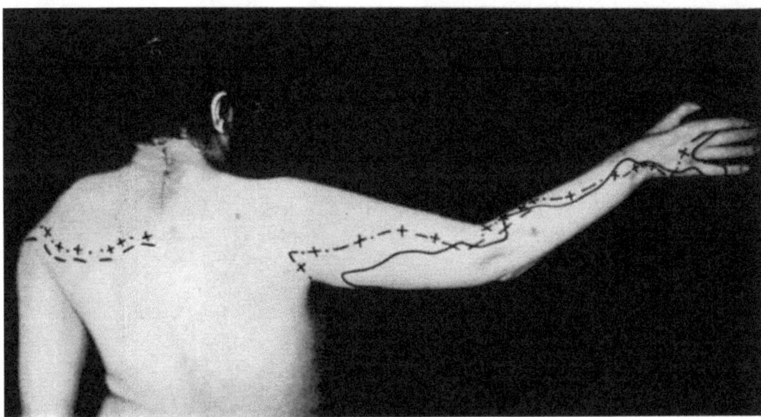

Abb. 176b.

Abb. 176a u. b. Ulnare Grenze des *6. Cervicaldermatoms*. Resektion von C_7—Th_2. Daumen, Zeigefinger und der radiale Rand des Vorder- und Oberarms haben ihre Sensibilität bewahrt. Der dreieckige thermanalgetische Bezirk an der rechten Brust ist die Folge der Resektion von Th_1 und Th_2. Die Analgesie und Thermanästhesie an der linken Körperhälfte von der Axilla an abwärts ist die Folge einer Vorderseitenstrangdurchschneidung.

Das 6. Cervicaldermatom besitzt eine Vertretung an der Rückseite des Rumpfes. Bei Resektion von C_1—C_5 steigt die Grenze der Anästhesie am Rücken schräg aufwärts (Abb. 177c), bei Resektion von C_2—C_6 verläuft sie horizontal (Abb. 178b).

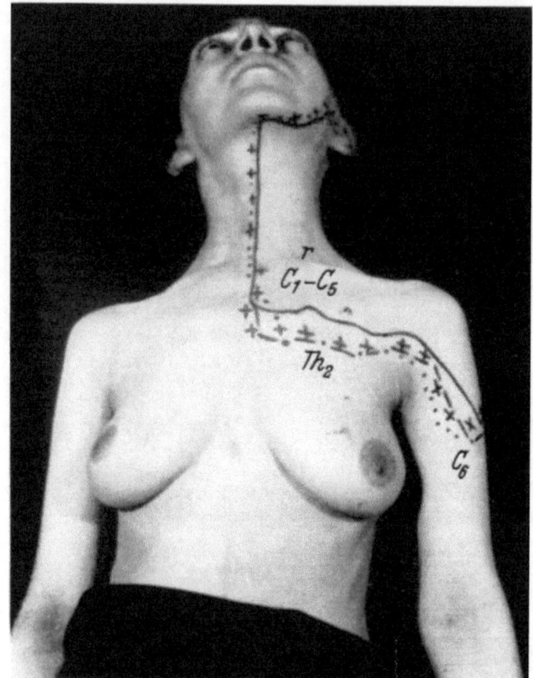

Abb. 177a. Orale Grenze des *6. Cervicaldermatoms.* Resektion C_1—C_5.

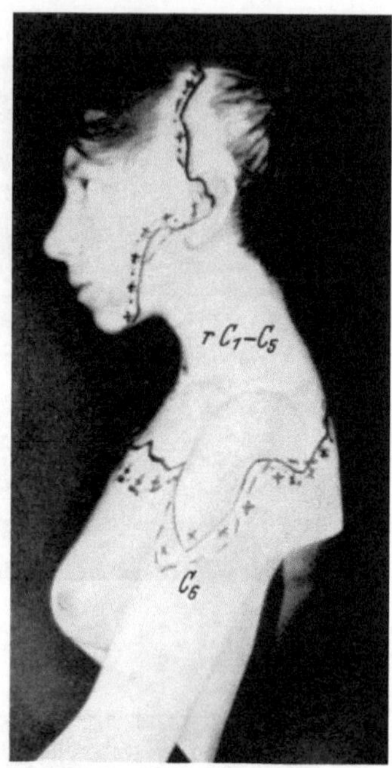

Abb. 177b. Orale Grenze des *6. Cervicaldermatoms.* Resektion C_1—C_5.

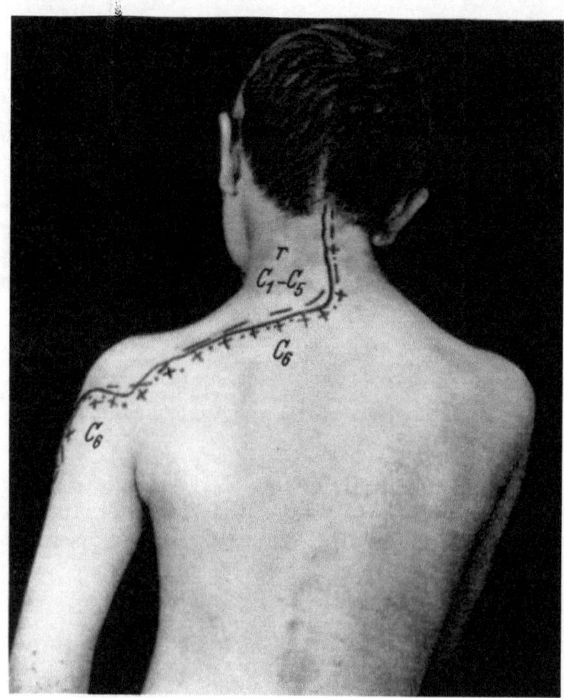

Abb. 177c. Orale Grenze des *6. Cervicaldermatoms.* Resektion C_1—C_5. Zu beachten ist der am Rücken gelegene Anteil des 6. Cervicaldermatoms.

Das *7. Cervicaldermatom* beginnt tiefer am Oberarm als das 6.; es umfaßt die ganze Hand und den 5., 4. und 3. Finger oder auch alle Finger (vgl. Abb. 178, Abb. 163, S. 260). Am Rumpf ist das 7. Cervicaldermatom nicht vertreten.

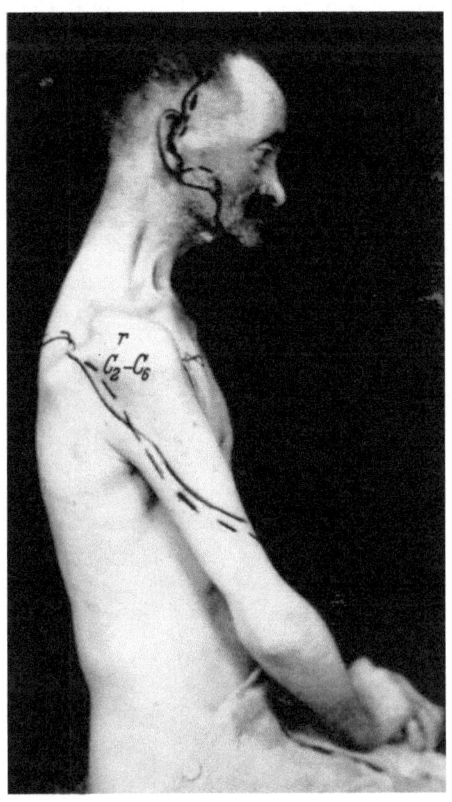

Abb. 178a.

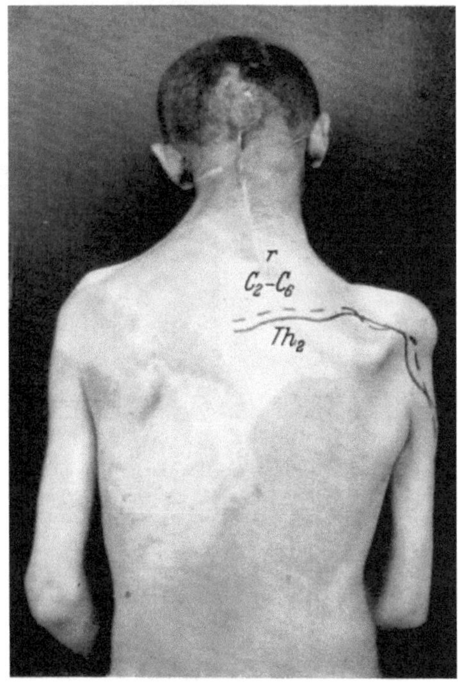

Abb. 178b.

Abb. 178a u. b. Orale Grenze des *7. Cervicaldermatoms.* Resektion C_2—C_6.

Das *8. Cervicaldermatom* nimmt die ulnare Hälfte der Hand, den 3.—5. Finger und den distalen Abschnitt der ulnaren Hälfte des Vorderarms ein (vgl. Abb. 50, S. 69 und Abb. 52, S. 71 und Abb. 181, S. 272).

Das *1. Thorakaldermatom* erstreckt sich an der Innenseite des Vorderarms und Oberarms bis zur Achsel empor. Ob es eine Vertretung am Rumpf besitzt, ist nicht sicher.

Das 2. *Thorakaldermatom* (Abb. 50, S. 70 und Abb. 51, S. 71) besteht aus einem geschlossenen dorsalen und ventralen bandartigen Streifen am Rumpfe, welche in der Achselhöhle konfluieren und in ein an der Innenseite des Armes abwärtsziehendes Band übergehen (vgl. auch Abb. 165, 173, 177, 178 und 179). Ventral grenzt es nach oben an das 4. Cervicaldermatom, dorsal an das 6. Cervicaldermatom.

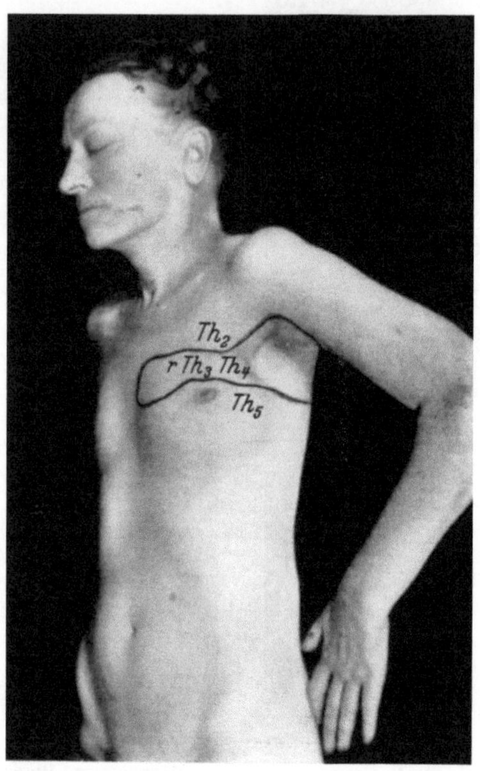

Abb. 179. Caudale Grenze des *2. Thorakaldermatoms*, orale Grenze des *5. Thorakaldermatoms*. Resektion von Th_3—Th_4.

Das *3. Thorakaldermatom* stellt ein geschlossenes thorakales Band dar, das sich aber in charakteristischer Weise mit einer Zunge in die Achselhöhle hinein und teilweise an der Innenseite des Oberarmes abwärts erstreckt (vgl. Abb. 53 u. 54, S. 72, Abb. 170, S. 263 und Abb. 180 u. 181.

Wie ersichtlich beteiligen sich an der sensiblen Versorgung der oberen Extremität C_4, C_5, C_6, C_7, C_8, Th_1, Th_2 und Th_3.

Was die Gruppierung dieser Dermatome um die von SHERRINGTON und BOLK aufgestellte *Axiallinie* anlangt, so liegen beim Menschen die Dermatome C_4, C_5, C_6 präaxial, die Dermatome C_8, Th_1, Th_2, Th_3 postaxial. C_7 ist dasjenige Dermatom, welches sowohl nach außen wie nach innen von der imaginären Axiallinie gelegen ist. Es muß aber hervorgehoben werden, daß die Axiallinie der oberen Extremität beim Menschen keine derartig scharfe Trennungslinie darstellt wie beim Affen. Jedenfalls greifen die postaxialen Dermatome an der Vorderseite über die Mittellinie des Armes radialwärts hinaus, auf der Dorsalseite bleiben sie teilweise nicht unbeträchtlich hinter der Mittellinie zurück. Andererseits überschreitet aber auch das präaxiale Dermatom C_6 die Mittellinie an der Vorderseite medialwärts nicht unerheblich.

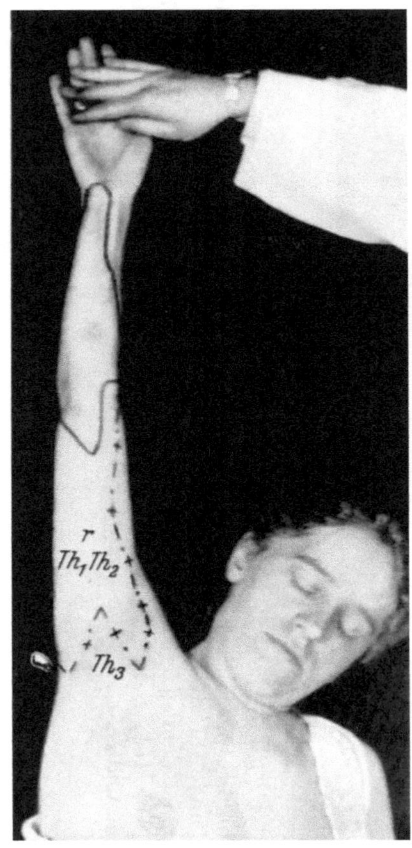

Abb. 180a.

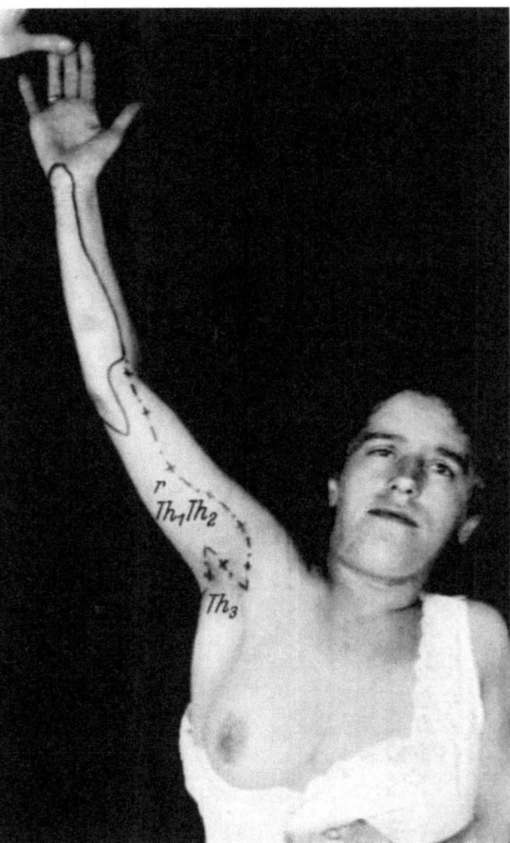

Abb. 180b.

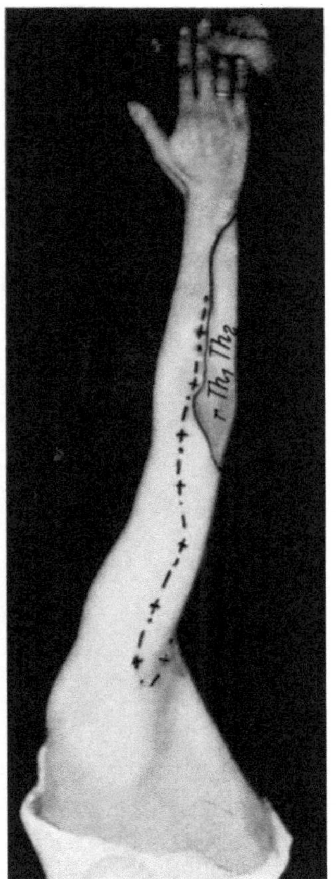

Abb. 180c.

Abb. 180a—c. Distale Grenze des *3. Thorakaldermatoms*, dargestellt durch Resektion von Th_1 und Th_2. Zu beachten ist der Vorsprung in der Achselhöhle. Mit taktilen Fasern reicht das Dermatom Th_3 an der Innenseite des Oberarms bis zum Ellbogen herab.

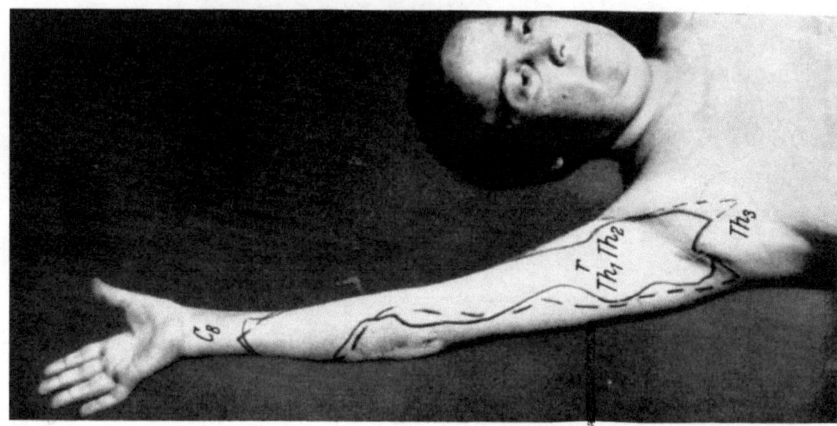

Abb. 181b.

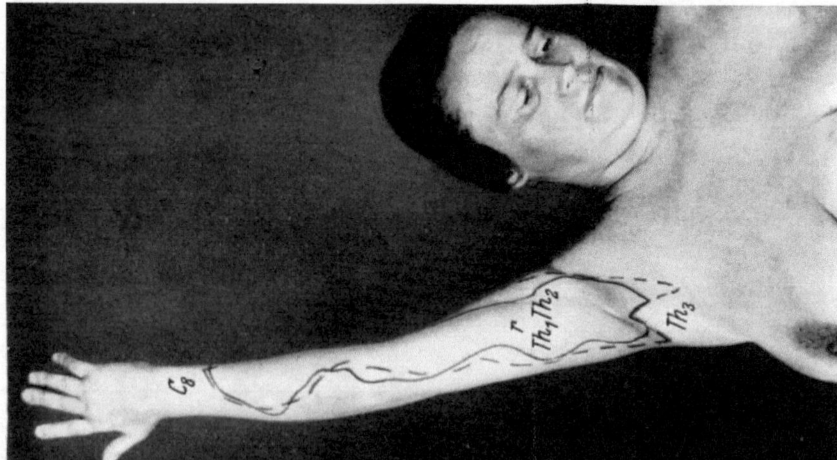

Abb. 181a.

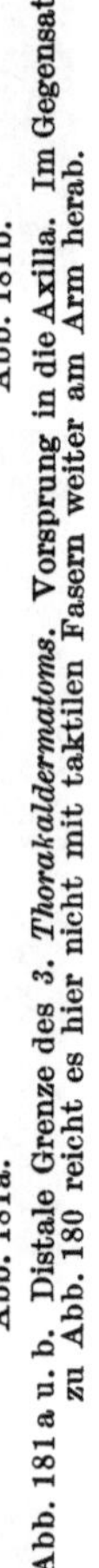

Abb. 181a u. b. Distale Grenze des 3. *Thorakaldermatoms*. Vorsprung in die Axilla. Im Gegensatz zu Abb. 180 reicht es hier nicht mit taktilen Fasern weiter am Arm herab.

Das *4. Thorakaldermatom* hat keine Beziehung mehr zur oberen Extremität; sein unterer Rand berührt gerade die Mamille (vgl. Abb. 55, S. 72, Abb. 160, S. 258 und Abb. 162, S. 259).

Das *5. Thorakaldermatom* umgibt die Mamille (vgl. Abb. 56, S. 73, Abb. 57, S. 73, Abb. 161, S. 259, Abb. 166, S. 261, Abb. 169, S. 263, Abb. 179, S. 270, Abb. 182 und 183).

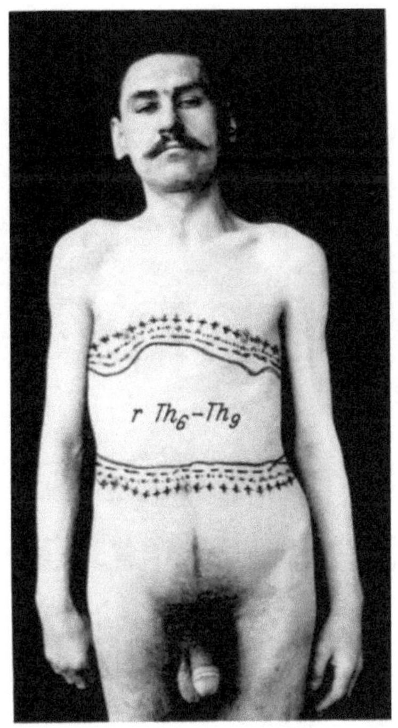

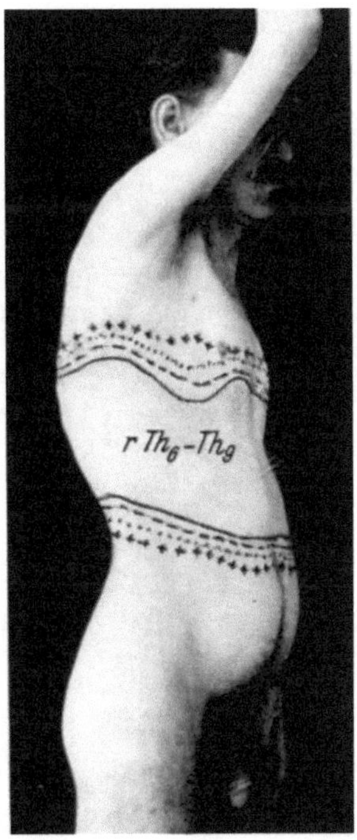

Abb. 182a. Abb. 182b.

Abb. 182a u. b. Caudale Grenze des 5. Thorakaldermatoms und orale Grenze des 10. Thorakaldermatoms. Resektion Th_6—Th_9.

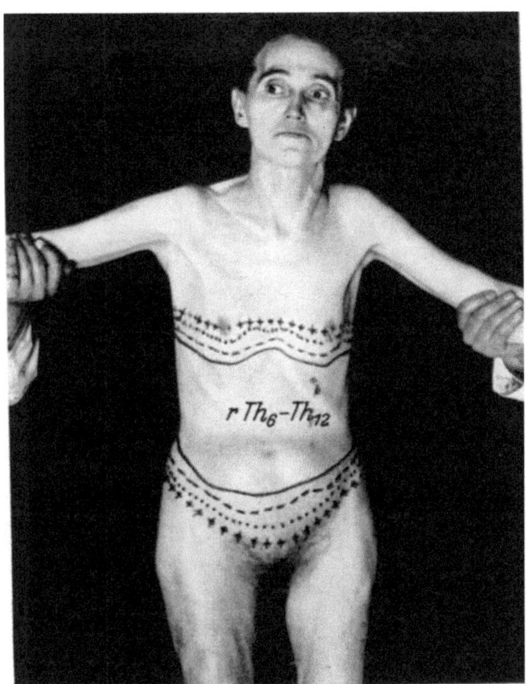

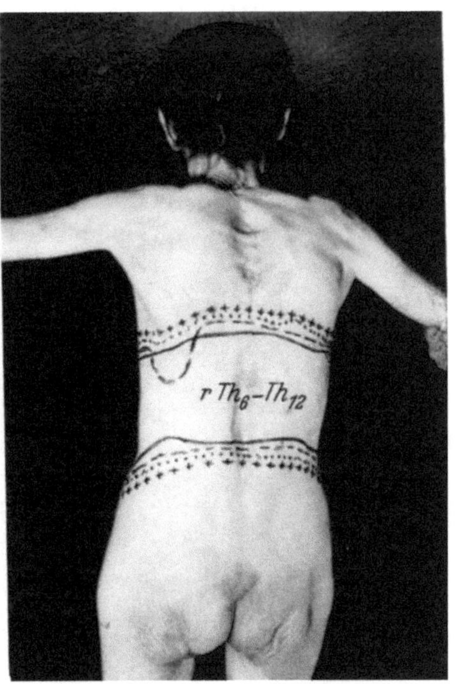

Abb. 183a. Abb. 183b.

Abb. 183a u. b. Caudale Grenze des 5. Thorakaldermatoms, orale Grenze des 1. Lumbaldermatoms. Resektion Th_6—Th_{12}.

Das *6. Thorakaldermatom* reicht mit seinem oberen Rande gerade bis zur Mamille aufwärts (vgl. Abb. 164, S. 260, Abb. 184 und 185 u. Abb. 152, S. 253).

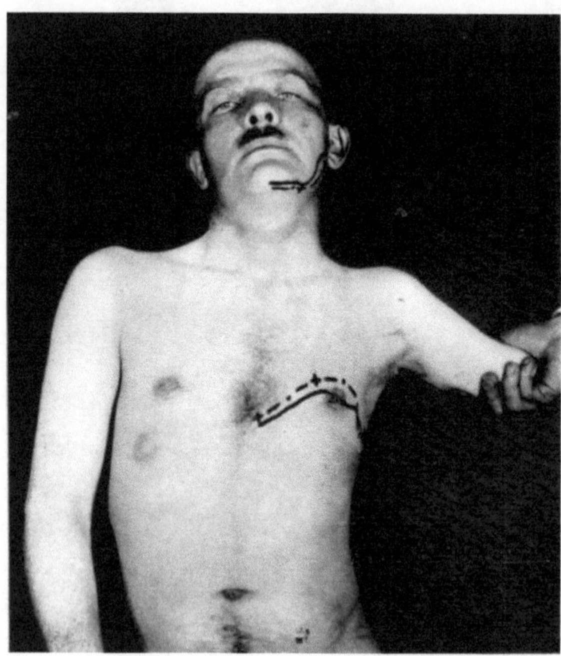

Abb. 184a.

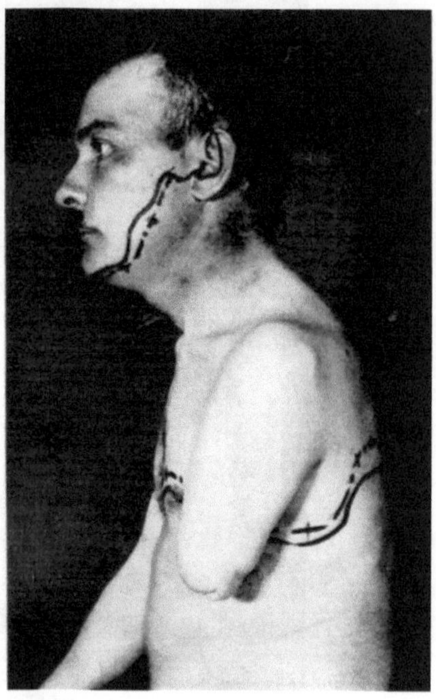

Abb. 184b.

Abb. 184a u. b. Orale Grenze des 6. Thorakaldermatoms. Resektion C_2—Th_5.

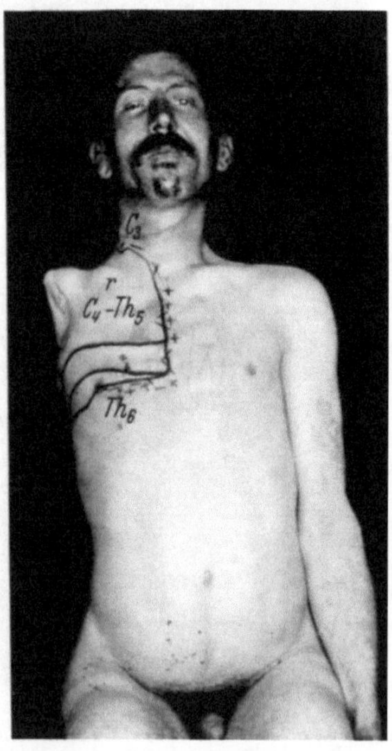

Abb. 185a.

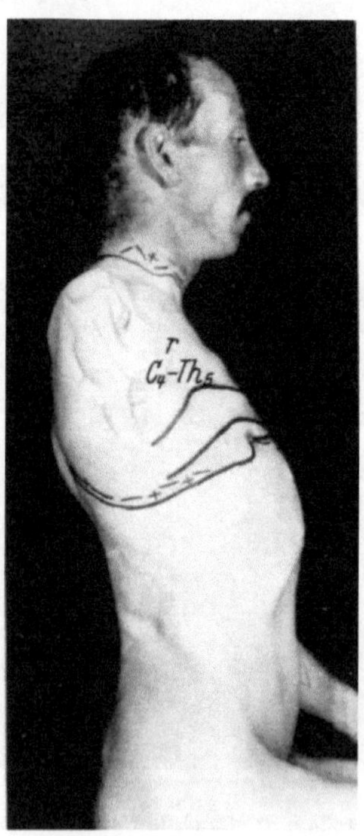

Abb. 185b.

Abb. 185a u. b. Orale Grenze des 6. Thorakaldermatoms. Resektion C_4—Th_5 (hintere und vordere Wurzeln, völlig dauernde Schmerzfreiheit).

Das *7. Thorakaldermatom* ist in seiner unteren Grenze durch Abb. 186 dargestellt (vgl. Abb. 154, S. 254).

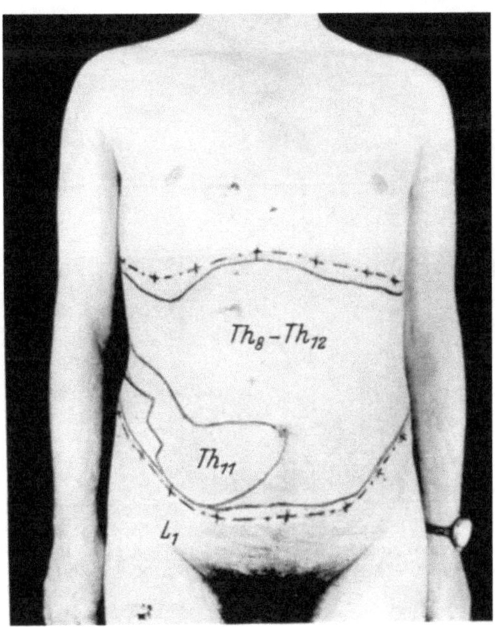

Abb. 186. Caudale Grenze des *7. Thorakaldermatoms*. Resektion Th_8—Th_{12}. Orale Grenze des 1. Lumbaldermatoms. Th_{11} durch Vasodilatation bestimmt.

Das *8. Thorakaldermatom* ist in Abb. 58, S. 73 dargestellt (vgl. Abb. 194, S. 279).

Das *9. Thorakaldermatom* reicht mit seinem unteren Rande bis an den Nabel von oben heran (vgl. Abb. 187).

Das *10. Thorakaldermatom umgreift den Nabel* (vgl. Abb. 59, S. 74 und Abb. 182, S. 273, Abb. 191, S. 277).

Das *11. Thorakaldermatom* reicht mit seinem *oberen* Rande von unten bis an den Nabel heran (vgl. Abb. 60, S. 74, Abb. 186, Abb. 187, Abb. 155, S. 255).

Das *12. Thorakaldermatom* ist das erste Dermatom, welches an der Versorgung der unteren Extremität teilnimmt, indem es mit einem schmalen Vorsprung auf die Vorderaußenseite des Oberschenkels übergreift.

Das *1. Lendendermatom* umgibt bandartig den untersten Bauchabschnitt und den Rücken, erstreckt sich aber mit einem breiten Lappen auf die Vorderseite des Oberschenkels und über die Hüfte abwärts (vgl. Abb. 183, S. 273, Abb. 188, Abb. 189 und 190).

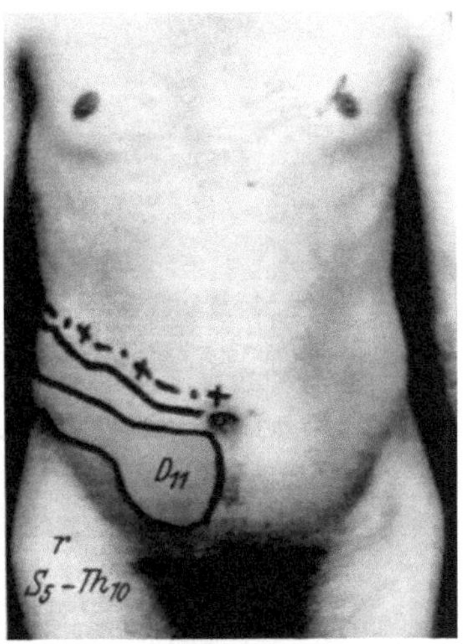

Abb. 187. Caudale Grenze des 9. Thorakaldermatoms. Resektion Th_{10}—S_5. Dermatom Th_{11} durch Vasodilatation bestimmt.

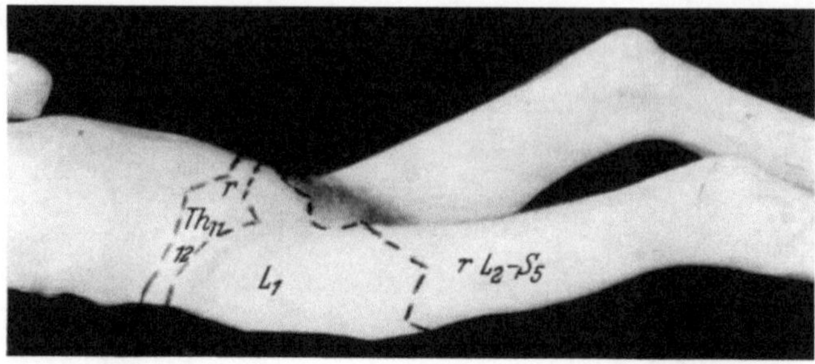

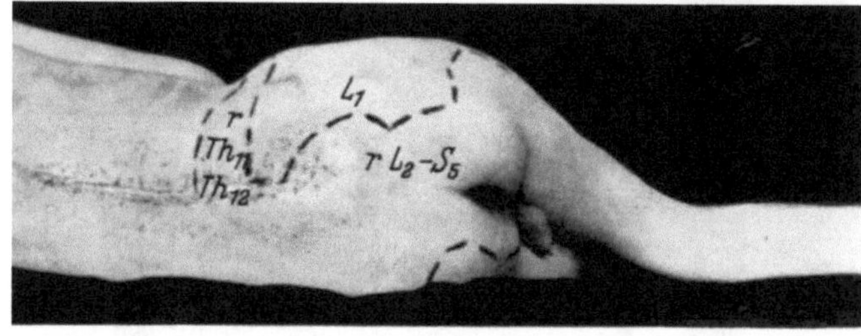

Abb. 188b.

Abb. 188a u. b. Caudale Grenze des 10. Thorakaldermatoms. Resektion Th_{11}—Th_{12}. Darstellung des *1. Lumbaldermatoms* durch die remaining sensibility nach Resektion von Th_{11}, Th_{12}, L_2—S_5.

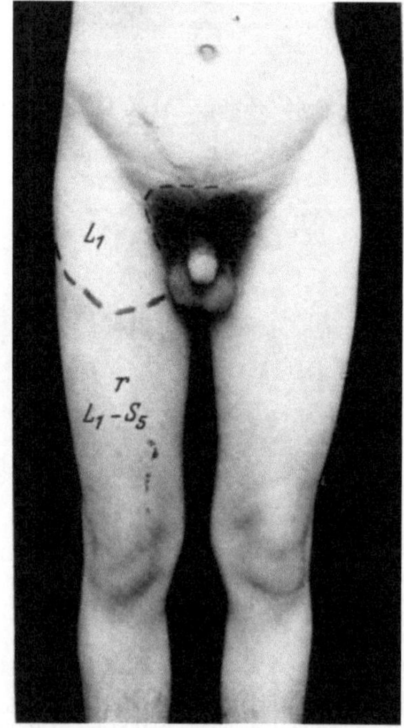

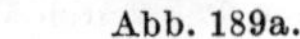

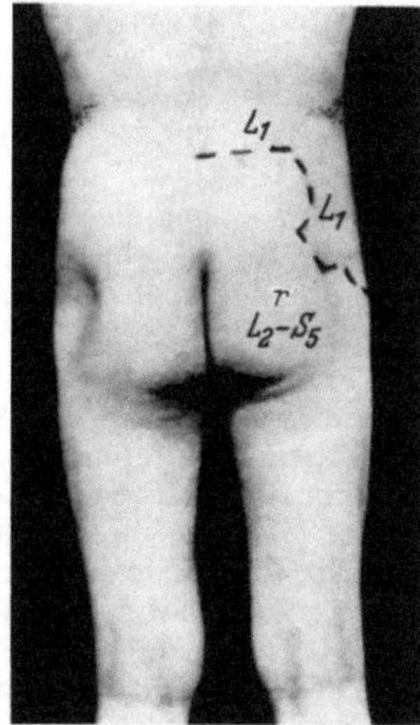

Abb. 189a. Abb. 189b.

Abb. 189a u. b. Caudale Grenze des 1. Lumbaldermatoms. Resektion L_2—S_5.

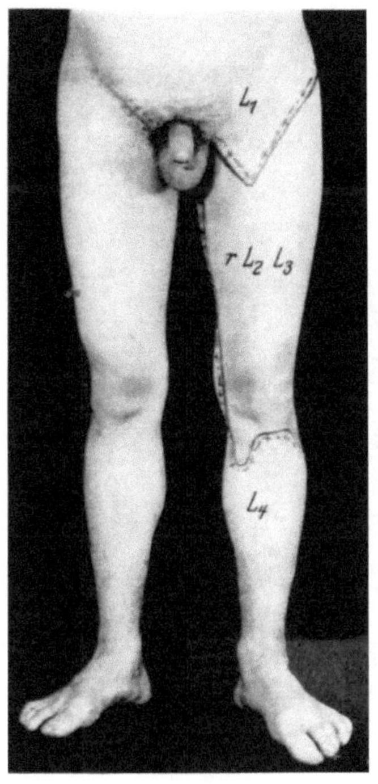

Abb. 190a.

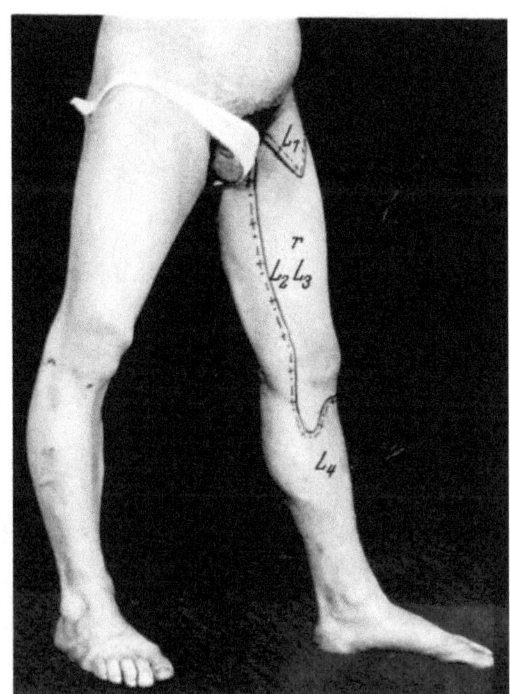

Abb. 190b.

Abb. 190a u. b. Caudale Grenze des 1. Lumbaldermatoms. Resektion L_2 und L_3. Orale Grenze des 4. Lumbaldermatoms.

Das *2. Lumbaldermatom* liegt vornehmlich an der Vorderseite des Oberschenkels, hier reicht es bis zum Knie abwärts und nahezu bis zur Inguinalfalte aufwärts; außerdem gehört ihm eine bandförmige Zone am Rücken an (vgl. Abb. 155a, b, S. 255, Abb. 191 und 192a—d).

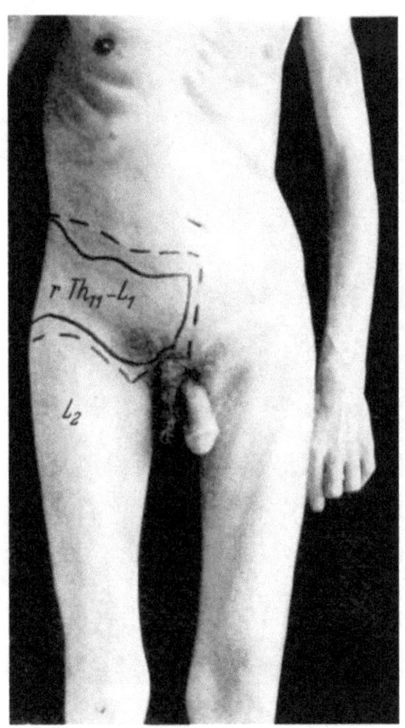

Abb. 191. Orale Grenze des 2. Lumbaldermatoms. Resektion Th_{11}, Th_{12}, L_1.

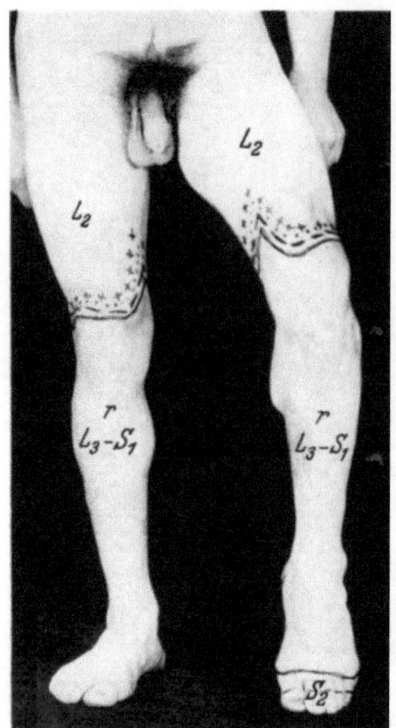

Abb. 192a.

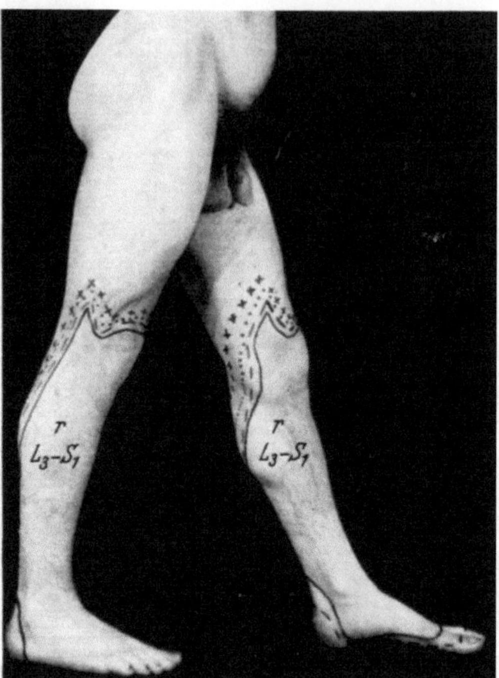

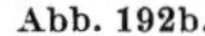
Abb. 192b.

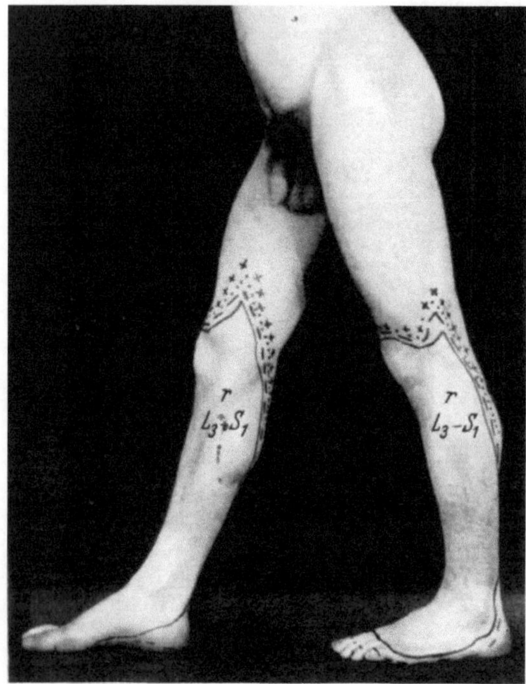

Abb. 192c.

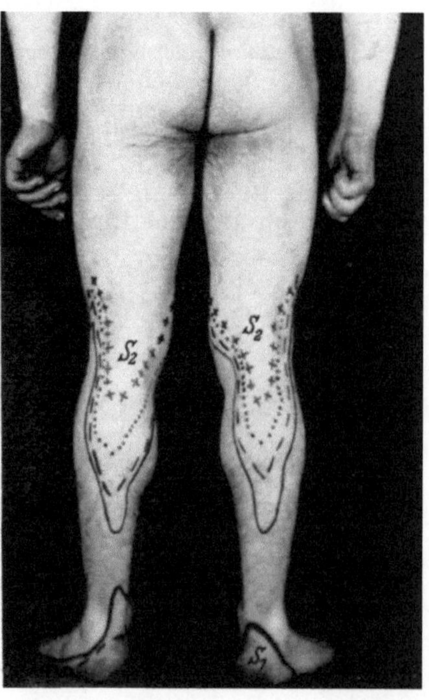

Abb. 192d.

Abb. 192a—d. Caudale Grenze des *2. Lumbaldermatoms*. Resektion L_3—S_1. Orale Grenze des *2. Sacraldermatoms*. Dasselbe greift links von der Fußsohle auf das Dorsum der Zehen über.

Das *3. Lumbaldermatom* umfaßt die Vorderseite des Knies und erstreckt sich mit einem breiten Fortsatz entlang der Vorder-Innenseite des Oberschenkels

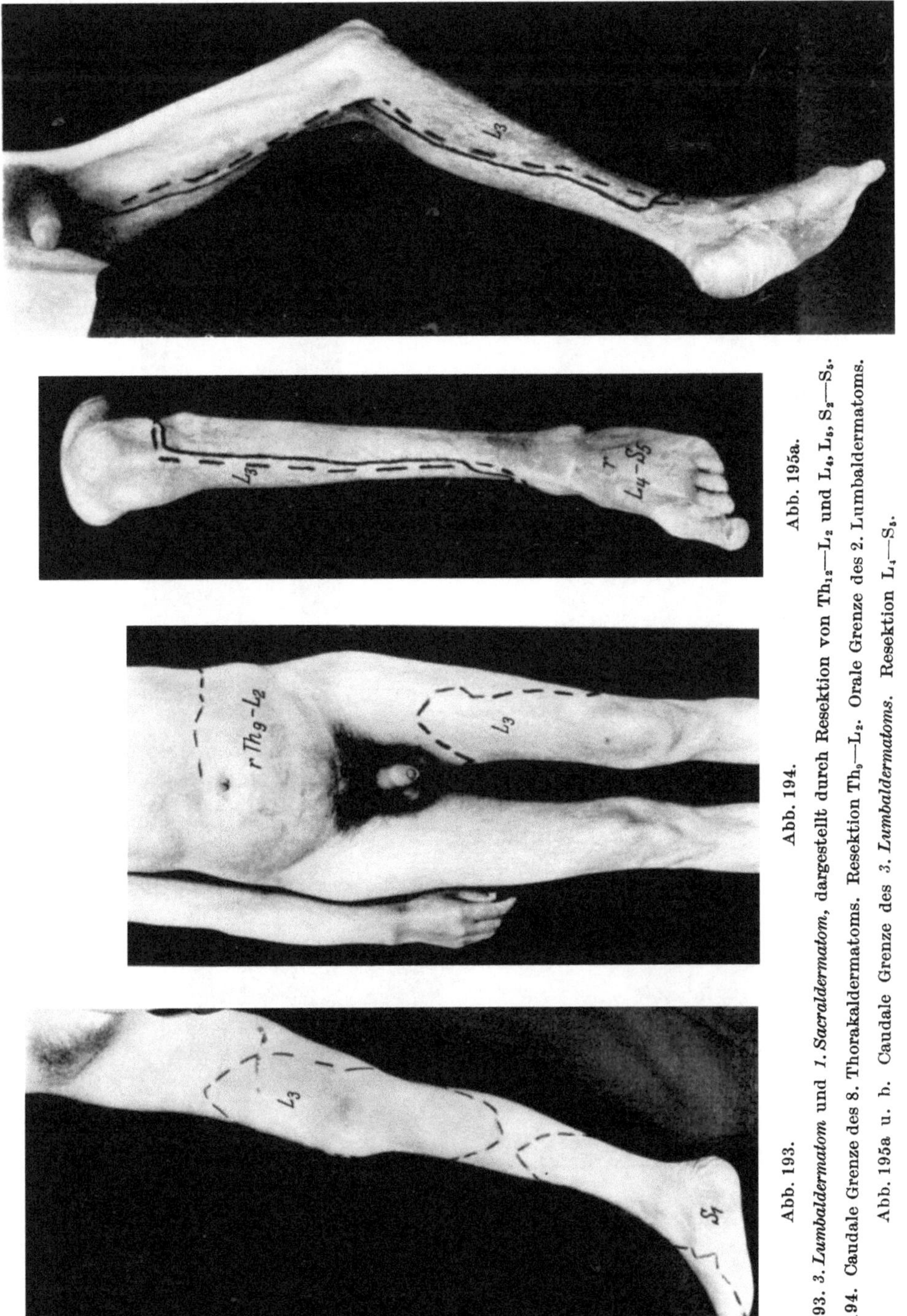

Abb. 193. Abb. 194. Abb. 195a. Abb. 195b.

Abb. 193. *3. Lumbaldermatom* und *1. Sacraldermatom*, dargestellt durch Resektion von Th_{12}—L_2 und L_4, L_5, S_2—S_5.

Abb. 194. Caudale Grenze des 8. Thorakaldermatoms. Resektion Th_9—L_2. Orale Grenze des 2. Lumbaldermatoms.

Abb. 195a u. b. Caudale Grenze des *3. Lumbaldermatoms*. Resektion L_4—S_5.

aufwärts, und einen Fortsatz entlang der Innenseite des Unterschenkels abwärts bis etwa zum Malleolus internus; außerdem gehört ihm eine schmale, bandförmige Zone an der Rückseite des Rumpfes an, welche ohne Verbindung mit der Hauptzone am Bein ist (vgl. Abb. 155, S. 255, Abb. **193**, **194**, **195a**, **b** und Abb. 61, S. 75).

Das *4. Lumbaldermatom* liegt an der Vorderseite des Unterschenkels und umfaßt die Innenseite des Fußes sowie die große Zehe (vgl. Abb. **196a—c**, 197a—c, 198 und 199).

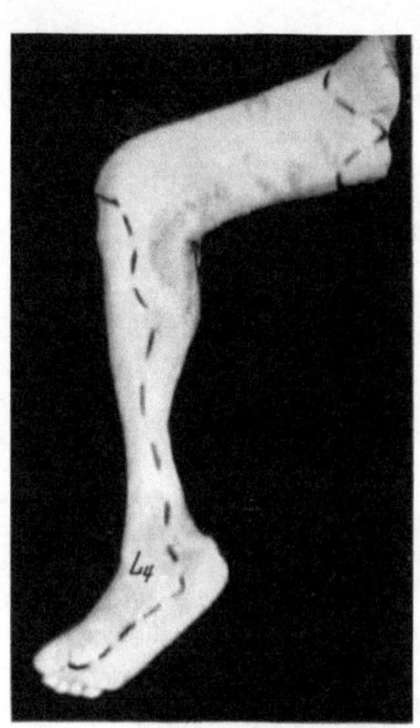

Abb. 196a.

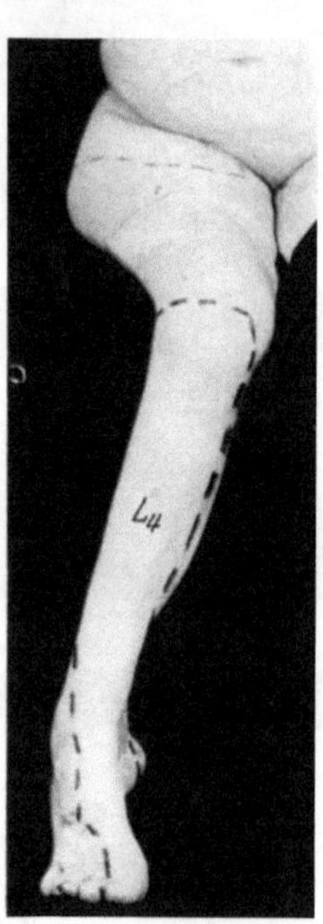

Abb. 196b.

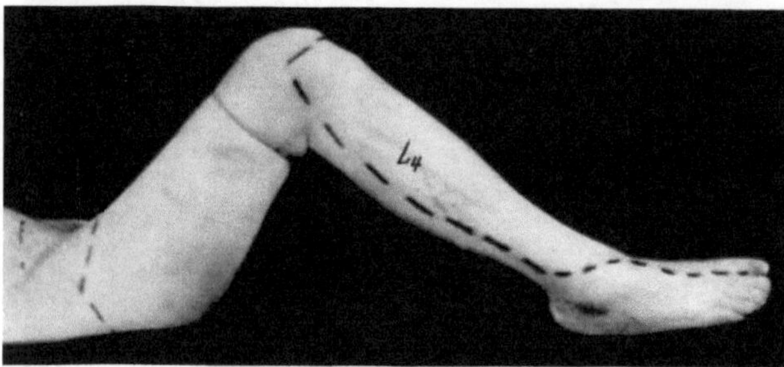

Abb. 196c.

Abb. 196 a—c. Das 4. Lumbaldermatom, dargestellt durch remaining sensibility nach Resektion von L_2, L_3, L_5, S_1—S_5.

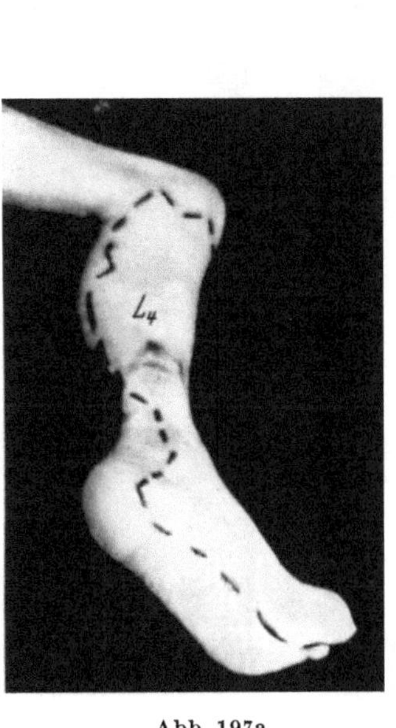

Abb. 197a.

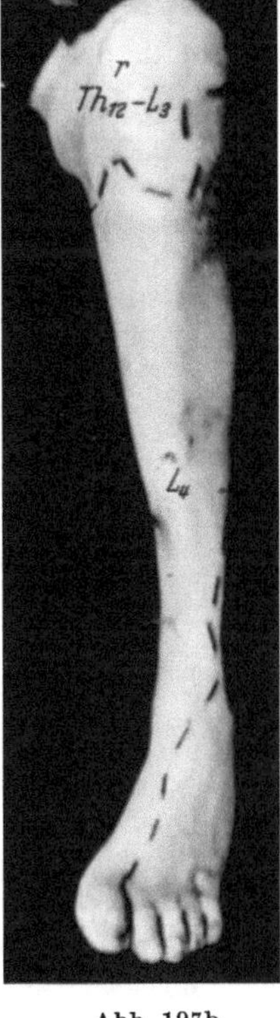

Abb. 197b.

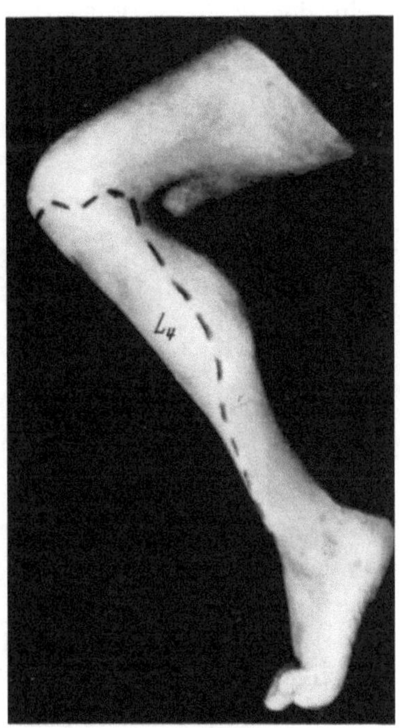

Abb. 197c.

Abb. 197a—c. Das *4. Lumbaldermatom*, dargestellt durch die remaining sensibility nach Resektion von Th_{12}—L_3 und L_5—S_5.

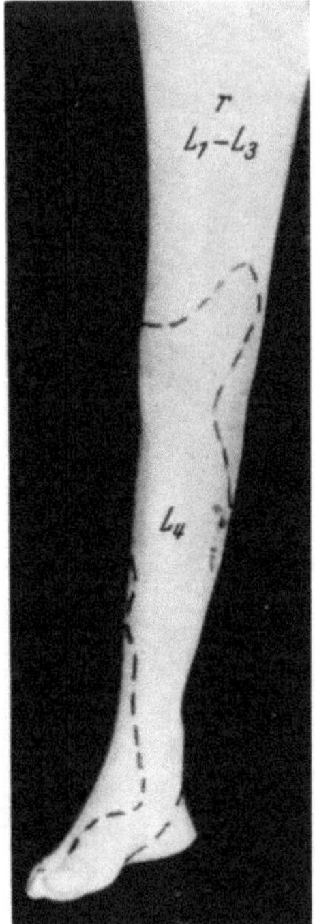

Abb. 198. Das *4. Lumbaldermatom*, dargestellt durch die remaining sensibility nach Resektion von L_1—L_3 und L_5—S_5.

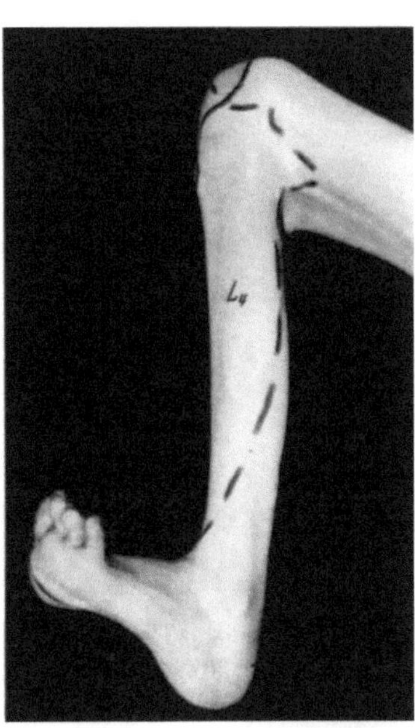

Abb. 199. Das 4. Lumbaldermatom, dargestellt durch remaining sensibility nach Resektion von L_1—L_3 und L_5—S_5. Vgl. Abb. 61, S. 75.

Das 5. *Lumbaldermatom* nimmt ebenfalls die Vorderseite des Unterschenkels ein, den gesamten Fußrücken und an der Plantarseite die mediale Hälfte der Fußsohle sowie die 1., 2. und 3. Zehe (vgl. Abb. 200a—d u. 201a, b).

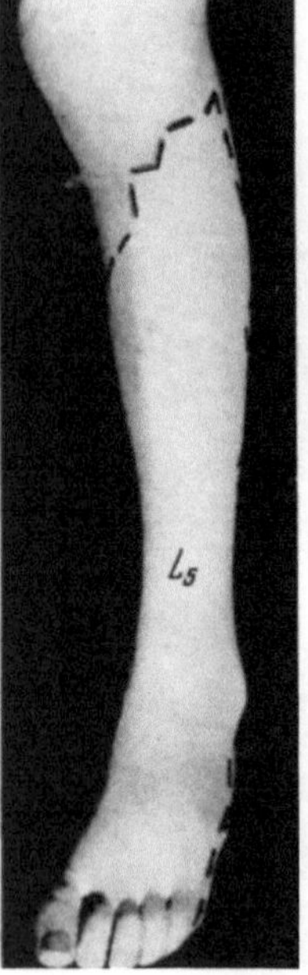

Abb. 200a.

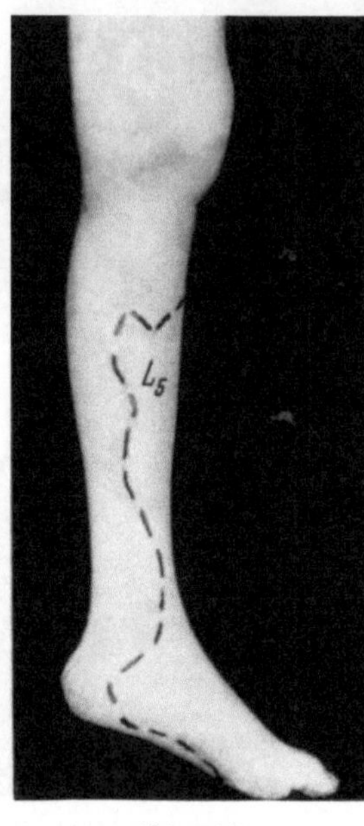

Abb. 200b.

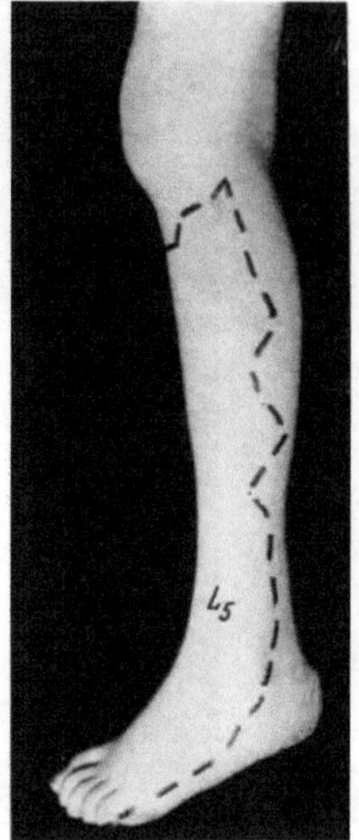

Abb. 200c.

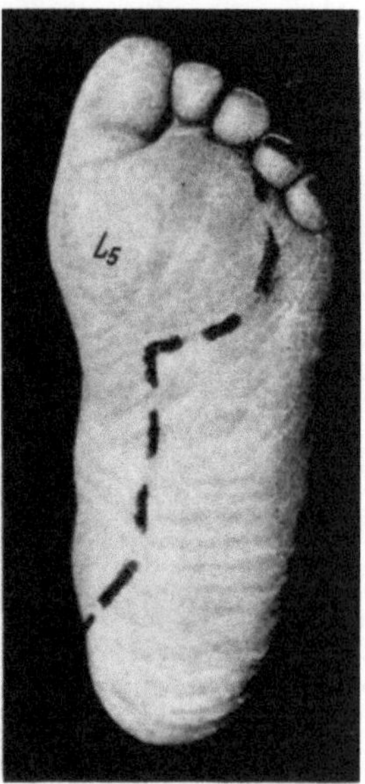

Abb. 200d.

Abb. 200a—d. Das 5. *Lumbaldermatom*, dargestellt durch die remaining sensibility nach Resektion von L_1—L_4, S_1—S_4.

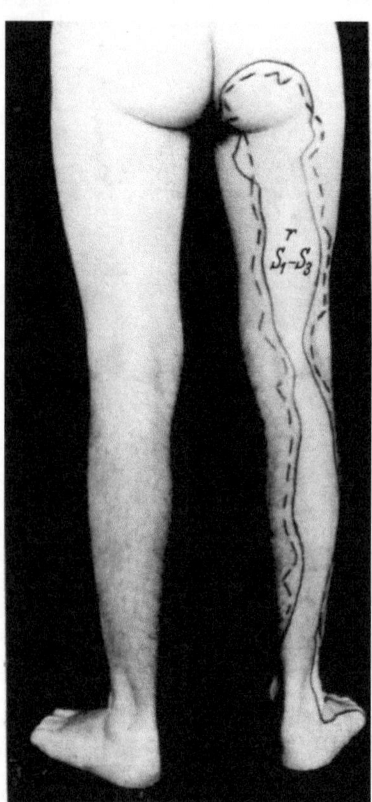

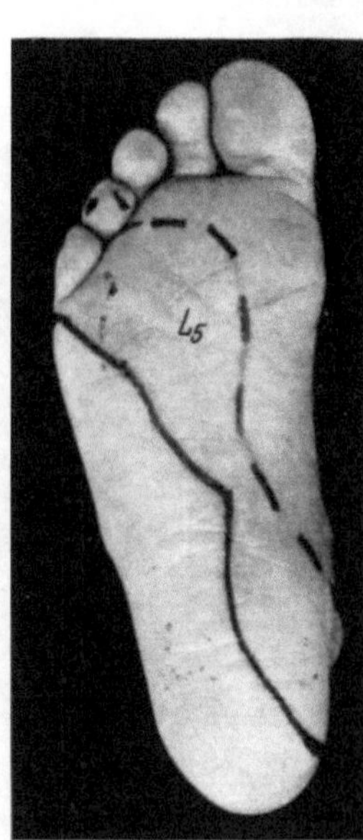

Abb. 201a.

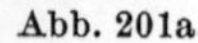

Abb. 201b.

Abb. 201a u. b. Grenze des 5. *Lumbaldermatoms* an der Fußsohle. Resektion von S_3—S_1. Zu beachten ist die größere Ausdehnung des Tastdermatoms ——— als die des Schmerzdermatoms - - - -.

Das *erste Sacraldermatom* nimmt die gesamte Planta pedis ein und erstreckt sich von hier an der Hinterseite, Außen- und Innenseite des Unterschenkels empor; es greift auf die Dorsalseite der Zehen über (vgl. Abb. 202a, b und Abb. 193, S. 279).

Das *zweite Sacraldermatom* nimmt die Rückseite des Oberschenkels und Unterschenkels sowie die Planta pedis et digitorum ein. Es kann sogar auf die Dorsalseite der Zehen übergreifen (vgl. Abb. 203 und Abb. 192, S. 278). In Abb. 192 ist der Oberschenkelanteil von S_2 von dem Fußanteil getrennt.

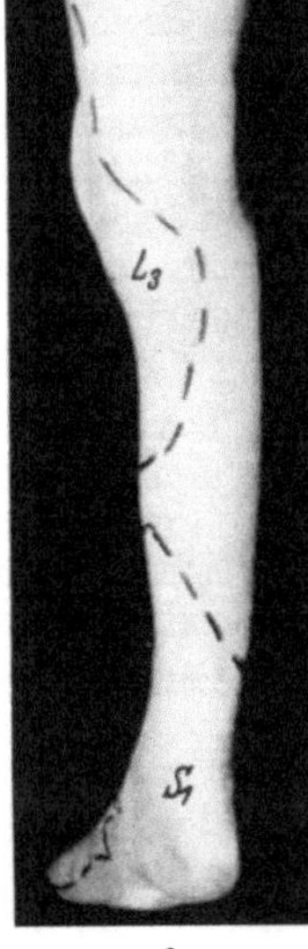

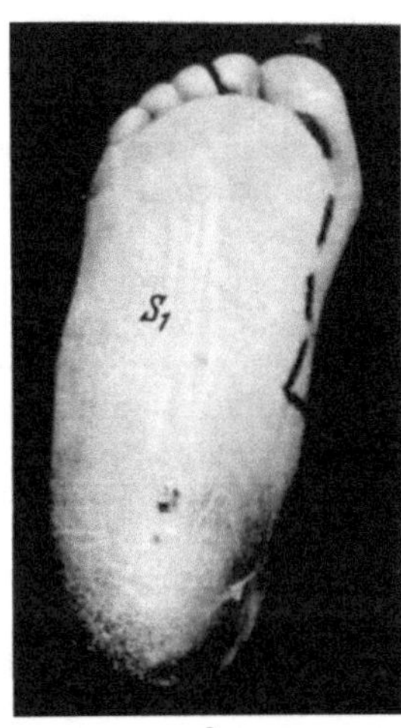

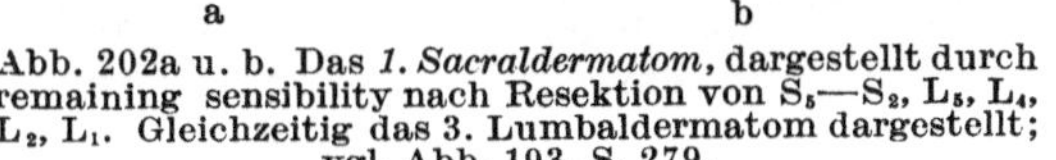

a b

Abb. 202a u. b. Das *1. Sacraldermatom*, dargestellt durch remaining sensibility nach Resektion von S_5—S_2, L_5, L_4, L_2, L_1. Gleichzeitig das 3. Lumbaldermatom dargestellt; vgl. Abb. 193, S. 279.

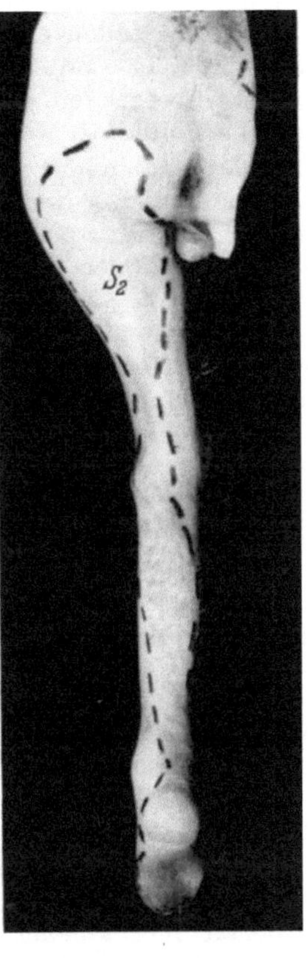

Abb. 203. *2. Sacraldermatom*, remaining sensibility nach Resektion von L_1—L_5, S_1, S_3—S_5.

Das *dritte Sacraldermatom* umfaßt einen länglichen Bezirk an der Rückseite des Oberschenkels und Gesäßes; es reicht bis nahe an die Analöffnung heran, ohne sie aber ganz zu erreichen.

S_4 und S_5 nehmen das Perineum, die Umgebung des Anus, Scrotum und Penis ein. Am Scrotum kann gelegentlich die Vorderseite von den oberen Lumbalnerven versorgt werden. Konstant ist dies aber keineswegs.

Die *untere Extremität* wird also von den Dermatomen Th_{12}—S_3 versorgt.

Die Axiallinie, um welche sich die präaxialen und postaxialen Dermatome gruppieren, liegt nicht wie an der oberen Extremität an der Vorder- und Rückseite des Beines, sondern sie verläuft an der Außenseite und an der Innenseite des Oberschenkels, außen an der Hüfte, innen dicht unterhalb des Schambeins beginnend, abwärts nach dem Knie zu, Abb. 190, S. 277, dann rückt sie an die Rückseite des Unterschenkels. Am Fuß läßt sich keine Axiallinie konstruieren. Präaxial liegen die Dermatome L_2, L_3, L_4, L_5, postaxial die Dermatome S_1, S_2, S_3. Eine wirklich scharfe lineare Grenze ist aber nur im Bereiche des Oberschenkels vorhanden, sie bildet hier die Trennungslinie zwischen den lumbalen Dermatomen L_2, L_3, L_4 einerseits und den Dermatomen S_2 und S_3 andererseits.

Die Grundform der Dermatome ist die des halbringförmigen Bandes, welches um den Körper herumgelegt ist. Von der beim Tier als Grundform aufgestellten

Trapezgestalt kann beim Menschen nicht gut gesprochen werden. Die Dermatome der oberen Extremität bilden longitudinal angeordnete Bänder, welche sowohl die Dorsalseite wie die Volarseite umgreifen. Die Lumbaldermatome L_2, L_3, L_4, L_5 stellen ebenfalls breite, bänderartige Gebilde dar, welche vornehmlich auf der Vorderseite der Extremität gelegen sind, aber auch auf die Dorsalseite übergreifen. Die Dermatome S_3, S_2, S_1 stellen bandartige Gebilde an der Rückseite dar, wobei aber S_1 auch auf die Ventralseite übergreift.

Die Grenzlinien der Dermatome verlaufen in der Regel nicht geradlinig, sondern sie stellen gewellte, mit Einbuchtungen und Vorsprüngen versehene Linien dar. Die Vorsprünge sind für zahlreiche Dermatome geradezu charakteristisch, so der an der Vorderaußenseite der Schulter gelegene, abwärts gerichtete Vorsprung des 4. Cervicaldermatoms (Abb. **169**, S. **263**) und der in die Axilla und an der Innenseite des Oberarmes nach abwärts vorspringende dreieckige Zipfel des 3. Thorakaldermatoms (Abb. 170, S. 263). Das 1. Lumbaldermatom springt an der Vorderseite des Oberschenkels mit einem breiten, dreieckigen oder abgerundeten Lappen nach abwärts vor, ein zweiter derartiger Vorsprung befindet sich an der Außenseite der Hüfte; beide können auch zu einem breiten einheitlichen Vorsprung verschmelzen. Das 3. Lendendermatom ist durch seine beiden, nach oben und unten zu vorspringenden Fortsätze charakterisiert (Abb. 155, S. 255).

Andererseits sind aber auch tiefe Einkerbungen für einzelne Dermatome bezeichnend; dahin gehört besonders der tiefe Einschnitt zwischen dem occipitalen und submentalen Teilgebiet des 2. Cervicaldermatoms, die am oberen Rande des 6. Cervicaldermatomes befindliche spitzwinkelige Einkerbung (Abb. 177, S. 268), die in der Axilla gelegene spitzwinkelige Einkerbung des 2. Thorakaldermatoms, in welcher das dorsale und ventrale Rumpfband dieses Dermatoms zusammenstoßen (Abb. 50c, S. 71).

Gestalt und Ausdehnung der einzelnen Dermatome unterliegen nicht unbeträchtlichen individuellen Variationen. So zeigen Abb. **61, 155, 193—195** das 3. Lumbaldermatom in verschiedenen Fällen; die Abb. **160—163** zeigen die außerordentlichen individuellen Verschiedenheiten des 2. Cervicaldermatoms an seiner caudalen Grenze, während die orale Grenze gegen das Trigeminusgebiet viel konstantere Verhältnisse bietet. Ungemein wechselvoll ist die obere Grenze des 5. und 6. Cervicaldermatoms und 1. und 2. Thorakaldermatoms gegenüber dem 4. Cervicaldermatom. Die Abb. **157, 171—174** lehren, wie die untere Grenze der Anästhesie nach Durchschneidung der vier oberen Cervicalwurzeln fast von Fall zu Fall wechselt, während andererseits die obere Grenze der Anästhesie, von ganz geringen Ausnahmen abgesehen, eine ganz konstante ist und durch die sog. Scheitel-Ohr-Kinnlinie repräsentiert wird (Abb. 204 und 205).

Ein exzeptionell weitreichendes Gebiet der 1. und 2. Thorakalwurzel weist ein von Pollock und Davis mitgeteilter Fall von Resektion der Wurzeln C_4, C_5, C_6, C_7, C_8 auf, insofern als hier nicht nur die Innenseite des Ober- und Vorderarmes, sondern auch ein beträchtlicher Teil der Hand und der 2.—5. Finger ihre Sensibilität bewahrt haben.

Abb. 180, 181 lehren, wie weitgehend die orale Grenze des 8. Cervicaldermatoms wechselt, indem dasselbe in dem einen Fall die Handgelenkquerlinie nach oben zu überhaupt nicht überschreitet, im anderen Fall hingegen das untere Drittel des Vorderarmes miteinnimmt.

Das 1. Sacraldermatom überschreitet in dem einen Falle die Plantarseite der Zehen nicht, im anderen Falle greift es auf die Dorsalseite derselben über. Das gleiche gilt von dem 2. Sacraldermatom, das bald auf die Plantarseite der Zehen beschränkt ist, bald die Dorsalseite derselben mitumfaßt. Besonders lehrreich ist in dieser Beziehung der in Abb. 192, 278 wiedergegebene Fall, in dem hier nach der Resektion von L_3—S_1 auf der rechten Seite die Anästhesie die gesamte Dorsalseite des Fußes und der Zehen umfaßte, linkerseits dagegen die Dorsalseite der Zehen frei von Sensibilitätsstörungen ist, ein Beweis, daß die Extensität des gleichen Dermatoms bei einem und demselben Individuum rechterseits und linkerseits nicht unerheblich variieren kann. Der Fall lehrt auch im Vergleich zu dem der Abb. 203, S. 283, wie wechselnd die Form des 2. Sacraldermatoms ist, indem dasselbe sich aus zwei getrennten Abschnitten,

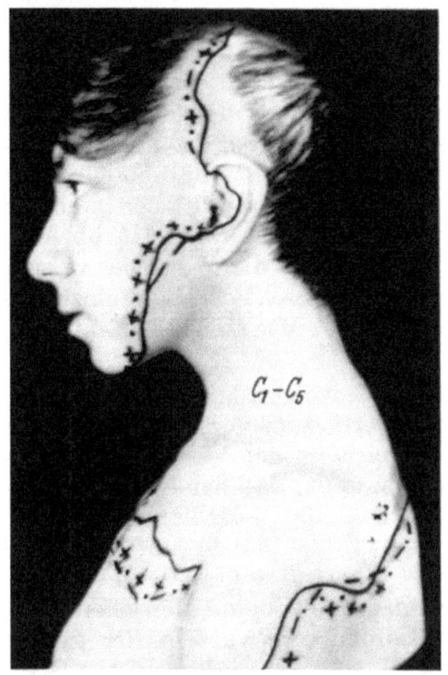

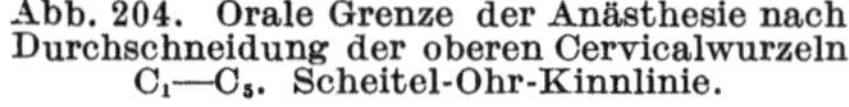
Abb. 204. Orale Grenze der Anästhesie nach Durchschneidung der oberen Cervicalwurzeln C_1—C_5. Scheitel-Ohr-Kinnlinie.

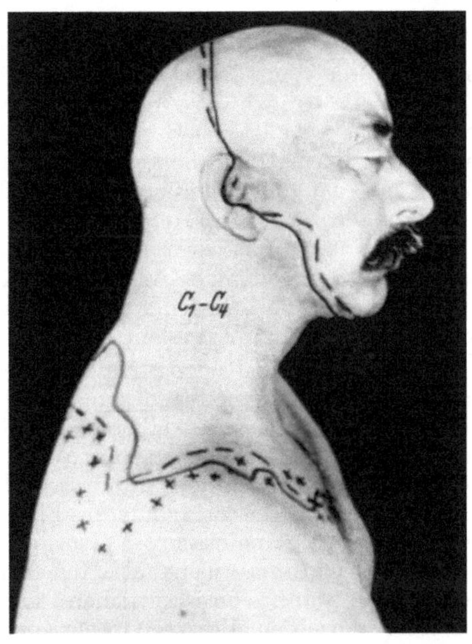

Abb. 205. Orale Grenze der Anästhesie nach Durchschneidung der oberen Cervicalwurzeln C_1—C_4. Scheitel-Ohr-Kinnlinie.

dem oberen an der Rückseite des Oberschenkels gelegenen und einem distalen, die Fußsohle und Ferse einnehmenden Abschnitt, besteht.

Eine präfixierte und postfixierte Dermatomanlage, wie sie beim Tier festgestellt worden ist, kann auch beim Menschen festgestellt werden. Es kommt vor, daß C_4 weitgehend an der Versorgung der oberen Extremität beteiligt ist und Th_3 relativ wenig daran partizipiert, umgekehrt kommt es vor, daß C_4 kaum Anteil an der sensiblen Versorgang des Armes hat, dafür aber Th_3 um so stärker beteiligt ist. Die Beteiligung von Th_{12} an der Versorgung der unteren Extremität kann beträchtlich sein, kann aber auch ganz fehlen.

Wie schon Sherrington beim Affen festgestellt hatte, sind auch beim Menschen die *Tastdermatome größer* als die *Schmerzdermatome*. Abb. 175 zeigt das sehr klar für das 6. Cervicaldermatom. Die Tatsache, daß nach Hinterwurzeldurchschneidung die Zone der taktilen Anästhesie eine geringere Ausdehnung aufweist als die der Analgesie und Thermanästhesie, war schon von H. Head festgestellt worden und ich kann sie auf Grund meiner umfänglichen Erfahrungen nur vollkommen bestätigen. Die Abb. 167, 168, 180, 182, 183, 201 lehren dies in besonders eindrucksvoller Weise. Sie lehren, daß die Nachbarwurzeln mit taktilen Fasern weiter in die Umgebung übergreifen als mit Schmerzfasern und den Fasern der thermischen Sensibilität. Es kann sogar vorkommen, daß nach der Resektion zweier benachbarter Wurzeln überhaupt keine taktile

Anästhesie resultiert, sondern nur eine Analgesie und Thermanästhesie (Abb. 165, 261). Es werden also die den beiden resezierten Wurzeln entsprechenden Dermatome von der nächsthöheren und nächsttieferen Wurzel so ausgiebig mit taktilen Fasern versorgt, daß kein einziger Hautpunkt seine taktile Sensibilität verliert.

Der hier aufgestellte Grundsatz, daß die Tastdermatome größer sind, bedeutet allerdings nicht, daß die Grenze des Tastdermatomes durchweg an allen Stellen ihres Verlaufes die Grenzlinie des Schmerzdermatomes überschreitet; es kommt vor, daß die Grenzen der beiden auf eine längere oder kürzere Strecke zusammen verlaufen, ja daß an einzelnen Stellen die Grenze des Schmerzdermatomes sogar über die des Tastdermatomes hinausreicht; aber in seiner Gesamtheit ist der Umfang des letzteren fast überall größer als der des ersteren.

Gar nicht selten läßt sich nach der Durchschneidung einer Anzahl benachbarter hinterer Wurzeln feststellen, daß die Grenzen der resultierenden Thermanästhesie die Grenze der Analgesie überschreitet, sowie die der letzteren über die der taktilen Anästhesie hinausgeht. Das spricht dafür, daß die Temperaturempfindungsdermatome die geringste Ausdehnung haben, bzw. daß eine hintere Wurzel mit den der Temperaturempfindung dienenden Fasern noch weniger weit in die Nachbardermatome übergreift als mit Schmerzfasern (vgl. Abb. 182, 183, 205). Konstant ist dieses Verhalten aber nicht. Aber die Tatsache an sich läßt es möglich erscheinen, daß gelegentlich nach der Resektion einer einzelnen hinteren Wurzel ein Ausfall der thermischen Sensibilität auftritt, wie es BALLANCE für die 8. Cervicalis angegeben hat.

WINKLER und v. RIJNBERK haben bei der Katze zeigen können, daß jedes einzelne Wurzelfilament das gesamte zugehörige Dermatom versorgt. DE BOER hat allerdings festgestellt, daß eine absolute Kongruenz der Versorgungsreichweite der einzelnen Filamente einer Wurzel nicht besteht, daß der Distributionsbezirk des oralsten Filaments weiter oral, der des caudalsten Filaments weiter caudal reicht als die der anderen Filamente, aber alle haben untereinander doch ein großes gemeinsames Versorgungsgebiet, welches weitaus den größten Teil des Dermatoms ausmacht. Ich konnte wiederholt beim Menschen feststellen, daß, wenn von sämtlichen hinteren Lumbosacralwurzeln der größte Teil jeder einzelnen Wurzel durchtrennt wurde, so daß praktisch nur etwa je 1 oder 2 Filamente erhalten blieben, danach an keiner einzigen Stelle des Beines eine Anästhesie feststellbar war.

c) Die radikuläre Versorgung der Tiefengewebe und der Viscera.

Entsprechend der Tatsache, daß die afferenten Nervenfasern eines Muskels mit den motorischen Fasern desselben zusammen in den den Muskel versorgenden Nervenästen enthalten sind, verlaufen auch die afferenten Muskelfasern in der Regel in denjenigen hinteren Wurzeln, deren korrespondierende Vorderwurzeln die motorischen Nervenfasern des betreffenden Muskels enthalten. Die auf S. 5—7 enthaltenen Tabellen der radikulären motorischen Innervation der einzelnen quergestreiften Muskeln unseres Körpers können daher ohne Bedenken auch für die sensible radikuläre Muskelversorgung als gültig betrachtet werden. Ich kenne bisher nur einen Muskel, welcher aus dem Rahmen dieses Gesetzes der homologen Hinter- und Vorderwurzelversorgung der einzelnen quergestreiften Muskeln herausfällt; das ist der Triceps surae, dessen efferente Fasern in S_1 und S_2 enthalten sind, während seine afferenten Fasern außer S_1 und S_2 auch L_5 passieren. Darüber ist bereits in dem Kapitel über die Reflexe berichtet worden.

Die homologe sensible und motorische Wurzelversorgung der einzelnen quergestreiften Muskeln unseres Körpers spiegelt sich sehr deutlich in dem Verlust des Lagegefühls und der Warnehmung passiver Bewegungen bei Wurzelunterbrechungen wieder. Die Receptoren der Bewegungsempfindungen liegen ja vornehmlich in den Muskeln selbst. Die Bewegungsempfindungen der Zehen werden durch die Unterbrechung der Wurzeln L_4, L_5, S_1, S_2, S_3 total aufgehoben, die des Fußes durch Unterbrechung der Wurzeln L_4, L_5, S_1, S_2, die des Knies durch die Unterbrechung der Wurzeln L_2, L_3, L_4, L_5, S_1, S_2, die der Hüfte durch die Unterbrechung der Wurzeln (Th_{12}) L_1, L_2, L_3, L_4, L_5, S_1, S_2.

Die Knochensensibilität der Zehen und des Fußes erlischt nach Unterbrechung der Wurzeln S_3, S_2, S_1 L_5, L_4, die des Unterschenkels nach Unterbrechung der Wurzeln L_4, L_5, S_1, S_2, die des Oberschenkels nach Unterbrechung der Wurzel L_1, L_2, L_3, L_4, L_5, S_1, S_2, die des Daumens nach Unterbrechung von C_5, C_6, C_7, die des Zeigefingers nach Durchtrennung von C_7, C_6, die des Mittelfingers nach Unterbrechung von C_6, C_7, C_8, die des 4. Fingers nach Durchtrennung von C_8, C_7, die des 5. Fingers nach Unterbrechung von C_7, C_8, Th_1, die der Hand nach Durchtrennung von C_5, C_6, C_7, C_8, Th_1, die der Vorderarms nach Durchtrennung von C_5, C_6, C_7, C_8, Th_1, die des Oberarms nach Durchtrennung von C_4, C_5, C_6, C_7, C_8, Th_1.

Unsere Kenntnisse über die *radikuläre Versorgung* der einzelnen *Viscera* gründen sich in erster Linie auf die Studien H. HEADs über die Ausdehnung der Zonen der cutanen Hyperästhesie bei Visceralerkrankungen. Die bei der Erkrankung eines inneren Organes von diesem aus fortgesetzt ins Zentralnervensystem einströmenden afferenten Erregungen führen eine sukzessive Aufladung derjenigen Hinterhornsegmente herbei, durch deren hintere Wurzeln die afferenten Bahnen des irritierten Viscerons passieren. Diese Hinterhornladung führt zu einer Überempfindlichkeit der korrespondierenden Dermatome. Mittels dieser Methode hat HEAD ganz bestimmte Angaben über die radikuläre Versorgung der einzelnen Eingeweide gemacht. Es muß hervorgehoben werden, daß an der sensiblen Versorgung der verschiedenen Eingeweide der Sympathicus, der Vagus, der Phrenicus und die Nn. Pelvici beteiligt sind. Dementsprechend betreffen die bei Visceralerkrankungen auftretenden hyperästhetischen Hautzonen erstens entsprechend dem Eintrittsgebiet des Sympathicus in das Rückenmark die Dermatome Th_1—L_3, zweitens entsprechend dem Einstrahlungsgebiet des sensiblen Phrenicus die Dermatome C_3, C_4 (C_5), drittens entsprechend dem Einstrahlungsgebiet der Nn. pelvici die Dermatome S_2—S_5. Die aus der Irritation der visceralen Vagusfasern resultierende Hauthyperästhesie gibt sich, infolge der Beziehungen, welche die afferenten Vagusfasern zu der Hinterhornkernsäule des Trigeminus und der obersten Halssegmente haben, im Trigeminusgebiet und den obersten Halsdermatomen zu erkennen.

Es liegt in der Natur der HEADschen Methode, daß dieselbe nur eine approximative Orientierung über die radikuläre sensible Versorgung der einzelnen inneren Organe zu geben vermag. Gar nicht selten wird überhaupt jede cutane Überempfindlichkeit vermißt, und da, wo eine solche zustande kommt, sind sehr oft die Grenzen der Hyperästhesie keine scharfen; in dem einen Fall beschränkt sich die Hyperästhesie auf einzelne wenige Dermatome, offenbar auf diejenigen, deren korrespondierende Wurzeln die Hauptmasse der afferenten Fasern des erkrankten inneren Organes führen, während andere Dermatome, deren zugehörige Wurzeln zwar auch, aber in geringerem Grade, an der sensiblen Versorgung des betreffenden Organes beteiligt sind, keine Überempfindlichkeit zeigen. In anderen Fällen hingegen umfaßt die Hyperästhesie außerordentlich weite Bezirke, indem der permanente afferente viscerogene Zustrom zum Zentralnervensystem in zentraleren Stationen, in der Formatio reticularis und wohl besonders im Thalamus opticus, eine über die spinalsegmentale Versorgung des betreffenden Organs beträchtlich hinausgehende Irradiation erfährt. Trotz dieser Fehlerquellen ist der von HEAD beschrittene Weg der erste systematisch durchgeführte Versuch einer Bestimmung der radikulären Versorgung der einzelnen inneren Organe gewesen und die HEADschen Angaben bilden noch heute die Grundlage unserer Kenntnisse auf diesem Gebiete.

Eine andere Methode der Bestimmung der radikulären Versorgung der einzelnen inneren Organe beruht auf der neuerdings vielfach geübten Infiltrationsanästhesie bestimmter Rami communicantes des Grenzstranges bei schmerzhaften Erkrankungen der einzelnen inneren Organe (LÄWEN, KAPPIS, MANDEL, WHITE u. a.). Da sich der Angriffspunkt des injizierten Anästheticums

(Novocain, Alkohol) ziemlich scharf lokalisieren läßt, kann man relativ genau bestimmen, welche Rami communicantes den einzelnen inneren Organen zugeordnet sind und damit auch durch welche Wurzeln die afferenten Fasern der betreffenden Organe ins Rückenmark eintreten. Für das Herz und den Anfangsteil der Aorta kommen nach WHITE die Wurzeln Th_1—Th_4 (Th_5) in Betracht, für den Oesophagus nehmen LÄWEN, KAPPIS und MANDEL Th_4 und Th_5 in Anspruch für den Magen, Th_6—Th_8 (Th_9), für Leber und Gallenblase Th_9—Th_{10} hauptsächlich Th_9 und Th_{10} rechts, für das Pankreas vornehmlich Th_8 links, für Dünndarm und Dickdarm bis zum Colon transversum Th_{10}—L_1, für die Nieren Th_{10}—L_1, für die Ureteren L_2und L_3.

Auch diese Methode hat ihre Fehlerquellen; denn einerseits muß bei derartigen Injektionen immer mit der Möglichkeit der Ausbreitung des eingespritzten Anästheticums auf benachbarte Rami communicantes gerechnet werden, andererseits beweist aber die Tatsache, daß der Organschmerz unmittelbar nach der Blockierung bestimmter Rami communicantes zunächst verschwindet, nur daß diese letzteren die sensible Hauptbahn des betreffenden Organes darstellen, besagt aber nicht, daß nicht auch noch andere benachbarte Rami communicantes an der sensiblen Versorgung dieses Organes mitbeteiligt sind. Trotz der angeführten Mängel ist die Methode bei Erkrankungen der Abdominalorgane von differentialdiagnostischem Werte und sicher berufen, auch mit fortschreitender Erfahrung wertvolle Aufschlüsse über die radikuläre sensible Versorgung der einzelnen Viscera zu verschaffen.

In engem Zusammenhang mit der Methode der paravertebralen Injektion der Rami communicantes stehen die Erfahrungen, welche mit der Resektion bestimmter hinterer Rückenmarkswurzeln zur Beseitigung von Visceralschmerzen gemacht worden sind. Ausgehend von der Auffassung, daß die gastrischen Krisen bei der Tabes dorsalis auf einem Reizzustande derjenigen hinteren Rückenmarkswurzeln beruhen, welche die Schmerzfasern des Magens führen und unter Bezugnahme auf die Angabe HEADS, daß die sensiblen Magenfasern durch die 7.—9. Thoracalis ins Rückenmark eintreten, haben H. KÜTTNER und O. FOERSTER zuerst 1908 die Resektion dieser Wurzeln in einem Falle von schwersten gastrischen Krisen ausgeführt und dadurch die letzteren prompt und dauernd beseitigt. Die weiteren Erfahrungen haben dann aber gelehrt, daß dieses operative Vorgehen in zahlreichen Fällen nicht von dauerndem Erfolge begleitet ist. Die Krisen schwinden zwar zunächst in der Regel vollkommen, aber früher oder später kommt es in zahlreichen Fällen zur Wiederkehr der gastrointestinalen Reizzustände. Dies beruht teils darauf, daß das Einstrahlungsgebiet der gastrointestinalen Schmerzfasern ins Rückenmark bei weitem nicht so beschränkt ist, wie auf Grund der Untersuchungen HEADS ursprünglich angenommen wurde, sondern sich über ein erheblich breiteres thorakales Wurzelgebiet erstreckt. Dazu kommt aber noch, daß die sensiblen Visceralfasern nicht allein durch die hinteren, sondern zum Teil auch durch die vorderen Wurzeln ins Rückenmark eintreten. Davon wird im folgenden Kapitel noch ausführlich die Rede sein.

In neuester Zeit sind auch bei Angina pectoris Wurzelresektionen ausgeführt worden. WHITE hat den Nachweis geführt, daß die Schmerzfasern des Herzens und die Anfangsteile der Aorta durch die 4 oder 5 oberen Thorakalwurzeln ins Rückenmark eintreten. DAVIS und CONE haben bei Angina pectoris die hinteren oberen Thorakalwurzeln operativ durchtrennt und dadurch den Herzschmerz beseitigt. Ob das erzielte Resultat von Dauer war, ist nicht zu ersehen.

Schließlich lassen sich auch die Erfahrungen, welche in Fällen von Querschnittsunterbrechung des Rückenmarkes gesammelt werden konnten, für die Bestimmung der radikulären sensiblen Versorgung der einzelnen Viscera heranziehen. Bei Querläsionen des Markes im Bereiche des Cervicalmarkes oder des

1. Thorakalsegmentes verlaufen alle Erkrankungen der Organe der Brust und Leibeshöhle ohne Schmerzen.

Dabei sind keineswegs alle afferenten viscerogenen Erregungen vom Cerebrum abgeschnitten, sondern die durch den Vagus und Phrenicus passierenden Erregungen haben noch freien Zugang zum Zentralnervensystem. Aber weder der Vagus noch der Phrenicus scheinen der Leitung der Schmerzimpulse der inneren Organe zu dienen. Wiederholt habe ich in Fällen von Quertrennung im Bereiche des Halsmarkes oder oberen Brustmarkes festgestellt, daß die Kranken bei einer gleichzeitig vorhandenen Gastritis über heftige Übelkeit und starken Brechreiz klagten, daß es auch zum Erbrechen kam, aber so stark auch die Nausea war, so fehlte jeder Magenschmerz vollkommen. Ich habe bereits mehrfach darauf hingewiesen, daß die spezifische Magensensation, die Nausea, offenbar auf afferenten, den Vagus passierenden Erregungen beruht, während der Magenschmerz an die sympathische Leitung (N. splanchnicus, Thorakalwurzeln) gebunden ist. Wir werden auf diesen Punkt alsbald noch zurückkommen.

Bei Querläsionen des Markes im Bereiche des 4. Thorakalsegmentes und vollends bei tiefergelegenen Leitungsunterbrechungen des Markes gehen Erkrankungen des Herzens und des Anfangsteiles der Aorta sowie Pleuritiden mit Schmerzen einher. Die durch Th_1, Th_2 und Th_3 in das Mark eintretenden sympathischen Fasern reichen also zur Übermittlung der Schmerzerregungen von der Peripherie zum Zentralnervensystem aus. Die Erkrankungen der Organe der Abdominalhöhle und des kleinen Beckens verlaufen schmerzlos, wenn die Markläsion in der Höhe des 6. Thorakalsegmentes oder weiter oral gelegen ist. Es scheinen also afferente Schmerzfasern der Abdominalorgane in der Regel nicht oberhalb des 6. Thorakalsegmentes ins Mark einzutreten. Doch verlief in einem von mir beobachteten Falle von Quertrennung des Rückenmarkes in der Höhe des 6. Brustsegmentes eine akute Gastritis außerordentlich schmerzhaft; es ist also anzunehmen, daß gelegentlich die 5. Thoracalis und vielleicht auch noch höher gelegene Wurzeln Schmerzfasern der Leibelshöhle führen. Leber- und Gallenblasenerkrankungen sind schmerzhaft bei Querläsionen des Markes unterhalb des 8., Pyelitiden bei Querläsionen unterhalb des 10. oder 11. Thorakalsegmentes. In einem Falle von Querläsion des Markes in der Höhe des 9. Brustsegmentes verlief eine Renolithiasis unter sehr heftigen Schmerzen, ein Hinweis darauf, daß sensible Fasern des Nierenbeckens bzw. des Ureters auch noch durch oralere Wurzeln (Th_8) ins Mark gelangen. Die sensiblen sympathischen Bahnen der Blase treten durch die Wurzeln Th_{11}, Th_{12}, L_1 (L_2, L_3) ins Rückenmark ein. Sie vermitteln in erster Linie das Gefühl der Blasenfüllung und den bei Überfüllung auftretenden Blasenschmerz. Bei Quertrennungen des Markes unterhalb des 11. Thorakalsegmentes empfinden diese Kranken den Füllungszustand der Blase sehr deutlich und sie klagen bei starker Auffüllung derselben über sehr heftige Schmerzen. Dagegen ist das Gefühl des eigentlichen Harndranges an die sacralen Nn. pelvici gebunden, es kommt erst zustande mit dem Eindringen des Harnes in die Pars prostatica der Urethra, deren sensible Versorgung vornehmlich den Pelvici untersteht. Die afferenten Fasern der Pelvici treten durch die Wurzeln S_2—S_5 ins Rückenmark ein. Bei allen Querläsionen des Markes oberhalb des 2. Sacralsegmentes und unterhalb des 11. und 12. Thorakalsegmentes fehlt der Harndrang trotz maximalen Füllungszustandes der Blase völlig, welch letzterer als solcher genau wahrgenommen und äußerst schmerzhaft empfunden wird. Wenn eine Mictio spontanea einsetzt, erfolgt diese, ohne daß sie sich vorher durch das Gefühl des Harndranges ankündigte und ebenso entgeht der Durchtritt des Urins durch die Harnröhre, welche von den sacralen Nn. pudendi versorgt wird, völlig der Wahrnehmung. Umgekehrt fehlt bei Ausschaltung der untersten Thorakal- und obersten Lendenwurzeln das Gefühl der Blasenfüllung und der bei Überfüllung auftretende Blasenschmerz vollständig; dagegen meldet sich mit dem Eindringen des Urins in die Pars prostatica dank der Integrität der Pelvici und der sacralen Wurzeln der Harndrang auf der Stelle und auch der Durchtritt des Urins durch die Urethra wird wahrgenommen.

Die afferenten sympathischen Fasern der Genitalorgane treten durch die untersten Thorakalwurzeln und die oberen Lendenwurzeln ins Rückenmark ein. Bei Unterbrechung des letzteren in Höhe des 12. Brustsegmentes fand ich den Hoden noch ausgesprochen druckschmerzhaft, bei Querläsionen des Markes in Höhe von L_1 verläuft die Menstruation unter Umständen mit starken Schmerzen, andererseits erfolgte in einem Falle von Querläsion des Markes in Höhe des 10. Thorakalsegmentes ein Partus ohne jede Spur von Schmerzen. An der sensiblen Versorgung der Genitalorgane sind aber auch die Pelvici und der N. pudendus beteiligt, die entsprechenden Fasern treten durch die Wurzeln S_2—S_5 ins Mark ein. An die Integrität dieser sacralen Wurzeln sind die spezifischen Sexualgefühle, Libido, Voluptas und Orgasmus gebunden. Sie fehlen bei jeder Marktrennung oberhalb des unteren Sacralmarkes oder bei Zerstörung des letzteren vollkommen. Ebenso fehlt unter den gleichen Umständen das Gefühl des Stuhldranges vollkommen. Auch sind äußere Krankheitsprozesse am Anus, wie Analfissuren, Erosionen, Hämorrhoiden bei allen Markläsionen oberhalb von S_2 völlig schmerzlos.

Tabellarische Übersicht über die radikulare sensible Versorgung der Viscera.

	Sympathicus, Pelvicus	Phrenicus	Vagus
Herz, Aorta ascendens	Th_1—Th_4 (Th_5)	(C_2) C_3, C_4 (C_5)	C_2, Gesicht
Bronchien, Lunge	(Th_1) Th_2—Th_5 (Th_6—Th_9)	(C_2) C_3, C_4 (C_5)	C_2, Gesicht
Oesophagus	Th_4, Th_5 (Th_6)		C_2, Gesicht
Magen	(Th_5) Th_6—Th_9	(C_2) C_3, C_4 (C_5)	C_2, Gesicht
Leber, Gallenblase	(Th_7) Th_8, Th_9, Th_{10}, Th_{11}	(C_2) C_3, C_4 (C_5)	C_2, Gesicht
Pankreas	Th_8 (links)		
Dünndarm, Colon asc.	(Th_9) Th_{10}—L_1		C_3, Gesicht
Flexur, Rectum	L_1—L_3, S_2—S_5		
Niere	Th_{10}—L_1		
Ureter	(Th_8) Th_9—L_2		
Blase	Th_{11}—L_3, S_2—S_5		
Hoden, Nebenhoden	(Th_{11}) Th_{12}—L_3		
Ovarium, Adnexe	(Th_{12}) L_1—L_3		
Uterus	(Th_{12}) L_1—L_3 (S_2—S_5?)		
Mamma	Th_4—Th_6		
Urethra	S_2—S_5		

Wir haben weiter oben darauf hingewiesen, daß an der sensiblen Versorgung der Organe der Brust- und Bauchhöhle Sympathicus, Vagus, Phrenicus und die Nn. pelvici beteiligt sind. Die Pleura costalis und das Peritoneum parietale werden von dem Intercostalnerven versorgt. Die Haut der äußeren Geschlechtsorgane vom N. pudendus, dem Ramus perinealis, des Cutan. fem. posterior und den lumbalen Nn. Ileohypogastricus, Ileoinguinalis und Genitofemoralis, die Urethra vom N. Pudendus, die Analhaut vom N. haemorrhoidalis und den Nn. perinei. Die Rolle dieser afferenten Nerven ist eine verschiedene. Im allgemeinen läßt sich sagen, daß der eigentliche Schmerznerv der Eingeweide der Sympathicus ist, das gilt jedenfalls für Herz und Aorta, für Magen, Darm, Leber, Gallenblase, Pankreas, Milz, Blase und die inneren Genitalorgane.

Der Vagus ist zwar auch an der sensiblen Versorgung des Herzens und speziell des Anfangsteils der Aorta, der Lungen und Bronchien, des Magens, Darmes, der Leber, Gallenblase und Milz beteiligt. Die Hyperästhesie im Trigeminusgebiet und im 2. Cervicaldermatom bei zahlreichen Erkrankungen der genannten Organe sprechen dafür. Es liegt aber bisher kein bündiger Beweis dafür vor, daß der Vagus bei der Übermittlung des Visceral*schmerzes* im Spiele ist. Für Herz und Aorta erscheint dies sogar entgegen der früheren, besonders von WENCKEBACH, EPPINGER und HOFER u. a. auf Grund der Erfolge, welche mit der Ausschaltung des N. depressor bei Angina pectoris erzielt worden sind, vertretenen Annahme, besonders auf Grund der eingehenden Untersuchungen von WHITE unwahrscheinlich. Die wesentliche Rolle der afferenten Vagusfasern ist wohl die der Depressors. Für den Respirationstrakt vermittelt der Vagus die spezifische Organsensation, den Hustenreiz. Auch für Magen und Darm spielt der Pneumogastricus offenbar nicht die Rolle des Schmerznerven, sondern er vermittelt die spezifische Gastrointestinalsensation, die Nausea und erscheint auch an dem Zustandekommen des Hunger- und Durstgefühles in irgendeiner Weise beteiligt zu sein. Die Rolle des Phrenicus ist noch immer recht umstritten. Höchstwahrscheinlich ist er an der sensiblen Versorgung der Pleura diaphragmatica, des Peritoneum subdiaphragmaticum und des Herzbeutels beteiligt. Der Schulterschmerz und die Hyperästhesie im 3. und 4. Cervicaldermatom, welche nicht nur bei der Pleuritis diaphragmatica oder bei subphrenischen Abscessen, sondern auch bei Lungen- und Herzerkrankungen, Lebererkrankungen, Magenerkrankungen, Milzerkrankungen und auch bei Erkrankungen der Organe des kleinen Beckens (Ovarien, Eileiter, Uterus, Vesiculae seminales, Prostata) auftreten, sprechen mit einer gewissen Wahrscheinlichkeit dafür, daß der Phrenicus auch an der sensiblen Versorgung der genannten Organe beteiligt ist. In demselben Sinne spricht der in derartigen Fällen nicht selten vorhandene Singultus, welcher als viscero-motorischer Reflex aufzufassen ist, wobei die afferenten und efferenten Fasern des Reflexbogens in demselben Nerven, dem N. Phrenicus enthalten sind. Über die besondere Rolle der sacralen Nn. pelvici und Nn. pudendi als sensible Nerven der Blase, der Urethra des Rectums und der äußeren Genitalorgane ist bereits weiter oben berichtet worden, sie vermitteln in erster Linie die spezifischen Organsensationen, Harndrang, Stuhldrang, Libido, Voluplas und Orgasmus.

Wie aus dieser kurzen Übersicht hervorgeht, dient der Sympathicus vornehmlich der Vermittlung des Visceralschmerzes, während die spezifischen Organsensationen, soweit es solche gibt, wie der Hustenreiz, die Nausea, vielleicht auch Hunger und Durstgefühl, ferner der Harndrang, der Stuhldrang, Libido, Voluplas und Orgasmus an die parasympathischen Nerven, den Vagus und die Pelvici gebunden sind.

Besonders lehrreich sind mit Bezug auf die verschiedenen sensiblen Nerven, welche an der Versorgung der inneren Organe beteiligt sind, die verschiedenen im Rahmen der Tabes dorsalis vorkommenden Visceralkrisen, von denen im folgenden Kapitel die Rede sein wird.

d) Symptomatologie der Erkrankungen der hinteren Wurzeln.

Krankheitsprozesse, welche die hinteren Rückenmarkswurzeln befallen, können sich in zweifacher Weise auswirken, sie können die Wurzelfasern irritieren und damit sensible Reizsymptome hervorrufen, andererseits können sie die afferente Wurzelleitung unterbrechen und damit sensible Ausfallssymptome herbeiführen.

α) *Die pathologische Irritation der hinteren Wurzeln.*

Die Reizung einer hinteren Wurzel erzeugt *Schmerz.* Davon kann man sich ohne weiteres bei jeder Operation am Rückenmark überzeugen. Schon die einfache Berührung einer hinteren Wurzel, das Aufladen derselben auf ein Schielhäckchen oder andere Prozeduren, die mit einer mechanischen Reizung der Wurzel verbunden sind, lösen mehr oder weniger heftigen Schmerz aus. Vollends gilt das für die operative Durchschneidung der Wurzel. Die faradische Reizung der undurchtrennten hinteren Wurzel hat derartig heftige Schmerzen im Gefolge, daß sie vom Nichtnarkotisierten nicht ertragen wird und daher überhaupt nicht vorgenommen werden kann.

Zu erwähnen ist, daß der bei der Durchschneidung einer hinteren Wurzel auftretende Schmerz nicht selten eine auffallend lange Latenz und sehr lange Dauer aufweist.

Der Schmerz wird bei der Reizung einer hinteren Wurzel *in das zugehörige Dermatom projiziert.* Bei stärkerem Reiz strahlt er über das gesamte Dermatom aus, bei Reizung der Thorakalwurzeln hat er den Charakter des Gürtelschmerzes, welcher von hinten ringförmig um den Rumpf herumstrahlt, bei Reizung der den Extremitäten zugeordneten Wurzeln breitet er sich entsprechend der Anordnung der Dermatome daselbst in longitudinaler Richtung aus. Wenn der Reiz nicht zu stark ist, so wird der Schmerz gar nicht selten an bestimmte relativ umschriebene Punkte lokalisiert, welche HEAD als die *Maximalpunkte* des Dermatoms bezeichnet hat. Wenn man bei operativen Eingriffen am Rückenmark eine hintere Wurzel mechanisch reizt, so kann man auf Grund des Ortes, an den der Schmerz projiziert wird, recht genau bestimmen, welche Wurzeln man vor sich hat. So wird bei Reizung von C_2 der Schmerz in den Hinterkopf projiziert, bei Reizung von C_3 in das Ohr oder etwas hinter dasselbe, bei Reizung von C_4 auf die Schulter, bei der von C_5 an die Außenseite des Armes nach dem Daumen zu ausstrahlend, bei Reizung von C_6 in den Daumen und Zeigefinger, bei Reizung von C_7 in alle Finger gelegentlich nur in den Mittelfinger, bei Reizung von C_8 in den 4. und 5. Finger oder nur in den Kleinfinger, bei Th_1 an die Innenseite des Vorderarmes, bei Th_2 an die Innenseite des Oberarmes, bei Th_5 in die Mamilla und eine korrespondierende Stelle an der Rückseite, bei Th_6 etwas unterhalb der Mamilla und dorsal in die Gegend des unteren Scapularwinkels, bei Th_{10} neben oder in den Nabel, bei Th_{11} und Th_{12} etwas unterhalb desselben, bei L_1 in die Leistenbeuge und in die Gegend des Trochanter major, bei L_2 an die Vorderseite des Oberschenkels, bei L_3 in das Knie und von da etwas nach oben und unten ausstrahlend, bei L_4 in den Malleolus internus und die große Zehe, bei L_5 in den Fußrücken und alle Zehen, bei S_1 in die Fußsohle und Ferse, bei S_2 an die Rückseite des Beines, besonders in die Kniekehle, bei S_3 in die Glutäalfalte, bei S_4 und S_5 in den Anus, den Penis oder die Vulva.

Auch bei starker elektrischer Reizung des distalen Abschnittes einer durchtrennten hinteren Wurzel kommt es gelegentlich zum Auftreten von Schmerz, welcher ebenso wie bei der mechanischen Reizung der unversehrten Wurzel in das zugehörige Dermatom lokalisiert wird. Dieser Schmerz kommt dadurch zustande, daß die Erregung von der Stelle des Reizes aus in antidromer Richtung in die Peripherie bis in das Receptorennetz des zugehörigen Dermatoms geleitet wird und aus diesem durch die an der sensiblen Versorgung dieses Dermatoms mitbeteiligten beiden Nachbarwurzeln ins Rückenmark zurückgeleitet wird. Sobald auch diese beiden Nachbarwurzeln durchtrennt werden, bleibt die stärkste faradische Reizung des distalen Teiles der mittleren Wurzel völlig gefühllos, weil die Rückleitung der in die Peripherie geleiteten antidromen Erregung zum Rückenmark durch die Nachbarwurzeln in Wegfall gekommen ist.

Der *Hinterwurzelschmerz* spielt bei den verschiedensten Krankheitsprozessen welche eine pathologische Irritation der Wurzeln bewirken, eine nicht unbeträchtliche Rolle. Bei traumatischen Läsionen der Wurzeln, bei entzündlichen Affektionen derselben, den syphilitischen Radiculitiden und solchen anderer Ätiologie, beim Herpes zoster, bei der Arachnitis serofibrosa cystica adhaesiva, bei Pachymeningitiden, bei den intraduralen extramedullären und den extraduralen Tumoren des Rückenmarkes, bei Spondylitiden und anderen Prozessen bilden die Wurzelschmerzen gar nicht selten ein wesentliches Symptom des Krankheitsbildes. Es darf aber nicht verschwiegen werden, daß hierbei recht oft auch jeglicher Schmerz vermißt wird. Zum Beispiel kann die frühere Lehre, daß der Wurzelschmerz unbedingt zum Bilde des extramedullären Tumors gehöre, heute keine allgemeine Gültigkeit mehr beanspruchen. Es ist auffallend, wie oft selbst bei den von den hinteren Wurzeln ausgehenden Neurinomen jeglicher Wurzelschmerz während des gesamten Krankheitsverlaufes fehlt. In anderen Fällen steht der Schmerz dagegen ganz im Vordergrunde, ja er kann einen an mathematische Sicherheit grenzenden lokaldiagnostischen Wert haben. So habe ich in einem Falle von Neurinom der 6. hinteren Thorakalwurzel lediglich aus der Tatsache, daß der Kranke ständig über einen heftigen Schmerz am unteren Scapulawinkel und vorne etwas unterhalb der Mamilla, also in den Maximalpunkten des 6. Thorakalderatoms, klagte, die Höhendiagnose des extramedullären Tumors gestellt, welche durch die Operation vollkommen bestätigt wurde. Neben den Schmerzen bestand in diesem Falle auch eine ausgesprochene scharf begrenzte cutane Hyperästhesie im Bereiche des 6. Thorakaldermatoms. Der kleinkirschgroße Tumor ging von der hinteren 6. Thorakalwurzel aus (Abb. 153, S. 254). Mehrere von mir operierte Fälle von Tumoren im Bereiche der Cauda equina präsentierten sich anfangs ausschließlich unter dem Bilde der Coccygodynie, der Ischialgie (Abb. 206), der Lumbalneuralgie, solche des Thorakalmarkes unter dem Bilde der Hodenneuralgie (Th_{12}), der gürtelförmigen Leibschmerzen und des thorakalen Gürtelschmerzes, solche des Cervicalmarkes unter dem Bilde der Armneuralgie, der Schulterneuralgie (C_4), der Halsneuralgie (C_3), der Occipitalneuralgie (C_2).

Neben dem Spontanschmerz äußert sich die Irritation einer hinteren Wurzel nicht selten auch in der *Hyperästhesie* des zugehörigen Dermatoms. Ich habe darauf bereits weiter oben bei Besprechung der Methoden der Dermatombestimmung hingewiesen. Die Hyperästhesie ist naturgemäß nur dann vorhanden, wenn der Krankheitsprozeß die Wurzel nur irritiert, aber ihre Leitfähigkeit für peripherogene Reize unberührt läßt. Der Wurzelschmerz ist seinem

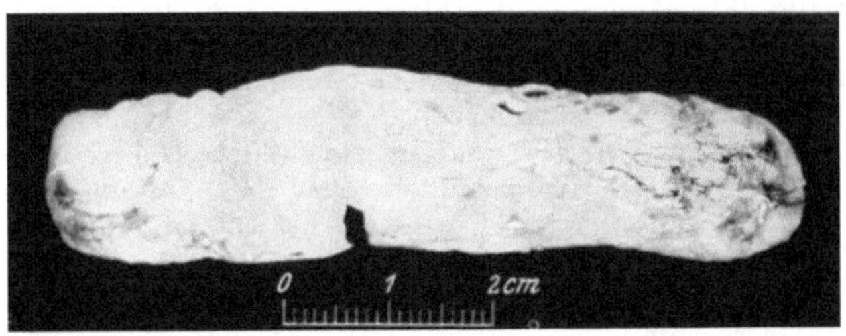

Abb. 206. Neurinofibrom der Cauda equina, ausgehend von der r. hinteren 5. Lumbalwurzel, nur die Symptome einer schweren, hartnäckigen, rechtsseitigen Ischialgie erzeugend. Lokalpunktion ergab xanthochromen, stark eiweißhaltigen Liquor. Vollkommene Heilung durch Operation.

Charakter nach von Fall zu Fall verschieden; er kann permanent vorhanden sein, aber auch ausgesprochen paroxysmalen Charakter tragen. Häufig äußert sich der Wurzelreiz nicht in eigentlichem Schmerz, sondern in Form schmerzähnlicher unangenehmer *Parästhesien,* dem Gefühl des Eingeschlafenseins, des Ameisenlaufens, des Elektrisiertwerdens, der Zusammenschnürung.

Die pathologische Irritation hinterer Wurzeln führt nicht nur zum Auftreten von Schmerz und Parästhesien, sondern auch zu reflektorisch bedingten Haltungsanomalien, Kontrakturen und anderen motorischen Reaktionen. Von diesen ist bereits in dem Kapitel über die Reflexe die Rede gewesen.

Eine Sonderstellung nehmen die mannigfachen sensiblen Reizerscheinungen ein, welche im Rahmen der Tabes dorsalis vorkommen. Im Vordergrunde stehen bei dieser Erkrankung die lanzinierenden Schmerzen, welche durch ihren blitzartigen Charakter, sowie dadurch, daß sie sehr häufig auf einen engen Bezirk, oft geradezu auf einen Punkt lokalisiert sind, ausgezeichnet sind. Dabei kann der Schmerz streng auf diesen Punkt beschränkt bleiben, d. h. er tritt bei jedem Paroxysmus immer wieder an der gleichen Stelle auf. Er kann aber auch in buntem Wechsel von Stelle zu Stelle springen. Sehr häufig tragen aber die bei der Tabes dorsalis auftretenden Schmerzen vollkommen den Charakter des typischen Wurzelschmerzes, wie er bei anderen Wurzelerkrankungen vorkommt.

Sehr oft dokumentiert sich die pathologische Irritation der hinteren Wurzeln auch bei der Tabes in der Form von Parästhesien aller Art, ich erwähne nur das Gefühl des Ameisenlaufens oder des Zusammengeschnürtseins der Glieder, das Gefühl des Gürteldruckes, der Ulnarissensationen, den Pruritus ani et vulvae, das Gefühl von Spinnegewebe auf der Gesichtshaut, das Gefühl der pelzigen Zunge, das Fremdkörpergefühl im Auge, Geruchsparästhesien und Geschmacksparästhesien mannigfacher Art, optische Reizerscheinungen in Form der mouches volantes oder des Scotoma scintillans oder von Farbphotomen, akustische Reizerscheinungen vom leisen Ohrenklingen und Ohrensausen an bis zum Brausen, Donnern und Krachen und schließlich die vestibulären Reizerscheinungen in Form des Schwindels. Auch bei der Tabes dorsalis besteht gar nicht selten eine mehr oder weniger ausgesprochene Hyperästhesie. Am häufigsten ist die Überempfindlichkeit gegen Kältereize am Rumpf; sie gehört geradezu zu den Frühsymptomen der Krankheit. Aber auch taktile Hyperästhesie kommt häufig vor, besonders während der Attacke heftiger lanzinierender Schmerzen ist sie sehr ausgesprochen. Bemerkenswert ist, daß nicht selten Anästhesie oder Hypästhesie einerseits und Hyperästhesie andererseits in einem und demselben Bezirke miteinander abwechseln; zur Zeit der Schmerzen besteht Hyperästhesie, in der Zwischenzeit Hyäpsthesie oder Anästhesie.

Zu den Phänomen der pathologischen Irritation der hinteren Wurzeln gehören auch die im Rahmen der Tabes dorsalis so häufig vorkommenden *Visceralkrisen.* Allen tabischen Krisen liegt ein Reizzustand der afferenten Visceralfasern innerhalb der hinteren Rückenmarkswurzeln bzw. der diesen gleichzusetzenden sensiblen Gehirnnerven, Vagus, Glossopharyngeus, Acusticus, Vestibularis, Intermedius und Trigeminus zugrunde. Die pathologische Irritation afferenter visceraler Hinterwurzel- oder Hirnnervenfasern gibt sich, je nach dem Sitze des irritativen Prozesses, in Schmerzen oder spezifischen Sensationen in der Sphäre der verschiedensten Organe zu erkennen. Dieser sensible Reizzustand ruft reflektorisch starke motorische und zumeist auch sekretorische Folgeerscheinungen hervor. Die tabischen Krisen sind durch eine Trias von Symptomen charakterisiert, Schmerzen oder Organsensationen, motorische Reizerscheinungen und sekretorische Reizerscheinungen innerhalb einer bestimmten Organsphäre. Diese Trias finden wir mehr oder weniger ausgeprägt bei fast jeder Form der tabischen Krisen wieder.

Die praktisch weitaus wichtigste Form der tabischen Krisen ist die *gastrische Krise.* Entsprechend der sensiblen Versorgung des Gastrointestinaltraktes durch den Sympathicus, den Vagus und den Phrenicus können wir drei verschiedene Formen von Magenkrisen unterscheiden. Die weitaus häufigste Form der gastrischen Krise ist die *Sympathicuskrise,* sie beruht auf einer Irritation der durch die Thorakalwurzeln ins Rückenmark eintretenden afferenten sympathischen Magenfasern. Das Bild wird beherrscht durch die furchtbaren Magenschmerzen und die außerordentliche Überempfindlichkeit der Haut im Bereiche der entsprechenden thorakalen Dermatome. Die cutane Überempfindlichkeit geht fast regelmäßig mit einer sehr lebhaften Steigerung der cutanen Bauchreflexe einher, deren reflexogene Zone zumeist beträchtlich verbreitert ist, nicht nur weit am Thorax empor, sondern auch am Oberschenkel bis zum Knie herabreicht. Zu diesem primären Magenschmerz gesellt sich das furchtbare, unstillbare Erbrechen und die manchmal geradezu ungeheuere Hypersekretion von Magensaft, Galle und Speichel. Auf Einzelheiten der Symptomatologie der gastrischen Krise kann hier nicht eingegangen werden; ich verweise in dieser Beziehung auf frühere Darstellungen (O. FOERSTER, die tabischen Krisen. Mschr. Psychiatr. 9,1 und Therapie der Gegenwart, 1912).

Diese sympathischen gastrischen Krisen können durch Resektion der thorakalen Wurzeln zum Schweigen gebracht werden. Es darf aber nicht übersehen werden, daß der Krankheitszustand, den wir als gastrische Krise bezeichnen, in Wahrheit eine abdominelle Visceralgie darstellt, bei welcher die Magenerscheinungen zwar im Vordergrunde stehen, bei der aber der sensible Reizzustand mehr oder weniger weit über die Magensphäre hinausgreift, mit anderen Worten, daß dieser Abdominalvisceralgie eine Irritation des gesamten

Wurzelgebietes der sensiblen sympathischen Fasern der Abdominalorgane (Th_5—L_3) zugrunde liegt, die zwar im Falle der gastrischen Krise ihren Mittelpunkt in Th_7—Th_9 hat, aber darüber hinaus auch Th_5 und Th_6 und Th_{10}—Th_{12}, eventuell auch noch die oberen Lumbalwurzeln mitumfassen kann. Die Richtigkeit dieser Annahme erhellt besonders aus der Tatsache, daß die Erfolge der Resektion thorakaler Wurzeln bei gastrischen Krisen um so besser sind, je mehr Wurzeln reseziert werden und vor allem daraus, daß wiederholt beobachtet worden ist, daß in Fällen, in denen die Resektion der Wurzeln Th_7—Th_9 anfangs keinen Erfolg hatte, die nachträgliche Resektion benachbarter Wurzeln die Krisen beseitigte (GULEKE, eigene Beobachtungen). Die Methode der Wahl ist bei den sympathischen gastrischen Krisen heute die bilaterale Vorderseitenstrangdurchschneidung am oberen Rande des 2. Thorakalsegmentes.

Bei den *vagalen Magenkrisen* besteht kein primärer Magenschmerz; im Vordergrunde steht die qualvolle *Nausea,* die so gebieterisch sein kann, daß sie den Kranken zwingt, sich immer wieder den Finger in den Rachen einzuführen und dadurch den Brechakt auszulösen. Es kann allerdings auch bei diesen vagalen Krisen infolge des fortwährenden Würgens und Brechens sekundär eine gewisse Schmerzhaftigkeit des Magens aufkommen; sie bildet aber nicht wie bei den sympathischen Magenkrisen den Primärzustand. Bei den vagalen Krisen fehlen die hyperästhetischen Zonen am Rumpfe, dagegen besteht eine lebhafte Überempfindlichkeit im Trigeminusgebiet und am Hinterkopf, nicht selten auch eine große Überempfindlichkeit des Kehlkopfes, der ja vom Vagus sensibel versorgt wird, sowie eine Hyperästhesie des Gehörgangs und Trommelfells, an deren sensibler Versorgung der Vagus gleichfalls Anteil hat. Ein von mir beobachteter Kranker mit derartigen vagalen Magenkrisen bekam jedesmal einige Stunden vor dem Ausbruch der eigentlichen Krise heftige Schmerzen im Gehörgang.

Bei diesen vagalen Magenkrisen ist naturgemäß die Resektion der Thorakalwurzeln zwecklos, vielmehr kommt, wenn operative Abhilfe überhaupt herangezogen werden soll, nur die Durchtrennung der sensiblen Vaguswurzel in Betracht. KÜTTNER und ich haben dieselbe in einem derartigen Falle einmal vorgenommen, der Kranke starb aber bald nach der Operation.

Die 3. Form der tabischen Magenkrisen sind die *Phrenicuskrisen*; auch sie gehen ohne Magenschmerzen einher; im Vordergrunde steht neben dem Brechreiz ein starker Schulterschmerz und lebhafte Überempfindlichkeit im 3. bis 5. Cervicaldermatom, sowie ein von Anfang an vorhandener und während der ganzen Krise vorherrschender starker und quälender Singultus, der mit dem Brechen alterniert.

Die *Rectalkrisen* sind durch das paroxysmal auftretende Gefühl heftigsten Stuhldranges charakterisiert. Jeder Paroxysmus ist von einer Defäkation begleitet. Während der ganzen Dauer der Krise besteht eine hochgradige Hypersekretion seitens der Rectalschleimhaut. Nachdem die Fäkalmassen mit den ersten Defäkationsakten entleert sind, werden in der Folge mit jeder neuen Defäkation die Schleimmassen ausgestoßen, welche in dem kurzen zwischen zwei Defäkationen liegenden Intervall abgesondert worden sind. Diese Rectalkrisen beruhen auf einer Irritation der in den Sacralwurzeln verlaufenden afferenten Fasern der rectalen Nervi pelvici. Sie sind gepaart mit einer Überempfindlichkeit des 2. bis 5. Sacraldermatoms; nicht selten bestehen auch gleichzeitig oder abwechselnd mit ihnen Reizerscheinungen seitens der Blase und der Genitalorgane.

Außer diesen sacralen Rectalkrisen gibt es aber auch sympathische Rectalkrisen, welche in paroxysmal auftretenden außerordentlich heftigen, kolikartigen Schmerzen im Rectum bestehen und bei denen ein unüberwindlicher Krampf des Sphincter internus vorhanden ist, welcher den Defäkationsakt äußerst erschwert oder ganz unmöglich macht. Diese sympathischen Rectalkrisen gehen mit einer Hyperästhesie der untersten Thorakal- und obersten Lumbaldermatome einher.

Die häufigste Form der *Blasenkrise* ist die sacrale. Sie besteht in paroxysmal auftretendem heftigsten Harndrang, der imperiös die Entleerung der geringen sich in der Blase ansammelnden Urinmengen immer wieder herbeiführt. Die Nierentätigkeit ist dabei reflektorisch erhöht, so daß die gesteigerte Harnsekretion immer wieder eine gewisse Urinmenge liefert, die alsbald wieder entleert wird. Die sacralen Blasenkrisen sind mit einer lebhaften Hyperästhesie der sacralen Dermatome S_2—S_5 verbunden, die Urethra ist so überempfindlich, daß der Durchtritt des Urins schmerzhafter ist als bei der schwersten Urethritis. Nicht selten besteht gleichzeitig lebhafter Pruritus ani et genitalis.

Seltener sind die sympathischen Blasenkrisen, welche mit heftigen Blasenschmerzen und dem Gefühl der übervollen Blase einhergehen. Im Gegensatz zu der sacralen Blasenkrise, die durch die fortwährenden Miktionen charakterisiert ist, besteht bei der thorakalen Krise Retention durch Krampf des Sphincter internus. Die sympathischen Blasenkrisen gehen mit Überempfindlichkeit der unteren Thorakal- und oberen Lumbaldermatome einher.

Die seltenen *Ureterkrisen* verlaufen ganz wie ein Anfall von Nephrolithiasis, sie gehen mit heftigen in den Hoden ausstrahlenden Schmerzen und mit lebhafter Hyperästhesie der Dermatome (Th_9), Th_{10}—L_2 (L_3) einher. Als *Uteruskrisen* kann man anfallsweise auftretende heftige Schmerzen von wehenartigem Charakter ansprechen, die mit großer Überempfindlichkeit der unteren Thorakal- und oberen Lumbaldermatome, aber auch der sacralen Dermatome einhergehen.

Bei den ebenfalls sehr seltenen *Vulvovaginal-* und *Clitoriskrisen* handelt es sich entweder um Anfälle von starkem Pruritus vulvae mit lebhafter Vaginalsekretion, gelegentlich auch heftigen brennenden oder bohrenden Schmerzen in der Vagina oder aber es tritt anfallsweise die spezifische sexuelle Empfindung der Wollust und des Orgasmus auf. Es besteht eine ausgesprochene Überempfindlichkeit der sacralen Dermatome S_2—S_5.

Bei den *Mammakrisen* ist, abgesehen von der heftigen Mastodynie und der Überempfindlichkeit der thorakalen Dermatome Th_4—Th_6, die Milchsekretion oder Collustrumsekretion (sine graviditate!) das bemerkenswerte; das Sekret wird im Anfall gelegentlich förmlich ausgespritzt.

Die *Larynxkrisen* bestehen in fortwährendem Hustenreiz oder einem sehr heftigen Kitzelgefühl im Kehlkopf, Anfällen von Glottiskrampf und pertussisartigen Hustenattacken und einer gesteigerten Sekretion seitens der Schleimhaut der Trachea, des Larynx, Pharynx und der Speicheldrüsen.

Die *Bronchialkrisen* stellen regelrechte Anfälle von Bronchialasthma dar, wobei eine starke Bronchiolitis mit lebhafter Sekretion besteht.

Die seltenen *Glossopharyngeuskrisen* bestehen in Anfällen von fauligem oder kleisterigem Geschmack mit starker Speichelsekretion und krampfhaften Schluckbewegungen.

Die *Oesophaguskrisen* gleichen weitgehend dem sog. Cardiospasmus. Sie bestehen in einem plötzlich auftretenden schmerzhaften Globusgefühl entlang der gesamten Speiseröhre, der Unfähigkeit feste Bissen herunterzubringen oder, wenn dieselben zunächst abwärts gleiten, so regurgitieren sie alsbald wieder durch die Retroperistaltik des Oesophagus. Es besteht eine starke Absonderung schleimig-schaumiger Massen, die fortwährend aus der Speiseröhre nach oben quellen.

Die *Herzkrisen* bestehen in regelrechten Anfällen von Angina pectoris mit starken ausstrahlenden Schmerzen in den linken Arm oder in beide Arme; der Puls ist in der Regel stark beschleunigt. Herzkrisen dürfen nur da diagnostiziert werden, wo keine Aortitis besteht, welche bekanntlich eine sehr häufige Komplikation der Tabes darstellt.

Selten sind die *Nasenkrisen.* Sie bestehen in plötzlich auftretenden Geruchsparästhesien und starkem Niesreiz, der zu regelrechtem Zwangsniesen führt und lebhaftester Sekretion der Nasenschleimhaut.

Die *Augenkrisen* stellen Anfälle von heftiger Ciliarneuralgie mit starkem Tränenfluß und Blepharospasmus dar.

Die *Acusticuskrisen* äußern sich in plötzlich auftretenden Gehörssensationen.

Die tabischen *Vestibulariskrisen* unterscheiden sich in nichts von Anfällen von Menière anderer Ätiologie; sie bestehen in plötzlich auftretenden Schwindelanfällen mit den bekannten motorischen Reaktionen, Nystagmus, Hinstürzen, Brechen, Schweißausbruch. Pulsverlangsamung, Blutdrucksenkung und schwerstem Kollaps.

Als letzte Krisenform seien die von mir beschriebenen *Extremitätenkrisen* erwähnt. Ihre Eigenart liegt darin, daß heftige lancinierende Schmerzanfälle in den Beinen oder Armen von reflektorisch bedingten unwillkürlichen klonischen Muskelkrämpfen begleitet werden.

welche in ihrem äußeren Gepräge den choreatischen Muskelkrämpfen am nächsten stehen. Auch im Gebiete der Rumpfmuskulatur kommen solche choreiforme Krämpfe vor, besonders in den Bauchmuskeln, aber auch in der Rückenmuskulatur.

β) Die Unterbrechung der hinteren Wurzeln.

Die Unterbrechung der hinteren Wurzeln führt zu Sensibilitätsdefekten. Wir haben weiter oben betont, daß durch die Unterbrechung einer einzigen hinteren Wurzel infolge der Überlagerung der einzelnen Dermatome in der Regel kein einziger Punkt der Körperoberfläche und der tiefen Teile völlig deafferentiert wird und daß an keiner Stelle eine Aufhebung der Sensibilität nachweisbar ist.

Um den Ausfall afferenter Elemente bei der Durchschneidung einer einzelnen hinteren Wurzel überhaupt nachzuweisen, genügen die üblichen klinischen Methoden der Sensibilitätsprüfung nicht, sondern man muß die feineren physiologischen Methoden, die Auszählung der einzelnen Sinnespunkte, der Schmerz- und Druckpunkte, die Messung der Reizschwelle dieser Sinnespunkte, und zwar sowohl der Intensitätsschwelle wie der Zeitschwelle (Chronaxie) heranziehen und vor allem auch nach dem Vorgang von v. Weizsäcker und Stein das Verhalten der Sinnespunkte bei wiederholter Beanspruchung, ihre Ermüdbarkeit prüfen. Bei Heranziehung dieser feinen physiologischen Prüfungsmethoden der Sensibilität zeigt sich, daß auch der Ausfall einer einzigen hinteren Wurzel nicht spurlos vorübergeht, sondern daß eine Rarefikation der Sinnespunkte sowie eine Erhöhung der Intensitäts- und Zeitschwelle derselben vorhanden ist. Allerdings verschwinden diese Störungen im Laufe der Zeit mehr und mehr, so daß zuletzt buchstäblich kein Sensibilitätsdefekt mehr feststellbar ist.

Wenn mehrere benachbarte hintere Wurzeln durchtrennt sind, so kommt es allemal zu einem Sensibilitätsausfall, der je nach der Zahl der durchtrennten Wurzeln eine verschieden große Extensität besitzt. Der obere Rand der resultierenden Anästhesie wird gebildet von der caudalen Grenze desjenigen Dermatoms, welches der ersten nach oben zu an die durchtrennten Wurzeln sich anschließenden intakten Wurzel entspricht; den unteren Rand der Anästhesie bildet die orale Grenze desjenigen Dermatoms, welches der ersten erhaltenen caudalen Wurzel entspricht. Da im allgemeinen die Tastdermatome größer sind als die Schmerzdermatome, ist die Ausdehnung der taktilen Anästhesie in der Regel geringer als die der Analgesie und gar nicht selten reicht die Grenze der Thermanästhesie ihrerseits noch über die der Analgesie hinaus. Die gegenseitige Überlagerung der Tastdermatome kann so beträchtlich sein, daß nach der Durchschneidung zweier benachbarter Wurzeln manchmal überhaupt keine taktile Anästhesie auftritt, sondern nur eine Analgesie und Thermanästhesie (Abb. 165, S. 261). In dieser Beziehung stoßen wir aber auf sehr beträchtliche individuelle Verschiedenheiten. Abb. 180 und Abb. 181 zeigen die Ausdehnung des Sensibilitätsdefektes in 2 Fällen von Durchschneidung der 1. und 2. Thorakalwurzel. In dem 1. Fall weisen taktile Anästhesie und Analgesie annähernd die gleiche Extensität auf, im 2. Falle hingegen umfaßt die taktile Anästhesie nur die ulnare Hälfte des Vorderarms, die Analgesie und Thermanästhesie besitzt an letzterem dieselbe Ausdehnung wie die taktile Anästhesie, reicht aber darüber hinaus und erstreckt sich nach oben zu entlang der gesamten Innenseite des Oberarms bis zur Achselhöhle empor, woselbst sie mit der für das 3. Thorakaldermatom charakteristischen triangulären Indentation abschließt.

Übrigens ist in den Bezirken, in welchen die Berührungsempfindung erhalten ist, das Schmerzgefühl und die Temperaturempfindung aber fehlt, in der Regel auch der Raumsinn der Haut gestört, das Lokalisationsvermögen für punktförmige taktile Reize ist schlechter als in gesunden Hautbezirken, bei Prüfung mit dem Weberschen Tasterzirkel erweisen sich die Schwellen vergrößert, Zahlen, welche auf die Haut geschrieben werden, werden nicht oder nur ungenau erkannt. Auch die cutane Vibrationsempfindung kann fehlen oder herabgesetzt sein. Kurz und gut, die taktile Sensibilität ist zwar nicht aufgehoben, aber doch andererseits keineswegs normal.

Da auch die afferenten Bahnen der Tiefenreceptoren durch die hinteren Wurzeln passieren, fehlen auch die Druckempfindung, der Tiefendruckschmerz, die Bewegungsempfindungen, die Kontraktionsempfindung, der Kraftsinn, die ossale Vibrationsempfindung nach der Durchschneidung der hinteren Wurzeln in den deafferentierten Bezirken. Von welchen hinteren Wurzeln die einzelnen quergestreiften Muskeln und die einzelnen Knochen versorgt werden, ist weiter oben erörtert worden.

Gleichartige Sensibilitätsstörungen wie nach der operativen Durchtrennung hinterer Wurzeln treffen wir auch bei Wurzelerkrankungen an. Am nächsten stehen der operativen Wurzeldurchtrennung naturgemäß die traumatischen Wurzelläsionen (Abb. 207, 208). Ähnliches gilt für die Wurzelkompression bei den Tumoren der Cauda equina (Abb. 209). Aber selbst diffuse Wurzelprozesse, wie sie z. B. der Tabes dorsalis zugrunde liegen, können zu mehr oder weniger scharf begrenzten radikulären Anästhesien Anlaß geben (Abb. 210, 211).

Wiederholt habe ich bei traumatischen Schädigungen thorakaler Wurzeln, aber auch bei syphilitischer Radiculitis und bei Herpes zoster ganz schmale, von der ventralen Mittellinie ausgehende, nach lateralwärts zipfelförmig ausgezogene, bandförmige Zonen von Anästhesie angetroffen. Sie erinnern an die Befunde, welche WINKLER und v. RIJNBERK beim Hunde nach der Durchschneidung einer einzelnen Wurzel erhoben haben. Nach Durchtrennung einer Thorakalwurzel stellten diese einen kleinen ventralen, von der Mittellinie ausgehenden zipfelförmigen Bezirk von Unempfindlichkeit fest, bei Durchschneidung von zwei benachbarten Wurzeln zwei derartige zungenförmige Bezirke, der eine von der ventralen, der andere von der dorsalen Mittellinie ausgehend, die sich aber beide nicht erreichten. Erst nach Durchschneidung von drei benachbarten Wurzeln tritt eine den Rumpf kontinuierlich umziehende bandförmige anästhetische Zone auf. Ich bemerke aber ausdrücklich, daß ich beim Menschen nach operativer Durchtrennung einer einzelnen Thorakalwurzel bisher niemals derartige zungenförmige Sensibilitätsdefekte nachweisen konnte. Die Fälle von Wurzelerkrankung, in denen ich sie feststellen konnte, sind nicht ohne weiteres einer experimentellen Wurzeldurchschneidung gleichzusetzen. Auch bei Tabes kommen im Initialstadium am Rumpfe derartige schmale, zungenförmige Sensibilitätsdefekte vor, bald nur an der Ventralseite, bald sowohl an dieser wie an der Dorsalseite. Wiederholt sah ich im weiteren Verlauf dann die anfangs diskontinuierlichen beiden Zonen in ein kontinuierliches, den Thorax umgebendes, schmales Band verschmelzen.

Was die verschiedenen Sensibilitätsqualitäten anlangt, so finden wir im allgemeinen bei den verschiedenen Wurzelerkrankungen dasselbe Verhalten wie nach der operativen Wurzeldurchtrennung. Die Zone der Analgesie zeigt in der Regel eine größere Extensität als die der taktilen Anästhesie; die Thermanästhesie übertrifft an Ausdehnung nicht selten die Analgesie. Da, wo nur 2 Wurzeln vom Krankheitsprozeß ergriffen sind, besteht gar nicht selten nur Analgesie und Thermanästhesie, aber keine taktile Anästhesie. Auf dieses Vorkommnis hat beim Herpes zoster PETRÉN schon vor langer Zeit hingewiesen. Bei den ungemein zahlreichen traumatischen Läsionen der Cauda equina, welche ich während des Weltkrieges beobachtet habe, habe ich in einer sehr großen Zahl von Fällen festgestellt, daß die Störungen der einzelnen Qualitäten eine ganz auffallende Diskrepanz in bezug auf ihre Extensität zeigten (Abb. 212, 213). Die Analgesie überschritt die taktile Anästhesie nicht selten um mehrere Dermatome, die Thermanästhesie die Analgesie wieder um mehrere Dermatome, und gelegentlich bestand sogar noch eine weitere Dissoziation zwischen der Warm- und Kaltempfindung, wobei die Störung der letzteren in der Regel die größte Ausdehnung aufwies. Diese immer wieder festgestellten weitgehenden Dissoziationen der Sensibilitätsstörungen bei radikularen Schädigungen sind nun nicht einfach dadurch erklärbar, daß die Tastdermatome größer als die Schmerzdermatome und diese wiederum größer als die thermischen Dermatome sind, sondern sie sprechen entschieden dafür, daß die in den hinteren Wurzeln verlaufenden Fasern der Thermosensibilität die geringste Resistenz besitzen, die Fasern der taktilen Sensibilität hingegen die größte Widerstandskraft haben: in der Mitte zwischen beiden stehen die Schmerzfasern.

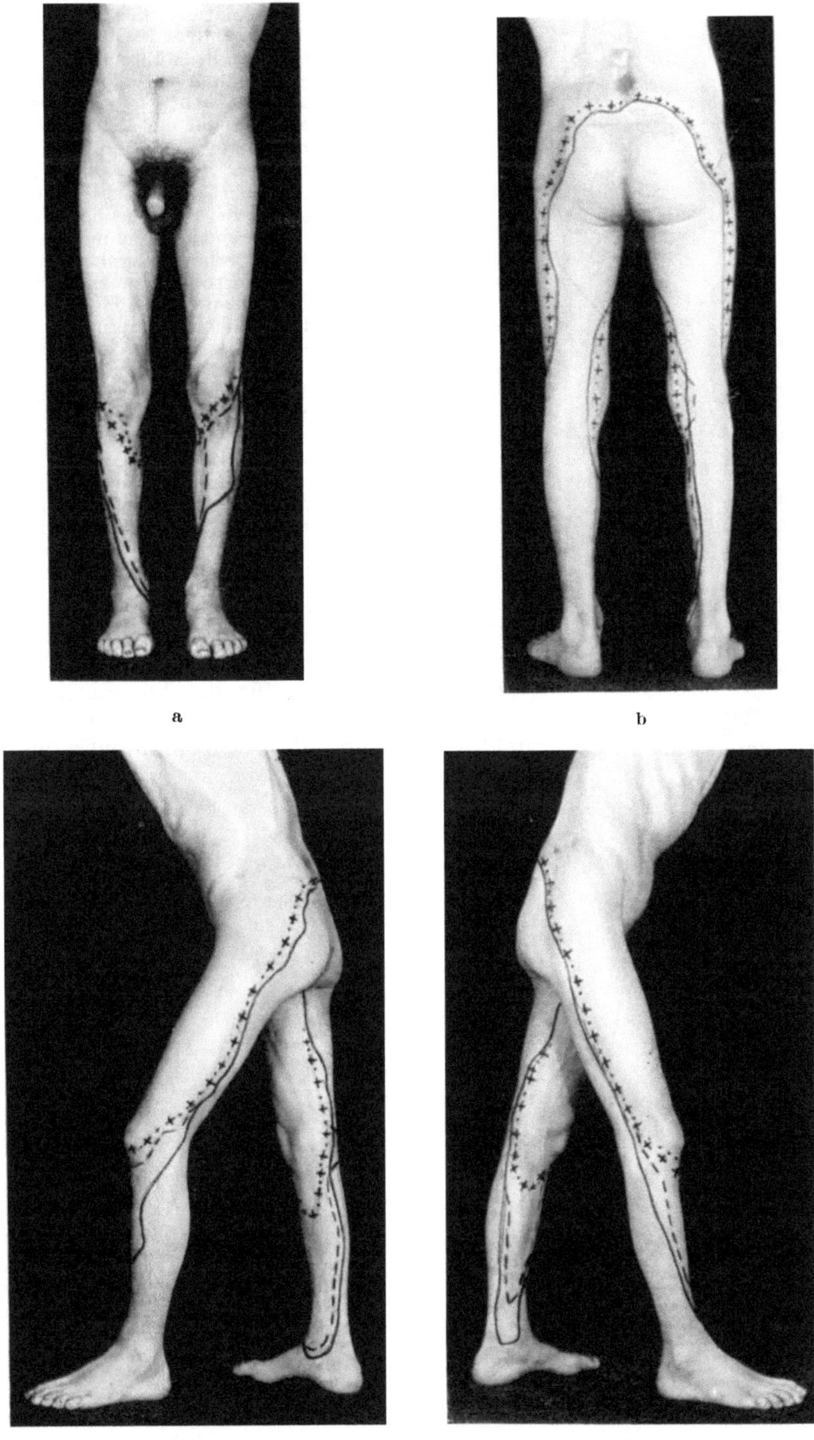

a b c d

Abb. 207a—d. Ausdehnung der Anästhesie bei traumatischer Unterbrechung der Cauda equina unmittelbar unterhalb des Austritts von L_3. Die Analgesie hat stellenweise eine größere Extensität als die taktile Anästhesie, die Thermanästhesie überschreitet die Analgesie stellenweise erheblich.

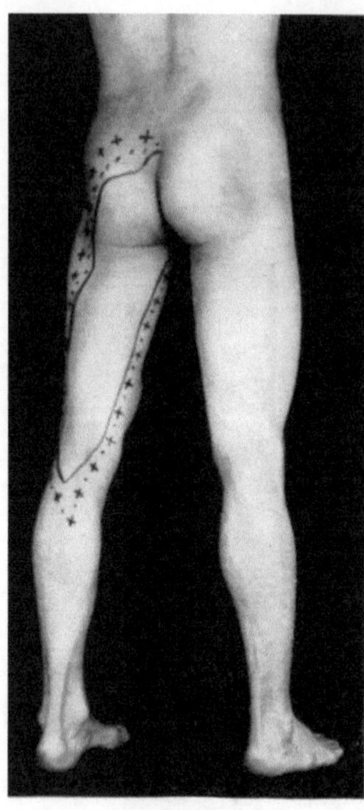

Abb. 208. Traumatische Durchtrennung der Caudawurzeln S_2—S_5 linkerseits.

Die umgekehrte Dissoziation, bei welcher gerade die taktile Sensibilität besonders geschädigt ist, unter Umständen sogar allein ausfällt, während Schmerz- und Temperaturempfindung erhalten sind, kommt besonders bei Tabes dorsalis zur Beobachtung. Die bereits im Initialstadium der Krankheit bei der Mehrzahl der Fälle feststellbaren Sensibilitätsstörungen am Rumpfe, auf welche besonders OULMONT, HITZIG, LAEHR, PATRICK, MARINESCO, FRENKEL und FOERSTER hingewiesen haben, bestehen anfangs sehr oft ausschließlich in einer taktilen Hypästhesie, während das Schmerzgefühl und die thermische Sensibilität erhalten sind. Diese Dissoziation kann längere Zeit fortbestehen, zumeist kommt es aber dann in der Folge auch zu einem Verlust des Schmerzgefühls und der Temperaturempfindung. An den unteren Extremitäten ist diese Dissoziation bei der Tabes seltener, hier bestehen entweder Störungen der taktilen Sensibilität gleichzeitig mit solchen der Schmerzempfindung, recht oft eröffnen aber letztere den Reigen und sind bereits sehr deutlich ausgeprägt, ehe die taktile Sensibilität nennenswert ergriffen ist. An den oberen Extremitäten hingegen finden wir in der Mehrzahl der Fälle ebenso wie am Rumpfe zuerst die taktile Sensibilität betroffen, in Form eines die Innenseite des Oberarmes, des Unterarmes und eventuell auch den 4. und 5. Finger einnehmenden bandförmigen Streifens.

Die mannigfachen Dissoziationen, welche die Störungen der einzelnen Sensibilitätsqualitäten bei den Erkrankungen der hinteren Wurzeln aufweisen, sprechen für die Annahme, daß die letzteren gesonderte Elemente für die Leitung taktiler Impulse, der Schmerzimpulse und der

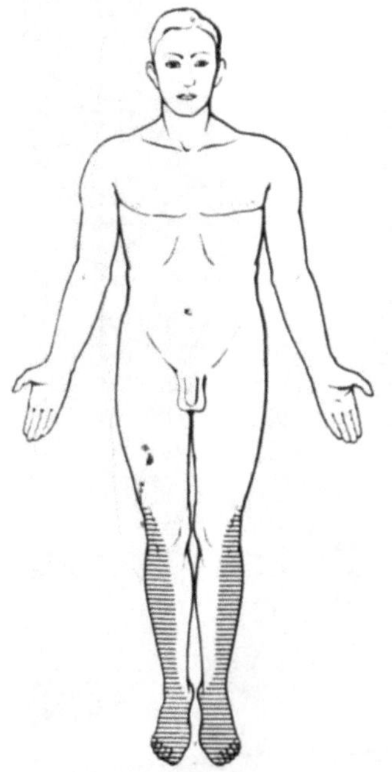

a

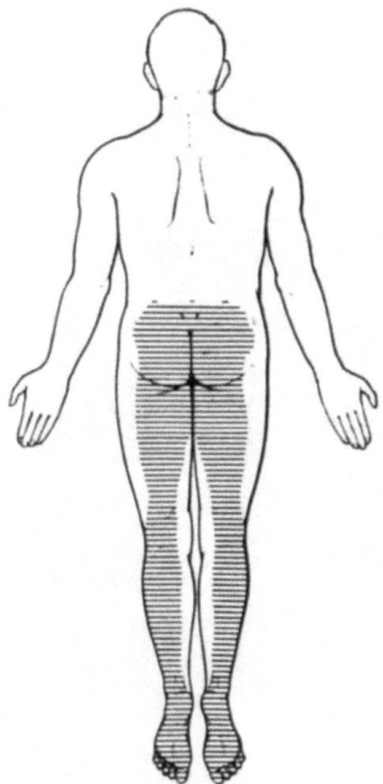

b

Abb. 209a u. b. Ausdehnung der Anästhesie bei Kompression der Cauda equina durch Caudatumor, die oberen 3 Lendenwurzeln sind verschont. Vollkommene Heilung nach Operation.

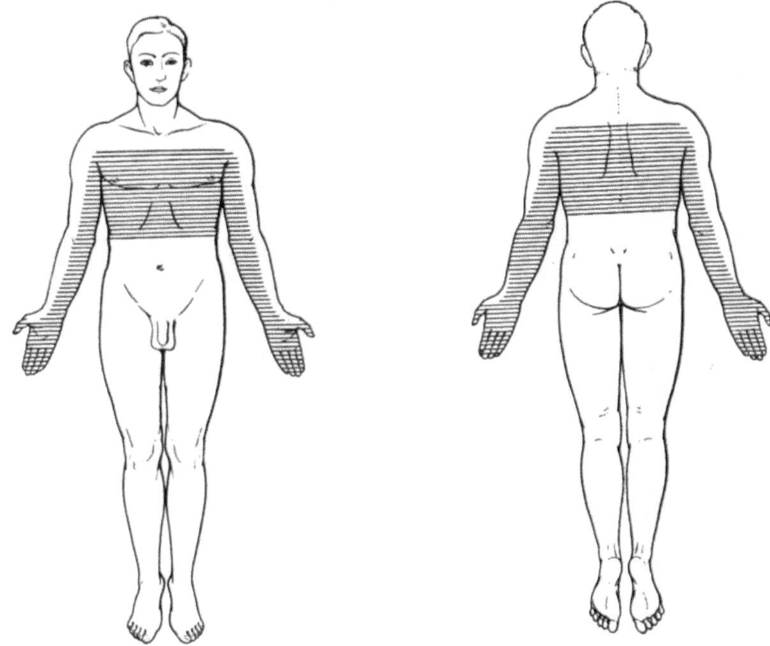

Abb. 210a u. b. Tabes dorsalis. Die Anästhesie am Rumpf und den Armen reicht vom oberen Rande des 8. Thorakaldermatoms bis zur ulnaren Grenze des 5. Cervicaldermatoms.

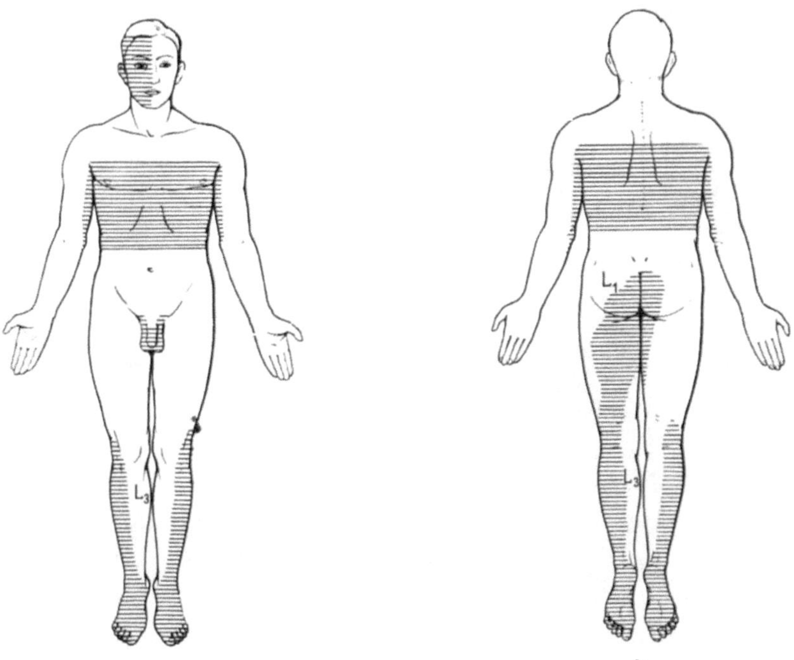

Abb. 211a u. b. Tabes dorsalis. Außer der gürtelförmigen Anästhesie am Thorax und der Anästhesie im rechten Trigeminusgebiet besteht am linken Bein eine Anästhesie, deren Ausdehnung völlig der Unterbrechung der Wurzeln S_5—L_4 einschließlich entspricht. Rechts entspricht sie etwa der Unterbrechung von S_4, S_5 und S_2—L_4.

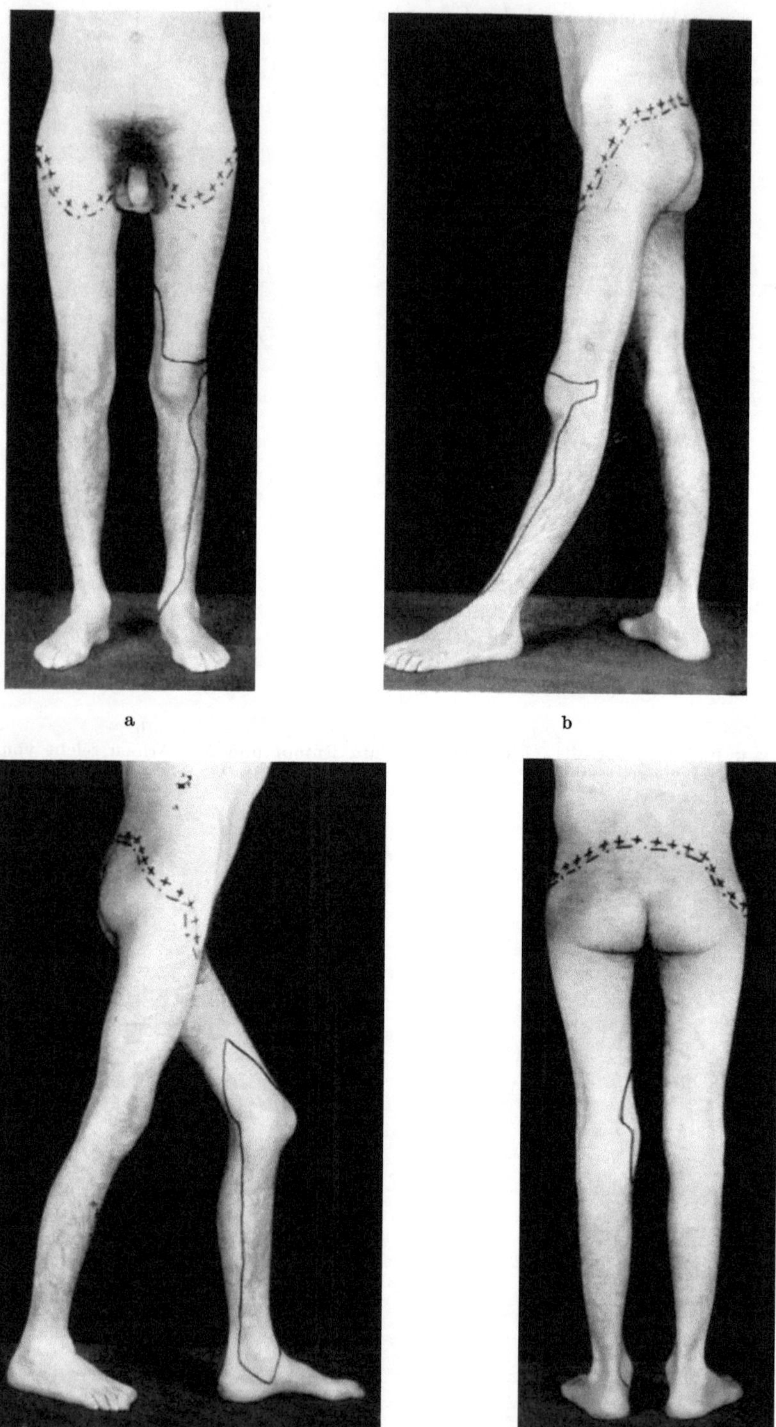

Abb. 212a—d. Traumatische Läsion der Cauda equina im Bereiche des 2. Lendenwirbels. Keine Durchtrennung der Wurzeln. Die Ausdehnung der Sensibilitätsstörung entspricht der Ausschaltung der Wurzeln S_5—L_2 (L_1 erhalten). Aber in dieser Ausdehnung sind nur Schmerz- und Temperaturempfindung aufgehoben. Die taktile Anästhesie umfaßt nur einen engen Bezirk, entsprechend einer Unterbrechung der 3. und 4. Lumbalis.

Erregungen thermischer Provenienz enthalten, und daß diese verschiedenen Faserkategorien gesondert erkranken können. Wir haben bereits weiter oben S. 242 erwähnt, daß wahrscheinlich die taktilen Fasern innerhalb der Wurzeleintrittszone medial, hingegen die Schmerzfasern und Temperatursinnfasern lateral gelegen sind und bei ihrem Eintritt ihren Weg direkt auf das Hinterhorn zu und in dieses hinein nehmen.

Es kommen aber bei den Erkrankungen der hinteren Wurzeln nicht nur Dissoziationen mit Bezug auf die verschiedenen Qualitäten der cutanen Sensibilität vor, sondern auch solche zwischen der Haut- und der Tiefensensibilität. Bei traumatischen Wurzelschädigungen, besonders aber bei Tabes dorsalis kommt es gar nicht selten vor, daß beträchtliche Störungen der Tiefensensibilität vorhanden sind, während die cutane Sensibilität keine gröberen Störungen aufweist. Das Lagegefühl und die Bewegungsempfindungen, die Kontraktionsempfindung der Muskeln, der Kraftsinn, das Ermüdungsgefühl der Muskeln, die ossale Vibrationsempfindung sind schwer gestört, während die cutane Berührungsempfindung, die cutane Schmerzempfindung und die Temperaturempfindung als solche erhalten sind und wenigstens bei den üblichen klinischen Untersuchungsmethoden keine Störungen erkennen lassen.

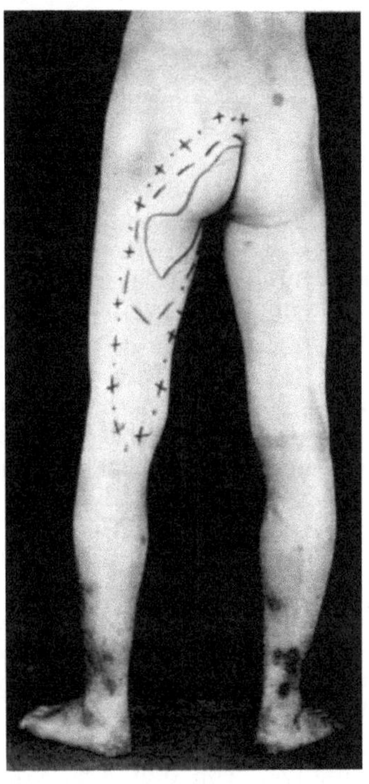

Abb. 213. Sensibilitätsstörung bei traumatischer Läsion der Caudawurzeln S_5—S_2 linkerseits. Die größte Ausdehnung zeigt die Thermanästhesie, die geringste die taktile Anästhesie, zwischen beiden steht die Analgesie. Die Wurzeln waren nicht durchtrennt.

Wenn wir der Frage nähertreten, ob die afferenten, den Tiefenreceptoren entstammenden Hinterwurzelfasern eine distinkte Lage einnehmen, so läßt sich nur soviel sagen, daß alles dafür spricht, daß diese Fasern in der Hauptsache in dem medialen Teil der Wurzeleintrittszone gelegen sind und direkt in den Hinterstrang übergehen. Doch darf nicht übersehen werden, daß ein Teil dieser Tiefenbahnen auch zum Hinterhorn in Beziehung tritt; es kann keinem Zweifel unterliegen, daß der Tiefen*schmerz* ebenso wie der Oberflächenschmerz und das Ermüdungsgefühl durch das Hinterhorn vermittelt werden und daß auch der Druckempfindung Erregungen zugrunde liegen, von denen ein Teil direkt durch den Hinterstrang aufwärts geht, der andere Teil aber seinen Weg über das Hinterhorn und die aus ihm entspringenden Bahnen zweiter Ordnung nimmt.

Bei leichteren Wurzelschädigungen fallen nur die komplizierteren feineren Sinnesleistungen aus. Im Gebiete der Hautsensibilität ist dann vornehmlich nur der Raumsinn der Haut betroffen; punktförmige Reize werden mangelhaft lokalisiert, zwei gleichzeitig applizierte, aber räumlich getrennte Reize werden, als solche erst bei beträchtlichem Abstande diskriminiert, Zahlen und Figuren, welche auf die Haut geschrieben werden, werden nicht erkannt. Die Sinnespunkte, besonders die Druckpunkte, zeigen eine Rarefikation, eine Erhöhung ihrer Intensitäts- und Zeitschwelle und eine mehr oder weniger beträchtliche Ermüdbarkeit. Ferner erweist sich die Fähigkeit diskontinuierliche Reize, die einander in kürzester Frist folgen als zeitlich getrennt zu empfinden, die Vibrationsempfindung ist erloschen oder herabgesetzt.

Wiederholt ist auch bei leichtesten Schädigungen der hinterem Cervicalwurzeln beobachtet worden, daß nur der stereognostische Sinn, die Fähigkeit Gegenstände durch Tasten zu erkennen, gelitten hat. Aber auch in diesen Fällen von sogenannter reiner Tastlähmung deckt die Prüfung der einzelnen Sinnespunkte der Haut mittels der feineren Schwellenmethoden, gewisse Störungen auf, so daß die Bezeichnung „reine Tastlähmung" cum grano salis zu verstehen ist.

Übrigens kommt es bei Hinterwurzelläsionen, besonders bei Tabes cervicalis, aber auch bei solchen anderer Ätiologie gar nicht selten vor, daß gerade umgekehrt, trotz schwerer Schädigung des Lagegefühls und der Bewegungsempfindungen und trotz nicht unerheblicher Herabsetzung der taktilen Sensibilität der stereognostische Sinn nicht nennenswert beeinträchtigt erscheint. Diesen Gegensatz hatte schon WERNICKE hervorgehoben, als er den Begriff der *corticalen Tastlähmung* aufstellte.

2. Die afferente Vorderwurzelleitung.

Das BELL-MAGENDIsche Gesetzt lehrt, daß alle afferenten Bahnen durch die hinteren Wurzeln ins Rückenmark eintreten. Auf dieser Lehre fußend, hat man immer wieder versucht, bei schmerzhaften Krankheitsprozessen durch die Durchtrennung der dem schmerzenden Körperteil zugeordneten hinteren Rückenmarkswurzeln die Schmerzen zu beseitigen. Aber seitdem diese Operation zum erstenmal von Sir WILLIAM BENNETT im Jahre 1888 ausgeführt worden war, haben fast alle Autoren, welche in der Folge die gleiche Operation zum Zwecke der Schmerzbekämpfung unternommen haben, immer wieder die ebenso überraschende wie betrübende Erfahrung machen müssen, daß zwar die Schmerzen zunächst beseitigt werden, daß aber in der Mehrzahl der Fälle nach einem von Fall zu Fall allerdings sehr verschieden langem Intervall der Schmerz wiederkehrt. Hand in Hand mit der Wiederkehr des Schmerzes zeigt sich, daß nachdem unmittelbar nach der Wurzeldurchschneidung eine totale Anästhesie des den durchtrennten Wurzeln zugeordneten Körperteiles bestanden hat, die Sensibilität sich in der Mehrzahl der Fälle in einem gewissen Umfange wiederherstellt. Man hat anfangs geglaubt, daß diese partielle Wiederherstellung der Sensibilität darauf zurückzuführen sei, daß eine ungenügende Zahl hinterer Wurzeln reseziert worden sei. Die peripheren Distributionsgebiete der einzelnen hinteren Wurzeln überlagern, wie wir gesehen haben, einander in beträchtlichem Umfange. Um den Arm vollkommen zu deafferentieren, müssen die Wurzeln C_4, C_5, C_6, C_7, C_8, Th_1, Th_2, Th_3 reseziert werden, und um das Bein vollkommen zu desensibilisieren, bedarf es der Resektion aller lumbalen und sacralen Wurzeln. Aber selbst nach derartig ausgiebigen Wurzelresektionen, selbst nach der Durchschneidung aller hinteren Cervicalen und der 4 oder 5 oberen thorakalen Wurzeln (vgl. Abb. 184, S. 274) oder nach der Resektion aller hinteren sacralen lumbalen und der 3—4 unteren Thorakalwurzeln bleibt die obere Extremität bzw. das Bein auf die Dauer nicht total anästhetisch, sondern die Sensibilität kehrt bis zu einem gewissen Grade wieder und damit tritt auch der Spontanschmerz wieder auf. Für diese partielle Restitution der Sensibilität kann man unmöglich eine Regeneration der Hinterwurzelfasern als Erklärung in Anspruch nehmen. Die Wiederkehr der Sensibilität erfolgt in der Mehrzahl der Fälle schon nach relativ kurzer Zeit, nach wenigen Wochen oder Monaten, innerhalb deren unmöglich eine erfolgreiche Regeneration Platz greifen kann. Überdies wird die Restitution auch da beobachtet, wo die hinteren Wurzeln in ihrer ganzen Länge reseziert worden sind. Der einzige Weg, auf dem nach derartig ausgiebigen Hinterwurzelresektionen afferente Erregungen noch ins Zentralnervensystem eindringen können, ist der Weg über die vorderen Wurzeln. Die Annahme, daß afferente Bahnen auch in den vorderen Wurzeln enthalten sind, ist fast so alt wie das BELL-MAGENDIsche Gesetz selbst, insofern als MAGENDI in dieser Frage einen wechselnden Standpunkt eingenommen hat. In neuerer Zeit ist diese Annahme besonders von KIDD 1911, O. FOERSTER 1920, LEHMANN 1920, SHAWE 1922 und WARTENBERG 1925 mit mehr oder weniger beweiskräftigen Argumenten verfochten worden, andererseits aber von vielen Autoren (FROEHLICH und MEYER, RIEDER, POLLOCK und DAVIS u. a.) immer wieder bekämpft worden. Für die Existenz einer afferenten Vorderwurzelleitung sprechen folgende Tatsachen:

1. Die faradische Reizung des zentralen Endes einer durchschnittenen vorderen Wurzel löst Schmerz aus. Dieser wird in das zugehörige Dermatom lokalisiert, in der Regel in die sogenannten Maximalpunkte desselben. Besonders hervorzuheben ist, daß dieser Schmerz auch dann auftritt, wenn die entsprechende hintere Wurzel vorher reseziert worden ist und ihr medullarwärts gerichteter Abschnitt degeneriert ist.

In bezug auf die Intensität des bei Reizung der vorderen Wurzeln auftretenden Schmerzes bestehen erhebliche individuelle Differenzen, bei manchen Individuen kommt es zu lebhaftem Schmerz, bei anderen nur zu Parästhesien, einem leichten Kribbeln, Brennen oder einem dumpfen Druckgefühl.

2. Wenn die einer Extremität zugeordneten hinteren und vorderen Wurzeln reseziert werden, so kommt es im Gegensatz zu dem Verhalten nach isolierter Durchschneidung der hinteren Wurzeln zu keiner partiellen Wiederherstellung der Sensibilität, diese bleibt vielmehr dauernd völlig erloschen und in Übereinstimmung damit kommt es auch zu keiner Wiederkehr des Schmerzes. Ich habe dies sowohl nach Resektion der hinteren und vorderen Wurzeln C_4—Th_5, C_3—Th_4, C_4—Th_3 (Abb. 185, S. 274), bei Schmerzzuständen der oberen Extremität, als auch nach Resektion der hinteren und vorderen Wurzeln Th_{10}—S_5 (Abb. 187, S. 275) bei Schmerzzuständen des Beines festgestellt. Besonders instruktiv ist in dieser Hinsicht ein Fall, in welchem zunächst die Resektion der hinteren Wurzeln Th_{10}—S_5 vorgenommen wurde, die Schmerzen sich aber bald wieder einstellten und eine partielle Wiederherstellung der Sensibilität des Beines festgestellt wurde; die darauf vorgenommene Resektion auch der vorderen sacralen und lumbalen Wurzeln beseitigte die Schmerzen völlig und führte eine permanente totale Anästhesie des Beines herbei. Auch im Bereiche der thorakalen Wurzeln habe ich entsprechende Beobachtungen gemacht. Ich habe weiter oben schon hervorgehoben, daß selbst nach ausgedehnter Resektion hinterer Thorakalwurzeln, z. B. Th_5—Th_{12}, die gastrischen Krisen bei der Tabes dorsalis unter Umständen nur für kurze Zeit beseitigt werden. Hingegen werden dieselben, wenn hintere und vordere Wurzeln in genügender Ausdehnung durchtrennt werden, sofern es sich um Sympathicuskrisen handelt, dauernd behoben. Der postzosterische Schmerz wird durch die Resektion der hinteren Wurzeln in der Regel nicht nachhaltig beseitigt, wohl aber durch die Resektion der entsprechenden hinteren und vorderen thorakalen Wurzeln. Ähnliche Feststellungen, daß durch die gleichzeitige Durchtrennung hinterer und vorderer Wurzeln Schmerzzustände dauernd behoben werden und die Sensibilität dauernd erloschen bleibt, sind auch von anderer Seite, von KILVINGTON, THORBURN, SHAWE u. a. gemacht worden.

Die Existenz afferenter Fasern in den vorderen Wurzeln ist anatomisch erwiesen. Schon vor langer Zeit hatte SCHIFF nach Durchschneidung einer vorderen Wurzel in dem zentralen Abschnitt derselben medullarwärts degenerierende Fasern gefunden. SHAWE hat 1922 die Frage nachgeprüft, ohne zu bestimmten Ergebnissen zu gelangen. Er ist aber bei seinen Untersuchungen von der einseitigen Annahme ausgegangen, daß die durch die vorderen Wurzeln passierenden afferenten Bahnen im Rückenmark in den Hintersträngen verlaufen müßten. In letzteren konnte er keine degenerierenden Fasern nachweisen.

Afferente Fasern in den vorderen Wurzeln sind von FOERSTER und GAGEL sowohl bei Macacus Rhesus wie beim Menschen nachgewiesen worden. Nach der Durchschneidung einer vorderen Wurzel bleiben in dem distal von der Durchschneidung gelegenen Wurzelabschnitten eine beträchtliche Anzahl von Nervenfasern erhalten (Abb. 214). Es handelt sich teils um dünnkalibrige markhaltige Nervenfasern, teils um feine marklose Fasern. Die Ursprungszellen dieser Fasern liegen zum Teil im Spinalganglion; eine Anzahl von Spinalganglienzellen zeigt nach der Vorderwurzeldurchschneidung eine deutliche retrograde Zellveränderung, die z. T. sogar bis zum vollkommenen Zellschwunde und zur Restknötchenbildung führt. Doch ist die Zahl der nach der Vorderwurzeldurchtrennung in dem distalen Wurzelabschnitte erhaltenen afferenten Fasern weit größer als die Zahl der im Spinalganglion alteriert befundenen Ganglienzellen.

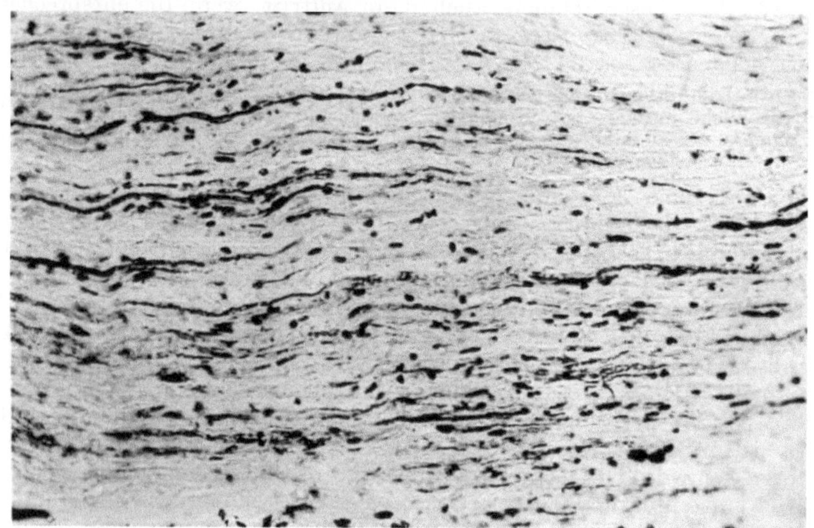

Abb. 214. Erhaltene dünnkalibrige markhaltige Nervenfasern im distalen Abschnitt einer durchtrennten vorderen Wurzel nach FOERSTER-GAGEL.

Das kann zum Teil daran liegen, daß nicht jede Spinalganglienzelle, die einen afferenten Neuriten in die vordere Wurzel abgibt, gerade in dem Stadium, in welchem die Untersuchung stattfindet, noch deutlich erkennbare retrograde Veränderungen aufweist, die ja bekanntlich reversibel sind und in manchen Zellen sehr bald, in anderen hingegen sehr spät, in manchen überhaupt nicht wieder verschwinden. Außerdem muß darauf hingewiesen werden, daß die Spinalganglienzellen keine große Tendenz zur retrograden Tigrolyse nach Durchtrennung ihres zentralen Neuriten zeigen. Ich erinnere daran, daß nach der Durchschneidung der hinteren Wurzeln die retrograden Zellveränderungen der Spinalganglienzellen auffallend gering sind.

Wahrscheinlich sind aber ein Teil der in den vorderen Wurzeln enthaltenen afferenten Fasern sympathische Fasern. Allerdings steht der anatomische Nachweis, daß sie ihre Ursprungszellen in Ganglienzellen des Grenzstranges oder in solchen der peripheren sympathischen Ganglien haben, bisher noch aus.

Eine weitere anatomische Unterlage für die Existenz einer afferenten Vorderwurzelleistung ist in dem Nachweis von Spinalganglienzellen in den vorderen Wurzeln zu erblicken. GAGEL hat dieselben beim Menschen in zahlreichen Fällen besonders in der 1. oder 2. Sacralwurzel an der Austrittsstelle der vorderen Wurzel aus dem Rückenmark festgestellt. Es handelt sich allerdings um keinen konstanten Befund und derselbe konnte bisher nur an den genannten Sacralwurzeln erhoben werden.

Systematische Untersuchungen an sämtlichen vorderen Wurzeln bei möglichst zahlreichen Individuen sind erforderlich, um ein Urteil über die Bedeutung dieser Vorderwurzelspinalganglienzellen zu gewinnen. Jedenfalls geht es nicht an, in ihnen schlechthin die Träger der afferenten Vorderwurzelleitung zu erblicken. Es sei daran erinnert, daß derartige Spinalganglienzellen in den sog. motorischen Hirnnerven, besonders in den Augenmuskelnerven schon vor langer Zeit nachgewiesen worden sind und als die Ursprungszellen der in den motorischen Hirnnerven enthaltenen afferenten Nervenfasern angesehen werden.

Die Tatsache, daß afferente Fasern auch durch die vorderen Wurzeln ins Rückenmark eintreten und daß die völlige und dauernde Desensibilisierung eines Körperteiles nur durch die gleichzeitige Resektion der hinteren und vorderen Wurzeln erreicht werden kann, ist von großer praktischer Tragweite. Die völlige Schmerzfreiheit wird bei dieser kombinierten Wurzelresektion nur durch die mit der Vorderwurzeldurchschneidung unvermeidlich verbundene motorische Lähmung erkauft. Ich selbst habe dieses Opfer bisher nur da gebracht, wo entweder schon vorher eine Lähmung des Armes oder Beines bestand oder wo die Extremität zum Teil abgesetzt war. Ferner habe ich wiederholt im Bereiche der thorakalen Wurzeln hintere und vordere Wurzeln ohne greifbaren Schaden reseziert, so besonders in Fällen von hartnäckigem postzosterischem Schmerz.

Es erhebt sich nun die Frage, wie wir bei heftigen und hartnäckigen Schmerzzuständen der oberen oder unteren Extremitäten vorgehen sollen, wenn wir eine Lähmung vermeiden wollen.

Wir haben bereits mehrfach darauf hingewiesen, daß ein Teil der afferenten Bahnen der Extremitäten den Sympathicus passiert. Die an der sensiblen Versorgung der oberen bzw. unteren Extremität beteiligten sympathischen Fasern verlaufen teils in den peripheren Nervenstämmen und treten mit den Rami communicantes in den Grenzstrang ein, teils verlaufen sie in den periarteriellen Gefäßgeflechten der Extremitätenarterien und gelangen durch den Plexus subclavius bzw. den Plexus iliaco-aorticus direkt in den Grenzstrang. Aus dem Grenzstrang gelangen diese sympathischen Fasern durch die Spinalnerven ins Rückenmark. Diese afferenten sympathischen Fasern nehmen nun offenbar ihren Weg vorzugsweise durch die vorderen Wurzeln. Denn, wenn man bei Schmerzzuständen im Bereiche des Armes oder Beines zu der Durchschneidung der dem Arme oder dem Beine zugeordneten hinteren Wurzeln noch die Exstirpation des Ganglion cervicale medium, cervicale inferius und thoracale primum et secundum bzw. die Exstirpation des lumbosacralen Grenzstranges und die periarterielle Sympathektomie der Subclavia bzw. der Iliaca hinzufügt, so wird dadurch in vielen Fällen der Schmerz nahezu ebenso gründlich und dauernd beseitigt wie durch die gleichzeitige Resektion der hinteren und vorderen Rückenmarkswurzeln. Der nicht hoch genug zu schätzende Vorteil der kombinierten Resektion hinterer Rückenmarkswurzeln und der Sympathicusexstirpation ist der, daß die motorische Lähmung vermieden wird. Allerdings ist der Effekt dieser operativen Maßnahme nicht ohne weiteres der kombinierten Hinter-Vorderwurzeldurchschneidung gleichzusetzen. In manchen Fällen kehrt doch der Schmerz in einem gewissen Grade wieder.

So bedeutsam nun auch die Feststellung der afferenten Vorderwurzelleitung ist und so wenig wir ohne dieselbe bei der Erklärung der pathophysiologischen Tatsachen auskommen, so muß doch andererseits die Rolle dieser afferenten Vorderwurzelfasern auf ihr richtiges Maß reduziert werden. Nach der isolierten Durchtrennung der vorderen Wurzeln sind bei Integrität der hinteren Wurzeln niemals die geringsten Sensibilitätsstörungen feststellbar, während nach der Durchschneidung der hinteren Wurzeln ausnahmslos zunächst eine *totale Anästhesie* des zugeordneten Körperteiles vorhanden ist. Schon aus diesem völlig gegensätzlichen Verhalten der Sensibilität bei Durchschneidung der hinteren und der vorderen Wurzeln geht die fundamentale Verschiedenheit der Bedeutung der beiden afferenten Bahnen für die Sensibilität hervor. Die hinteren Wurzeln stellen die *sensible Hauptbahn* dar, nach deren plötzlicher Ausschaltung zunächst die Sensibilität der zugeordneten Körperteile total erlischt. Die vorderen Wurzeln stellen nur eine *afferente Nebenbahn* dar, deren Ausfall, bei Integrität der Hauptbahn für die Sensibilität ganz irrelevant ist. Ihre Bedeutung für die Sensibilität tritt überhaupt erst in Erscheinung, wenn die sensible Hauptbahn unterbrochen ist, indem alsdann, dank des Vorhandenseins der sensiblen Nebenbahn, die Sensibilität nach einem individuell verschieden langem Intervall und in einem individuell erheblich wechselnden Umfange wiederkehrt. Die sensible Hauptbahn, die hintere Wurzel, und die sensible Nebenbahn, die vordere Wurzel, bilden zusammen eine Arbeitsgemeinschaft. Scheidet aus dieser das Hauptglied des Verbandes aus, so bricht zunächst die ganze Arbeitsgemeinschaft völlig zusammen, daher die initiale völlige Anästhesie nach Unterbrechung der hinteren Wurzeln. Aber dank der in unserem Organismus vorhandenen wunderbaren Reorganisationsfähigkeit rafft sich nach dem Ausfall der sensiblen Hauptbahn das verbliebene Glied der Arbeitsgemeinschaft, die vordere Wurzel, früher oder später zu solch erhöhter Leistungsfähigkeit empor, daß die durch sie von der Peripherie ins Zentralnervensystem hineingeleiteten afferenten Erregungen innerhalb des letzteren zu wirksamer Entfaltung gelangen.

Der Zeitpunkt, zu dem diese Restitution der Sensibilität nach der Hinterwurzeldurchschneidung einsetzt, wechselt außerordentlich von Fall zu Fall. In manchen Fällen machen sich die ersten Zeichen der Wiederkehr der Sensibilität schon nach einigen Wochen bemerkbar, in anderen Fällen erst nach Monaten oder Jahresfrist. Ich habe gefunden, daß die Restitution in solchen Fällen, in welchen die Wurzeldurchschneidung wegen jahrelang vorausgehender heftigster Schmerzzustände vorgenommen wurde, in denen also das Zentralnervensystem durch den ihm permanent zufließenden afferenten Erregungszustrom bereits vorher ad maximum aufgeladen war, viel rascher einsetzte als in Fällen, in denen keine pathologische Irritation der Receptoren oder afferenten Nerven vorher bestand. In einzelnen Fällen von Hinterwurzeldurchschneidung kommt es überhaupt zu keiner Restitution der Sensibilität und falls die Hinterwurzelresektion zur Beseitigung von Schmerzen vorgenommen wurde, auch zu keiner Wiederkehr der letzteren. Derartige Fälle von permanenter totaler Anästhesie nach Hinterwurzeldurchschneidung stellen aber nach meiner sehr umfänglichen Erfahrung nur eine kleine Minorität dar, und es ist nicht statthaft, aus derartigen Einzelbeobachtungen den Schluß zu ziehen, daß eine afferente Nebeneitung durch die vorderen Wurzeln überhaupt nicht existiere, wie dies manche Autoren besonders, Davis und Pollock und Fröhlich und Meyer behaupten. In dieser theoretisch ebenso interessanten wie praktisch bedeutsamen Frage darf, wie bei allen Restitutionsvorgängen innerhalb des Organismus überhaupt, niemals die ungeheuer große individuelle Variabilität übersehen werden.

In der Mehrzahl der Fälle betrifft die nach der Hinterwurzeldurchschneidung einsetzende Restitution vornehmlich oder ausschließlich die Tiefensensibilität. Die Tiefendruckempfindung und der Tiefenschmerz kehren wieder, während die cutane Sensibilität in allen ihren Qualitäten lange Zeit, häufig überhaupt dauernd, erloschen bleibt. Aber auch die Druckempfindung und der Tiefenschmerz, welche nach der Hinterwurzeldurchschneidung wiederkehren, unterscheiden sich von den gleichen Empfindungsqualitäten unter normalen Verhältnissen durch die hohe Reizschwelle, die große Latenz, die lange Dauer des Empfindungsvorganges, welcher den Reiz oft ungewöhnlich lange überdauert, die sehr mangelhafte Lokalisation und die diffuse Ausbreitung des Schmerzes. Der durch einen Reiz ausgelöste Schmerz zeichnet sich vielfach auch durch seinen explosionsartigen Ausbruch und seine ungewöhnliche

Heftigkeit aus. Es handelt sich also in der Regel nur um eine niedere Stufe der Sensibilität der sog. protopathischen Sensibilität HEADS. Feiner differenzierte Leistungen der Tiefensensibilität wie das Lagegefühl und die Bewegungsempfindungen der Glieder blieben fast ausnahmslos schwer gestört. Ebenso fehlen der Kraftsinn, das Gewichtsschätzungsvermögen und die ossale Vibrationsempfindung in der Regel vollkommen. Aber in dieser Hinsicht stoßen wir auf sehr beträchtliche individuelle Unterschiede. Einige Male habe ich festgestellt, daß nach der Hinterwurzeldurchschneidung die ossale Vibrationsempfindung wiederkehrte, daß beim Aufsetzen der Stimmgabel nicht etwa nur eine Tiefendruckempfindung zustande kam — das ist ein sehr häufiges Vorkommnis —, sondern daß tatsächlich die diskontinuierliche Reizgestalt als solche gewertet wurde, die „Vibration" empfunden wurde. Wiederholt konnte ich feststellen, daß auch das Lokalisationsvermögen für eng umschriebene Druckreize sich allmählich wieder zu auffallend weitgehender Genauigkeit entwickelte. Diejenigen Leistungen des Systems der Tiefensensibilität, welche stets dauernd auf das Schwerste beeinträchtigt blieben, sind die räumliche Wertung passiver Bewegungen und Gliedstellungen und der Kraftsinn.

W. LEHMANN, der sich mit der Bedeutung der vorderen Wurzeln für die Sensibilität eingehend beschäftigt hat, hat die Auffassung vertreten, daß die Druckempfindung und der Druckschmerz überhaupt nicht durch die hinteren, sondern nur durch die vorderen Wurzeln vermittelt würden. Diese Auffassung ist nicht haltbar. Denn dann müßten ja nach der isolierten Unterbrechung der vorderen Wurzeln diese beiden sensiblen Leistungen ganz ausfallen. Davon ist aber keine Rede; sie bleiben ebenso wie alle anderen Sensibilitätsqualitäten vollkommen unversehrt. Andererseits bleibt nach Durchschneidung der hinteren Wurzeln die Druckempfindung und der Druckschmerz keineswegs unberührt, sondern sie weisen fast ausnahmslos auch nach längerer Zeit eine nicht unbeträchtliche Herabsetzung auf. In einem Falle, in dem ich die hintere 6.—10. Thorakalwurzel durchtrennt habe, wurde innerhalb des deafferentierten Gebietes erst eine Belastung von 450 g (bei 1 qcm Belastungsfläche) gerade wahrgenommen; in einem anderen Falle sogar erst eine Belastung von 5—6 kg. In beiden Fällen war also die Schwelle der Druckempfindung sehr beträchtlich erhöht. Die beiden Fälle lehren, wie außerordentlich verschieden von Individuum zu Individuum sich das Ausmaß der Leistungsfähigkeit der vorderen Wurzeln im Dienste der Sensibilität nach Hinterwurzeldurchschneidung darstellt. Ich erinnere hier noch einmal daran, daß auch bei elektrischer Reizung des zentralen Abschnittes der durchschnittenen vorderen Wurzel der Effekt außerordentlich verschieden stark ausfällt. Der erste der beiden soeben erwähnten Kranken spürte bei der faradischen Reizung einer durchtrennten vorderen Thorakalwurzel sehr lebhaften Schmerz, der zweite hingegen hatte nur eine schwache, kaum schmerzhafte, unangenehme Empfindung.

Außer der Tiefensensibilität wird auch die Visceralsensibilität weitgehend durch die vorderen Wurzeln vermittelt. Auch hier hat W. LEHMANN die Annahme vertreten, daß die gesamte Visceralsensibilität nicht durch die hinteren, sondern nur durch die vorderen Wurzeln passiere. Gegen diese Auffassung haben schon FRÖHLICH und MEYER Stellung genommen, und in der Tat liegen die Verhältnisse mit bezug auf die Visceralsensibilität ganz ebenso wie bei der Tiefensensibilität. Die Hauptbahn stellen die hinteren Wurzeln dar; nach ihrer Ausschaltung ist das Schmerzgefühl des deafferentierten Viscerons zunächst aufgehoben. Aber nach einer individuell verschieden langen Zeitspanne kommt die in den vorderen Wurzeln verlaufende viscerale afferente Nebenleitung zur Geltung, der Organschmerz tritt wieder auf; in dem einen Fall mit großer Intensität, in dem andern Falle in einem kaum spürbarem Grade, und in einzelnen Fällen bleiben bei genügend ausgedehnter Resektion hinterer Wurzeln die Schmerzen dauernd beseitigt.

Am wenigsten partizipiert die Hautsensibilität an der afferenten Vorderwurzelleistung. In der Mehrzahl meiner Fälle fand ich dieselbe für alle Qualitäten dauernd erloschen. Aber in einzelnen Fällen habe ich doch eine weitgehende Wiederherstellung auch der cutanen Sensibilität feststellen können. So konnte ich in einem Falle in welchem die hinteren Wurzeln C_3—Th_3 durchtrennt waren, 3 Monate später feststellen, daß die cutane Berührungsempfindung und Schmerzempfindung weitgehend wiederhergestellt waren, Warm- und Kaltreize wurden prompt unterschieden. 4 Monate nach der Wurzeldurchtrennung war selbst das Lokalisationsvermögen für punktförmige, die

Haut treffende Reize weitgehend wiederhergestellt, bei Prüfung mit dem WEBERschen Tasterzirkel waren die Schwellen gegen die gesunde Seite nur etwa verdoppelt, ja der Kranke erkannte sogar Zahlen, welche auf die Haut geschrieben wurden, wenn auch nicht mit normaler Promptheit und Zuverlässigkeit, so doch auffallend gut. Vollkommen erloschen blieb die cutane Vibrationsempfindung und das Unterscheidungsvermögen für Temperaturunterschiede geringeren Grades. Eine derartig weitgehende Restitutation der cutanen Sensibilität nach Hinterwurzeldurchschneidung stellt aber eine Ausnahme dar. In der überwiegenden Mehrzahl der Fälle bleibt die Hautsensibilität wie schon gesagt recht mangelhaft oder ganz aufgehoben.

Es ist von Interesse, vergleichsweise die Erfahrungen heranzuziehen, welche bei der Durchtrennung der sensiblen Trigeminuswurzel gemacht worden sind. Zahlreiche Autoren, besonders JOY und JOHNSON, GERARD, HARTMANN, MALONEY und KENNEDY, SPILLER, CUSHING, O. FOERSTER u. a. haben gefunden, daß nach der Durchtrennung der sensiblen Trigeminuswurzel die Tiefensensibilität des Gesichtes und der Mundhöhle keineswegs dauernd total erloschen bleibt, sondern in einem individuell wechselndem Umfange sich wiederherstellt. JOY und JOHNSON und HARTMANN haben sogar die Meinung vertreten, daß die Tiefensensibilität des Gesichtes überhaupt nichts mit dem Trigeminus zu tun habe, eine Auffassung, die ebenso unhaltbar ist wie die bereits weiter oben angeführte Auffassung LEHMANNS über die Beziehung der Druckempfindung zu den vorderen Wurzeln. Andere Autoren, wie DANA und MILLS, hingegen vertreten den Standpunkt, daß auch die gesamte Tiefensensibilität des Gesichtes ausschließlich an die sensible Trigeminuswurzel gebunden sei. Aus allen diesen scheinbar so widerspruchsvollen Angaben geht wieder zur Evidenz hervor, daß nach der Durchschneidung der hinteren Quintuswurzel die Tiefensensibilität des Gesichtes sich in einem von Fall zu Fall ungemein wechselndem Grade wiederherstellt, gelegentlich in einem derartigen Umfange, daß bei oberflächlicher Prüfung überhaupt kein Defekt vorhanden zu sein scheint, — so erklären sich die Angaben HARTMANNS, JOY und JOHNSONS — umgekehrt manchmal so gut wie überhaupt nicht — so erklären sich die Angaben DANAS und MILLS; während in der Majorität der Fälle eine partielle Wiederkehr der Tiefensensibilität zu verzeichnen ist.

Die gleichen Befunde wurden aber auch nach der Resektion der sensiblen und der motorischen Quintuswurzel, sowie nach der Exstirpation des Ganglion Gasseri erhoben. Das beweist, daß für die Tiefensensibilität des Gesichtes neben dem Trigeminus ein anderer Hirnnerv in Betracht kommt, und das ist der *Facialis*. Nach gleichzeitiger Ausschaltung des Trigeminus und Facialis ist die Tiefensensibilität des Gesichtes in der Regel erloschen. Für die Zunge führt der N. hypoglossus Fasern der Tiefensensibilität und für die Kaumuskulatur sind dieselben in der motorischen Quintuswurzel enthalten.

Außerdem kommt aber für die afferente Leitung des Kopfgebietes noch der Halsgrenzstrang des Sympathicus und das periarterielle Gefäßgeflecht der Carotis in Betracht. MALONEY und KENNEDY fanden nach der Unterbrechung des Trigeminus und des Facialis die Druckempfindung und den Druckschmerz des Gesichtes nicht ganz erloschen und sie nehmen dafür den Sympathicus in Anspruch. Ich konnte nachweisen, daß die Sensibilität des Oberkiefers tatsächlich erst total aufgehoben wird durch die Unterbrechung des 2. Trigeminusastes, des Ganglion sphenopalatinum und den Sympathicus.

II. Das Hinterhorn-Vorderseitenstrangsystem.

1. Das Hinterhorn.

Nachdem die afferenten Bahnen durch die Wurzeln ins Rückenmark eingetreten sind, verteilen sie sich auf zwei verschiedene Wege. Der eine führt direkt ohne Unterbrechung in den Hintersträngen zur Oblongata empor und findet erst hier in den Kernen der GOLLschen und BURDACHschen Stränge seine erste zentrale Relaystation. Der andere Teil der Wurzelfasern tritt in die graue Substanz des Rückenmarkes ein, und zwar vornehmlich in das Hinterhorn, woselbst sich die Wurzelfasern um dort gelegene Ganglienzellen aufsplittern. Das Hinterhorn besteht aus zwei Arten von Ganglienzellen, aus den kleinen, protoplasmaarmen Zellen der *Substantia gelatinosa Rolando,* den sog. GIERKE-WALDEYERschen Sternzellen, und den um die zentral gelegene gelatinöse Substanz herumgruppierten *großen Hinterhornzellen,* welche man je nach ihrer Lage als apikale, marginale oder perikornuale und basale Zellen bezeichnet (Abb. 215). Das Analogon der Substantia gelatinosa Rolando des Rückenmarkes ist für den Trigeminus die der absteigenden Quintuswurzel anliegende ganz gleichartig gebaute Substantia gelatinosa Trigemini und für den Glosso pharyngeus, Vagus und Intermedius der wiederum gleichartig strukturierte Nucleus solitarius in der Oblongata.

Die Mehrzahl der Autoren nimmt an, daß die in das Hinterhorn eintretenden Hinterwurzelfasern sich um die Zellen der Substantia gelatinosa aufsplittern. Jacobsohn bezeichnet letztere geradezu als den Nucleus sensibilis proprius. Demgegenüber hat Kohnstamm den Standpunkt vertreten, daß die ins Hinterhorn eintretenden Hinterwurzelfasern nur mit dem großen Hinterhornzellen und nicht mit der Substantia gelatinosa in Verbindung treten. Er fand

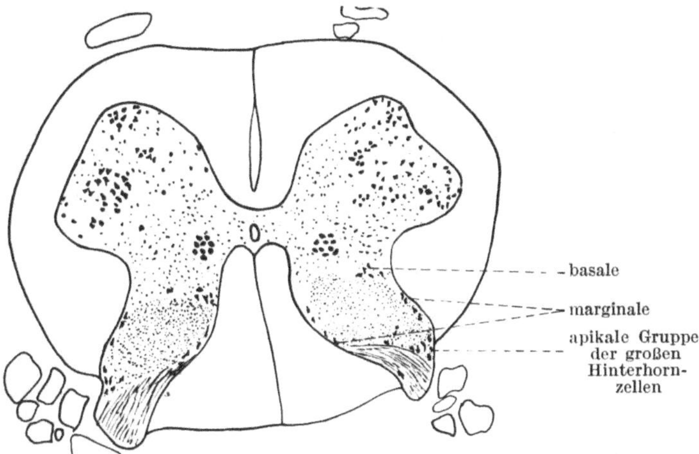

Abb. 215. Halbschematische Darstellung des Hinterhorns, um die zentrale Subst. gelatinosa Rolando herum bilden die großen Hinterhornzellen einen Ring, in die apikale, marginale und basale Zellgruppe gegliedert.

mittels der Marchi-Methode, daß nach ihrer Durchschneidung die degenerierenden Hinterwurzelfasern nur an den großen Hinterhornzellen Endpinsel bilden. Gagel und Shehan fanden gleichfalls mittels der Silbermethode, daß nach der Durchschneidung der hinteren Wurzeln die pericellulären Endösen der ins Hinterhirn eintretenden Wurzelfasern innerhalb desselben ausschließlich an den großen Ganglienzellen des Hinterhorns die charakteristischen degenerativen Veränderungen aufweisen, während an den Zellen der Substantia gelatinosa keinerlei derartige Veränderungen erkennbar sind. Und schließlich fand Gagel, daß nach Hinterwurzeldurchschneidung sowohl bei Macacus Rhesus wie beim Menschen von den Zellen des Hinterhorns ausschließlich die großen Zellen desselben eine transneuronale Veränderung erleiden, während die Zellen der Substantia gelatinosa vollkommen unberührt bleiben (Abb. 142, S. 246). Alle diese Tatsachen machen es im höchsten Grade wahrscheinlich, daß die ins Hinterhorn eintretenden Wurzelfasern ihre Synapsen an den großen Hinterhornzellen bilden. Wir werden später sehen, daß die großen Hinterhornzellen die Ursprungszellen der Hinterhorn-Vorderseitenstrangbahn darstellen.

Jede hintere Wurzel geht ganz vornehmlich Verbindungen mit dem ihm entsprechenden Hinterhornsegmente ein. Rhizomer und Myelomer sind praktisch als identisch zu betrachten (de Boer). Die mit den weiter oben angegebenen Methoden feststellbaren Veränderungen an den großen Hinterhornzellen nach der Durchschneidung einer hinteren Wurzel finden sich fast ausschließlich in dem entsprechenden Hinterhornsegmente selbst. Das einer hinteren Wurzel zugeordnete Dermatom ist gleichzeitig in dem entsprechenden Hinterhornsegmente vertreten.

Bei der lokalen Applikation von Strychnin auf die Austrittsstellen einer hinteren Wurzel wird gleichzeitig das zugehörige Hinterhornsegment vergiftet und die Vergiftung beschränkt sich streng auf dieses Segment selbst. Wird nach der Vergiftung einer Wurzeleintrittszone die zugehörige hintere Wurzel durchschnitten, so verschwindet die vorher durch die Strychninvergiftung erzeugte Hyperästhesie des zugehörigen Dermatoms in vollem Umfange und es bleibt kein Bezirk außerhalb des Dermatoms überempfindlich (de Boer). Wird ein Querschnitt durch die Marksubstanz gelegt und das Hinterhorn auf dem Querschnitt lokal mit Strychnin behandelt, so kommt es zu derselben Hyperästhesie wie bei Vergiftung der Wurzeleintrittszone (Dusser de Barenne).

Die Physiologie hat lange Zeit unter dem Einflusse von Schiff die Hinterhörner als unempfindlich betrachtet, man nahm an, daß bei Reizung des Hinterhorns keine Empfindungen aufträten. Diese Annahme ist heute nicht mehr haltbar. Unter der Einwirkung mannigfacher pathologischer irritativer Noxen auf die Hinterhornzellen treten Parästhesien und Schmerzen auf, welche in das zugehörige Dermatom projiziert werden.

Dabei besteht in der Regel auch eine ausgesprochene cutane Überempfindlichkeit des dem im Reizzustande befindlichen Hinterhorn entsprechenden Dermatoms. Die Grenzen der Hyperästhesie sind dabei bisweilen haarscharf, sie präsentieren sich ebenso prägnant wie bei Irritation der zugehörigen hinteren Wurzel. Bei dieser Hyperästhesie handelt es sich darum, daß cutane Reize, welche normaliter eine einfache Berührungsempfindung auslösen, eine unangenehme, schmerzähnliche Empfindung oder regelrechten Schmerz erzeugen. Die Reizschwelle der Schmerzpunkte selbst erweist sich dabei nicht erniedrigt. Ich habe daher statt Hyperästhesie die Bezeichnung *Hyperpathie* vorgeschlagen.

Der *Hinterhornschmerz* und die ihn begleitende Hyperpathie werden bei den verschiedensten Krankheitsprozessen beobachtet, welche die Hinterhörner in Mitleidenschaft ziehen, bei der Hämatomyelie, der Syringomyelie, der Hydromyelie, dem intramedullären Tumor, der multiplen Sklerose und anderer Erkrankungen. Wenn dann im weiteren Verlaufe das Hinterhorn durch den Krankheitsprozeß zerstört wird, verschwindet der Schmerz und die Überempfindlichkeit und an ihre Stelle treten sensible Ausfallssymptome.

Besonders lehrreich sind in dieser Beziehung Fälle von Hämatomyelie, in denen man die Ausbreitung des Blutergusses innerhalb der grauen Substanz des Markes in aufsteigender und absteigender Richtung direkt verfolgen kann. Das Ergriffenwerden jedes neuen Segmentes gibt sich zunächst dadurch zu erkennen, daß mehr oder weniger lebhafte Parästhesien oder Schmerzen und Hyperästhesie in dem ihm zugehörigen Dermatom auftreten. Nach kurzer Zeit verschwindet der Schmerz in diesem Bezirke und während er hier der Analgesie Platz macht, ergreift er das nächstfolgende Dermatom. Mit dem Ascendieren und Descendieren der Blutung von Segment zu Segment schreiten die sensiblen Reizerscheinungen von Dermatom zu Dermatom fort, gefolgt von den an Extensität sukzessive zunehmenden sensiblen Ausfallserscheinungen, der Analgesie. Je nach der Geschwindigkeit, mit welcher die Ausbreitung der Hämatomyelie vor sich geht, kann sich die geschilderte Evolution in Stunden oder Tagen abrollen.

Ganz analoge Beobachtungen habe ich bei intramedullären Tumoren und bei der Syringomyelie gemacht, nur mit dem Unterschiede, daß bei diesen Erkrankungen das sukzessive Ergriffenwerden der einzelnen Hinterhornsegmente ganz langsam erfolgt und sich über Monate oder Jahre ausdehnt. In sämtlichen von mir beobachteten Fällen von intramedullären Halsmarktumoren begann das Leiden mit Schmerzen im Hals oder den Armen und diese standen lange Zeit, mehrfach jahrelang im Vordergrunde des klinischen Bildes. Ebenso eröffneten in allen bisher von mir beobachteten Fällen von intramedullären Tumoren des Thorakalmarkes Intercostalneuralgien, Gürtelschmerzen oder heftiger Gürteldruck das Krankheitsbild und das gleiche gilt für die intramedullären Tumoren des Lumbosacralmarkes, bei denen Ischialgien oder Cruralneuralgien manchmal lange Zeit vor dem Auftreten anderer Symptome den Beginn des Leidens anzeigten. Der initiale Schmerz ist beim intramedullären Tumor weit häufiger als beim extramedullären Tumor. In meinem Material von 20 intramedullären Tumoren fehlten Schmerzen in keinem einzigen Falle.

Auch bei der Syringomyelie sind Schmerzen und Parästhesien ein häufiges Symptom. Man neigt im allgemeinen dazu, diese Schmerzen auf eine konkomitierende Arachnitis zurückzuführen. Ich konnte mich aber sowohl bioptisch wie autoptisch in mehreren Fällen, welche an starken Schmerzen litten, davon überzeugen, daß keine konkomitierende Arachnitis vorhanden war. In manchen Fällen von Syringomyelie konnte ich das allmähliche Wandern des Schmerzes und der Parästhesien von Dermatom zu Dermatom im Verlaufe der Krankheit verfolgen; mit dem Abklingen des Schmerzes in einem bestimmten Bezirke wurde der letztere analgetisch.

Die *sensiblen Ausfallserscheinungen,* welche aus der Zerstörung des Hinterhorns resultieren, sind seit langem bekannt. Es besteht eine *dissoziierte Empfindungslähmung: Schmerz-* und *Temperaturempfindung* sind erloschen, Berührungsempfindung, Druckempfindung, das Lagegefühl und die Bewegungsempfindungen, der Kraftsinn, der Raumsinn der Haut und die cutane und ossale Vibrationsempfindung sind erhalten. Die Schmerz- und Temperaturempfindung sind an die Integrität des Hinterhorns gebunden; hingegen sind an dem Zustandekommen der Druckempfindung und Berührungsempfindung sowohl das Hinterhorn wie der Hinterstrang beteiligt und für die anderen Empfindungsqualitäten kommt letzterer ausschließlich in Betracht.

Eine genauere Prüfung der Druckpunkte der Haut mit den feinen physiologischen Methoden ergibt allerdings, daß doch eine Rarefikation der Druckpunkte vorhanden ist, wie dies besonders v. Weizsäcker und Stein gezeigt haben und auch die Intensitäts- und Zeitschwelle der Druckpunkte weist eine mehr oder weniger ausgesprochene Erhöhung auf. Eine Beeinträchtigung der raumsinnlichen Leistungen der Haut habe ich ebensowenig feststellen können wie eine Störung der Differenzierung diskontinuierlicher, rasch aufeinanderfolgender Reize, wie sie durch die schwingende Stimmgabel oder den faradischen Strom geliefert werden. Bei der Applikation des faradischen Stromes auf die Haut wird der diskontinuierliche Reizcharakter, das Schwirren oder Vibrieren, sogar besser als in der Norm wahrgenommen, weil das normaliter konkomitierende Schmerzgefühl fehlt.

Die Aufhebung des Schmerzgefühls bei der Zerstörung des Hinterhorns betrifft sowohl den cutanen Oberflächenschmerz, wie den Tiefenschmerz, wie den Visceralschmerz. Im Hinterhorn stoßen alle Schmerzfasern des zugeordneten Körpermetamers zusammen, einerlei ob sie in der Körperoberfläche oder in den Tiefensubstraten oder in den Eingeweiden ihren Ursprung nehmen und einerlei, ob sie durch hintere oder vordere Wurzeln ins Rückenmark eintreten. Ich habe einen Fall von Syringomyelie mit Zerstörung der Hinterhornsegmente des Brustmarkes und oberen Lendenmarkes beobachtet, in welchen eine tuberkulöse Dünndarmerkrankung mit den schwersten peritonealen Adhäsionen völlig schmerzlos verlief.

Bezüglich des Verlustes der cutanen Schmerzempfindung ist hervorzuheben, daß nur das Schmerzgefühl als solches ausfällt, daß aber die Kranken dank der weitgehenden Integrität der Berührungsempfindung und besonders des Raumsinnes der Haut Kuppe und Spitze der Nadel sehr präzise unterscheiden können. Die Kranken geben, wenn sie gestochen werden, an: „Das war spitz.“ Aber auf ausdrückliches Befragen fügt dann der Kranke hinzu: „Es tut nicht weh.“ Man muß sich den Unterschied der Empfindung „Spitz“ und der schmerzenden Wirkung des Nadelstiches stets bei derartigen Sensibilitätsprüfungen streng vor Augen halten.

Außer dem Schmerzgefühl werden auch andere Gefühle aufgehoben. Streicht man in Fällen von Syringomyelie sanft über die Haare, so empfindet der Kranke dies genau, aber es fehlt jegliches Kitzelgefühl. Wenn man die

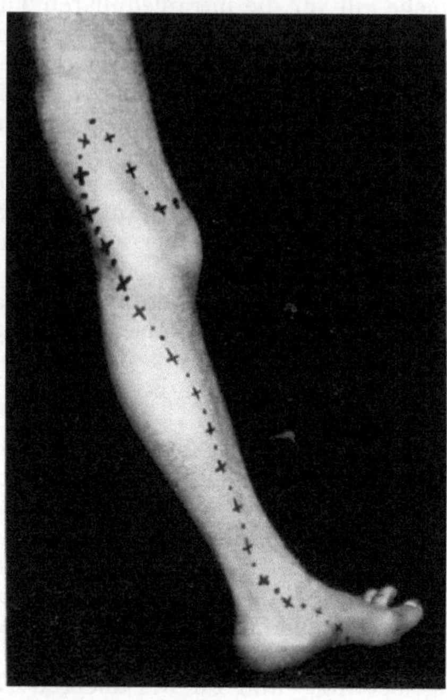

a

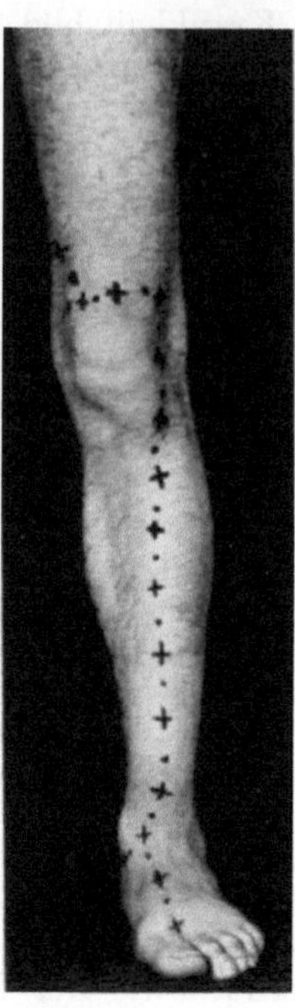

b

Abb. 216a u. b. Hämatomyelie, isolierte Thermanästhesie bei ungestörter Schmerzperzeption. Die Störung umfaßt den Bezirk, welcher bei Unterbrechung von L_3 und L_4 seine Sensibilität verliert.

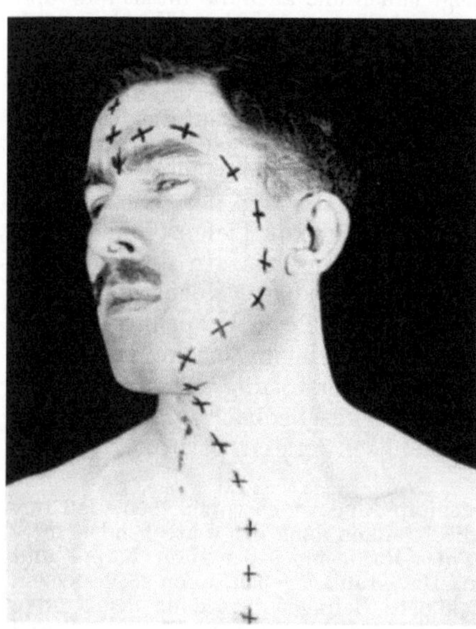

Abb. 217. Hämatomyelie des oberen Halsmarks, isolierte Kaltanästhesie bei intaktiler Schmerz- und Warmperzeption in Teilen des Gesichtes, am Hinterkopf, Hals und obersten Brustabschnitt; betroffen sind die Hinterhornsegmente C_1—C_4 und der untere Abschnitt der spinalen Trigeminuswurzel.

Schnurrbarthaare eines Gesunden mit dem Stabe einer schwingenden Stimmgabel berührt, so ruft dieser Reiz in der Regel ein heftiges Kitzelgefühl hervor, das sehr leicht geradezu einen unangenehmen, juckenden Charakter annehmen kann, hinter dem die eigentliche Vibrationsempfindung ganz in den Hintergrund tritt. Bei Syringobulbie fehlt dieses Kitzel- bzw. Juckgefühl vollständig, während die Vibrationsempfindung als solche in vollkommener Reinheit in Erscheinung tritt. Bei Zerstörung des Hinterhorns im untersten Sacralmark fehlt die Libido vollkommen. Ist die Erektionsfähigkeit erhalten, so fehlt während der Kohabitation jegliche Voluptas und bei der Ejaculation jeglicher Orgasmus; der ganze Geschlechtsakt hat den Charakter eines nackten, jedes Gefühles baren Empfindungsvorganges.

Außer dem Schmerzgefühl wird durch die Destruktion des Hinterhorns auch die Temperaturempfindung aufgehoben.

Wir müssen annehmen, daß der Schmerzempfindung, der Warmempfindung und der Kaltempfindung innerhalb des Hinterhorns gesonderte Elemente entsprechen. Zwar gehen in zahlreichen Fällen von Hinterhornerkrankung Analgesie und Thermanästhesie einander parallel. Aber es gibt auch zahlreiche Fälle, in denen die Schmerzempfindung gar nicht oder nur in ganz geringem Grade beeinträchtigt, die Temperaturempfindung dagegen auf das Schwerste gestört ist (Abb. 216, 217) und umgekehrt, wenn auch seltener, kommt es vor, daß das Schmerzgefühl aufgehoben ist, hingegen die Temperaturempfindung wenig oder gar nicht geschädigt ist. Weitaus am häufigsten findet man, daß zwar alle drei Qualitäten, Schmerz-, Warm-Kaltempfindung, gleichzeitig gestört sind, daß aber die Ausdehnung der Störungen der drei Qualitäten erheblich, eine von der anderen abweicht (Abb. 218—221). In der Regel zeigt dabei die Analgesie die geringste Extensität, die Thermanästhesie überschreitet dieselbe mehr oder weniger beträchtlich, wobei Warmanästhesie und Kaltanästhesie ihrerseits auch in bezug auf ihre jeweilige Extensität voneinander abweichen können. Seltener zeigt die Analgesie die größere Extensität als die Thermanästhesie.

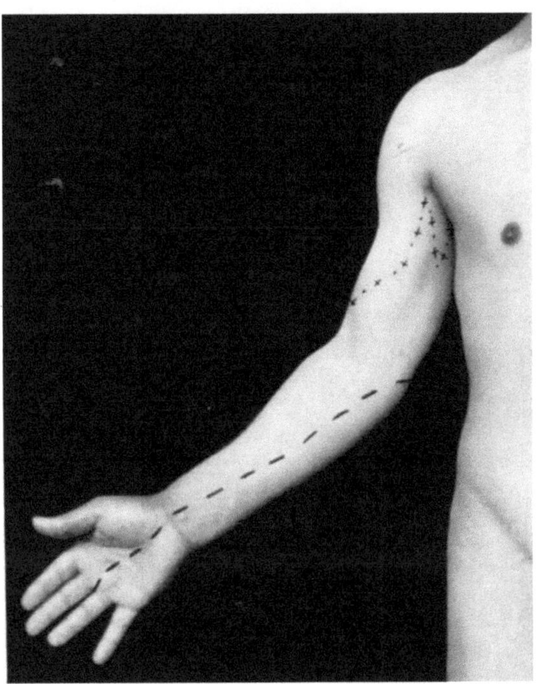

Abb. 218. Syringomyelie, die Ausdehnung der Thermanästhesie geht erheblich über die der Analgesie hinaus; letztere entspricht dem Ausfall von Th_2, Th_1 und C_8, erstere dem Ausfall von Th_2—C_5.

Besonders zu erwähnen ist die sog. *paradoxe Temperaturempfindung*. Sie kommt besonders dann zur Beobachtung, wenn eine der beiden thermischen Qualitäten erhalten, die andere aber erloschen ist. Wenn die Warmempfindung erhalten ist, die Kaltempfindung aber erloschen ist, so wird gar nicht selten ein Kältereiz als warm gewertet, und umgekehrt ruft bei aufgehobener Warmempfindung aber erhaltener Kälteperzeption ein Wärmereiz eine Kaltempfindung hervor. Auch Stiche können gelegentlich eine Temperaturempfindung auslösen, wenn die Schmerzempfindung aufgehoben, die Temperaturempfindung aber erhalten ist. Das umgekehrte Verhalten, daß bei erloschener Temperaturempfindung aber erhaltener Schmerzempfindung Wärme- oder Kältereize stärkerer Intensität ein Schmerzgefühl erzeugen, ist ein recht häufiges Vorkommnis, das sich ja bekanntlich auch schon in der Norm in dem bekannten Kälte- oder Hitzeschmerz äußert.

Derartige paradoxe Empfindungen beruhen darauf, daß die Thermoreceptoren auch durch unspezifische Reize erregt werden können. Wird ein Warmreceptor durch einen Kältereiz oder durch einen mechanischen Reiz erregt, so führt das zur Empfindung Warm, wird ein Kaltreceptor von einem Wärmereiz oder einem mechanischen Reiz getroffen, so hat das eine Kälteempfindung zur Folge, sofern die Warm- bzw. die Kaltreceptoren in mehr oder weniger ungestörter Verbindung mit dem Gehirn stehen. Die Erregung des Warm- oder Kaltreceptors kommt durch einen thermischen Reiz leichter zustande als durch einen mechanischen Reiz, darum tritt eine paradoxe Temperaturempfindung vorzugsweise bei der Applikation thermischer Reize auf.

Nicht selten beobachtet man, daß der Kranke nur dann eine paradoxe Temperaturempfindung hat, wenn er auf thermische Reize eingestellt ist, wenn er weiß, daß er auf Temperaturempfindung geprüft wird, mit anderen Worten, wenn die Vorstellung „Warm" und „Kalt" vorausgeht. Daß die einer bestimmten Empfindungsqualität entsprechende Vorstellung einen bahnenden Einfluß auf die nachfolgende Empfindung ausübt, ist von O. FOERSTER und M. LOEWI nachgewiesen worden. Sie konnten zeigen, daß, wenn die Kaltempfindung aufgehoben, die Warmempfindung aber erhalten ist, man einen Kältereiz zahlreiche Male hintereinander applizieren kann, ohne daß dabei eine Temperaturempfindung aufkommt, wenn man dem Kranken aber vorher sagt, daß er anzugeben habe, ob er Warm oder Kalt empfinden werde, so empfindet er denselben Kältereiz, der vorher als einfache Berührung empfunden wurde, nunmehr als Warm. Ähnlich ist es, wenn man zuerst einen Wärmereiz appliziert, der infolge der erhaltenen Warmempfindung prompt als Warm empfunden wird. Damit ist die Aufmerksamkeit der Kranken auf Temperaturerreger eingestellt, die thermische Vorstellung ist geweckt und dementsprechend wird ein folgender Kältereiz sofort als Warm bezeichnet.

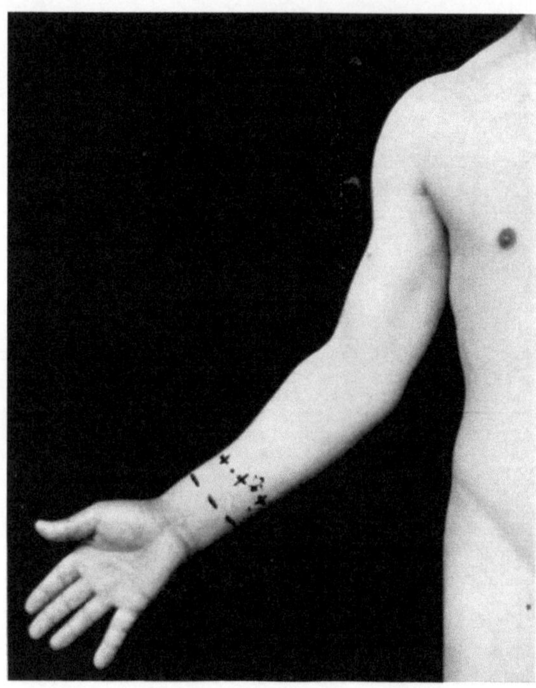

Abb. 219. Syringomyelie, zirkulärer Typus der Sensibilitätsstörung. Thermanästhesie etwas ausgedehnter als Analgesie.

Die Gestalt der analgetischen und thermanästhetischen Zonen bei Hinterhorndestruktionen gleicht vielfach der bei Wurzelunterbrechungen vollkommen. Darin kommt die oben bereits erwähnte Identität von Rhizomer und Myelomer deutlich zum Ausdruck (vgl. Abb. 216—218, 220—223). Daß Abweichungen von den radikulären Sensibilitätsstörungen vorkommen, kann nicht wundernehmen, da ja die Krankheitsprozesse, welche die Hinterhörner angreifen, keineswegs immer eine vollkommene Zerstörung einer Reihe von Hinterhornsegmenten herbeiführen und die nach oben und unten zu anstoßenden Segmente ganz unberührt lassen, sondern zumeist ist das nächstfolgende Hinterhornsegment von dem Krankheitsprozeß bereits ergriffen, ehe das vorangehende völlig destruiert ist.

Daß bei reiner Hinterhornläsion die Sensibilitätsstörung nur die Schmerz- und Temperaturempfindung betrifft, die taktile Sensibilität aber intakt läßt, unterscheidet die kornuale Sensibilitätsstörung von der radikulären Störung, bei welcher, die Unterbrechung einer genügenden Zahl hinterer Wurzeln vorausgesetzt, die taktile Sensibilität ebenfalls in Mitleidenschaft gezogen ist. Allerdings gestaltet sich in Praxi die Differentialdiagnose zwischen Wurzelläsionen und Affektionen der Hinterhörner oft recht schwierig. Wir haben bei Besprechung der radikulären Sensibilitätsstörungen darauf hingewiesen, daß bei Unterbrechung zweier benachbarter Wurzeln gar nicht selten die taktile Sensibilität erhalten ist und nur eine Analgesie und Thermanästhesie besteht, und daß vor allem auch bei diffusen, über zahlreiche Wurzeln ausgebreiteten Krankheits-

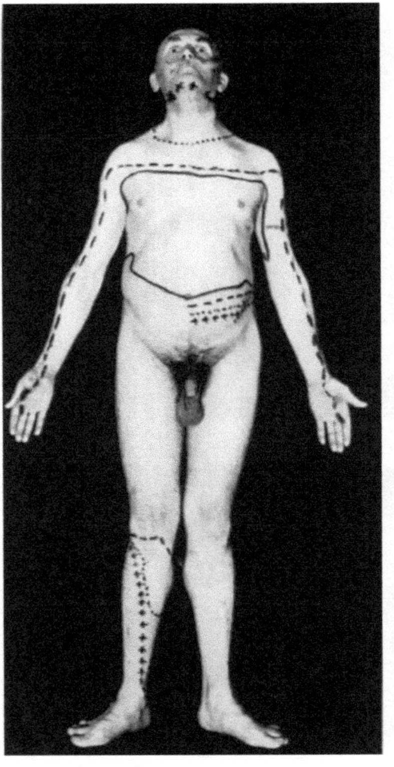

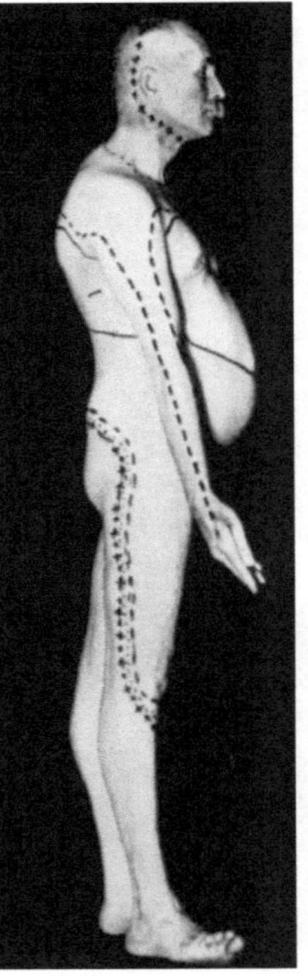

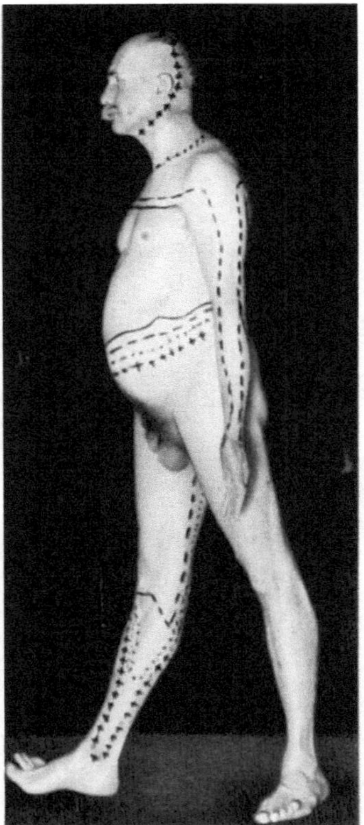

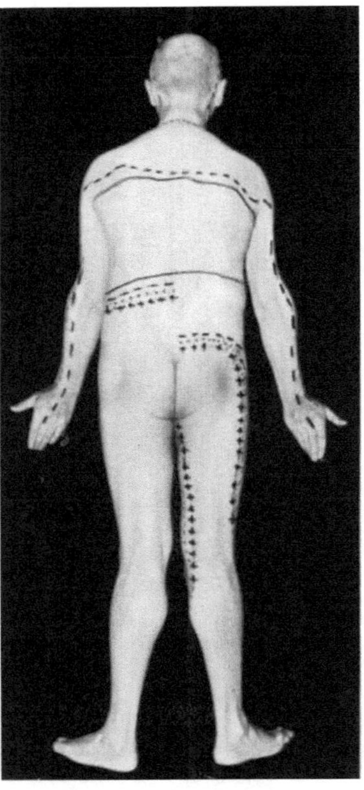

Abb. 220a—d. Intramedullärer Tumor vom oberen Halsmark (C_2) an bis zum 3. Lumbalsegment abwärts reichend. Sehr verschiedene Ausdehnung der taktilen Anästhesie, Analgesie, Warm- und Kaltanästhesie. Kaltanästhesie von der Scheitelohrkinnlinie bis zum oberen Rand des 12. Thorakaldermatoms links, bis zum oralen Rande des 4. Lumbaldermatoms rechts. Warmanästhesie vom caudalen Rande des 3. Cervicaldermatoms an beiderseits etwas weniger weit abwärts reichend als die Kaltanästhesie. Analgesie vom caudalen Rande des 6. Cervicaldermatoms an noch weniger weit abwärts reichend als die Warmanästhesie. Taktile Anästhesie nur von der Achselfalte bis zum Nabel reichend. Bemerkenswert ist, daß der Tumor bis zum 10. Thorakalsegment beide Markhälften vom 11. an abwärts nur das rechte Hinterhorn betrifft.

prozessen, die keine vollständige Leitungsunterbrechung bewirken, infolge der größeren Resistenz der taktilen Wurzelfasern eine ausschließliche Thermanalgesie besteht oder die taktile Sensibilität kaum alteriert ist. Andererseits liegt es in der Natur der meisten Krankheitsprozesse, welche die Hinterhörner betreffen, daß sie nicht absolut auf diese letzteren beschränkt bleiben, sondern darüber hinaus auch die Wurzeleintrittszone ergreifen und damit auch Störungen der Berührungsempfindung und Druckempfindung verursachen (Abbildung 220—223).

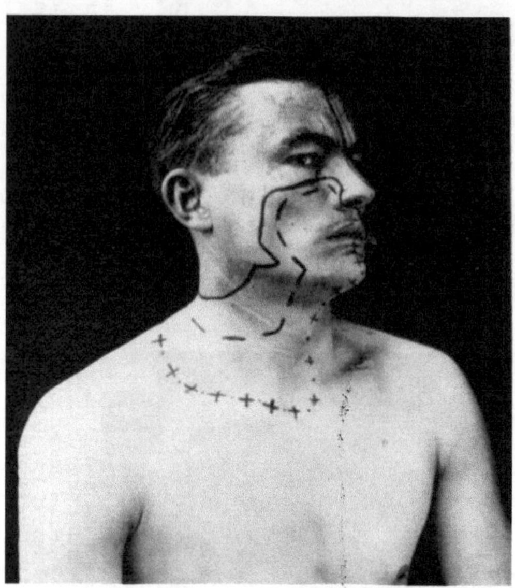

Abb. 221. Hämatomyelie des oberen Halsmarkes, die Thermanästhesie zeigt die größte, die taktile Anästhesie die geringste Ausdehnung.

Je genauer man bei den verschiedenen Erkrankungen der Hinterhörner die resultierenden Sensibilitätsstörungen topographisch bestimmte, um so mehr gelangte man zu der Erkenntnis, daß der segmentale Typus der Sensibilitätsstörung bei ihnen vorherrscht. Aber es gibt auch Fälle, in denen die Begrenzung des

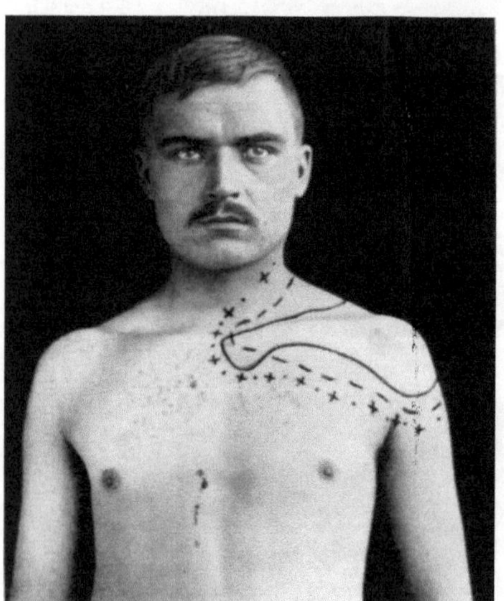

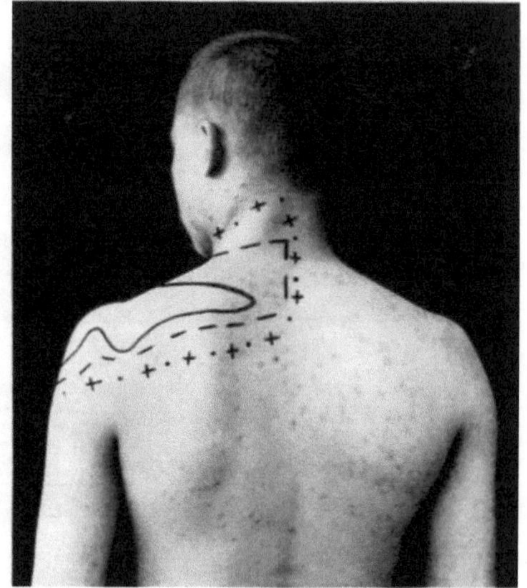

a b

Abb. 222a u. b. Hämatomyelie des oberen Halsmarkes C_4, C_5 betreffend, verschiedene Ausdehnung der Störungen der einzelnen Empfindungsqualitäten (vgl. Abb. 165, S. 261).

Sensibilitätsdefektes vollkommen von dem segmentalen Typus abweicht. Das sind die bekannten Handschuh-, Manschetten- und Strumpfanalgesien, bei denen die distalen Abschnitte der Extremitäten ergriffen sind und die Grenzlinie oft scharf zirkulär um das Glied herumzieht (Abb. 219). Hierbei sind also einerseits mehrere Dermatome ergriffen, andererseits fällt kein Dermatom in seiner gesamten Längenausdehnung, sondern nur mit seinem distalen Abschnitte aus. Bei der handschuhförmigen Analgesie sind die Dermatome C_5, C_6, C_7, C_8, Th_1 beteiligt, bei der strumpfförmigen die Dermatome S_2, S_1, L_5, L_4, L_3. Eine einleuchtende Deutung dieses zirkulären Typs der Sensibilitätsstörung bei Hinterhornerkrankungen hat BROUWER gegeben. Er zieht zur Erklärung die Untersuchungen DUSSER DE BARENNES über die lokale Strychninvergiftung der Hinterhornsegmente heran, nach denen schon die Vergiftung eines kleinen Abschnittes der Höhenausdehnung eines Hinterhornsegmentes genügt, um die gesamte Segmentalzone hyperästhetisch zu machen. In oro-caudaler Richtung sind also die einzelnen Abschnitte des Hinterhornsegmentes einander gleichwertig, in jedem Abschnitt ist das ganze Dermatom vertreten. Dagegen kommt es bei eng umschriebener Vergiftung eines Teiles des Hinterhornquerschnittes zur Überempfindlichkeit nur eines Teiles des zugehörigen Dermatoms, die einzelnen Querschnittsabschnitte stehen zu verschiedenen Dermatomabschnitten in Beziehung. Nach BROUWER entsprechen die medialen vorderen Teile des Hinterhorns den distalen Teilen des zugehörigen Dermatoms, die hinteren lateralen Abschnitte des Hinterhorns den proximalen Dermatombezirken. Zerstört der Krankheitsprozeß, z. B. eine zentrale Höhlenbildung, nur die basalen Teile des Hinterhorns, während er die apikalen Abschnitte derselben intakt läßt, und ist der Prozeß in dieser Begrenzung auf dem Querschnitt über mehrere Segmente longitudinal ausgedehnt, so finden die Handschuh- und Strumpfanalgesien eine ungezwungene Erklärung. Sind umgekehrt die apikalen Zellgruppen zerstört, die basalen erhalten, resultiert eine zirkulare Analgesie der proximalen Extremitätenabschnitte bei Integrität der distalen.

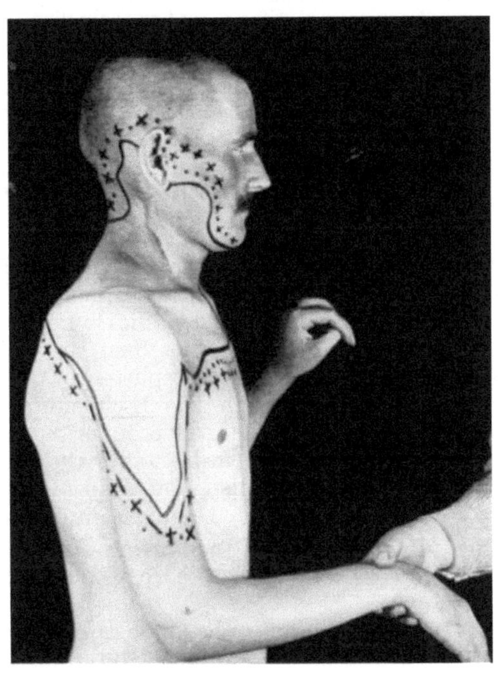

Abb. 223. Hämatomyelie des Halsmarkes C_3—C_6. Annähernd gleiche Ausdehnung der Störungen der verschiedenen Empfindungsqualitäten.

Obschon innerhalb jedes Hinterhornsegmentes die Bahnen der Oberflächen-, Tiefen- und Visceralsensibilität zusammenstoßen und, wie wir annehmen müssen, distinkte Elemente des Hinterhorns mit der Weiterleitung tactiler Impulse, thermischer Impulse und algophorer Impulse betraut sind und obschon, wie wir soeben gesehen haben, verschiedenen Abschnitten eines Hinterhornes verschiedene Dermatombezirke zugeordnet sind, stellt doch jedes Hinterhornsegment eine funktionelle Einheit dar. Bei starkem afferenten Zustrom gerät das gesamte Hinterhornsegment in einen Zustand von Übererregung. Wenn man durch Anlegen einer Klemme an die Haut einen länger anhaltenden Hautreiz setzt, so kommt es, wie GOLDSCHEIDER gezeigt hat, zu einer Überempfindlichkeit aller der Dermatome, in deren Bereich die gereizte Hautstelle gelegen ist. Das gleiche konnte ich wiederholt bei Brandwunden feststellen, ebenso bei traumatischen irritativen Läsionen kleiner Hautnervenäste, besonders wenn ein Trennungsneurom die Quelle der permanenten Irritation bildete. Bei Erkrankungen innerer Organe kommt es, wie HEAD gezeigt hat, gar nicht selten zu einer ausgesprochenen cutanen Hyperästhesie im cutanen Distributionsbezirke derjenigen Wurzeln, welche die afferenten Bahnen des erkrankten Viscerons enthalten. Diese so vielfach umstrittenen HEADschen Zonen sind wohl mehr von pathophysiologischem Interesse als von differentialdiagnostischer Bedeutung für die Unterscheidung der Erkrankung der einzelnen inneren Organe.

Die Überempfindlichkeit betrifft übrigens nicht nur die Haut, sondern auch die Tiefensubstrate der entsprechenden Körpermetameren, die Muskeln und die Knochen. Desgleichen geraten nicht selten diejenigen inneren Organe, welche die gleiche sensible segmentelle Versorgung haben wie das erkrankte Organ, in einen Zustand von Überempfindlichkeit. Das bekannteste Beispiel ist die Druckschmerzhaftigkeit des Hodens bei Ureterenerkrankung, speziell beim Ureterenstein, Hoden und Ureter unterstehen beide den gleichen Hinterhornsegmenten. Bei chronischer Colitis verläuft nicht selten die Menstruation sehr schmerzhaft; Colon, Ovarien und Uterus sind vornehmlich in den gleichen Segmenten vertreten.

Ich erinnere ferner an die cutane Überempfindlichkeit bestimmter Dermatome bei den verschiedenen tabischen Krisen. Auf weitere Einzelheiten dieses höchst interessanten Problems der funktionellen Einheit des Hinterhornsegmentes kann hier nicht eingegangen werden. Ich verweise diesbezüglich auf meine Ausführungen in dem Buche: Die Leitungsbahnen des Schmerzgefühls, S. 89—101.

2. Die Vorderseitenstrangleitung.

a) Anatomischer Überblick.

Die Neuriten der Hinterhornzellen überkreuzen zum größten Teil die Mittellinie und ziehen im kontralateralen Vorderseitenstrang aufwärts (Abb. 133, S. 241). Die Ursprungszellen dieser Hinterhornvorderseitenstrangbahn sind die großen Hinterhornzellen, dieselben, um welche die ins Hinterhorn eintretenden Hinterwurzelfasern sich aufsplittern. O. FOERSTER und O. GAGEL haben in zahlreichen Fällen nach Durchschneidung des Vorderseitenstranges eine ausgesprochene retrograde Zellveränderung ausschließlich in den großen Hinterhornzellen (Abb. 224) festgestellt, alle anderen Zellarten des Rückenmarkes, einschließlich der Zellen der Substantia gelatinosa Rolando bleiben vollkommen unbeeinflußt. Damit ist auch die so lange umstrittene Frage nach dem Ursprung des GOWERSschen Anterolateraltraktes (Tractus spino-cerebellaris ventralis) dahin beantwortet, daß derselbe aus großen Hinterhornzellen hervorgeht.

Bei einseitiger Vorderseitenstrangdurchschneidung sind die retrograden Zellveränderungen der großen Hinterhornzellen doppelseitig festzustellen, allerdings sind sie auf der kontralateralen Seite viel ausgesprochener als auf der homolateralen Seite. Schon daraus geht hervor, daß die Hauptmasse der Hinterhornvorderseitenstrangbahn der Kreuzung unterliegt, daß aber ein Teil ungekreuzt im homolateralen Vorderseitenstrang aufwärts zieht (Abb. 113, S. 241).

Es war lange Zeit strittig, ob die Kreuzung der aus dem Hinterhorn entspringenden Fasern in den gegenüberliegenden Vorderseitenstrang hinüber an Ort und Stelle vor sich geht oder ob sie sich allmählich vollzieht (Abb. 225). Die Mehrzahl der Autoren neigte zu der Auffassung, daß die Kreuzung nicht sofort erfolgt, sondern sich über eine Höhe von mehreren, etwa 5—6 Rückenmarkssegmenten erstrecke. Die mit der Vorderseitenstrangdurchschneidung gewonnenen Erfahrungen weisen darauf hin, daß die Kreuzung gerade eine Segmentalhöhe beansprucht, derart, daß die aus einem Hinterhornsegmente entspringenden Fasern bereits am oberen Rande des nächst höheren Segmentes im gekreuzten Vorderseitenstrange liegen. Ein anatomischer Beweis konnte hierfür allerdings bisher nicht erbracht werden. Aber es geht das einwandfrei aus der Tatsache hervor, daß, wenn die Vorderseitenstrangdurchschneidung hart am oberen Rande eines bestimmten Segmentes vorgenommen wird, die resultierende Analgesie und Thermanästhesie bis an die caudale Grenze des diesem Segmente entsprechenden Dermatoms heranreicht. Dieses Verhalten ist gesetzmäßig im Bereiche des gesamten Cervicalmarkes und des Thorakalmarkes. Ob es auch für das Lumbosacralmark gilt, konnte bisher noch nicht entschieden werden, da Vorderseitenstrangdurchschneidungen im lumbosacralen Markbereiche bisher nicht ausgeführt, jedenfalls für die vorliegende Frage noch nicht ausgewertet worden sind.

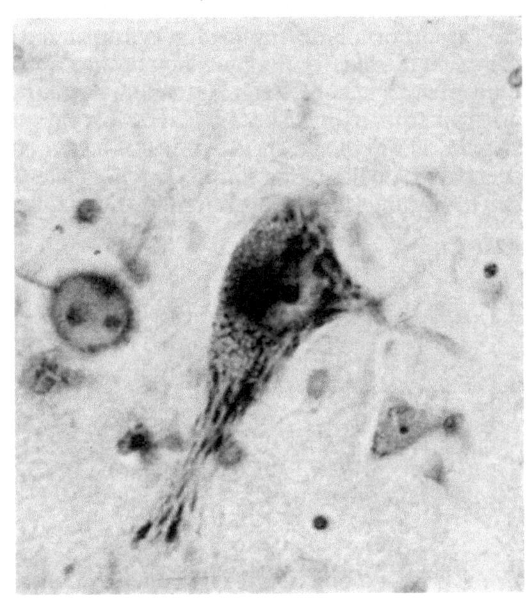

Abb. 224a. Normale große Hinterhornzelle. NISSL-Bild.

Die aus einem Hinterhornsegmente stammenden Fasern nehmen unmittelbar nach ihrer Kreuzung innerhalb des Vorderseitenstranges die innersten, der grauen Substanz unmittelbar benachbarten Schichten ein; sie drängen dabei die aus den tieferen Segmenten stammenden Vorderseitenstrangbahnen nach außen ab, bzw. sie lagern sich an diese von innen her an. Dadurch, daß sich einerseits dieser Appositionsvorgang von Segment zu Segment wiederholt, andererseits aber jede aus einem einzelnen Segmente stammende Faserlage ihre räumliche Beziehung zu den aus den anderen

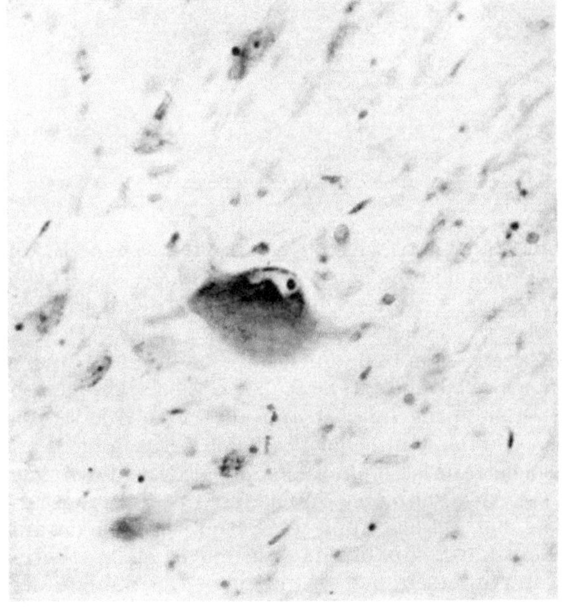

Abb. 224 b.

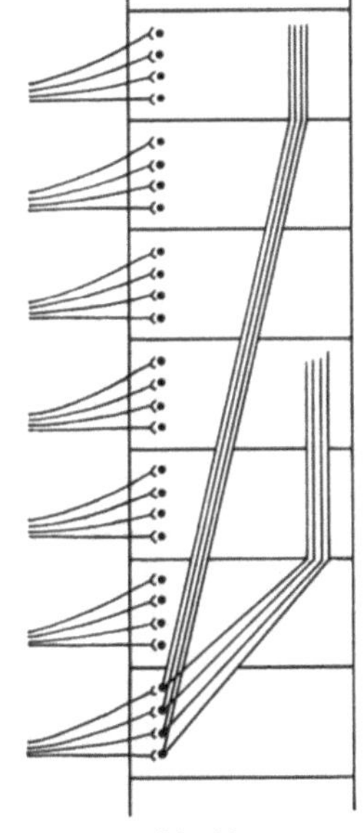

Abb. 225.

Abb. 224b. Retrograde Zellveränderung der großen Hinterhornzelle nach Vorderseitenstrangdurchschneidung.

Abb. 225. Schematische Darstellung des Kreuzungsmodus der Hinterhornvorderseitenstrangfasern. Der untere Modus (alsbaldige Kreuzung) ist der tatsächlich statthabende.

Segmenten stammenden Faserlagen, während des aufsteigenden Verlaufes im Vorderseitenstrang mehr oder weniger streng bewahrt, unterliegt der Vorderseitenstrang einer segmentalen Gliederung. Er besteht aus konzentrisch um das Vorderhorn halbringförmig gruppierten Lamellen; die äußersten Lamellen entsprechen den caudalen Segmenten, die innersten, der grauen Substanz unmittelbar benachbarten Lamellen enthalten die Bahnen der oralen Hinterhornsegmente. Im obersten Halsmark entsprechen die alleräußersten Lamellen den sacralen Segmenten, die innersten den cervicalen Segmenten, die zwischenliegenden Lamellen den lumbalen und thorakalen Segmenten (Abb. 67, S. 83). Die Gliederung des Vorderseitenstranges folgt dem Gesetz von der Exzentrizität

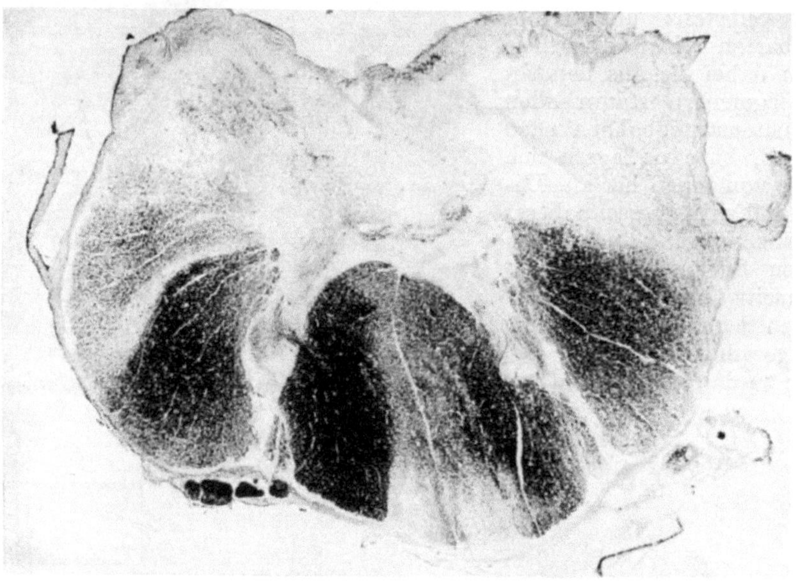

Abb. 226a. Bilaterale Vorder-Vorderseitenstrangdurchschneidung am oberen Rande von Th_5 bei Tabes dorsalis.

der langen Bahnen im Rückenmark. Wenn wir die sekundäre Degeneration nach einer Vorderseitenstrangdurchschneidung aufwärts verfolgen, so rückt dieselbe von Segment zu Segment immer weiter nach außen, die degenerierten Fasermassen werden durch die Fasern, welche aus den oral von der Durchschneidungsstelle gelegenen Segmenten stammen, sukzessive mehr und mehr nach der Peripherie zu verlagert (Abb. 226 und 227). Außer dieser segmentalen somatotopischen Gliederung besitzt der Vorderseitenstrang auch eine Gliederung in funktioneller Beziehung. Ebenso wie das Hinterhorn mit der Leitung taktiler, algophorer und thermischer Impulse betraut ist, steht auch der Vorderseitenstrang im Dienste der taktilen Sensibilität, des Schmerzgefühls und der Temperaturempfindungen. Wir haben schon bei Besprechung des Hinterhornes darauf hingewiesen, daß diesen drei Sensibilitätsqualitäten besondere Hinterhornelemente entsprechen müssen. Im Vorderseitenstrang nehmen die Bahnen der drei genannten Sensibilitätsqualitäten eine gesonderte Lage ein. Die für diese Frage in Betracht kommenden Tatsachen sprechen dafür, daß die taktilen Bahnen am weitesten ventral, die Schmerzbahnen in der Mitte und die Bahnen der thermischen Sensibilität am weitesten dorsal, unmittelbar vor dem Pyramidenstrangareal liegen (Abb. 67, S. 83).

Wenn man den Verlauf der Vorderseitenstrangbahnen an der Hand der ihrer Durchschneidung folgenden Degeneration verfolgt, so zeigt sich, daß

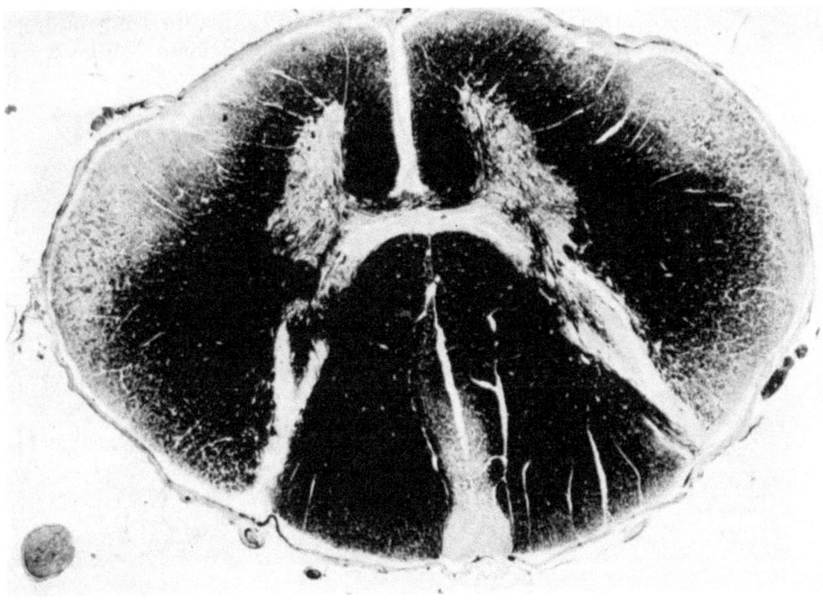

Abb. 226b. 2. Cervicalsegment. Aufsteigende Degeneration nach Vorder-Vorderseitenstrangdurchschneidung am oberen Rande von Th_8 bei Tabes dorsalis. Die aufsteigenden degenerierten Fasern nehmen nur die Randzone des Vorder-Vorderseitenstranges ein. Zu beachten ist die Degeneration der Randzone des Hinterseitenstranges.

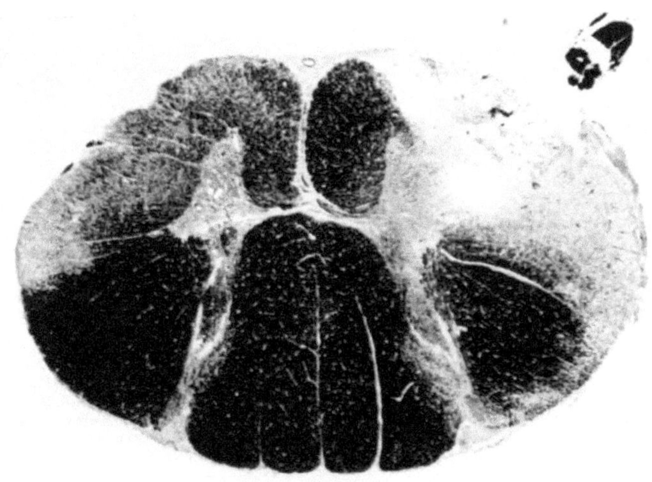

Abb. 227a. Vorderseitenstrangdurchschneidung am oberen Rande des 4. Thorakalsegmentes.

nicht alle Fasern einen streng vertikalen, aufsteigenden Verlauf nehmen, sondern daß ein Teil derselben aus dem Areal des Vorderseitenstrangs herausrückt und nach hinten zu in die Randzone des Hinterseitenstranges eintritt und in dieser oralwärts zieht (Abb. 226 und 227). Diese Tatsache ist von großer praktischer Tragweite. Denn sie lehrt, daß wir bei der operativen Durchtrennung des Vorderseitenstranges gar nicht alle aus dem unterhalb der Durchschneidung gelegenen Segmenten hervorgehenden aufsteigenden Hinterhornbahnen erfassen.

Die im Vorderseitenstrang aufsteigenden Fasern finden ihr Ende zum größten Teil in der Formatio reticularis der Oblongata und Brücke; nur eine relativ

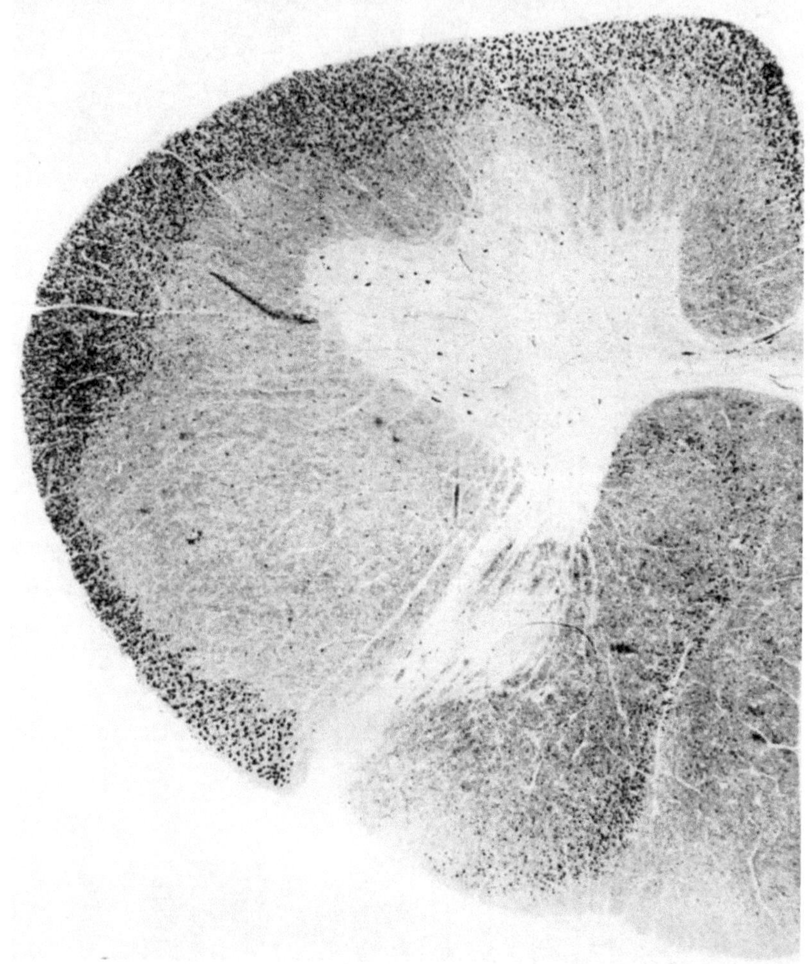

Abb. 227b. 6. Cervicalsegment zeigt die aufsteigende Degeneration nach Durchschneidung des Vorder- und Vorderseitenstranges am oberen Rande von Th_4. MARCHI-Methode. Die degenerierten Fasern nehmen nur die Randzonen ein. Zu beachten ist die Degeneration der Randzone des Hinterseitenstranges. Die im Hinterstrang vorhandene Degeneration rührt von der Durchschneidung einer hinteren Wurzel her.

kleine Faserzahl erreicht als Tractus spinothalamicus ohne Unterbrechung den Sehhügel, woselbst sie im basalen Abschnitte des Nucleus lateralis enden. Auch die Zahl der ohne Unterbrechung bis zum vorderen Vierhügel aufsteigenden Fasern (Tractus spino-tectalis) ist nur gering. Dagegen begibt sich nach unseren Feststellungen beim Menschen ein recht beträchtlicher Teil von Fasern in das Corpus restiforme und gelangt in die Rinde des Wurmes des Kleinhirns, nimmt also denselben Verlauf wie der Tractus spinocerebellaris dorsalis FLECHSIGS.

Wir haben weiter oben darauf hingewiesen, daß ein guter Teil der aufsteigenden Vorderseitenstrangfasern bereits im Rückenmark in die Randzone des Hinterseitenstranges abbiegt und in ihr emporzieht. In diesem Bereiche der FLECHSIGschen Kleinhirnbahn verblieben die Fasern bis zum obersten Rückenmarkabschnitt. Aber ein Teil der im Hinterseitenstrang aufwärts ziehenden Hinterhornfasern geht offenbar nicht mit dem Corpus restiforme ins Kleinhirn, sondern gelangt in die Formatio reticularis und mit dieser dann zum Thalamus. Daß schließlich ein Teil der Vorderseitenstrangbahnen die Formatio reticularis durchzieht, ins Brachium conjunctivum rückwärtig umbiegt und mit diesem ins Kleinhirn gelangt, ist seit langem bekannt. Diese Faserzüge stellen den Tractus anterolateralis Gowersi, die ventrale spinocerebellare Bahn dar.

b) Pathophysiologie der afferenten Vorderseitenstrangbahnen.

Entsprechend der Tatsache, daß die aufsteigenden Fasern des Vorderseitenstranges die Neuriten der großen Hinterhornzellen darstellen und daß Hinterhornzelle und Vorderseitenstrangfaser ein Neuron bilden, steht auch der Vorderseitenstrang ebenso wie das Hinterhorn im Dienste der Leitung taktiler algophorer und thermischer Impulse.

α) Die Schmerzleitung des Vorderseitenstranges.

Bei Reizung des Vorderseitenstranges kommt es zu Schmerz.

Die erste derartige Beobachtung habe ich schon vor 27 Jahren gemacht, als ich wegen einer heftigen Intercostalneuralgie eine Novocaininjektion in das linke 6. thorakale Intervertebralganglion machte. Die Kranke gab bei dem Einführen der Nadel in das Foramen intervertebrale zunächst den typischen ausstrahlenden Schmerz im Bereiche des 6. Thorakaldermatoms an, gleich darauf, nachdem ich die Nadel noch etwas vorgeschoben hatte, klagte sie über einen heftigen Schmerz im rechten Bein. Offenbar war die Nadel durch das Foramen intervertebrale in den Wirbelkanal vorgedrungen, hatte die Dura durchbohrt und war mit dem linken Vorderseitenstrang in Kontakt geraten. Die Nadel wurde sofort etwas zurückgezogen, worauf der Schmerz im rechten Bein sogleich verschwand. Die Novocaininjektion wurde vorgenommen und führte zur vollkommenen Behebung des Intercostalschmerzes.

Seitdem habe ich mich bei zahlreichen Operationen am freigelegten Rückenmark davon überzeugt, daß Stechen, Einschneiden, ja manchmal schon die einfache Berührung des Vorderseitenstranges Schmerzen hervorruft, die in die kontralaterale Körperhälfte, vornehmlich in das Bein, und zwar besonders in das Pudendus- und Ischiadicusgebiet verlegt werden. Bei der operativen Durchtrennung des Vorderseitenstranges, die ich stets in lokaler Anästhesie vornehme, klagen die Kranken manchmal über recht heftige Schmerzen in der gegenüberliegenden Körperhälfte. Doch ist das keineswegs immer der Fall. Vielfach verläuft die Chordotomie ganz schmerzlos oder sie erzeugt nur eine dumpfe Parästhesie.

Besonders lehrreich ist ein Fall von Vorderseitenstrangdurchschneidung im Bereiche des obersten Cervicalmarkes, bei welchem ich die Durchtrennung schichtenweise vornahm. Bei der Durchtrennung der äußersten Lamellen des Vorderseitenstranges klagte der Kranke über heftigen Schmerz im kontralateralen Bein, bei der Durchtrennung der daran nach innen anschließenden Lamellen über Schmerzen in der kontralateralen Rumpfhälfte und bei Durchschneidung der innersten Lagen des Stranges über Schmerz im gegenüberliegenden Arm. Hier präsentierte sich also die somatotopische Gliederung des Vorderseitenstranges außerordentlich prägnant in der mit der mechanischen Reizung der verschiedenen Schichten des Stranges wechselnden Projektion des Schmerzes in verschiedene Körperabschnitte.

Der *Vorderseitenstrangschmerz* spielt in der klinischen Symptomatologie zahlreicher extramedullärer und intramedullärer Erkrankungen eine Rolle. Nicht selten klagen Kranke mit einem extramedullären Tumor im Bereiche des Halsmarkes oder des oberen und mittleren Brustmarkes über heftige einseitige oder doppelseitige Schmerzen vom Charakter der Cruralneuralgie, Ischialgie oder Pudendusneuralgie. Vielfach bilden diese Schmerzen das erste

Krankheitssymptom und nicht selten stehen sie für längere Zeit im Vordergrunde des klinischen Bildes. In einem Fall von extramedullärem Tumor im Bereiche des mittleren Brustmarkes klagte die Kranke über einen sehr quälenden Pruritus ani et vulvae. Besondere Bedeutung kommt den Fällen zu, in welchen der Tumor von vorne und von der Seite her auf den anliegenden Vorderseitenstrang drückt und die Schmerzen in das kontralaterale Bein lokalisiert werden. Auch bei intramedullären Tumoren kommen derartige Vorderseitenstrangschmerzen vor. So bestanden in einem Falle von Halsmarktumor neben heftigen Schmerzen im Arm, die den Auftakt des Leidens bildeten, in der Folge heftige Intercostalschmerzen, noch später auch Beinschmerzen. In einem Falle eines haselnußgroßen intramedullären Tuberkels im Bereiche des mittleren Brustmarkes klagte die Kranke über allerheftigste Beinschmerzen, die nach der operativen Entfernung des Tumors vollkommen verschwanden. Auch bei traumatischen Markläsionen ist der Vorderseitenstrangschmerz keine Seltenheit. Darauf hat zuerst G. HOLMES während des Krieges hingewiesen. Ich selbst habe gleichfalls wiederholt auf dieses Vorkommnis aufmerksam gemacht.

Aus der großen Zahl meiner einschlägigen Beobachtungen erwähne ich nur einen Fall von Schußverletzung des Markes im Bereich des mittleren Brustmarkes, in welchem ein unvollständiger BROWN-SÉQUARDscher Symptomenkomplex bestand, rechtsseitige spastische Parese des Beines, linkerseits Thermanästhesie, keine Analgesie, im Gegenteil heftigste Schmerzen im linken Bein, bald mehr unter dem Bilde der Cruralneuralgie, bald mehr unter dem der Ischialgie.

Auch bei anderen intramedullären Prozessen kommen derartige Vorderseitenstrangschmerzen bzw. Parästhesien vor, besonders bei der multiplen Sklerose, der Syringomyelie und bei der kombinierten funikulären Myelitis auf dem Boden der Perniciosa.

Ich habe einen Fall von multipler Sklerose über 8 Jahre verfolgt, bei welchem außer den charakteristischen Symptomen, retrobulbäre Neuritis, Nystagmus, leichtem Intentionstremor der Hände, fehlenden cutanen Bauchreflexen, eine spastische Parese des rechten Beines, eine linksseitige Thermanästhesie bis Nabelhöhe aufwärts und eine einseitige hartnäckige Pudendusneuralgie und Ischialgie bestand. Auch hier fehlte linkerseits die Analgesie.

Von zahlreichen Autoren (SPILLER und TAYLOR, GREENFIELD, MARTIN u. a.) sind Fälle von Syringomyelie beschrieben worden, in welchen heftige Schmerzen bestanden, die nur durch eine Irritation der Vorderseitenstrangbahnen zu erklären waren.

Unmittelbar nach jeder Vorderseitenstrangdurchschneidung kommt es zu einer *Analgesie* der den infraläsionellen Marksegmenten unterstehenden Körperabschnitte. Diese Analgesie reicht bis zur caudalen Grenzlinie desjenigen Dermatoms aufwärts, welches demjenigen Rückenmarkssegmente entspricht, an dessen oberem Rande die Vorderseitenstrangdurchschneidung ausgeführt worden ist, sofern die Durchschneidung alle Lamellen des Stranges, auch die am weitesten innen gelegenen, den oralen Dermatomen zugeordneten Fasern erfaßt (vgl. Abb. 228—236). Wir dürfen daher den Schluß ziehen, wie dies weiter oben bereits dargelegt wurde, daß die aus einem Hinterhornsegmente hervorgehenden Vorderseitenstrangfasern innerhalb des nächsthöheren Rückenmarksegmentes kreuzen und am oberen Rande desselben bereits sämtlich innerhalb des Vorderseitenstranges liegen. Auf Grund der früher herrschenden Auffassung, daß die Kreuzung sich nur langsam und allmählich vollzöge und sich über etwa 5—7 Segmente erstrecke, ist von manchen Neurochirurgen die Forderung aufgestellt worden, die Vorderseitenstrangdurchschneidung mindestens 5—7 Segmente oberhalb des oralsten derjenigen Rückenmarksegmente, welche die afferenten Bahnen des schmerzenden Körperteiles aufnehmen, also z. B. bei Schmerzen im Bein, die Durchschneidung im mittleren Brustmarke vorzunehmen. Diese Forderung ist heute, wo auf Grund zahlreicher bei der operativen Vorderseitenstrangdurchschneidung gesammelter Erfahrungen die unmittelbar erfolgende Kreuzung der Hinterhornvorderseitenstrangfasern sichergestellt ist, nicht mehr gerechtfertigt. Der Vorteil der Vorderseitenstrangdurchschneidung in einem höheren Niveau, also etwa bei schmerzhaften Affektionen des Beines im Bereiche des mittleren Brustmarkes ist der, daß das Chordotom nicht so tief ins Mark einzudringen braucht, um alle Schmerzfasern des Beines zu

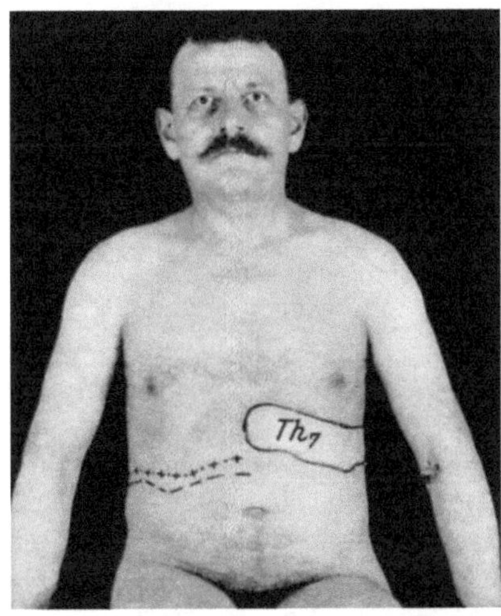

Abb. 228. Vorderseitenstrangdurchschneidung am oberen Rande des 7. Thorakalsegmentes links, wegen Amputationsstumpfschmerzen. Analgesie und Thermanästhesie bis zum unteren Rande des 7. Thorakaldermatoms rechts. Das 7. Thorakaldermatom ist links durch die der Reizung der hinteren 7. Thorakalwurzel folgende Vasodilatation dargestellt.

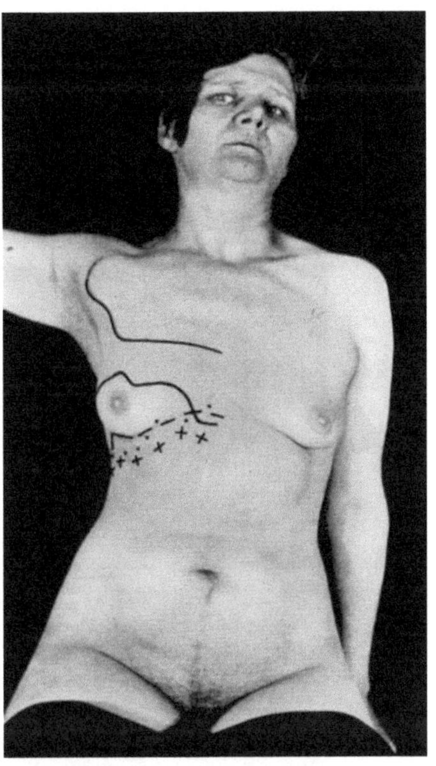

Abb. 229. Vorderseitenstrangdurchschneidung am oberen Rande des 5. Thorakalsegmentes. Analgesie und Thermanästhesie bis zum unteren Rande des 5. Thorakaldermatoms Th_5 durch Vasodilatation dargestellt.

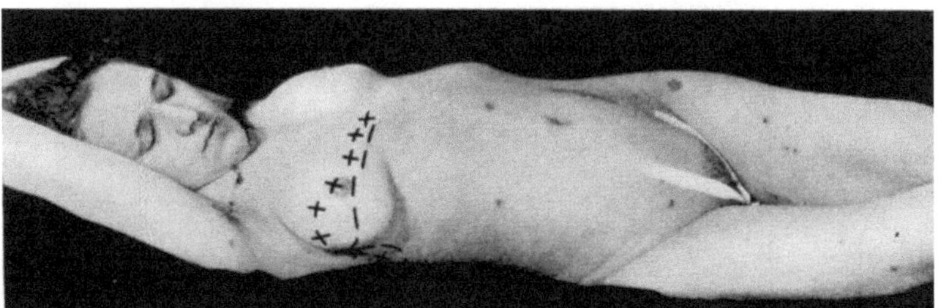

Abb. 230. Vorderseitenstrangdurchschneidung am oberen Rande des 4. Thorakalsegmentes wegen syphilitischer Radiculitis. Analgesie und Thermanästhesie bis zum unteren Rande des 4. Thorakaldermatoms.

erfassen, da diese, je höher im Mark, um so oberflächlicher gelegen sind. Man kann das bei jeder Chordotomie genau feststellen, wenn man die Durchschneidung sukzessive vornimmt und nach jeder Etappe sofort die Extensität der Analgesie bestimmt. Durchtrennt man zunächst nur die oberflächlichen Lamellen des Vorderseitenstranges, so betrifft die Analgesie nur die caudalsten

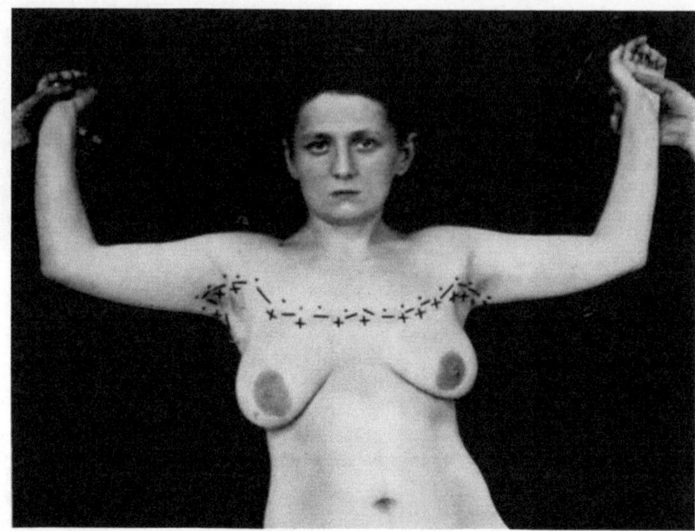

Abb. 231. Bilaterale Vorderseitenstrangdurchschneidung am oberen Rande des 2. Thorakalsegmentes wegen gastrischer Krisen bei Tabes. Analgesie und Thermanästhesie bis zum caudalen Rande von Th_2 (vgl. Abb. 51c, S. 71).

Dermatome, je tiefer man mit dem Instrument eindringt, um so höher rückt die obere Grenze der resultierenden Analgesie empor, bis sie zuletzt die caudale

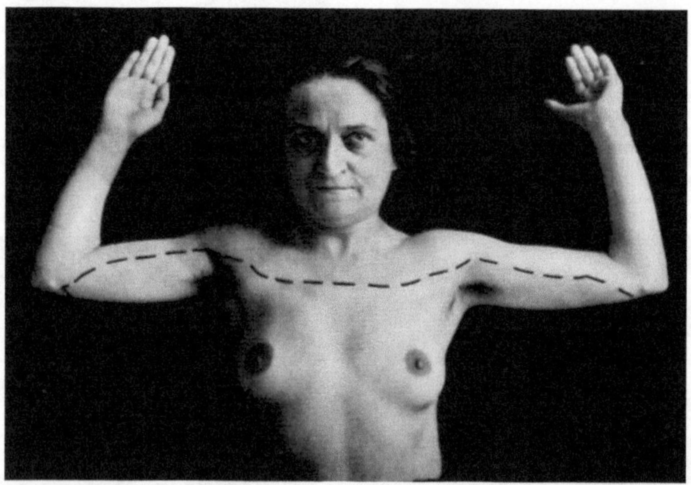

Abb. 232. Vorderseitenstrangdurchschneidung am oberen Rande des 1. Thorakalsegmentes wegen gastrischer Krisen bei Tabes.

Grenze desjenigen Dermatoms erreicht, welches dem Rückenmarkssegmente entspricht, an dessen oberem Rand die Chordotomie ausgeführt wird. Erst wenn diese Extensität der Analgesie erreicht ist, ist man sicher, daß die Durchschneidung alle Lamellen des Vorderseitenstranges, auch die am meisten innen gelegenen wirklich umfaßt. Auch die seit alters her bei der BROWN-SÉQUARDschen Halsseitenläsion gemachten Erfahrungen sprechen unbedingt für die hier vertretene Auffassung. Abb. 237 zeigt die Ausdehnung der Analgesie in einem Falle von halbseitiger, durch einen Granatsplitter verursachter traumatischer Läsion des Rückenmarkes im Bereich des 9. Thorakalsegmentes.

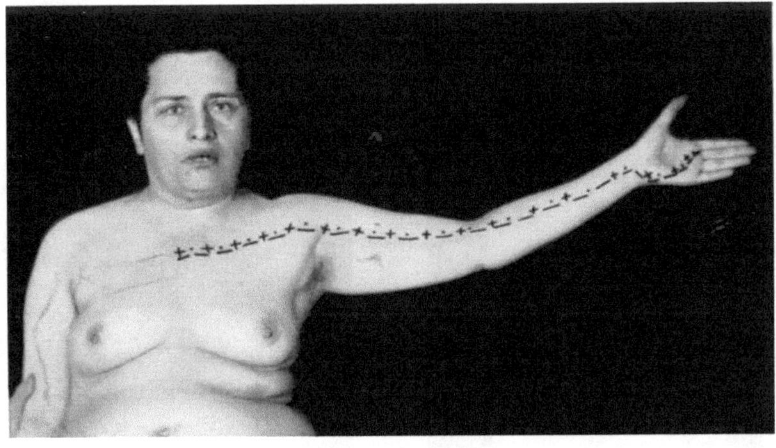

a

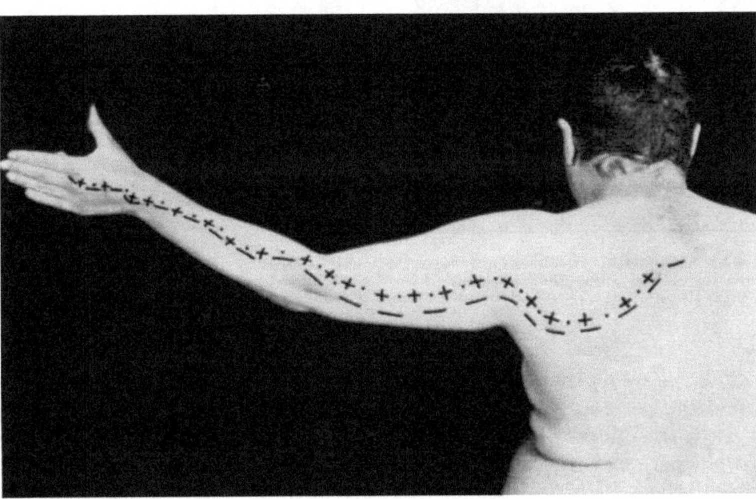

b

Abb. 233a u. b. Vorderseitenstrangdurchschneidung am oberen Rande des 6. Cervicalsegmentes bei Hemiparkinsonismus. Analgesie und Thermanästhesie bis zum ulnaren Rande des 6. Cervicaldermatoms.

Die linksseitige Analgesie reicht bis zum unteren Rande des 9. Thorakaldermatoms, das ist gerade bis zum Nabel aufwärts, die rechtsseitige, streifenförmige Analgesie ist bedingt durch eine Hinterhornläsion. Der Granatsplitter wurde operativ entfernt; er saß im Vorderseitenstrang. Wenn bei irgendeiner Erkrankung des Vorderseitenstrangs die obere Grenze der Analgesie hinter der zu postulierenden zurückbleibt, so liegt dies allemal daran, daß die inneren Lamellen des Vorderseitenstranges durch den Krankheitsprozeß nicht mitzerstört sind.

Die aus der Durchtrennung des Vorderseitenstranges resultierende Analgesie betrifft anfangs die Haut, die Tiefensubstrate, Fascien, Sehnen, Knochen, Muskeln, Gelenke und die Eingeweide in gleichem Maße. Schmerzzustände peripheren Ursprungs, die vorher bestanden und derentwegen die Vorderseitenstrangdurchschneidung ausgeführt wird, sind unmittelbar nach dem Eingriff verschwunden. Dasselbe gilt auch für andere sensible Reizerscheinungen, so z. B. für die bekannte, als Phantomglied bezeichnete Trugwahrnehmung der Arm- oder Beinamputierten, oder für den oft jeder anderen Behandlung trotzenden Pruritus

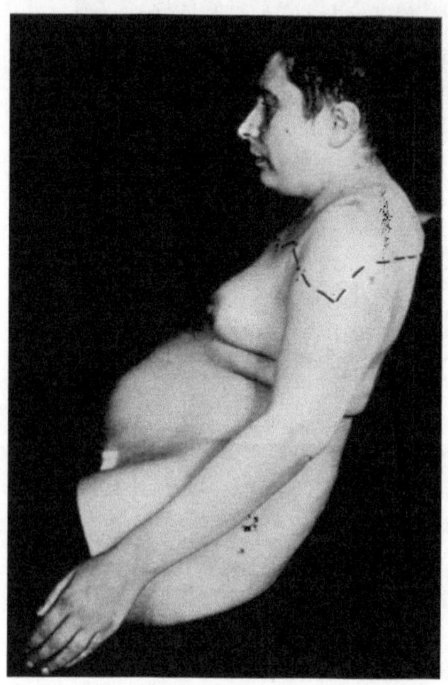

Abb. 234. Vorderseitenstrangdurchschneidung am oberen Rande des 4. Cervicalsegmentes. Analgesie bis zum unteren Rande des 4. Cervicaldermatoms.

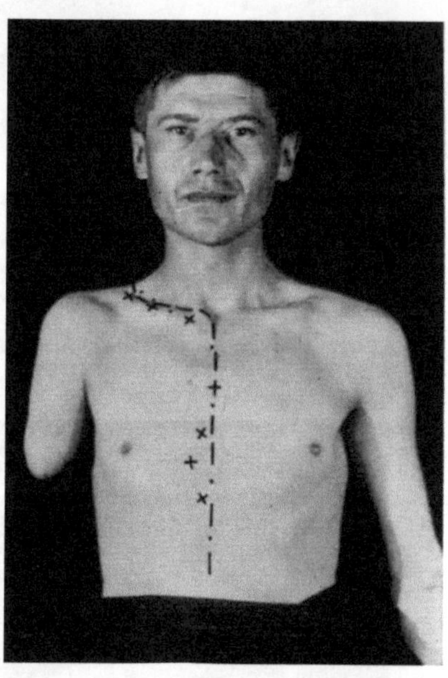

Abb. 235. Vorderseitenstrangdurchschneidung am oberen Rande des 3. Cervicalsegmentes wegen Amputationsschmerz. Analgesie und Thermanästhesie bis zum unteren Rande des 3. Cervicaldermatoms.

ani et vulvae. Besonders segensreich wirkt die bilaterale Vorderseitenstrangdurchschneidung bei den Gastrointestinalkrisen der Tabiker bei anderen Visceralgien, bei Erkrankungen der Cauda equina, bei traumatischen Läsionen der peripheren Nerven, bei schwerer Ischias, bei intrapelvinen Krankheitsprozessen u. a. Bei einseitiger Vorderseitenstrangdurchschneidung betrifft die Analgesie nur die gekreuzte Körperhälfte sie zeigt die gleiche Höhenausdehnung wie bei bilateraler Chordotomie. Die Aufhebung der Schmerzempfindung betrifft auch hierbei wieder die Haut, die Fasern, Sehnen, Muskeln, Knochen und Gelenke, aber nicht die Viscera, die eine bilaterale afferente Versorgung besitzen, wenn auch einzelne innere Organe vorzugsweise einseitig innerviert sein mögen, wie z. B. das Herz vornehmlich durch die linken Thorakalwurzeln Th_1—Th_5, das Pankreas vornehmlich durch die linke 8. Thorakalwurzel. Den Druckschmerz des der analgetischen Seite entsprechenden Hodens fand ich bei einseitiger Vorderseitenstrangdurchtrennung erhalten. Eine andere, bei einseitiger Vorderseitenstrangdurchschneidung nicht selten feststellbare Eigentümlichkeit ist die, daß die untersten Sacraldermatome, die Haut der Anogenitalregion von vornherein frei von Sensibilitätsstörungen bleibt oder wenigstens keine vollständige Analgesie aufweist. Diese Aussparung der Anogenitalregion bei der einseitigen Vorderseitenstrangdurchschneidung beruht nicht etwa darauf, daß die den untersten Sacralsegmenten entstammenden Vorderseitenstrangfasern, welche in den oberflächlichsten Lamellen des Stranges verlaufen, von der Durchschneidung nicht getroffen wären, sondern darauf, daß die Anogenitalregion in ihrer sensiblen Versorgung eine Sonderstellung einnimmt, daß ihr zahlreiche, offenbar mehr oder weniger diffus über den Markquerschnitt verteilte Bahnen von großer Resistenz zur Verfügung stehen, wobei insbesondere jede Hälfte der Anogenitalregion innerhalb der Vorderseitenstränge doppelseitig vertreten ist.

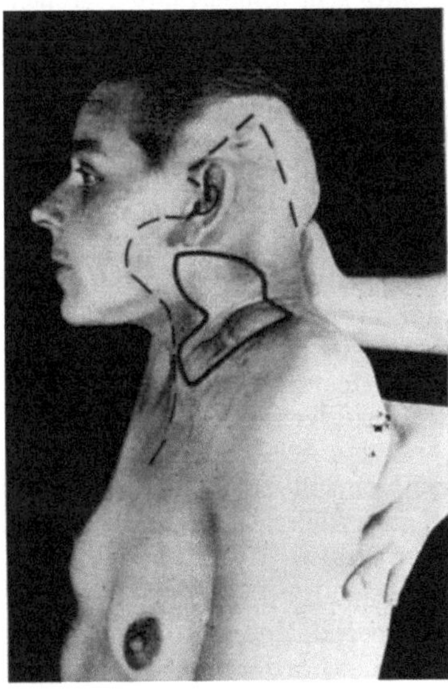

Abb. 236. Vorderseitenstrangdurchschneidung am oberen Rande des 2. Cervicalsegmentes wegen Sarkoms der Supraclaviculargrube. Analgesie bis zum unteren Rande des 2. Cervicaldermatoms.

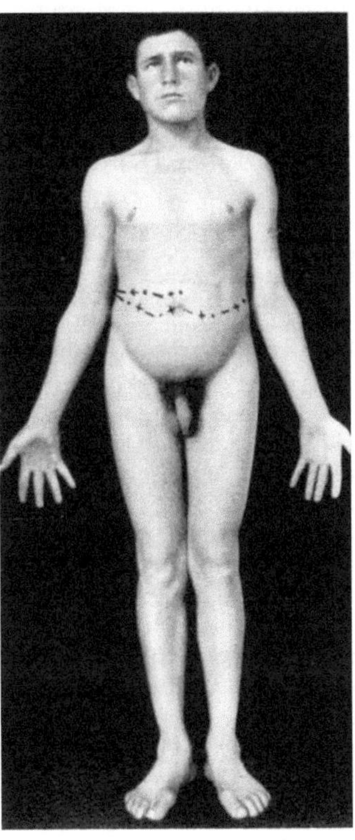

Abb. 237. Granatsplitterverletzung des Rückenmarks im 9. Thorakalsegment rechts eingebettet. Analgesie und Thermanästhesie bis zum unteren Rande des 9. Thorakaldermatoms links. Die rechterseits vorhandene schmale Zone von Analgesie und Thermanästhesie beruht auf Zerstörung des Hinterhorns.

Wir haben am Eingang dieses Kapitels betont, daß die aus dem Hinterhorn einer Seite entspringenden Vorderseitenstrangfasern nicht alle die Mittellinie überkreuzen, sondern daß ein Teil derselben im homolateralen Vorderseitenstrange aufwärts zieht. Zwar läßt sich nach einseitiger Vorderseitenstrangdurchschneidung mit den üblichen klinischen Methoden auf der herdgleichen Seite keine Beeinträchtigung der Schmerzempfindung nachweisen, aber mit den feineren physiologischen Schwellenmethoden läßt sich zeigen, daß das Schmerzgefühl nicht völlig intakt bleibt. Die Zahl der Schmerzpunkte innerhalb eines Quadratzentimeters Körperoberfläche erweist sich mehr oder weniger reduziert, die Intensitätsschwelle der einzelnen Schmerzpunkte kann eine nicht unerhebliche Erhöhung und die Chronaxie derselben eine bedeutende Verlängerung aufweisen. Diese Schwellenveränderungen sind von Fall zu Fall recht verschieden stark ausgeprägt, offenbar deshalb, weil die homolaterale

Hinterhornvorderseitenstangbahn eine individuell sehr variable Bedeutung besitzt.

Wohl die praktisch wichtigste Tatsache auf dem Gebiete der Pathophysiologie des Vorderseitenstranges ist die *Restitution* der nach der Durchschneidung zunächst allemal vorhandenen totalen Analgesie. Nach einer individuell sehr variablen Zeitspanne, in dem einen Falle schon nach Wochen, in einem anderen nach Monaten, manchmal erst nach Jahresfrist, stellt sich die anfangs völlig erloschene Schmerzempfindung in einem gewissen Grade wieder her. Dabei zeigt sich fast ausnahmslos, daß die Schmerzempfindung der Tiefensubstrate früher wiederkehrt als die cutane Schmerzempfindung; kräftiger Druck in die Weichteile oder auf den Knochen wird wieder schmerzhaft empfunden, während selbst die stärksten Hautreize zunächst noch völlig schmerzlos bleiben.

In einem von mir längere Zeit hindurch beobachteten Falle von Tabes dorsalis, in welchem ich wegen schwerer gastrischer Krisen und eines sehr schmerzhaften großen Decubitalgeschwürs am Sacrum die bilaterale Chordotomie im Bereiche des mittleren Brustmarkes ausgeführt habe, bestand zunächst völlige Analgesie. Etwa 10 Wochen später traten die Decubitalschmerzen wieder auf und dabei erwies sich die freiliegende Fascie und der Knochen als ungeheuer schmerzempfindlich, während die umgebende Haut bis an den Rand des Geschwürs heran völlig analgetisch blieb.

Früher oder später kehrt in der Regel aber auch die cutane Schmerzempfindung wieder, und zwar zunächst der Haarschmerz, später auch der reine cutane Oberflächenschmerz. Der Grad, bis zu welchem die Schmerzempfindung sich wiederherstellt, wechselt von Fall zu Fall außerordentlich. Ganz normal wird dieselbe niemals; eine Rarefikation der Schmerzpunkte und eine Erhöhung der Reizschwelle der Schmerzpunkte haben wir noch viele Jahre nach der Vorderseitenstrangdurchschneidung immer wieder feststellen können. Hervorzuheben ist die Tatsache, daß die untersten Sacraldermatome, die Haut der Regio ano-genitalis, bei der Restitution der cutanen Schmerzempfindung fast immer den Reigen eröffnen. Wir haben ja bereits erwähnt, daß nach einseitiger Vorderseitenstrangdurchschneidung in manchen Fällen die Haut der Anogenitalzone von vornherein frei von Analgesie bleibt.

Die Wiederkehr der Schmerzempfindung setzt nach einseitiger Chordotomie früher ein und erlangt höhere Grade als nach doppelseitiger Vorderseitenstrangdurchschneidung. Deshalb hat man mit Recht die Forderung erhoben, wenn zur Bekämpfung von Schmerzzuständen eine Chordotomie angezeigt erscheint, auch da, wo die Schmerzen auf eine Körperseite beschränkt sind, stets die doppelseitige Durchtrennung vorzunehmen. Die Resultate der letzteren sind nachhaltiger und vollkommener als die der einseitigen Chordotomie. Man hat anfangs Bedenken getragen, im Bereiche des oberen Halsmarkes die Vorderseitenstränge beiderseits zu durchtrennen, indem man eine Atemlähmung befürchtete, von der Annahme ausgehend, daß die vom bulbären Atemzentrum zu den spinalen Kernen der Atemmuskeln herabziehenden Atembahnen im Vorderseitenstrang verlaufen. Wir haben bereits in einem früheren Kapitel (S. 237) dargelegt, daß diese Voraussetzung nicht stichhaltig ist und daß die bilaterale Chordotomie im Bereiche des oberen Halsmarkes ohne Gefahr für die Atmung ausgeführt werden kann. Damit fallen auch schwere Schmerzzustände der oberen Extremität in das Indikationsgebiet der bilateralen Vorderseitenstrangdurchschneidung. Zweizeitiges Vorgehen ist empfehlenswert.

Die partielle Wiederkehr des Schmerzgefühls der Haut und der Tiefensubstrate selbst nach der bilateralen Chordotomie trübt naturgemäß den therapeutischen Wert dieser Operationsmethode etwas. Dennoch kann dieselbe mit Recht als eine der segensreichsten operativen Maßnahmen im Kampfe gegen den Schmerz bezeichnet werden. Zahlreiche Fälle bleiben dauernd völlig frei von Spontanschmerzen, auch wenn die Prüfung auf Schmerzempfindung eine gewisse Restitution der letzteren erkennen läßt. Aber selbst da, wo einige

Zeit nach der Operation der Spontanschmerz sich wieder meldet, wird doch in jedem Falle auch für die Dauer eine wesentliche Besserung erzielt.

Eine Sonderstellung nimmt der Visceralschmerz ein.

Es empfiehlt sich, bei allen Visceralgien, mag es sich um solche des Beckens, der Abdominalhöhle oder der Thorakalhöhle handeln, die Vorderseitenstränge im Bereiche des obersten Brustmarkes (Th_1, Th_2) zu durchtrennen. Die Schmerzfasern jedes einzelnen Organs treten zwar in der Hauptsache durch bestimmte, ihm speziell zugeordnete Lumbal- und Thorakalwurzeln ins Rückenmark ein (vgl. S. 290), aber darüber hinaus strahlen solche auch noch durch die gesamte thorako-lumbale Grenzstrang-Rückenmarkverbindung (Th_1—L_3) in das Mark ein. Nur durch die doppelseitige Chordotomie am oberen Pole des Thorakalmarkes werden Schmerzzustände der Organe des Beckens, Abdomens und Thorax wirksam und nachhaltig bekämpft.

Die Erfahrung hat gelehrt, daß der durch die Chordotomie einmal beseitigte Visceralschmerz in der Regel nicht wiederkehrt. Wenigstens kann ich dies von fast allen Fällen von tabischen Gastrointestinalkrisen, in denen ich die bilaterale Chordotomie im Bereiche des obersten Brustmarkes ausgeführt habe, behaupten. Sie sind fast alle zum Teil während jahrelanger Beobachtung frei von Krisen geblieben. Bei einer dieser Kranken, welche einige Jahre nach der Chordotomie einen Partus durchmachte, verliefen die Wehen völlig schmerzlos; nur das Durchschneiden des Kopfes durch die Vulva rief geringe Schmerzen hervor (cutaner Schmerz!).

Die Tatsache, daß selbst nach vollkommener Durchtrennung der Vorderseitenstränge die anfangs vorhandene totale Analgesie nicht dauernd bestehen bleibt, sondern daß das Schmerzgefühl bis zu einem gewissen Grade wiederkehrt, beweißt, daß auch noch andere Abschnitte des Rückenmarkes im Dienste der Leitung der Schmerzimpulse stehen. Die rasche Wiederkehr der Schmerzempfindung nach einseitiger Vorderseitenstrangdurchschneidung beruht wohl in erster Linie darauf, daß die aus dem Hinterhorn hervorgehenden Schmerzfasern nicht alle kreuzen, sondern daß ein Teil derselben im homolateralen Vorderseitenstrang emporzieht. Aber bei bilateraler Vorderseitenstrangdurchtrennung müssen andere Leitungsbahnen im Spiele sein. Wir haben weiter oben (S. 323) dargelegt, daß die aus einem Hinterhornsegment hervorgehenden und zunächst in den Vorderseitenstrang übertretenden Fasern in ihrem weiteren Verlauf teilweise aus dem Areal des letzteren abbiegen und in der Randzone des Hinterseitenstranges emporziehen. Diese Fasern werden bei der Durchtrennung der Vorderseitenstränge nicht miterfaßt. Die Bedeutung der Randzone des Hinterseitenstranges für die Schmerzleitung kommt unter anderem darin zum Ausdruck, daß bei der totalen Halbseitenläsion des Markes, bei dem bekannten Brown-Séquardschen Syndrom, die Aufhebung der Schmerzempfindung auf der herdgekreuzten Seite viel nachhaltiger ist als bei der reinen Vorderseitenstrangdurchschneidung. Außer der Randzone des Hinterseitenstranges kommen aber auch die langen, aufsteigenden Hinterstrangfasern für die Schmerzleitung in Betracht. Die Gründe, welche für diese Annahme sprechen, werden im folgenden Kapitel eingehend erörtert werden. Ob die von der Experimentalphysiologie, besonders von Karplus und Kreidl für die Schmerzleitung in Anspruch genommene Kettenleitung der grauen Rückenmarkssubstanz für den Menschen in Betracht kommt, ist bisher nicht erwiesen. Dagegen spielt offenbar die paramedulläre Leitung durch den Grenzstrang des Sympathicus, welche sogar bei totaler Durchtrennung des Rückenmarkes unter Umständen afferente Impulse oralwärts zu leiten vermag (vgl. S. 370), auch bei der Wiederherstellung der Schmerzempfindung nach der Vorderseitenstrangdurchschneidung eine Rolle.

Wir können zusammenfassend sagen, daß an der Schmerzleitung im Rückenmark außer dem gekreuzten Vorderseitenstrang auch der homolaterale Vorderseitenstrang, die Randzone des Hinterseitenstranges, die langen aufsteigenden

Hinterstrangfasern, die paramedulläre Leitung des Grenzstranges des Sympathicus und vielleicht auch die Kettenleitung der grauen Substanz des Rückenmarkes beteiligt sind. Der gekreuzte Vorderseitenstrang stellt die Hauptbahn dar; nach deren Unterbrechung kommt es zunächst allemal zu einer völligen Analgesie der zugeordneten Körperabschnitte. Alle anderen Bahnen sind Nebenbahnen der Schmerzleitung, deren Ausschaltung bei Integrität der Hauptbahn keine Analgesie, höchstens ein nur mit subtilen Schwellenmethoden aufdeckbares geringes Defizit der Schmerzperzeption im Gefolge hat. Alle diese im Dienste der Schmerzleitung stehenden Bahnen, die Hauptbahn und die Nebenbahnen, bilden zusammen eine große Arbeitsgemeinschaft. Scheidet das Hauptglied dieses Kooperativverbandes, der gekreuzte Vorderseitenstrang, plötzlich aus der Arbeitsgemeinschaft aus, so bricht, trotz der anatomischen Integrität der übrigen Glieder des Verbandes, zunächst der gesamte Konzern zusammen, er wird zunächst völlig leistungsunfähig; darum die initiale *totale* Analgesie. Aber früher oder später raffen sich, dank des in unserem Organismus vorhandenen wunderbaren Restitutions- und Reorganisationsbestrebens, die restierenden Glieder der Arbeitsgemeinschaft wieder zu erneuter Leistungsfähigkeit empor und es kommt zu einer partiellen Wiederherstellung der Schmerzempfindung. Daraus, daß die dem Ausscheiden des Hauptpartners folgende anfängliche totale Analgesie später wieder weicht, sofern die anderen Glieder des Arbeitsverbandes intakt bleiben, geht die Beteiligung der letzteren an der Schmerzleitung deutlich hervor. Je mehr Glieder zerstört sind, um so unvollkommener bleibt die Wiederherstellung der Schmerzempfindung.

Die der Schmerzleitung dienenden Fasern nehmen innerhalb des Vorderseitenstranges eine gesonderte Lage ein, sie verlaufen getrennt von den anderen Bahnen derselben, denen der thermischen und der taktilen Sensibilität. Die klinischen Erfahrungen sprechen durchaus für eine Untergliederung des Vorderseitenstranges in funktionell differente Areale. In zahlreichen Fällen von traumatischer Schädigung des Vorderseitenstranges oder von Erkrankungen desselben anderer Ätiologie ist eine isolierte Thermanästhesie bei relativer oder völliger Integrität der Schmerzempfindung oder umgekehrt — aber seltener — eine isolierte Analgesie bei partieller oder vollkommener Unversehrtheit der thermischen Sensibilität beobachtet worden. Die Untersuchung mittels Schwellenmethoden deckt zwar in derartigen Fällen fast ausnahmslos auch eine Schädigung der anderen bei oberflächlicher Prüfung zunächst intakt erscheinenden Sensibilitätsqualität auf. Aber die Dissoziation zwischen den Störungen der Schmerzempfindung, der Temperaturempfindung und der taktilen Empfindungen ist doch oft so ausgesprochen, daß angenommen werden muß, daß die Bahnen dieser drei Sensibilitätsqualitäten innerhalb des Vorderseitenstranges eine voneinander gesonderte Lage einnehmen. Abb. 67, S. 83 gibt die derzeitig am besten fundierte Unterteilung des Vorderseitenstranges und Vorderstranges in die funktionell differenten Areale der thermischen, Schmerz- und taktilen Sensibilität wieder. Die bei der Vorderseitenstrangdurchschneidung gesammelten Erfahrungen sprechen dafür, daß die Schmerzbahnen vor den Bahnen der Temperaturempfindung gelegen sind. Wird das Chordotom hart am vorderen Rande des Pyramidenbahnareals eingesetzt und durchtrennt es nur die dorsalsten Lagen des Vorderseitenstranges, so wird die Schmerzempfindung nur wenig oder gar nicht tangiert und erst mit der Durchtrennung der nach vorne zu sich anschließenden Schichten des Vorderseitenstranges geht die Schmerzempfindung verloren. Wir werden auf die Unterteilung des Vorderseitenstranges in Areale der Schmerz-, Temperatur- und taktilen Empfindungen bei Besprechung der Beziehung der letzteren beiden Sensibilitätsqualitäten zum Vorderseitenstrang wieder zurückkommen.

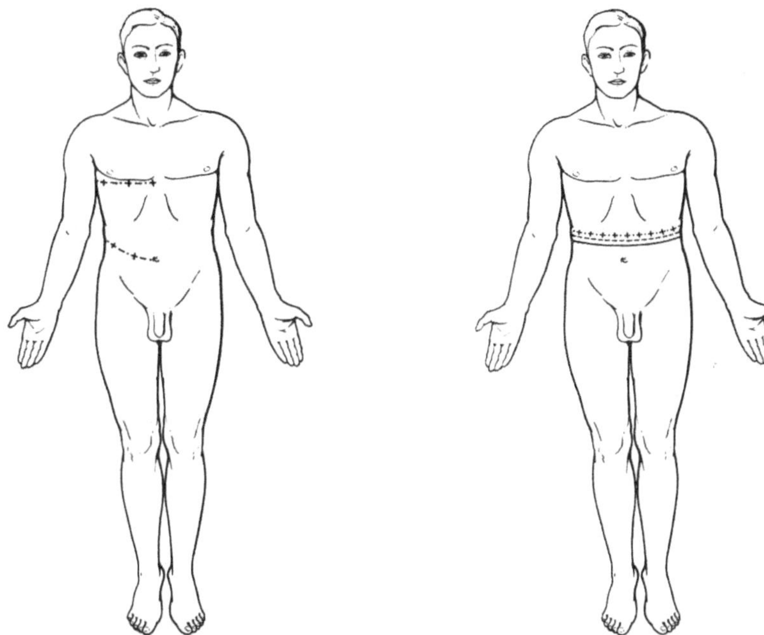

Abb. 238. Vorderseitenstrangdurchschneidung am oberen Rande des 5. Thorakalsegmentes. Analgesie und Thermanästhesie würde bei vollkommener Durchtrennung aller Lamellen bis zur oberen Linie (unterer Rand des 5. Thorakaldermatoms) reichen. Sie reicht aber de facto nur bis zum unteren Rande des 9. Thorakaldermatoms, da die inneren Lamellen des Vorderseitenstranges von der Durchschneidung verschont geblieben sind.

Abb. 239. Leitungsunterbrechung des Markes im Bereiche des 1. Thorakalsegmentes durch einen extramedullaren Tumor (Neurinofibrom der ersten Thorakalwurzel). Die obere Grenze der Anästhesie, die scharf und konstant ist, reicht bis zum unteren Rande des 8. Thorakaldermatoms.

Im Eingang dieses Kapitels haben wir dargelegt, daß der Vorderseitenstrang eine lamelläre, *segmentale* Gliederung aufweist. Die aus den caudalsten Rückenmarksegmenten hervorgehenden Fasern liegen am weitesten außen, die den oralsten Segmenten entstammenden Fasern am weitesten innen. Die den einzelnen Hinterhornsegmenten entstammenden Bahnen sind in konzentrischen Halbringen um das Vorderhorn herum gruppiert. Wenn der Vorderseitenstrang durchschnitten wird und die medial gelegenen Lamellen nicht mit durchtrennt werden, so bleibt die Schmerzempfindung in den oralen Dermatomen erhalten, die

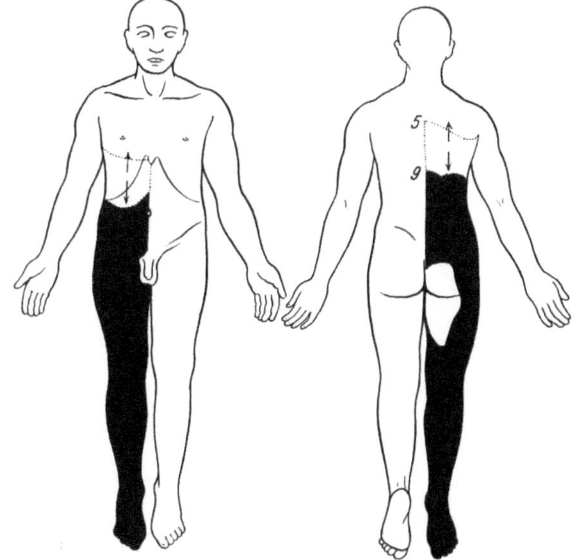

Abb. 240. Brown-Séquardsche Halbseitenlähmung, die Analgesie läßt die untersten 3 Sacraldermatome frei. (Nach H. Head.)

obere Grenze der jeweils resultierenden Analgesie bleibt um um so mehr Dermatome hinter der Extensität der Analgesie zurück, welche bei vollkommener bis in die medialsten Schichten eindringender Durchschneidung des Vorderseitenstranges festgestellt wird, je mehr Lamellen verschont worden sind. So reicht in Abb. 238 bei einer Vorderseitenstrangdurchschneidung am oberen Rande des 5. Thorakalsegmentes die Analgesie nur bis zum Nabel empor, also bis zum unteren Rande des 9. Thorakaldermatoms, während sie bei totaler Strangdurchtrennung bis zum unteren Rande des 5. Thorakaldermatoms, also bis nahezu zur Mamilla emporreicht. Es ist weiter oben schon erwähnt worden, daß, wenn man die Vorderseitenstrangdurchschneidung

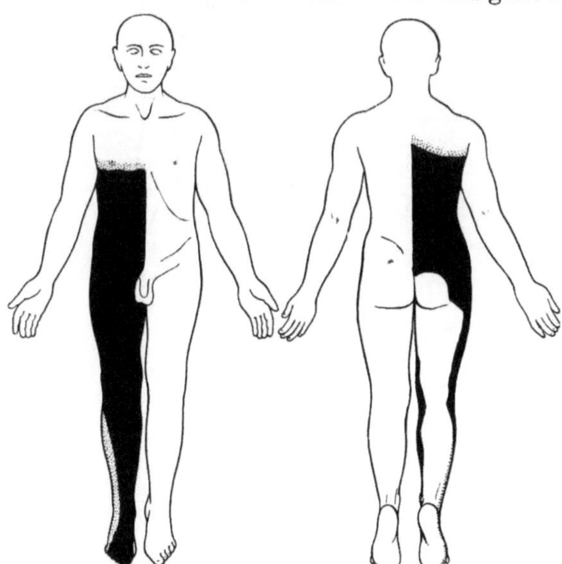

Abb. 241. BROWN-SEQUARDsche Halbseitenläsion. Die sacralen Dermatome sind frei von Analgesie.

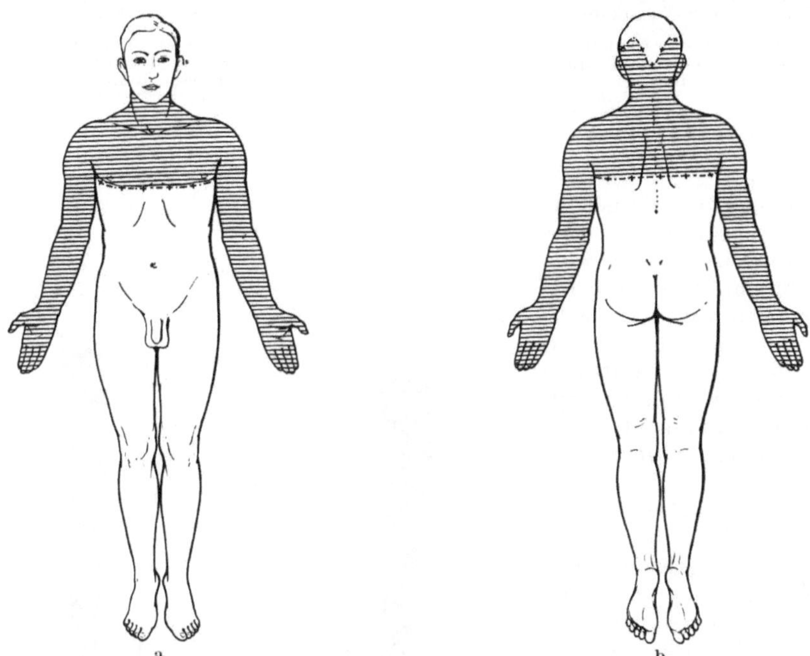

Abb. 242a u. b. Intramedullärer Tumor des 2. und 3. Cervicalsegmentes. Analgesie und Thermanästhesie von C_2 bis zum oberen Rande des 6. Thorakaldermatoms.

schichtweise ausführt, indem man zunächst nur die alleräußersten Lamellen des Stranges durchtrennt, und dann sukzessive immer tiefere Lagen erfaßt

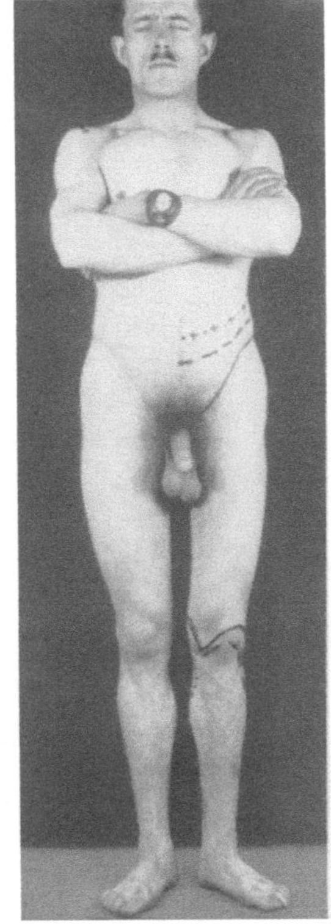

a

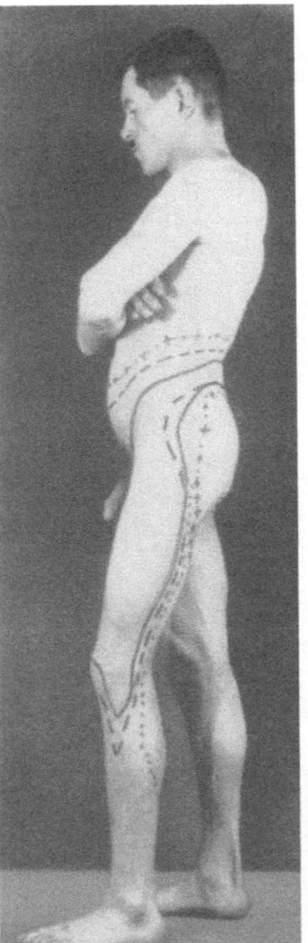

b

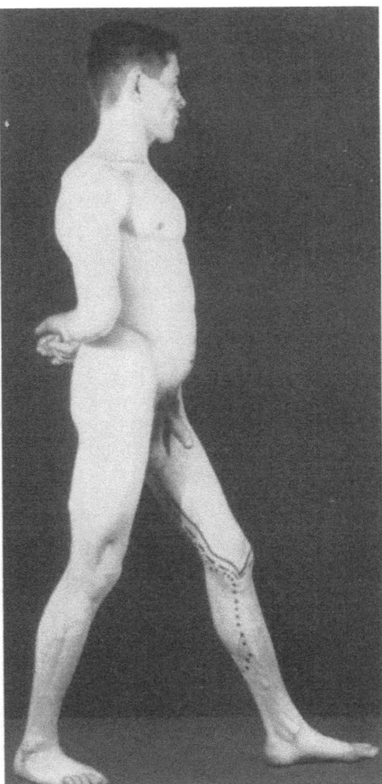

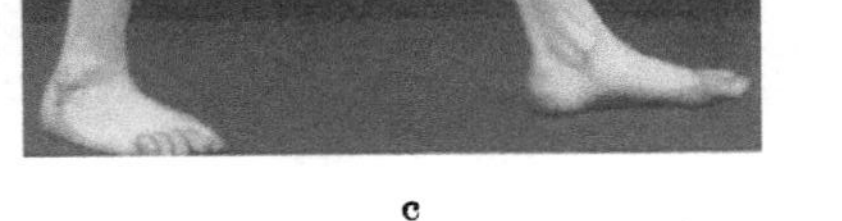

c

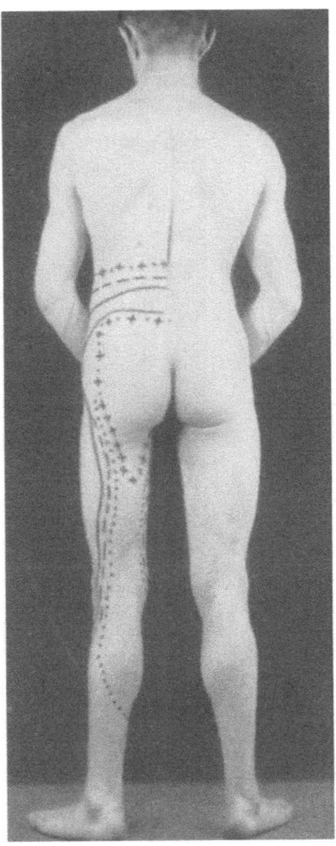

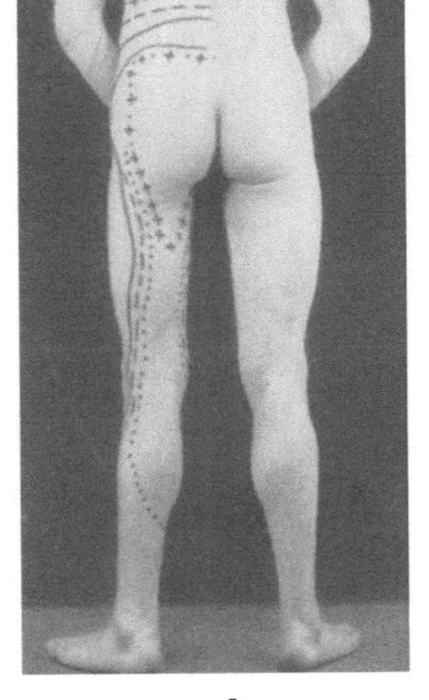

d

Abb. 243a—d. Traumatische Rückenmarksläsion im Bereiche des 8. Thorakalsegmentes. Die taktile Anästhesie reicht vom unteren Rande des 12. Thorakaldermatoms bis zum oberen Rande des 4. Lumbaldermatoms, die Analgesie vom unteren Rande des 11. Thorakaldermatoms bis zum oberen Rande des 4. Lumbaldermatoms, die Thermanästhesie vom unteren Rande des 10. Thorakaldermatoms bis zum Rande des 2. bzw. 3. Sacraldermatoms.

und nach jeder einzelnen Etappe die Extensität der Analgesie bestimmt, man feststellen kann, daß diese zuerst nur die sacralen Dermatome umfaßt, danach auch die lumbalen Dermatome und dann des weiteren am Rumpf immer

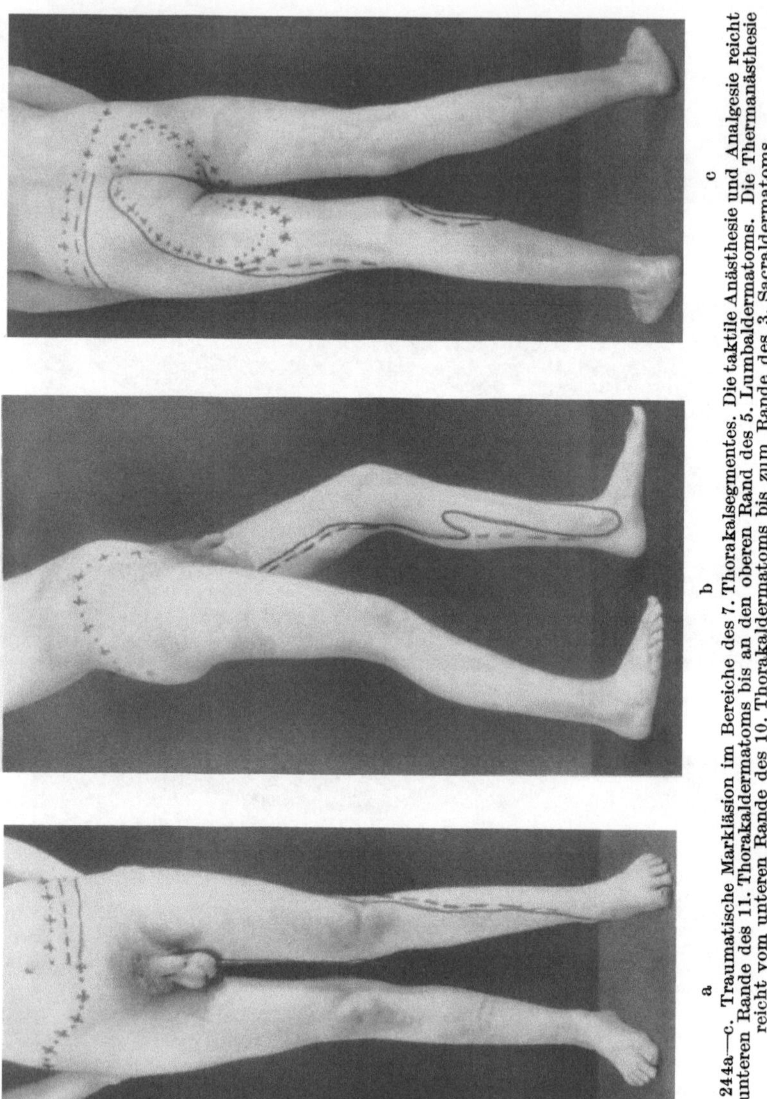

a b c

Abb. 244a—c. Traumatische Markläsion im Bereiche des 7. Thorakalsegmentes. Die taktile Anästhesie und Analgesie reicht vom unteren Rande des 11. Thorakaldermatoms bis an den oberen Rand des 5. Lumbaldermatoms. Die Thermanästhesie reicht vom unteren Rande des 10. Thorakaldermatoms bis zum Rande des 3. Sacraldermatoms.

höher emporrückt, bis sie mit der Durchschneidung der allerinnersten Stranglamellen tatsächlich das zu postulierende Niveau erreicht.

Es ist eine seit langem bekannte Tatsache, daß bei Kompression des Markes, z. B. durch einen extramedullären Tumor, aber auch bei anderen medullären Querschnittserkrankungen die obere Grenze der Sensibilitätsstörung nicht selten unterhalb der nach dem Sitz des Tumors zu erwartenden Grenze zurückbleibt. Abb. 239 zeigt die obere Grenze der Analgesie in einem Falle von extramedullärem Tumor in Höhe des 1. Dorsalsegmentes. Diese obere Grenze der Anästhesie entspricht einer Leitungsunterbrechung des Markes im Bereiche des 9. Thorakalsegmentes. Da in dem erwähnten Falle die Grenze haarscharf und vollkommen stabil war, wurde der Tumor am 9. Brustsegment aufgesucht, aber nicht gefunden. Das daraufhin vorgenommene Lipiodolbild zeigte den Sitz des Tumors in Höhe des 1. Brustsegmentes an, woselbst er auch bei der daraufhin vorgenommenen zweiten Intervention gefunden und entfernt wurde.

In diesem Falle, den ich durch zahlreiche andere vermehren könnte, findet die Diskrepanz zwischen der festgestellten oberen Grenze der Analgesie und dem tatsächlichen Höhensitz des Tumors ihre Erklärung darin, daß die inneren, den oralen Dermatomen zugeordneten Lamellen des Vorderseitenstranges dem von außen her angreifenden Drucke des Tumors widerstanden und ihre Leitfähigkeit nicht eingebüßt haben.

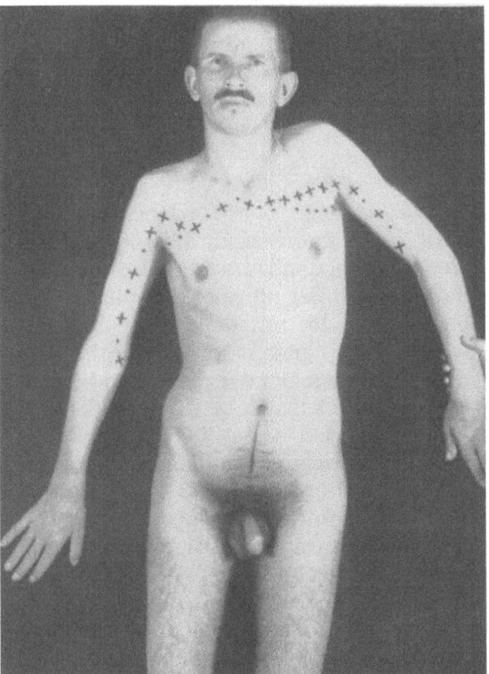

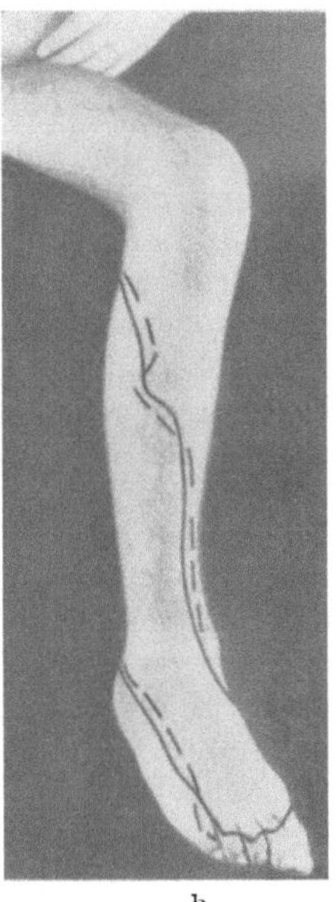

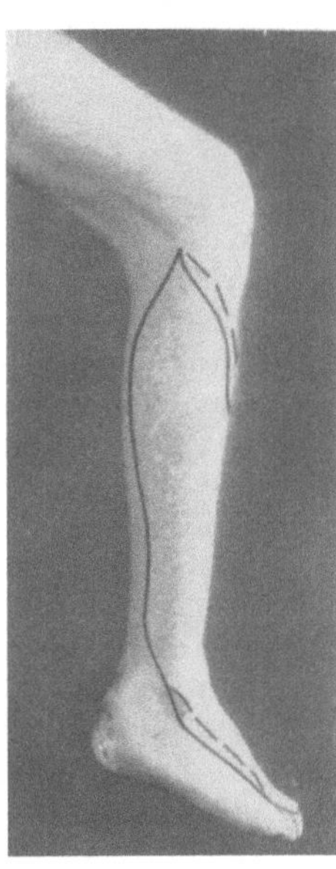

a b c

Abb. 245a—c. Traumatische Läsion des obersten Halsmarkes (C_3, C_4). Thermanästhesie von Th_2—S_5. Analgesie und taktile Anästhesie nur im Bereiche von L_4 und L_5, sie umfaßt genau den Bezirk, welcher nach der Durchschneidung von L_4 und L_5 anästhetisch wird.

Umgekehrt bleibt bei Verschonung der äußeren Lamellen des Vorderseitenstranges und Zerstörung der inneren Lagen desselben die Schmerzempfindung in caudalen Dermatomen erhalten. Abb. 240 und 241 zeigen die Ausdehnung und Verteilung der Analgesie in zwei von H. Head mitgeteilten Fällen von Brown-Séquardscher Halbseitenerkrankung, in denen mehrere Sacraldermatome frei von Analgesie sind. Die Aussparung caudaler Dermatome ist ein nicht seltenes Vorkommnis bei intramedullären Tumoren, wobei die inneren Lamellen der Vorderseitenstränge naturgemäß vor den äußeren Lamellen leiden (Abb. 242). Sie kommt aber ebenso auch bei traumatischen Rückenmarksläsionen und bei medullären Querschnittsschädigungen anderer Ätiologie zur Beobachtung. In dem in Abb. 243 wiedergegebenen Falle, bei dem es sich um einen intramedullären Prozeß im Bereiche des 8. Thorakalsegmentes handelt, ist die Analgesie auf die Dermatome Th_{12}—L_3 beschränkt, es sind also im Bereich des 8. Thorakalsegmentes nur die mittleren Lamellen des Schmerzareals des Vorderseitenstranges destruiert; sowohl die inneren Lamellen, welche den Segmenten Th_9—Th_{11} entstammen, wie die äußeren Lamellen, welche den Segmenten L_4—S_5 entspringen, sind verschont. Abb. 244 zeigt die Ausdehnung der Sensibilitätsstörung in einem Falle von traumatischer Läsion des Markes im Bereiche des 7. Thorakalsegmentes. Die Analgesie umfaßt nur die Dermatome Th_{12}—L_4; die Dermatome Th_8—Th_{11} und L_5—S_5 sind verschont. Besonders lehrreich ist der in Abb. 245 wiedergegebene Fall einer traumatischen Läsion des oberen Halsmarkes mit spastischer Tetraplegie. Die Analgesie umfaßt hier nur die Dermatome L_4 und L_5, alle anderen zeigen keinen Ausfall der Schmerzempfindung. Die Grenzen der Analgesie waren haarscharf und konnten immer wieder in der gleichen Weise festgestellt werden. Alle diese Beobachtungen lehren, daß das die Schmerzbahnen führende Areal des Vorderseitenstranges eine vollkommene segmentale Untergliederung besitzt, wie sie eingangs geschildert worden ist.

β) Die affektiven Funktionen des Vorderseitenstranges.

Wenn wir von Aufhebung der Schmerzempfindung nach der Vorderseitenstrangdurchschneidung sprechen, so bedarf dies einer gewissen Präzisierung. Wenn man den Kranken mit der Nadel sticht oder stark an den Haaren zieht oder kräftig in die Weichteile drückt oder mit dem faradischen Strom reizt, so unterscheidet er genau, ob er mit der Nadelspitze gestochen oder mit dem Kopf der Nadel berührt wird, er differenziert völlig präzise spitz und stumpf, er gibt genau an, daß er an den Haaren gezogen wird, daß der Knochen oder die Muskeln gedrückt werden, er hat die bei Applikation des faradischen Stromes auftretende diskontinuierliche Vibrationsempfindung, aber es fehlt bei allen diesen wohl differenzierten Empfindungen das konkomitierende *Schmerzgefühl.* Dieser Verlust des Schmerzgefühls ist nun nur eine Teilerscheinung, das hervorstechendste Beispiel des Verlustes aller unlust- oder lustartigen Gefühle überhaupt. Wir haben bereits erwähnt, daß die Vorderseitenstrangdurchschneidung selbst den lästigsten Pruritus ani et vulvae zu beseitigen vermag. Einer meiner Kranken, der sich nach einer Chordotomie durch eine Wärmflasche eine Verbrennung ersten Grades zugezogen hatte, verspürte nicht das geringste *Juckgefühl,* ebensowenig ein anderer bei dem infolge eines Kataplasmas eine große Quaddel am Oberschenkel entstanden war. Ebenso fehlt aber auch nach der Vorderseitenstrangdurchschneidung jegliches *Kitzelgefühl.* Mag man über die Haut oder über die Haare leise dahinstreichen oder mag man die Stäbe einer Stimmgabel gegen die Haare anschwingen lassen, so nimmt der Kranke zwar das Bestreichen der Haut oder der Haare oder das Schwirren und Vibrieren der Stimmgabel als solches ganz genau wahr, aber es fehlt das normaliter dabei aufkommende Kitzelgefühl vollkommen. Ebenso fehlt nach der Vorderseitenstrangdurchschneidung das *Ermüdungsgefühl* der Muskeln. Auf das Fehlen des Ermüdungsgefühles bei Tabes dorsalis hat zuerst Frenkel 1896 hingewiesen. Er wies nach, daß Tabiker ihr Bein 10, 15 Minuten und länger erhoben halten können, ohne das geringste Ermüdungsgefühl zu spüren. Das Ermüdungsgefühl, welches bei lange unterhaltener Muskelkontraktion auftritt, entsteht durch Reizung intramuskulärer Receptoren. Die von diesen ausgehenden Erregungen treten mit den hinteren Wurzeln ins Rückenmark ein und nehmen hier ihren Weg über das Hinterhorn und den Vorderseitenstrang. Nach dessen Durchschneidung fehlt das Ermüdungsgefühl vollkommen.

Praktisch von der größten Bedeutung ist wohl der vollkommene *Verlust* der *Libido sexualis* und des *Orgasmus* nach der bilateralen Vorderseitenstrangdurchschneidung. Das gilt für beide Geschlechter in gleichem Maße. Dabei sind beim männlichen Geschlecht Erektion und Ejaculation als solche, sofern sie nicht durch den zugrunde liegenden spinalen Krankheitsprozeß gestört sind, nach der reinen Vorderseitenstrangdurchschneidung keineswegs aufgehoben. Da die Libido fehlt, pflegt aber die Erektion nicht spontan, d. h. ex libidine zustande zu kommen, wohl aber wird sie reflektorisch durch taktile Reizung der Genitalorgane ausgelöst; ebenso treten die frühmorgendlichen Erektionen im Schlafe auf, deren Ursprung wohl in der Blasenfüllung und dem dadurch hervorgerufenen Reize zu suchen ist. Der Geschlechtsakt stellt nach der Vorderseitenstrangdurchschneidung einen reinen Empfindungsvorgang dar, der jeglichen Lustgefühles bar ist. Es ist erforderlich, den Kranken vor der Chordotomie auf diese Schattenseite der Operation aufmerksam zu machen.

γ) *Thermische Sensibilität und Vorderseitenstrang.*

Nach vollkommener Durchtrennung beider Vorderseitenstränge besteht neben der totalen Analgesie der zugeordneten Körperabschnitte zunächst allemal auch eine vollkommene *Thermanästhesie.* Beide zeigen annähernd die gleiche Extensität. Nach einseitiger Vorderseitenstrangdurchschneidung ist die Temperaturempfindung auf der kontralateralen Körperhälfte nicht immer vollkommen aufgehoben, sondern nur mehr oder weniger stark herabgesetzt. Nicht selten kommt es vor, daß zwar die Kaltempfindung ganz erloschen ist, die Warmempfindung aber erhalten bleibt, Kältereize werden dann paradox als Warm empfunden. Wiederholt konnte ich nach einseitiger Durchtrennung des Vorderseitenstranges auf der gekreuzten Körperseite trotz völliger Analgesie zunächst überhaupt nur sehr geringfügige Störungen der Temperaturempfindung feststellen, aber in dem Moment, in welchem auch der andere Vorderseitenstrang durchtrennt wurde, trat sofort eine vollkommene Thermanästhesie beider Körperhälften auf. Das spricht in hohem Maße dafür, daß von den der thermischen Sensibilität dienenden Bahnen bei manchen Individuen ein beträchtlicher Teil nicht in den gekreuzten Vorderseitenstrang übertritt, sondern im homolateralen Vorderseitenstrange aufwärts zieht. Es bestehen offenbar in dieser Beziehung erhebliche individuelle Variationen. Ebenso wie die nach der Vorderseitenstrangdurchschneidung vorhandene initiale totale Analgesie fast ausnahmslos früher oder später einer gewissen Restitution unterliegt, stellt sich auch die thermische Sensibilität fast immer bis zu einem gewissen Grade wieder her. Diese Restitution der Temperaturempfindungen pflegt sogar der der Schmerzempfindung vorauszugehen. In der überwiegenden Mehrzahl der Fälle kehrt zuerst die Warmempfindung wieder. Wärmereize stärkerer Intensität werden wieder als solche empfunden, Kältereize aber werden entweder nur als Berührung oder als warm gewertet. Diese paradoxe Temperaturempfindung ist für ein bestimmtes Stadium der Restitution der thermischen Sensibilität nach der Vorderseitenstrangdurchschneidung geradezu charakteristisch. Wiederholt habe ich in derartigen Fällen auch beobachtet, daß Nadelstiche an vereinzelten Punkten als heiß oder warm registriert werden, und zwar dann, wenn die Nadelspitze gerade einen Wärmepunkt trifft und letzterer durch den unspezifischen mechanischen Reiz erregt wird. Im weiteren Verlauf erfährt aber auch die Kaltempfindung fast immer eine gewisse Restitution. Daß sie früher wiederkehrt als die Warmempfindung und daß es bei der Applikation von Wärmereizen oder mechanischen Reizen (Nadelstichen) zu einer paradoxen Kaltempfindung kommt, habe ich bisher nur in 2 Fällen beobachtet.

Wenn nun aber auch die Temperaturempfindung nach der Vorderseitenstrangdurchschneidung fast in jedem Falle einer mehr oder weniger weitgehenden Restitution unterliegt, so wird sie doch andererseits niemals ganz normal.

Gewisse Störungen bleiben dauernd bestehen, feinere Temperaturunterschiede werden nicht differenziert.

Zur Erklärung der Restitution der thermischen Sensibilität nach der Vorderseitenstrangdurchschneidung müssen wir die gleichen Gesichtspunkte wie für die Restitution der Schmerzempfindung heranziehen. Außer der im gekreuzten Vorderseitenstrang verlaufenden Hauptbahn stehen der thermischen Sensibilität noch Nebenbahnen zur Verfügung, vor allem der homolaterale Vorderseitenstrang und die Grenzschicht des Hinterseitenstranges.

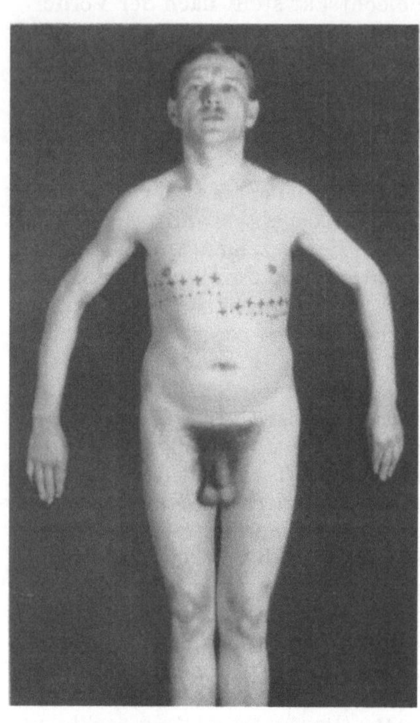

Abb. 246. Traumatische Markläsion im Bereiche C_6, C_7. Es besteht nur Thermanästhesie rechts bis zum unteren Rande des 5. Thorakaldermatoms, links bis zum unteren Rande des 6. Thorakaldermatoms.

Die Bahnen der thermischen Sensibilität liegen innerhalb des Vorderseitenstrangareals gesondert von den Bahnen des Schmerzgefühls. Es erscheint in hohem Grade wahrscheinlich, daß die erstere dorsal von den letzteren verlaufen und daß sie sich unmittelbar an das Pyramidenseitenstrangbahnareal nach vorne zu anschließen (Abb. 67, S. 83). Wenn man bei der Vorderseitenstrangdurchschneidung das Chordotom aus dem Bestreben heraus, die Pyramidenbahn nicht mitzuschädigen, etwa 2 mm vor dem Ansatz des Lig. denticulatum einsticht und dann den Strang bis an die vordere Zirkumferenz durchschneidet, so kommt es zwar zur Analgesie, aber Störungen der Temperaturempfindung fehlen ganz oder sind nur wenig ausgesprochen. Wenn man umgekehrt das Chordotom weit hinten ansetzt und nur die dorsalen Lagen des Vorderseitenstranges durchtrennt, so resultiert eine Störung der thermischen Sensibilität, aber keine Analgesie. In zahlreichen Fällen von traumatischer Schädigung des Vorderseitenstranges treffen wir nur eine Thermanästhesie, aber keine Analgesie an (Abb. 246—248), und nicht selten zeigt in diesen Fällen die Störung der Temperaturempfindung noch eine weitere Dissoziation dahingehend, daß die Warmempfindung erhalten, die Kaltempfindung aber erloschen ist und Kältereize paradox als Warm gewertet werden. Aber auch die umgekehrte Dissoziation, Erhaltensein der Kaltempfindung, Aufhebung der Warmempfindung mit paradoxer Kaltempfindung kommt gelegentlich vor. Diese Beobachtungen lehren, daß die Bahnen der Warmempfindung und der Kaltempfindung von den Krankheitsnoxen gesondert ergriffen werden können.

Ebenso wie das Schmerzareal des Vorderseitenstranges unterliegt auch das Areal der thermischen Bahnen einer lamellären Segmentalgliederung. Die den tiefsten Hinterhornsegmenten entstammenden Temperatursinnbahnen liegen am weitesten außen, die den oralsten Segmenten entstammenden Bahnen am weitesten innen. In dem in Abb. 238, S. 335 wiedergegebenen Falle von Vorderseitenstrangdurchschneidung am oberen Rande des 5. Thorakalsegmentes reicht die Thermanästhesie ebenso wie die Analgesie nur bis zum unteren Rande des 9. Thorakalsegmentes, da die innersten Lamellen des Stranges sowohl im Bereiche des Temperaturareals wie des Schmerzareals dem Messer entgangen sind. In

Abb. 239, S. 335, einem Falle von Kompression des Markes in Höhe des 1. Thorakalsegmentes durch einen Tumor, zeigt die Thermanästhesie die gleiche Ausdehnung wie die Analgesie, sie reicht nur bis zum unteren Rande des 8. Thorakaldermatoms. Bei dem in Abb. 245, S. 339 dargestellten Fall einer traumatischen Schädigung des obersten Halsmarkes, in welchem die Analgesie nur das 4. und 5. Lumbaldermatom betrifft, umfaßt die Thermanästhesie die Dermatome S_5 bis Th_2 aufwärts, sie ist also wesentlich ausgedehnter als die Analgesie,

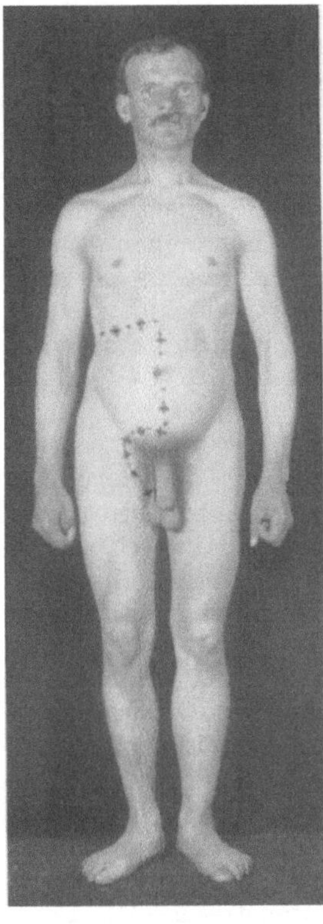

Abb. 247. Traumatische Markläsion im Bereiche Th_5. Nur Thermanästhesie bis zum unteren Rande des 7. Thorakaldermatoms. Aussparung der Anogenitalzone.

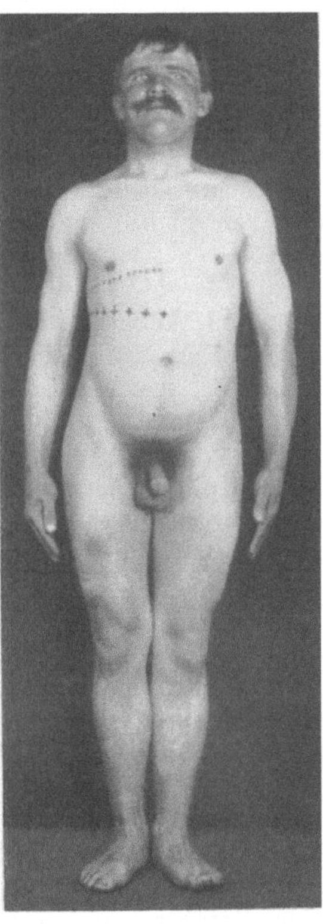

Abb. 248. Traumatische Markläsion im Bereiche Th_4. Nur Thermanästhesie. Warmanästhesie reicht höher als Kaltanästhesie.

bleibt aber ihrerseits auch noch um 6 Segmentalzonen (Th_1—C_4) hinter dem Niveau des Sitzes der Läsion (C_3) zurück. In Abb. 243, S. 336, einem Falle einer intramedullären Erkrankung im Bereiche des 8. Thorakalsegmentes, reicht die Thermanästhesie vom unteren Rande des 10. Thorakaldermatomes für Kalt bis zum Rande des 3. Sacraldermatoms, für Warm bis zum Rande des 2. Sacraldermatoms; es sind also innerhalb des Vorderseitenstranges sowohl die innersten wie die äußersten Lamellen von der Läsion verschont geblieben. Ganz das gleiche gilt von dem in Abb 244 wiedergegebenen Falle einer traumatischen Läsion des Markes im Bereiche des 7. Thorakalsegmentes, in dem die Thermanästhesie rechterseits am unteren Rande des 11. Thorakaldermatoms beginnt und nur das 4. und 5. Sacraldermatom verschont, linkerseits am unteren Rande des 10. Thorakaldermatoms beginnt und die Sacraldermatome S_3, S_4 und S_5 freiläßt.

Bezüglich der Regio ano-genitalis gelten ähnliche Gesichtspunkte für die thermische Sensibilität wie für die Schmerzempfindung. Sie bleibt nicht selten frei von Thermanästhesie oder gewinnt ihre Temperaturempfindung nach anfänglichen Verlusten früher wieder als die anderen Körperbezirke, auch wenn die den untersten sacralen Dermatomen korrespondierenden äußersten Lagen des Vorderseitenstranges mit durchtrennt sind.

Wir haben weiter oben dargelegt, daß nach der Durchtrennung der Vorderseitenstränge — die vollständige Unterbrechung derselben vorausgesetzt — die Temperaturempfindung in der Regel früher wiederzukehren beginnt und sich in größerem Ausmaße wiederherzustellen pflegt als die Schmerzempfindung. Im Gegensatz zu diesen Beobachtungen, die eine gewisse Vorzugsstellung des Systems der thermischen Sensibilität gegenüber dem Schmerzsystem zu verraten scheinen, steht die Tatsache, daß bei Querschnittsläsionen des Markes, einerlei ob dieselbe durch eine Kompression von außen oder durch irgendeinen intramedullären Prozeß verursacht werden, sehr häufig die thermische Sensibilität in größerer Ausdehnung ergriffen ist als die Schmerzempfindung. Die Abb. 243—245 lehren das übereinstimmend. Ähnliches gilt auch für die Aussparung der Anogenitalregion bei medullären Querschnittsschädigungen. Der Bezirk, welcher keine Thermanästhesie aufweist, ist fast stets von kleinerem Umfange als der, welcher frei von Analgesie bleibt.

δ) *Taktile Sensibilität und Vorderseitenstrang.*

In der Neurologie herrscht bis heute die Lehre, daß der Berührungs- und Druckempfindung im Gegensatz zur Schmerz- und Temperaturempfindung zwei gleichwertige Leitungswege, der homolaterale Hinterstrang und der gekreuzte Vorderseitenstrang zur Verfügung stehen, daß bei isolierter Unterbrechung einer der beiden Bahnen, sei es des Hinterstranges allein, sei es des Vorderseitenstranges allein, die Berührungs- und Druckempfindung vollkommen erhalten bleibt, und daß greifbare Störungen der letzteren erst bei gleichzeitiger Schädigung beider Systeme zutage traten. Es haben sich zwar schon wiederholt gewichtige Stimmen gegen diese zuerst von PETRÉN klar formulierte und dann besonders von H. HEAD und BROUWER verfochtene Lehre erhoben; ich erwähne nur V. v. WEIZSÄCKER und seine Schule. Aber im großen und ganzen genießt diese Lehre auch heute noch nahezu uneingeschränkte Anerkennung. Sie ist auch sicher insoweit zutreffend, als bei isolierter Unterbrechung der langen aufsteigenden Hinterstrangbahn oder des Vorderseitenstranges die Berührungs- und Druckempfindung als solche niemals aufgehoben ist, ja bei Anwendung der üblichen klinischen Prüfungsmethoden diese Sensibilitätsqualität überhaupt nicht alteriert erscheint. In allen von mir beobachteten Fällen von einseitiger oder doppelseitiger Durchschneidung des Vorderseitenstranges und Vorderstranges ließen sich bei Anwendung der üblichen klinischen Prüfungsmethoden keinerlei Störungen der Berührungs- und Druckempfindung erkennen. Aber mittels der feineren Schwellenmethoden, wie sie besonders v. FREY, v. WEIZSÄCKER, ALTENBURGER und KROLL angewandt haben, kann man nachweisen, daß bei isolierter Durchtrennung des Vorderseitenstranges und Vorderstranges auch die taktile Sensibilität geschädigt ist. Die Zahl der Druckpunkte erweist sich bei Auszählung pro Quadratzentimeter Körperoberfläche reduziert, die Intensitätsschwelle der einzelnen Druckpunkte ist erhöht, die Chronaxie derselben weist eine mehr oder weniger bedeutende Verlängerung auf. Bemerkenswert ist, daß diese Veränderungen bei einseitiger Vorderseitenstangdurchschneidung nicht nur auf der kontralateralen Seite, sondern auch auf der homolateralen nachgewiesen werden können; ein erneuter Hinweis darauf, daß die Hinterhornvorderseitenstrangbahn nur eine partielle

Kreuzung eingeht. Im übrigen wechseln die hier beschriebenen Störungen der taktilen Sensibilität nach der Vorderseitenstrangdurchschneidung von Fall zu Fall erheblich. Ganz vermißt werden sie aber bei vollkommener Durchtrennung des Vorderseitenstranges und Vorderstranges niemals und man kann wohl ohne Bedenken sagen, daß die PETRÉNsche Lehre, so richtig auch ihr Kern

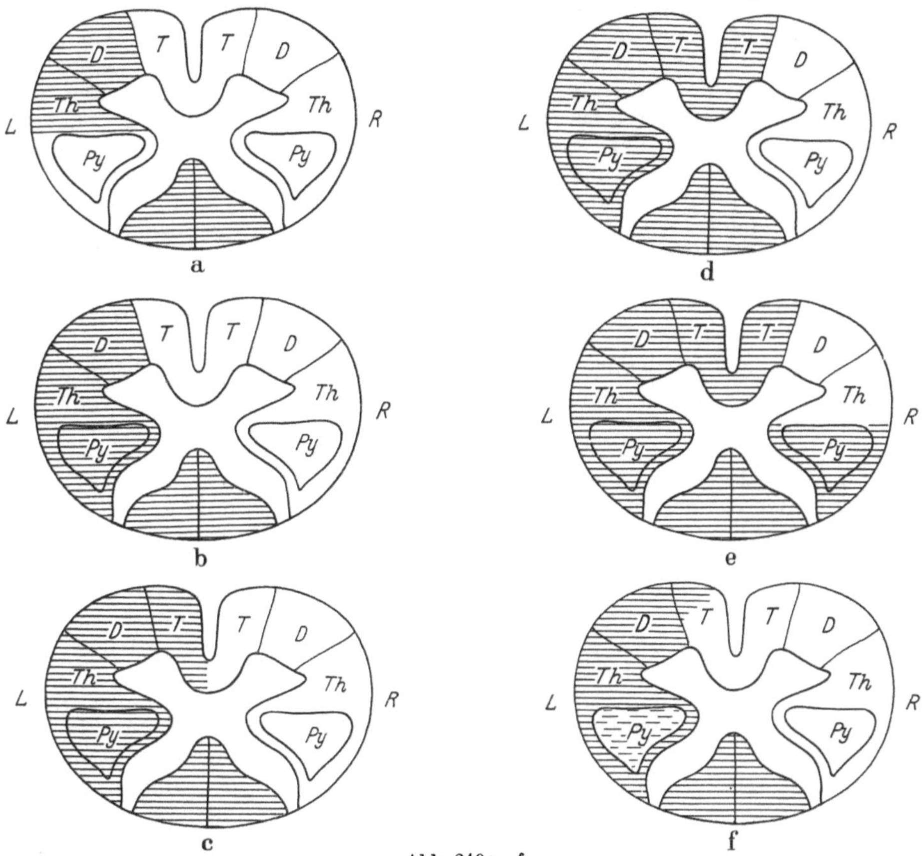

Abb. 249a—f.
Th Bahnen der thermischen Sensibilität, *D* Bahnen der Schmerzempfindung, *T* Bahnen der taktilen Sensibilität.

ist, nicht voll standhält, wenn man die einzelnen Sensibilitätsqualitäten mit Schwellenmethoden prüft.

Die der taktilen Sensibilität dienende Bahn liegt innerhalb des Vorderseitenstranges nach vorne zu von dem Schmerzareal, wahrscheinlich nimmt sie auch noch den Vorderstrang ein (Abb. 67, S. 83). Einmal spricht dafür die Tatsache, daß bei partieller Vorderseitenstrangdurchschneidung, bei welcher die ventralen Bezirke desselben verschont werden, die taktile Sensibilität keine Störungen erkennen läßt. Besonders lehrreich ist in dieser Hinsicht ein von mir beobachteter Fall von Stichverletzung des Rückenmarkes, bei welcher das Messer von hinten eingedrungen war, primär beide Hinterstränge durchtrennt hatte, durch das Mark schräg nach vorne links durch den linken Vorderseitenstrang hindurchgedrungen war und sich mit der Spitze in den Wirbelkörper eingebohrt hatte. Unmittelbar nach der Verletzung bestand zwar eine hochgradige Ataxie beider Beine, aber keine Lähmung (Abb. 249a); erst am folgenden Tage war das linke Bein gelähmt (Abb. 249b). Bei dem Kranken bestand zunächst aber auch trotz der Durchtrennung beider Hinterstränge und des linken Vorderseitenstranges auf der rechten Körperhälfte nur eine Analgesie und Thermanästhesie, aber keine taktile Anästhesie. Es muß also zunächst der Teil des linken Vorderseitenstranges bzw. Vorderstranges, welcher die Bahnen der taktilen Sensibilität führt, verschont geblieben sein (Abb. 249a und 249b). Einige Tage später bestand aber rechterseits neben der Analgesie und Thermanästhesie auch eine totale taktile Anästhesie. Dies ist nur so erklärbar, daß das von der Verletzungsstelle ausgehende, sich allmählich über den Markquerschnitt ausbreitende traumatische Ödem auch das an das primär zerstörte Schmerzareal nach vorne zu angeschlossene Areal des Vorderseitenstranges und des Vorderstranges, welches der taktilen Sensibilität dient, ergriffen hat (Abb. 249c). Wenige Tage später bestand auch an der linken Körperhälfte eine taktile Anästhesie, während die Schmerzempfindung und Temperaturempfindung vollkommen erhalten blieb. Da der linke Hinterstrang primär durchtrennt war, kann die linksseitige taktile Anästhesie nur durch eine sekundäre Beteiligung des rechten Vorderstranges und vordersten Abschnittes des rechten Vorderseitenstranges erklärt werden (Abb. 249d), während die dorsalwärts anschließenden Areale des Schmerzgefühls und der thermischen Sensibilität des rechten Vorderseitenstranges dauernd verschont geblieben sind. In den folgenden Tagen entwickelte sich auch eine Lähmung des rechten Beines; das Ödem hatte also auch den rechten Hinterseitenstrang ergriffen, während der rechte Vorderseitenstrang verschont blieb (Abb. 249e). Nach der operativen Entfernung der abgebrochenen Messerklinge erfolgte ein rascher Rückgang der Krankheitserscheinungen. Zuerst kehrte die Beweglichkeit des rechten Beines wieder, dann verschwand die taktile Anästhesie des linken Beines, während die des rechten noch längere Zeit erloschen blieb und sich auch in der Folge nicht ganz verloren hat. Zurückgeblieben sind eine Ataxie beider Beine sowie die entsprechenden Sensibilitätsstörungen vom Hinterstrangtypus, eine Parese des linken Beines und die rechtsseitige Thermanalgesie (Abb. 249f).

Das Areal der taktilen Sensibilität des Vorderseitenstranges und Vorderstranges zeigt die gleiche lamelläre Segmentalgliederung wie die Areale der thermischen Sensibilität und des Schmerzgefühls. Am meisten innen liegen die den caudalen Hinterhornsegmenten entstammenden Fasern, am weitesten außen die den oralen Segmenten entstammenden Fasern. Daß bei Kompressionen des Markes in einer bestimmten Höhe die obere Grenze der resultierenden Analgesie und Thermanästhesie nicht selten um eine ganze Anzahl von Dermatomen hinter dem dem Sitze der Kompression entsprechenden Niveau zurückbleibt, wurde bereits eingehend erörtert. Das gilt nun in solchen Fällen fast regelmäßig auch für die taktile Anästhesie. Die obere Grenze der letzteren kann dabei mit der der Analgesie und Thermanästhesie ganz oder annähernd zusammenfallen (Abb. 239, S. 335), sie kann aber ihrerseits auch erheblich hinter der der letzteren zurückbleiben (Abb. 250). Wir müssen annehmen, daß in Fällen der letzteren Art innerhalb des taktilen Areals mehr Segmental-Lamellen von dem Drucke verschont bleiben als im Schmerzareal und thermischen Areal. Es kommt aber auch das umgekehrte Verhalten vor, daß die obere Grenze der taktilen Anästhesie höher hinaufreicht als die der Analgesie und Thermanästhesie. Ich habe das besonders bei solchen extramedullären Tumoren beobachtet, welche direkt vor dem Rückenmark gelegen waren und auf die vordere Zirkumferenz des Markes stärker drückten als auf die nach hinten anschließenden Abschnitte des Vorderseitenstranges, welche das Schmerzareal und thermische Areal enthalten. Auch das gegenteilige Verhalten, daß eine Reihe von caudalen Dermatomen von der taktilen Anästhesie freibleiben, kommt bei spinalen Querschnittsläsion verschiedenster Genese vor. In dem in Abb. 243, S. 337 wiedergegebenen Falle von traumatischer Markschädigung in Höhe des 8. Thorakalsegmentes sind innerhalb des taktilen Areals des Vorderseitenstranges und Vorderstranges nur die den Segmenten L_1, L_2, L_3 entsprechenden Faserlagen zerstört, also weniger Lamellen als innerhalb des Schmerzareals (Th_{12}—L_3) und des thermischen Areals (Th_{11}—S_2). In Abb. 244, S. 338 umfaßt bei einer Markläsion in Höhe des 7. Thorakalsegmentes die taktile Anästhesie nur die Dermatome Th_{12} bis L_4 und in Abb. 245, S. 339 bei einer traumatischen Schädigung des obersten Halsmarkes (C_3) nur die Dermatome L_4

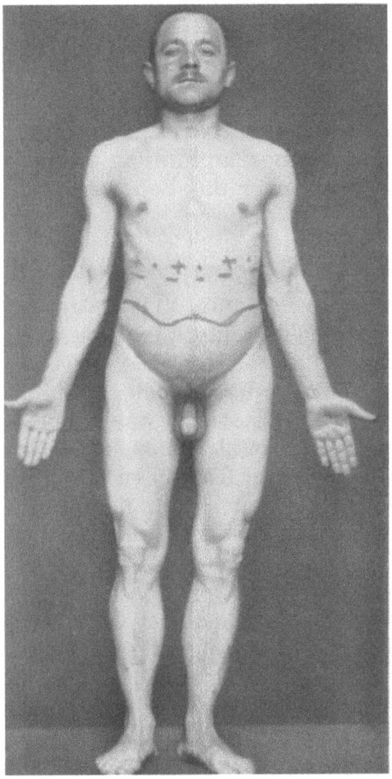

Abb. 250. Kompression des Markes in Höhe des 8. Thorakalsegmentes. Taktile Anästhesie bis zum unteren Rande des 9. Thorakaldermatoms, Analgesie und Thermanästhesie bis zum unteren Rande des 7. Thorakaldermatoms.

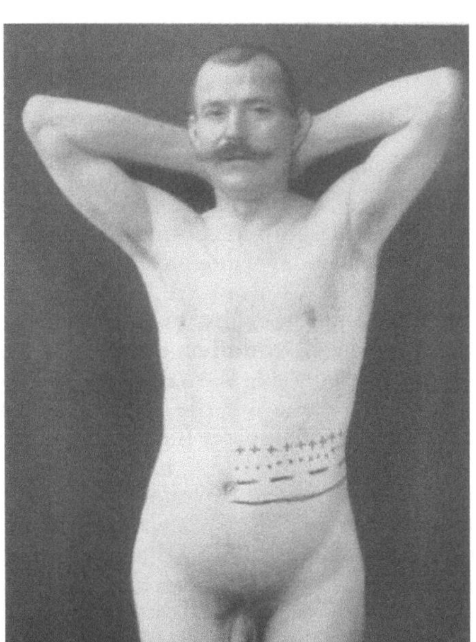

Abb. 251. Traumatische Läsion des Markes im Bereiche des 10. und 11. Thorakalsegmentes. Der linke Hinterstrang und rechte Vorderseitenstrang zerstört. Ataxie des linken Beins. Keine spastische Parese. Anästhesie für alle Qualitäten links bis zur Nabelhöhe.

und L_5. In beiden Fällen ist die Ausdehnung der Analgesie die gleiche oder nahezu die gleiche wie die der taktilen Anästhesie. Alle diese Fälle lehren übereinstimmend, daß der Vorderseitenstrang und Vorderstrang auch mit Bezug auf die Bahnen der taktilen Sensibilität eine weitgehende segmentale Untergliederung besitzt.

Es braucht wohl kaum besonders hervorgehoben zu werden, daß in allen hier angeführten Fällen Störungen der taktilen Sensibilität deshalb vorhanden waren, weil außer der partiellen Destruktion des Vorderseitenstranges auch die Hinterstränge zerstört waren. Nur unter dieser Voraussetzung können sich solche umschriebenen Störungen der taktilen Sensibilität bei partieller Vorderseitenstrangläsion überhaupt dokumentieren. Ohne gleichzeitige Hinterstrangläsion bleibt die Vorderseitenstrangschädigung, soweit die taktile Sensibilität in Betracht kommt, natürlich latent. Das gilt für jede Vorderseitenstrangläsion, einerlei ob sie umschrieben oder total ist. Darin besteht bei der vollständigen reinen Halbseitentrennung des Markes, beim BROWN-SÉQUARDschen Syndrom auf der kontralateralen Seite nur eine Analgesie und Thermanästhesie, aber keine taktile Anästhesie. Letztere ist aber sofort vorhanden, wenn auch der andere Hinterstrang mit durchtrennt ist. Derartige Fälle einer alle Qualitäten, Schmerz-, Temperatur-, Berührungs- und Druckempfindung, in gleichem Maße umfassenden spinalen Hemianästhesie habe ich während des Krieges in größerer Zahl beobachtet. Abb. 251 stellt einen charakteristischen Beleg hierfür dar. In einem Teil dieser Fälle waren beide Hinterstränge und ein Vorderseitenstrang von der Läsion ergriffen, in anderen Fällen aber nur ein Hinterstrang und der gekreuzte Vorderseitenstrang.

An der bereits mehrfach erwähnten Ausspaarung der Anogenitalregion bei spinalen Querschnittsschädigungen hat in der Regel die taktile Sensibilität den stärksten Anteil. Die Zone, in welcher die Berührungsempfindung erhalten ist, ist in der Mehrzahl der Fälle größer als die, in welcher das Schmerzgefühl oder gar die Temperaturempfindung erhalten ist.

ε) *Epikritisch-diskriminatorische Leistungen und Vorderseitenstrang.*

Nach der Durchtrennung des Vorderseitenstranges und Vorderstranges sind die epikritisch-diskriminatorischen Leistungen des Tastsinnes nicht gestört. Das Lokalisationsvermögen punktförmiger Berührungen ist ebenso genau wie vor der Chordotomie oder wie in den von der Vorderseitenstrangdurchschneidung nicht berührten Hautgebieten. Die Diskrimination zweier gleichzeitig applizierter, räumlich getrennter Reize erfolgt ebensogut wie in der Norm; eine Vergrößerung der WEBERschen Tastkreise läßt sich nicht feststellen. Figuren und Zahlen, welche auf die Haut geschrieben werden, werden prompt erkannt. Der Kranke unterscheidet die Nadelspitze von der Nadelkuppe, spitz und stumpf. Er erkennt die Richtung, in welcher ein Strich über die Haut geführt wird. Ebenso werden Art und Genese taktiler Reize vollkommen differenziert. Berührung und Druck werden unterschieden, Druckgrade verschiedener Intensität werden differenziert, der Kranke unterscheidet ob er mit dem Finger berührt wird, oder ob über die Haare gestrichen wird, oder ob an den Haaren gezogen wird. Bei der Applikation zeitlich diskontinuierlicher, rasch aufeinander folgender Reize, z. B. des faradischen Stromes auf die Haut, diskriminiert der Kranke die Diskontinuität, er hat die charakteristische Vibrationsempfindung, ja diese geht selbst bei der Applikation stärkerer Ströme nicht verloren, weil das normaliter sich dabei einschiebende Juckgefühl oder Schmerzgefühl, welches die Differenzierungsfähigkeit durchkreuzt und stört, nach der Vorderseitenstrangdurchschneidung fehlt. Analoges gilt für die Applikation der schwingenden Stimmgabel. Mag der Fuß derselben auf den Knochen aufgesetzt werden oder mag man den Stab der Stimmgabel gegen die Haut oder die Haare schwingen lassen, in jedem Falle nimmt der Kranke die Vibration prompt wahr. Auch hierbei fehlt, wie schon dargelegt wurde, jegliches Kitzelgefühl, das normaliter besonders beim Schwingen des Stabes der Gabel gegen die Haut oder die Haare auftritt, vollkommen.

Die Fähigkeit, die Lage und Stellung der Glieder zueinander, Umfang und Richtung passiver Bewegungen richtig zu werten, ist nach der Vorderseitenstrangdurchschneidung in keiner Weise gestört. Die Muskelkontraktionsempfindung ist vollkommen erhalten; schwache und starke Kontraktionen werden sogar besser unterschieden als unter normalen Verhältnissen, weil sich kein Schmerzgefühl störend dazwischen schiebt. Der Kraftsinn, das Gewichtsschädigungsvermögen ist vollkommen erhalten, ebenso der stereognostische Sinn.

Die Meinung KLEISTS, daß der Kraftsinn an den Vorderseitenstrang gebunden sei, ist völlig unhaltbar.

III. Das Hinterstrangsystem.

1. Anatomischer Überblick.

Die in das Rückenmark eintretenden Hinterwurzelfasern schmiegen sich, soweit sie nicht unmittelbar in die graue Substanz einstrahlen, innheralb des Hinterstranges jeweils dem inneren Hinterhornrande eng an, sie nehmen hier die sog. Wurzeleintrittszone ein. Innerhalb dieser letzteren verlaufen sie im wesentlichen in horizontaler Richtung von hinten nach vorn, nehmen aber dann alsbald eine longitudinale Verlaufsrichtung, und zwar unter T-förmiger Teilung aufwärts und abwärts an. Während ihres aufsteigenden Verlaufes werden die durch die einzelnen hinteren Wurzeln in den Hinterstrang eingetretenen Fasern durch die in den oralwärts folgenden Segmenten eintretenden Wurzelfasern immer mehr medialwärts und etwas dorsalwärts abgedrängt. Auf diese Weise erhält der Hinterstrang eine segmentale Gliederung, er besteht aus nebeneinander gelagerten in postero-anteriorer Richtung ausgedehnten Faserlamellen. Die am weitesten medial gelegene, unmittelbar an das Medianseptum anstoßende Faserlage entspricht der caudalsten Wurzel, die direkt dem Hinterhorn anliegenden Fasern stellen die oralste, gerade in diesem Segmente eintretende Wurzelfortsetzung dar. Im Halsmark ist der Hinterstrang bekanntlich durch das Septum intermedium in den GOLLschen und BURDACHschen Strang untergliedert. Der GOLLsche Strang enthält die aufsteigenden sacralen, lumbalen und unteren 6 thorakalen Wurzelkontingente, der BURDACHsche Strang die oberen thorakalen und cervicalen Wurzelanteile. Die Verschiebung, welche die den tieferen Segmenten entstammenden aufsteigenden Wurzelbahnen durch die höher eintretenden sukzessive erfahren, erfolgt nicht streng in der Richtung von außen nach innen, sondern gleichzeitig etwas dorsalwärts. Im oberen Halsmark verlieren die hier gelegenen aufsteigenden lumbosacralen und unteren thorakalen Wurzelbahnen den Kontakt mit der grauen Commissur, welche den Hinterstrang nach vorne begrenzt, ihr vorderes Ende stößt an das Septum mediale an, welches beide Hinterstrangshälften voneinander trennt.

Ebenso wie die aufsteigenden werden auch die absteigenden Hinterwurzelfasern durch die in tieferen Segmenten eintretenden Wurzeln mehr und mehr medialwärts und dorsalwärts abgedrängt. Sie bilden dabei zunächst eine charakteristische streifenförmige Figur, welche man als SCHULTZE*sches Koma* bezeichnet. In tieferen Segmenten, am Übergange vom Thorakalmark zum Lendenmark gelangen sie in das sog. *ovale Feld* FLECHSIGs, welches dem Medianseptum anliegt, im unteren Sacralmark rücken sie dorsalwärts in das den Winkel zwischen Septum und hinterer Zirkumferenz des Hinterstranges einnehmende PHILIPPE-GOMBAULT*sche Triangel*; in diesem ziehen sie bis zum Conus terminalis herab.

Abb. 67, S. 83 gibt eine schematische Darstellung der radikulären Gliederung des Hinterstranges im Bereiche des obersten Halsmarkes wieder.

Abb. 252a zeigt die Lage einer in dem betreffenden Segmente eintretenden degenerierenden hinteren Wurzel(Th_3), in der sog. Wurzeleintrittszone, im MARCHI-Bild. Abb. 252b zeigt deutlich die medialwärts verschobene Lage der aufsteigenden Fasern dieser Wurzel 5 Segmente höher im 6. Cervicalsegment im MARCHI-Bilde. Abb. 253 zeigt die auf- und absteigende Degeneration bis zur Oblongata und bis ins 8. Thorakalsegment abwärts.

Abb. 254a zeigt die Degeneration in der Wurzeleintrittszone des 12. Thorakalsegmentes in einem Falle von Durchschneidung der hinteren 1. Lumbalis, 12. und 11. Thoracalis im Markscheidenbild. Abb. 254b zeigt die Verlagerung der 3 Wurzelkontingente (L_1, Th_{12}, Th_{11}), nach medialwärts 6 Segmente höher im 7. Thorakalsegmente. Abb. 255 zeigt die auf- und absteigende Degeneration bis ins obere Halsmark und bis ins untere Sacralmark.

Abb. 256a—h zeigen im Markscheidenbild die fast völlige Degeneration der Hinterstränge im Sacralmark und Lumbalmark bei einer traumatischen Durchtrennung der Cauda equina (S_5—L_2). Abb. 256d und e zeigt das medialwärts verschobene aufsteigende Degenerationsfeld im 12. und 6. Thorakalsegment, Abb. 256f das gleiche Verhalten im 5. Cervicalsegment, Abb. 256g im 2. Cervicalsegment, in welchem gleichzeitig auch die Verlagerung dorsalwärts deutlich in Erscheinung tritt, indem das Degenerationsfeld von der grauen Commissur nach hinten abgerückt ist. Abb. 256h zeigt die Degeneration des Kernes des GOLLschen Stranges.

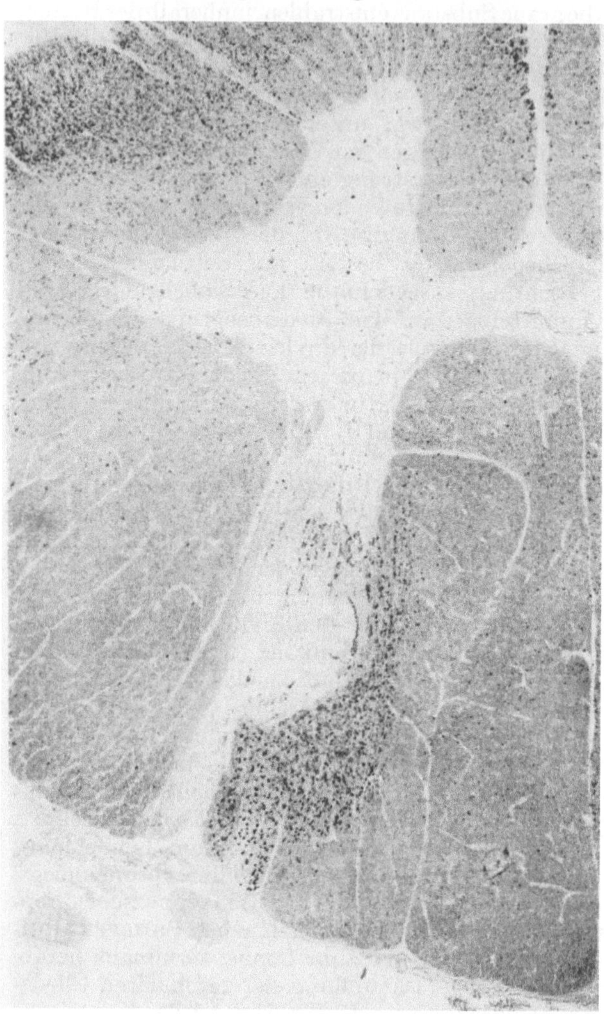

Abb. 252a. 3. Thorakalsegment. Degeneration der Wurzeleintrittszone nach Durchschneidung der 3. hinteren Thorakalwurzel (MARCHI-Methode).

Sehr deutlich zeichnet sich auch die radikuläre Gliederung des Hinterstranges in Abb. 257, einem Falle, in welchem die 4., 5., 7. und 8. Cervicalis, 1. und 2. Thoracalis durchschnitten waren und nur die 6. Cervicalis erhalten geblieben war. Innerhalb des 2. Cervicalsegmentes zeigt der Hinterstrang im Markscheidenbild am weitesten außen, dem Hinterhorn anliegend, die intakten Wurzelareale C_2, C_3, darauf folgt nach innen das degenerierte Wurzelareal C_4, C_5, darauf nach innen das intakte Wurzelareal C_6 und auf dieses nach innen die degenerierten Wurzelareale C_7, C_8, Th_1, Th_2, an welche sich nach innen die intakten Areale aller tieferen Wurzeln von Th_3 bis S_5 anschließen.

Abb. 258a zeigt in einem Falle, in welchem L_2, L_3, L_5, S_1, S_2, S_3, S_4 und S_5 durchschnitten waren, L_4 aber erhalten geblieben war, im 4. Lumbalsegment deutlich die intakt eintretende hintere Wurzel und Wurzeleintrittszone, die sich scharf gegen den übrigen degenerierten Hinterstrang abhebt. Abb. 258b zeigt auf einem Querschnitt durch das 2. Lumbalsegment die stark gelichteten Wurzelareale L_2, L_3, das intakte Wurzelareal L_4, die nach innen zu folgenden degenerierten Wurzelareale L_5—S_5.

Über die absteigenden Hinterwurzelfasern belehren die Abb. 253, 255 u. 256.

Abb. 253 zeigt die absteigenden Fasern einer einzelnen hinteren Wurzel Th_3, die bis ins 8. Thorakalsegment verfolgt werden kann.

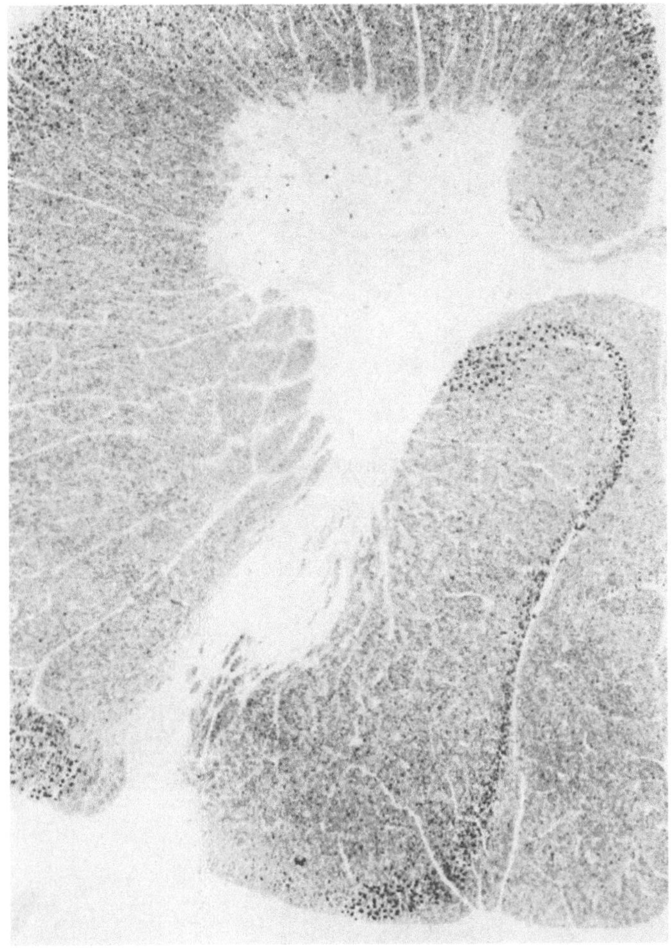

Abb. 252b. 6. Cervicalsegment zeigt das medialwärts verschobene Wurzelkontingent Th_3. Zu beachten ist die geschwungene Gestalt der Lamelle.

Abb. 255 zeigt die absteigende Degeneration nach Durchtrennung der hinteren Wurzeln Th_{12}, Th_{11}, L_1 innerhalb des unteren Sacralmarkes im PHILIPPE-GOMBAULTschen Dreieck.

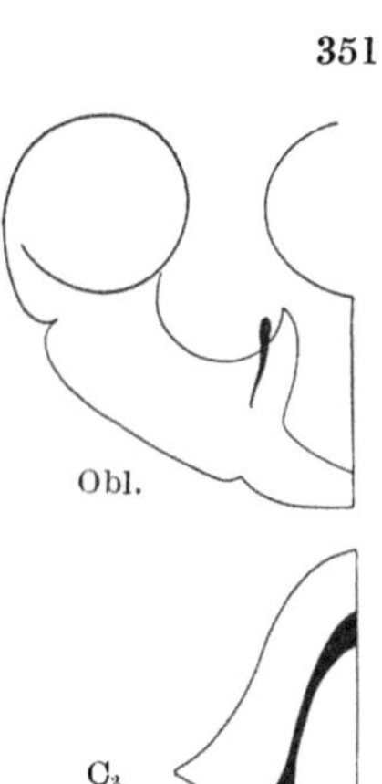

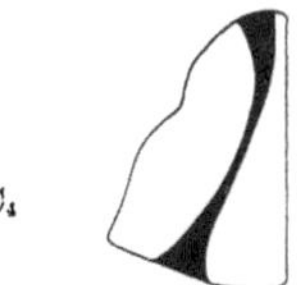

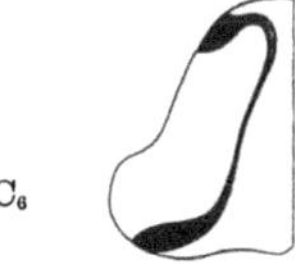

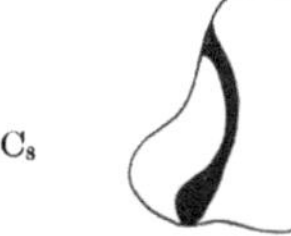

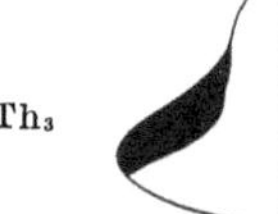

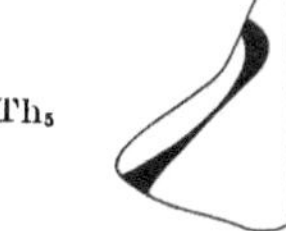

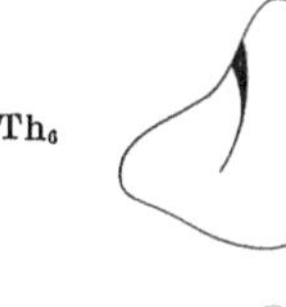

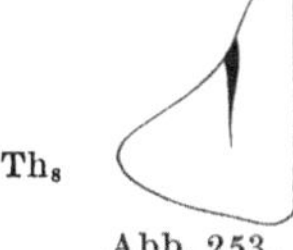

Abb. 253.

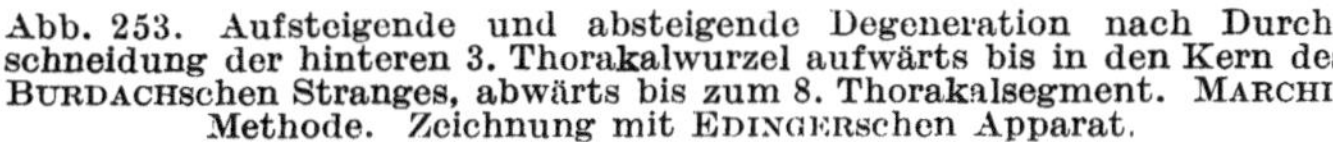

Abb. 253. Aufsteigende und absteigende Degeneration nach Durchschneidung der hinteren 3. Thorakalwurzel aufwärts bis in den Kern des BURDACHschen Stranges, abwärts bis zum 8. Thorakalsegment. MARCHI-Methode. Zeichnung mit EDINGERschen Apparat.

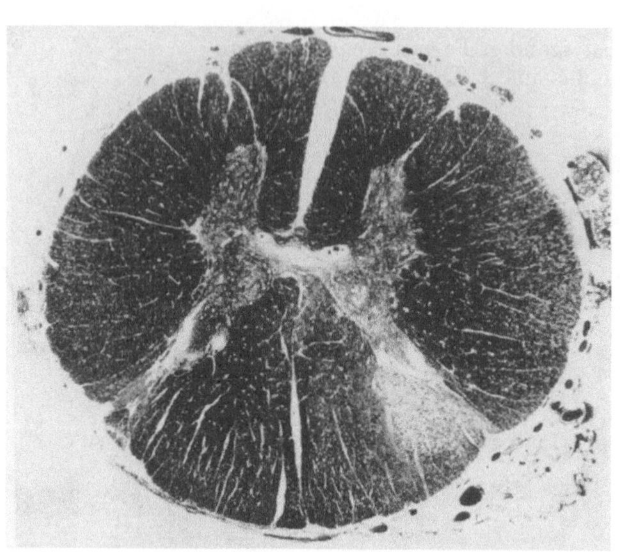

Abb. 254a. Degeneration der Wurzeleintrittszone Th_{12} (Durchschneidung von L_1, Th_{12} und Th_{11}) (Markscheidenbild).

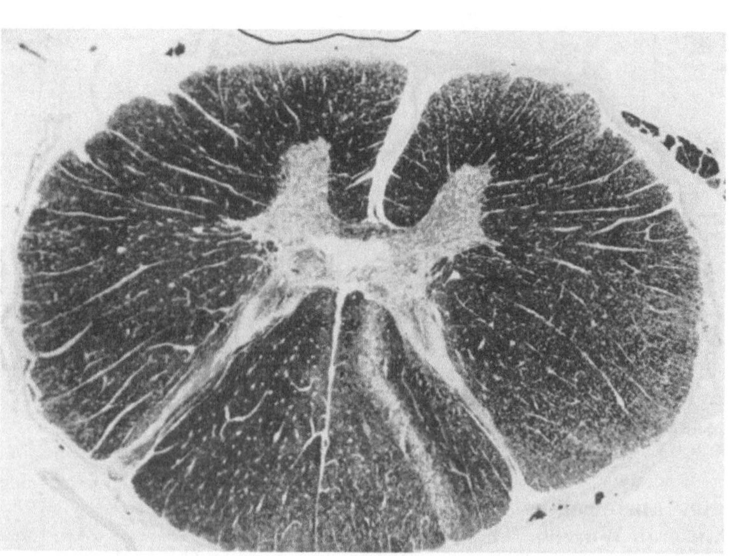

Abb. 254b. Lage der aufsteigend degenerierenden Wurzelareale L_1, Th_{12}, Th_{11} im 7. Thorakalsegment (Markscheidenbild).

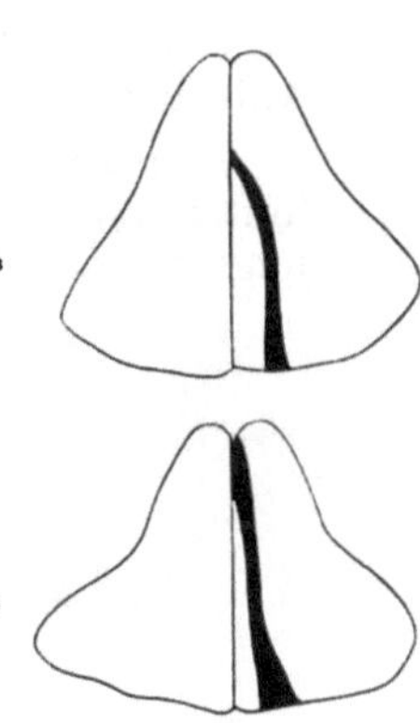

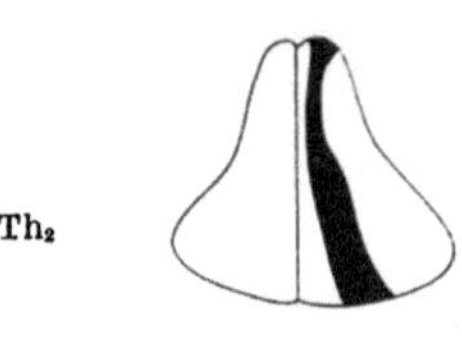

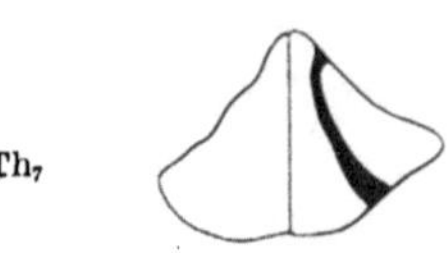

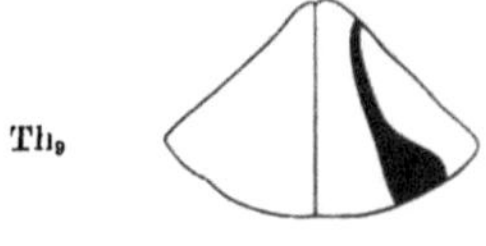

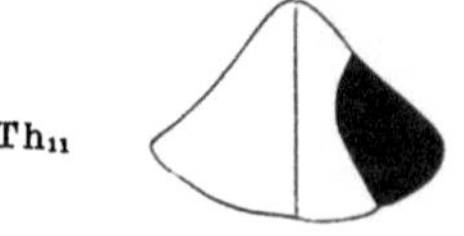

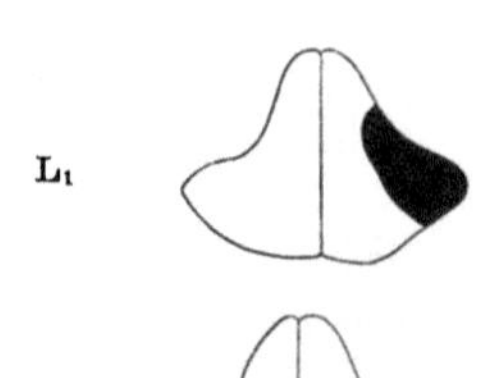

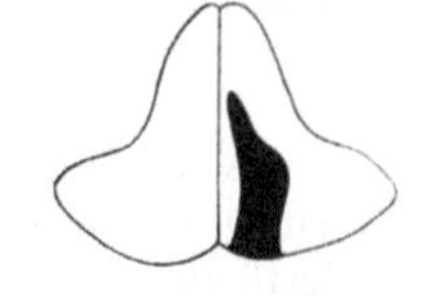

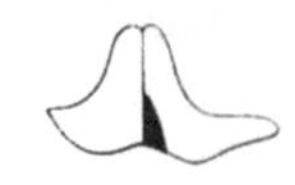

Abb. 255.

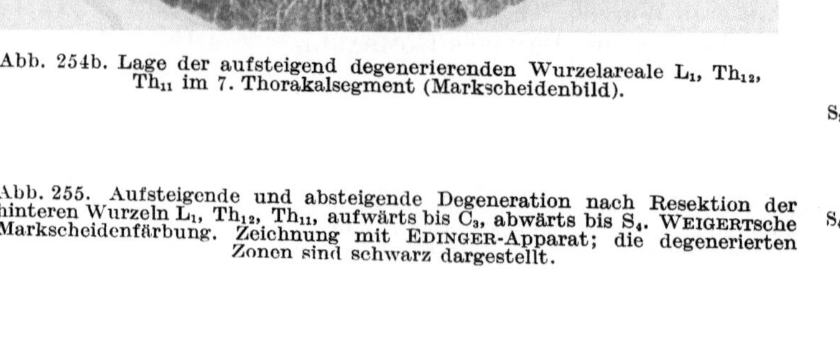

Abb. 255. Aufsteigende und absteigende Degeneration nach Resektion der hinteren Wurzeln L_1, Th_{12}, Th_{11}, aufwärts bis C_3, abwärts bis S_4. WEIGERTsche Markscheidenfärbung. Zeichnung mit EDINGER-Apparat; die degenerierten Zonen sind schwarz dargestellt.

Abb. 256 zeigt in einem Falle von Unterbrechung der Cauda equina mit konsekutiver Degeneration der Hinterstränge die intakten absteigenden cervicalen und thorakalen Hinterwurzelfasern im PHILIPPE-GOMBAULTschen Dreieck (Abb. 256a), im FLECHSIGschen ovalen Feld (Abb. 256b u. c), im SCHULTZEschen Komma (Abb. 256d).

Abb. 259 zeigt in einem Falle, in welchem die hinteren Cervical- und obersten Thorakalwurzeln C_3—Th_3 reseziert waren, im 8. Cervicalsegment und

Conus

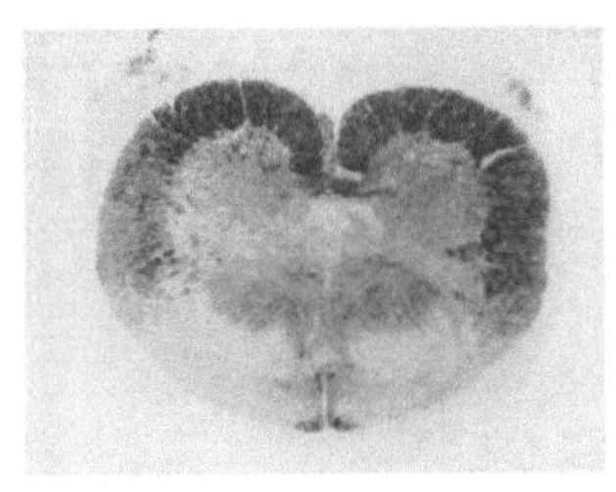

a

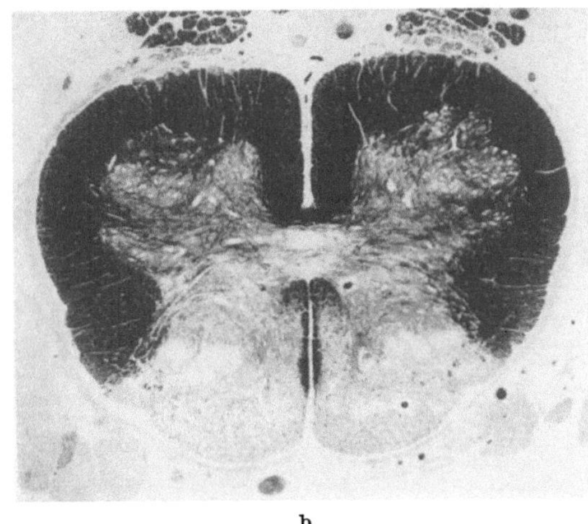

b

S_2

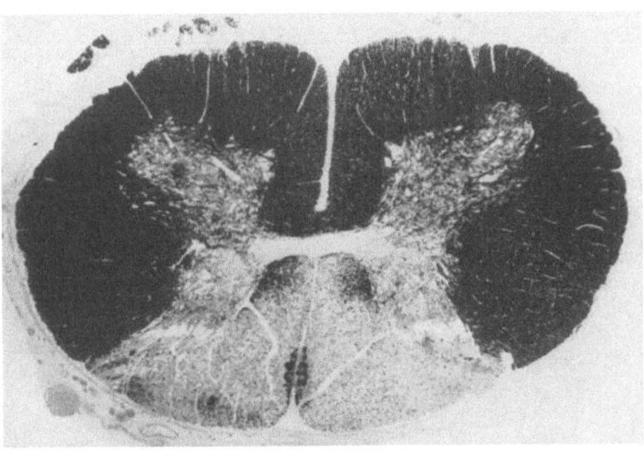

c

L_3

Abb. 256a—c. Aufsteigende Degeneration nach Totaltrennung der Wurzeln S_5—L_2. WEIGERTsche Markscheidenfärbung. a (Conus) zeigt das erhaltene GOMBAULT-PHILIPPEsche Triangel (absteigende cervicale und thorakale Hinterwurzelfasern). b (S_2) zeigt das erhaltene ovale Feld FLECHSIGS und das cornu-commissurale Bündel. c (L_3) wie b, das cornu-commissurale Bündel teilt sich.

3. Thorakalsegment die Degeneration der cervicalen und thorakalen Wurzelareale im MARCHI-Bild. Es zeigt die Degeneration der absteigenden Hinterwurzelfasern in Gestalt des SCHULTZEschen Kommas im Bereiche des 5. bis 11. Thorakalsegmentes. Weiter abwärts im oberen Lumbalmark nehmen diese degenerierten absteigenden Fasern das FLECHSIGsche ovale Feld ein und im unteren Sacralmark den PHILIPPE-GOMBAULTschen Triangel.

Bei der Quertrennung des Markes verhält sich die auf- und absteigende Degeneration in den Hintersträngen in vielfacher Hinsicht ganz ebenso wie nach

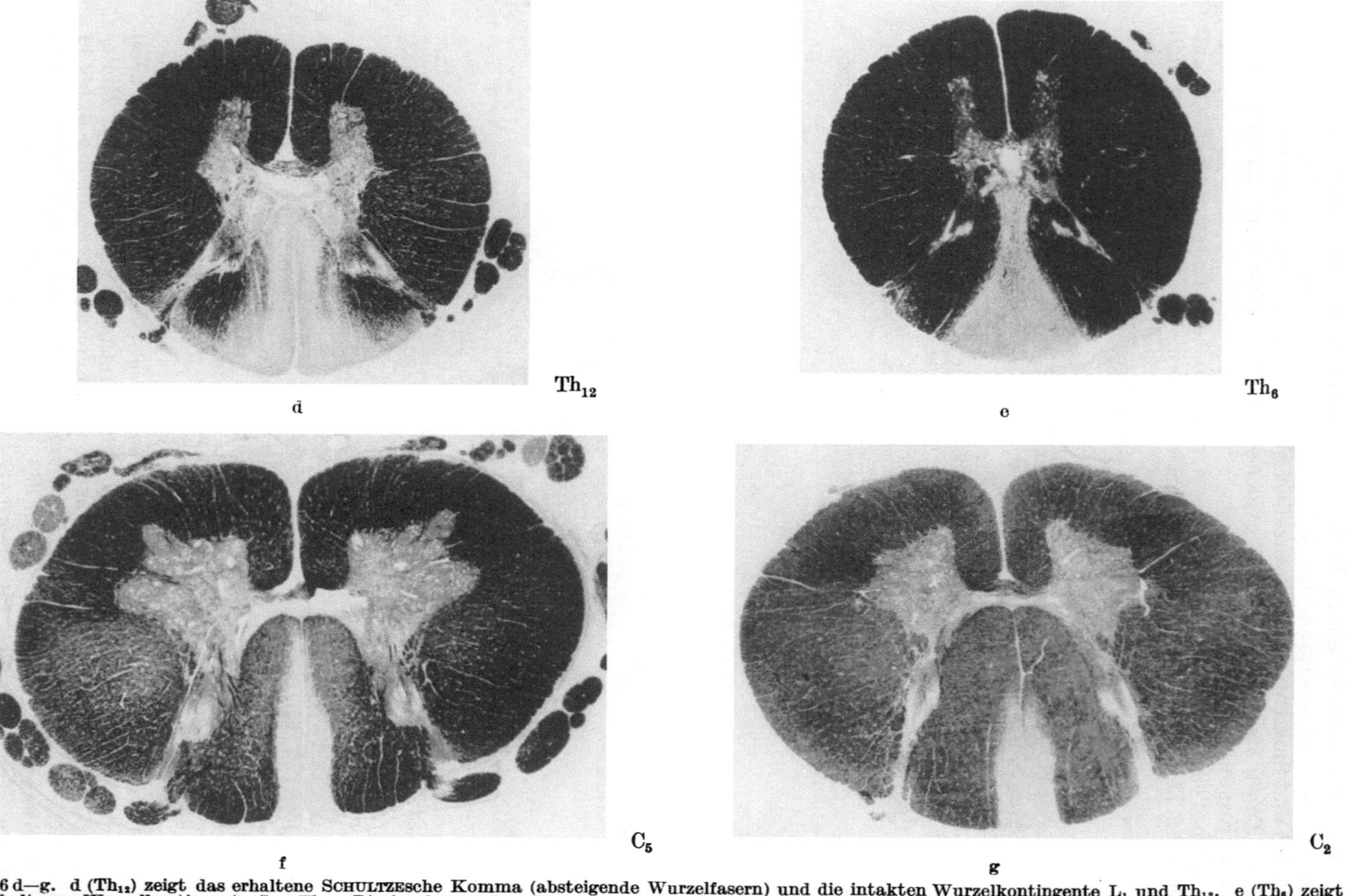

Abb. 256 d—g. d (Th$_{12}$) zeigt das erhaltene SCHULTZEsche Komma (absteigende Wurzelfasern) und die intakten Wurzelkontingente L$_{1}$ und Th$_{12}$. e (Th$_{6}$) zeigt die erhaltenen Wurzelkontingente L$_{1}$—Th$_{6}$. Die lumbosacralen Wurzelkontingente reichen noch bis an die Commissur heran. f (C$_{5}$) Degenerationsfeld beträchtlich verschmälert, reicht noch gerade an die Commissur. g (C$_{2}$) Degenerationsfeld dorsalwärts von der Commissur abgerückt.

Hinterwurzeldurchschneidungen. Das Areal der degenerierten aufsteigenden Fasern verschmälert sich nach oben zu sukzessive und rückt von der grauen Commissur ab (Abb. 260 u. 261). Die absteigende Degeneration nimmt das SCHULTZEsche Komma (Abb. 261 b), weiter abwärts das FLECHSIGsche ovale Feld und im Sacralmark das das PHILIPPE-GOMBAULTsche Triangel ein. Es ist aber nicht erwiesen, daß es sich hierbei nur um absteigende Hinterwurzelfasern handelt, vielmehr ist es wahrscheinlich, daß außerdem auch absteigende

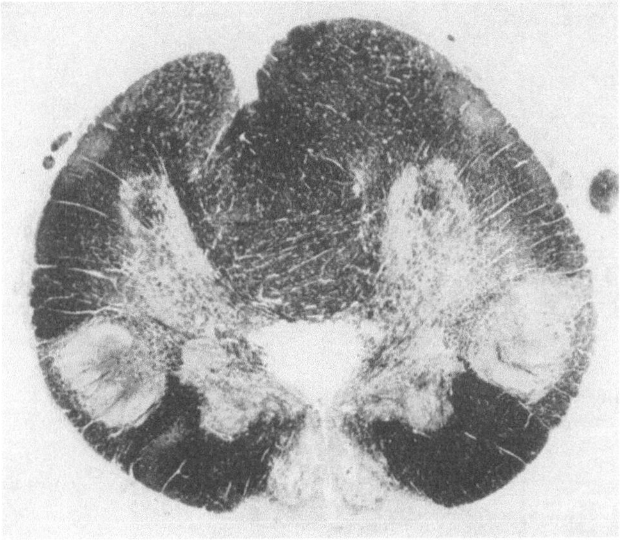

Abb. 256h. (Oblongata). Degeneration des GOLLschen Kernes und Stranges.

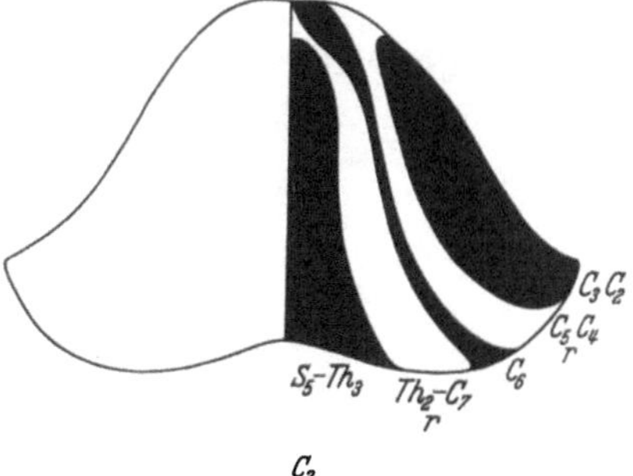

Abb. 257. 2. Cervicalsegment in einem Fall von Resektion der hinteren Wurzeln Th_2, Th_1, C_8, C_7, C_5, C_4 zeigt das intakte Areal von C_6 zwischen den degenerierten Arealen C_4, C_5 einerseits und C_7, C_8, Th_1, Th_2 andererseits. WEIGERT-Färbung, Zeichnung mit EDINGER-Apparat, die degenerierten Areale weiß dargestellt.

endogene Hinterstrangfasern, welche aus dem Rückenmarksgrau stammen, in den genannten Feldern enthalten sind.

Die in den Hintersträngen aufsteigenden Hinterwurzelfasern enden in den Kernen des GOLLschen und BURDACHschen Stranges, und zwar um die mittelgroßen Zellen desselben; diese letzteren lassen nach Durchschneidung der hinteren Wurzeln oder der Hinterstränge eine transneuronale Degeneration erkennen. Die Lumbosacralen und unteren 6 Thorakalwurzeln enden im Kerne des GOLLschen Stranges, nach ihrer Durchschneidung kommt es zur Degeneration der in den Kern einstrahlenden Hinterstrangfasern (Abb. 256 h, 260 c). Die 6 oberen thorakalen und cervicalen aufsteigenden Wurzelfasern enden im Kerne des BURDACHschen Stranges (Abb. 253). Die absteigenden Hinterwurzelfasern treten in die graue Substanz des Rückenmarkes ein; an welchen

Zellen desselben sie ihr Ende finden, konnte aber bisher nicht ermittelt werden. Daß die absteigenden Hinterstrangfasern Reflexe von oralen Körper-

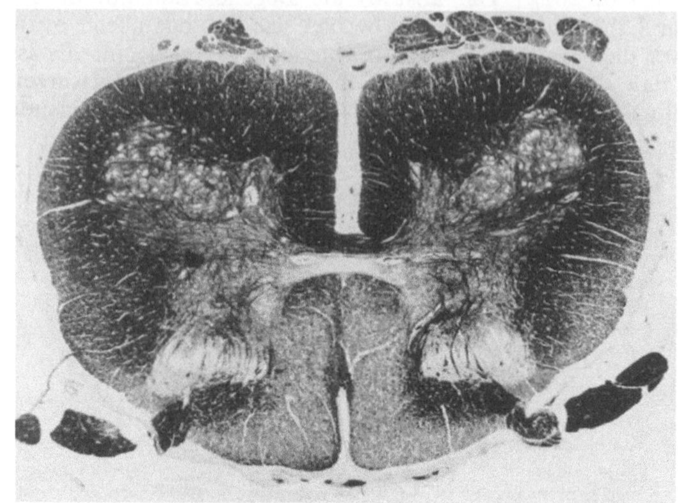

Abb. 258a. (L_4). Degeneration der Hinterstränge nach Durchschneidung der hinteren Wurzeln. L_2, L_3, L_5—S_5 zeigt die eintretende intakte 4. Lendenwurzel. Ovales Feld erhalten.

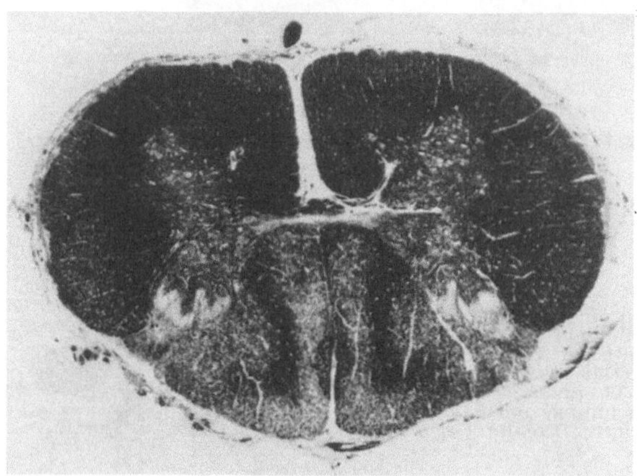

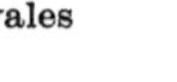

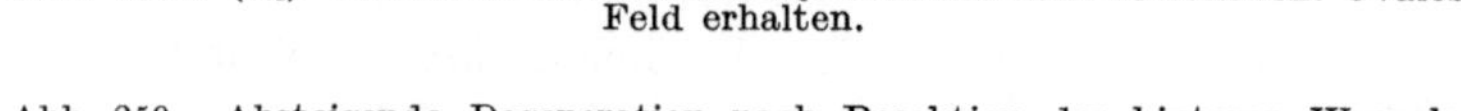

Abb. 258b. (L_2). Das Areal der intakten L_4 ist medialwärts verschoben. Ovales Feld erhalten.

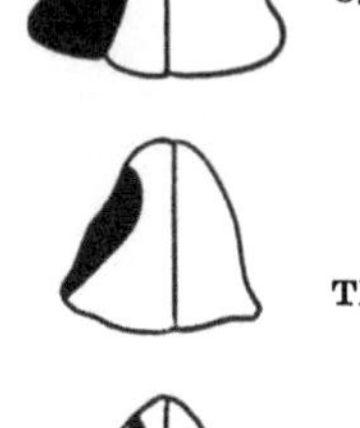

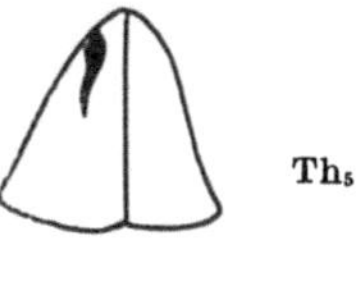

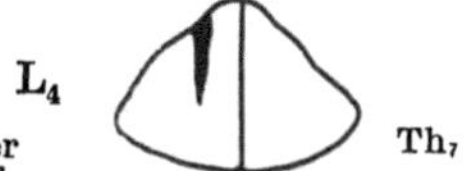

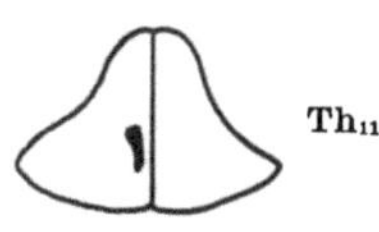

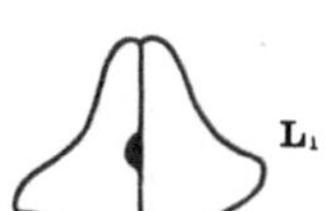

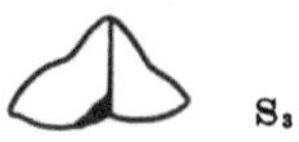

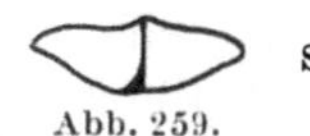

Abb. 259.

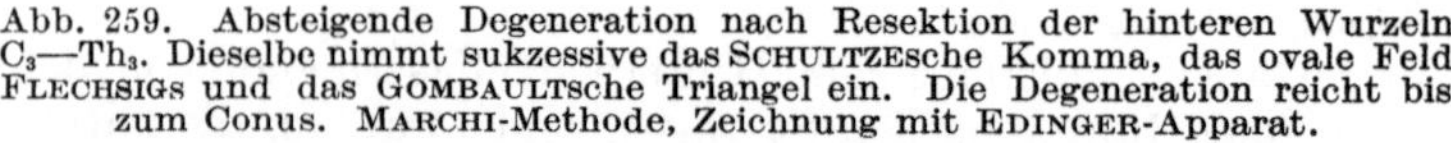

Abb. 259. Absteigende Degeneration nach Resektion der hinteren Wurzeln C_3—Th_3. Dieselbe nimmt sukzessive das SCHULTZEsche Komma, das ovale Feld FLECHSIGs und das GOMBAULTsche Triangel ein. Die Degeneration reicht bis zum Conus. MARCHI-Methode, Zeichnung mit EDINGER-Apparat.

abschnitten auf caudale vermitteln, dürfte außer Zweifel sein. Ich verweise in dieser Beziehung auf die früheren Ausführungen Kap. C, S. 188.

Außer den auf- und absteigenden Hinterwurzelfasern enthalten die Hinterstränge auch endogene, d. h. aus der grauen Substanz des Rückenmarkes

Abb. 260a—c. Aufsteigende Hinterstrangdegeneration nach Totaltrennung des Markes im Bereiche des unteren Thorakalmarkes. Im mittleren Cervicalmark (C_6) reicht die Degeneration noch an die Commissur heran, im oberen Cervicalmark (C_3) ist sie bereits dorsalwärts abgerückt. Degeneration des GOLLschen Stranges und Kernes (Abb. 260c).

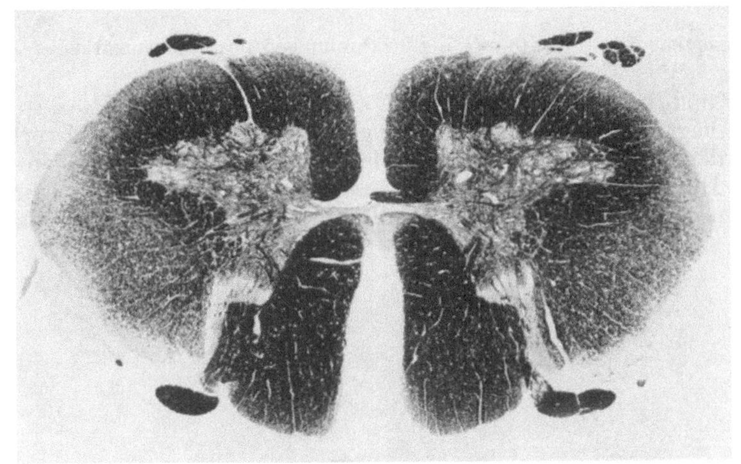

C_6

Abb. 260a. (C_6).

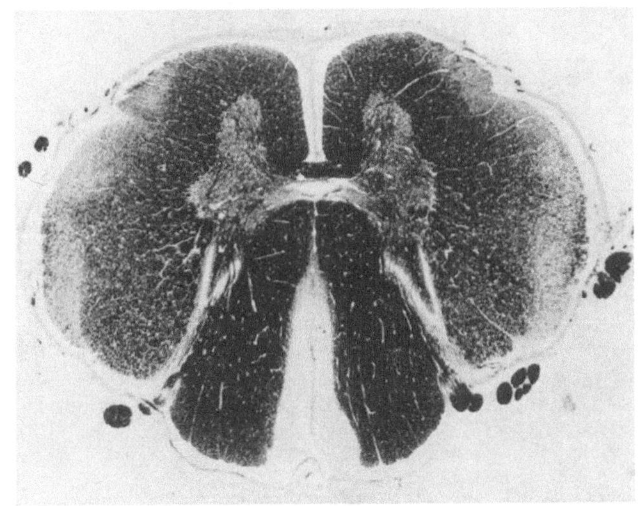

C_3

Abb. 260b. (C_3).

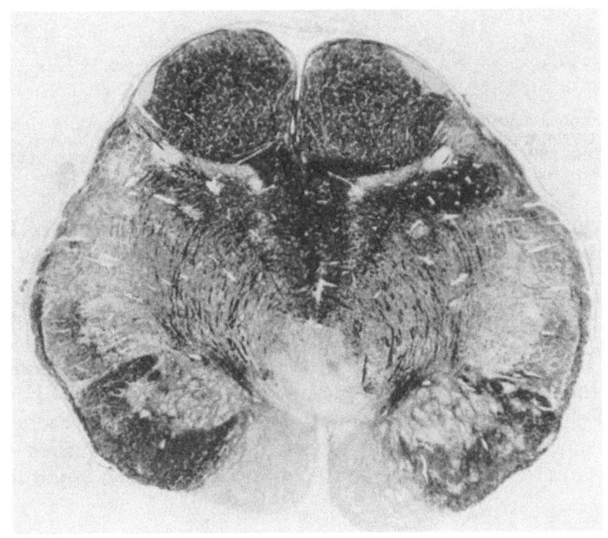

Obl.

Abb. 260c. (Oblongata).

entspringende und in den Hintersträngen auf- und absteigende Fasern. Ein Teil derselben liegt wahrscheinlich über das gesamte Hinterstrangareal verteilt. Jedenfalls werden nach einer totalen Unterbrechung der Cauda equina in dem degenerierten Hinterstrangareal gar nicht selten verstreut liegende einzelne intakte Markfasern angetroffen. Da sich die absteigenden Hinterwurzelfasern

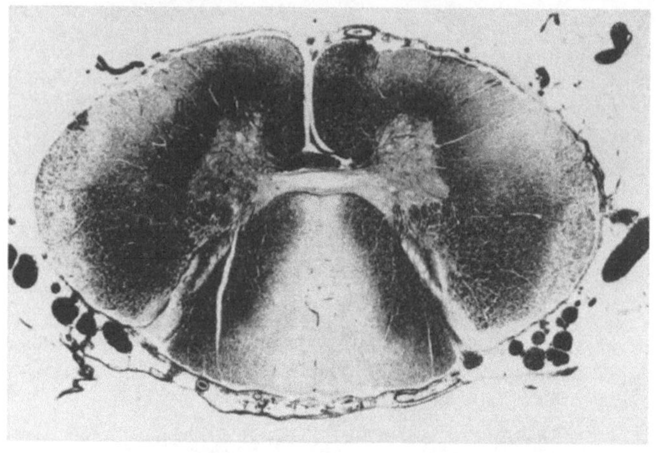

Abb. 261a. (C3).

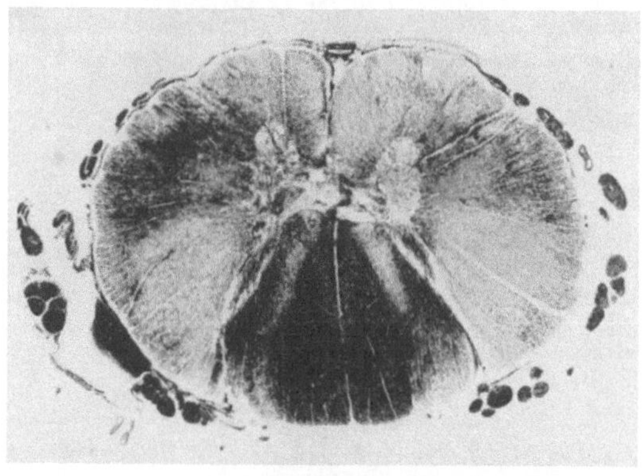

Abb. 261b. (Th3).

Abb. 261a u. b. Aufsteigende Degeneration der Hinterstränge nach Totaltrennung des Markes im 7. Cervicalsegment. Die Degeneration erreicht im 3. Cervicalsegment die Commissur noch in breiter Ausdehnung (vgl. Abb. 260b). Absteigende Degeneration des SCHULTZEschen Komas im 3. Thorakalsegment (Abb. 261b).

im Lumbosacralmark auf das FLECHSIGsche ovale Feld und den PHILIPPE-GOMBAULTschen Triangel beschränken, kann es sich bei diesen diffus über den Hinterstrang verteilten erhaltenen Markfasern wohl nur um endogene Fasern handeln. Vor allem aber verlaufen absteigende endogene Fasern im EDINGERschen Felde in der sog. Zona cornu commissuralis (Abb. 256b u. c). Diese enthält zwar im Hals, Brust- und oberen Lumbalmark auch aufsteigende Hinterwurzelfasern, aber nicht im unteren Lenden- und Sacralmark. Hier dürfte das EDINGERsche Feld ganz aus endogenen Fasern bestehen. Sicher enthält auch das FLECHSIGsche ovale Feld im Bereiche des Sacralmarkes endogene Fasern. Sodann sammeln sich absteigende endogene Fasern auch besonders in der hinteren Randzone des Hinterstranges, dem sog. HOCHEschen Felde (vgl. Abb. 68 u. 69, S. 84), denn diese degeneriert bei Rückenmarksunterbrechungen absteigend, während absteigende Wurzelfasern in dieser Randzone bei reinen Wurzelläsionen nicht angetroffen werden.

2. Pathophysiologie der Hinterstränge.

a) Die Bedeutung des Hinterstranges für die taktile Sensibilität.

Wir haben bereits in dem vorangehenden, der Pathophysiologie des Vorderseitenstranges gewidmeten Kapitel dargelegt, daß nach der herrschenden, von PETREN begründeten Lehre, der Berührungs- und Druckempfindung 2 Bahnen, der homolaterale Hinterstrang und der gekreuzte Vorderseitenstrang zur Verfügung stehen, und daß bei isolierter Unterbrechung einer der beiden Leitungen die taktile Sensibilität erhalten bleibt und erst bei gleichzeitiger Ausschaltung beider Systeme aufgehoben wird. Alle bisherigen Erfahrungen lehren in der Tat, daß bei isolierter Ausschaltung des Hinterstranges die Berührungs- und Druckempfindung nicht erlischt. Andererseits bleibt aber auch bei einer reinen Hinterstrangläsion, z. B. nach der operativen Durchschneidung des GOLLschen Stranges, die taktile Sensibilität keineswegs vollkommen intakt. Prüft man letztere mit den feineren Methoden, den sog. Schwellenmethoden, so zeigt sich, daß die Zahl der Druckpunkte in den dem GOLLschen Strange zugeordneten Körperabschnitten, d. h. den unteren Extremitäten und der unteren Rumpfhälfte erheblich reduziert ist, die Reizschwelle der Druckpunkte ist beträchtlich erhöht, die Chronaxie ist verlängert und vor allem erweisen sich die Druckpunkte bei mehrfacher wiederholter Beanspruchung als äußerst ermüdbar, die Schwelle steigt sukzessive in die Höhe (STEIN, KROLL). Die Verhältnisse liegen also insoweit ganz ähnlich wie bei isolierter Unterbrechung des Vorder-Vorderseitenstranges.

Die Schädigung der taktilen Sensibilität erweist sich aber bei der Hinterstrangausschaltung als viel tiefgreifender wie bei isolierter Vorderseitenstrangunterbrechung, sobald man sich nicht auf die Prüfung der einfachen Berührungs- und Druckempfindung als solcher beschränkt, sondern die Fähigkeit zu differenzierenden Leistungen auf dem Gebiete des Tastsinnes untersucht.

Nach vollkommener Durchtrennung des Hinterstranges vermag der Kranke nicht zu unterscheiden, ob die Haut mit Watte oder mit der Fingerkuppe berührt wird oder ob nur über die Haare gestrichen wird. Er vermag auch Druckreize verschiedener Stärke nur ungenau zu differenzieren. Vor allem aber geht jede Hinterstrangläsion mit schweren *Störungen des Raumsinnes der Haut* einher. Während der Raumsinn der Haut bei der Vorder- und Vorderseitenstrangdurchschneidung vollkommen unversehrt bleibt (S. 348), wird er bei der isolierten Hinterstrangschädigung allemal schwer alteriert. Darauf haben schon vor langer Zeit H. HEAD und O. FOERSTER hingewiesen. Während aber HEAD lehrt, daß die Hinterstränge für das Lokalisationsvermögen, d. h. für die Fähigkeit punktförmige Einzelreize richtig zu lokalisieren, ohne Bedeutung seien, und nur der „spatial discrimination", d. h. der Fähigkeit zwei gleichzeitig applizierte räumlich getrennte Reize als getrennt wahrzunehmen, dienen sollen, habe ich immer die Annahme vertreten, daß auch die exakte Lokalisation punktförmiger Einzelreize weitgehend von der Integrität der Hinterstränge abhängt. In allen Fällen, in denen eine tiefgreifende Schädigung der Hinterstrangsleitung bestand oder von mir selbst operativ durch Durchtrennung des Stranges erzeugt worden war, habe ich stets das Lokalisationsvermögen schwer beeinträchtigt gefunden. Die Hinterstränge vermitteln dem Cerebrum erst die feineren Lokalzeichen. Bei ihrem Ausfall ist unser Organismus auf die viel ungenaueren Lokalzeichen beschränkt, welche das Hinterhorn-Vorderseitenstrangsystem besitzt. Nach der Durchschneidung der Hinterstränge unterscheidet der Kranke zwar ohne weiteres, ob das rechte oder linke Bein, der rechte oder linke Arm berührt wird, auch noch ob Oberschenkel, Unterschenkel oder Fuß, Oberarm, Vorderarm oder Hand berührt werden, aber den Berührungs*punkt genau* zu bestimmen, ist er außerstande. An Fingern und Zehen werden so erhebliche Fehler begangen, daß unter Umständen der den Daumen oder die Großzehe treffende Reiz an den Kleinfinger oder die kleine Zehe verlegt wird und umgekehrt.

Allerdings unterliegt auch bei vollständiger Durchtrennung eines Hinterstranges die anfangs vorhandene schwere Störung des Lokalisationsvermögens später einer gewissen Restitution, der durchschnittliche Lokalisationsfehler wird im Laufe der Zeit, besonders wenn der Kranke systematisch geschult wird, sukzessive kleiner. Aber seine frühere normale Genauigkeit erreicht das Lokalisationsvermögen niemals wieder. Ferner muß hervorgehoben werden, daß bei unvollständiger Unterbrechung der Hinterstrangsleitung das Lokalisationsvermögen später und in geringerem Grade in Mitleidenschaft gezogen wird als die anderen komplizierteren raumsinnlichen Leistungen. Umgekehrt stellt sich ersteres bei reversiblen Hinterstrangläsionen früher wieder her als letztere.

Davon kann man sich immer wieder überzeugen, wenn sich nach der Entfernung eines das Mark komprimierenden Tumors die afferente Leitung wiederherstellt. Wenn die Berührungsempfindung als solche bereits wiedergekehrt ist, stellt sich bald danach in der Regel auch das Lokalisationsvermögen wieder her, während die anderen raumsinnlichen Leistungen noch lange Zeit schwer gestört bleiben. Die größere Resistenz und raschere Reparabilität des Lokalisationsvermögens hat offenbar H. HEAD zu der oben angeführten Annahme veranlaßt, daß die Hinterstränge überhaupt nichts mit der Fähigkeit, punktförmige Reize genau zu lokalisieren, zu tun hätten. Er hat wahrscheinlich nur Fälle von unvollkommener Unterbrechung oder bereits partiell wiederhergestellter Leitungsunterbrechung der Hinterstränge berücksichtigt.

Kein Zweifel und keine Meinungsverschiedenheit herrscht darüber, daß die Fähigkeit *zwei gleichzeitig applizierte räumlich getrennte Reize als getrennt wahrzunehmen,* bei jeder Hinterstrangläsion schwer beeinträchtigt ist. Bei totaler Durchtrennung der GOLLschen Stränge fand ich an den Beinen eine Erweiterung der WEBERschen Tastkreise auf 20 cm und darüber; bei Unterbrechung des BURDACHschen Stranges an der Hand Werte von 10 cm und darüber, am Arm solche von 15—20 cm. Auch hier zeigt sich also, daß die Lokalzeichen, welche die anderen afferenten Bahnen zu vermitteln vermögen, nur sehr unvollkommen sind. Die räumliche Differenzierung zweier punktförmiger Reize leidet bei jeder Hinterstrangläsion viel früher, schwerer und nachhaltiger als das Lokalisationsvermögen, d. i. die Lokalisation eines punktförmigen Einzelreizes, sie bleibt wohl von allen Leistungen des Raumsinnes der Haut am längsten alteriert.

Die Störung des Raumsinnes der Haut bei Hinterstrangläsionen kommt ferner darin zum Ausdruck, daß der Kranke nicht imstande ist, die Richtung eines über die Haut gezogenen Striches richtig zu erkennen; er vermag nicht zu unterscheiden, ob der Strich parallel zur Längsachse des Gliedes oder quer zu derselben, ob er von proximal nach distal oder in umgekehrter Richtung geführt wird. Er vermag kürzere und längere Striche nicht voneinander zu unterscheiden, ja bei kürzeren Strichen vermag er nicht einmal den Strich, d. h. also die sukzessive erfolgende Reizung einer Receptorenreihe von einer simultanen Reizung der gleichen Receptoren zu unterscheiden; in beiden Fällen hat er die gleiche einfache Berührungsempfindung. In engem Zusammenhang damit steht die *Unfähigkeit* der Kranken *Figuren und Zahlen, welche auf die Haut geschrieben werden, zu erkennen.* Die Methode des *Zahlenschreibens* eignet sich wegen ihrer Einfachheit ganz besonders dazu, nicht nur das Vorhandensein einer Hinterstrangläsion überhaupt nachzuweisen, sondern auch zu bestimmen, in welcher Segmenthöhe die Hinterstrangsunterbrechung liegt. Sie hat kurz gesagt *lokaldiagnostischen* Wert. Die Hinterstränge sind wegen ihrer relativen phylogenetischen Jugend (BROUWER) allen Krankheitsprozessen gegenüber außerordentlich empfindlich, sie leiden, vorausgesetzt, daß der Krankheitsprozeß den gesamten Markquerschnitt gleichmäßig diffus beeinträchtigt, von allen afferenten Bahnen am frühesten, stärksten und nachhaltigsten. Ich habe zahlreiche Fälle von Markkompression beobachtet, in denen von den aufsteigenden afferenten Bahnen überhaupt nur die Hinterstränge in Mitleidenschaft gezogen waren, in denen also die einfachen sensiblen Qualitäten, Berührungsempfindung, Druckempfindung, Schmerzempfindung und Temperaturempfindung erhalten waren, und nur die spezifischen Hinterstrangsleistungen ausfielen. In diesen Fällen konnte durch die Methode des Zahlenschreibens auf die Haut der Höhensitz der Markkompression leicht und präzise bestimmt werden.

Abb. 262a zeigt die Ausdehnung der Störung des Raumsinnes der Haut in einem Falle von extramedullärem Tumor, in welchem neben einer totalen spastischen Paraplegie der Beine nur eine Aufhebung der spezifischen Hinterstrangsleitungen bestand, während die einfachen Sensibilitätsqualitäten Berührungs-, Druck-, Schmerz- und Temperaturempfindung

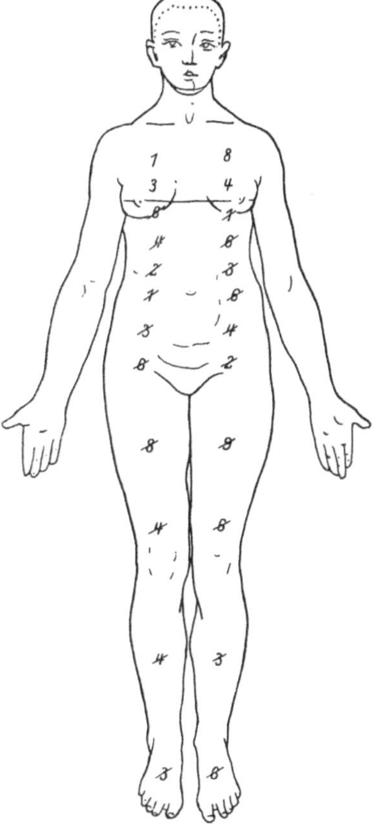

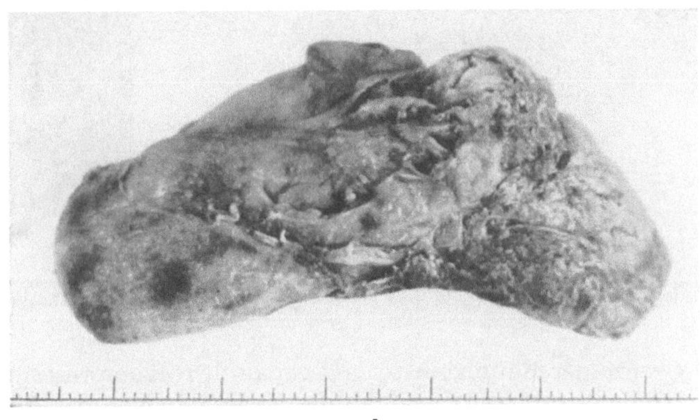

a b

Abb. 262a u. b. Aufhebung des Raumsinnes der Haut bis zum unteren Rande des 4. Thorakaldermatoms, geprüft durch das Erkennen von Zahlen, die auf die Haut geschrieben werden. Die durchstrichenen Zahlen bedeuten die Unfähigkeit sie zu erkennen. Kompression des Markes im Bereiche des 5. und 6. Thorakalsegmentes durch den extramedullaren Tumor (Abb. 262b) (Meningeom).

keine Störung erkennen ließen. Die Aufhebung des Zahlenerkennens reichte bis zur Mamilla aufwärts, also bis an den unteren Rand des 4. Thorakaldermatoms. Die Grenze war eine haarscharfe, indem unterhalb derselben keine einzige Zahl, oberhalb derselben hingegen jede einzelne Zahl prompt und richtig erkannt wurde. Der Tumor, ein extramedulläres Meningeom (Abb. 262b), komprimierte das Rückenmark im Bereiche des 6. und 5. Thorakalsegmentes; in letzterem waren die Hinterstränge tief eingedellt. Sehr lehrreich war in diesem Falle die Restitution der Sensibilitätsstörung nach der Entfernung des Tumors, indem die Störung des Zahlenerkennens und die Verbreiterung der WEBERschen Tastkreise noch lange Zeit nachdem alle anderen Hinterstrangsleistungen wiedergekehrt waren und die Lähmung restlos geschwunden war, noch fortbestand. Später ist allerdings auch diese Störung vollkommen geschwunden. Die Kranke hat mehrere Jahre nach der Operation den Ortler bestiegen.

Abb. 263a zeigt die Ausdehnung der Störung des Zahlenerkennens in einem Falle von Kompression des Markes in Höhe des 7. Thorakalsegmentes; sie reicht bis zum unteren

Rande des 6. Thorakaldermatoms aufwärts. Auch hier bestand neben einer schweren, spastischen Beinlähmung nur ein Ausfall der spezifischen Hinterstrangsleitungen. Auch in diesem Falle blieben nach der erfolgreichen Entfernung des Tumors (Abb. 263b) und der völligen Rückbildung der Lähmung die Störung des Zahlenerkennens und die Verbreiterung der WEBERschen Tastkreise noch lange als einzig faßbarer Ausfall bestehen, der aber später auch ganz verschwand. Der Kranke ist nach der Operation Vorturner einer Riege und führt die Riesenwelle ohne Mühe aus.

Wir haben im vorangehenden Abschnitt darauf hingewiesen, daß es bei einer Markkompression gar nicht selten vorkommt, daß die innersten Lamellen der Vorderseitenstränge im Bereiche der Kompression ihre Leitfähigkeit bewahren und daß infolgedessen die obere Grenze der taktilen Anästhesie Analgesie und Thermanästhesie nicht dem tatsächlichen Sitze des Tumors entspricht, sondern tiefer steht. Prüft man in einem solchen Falle die Hinterstrangleistungen mit der Methode des Zahlenerkennens, so zeigt sich sehr oft, daß oberhalb des anästhetischen Gebietes der Raumsinn der Haut gestört ist und daß die obere Grenze der Raumsinnstörung genau dem Kompressionssegment entspricht. Die Hinterstrangfasern sind an der Stelle der Kompression infolge ihrer geringeren Resistenz gegenüber der den Markquerschnitt treffenden Noxe sämtlich dem Drucke erlegen, während die anderen resistenteren afferenten Bahnen teilweise noch frei ausgegangen sind (Abb. 264 u. 265).

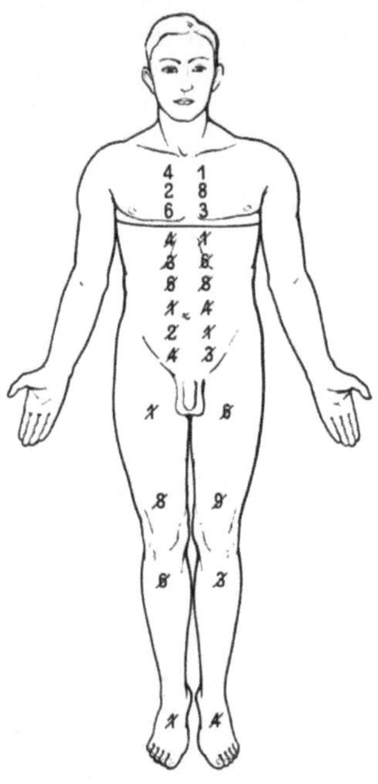

a

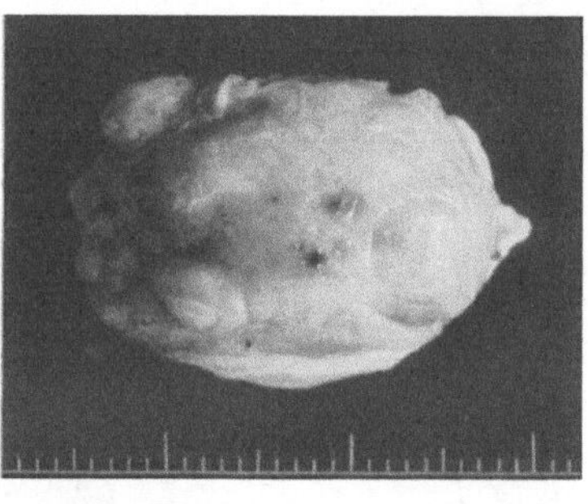

b

Abb. 263a u. b. a Aufhebung des Raumsinnes der Haut bis zum unteren Rande des 6. Thorakaldermatoms. Kompression des Markes im Bereich des 7. Thorakalsegmentes durch extramedullaren Tumor. b Meningeom.

Ebenso wie der Raumsinn der Haut, d. h. die Fähigkeit, Reize räumlich richtig zu werten, an die Integrität der Hinterstränge gebunden ist, ist auch die *Fähigkeit der zeitlichen Differenzierung* an die Hinterstrangsleitung gebunden. Ich habe bereits erwähnt, daß bei vollkommener Durchtrennung des Hinterstranges der Kranke unter Umständen einen über die Haut geführten Strich nicht von einer simultanen Berührung derselben Receptorenreihe unterscheiden kann. Die Sukzessivität, die zeitliche Aufeinanderfolge der Reize entgeht ihm. Am präzisesten läßt sich die *Unfähigkeit der zeitlichen Diskrimination* bei der Einwirkung einer Serie rasch aufeinanderfolgender Einzelreize von sehr kurzer Dauer, wie sie der auf die Haut applizierte faradische Strom oder die gegen die Haut schwingende Stimmgabel liefern, feststellen. Normaliter kommt es bei dieser Reizform zu einer *Vibrationsempfindung,* d. h. wir differenzieren die zeitliche Diskontinuität der Reizserie. Diese Differenzierung hängt von der Integrität der Hinterstränge ab. Sind diese unterbrochen, so tritt weder bei der Applikation der Stimmgabel noch bei der des faradischen Stromes die für diese Reizart so charakteristische Vibrationsempfindung auf. An die Stelle der diskontinuierlichen Empfindung der Norm tritt eine kontinuierliche Berührungs- oder Druckempfindung oder bei genügender Reizstärke eine kontinuierliche einfache Schmerzempfindung. Wir werden darauf alsbald noch einmal bei Besprechung der Hinterstrangshyperpathie zurückkommen.

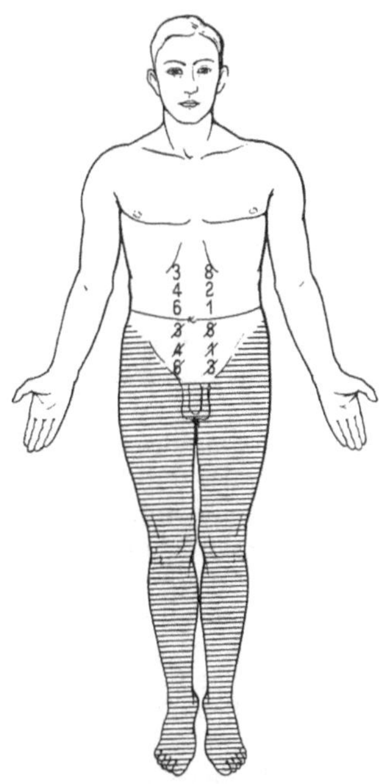

Abb. 264. Kompression des Markes im Bereich des 10. Thorakalsegmentes durch extramedullaren Tumor. Anästhesie für alle Qualitäten bis zur Leistenbeuge, Raumsinn aufgehoben bis an den unteren Rand des 9. Thorakaldermatoms. Operative Entfernung des Tumors. Volle Heilung.

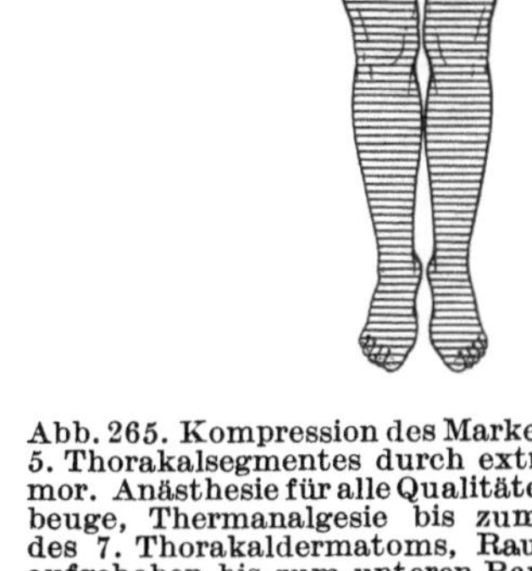

Abb. 265. Kompression des Markes im Bereiche des 5. Thorakalsegmentes durch extramedullaren Tumor. Anästhesie für alle Qualitäten bis zur Leistenbeuge, Thermanalgesie bis zum unteren Rande des 7. Thorakaldermatoms, Raumsinn der Haut aufgehoben bis zum unteren Rande des 4. Thorakaldermatoms. Nach operativer Entfernung des Tumors volle Heilung.

Ebenso wie die Vibrationsempfindung der Haut fehlt aber auch die *ossale Vibrationsempfindung* bei Hinterstrangläsionen vollkommen. Der Kranke hat beim Aufsetzen des Fußes der schwingenden Stimmgabel nur eine einfache Druckempfindung oder wenn eine stärkere Hyperpathie besteht, eine Schmerzempfindung (vgl. S. 365).

Der Verlust der Vibrationsempfindung geht bei der Hinterstrangsschädigung in der Regel den Störungen des Raumsinnes der Haut parallel. Doch kommen auch auffallende Dissoziationen zwischen beiden vor, derart, daß der Raumsinn der Haut schwer, die Vibrationsempfindung wenig oder gar nicht gestört, oder daß umgekehrt schwere Störungen der Vibrationsempfindung, aber keine nennenswerte Beeinträchtigung des Raumsinnes der Haut besteht. Letzteres habe ich besonders bei multipler Sklerose und beginnender funikulärer Myelitis bei Perniciosa beobachtet. Darauf, daß die Schädigung der Vibrationsempfindung bei multipler Sklerose häufig vorkommt, hat besonders L. MANN hingewiesen.

b) Die Bedeutung der Hinterstränge für die Schmerzempfindung.

Wir haben bereits in dem vorangehenden, der Pathophysiologie des Vorderseitenstranges gewidmeten Kapitel dargelegt, daß die bisher vorherrschende Lehre, nach welcher die Hinterstränge nicht im Dienste der Schmerzleitung stehen, keine uneingeschränkte Gültigkeit beanspruchen kann.

Die Hinterstränge erweisen sich mechanischen Reizen gegenüber als äußerst empfindlich. Schon die einfache Berührung des freigelegten Hinterstranges mit einer Sonde ruft fast ausnahmslos lebhaften Schmerz hervor. Wenn man am Übergange des Rückenmarks in die Oblongata den Burdachschen Strang berührt, klagt der Kranke über Schmerz im homolateralen Arm, bei Berührung des Gollschen Stranges über Schmerz im homolateralen Bein und bei Berührung des Obex, d. h. der Stelle, an welcher die beiden Gollschen Stränge am caudalen Pole der Rautengrube spitzwinklig auseinanderweichen, über Schmerzen im Steißbein und der Regio anogenitalis. Die operative Durchrennung des Hinterstranges ruft allemal außerordentlich lebhafte Schmerzen hervor. Sie ist zweifellos wesentlich schmerzhafter als die Vorderseitenstrangdurchschneidung. Es ist sehr wahrscheinlich, daß die Schmerzen und Parästhesien, welche bei multipler Sklerose und besonders bei der perniziösen Anämie so häufig beobachtet werden, zum Teil wenigstens durch eine Reizung der Hinterstrangfasern durch den Krankheitsprozeß hervorgerufen werden.

Spricht schon die Tatsache, daß bei mechanischer Reizung des Hinterstranges Schmerzen auftreten dafür, daß letzterer Schmerzimpulse zu leiten vermag, so geht das des weiteren daraus hervor, daß nach der Durchtrennung des Hinterstranges die Schmerzempfindung alteriert ist. Zwar erscheint bei reiner Hinterstrangläsion, wenn die Schmerzempfindung mit den üblichen klinischen Prüfungsmethoden untersucht wird, diese auf den ersten Blick nicht beeinträchtigt. Wenn man aber die Zahl der Schmerzpunkte innerhalb der Flächeneinheit der Körperoberfläche bestimmt, so erweist sich dieselbe nicht unerheblich reduziert, die Reizschwelle der Schmerzpunkte ist erhöht und die Chronaxie derselben ist verlängert (Stein, F. W. Kroll). Vor allem aber besteht bei allen Kranken, deren Hinterstränge total durchtrennt sind, eine sehr bemerkenswerte Störung der Schmerzdifferenzierung. Der Kranke ist außerstande zu unterscheiden, auf welche Weise der Schmerz zustande kommt. Einerlei, ob er mit der Nadel gestochen wird oder ob ein starker Zug an den Haaren ausgeübt wird, oder ob ein Muskel oder Knochen gequetscht wird, oder ob ein kräftiger faradischer Strom auf die Haut appliziert wird, in jedem Falle kommt es nur zu der gleichen Schmerzempfindung. Der Kranke vermag die Verschiedenartigkeit des Schmerzes und die verschiedene Genese des Schmerzes, je nachdem ob der Schmerzreiz an einem Hautreceptor, einem Haarreceptor oder einem Tiefenreceptor angreift, nicht zu differenzieren, während ein Gesunder dies ohne weiteres unterscheidet. Am auffallendsten ist die völlige Gleichheit der Schmerzempfindung bei einem Nadelstich und bei der Applikation des faradischen Stromes. Die normaliter bei letzterer auftretende diskontinuierliche Vibrationsempfindung fehlt, wie schon ausgeführt, vollkommen und es kommt lediglich zu einer kontinuierlichen Schmerzempfindung.

Wenn wir die hier geschilderte Störung der Schmerzwahrnehmung mit der weiter oben geschilderten Unfähigkeit taktile Reize ihrer Art und Genese nach zu differenzieren vergleichen, so kommen wir zu der Auffassung, daß Hinterstrang und Vorderseitenstrang zwar beide im Dienste der Berührungs- und Schmerzempfindung stehen, daß aber der Vorderseitenstrang nur eine ganz primitive, undifferenzierte Berührungs- oder Schmerzempfindung zu vermitteln vermag und daß erst die Hinterstränge diejenigen akzessorischen Erregungen liefern, auf welchen die Differenzierung der Art und Genese des jeweiligen taktilen oder Schmerzreizkomplexes beruht. Die Verhältnisse liegen also ganz ähnlich wie auf dem Gebiete des Raumsinnes der Haut und der zeitlichen Differenzierung von Reizkomplexen. Die feineren Lokalzeichen werden erst durch die Hinterstränge geliefert und die feinere zeitliche Differenzierung ist an die Hinterstrangsleistung gebunden.

Nun hat aber die Unterbrechung der Hinterstrangsleitung noch eine andere Störung auf dem Gebiete der Schmerzempfindung zur Folge, die *Hyperpathie*. Wenn die Hinterstränge akut unterbrochen werden, so ruft jeder an sich überschwellige Schmerzreiz ein abnorm lebhaftes, weit irradiierendes und abnorm lange anhaltendes Schmerzgefühl hervor. Aber darüber hinaus lösen auch schon solche Reize, welche normaliter überhaupt nicht als schmerzhaft empfunden werden, gar nicht selten ein sehr unangenehmes Gefühl, vielfach sogar regelrechten Schmerz aus. Das ist z. B. der Fall beim Streichen über die Haut mit dem Kopf einer Nadel oder mit dem Stiele des Perkussionshammers, oder wenn man einen relativ schwachen Druck auf einen Knochen oder Muskel ausübt, oder wenn man die Stäbe der schwingenden Stimmgabel gegen die Haare schwingen läßt. Wiederholt habe ich in Fällen von operativer Durchtrennung der Hinterstränge beobachtet, daß unmittelbar nach der Intervention die Haut derartig überempfindlich war, daß schon die einfache Berührung derselben mit einem Wattebausch oder leises Streichen über die Haare sehr unangenehm und schmerzhaft empfunden wurde. Diese hochgradige Überempfindlichkeit verliert sich allerdings später allmählich wieder, aber bis zu einem gewissen Grade bleibt sie doch sehr lange bestehen. Die Ausdehnung der Hyperpathie ist die gleiche wie die der Störung des Raumsinnes des Haut und der Vibrationsempfindung. Nach der Durchtrennung des GOLLschen Stranges im oberen Halsmarke umfaßt sie die untere Extremität und die untere Rumpfhälfte bis zum Xiphoidfortsatz aufwärts, bei der Durchtrennung des BURDACHschen Stranges den Arm und die oberen Thoraxpartien bis zum Xiphoidfortsatz nach abwärts.

Bei langsam chronisch-progressiv verlaufenden Hinterstrangserkrankungen wird die Hyperpathie in der Regel nicht beobachtet. Dagegen ist bekanntlich bei der traumatischen Halbseitenläsion des Markes auf der Seite der Läsion eine mehr oder weniger lebhafte Hyperästhesie vorhanden. Auf sie hat ja schon BROWN-SÉQUARD nachdrücklich hingewiesen. Allerdings ist diese Überempfindlichkeit bei der Halbseitendurchtrennung des Markes nicht allein auf die Unterbrechung des Hinterstranges zurückzuführen. Denn sie wird auch da beobachtet, wo letzterer gar nicht von der Läsion mitbetroffen ist. Sie beruht in diesen Fällen meines Erachtens auf der Unterbrechung einer im Hinterseitenstrang verlaufenden absteigenden efferenten Bahn (vgl. S. 377).

Voraussetzung für das Zustandekommen der Hyperpathie nach Hinterstrangsunterbrechung ist die Integrität des zugeordneten Hinterhorn-Vorderseitenstrangsystems. Ist letzteres gleichzeitig ausgeschaltet, so fehlt die Hyperpathie ganz und die entsprechenden Körperabschnitte sind analgetisch. Besonders lehrreich ist in dieser Hinsicht der bereits früher S. 345 ausführlich beschriebene Fall, in welchem durch einen das Mark von hinten nach vorne durchdringenden Stich beide Hinterstränge und der linke Vorderseitenstrang durchtrennt waren, der rechte Vorderseitenstrang aber ganz unversehrt blieb. In diesem Fall bestand auf der linken Körperhälfte eine sehr lebhafte Hyperpathie, auf der rechten Körperhälfte hingegen Analgesie. Analoge Beobachtungen habe ich mehrfach gemacht. Sie gewähren uns einen Einblick in den Mechanismus des Zustandekommens der Hinterstrangshyperpathie und führen zu der Auffassung, daß das Hinterstrangsystem einen moderierenden Einfluß auf das Hinterhorn-Vorderseitenstrangsystem ausübt. Wenn ein Reiz unseren Körper trifft, so fließen offenbar durch beide Systeme dem Gehirn Erregungswellen zu, beide Wellen interferieren miteinander wohl in der Weise, daß in oralen Stationen des afferenten Systems, im Thalamus und in der Gehirnrinde, die Hinterhorn-Vorderseitenstrangwelle durch die Hinterstrangswelle gedämpft wird. Erst durch die Mitwirkung der Hinterstrangwelle wir die *reizadäquate* Empfindung garantiert. Fällt die Hinterstrangwelle aus, so schlägt die Hinterhorn-Vorderseitenstrangwelle zu hoch, Schmerzreize werden lebhafter als normaliter empfunden und unter Umständen rufen sogar Reize, welche normaliter keinen Schmerz erzeugen, eine unangenehme oder schmerzhafte Empfindung wach. Die Verhältnisse liegen also hier ganz ähnlich wie auf dem Gebiete des Raumsinnes der Haut, und wie bei der Wertung taktiler oder algophorer Reize verschiedener Art und Provenienz. Wie die Hinterstränge einerseits erst die zur feinen Differenzierung erforderlichen akzessorischen Erregungen liefern und das nur zu primitiven Leistungen fähige Vorderseitenstrangsystem ergänzen, so halten sie andererseits auch durch ihre Mitwirkung das Vorderseitenstrangsystem in Schach und verhindern dadurch das Zustandekommen übermäßig starker oder gar reiz-inadäquater Gefühle.

c) Die Bedeutung der Hinterstränge für die Tiefensensibilität.

Daß die Hinterstränge an dem Zustandekommen der Druckempfindung, welche ja zum großen Teil auf einer Reizung von Tiefenreceptoren beruht, mitbeteiligt sind, ist bereits erörtert worden. Die Druckempfindung als solche bleibt aber sowohl bei isolierter Unterbrechung des Vorder-Vorderseitenstranges wie bei der des Hinterstranges erhalten und erlischt erst bei der Ausschaltung beider Systeme. Während aber bei isolierter Ausschaltung des Vorder- und Vorderseitenstranges die Druckempfindung, von einer gelegentlich vorhandenen initialen Beeinträchtigung derselben abgesehen, überhaupt nicht nachweislich alteriert ist, hat die Ausschaltung des Hinterstranges die bereits geschilderten Störungen im Gefolge. Druckreize verschiedener Intensität werden nur ungenau oder gar nicht unterschieden, sie werden ungenau lokalisiert, zwei gleichzeitig applizierte aber räumlich getrennte Druckreize werden nicht als getrennt wahrgenommen, wenn der Abstand der beiden Reize voneinander nicht sehr groß ist. Die Richtung einer Druckreizserie, wie sie durch einen kräftigen Strich erzeugt wird, wird nicht erkannt, und ebenso entgeht dem Kranken dabei die zeitliche Sukzession der Reize. Beim Aufsetzen des Fußes einer schwingenden Stimmgabel auf den Knochen fehlt die Vibrationsempfindung, es kommt lediglich zu einer Druckempfindung.

Ähnlich liegen die Verhältnisse auf dem Gebiete des Tiefenschmerzes. Zwar führt bei der Hinterstrangunterbrechung eine überschwellige Reizung der Tiefenreceptoren zum Schmerz, letzterer besitzt sogar, wenn eine Hyperpathie besteht, abnorm lebhaften Charakter, er irradiiert weit und hält abnorm lange an; aber der Kranke vermag den von den Tiefenreceptoren ausgehenden Schmerz nicht von einem rein cutanen Schmerz oder dem Haarschmerz zu unterscheiden. Der Schmerzreiz wird ungenau lokalisiert.

Bei der Unterbrechung der Hinterstränge ist die *Wahrnehmung von Bewegungen* und von der *Stellung der Gliedmaßen* allemal schwer gestört. Gliedexkursionen geringeren Umfanges werden überhaupt nicht als Bewegung wahrgenommen, sondern nur als Druck gewertet, aber selbst bei größeren Exkursionen, bei denen der Kranke angibt eine Bewegung zu spüren, wird weder die Richtung noch der Umfang der Bewegung richtig erkannt. Bei Unterbrechung des GOLLschen Stranges betrifft der Verlust der Bewegungsempfindungen und des Lagegefühls die untere Extremität, bei Unterbrechung des BURDACHschen Stranges die obere Extremität.

Bei leichteren Schädigungen des Hinterstranges können Störungen der Bewegungsempfindungen ganz ausbleiben, während die weiter oben beschriebenen Störungen des Raumsinnes der Haut sehr deutlich ausgesprochen sind und bei reversiblen Hinterstrangsprozessen stellen sich die ersteren früher und vollkommener wieder her als die letzteren. Wir müssen also annehmen, daß diejenigen Hinterstrangsfasern, welche die Bewegungsempfindungen vermitteln resistenter und leichter reparabel sind als diejenigen, welche dem Raumsinn der Haut dienen.

In enger Beziehung zu der Aufhebung der Bewegungsempfindungen steht bei der Unterbrechung des BURDACHschen Stranges die vollkommene *Asterognose.* Diese beruht allerdings keineswegs nur auf der Störung der Bewegungsempfindungen, sondern ebenso auch auf den eingangs geschilderten Störungen der taktilen Sensibilität, insbesondere auf der Unfähigkeit der feineren räumlichen und zeitlichen Differenzierung der die Haut treffenden Reize. Wiederholt habe ich beobachtet, daß bei reversiblen Hinterstrangprozessen die Bewegungsempfindungen vollkommen wiederhergestellt waren, aber neben Störungen des Raumsinnes der Haut eine Astereognose zurückblieb. In zwei von mir beobachteten Fällen von traumatischer Läsion des BURDACHschen Stranges blieb die Astereognose das einzige Residuum der Hinterstrangsschädigung, alle anderen Hinterstrangsleistungen, einschließlich des Raumsinnes der Haut, kehrten zur Norm zurück.

Als letzte Leistung der Hinterstränge ist die Vermittlung derjenigen Merkmale, welche dem sog. *Kraftsinn* zugrunde liegen, zu erwähnen. Dieser beruht auf der Fähigkeit, den jeweiligen Spannungsgrad der Muskeln außerordentlich exakt zu differenzieren. Bei vollkommener Hinterstrangsunterbrechung ist erstens die Kontraktionsempfindung aufgehoben. Der Kranke nimmt, wenn ein Muskel durch den elektrischen Strom in Kontraktion versetzt wird diese letztere nicht wahr, sondern er empfindet infolge der bestehenden Hyperpathie nur sehr heftigen Schmerz, oder wenn die Kontraktion schwach ist und keine Hyperpathie besteht, so kommt es zu einer einfachen Druckempfindung. Der Kranke besitzt aber auch nicht die Fähigkeit, seine aktiven Muskelkontraktionen und die dabei auftretenden Spannungszustände zu differenzieren. Das Gewichtsschätzungsvermögen und die Fähigkeit Widerstände zu bemessen ist bei der Hinterstrangsunterbrechung auf das schwerste beeinträchtigt.

IV. Das afferente Transversalsyndrom.

Bei der Totaltrennung des Markes ist die Sensibilität in allen den Körpermetameren, deren afferente Bahnen durch die infraläsionellen Marksegmente in die Medulla spinalis eintreten, aufgehoben. Die Anästhesie betrifft die Haut und die tiefen Körperteile, Fascien, Sehnen, Muskel, Knochen und Viscera in gleichem Grade. Die Anästhesie betrifft alle Sensibilitätsqualitäten. Die obere Grenze der Anästhesie entspricht dem unteren Rande desjenigen Dermatoms, welches dem tiefsten supraläsionellen Marksegmente zugeordnet ist. Die früher S. 252 u. 253 abgebildeten Dermatomschemata enthalten alle erforderlichen Anhaltspunkte für die Bestimmung des Höhenniveaus einer Marktrennung auf Grund der Ausdehnung der Anästhesie (Abb. 266).

Da die Tastdermatome größer sind als die Schmerzdermatome, ist auch die Ausdehnung des analgetischen Bezirkes bei der Quertrennung des Markes in der Regel etwas größer als die der Zone der taktilen Anästhesie (vgl. Abb. 267), genau wie bei der Unterbrechung einer Anzahl benachbarter hinterer Wurzeln.

Bei genauer Grenzbestimmung findet man nicht selten, daß ebenso wie nach Hinterwurzeldurchschneidungen auch nach der Totaltrennung des Markes

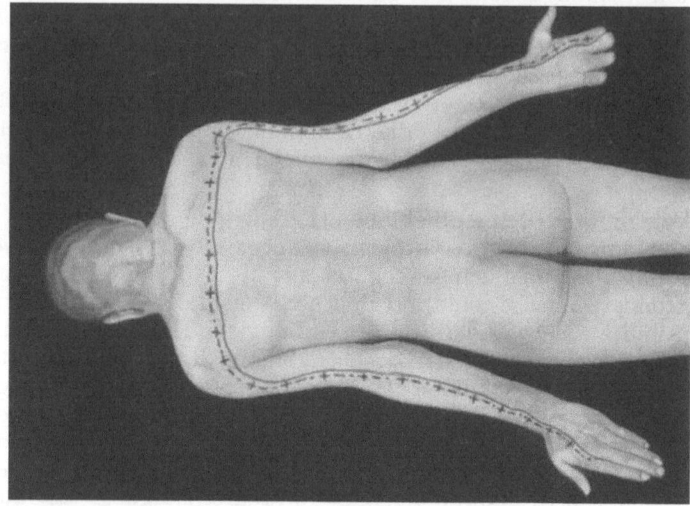

b

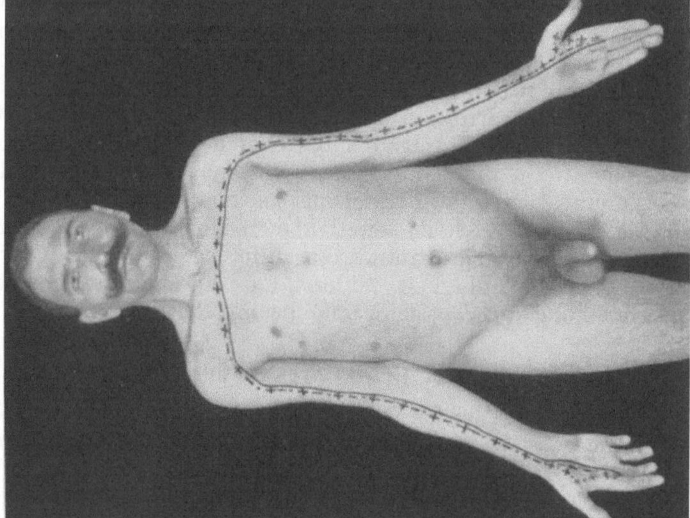

a

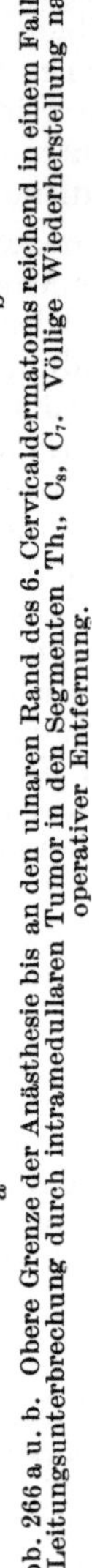

Abb. 266 a u. b. Obere Grenze der Anästhesie bis an den ulnaren Rand des 6. Cervicaldermatoms reichend in einem Falle von Leitungsunterbrechung durch intramedullaren Tumor in den Segmenten Th_1, C_8, C_7. Völlige Wiederherstellung nach operativer Entfernung.

die obere Grenze der Thermanästhesie noch etwas weiter oralwärts reicht als die der Analgesie.

Die obere Grenze der Anästhesie ist bei der Quertrennung des Markes in der Regel eine sehr scharfe. Oberhalb der Anästhesie besteht nicht selten eine Hyperästhesie. Auch hierin gleicht das Verhalten der Sensibilität nach der Quertrennung des Markes weitgehend dem nach Hinterwurzeldurchschneidung.

Die Ursache dieser Hyperästhesie ist eine zweifache. Wir haben bereits in dem der Pathophysiologie der hinteren Wurzeln gewidmeten Abschnitte dargelegt, daß zwei benachbarte hintere Wurzeln einander funktionell beeinflussen, sie ergänzen einander in der Weise, daß sie von den gleichen Hautbezirken Erregungen dem Rückenmark zuführen, aber außerdem hemmt auch die eine Wurzel ihre Nachbarwurzel und nach Unterbrechung der einen wird das Distributionsgebiet der anderen überempfindlich. Das gleiche gilt für die einzelnen spinalen Segmente. Bei der Quertrennung des Markes fällt der hemmende Einfluß des oralsten der abgetrennten Segmentes auf das unmittelbar oberhalb der Trennungsstelle gelegene Segment fort und dadurch wird das diesem letzteren zugeordnete Dermatom hyperästhetisch. Dazu kommt aber bei den traumatischen Quertrennungen des Markes noch ein besonderer Umstand. Die supraläsionellen Segmente sind hierbei fast allemal der Sitz von pathologischen Prozessen, welche durch das Trauma erzeugt werden; im wesentlichen handelt es sich um Stasen, Blutungen und Ödematisierung. Diese Prozesse können auf die afferenten Elemente der supraläsionellen Segmente irritativ einwirken und da diese Prozesse sich über eine ganze Anzahl von Segmenten aufwärts erstrecken können, ist es verständlich, daß die supraläsionelle Hyperästhesie sich bei der traumatischen Quertrennung des Markes manchmal nicht auf das caudalste der supraläsionellen Dermatome beschränkt, sondern zahlreiche Dermatome umfaßt.

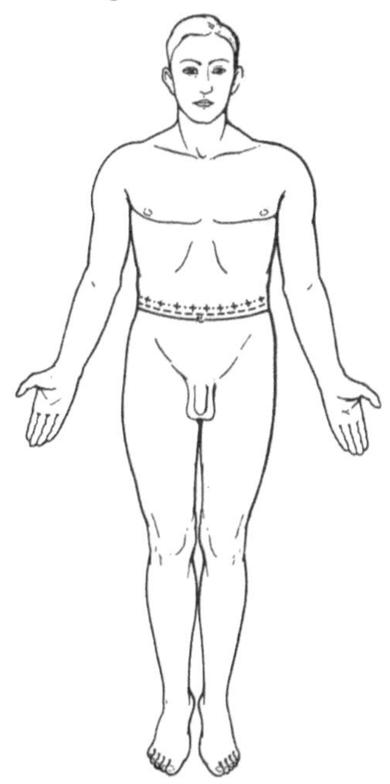

Abb. 267. Totaltrennung des Markes im Bereiche des 8. Thorakalsegmentes. Anästhesie bis zum unteren Rande des 9. Thorakaldermatoms. Grenze der taktilen Anästhesie steht am tiefsten, die der Thermanästhesie am höchsten.

Wenn die traumatischen Veränderungen in den supraläsionellen Segmenten tiefgreifender sind und destruktiv wirken, so kommt es naturgemäß nicht zur Hyperästhesie, sondern zu Sensibilitätsdefekten innerhalb der supraläsionellen Dermatome. Die obere Grenze der Anästhesie reicht alsdann um mehrere Dermatome höher hinauf als es dem tatsächlichen Höhenniveau der Markquertrennung entspricht. Die in den supraläsionellen Segmenten platzgreifenden Veränderungen umfassen aber keineswegs immer den gesamten Markquerschnitt, sondern sie können sich auf die graue Substanz der Hinterhörner beschränken, die umgebende weiße Substanz aber frei lassen. In diesen Fällen schließt sich an die durch die Quertrennung des Markes bedingte Zone von totaler Anästhesie eine ein oder mehrere Dermatome umfassende Zone dissoziierter Sensibilitätsstörung, von Analgesie und Thermanästhesie an. Es kommt aber auch vor, daß nicht die graue Substanz, sondern die Hinterstränge der supraläsionellen Marksegmente befallen werden. In diesen Fällen schließt sich an die Zone der Totalanästhesie nach oben zu eine über ein oder mehrere Dermatome sich erstreckende Zone an, in welcher die spezifischen Hinterstrangsqualitäten, insbesondere der Raumsinn der Haut und die Vibrationsempfindung gestört sind.

Zu beachten ist, daß die Prozesse innerhalb der supraläsionellen Marksegmente sich gar nicht selten erst sekundär während der ersten dem Trauma folgendem Tage entwickeln (posttraumatisches Ödem, Stase, Blutung). Unter diesen Umständen rückt der obere Rand der Sensibilitätsstörung sukzessiv entsprechend oralwärts, wobei es sich je nach der Verteilung des Prozesses über den Markquerschnitt entweder um eine totale Anästhesie handelt oder nur um dissoziierte Störungen vom Hinterhorn- oder Hinterstrangtypus. Andererseits sind aber die in den supraläsionellen Segmenten von Anfang an vorhandenen oder sekundär hinzutretenden Prozesse fast immer mehr oder weniger weitgehend reversibel, so daß die durch sie bedingten Sensibilitätsstörungen früher oder später wieder verschwinden oder wenigstens einer partiellen Restitution unterliegen.

Eine derartige Nachbarschaftswirkung auf die an die Stelle der Marktrennung anstoßenden supraläsionellen Segmente kommt nicht nur bei traumatischen

Markschädigungen vor, sondern auch bei Kompressionen des Markes durch Tumoren. Ich habe mehrere Fälle von extramedullären Tumoren beobachtet, in denen die obere Grenze der Anästhesie um zwei bis drei Dermatome weiter oralwärts reichte, als der tatsächlichen Segmentalhöhe der Kompression entsprach. Der Tumor saß zwei bzw. drei Segmente tiefer als auf Grund der oberen Grenze der Anästhesie erwartet worden war. Die Ursache für diese Diskrepanz war ohne weiteres ersichtlich. Es bestand eine sehr ausgesprochene konkomitierende Arachnitis mit Liquorstauung unmittelbar oberhalb des Tumors, welche die in ihrem Bereiche gelegenen Rückenmarkssegmente stark geschädigt und außer Funktion gesetzt hatte. Daß das umgekehrte Verhalten, daß nämlich die obere Grenze der Anästhesie unter der dem komprimierten Marksegmente entsprechenden Grenze zurückbleibt, des öfteren vorkommt, ist ja bereits früher S. 338 besprochen worden. Ich komme auf diese Sonderform der Querschnittsanästhesie alsbald noch näher zurück.

Bei der Quertrennung des Rückenmarkes werden naturgemäß auch die den infraläsionellen Marksegmenten unterstehenden inneren Organen von der Sensibilitätsstörung betroffen. Es kann in dieser Beziehung auf die der afferenten Versorgung der einzelnen Viscera gewidmeten Abschnitt E II, S. 288 verwiesen werden, in welchem die bei Querläsionen des Markes gesammelten Erfahrungen über die sensible Versorgung der inneren Organe eingehend dargestellt worden sind.

In der überwiegenden Mehrzahl aller Fälle von totaler Leitungsunterbrechung des Markquerschnittes ist die Sensibilität in den den infraläsionellen Marksegmenten unterstellten Körperabschnitten *dauernd* total aufgehoben. Es gibt aber einzelne Beobachtungen, welche lehren, daß nach einer individuell wechselnden Zeitspanne die Sensibilität bis zu einem gewissen Grade wiederkehren kann, obwohl eine sicher erwiesene totale Marktrennung vorliegt. Ich habe 4 derartige einwandfreie Fälle beobachtet. Analoge Beobachtungen sind von O. B. Meyer, Nicolesco u. a. gemacht worden. In dem einen meiner Fälle handelte es sich um eine traumatische Zerreißung des Brustmarkes. Bei der von mir ausgeführten Operation fand sich das Rückenmark total durchtrennt, der distale Stumpf konnte mit der Pinzette regelrecht aus dem Duralsack herausgehoben werden. Der Kranke hat aber 4 Jahre lang gelebt. Etwa 6—7 Monate nach der Marktrennung gab er an, daß er, wenn sich seine Blase stark fülle, ein unangenehmes spannendes Gefühl im Leibe spüre, welches zu heftigem Schmerz ausartete, wenn man auf die gefüllte Blase von außen drückte. Bald danach konnte festgestellt werden, daß der Kranke bei starkem Druck auf die Tibia oder beim Zusammendrücken der Zehen eine dumpfe Empfindung im Beine hatte, die er aber nicht näher lokalisieren konnte. Später konnte er sogar unterscheiden, ob er am Oberschenkel oder Unterschenkel gedrückt wurde. Ein genaueres Lokalisationsvermögen fehlte. Bei dem Kranken entwickelte sich im Laufe der Beobachtung eine sehr ausgesprochene spastische Beugekontraktur der Beine. Jeder Versuch, die Beine passiv zu strecken, rief sehr heftige Schmerzen hervor, so daß der Kranke laut aufschrie.

In einem anderen Falle handelte es sich gleichfalls um eine totale Quertrennung des Markes in Höhe des 6. Thorakalsegmentes infolge eines durch einen Automobilunfall verursachten Bruches der Wirbelsäule. Etwa $^1/_2$ Jahr nach diesem Unfall erlitt die Kranke durch einen erneuten Unfall eine Fraktur der Tibia. Diese war schmerzhaft. Auch diese Kranke spürte den Füllungszustand ihrer Blase, und bei passiver Streckung der in starker Beugekontraktur befindlichen Beine empfand sie ausgesprochenen Schmerz. Bei der Operation erwies sich das Rückenmark total durchtrennt. Es bestand eine Diastase von mehreren Zentimetern zwischen dem oralen und caudalen Markteil. Die stärkste faradische

Reizung des caudalen Rückenmarksabschnittes war völlig schmerzlos, und doch spürte die Kranke Schmerz, wenn eine starker Reiz ihre infraläsionellen Körperabschnitte traf.

In dem ersten der beiden hier mitgeteilten Fälle konnte das Vorhandensein einer afferenten Verbindung zwischen den infraläsionellen Körperabschnitten und dem Zentralnervensystem noch auf einem anderen Wege nachgewiesen werden. Es gelång, von der unteren Extremität aus sowohl einen Vasokonstriktionsreflex wie den galvanischen Hautreflex auf die obere Extremität auszulösen (Abb. 126, S. 224).

Der einzige Weg, welcher nach der Totaltrennung des Brustmarkes imstande ist, afferente Erregungen von der unteren Extremität ins Gehirn zu leiten, ist der Grenzstrang des Sympathicus. Wir müssen annehmen, daß die den Beinen und der Blase entstammenden afferenten Erregungen von den lumbosacralen Spinalnerven durch deren Rami communicantes in den Grenzstrang gelangen, in diesem oralwärts geleitet werden und dann oberhalb der Unterbrechung des Rückenmarks aus dem Grenzstrang durch Rami communicantes in supraläsionelle Spinalnerven und Wurzeln und durch diese in den oralen, mit dem Gehirn in Verbindung gebliebenen, Abschnitt des Rückenmarks hinein und dann in diesem cerebralwärts geleitet werden (Abb. 268). Der Grenzstrang des Sympathicus vermag also, soweit es sich um die Leitung afferenter Impulse handelt, die unterbrochene Rückenmarksleitung bis zu einem gewissen Grade zu überbrücken. Wie früher schon S. 87 erwähnt wurde, konnten wir aber nicht feststellen, daß diese paramedulläre Grenzstrangleitung auch imstande ist, efferente Erregungen vom Gehirn zu den infraläsionellen Rückenmarksabschnitt zu befördern.

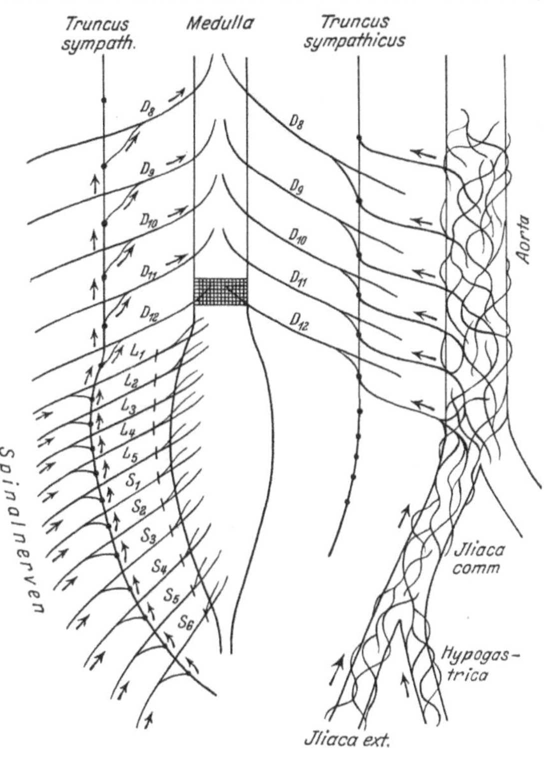

Abb. 268. Schematische Darstellung der afferenten paramedullaren Leitung durch den Grenzstrang bei Totaltrennung des Rückenmarks.

Es muß aber hervorgehoben werden, daß die hier beschriebene partielle Wiederherstellung der Sensibilität nach Totaltrennung des Rückenmarkes nur selten beobachtet wird. Die paramedulläre Leitung kommt nur dann zur Geltung, wenn der Kranke die Marktrennung genügend lange überlebt.

Wenn die Leitungsunterbrechung des Rückenmarksquerschnittes keine vollständige ist, so kann die Sensibilität in mehr oder weniger weitgehendem Grade erhalten bleiben. Wir haben bei Besprechung der aus der Unterbrechung des Vorder- oder Vorderseitenstranges resultierenden Sensibilitätsstörung (S. 330) darauf hingewiesen, daß dabei die Anogenitalzone gar nicht selten frei von sensiblen Störungen bleibt. Das gilt auch für die Schädigungen, welche den Gesamtquerschnitt des Markes betreffen. Solange noch ein Rest von afferenter Leitung erhalten ist, ist in der Regel auch die Anogenitalregion nicht total anästhetisch. Die Zone der erhaltenen taktilen Sensibilität ist dabei in der Regel größer als die der erhaltenen Schmerzempfindung (Abb. 269). Die Temperaturempfindung partizipiert sehr oft überhaupt nicht an dieser Aussparung der Anogenitalregion und wenn es der Fall ist, so ist die Zone, in welcher sie erhalten bleibt, noch kleiner als die algästhetische Zone.

Auf die Aussparung der Anogenitalzone bei medullären Querschnittsläsionen haben zuerst wohl BABINSKI und JARKOWSKI 1911 aufmerksam gemacht. Sie bezeichneten dieselben als charakteristisch für intramedulläre Tumoren. Ich habe dann aber 1913, 1914, 1917 und in der Folge noch mehrfach darauf hingewiesen, daß die gleiche Aussparung der Anogenitalregion auch bei extramedullären Tumoren und den verschiedensten anderen medullären Querschnittsschädigungen vorkommt. Aber darüber hinaus wird sie ebenso auch bei Schädigungen der afferenten Leitungsbahnen in der Oblongata, der Brücke, im Thalamus, in der inneren Kapsel und der Hirnrinde immer wieder beobachtet. Wir müssen annehmen, daß die Regio anogenitalis eine besonders breit angelegte Vertretung innerhalb der afferenten Leitungsbahnen bis zum Cortex cerebri aufwärts besitzt, daß ihre Bahnen resistenter und leichter reparabel sind als die Bahnen aller anderen Körperteile.

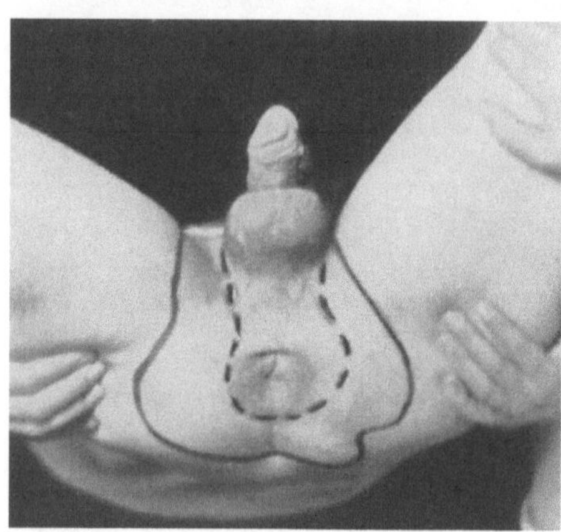

Abb. 269. Ausspaarung der Anogenitalregion bei unvollständiger Marktrennung für die taktile Sensibilität in größerem Umfang als für Schmerz.

Die Regio anogenitalis teilt diese Vorzugsstellung in bezug auf die sensible Versorgung mit der Kopfregion, insbesondere mit der Mundhöhle, der Umgebung des Mundes und dem Auge und seiner Umgebung, welche bei Schädigungen der afferenten Leitungsbahnen im Hirnstamm, im Thalamus, in der inneren Kapsel oder der Hirnrinde in der Regel frei von Sensibilitätsstörungen bleiben oder weniger betroffen werden als die anderen Körperteile, oder nach anfänglicher totaler Hemianästhesie vor den anderen Körperteilen ihre Sensibilität wieder erlangen. Wie ersichtlich, ist sowohl der aborale wie der orale Pol unseres Körpers in seiner sensiblen Versorgung besonders ausgezeichnet.

Gar nicht selten geht selbst bei tiefgreifender medullärer Querschnittsschädigung die Aussparung der Anogenitalregion auch mit einer mehr oder weniger weitgehenden Integrität der afferenten Bahnen der Blase und des Mastdarmes einher. Darauf habe ich bereits 1920 hingewiesen. Vor kurzem hat auch STOOKEY betont, daß die afferenten medullären Bahnen von Blase und Rectum resistenter und leichter reparabel seien als alle anderen afferenten Bahnen. Wenn auch diese These wohl etwas zu weit geht, so ist doch andererseits nicht zu bezweifeln, daß selbst bei tiefgreifender Schädigung des Markquerschnittes die Sensibilität von Blase und Mastdarm sehr oft wenigstens partiell erhalten bleibt.

Bei Besprechung der aus der Unterbrechung des Vorderseitenstranges resultierenden Sensibilitätsstörungen haben wir darauf hingewiesen, daß bei der Kompression des Markes nicht alle afferenten Bahnen desselben der Wirkung der Kompression in gleichem Maße erliegen, sondern, daß die inneren Lamellen des Vorder- und Vorderseitenstranges gar nicht selten ihre Leitfähigkeit eine geraume Zeit bewahren. Die obere Grenze der Anästhesie entspricht unter diesen Umständen nicht dem tatsächlichen Höhenniveau der Kompression, sondern bleibt um eine Anzahl von Dermatomen hinter der zu postulierenden oberen Grenze zurück. So reicht in dem in der Abb. 239, S. 335 wiedergegebenen Falle von Kompression des Markes in Höhe des ersten Thorakalsegmentes die obere Grenze der totalen Anästhesie nur bis zum unteren Rande des 8. Thorakaldermatoms, in dem in Abb. 265, S. 363 wiedergegebenen Falle von Kompression des Markes im Bereiche des 5. Thorakalsegmentes reicht die totale Anästhesie nur bis zur Leistenbeuge bis zum unteren Rande des 12. Thorakaldermatoms; darauf folgt oralwärts eine Zone dissoziierter Sensibilitätsstörung, welche bis zum unteren Rande des 7. Thorakaldermatoms aufwärts reicht. In dieser Zone ist die Berührungs- und Druckempfindung erhalten, die Schmerzempfindung, Temperaturempfindung und die spezifischen Hinterstrangsqualitäten sind aufgehoben. Auf diese Zone folgt eine bis zur Mamilla, das ist bis zum unteren Rande des 4. Thorakaldermatoms emporreichende also dem tatsächlichen Sitze der Kompression des Markes im Bereiche des 5. Brustsegmentes entsprechende Zone, in welcher nur die spezifischen Hinterstrangsqualitäten, insbesondere der Raumsinn der Haut erloschen ist. Wir sehen also, daß in diesem Falle, der als ein Schulbeispiel gelten kann, von den medullären afferenten Bahnen die Hinterstränge am stärksten gelitten haben, sie sind an der Stelle der Kompression vollkommen unterbrochen, hingegen sind von den Vorder- und Vorderseitenstrangbahnen die inneren den oralen Dermatomen zugeordneten Lamellen suffizient geblieben, die taktilen in größerem Ausmaße als die algetischen und die thermischen Bahnen. Ähnliche Verhältnisse liegen im Falle Abb. 250, S. 347 und Abb. 264, S. 363 vor. Wieviele Dermatome ihre taktile, algetische und thermische Sensibilität jeweils bewahren, hängt naturgemäß ganz und gar davon ab, wieviele Wurzelkontingente innerhalb des Vorder- und Vorderseitenstranges, und zwar innerhalb jedes einzelnen Qualitätsareals derselben im Einzelfalle von dem Drucke verschont bleiben. In dieser Hinsicht kommen fast alle denkbaren Möglichkeiten tatsächlich vor. Daß unter Umständen der Vorder- und Vorderseitenstrang ganz frei bleibt und nur die weniger resistenten Hinterstränge dem Drucke erliegen, ist bereits früher S. 361 eingehend erörtert worden.

So sehr auch die Verhältnisse von Fall zu Fall wechseln, so lassen doch zahlreiche Beobachtungen ein ganz bestimmtes Verhalten erkennen, daß nämlich die Bahnen der Berührungs- und Druckempfindung bei der Kompression des Markes am resistentesten sind, ihnen folgen die Bahnen der Schmerzempfindung, diesen die Bahnen der thermischen Sensibilität und am vulnerabilsten sind die Hinterstrangsbahnen. Dieser verschiedenen Resistenz der einzelnen afferenten Systeme entspricht auch ihre verschiedene Reparabilität. Wenn der Krankheitsprozeß, welcher die Markleitung zunächst total unterbricht, reversibel ist und die afferenten Bahnen ihre Leitfähigkeit wieder erlangen, so kann man immer wieder feststellen, daß zuerst die Regio anogenitalis ihre Sensibilität wieder erlangt, gleichzeitig damit oder bald darauf kehrt auch die Sensibilität von Blase und Mastdarm wieder. Dann folgt die Wiederherstellung der Vorderstrang- und Vorderseitenstrangleitung, wobei in der Regel einerseits die Wiederkehr der taktilen Sensibilität der der Schmerzempfindung und Temperaturempfindung vorausschreibt, andererseits aber die oralen Dermatome ihre Sensibilität früher als die caudalen wieder erlangen. Am längsten läßt die Wiederherstellung der Hinterstrangsleitung auf sich warten. Der Raumsinn der Haut, die Vibrationsempfindung und die anderen an die Hinterstränge gebundenen sensiblen Leistungen sind oft noch tiefgreifend gestört, wenn die Vorder- und Vorderseitenstränge längst ihre volle Leitfähigkeit wiedererlangt haben. Ich verweise in dieser Beziehung auf früheren Ausführungen S. 360.

Naturgemäß kommen von den hier geschilderten Verhalten der Sensibilität bei subtotaler Querschnittsunterbrechung des Markes und der Restitution der Sensibilität bei Wiederherstellung der Leitung auch erhebliche Abweichungen zur Beobachtung. Das hier geschilderte Verhalten gilt nur für solche Fälle, in denen die den Markquerschnitt treffende Schädigung annähernd gleichmäßig auf alle Fasersysteme des Querschnitts einwirkt. Nur unter dieser Voraussetzung kann die verschiedene Resistenz und Reparabilität der einzelnen Systeme in Erscheinung treten. Sobald aber bestimmte Teile des Markquerschnittes stärker und nachhaltiger geschädigt werden als andere, sind selbstverständlich die ersteren für die Art der Sensibilitätsstörung bestimmend. Wenn ein Tumor von vorne her das Mark komprimiert, so kann es vorkommen, daß vorzugsweise die Vorder- und Vorderseitenstränge leiden und die Hinterstränge mehr oder weniger unberührt bleiben. Wenn ein intramedullärer Tumor, der seinen Ausgang im Zentrum des Markes nimmt, die inneren Lamellen des Vorder- und Vorderseitenstranges zuerst erfaßt, die äußeren aber noch unberührt läßt, so beschränkt sich der Sensibilitätsdefekt auf die oralen Dermatome, während die caudalen frei von Sensibilitätsstörungen bleiben. Die gleichen Gesichtspunkte gelten selbstverständlich ebenso für alle anderen intramedullären Krankheitsprozesse, welche den Markquerschnitt tangieren, für traumatische Schädigungen, für Myelitiden, die Meningomyelitis syphilitica, die disseminierte Sklerose, die funikulären Myelosen u. a.

V. Die medullären efferenten Bahnen der Sensibilität.

Bei dem Zustandekommen einer Empfindung und Wahrnehmung sind nicht nur die von den Receptoren zur Gehirnrinde hin geleiteten afferenten Erregungen im Spiele, sondern es greifen auch efferente in die afferenten Systeme eingeschaltete Bahnen ein. Von den corticalen Sinnesfeldern ziehen efferente Bahnen zu den intermediären Stationen der afferenten Systeme und von diesen efferente Bahnen zu den Receptoren. Der Erregungsstrom fließt bei einer Empfindung oder Wahrnehmung nicht nur von der Peripherie zur Großhirnrinde, sondern auch von der Rinde zur Peripherie zum Receptor zurück. Diesen in die afferenten Systeme eingeschalteten efferenten Bahnen fällt wahrscheinlich die Aufgabe zu, die Intermediärstationen für die ihnen vom Receptor zufließenden afferenten Erregungen bzw. die Receptoren selbst für die Reizaufnahme zu bahnen oder zu hemmen. Wir können uns einem Sinnesreiz willkürlich zuwenden, uns auf ihn einstellen, wir können uns aber ebenso ihm gegenüber verschließen, sperren. Bei der Suggestion spielen wahrscheinlich die efferenten Bahnen eine große Rolle. Bei Läsionen der afferenten Bahnen verschiedensten Sitzes übt die vorausgehende Vorstellung, das Wissen um die kommende Empfindung, einen oft geradezu verblüffenden bahnenden Einfluß auf die nachfolgende Empfindung aus. Der corticale Vorstellungserregungskomplex bahnt nicht nur die jeweilige corticale Sinnessphäre, sondern diese bahnt ihrerseits durch die efferente Sinnesbahn die Intermediärstationen und den Receptor.

Der doppelte Erregungsstrom von der Peripherie zum Cortex und vom Cortex zur Peripherie bedeutet aber vielleicht noch mehr als einfache Bahnung und Hemmung der Intermediärstationen und des Receptors. Bei einer Empfindung und Wahrnehmung ist das „Ich“ nicht rein passiv. Empfindung und Wahrnehmung sind aktive Leistungen des Ichs, ebenso aktiv wie etwa eine willkürliche Bewegung. Der nicht nur passiven nehmenden, sondern ebenso auch aktiven gebenden Rolle des Ichs entspricht vielleicht im parallelen neurodynamischen Geschehen der doppelte, der zentripetal und zentrifugal gerichtete Erregungsstrom.

Die Existenz von efferenten, in die afferenten Systeme eingeschalteter Bahnen ist anatomisch teilweise sichergestellt. BROUWER hat beim Affen die Existenz von efferenten, in der Area striata entspringenden und zum Corpus geniculatum externum hinziehenden Fasern nachgewiesen und WALLENBERG hat gezeigt, daß im N. opticus efferente Fasern zur Retina verlaufen, die er mit der Adaptation in Beziehung gebracht hat. WALLENBERG hat ferner bei der Ente Markfasern vom Corpus striatum zum sensiblen Trigeminuskern nachgewiesen. BROUWER konnte die Existenz der bereits früher von HOLLANDER gefundenen efferenten Fasern von der HESCHELschen Hörwindung zum Corpus geniculatum internum bestätigen. Daß zahlreiche Bahnen von der corticalen Fühlsphäre zum Thalamus opticus ziehen, ist seit langem bekannt. Doch stößt die Deutung dieser corticothalamischen Bahnen deshalb auf Schwierigkeiten, weil die Rindenfelder, von denen sie entspringen, gleichzeitig Ursprungsfelder efferenter, zum Thalamus absteigender motorischer Bahnen darstellen. O. VOGT und später SACHS haben nach isolierter Zerstörung der hinteren Zentralwindung beim Affen eine feinschollige Degeneration innerhalb des Pyramidenbahnareals im Rückenmark gefunden, welche sich von der grobscholligen Degeneration, die der Exstirpation der vorderen Zentralwindung folgt, deutlich unterscheidet. Es ist bisher nicht näher untersucht, an welchen Zellen der grauen Substanz des Rückenmarks diese von der hinteren Zentralwindung stammenden Fasern enden.

FOERSTER, ALTENBURGER und KROLL haben gezeigt, daß Sympathicus und Parasympathicus auf die Erregbarkeit der cutanen Tango- und Schmerzreceptoren sowie auf die Retina einen Einfluß ausüben. Der Sympathicus sowie die sympathicomimetischen Inkrete, Pharmaca und Ionen verlängern die Chronaxie der Receptoren, während die parasympathicomimetischen Hormone, Pharmaca und Ionen die umgekehrte Wirkung haben und eine Verkürzung der Chromaxie herbeiführen. Daraus wurde der Schluß gezogen, daß Sympathicus und Parasympathicus sowie die ihnen korrespondieren Inkrete und Ionen die Erregbarkeit der Receptoren steuern, ersterer wirkt hemmend, letzterer bahnend auf den Receptor ein. Nach Ausschaltung des Grenzstranges des Sympathicus kommt es in den zugeordneten Sinnesfeldern zu einer Verkürzung der Chronaxie der Receptoren. Dasselbe tritt ein bei einer Unterbrechung der präganglionären sympathischen Fasern in den vorderen Thorakalwurzeln.

Es ist also einerseits anatomisch erwiesen, daß in die afferenten Systeme efferente Bahnen eingeordnet sind, welche geeignet erscheinen, die mit der Abgabe und Weitergabe afferenter Impulse betrauten Receptoren und Ganglienzellen der afferenten Neuronenverbände zu beeinflussen. Andererseits ist auch der physiologische Beweis erbracht, daß Sympathicus und Parasympathicus die Erregbarkeit der Receptoren steuern, daß sie teils hemmend, teils bahnend auf die Receptoren einwirken.

Es kann kein Zweifel darüber bestehen, daß Empfindungen und Wahrnehmungen nicht allein von der Stärke und Art der die Receptoren treffenden Reize und der von den Receptoren den corticalen Sinnessphären zugeleiteten afferenten Erregungen abhängen, sondern daß der Organismus aktiv in die afferenten Erregungsprozesse einzugreifen vermag.

In eingehenden Untersuchungen haben O. FOERSTER und LOEWI gezeigt, daß bei Läsionen der afferenten Bahnen verschiedensten Sitzes, bei Läsionen der peripheren Nerven, der hinteren Wurzeln, des Vorderseitenstranges, des Hinterstranges oder der hinteren Zentralwindung das Zustandekommen einer reizadäquaten Wahrnehmung weitgehend davon abhängt, ob der Empfindung die ihr entsprechende Vorstellung vorausgeht oder nicht. Ein Tabiker wird in buntem Durcheinander mit den verschiedensten Reizen, taktilen, algophoren, thermischen, vibratorischen, kinästhesiephoren Reizen belegt, er weiß vorher nicht, welcher Reiz jeweils zur Anwendung kommt, seine Angaben sind zum größten Teile falsch, verraten also, daß die Reize nicht die reizadäquate Empfindung herbeizuführen vermögen. Derselbe Kranke wird nun auf eine bestimmte Reizart vorher vorbereitet, es wird ihm z. B. gesagt, „Sie werden gestochen werden, sagen Sie, ob Sie Schmerz empfinden oder nicht!“ oder es wird ihm gesagt: „Sie werden mit einem warmen oder kalten Gegenstand berührt werden, sagen Sie, ob Sie die Temperatur empfinden oder nicht!“ oder: „Ihr Fuß wird aufwärts und abwärts bewegt werden, sagen Sie ob Sie die Bewegung spüren und geben Sie die Richtung der Bewegung an!“ Bei dieser Art der Sensibilitätsprüfung geht der jeweiligen Empfindung die ihr entsprechende Vorstellung voraus und es ist erstaunlich, wie weitgehend richtig unter diesen Umständen die Angaben des Kranken ausfallen. Die reizadäquate Empfindung kann also weitgehend durch die ihr zugeordnete Vorstellung gebahnt werden. Es konnte ferner gezeigt werden, daß auch der Raumsinn der Haut in seiner Leistungsfähigkeit weitgehend durch vorausgehende Vorstellung beeinflußt werden kann. Ein Kranker, der infolge einer Hinterstrangsläsion eine Störung des Raumsinnes der Haut aufweist, wird zur Prüfung der Fähigkeit punktförmige Reize zu lokalisieren in buntem Durcheinander bald an dem einen, bald an dem anderen Finger oder an der Palma manus berührt. Er macht dabei einen durchschnittlichen Lokalisationsfehler von 10 cm und darüber. Wenn darauf dem Kranken gesagt wird: „Sie werden nur am Zeigefinger berührt werden!", so sinkt der Lokalisationsfehler auf ein Minimum herab. Auch hier wird also die Sinnesleistung durch eine vorausgehende Vorstellung, die raumsinnliche Leistung durch die räumliche Vorstellung des Gliedes, auf welches die Reize treffen, gebahnt.

Der Einfluß der vorausgehenden Vorstellung auf die nachfolgende Empfindung beruht wahrscheinlich auf zweierlei Vorgängen innerhalb des Nervensystems. Erstens werden durch den der Vorstellung zugrunde liegenden corticalen Erregungskomplex die Elemente der corticalen Fühlsphäre für die ihr bei der folgenden Empfindung zufließenden afferenten Impulse gebahnt. Zweitens bahnt aber das corticale Sinnesfeld seinerseits mittels der in das afferente System eingeschalteten efferenten Bahnen die Intermediärstationen des afferenten Systems für die ihnen von den Receptoren zufließenden afferenten Erregungen und die Receptoren selbst für die Reizaufnahme.

Für die Annahme, daß im Rückenmark absteigende efferente Bahnen verlaufen, die in die afferenten Systeme eingeschaltet sind und in deren Funktion eingreifen, sprechen besonders Untersuchungen Altenburgers an Kranken mit Vorderseitenstrangdurchschneidung. Er konnte nachweisen, daß es bei normalen Individuen gelingt, durch Suggestion die Zeit-Reizschwelle der Tango- und Schmerzreceptoren der Haut zu beeinflussen. Bei der Suggestion: „Sie werden besser fühlen!" sinken die Chronaxiewerte der Druckpunkte und Schmerzpunkte ab und bei der Suggestion: „Sie werden schlechter fühlen!" verlängert sich die Chronaxie derselben. Nach der Exstirpation des sympathischen Halsgrenzstranges bleibt dagegen in dem diesem zugeordneten Hautterritorium ebenso wie an der Retina die dem Inhalte der Suggestion entsprechende Chronaxieveränderung nicht nur aus, sondern sie wird in das Gegenteil verkehrt. Auf die Suggestion: „Sie werden besser fühlen!", verlängert sich die Chronaxie, auf die Suggestion: „Sie werden schlechter fühlen!" erfährt sie eine Verkürzung. Dieselbe paradoxe Wirkung der Suggestion auf die Chronaxie der Receptoren wurde nach Unterbrechung der präganglionären sympathischen Fasern in den vorderen Wurzeln festgestellt und, worauf es in diesem Zusammenhange besonders ankommt, ebenso auch *nach der Durchschneidung des Vorderseitenstranges*. Diese nach Ausschaltung des Sympathicus bzw. des Vorderseitenstranges dem suggestiven Einflusse gegenüber bestehende paradoxe Reaktion gleicht vollkommen der Umkehr der Reaktion der sensiblen Receptoren auf inkretorische, pharmakodynamische und ionale Einwirkungen nach Ausschaltung des Sympathicus, seines postganglionären wie seines präganglionären Anteils sowie auch des Vorderseitenstranges. Normalerweise erfährt die Chronaxie der Receptoren eine Verkürzung durch Cholin, Insulin, Pilocarpin und Kalium, sowie durch das sympathicuslähmende Gynergen, eine Verlängerung durch Adrenalin, Ca, sowie durch das den Parasympathicus lähmende Atropin und Scopolamin. Nach der Ausschaltung des Grenzstranges des Sympathicus sowie nach der Unterbrechung der präganglionären Fasern wie auch nach der Vorderseitenstrangdurchschneidung kehrt sich die Wirkung aller dieser Agenzien in ihr Gegenteil um, Adrenalin wirkt chronaxieverkürzend, die Cholingruppe chronaxieverlängernd. Es kommt also nach der Ausschaltung des einen der beiden an der Steuerung der Erregbarkeit der Receptoren beteiligten Gegenspieler, des Sympathicus, zu einer Funktionsänderung in dem gesamten an der Steuerung der Receptoren beteiligten vegetativen Systems. Wir nehmen an, daß bei der Suggestion, besser zu fühlen, der Organismus die parasympathischen Mechanismen in Gang setzt und durch sie die Reizschwelle der Receptoren erniedrigt, bei der Suggestion schlechter zu fühlen, hingegen die sympathischen Mechanismen spielen läßt und durch sie die Reizschwelle der Receptoren erhöht. Ist das nervöse Substrat des sympathischen Mechanismus ausgeschaltet, so werden bei der Suggestion: „Besserfühlen" die parasympathischen Mechanismen ebenso wie sonst mobilisiert, aber infolge der Funktionsänderung innerhalb des Gesamtsystems ist deren Wirkung in das Gegenteil verkehrt. Bei der Suggestion, schlechter zu fühlen, werden die sympathischen hormonalen und ionalen Faktoren auf den Plan gerufen, aber auch sie rufen am Receptor eine der normalen entgegengerichtete Wirkung hervor. Wir haben bei Besprechung der im Marke absteigenden vegetativen Bahnen (Kap. D, S. 224) die Lage der supranuclearen zur sympathischen Seitenhornkette absteigenden Bahn in den dorsalen Abschnitt des Vorderseitenstranges verlegt (vgl. Abb. 127). Es liegt nahe, die Unterbrechung dieser Bahn mit der nach der Vorderseitenstrangdurchschneidung feststellbaren Umkehr der Reaktion der Receptoren auf suggestive Einflüsse in Verbindung zu bringen. ALTENBURGER hat für diese Auffassung eine Anzahl besonders eindringlicher Argumente beigebracht. Es würde aber zu weit führen, dieselben hier zu erörtern. Es muß diesbezüglich auf seine Originalarbeit verwiesen werden.

Seit langem ist die nach der Halbseitenunterbrechung des Markes auftretende homolaterale Hyperästhesie auf die Unterbrechung einer im Rückenmark absteigenden Bahn, welche einen *hemmenden* Einfluß auf das Hinterhorn ausübt, zurückgeführt worden. Besonders ist FABRITIUS für diese Erklärung, die schon BROWN-SÉQUARD selbst für die Hyperästhesie gegeben hatte, eingetreten. Ich stimme derselben insoweit zu, als auch ich annehme, daß im Seitenstrang eine absteigende Bahn existiert, welche die Hinterhornelemente hemmend beeinflußt und daß bei ihrer Unterbrechung der Ausfall der Hemmung darin zum Ausdruck kommt, daß die Hinterhornelemente eine gesteigerte Erregbarkeit annehmen und auf die ihnen zugehenden afferenten Erregungen stärker ansprechen als zuvor. Aber ich bin nicht der Meinung, daß die bei der Halbseitenläsion des Markes vorhandene homolaterale Hyperästhesie ausschließlich auf den Ausfall dieser im Seitenstrang verlaufenden Schmerzhemmungsbahn zu beziehen ist, sondern zum Teil auf die Unterbrechung des Hinterstranges zurückzuführen ist. Denn wie bereits ausführlich dargelegt worden ist, hat auch die isolierte Durchtrennung des Hinterstranges ohne Mitschädigung des Seitenstranges eine lebhafte Hyperästhesie im Gefolge. Andererseits kommt aber die Hyperästhesie auch da vor, wo der Hinterstrang unverletzt bleibt. In diesem Falle ist sie auf die Ausschaltung der im Seitenstrang absteigenden efferenten Bahn zurückzuführen.

VI. Die afferenten spino-cerebellaren Bahnen.

Es gibt mehrere Faserzüge, welche die Verbindung des Rückenmarkes mit dem Kleinhirn herstellen. Die wichtigsten sind der *Tractus spino-cerebellaris dorsalis*, auch FLECHSIGsche Kleinhirnseitenstrangbahn genannt, und der *Tractus spino-cerebellaris ventralis*, auch GOWERscher Anterolateraltrakt benannt. Der *Tractus spino-cerebellaris dorsalis* entspringt aus der SHILLING-CLARKschen Kernsäule. Diese erstreckt sich als eine geschlossene Kernsäule vom untersten

Abschnitte des 8. Cervicalsegmentes bis in das 3. Lumbalsegment herab. Am stärksten ist sie im untersten Thorakalmark, besonders im 11. Thorakalsegment ausgebildet. Die Zellen dieser Kernsäule sind durch ihre besondere cytologische Struktur scharf charakterisiert. Zellen von ähnlicher Struktur kommen in vereinzelten Exemplaren auch in den cervicalen Segmenten und in den unteren lumbalen und den sacralen Segmenten vor. Daß die Zellen der STILLING-CLARKschen Kernsäule tatsächlich die Ursprungszellen der im Tractus spino-cerebellaris dorsalis aufwärtsziehenden Fasern darstellen, geht daraus hervor, daß

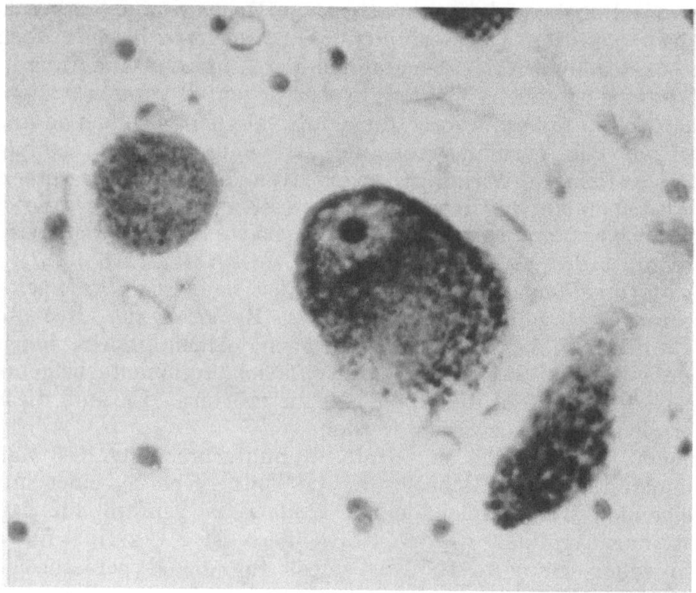

Abb. 270a. Normale Zelle der STILLING-CLARKschen Kernsäule (NISSL-Bild).

diese Zellen nach der Durchschneidung der Randzone des Hinterseitenstranges einer retrograden Degeneration unterliegen (Abb. 270a u. b). Weder nach der Durchtrennung des Vorder- und Vorderseitenstranges noch nach der des Hinterstranges wird an diesen Zellen eine retrograde Reaktion beobachtet. In der Randzone des Hinterseitenstranges verlaufen aber auch aufsteigende Fasern, welche aus großen Hinterhornzellen stammen und zunächst in den Vorderseitenstrang eintreten, dann aber aus diesem dorsalwärts abbiegen und in der Randzone des Hinterseitenstranges aufwärts ziehen (Abb. 227b, S. 324). Sowohl die aus den Zellen der STILLING-CLARKschen Kernsäule wie die aus den Hinterhornzellen entspringenden und in der Randzone des Hinterseitenstranges oralwärts ziehenden Fasern gelangen am Beginne der Oblongata in das Corpus restiforme, mit welchem sie ins Cerebellum eintreten, woselbst sie in der Rinde des Kleinhirnwurmes ihr Ende finden. Der Tractus spino-cerebellaris dorsalis setzt sich also aus 2 Komponenten zusammen, den aus den STILLING-CLARKschen Kernen entspringenden, unmittelbar in ihn eintretenden Fasern und den aus großen Hinterhornzellen entspringenden, zunächst im Vorderseitenstrang aufsteigenden, dann aber in die Randzone des Hinterseitenstranges abbiegenden Fasern.

Wie schon früher dargelegt, bilden zahlreiche Hinterwurzelfasern sowohl an den Zellen der STILLING-CLARKschen Kernsäule wie an den großen Hinterhornzellen ihre Synapsen. Der Tractus spino-cerebellaris dorsalis ist also ein Glied des afferenten Neuronenverbandes, der von der Körperperipherie zum Kleinhirn und von diesem zur Großhirnrinde führt.

Der *Tractus spino-cerebellaris ventralis*, der sog. GOWERsche Anterolateraltrakt, nimmt, wie GAGEL und ich nachweisen konnten, seinen Ursprung aus den großen Hinterhornzellen und zieht im Vorderseitenstrang oralwärts. Nach der Durchschneidung des Vorderseitenstranges kommt es zu einer retrograden Degeneration ausschließlich der großen Hinterhornzellen. Daß ein Teil der aufsteigenden Fasern aus dem Vorderseitenstrang dorsalwärts in die Randzone des Hinterseitenstranges abbiegt und den Weg mit der FLECHSIGschen Kleinhirnseitenstrangbahn ins Cerebellum nimmt, ist bereits erwähnt worden. Die im Vorderseitenstrang verbleibenden Fasern ziehen in der Haube der Oblongata oralwärts, sie biegen dann bekanntlich in der Vierhügelgegend rückwärtig um und gelangen durch das Brachium conjunctivum in die Rinde des Kleinhirnwurmes. Auch der Tractus spino-cerebellaris dorsalis ist ein Glied des afferenten Neuronenverbandes, welcher von der Körperperipherie über das Cerebellum zur Großhirnrinde emporführt.

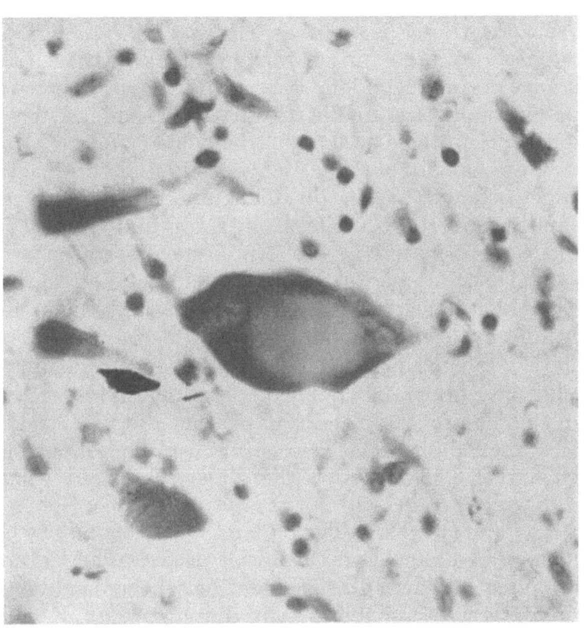

Abb. 270b. Retrograde Tigrolyse der STILLING-CLARKschen Zelle nach Durchschneidung der Kleinhirnseitenstrangbahn.

Außer den beiden genannten Hauptbahnen, dem Tractus spino-cerebellaris dorsalis et ventralis führen vom Rückenmark zum Kleinhirn noch zwei andere Verbindungen; die eine führt von dem im obersten Abschnitte des Rückenmarks gelegenen Nucleus funiculi lateralis durch das Corpus restiforme zum Cerebellum. Insofern, als in dem Nucleus funiculi lateralis ein Teil der im Vorderseitenstrange aufwärtsziehenden Bahnen endet, stellt diese Verbindung gleichsam nur eine durch eine Synapse unterbrochene Nebenschaltung der aus dem Hinterhorn entspringenden und das Corpus restiforme passierenden cerebellospinalen Verbindung dar.

Die letzte Verbindung, welche noch zu erwähnen ist, ist die *Hinterstrang-Kleinhirnbahn.* Es ist allerdings fraglich, ob Fasern unmittelbar aus dem GOLLschen und BURDACHschen Strang direkt in das Corpus restiforme und mit diesem zum Kleinhirn gelangen. Wohl aber dürfte die Existenz von Fasern, welche aus den Kernen des GOLLschen und BURDACHschen Stranges entspringen und ins Corpus restiforme übergehen, als gesichert anzusehen sein.

Inwieweit die spino-cerebellaren Leitungsbahnen in Beziehung zur Sensibilität stehen und an dem Zustandekommen von Empfindungen beteiligt sind, ist sehr schwer zu entscheiden. Die Fasern des Tractus spino-cerebellaris ventralis liegen mit den zur Formatio reticularis und zum Thalamus aufsteigenden Bahnen des Hinterhorn-Vorderseitenstrangsystems, welche im Dienste der Sensibilität stehen, so innig untermischt, daß eine isolierte Schädigung der einen Faserkategorie ohne die andere nicht vorkommt.

Die Randzone des Hinterseitenstranges haben wir zwar bereits in dem vorangehenden, dem Vorderseitenstrang gewidmeten Kapitel mit der Sensibilität in Verbindung gebracht. Wir haben die Integrität der in ihr aufsteigenden Fasern, welche ja bei der Durchschneidung des Vorderseitenstranges erhalten bleiben, als eine der Grundlagen der Restitution der Schmerz- und Temperaturempfindung nach der Vorderseitenstrangdurchscheidung in Anspruch genommen. Aber damit ist keineswegs gesagt, daß die Fasern des Tractus spinocerebellaris dorsalis an dieser Restitution beteiligt sind, denn die aus dem Vorderseitenstrang nach hinten ausbiegenden und in der Randzone des Hinterseitenstranges aufsteigenden Fasern gelangen keineswegs alle in das Cerebellum, sondern teilweise in die Formatio reticularis der Haube und von dieser zum Thalamus opticus und zur Hirnrinde.

Wenn hier trotz der Schwierigkeiten, die sich der Beantwortung der oben aufgeworfenen Frage, ob die spino-cerebellaren Leitungsbahnen an dem Zustandekommen von Empfindungen und Wahnehmungen überhaupt beteiligt sind, entgegenstellen, die Annahme vertreten wird, daß auch diese Bahnen zur Sensibilität in Beziehung stehen, so sind dafür in erster Linie Erfahrungen maßgebend, welche bei Kleinhirnerkrankungen gesammelt worden sind. Bei akuten Cerebellarläsionen von größerer Ausdehnung, z. B. bei Exstirpation einer Cerebellarhälfte, oder bei größeren Blutungen innerhalb einer Kleinhirnhemisphäre oder bei Schußverletzungen einer Kleinhirnhälfte besteht zunächst eine homolaterale Hemihypästhesie, die alle Qualitäten, vornehmlich aber die Muskelsensibilität, das Lagegefühl und die Bewegungsempfindungen betrifft. Diese Hypästhesie gleicht sich allerdings sehr bald wieder aus. Dauernd geschädigt bleibt in der Regel nur der Kraftsinn, das Gewichtsschätzungsvermögen und auch dieses keineswegs in allen Fällen. Die Störung des Gewichtsschätzungsvermögens ist auch in Fällen von chronisch progressiver Cerebellarläsion, bei Tumoren und Atrophien des Kleinhirns, nicht selten beobachtet worden, so daß die Annahme gerechtfertigt erscheint, daß die über das Kleinhirn passierenden afferenten Bahnen für den Kraftsinn von Bedeutung sind. Andererseits muß hervorgehoben werden, daß die Durchschneidung des Vorderseitenstranges, also die Ausschaltung des Tractus spino-cerebellaris ventralis, den Kraftsinn in keiner Weise alteriert. Über etwaige derartige Folgen bei Unterbrechung des Tractus spino-cerebellaris dorsalis liegen bisher keine Untersuchungen vor.

Die bei der FRIEDREICHschen Krankheit und bei anderen kombinierten Strangerkrankungen vorkommenden Sensibilitätsstörungen, welche außer dem Kraftsinn besonders das Lagegefühl und die Bewegungsempfindungen, den Raumsinn der Haut und die Vibrationsempfindung betreffen, haben deswegen keine Beweiskraft, weil dabei gleichzeitig eine Hinterstrangläsion besteht und es muß unentschieden bleiben, ob die Degeneration der Kleinhirnseitenstrangbahn überhaupt eine Bedeutung für die vorhandenen Sensibilitätsstörungen besitzt.

F. Die Koordinationsstörungen bei Erkrankung der spinalen afferenten Leitungsbahnen.

Die von der Körperperipherie, den cutanen und tiefen Receptoren, durch die hinteren Wurzeln in das Rückenmark geleiteten afferenten Erregungen erfüllen drei Aufgaben. Erstens lösen sie nach ihrer Weiterbeförderung bis zur Großhirnrinde in dieser diejenigen Erregungskomplexe aus, welchen unsere

Empfindungen und Wahrnehmungen zugeordnet sind. Die Sensibilitätsstörungen, welche aus der Schädigung der in das Rückenmark eintretenden und in ihm cerebralwärts ziehenden afferenten Bahnen resultieren, sind im vorangehenden Abschnitt E besprochen worden. Zweitens veranlassen die durch die hinteren Wurzeln dem Zentralnervensystem zugeleiteten afferenten Erregungen die verschiedenen Stationen des letzteren, das Rückenmark, die supraspinalen-subcorticalen Zentren und die Großhirnrinde unmittelbar zur Abgabe efferenter Impulse, sie lösen, wie man zu sagen pflegt, Reflexe aus. Die Störungen der Reflextätigkeit, welche aus der Unterbrechung der Wurzeln und der im Rückenmark aufsteigenden afferenten und in ihm absteigenden efferenten Bahnen erwachsen, sind im Abschnitt C eingehend besprochen worden.

Drittens sind die von den peripheren Receptoren, der Haut, den Muskeln, den Sehnen, Fascien und Knochen ausgehenden und durch die hinteren Wurzeln ins Zentralnervensystem hineingeleiteten afferenten Erregungen an der *Regulierung* der von den einzelnen Stationen des Zentralnervensystems abgegebenen *efferenten* Impulse entscheidend beteiligt. Sie sorgen dafür, daß die bei den statischen und kinetischen Leistungen des Organismus vom Zentralnervensystem abgegebenen efferenten Impulse *aufgabeadäquat* ausfallen, sowohl in bezug auf ihre *Adresse* als auch in bezug auf ihren *Grad* als auch in bezug auf ihre *zeitliche Abwicklung*. Sie sind die Garanten dafür, daß erstens alle an der Erfüllung einer statischen oder kinetischen Aufgabe beteiligten Muskeln auch tatsächlich innerviert werden und daß nur diese und keine anderen, aufgabefremden, Muskeln mitinnerviert werden, und zweitens dafür, daß jeder aufgabezugehörige Muskel in jedem Augenblick der Durchführung der statischen oder kinetischen Aufgabe auch den jeweils erforderlichen *Grad* von Innervation empfängt. Die afferenten Erregungen liefern den verschiedenen motorischen Zentren peripherogene *Merkmale*, die für die Regulierung der efferenten Impulse erforderlich sind. Es muß hervorgehoben werden, daß es sich bei den der Regulierung der efferenten Impulse dienenden afferenten Erregungen nicht etwa nur um solche handelt, denen Empfindungen entsprächen. Ein Teil der afferenten Erregungen erreicht den Cortex cerebri überhaupt nicht, sondern entfaltet seinen regulierenden Einfluß innerhalb der subcorticalen Zentren, und selbst die bis zur Großhirnrinde vordringenden afferenten Erregungen wirken daselbst auf die motorischen Elemente regulierend ein, ohne die Bewußtseinsschwelle zu überschreiten. Es gibt aber auch afferente Erregungen mit Bewußtseinqualität, die an der Regulation der motorischen Impulse teilnehmen. Bei vielen unserer Handlungen richtet sich das motorische Geschehen nach Empfindungen und Wahrnehmungen. Um z. B. aus der Hosentasche einen bestimmten Schlüssel oder ein bestimmtes Geldstück mit der Hand hervorzuholen, sind Tastempfindungen unentbehrlich und bestimmend für die Fingerbewegungen. Ferner sei nur auf die dirigierende Rolle des Gesichtssinnes ebenso wie auf die des Ohres bei zahlreichen Bewegungen, Handlungen, Leistungen und Verrichtungen hingewiesen.

Im Falle der Unterbrechung der hinteren Wurzeln entbehren die bei der Leistung einer statischen oder kinetischen Aufgabe vom Zentralnervensystem abgegebenen efferenten Impulse der Regulierung durch die peripherogenen propriozeptiven afferenten Erregungen. Dieser Mangel an Regulierung gibt sich einerseits darin zu erkennen, daß aufgabezugehörige Muskeln gar nicht oder nicht in einem aufgabeadäquaten Grade, zu stark oder zu schwach innerviert werden, andererseits darin, daß Muskeln, welche mit der Durchführung der Aufgabe gar nichts zu tun haben, mitinnerviert werden. Man bezeichnet die aus der fehlenden Regulierung der efferenten Impulse resultierende Koordinationsstörung seit alters her als *Ataxie*.

Bei der Unterbrechung der hinteren Wurzeln bleiben die von den verschiedenen Stationen des Zentralnervensystems ausgehenden efferenten Bahnen unversehrt. Das anatomische Substrat für die Erteilung der motorischen Impulse ist an sich intakt. Es erhebt sich nun zunächst die Frage, ob die motorischen Zentren von sich aus, ohne jegliche Mitwirkung afferenter Erregungen, überhaupt imstande sind, efferente Impulse abzugeben. Können z. B. die für das Zustandekommen einer willkürlichen Bewegung erforderlichen motorischen Impulse vom Cortex cerebri ohne die Mithilfe afferenter, dem zu bewegenden Gliede selbst entstammender, Erregungen überhaupt erteilt werden, kann ein total deafferentiertes Glied überhaupt noch willkürlich bewegt werden? Diese Frage ist von der Experimentalphysiologie verschieden beantwortet worden. Es sei nur auf die divergierenden Auffassungen Mott und Sherringtons und Herings einerseits, H. Munks andererseits hingewiesen. Die klinische Neurologie hat allerdings in dieser Frage von Anfang an, seitdem Duchenne die *Ataxie* aus dem großen Sammeltopf der Lähmungen ausgesondert und der Paralyse bzw. Parese gegenübergestellt hat, eine ganz eindeutige Stellung eingenommen und gelehrt, daß das Wesen der Ataxie darin bestünde, daß alle einfachen Bewegungen als solche mit voller Kraft ausgeführt werden können und daß sie sich nur durch Unregelmäßigkeiten des Ablaufes, durch Fehler des Tempos und der Exkursionsgröße sowie durch Abweichung des Gliedes aus der Bewegungsrichtung von der normalen Bewegung unterscheiden.

Wenn beim Menschen alle einer Extremität zugeordneten hinteren Wurzeln durchtrennt werden, so kann der Betreffende unmittelbar nach der Durchschneidung die meisten einfachen willkürlichen Bewegungen ohne weiteres ausführen; er kann den Fuß dorsal- und plantarflektieren, den Unterschenkel beugen und strecken, den Oberschenkel flektieren und extendieren, abduzieren und adduzieren, auswärts und einwärts rotieren. Er kann den Oberarm erheben und senken, ab- und adduzieren, einwärts und auswärts rollen, den Vorderarm beugen und strecken, die Hand supinieren und pronieren, flektieren und extendieren, Finger und Daumen beugen und strecken. Alle diese Bewegungen erfolgen prompt, wenn der Kranke seine Gliedmaßen ansieht und die Bewegungen mit den Augen kontrolliert. Die Bewegungen der größeren Extremitätenabschnitte, des Oberarms und Vorderarms, des Oberschenkels, Unterschenkels und Fußes gelingen auch bei Augenschluß in der Regel ohne weiteres; höchstens macht sich dabei ein gewisser Mangel an Promptheit der Impulserteilung bemerkbar. Anders steht es aber um die Bewegungen der Hand und vollends die der Finger. Diese leiden bei Ausschluß der optischen Kontrolle nicht nur an einem erheblichen Mangel an Promptheit der Impulserteilung, sondern vor allem daran, daß der Impuls vielfach an die falsche Adresse gelangt, so daß z. B. die Hand gebeugt wird, wenn sie gestreckt werden soll, gestreckt wird, wenn sie gebeugt werden soll, daß die Finger gebeugt werden, wenn sie gestreckt werden sollen, gestreckt werden, wenn eine Beugung verlangt wird. Die Entgleisung des motorischen Impulses kann soweit gehen, daß, wenn z. B. die Finger bewegt werden sollen, der Impuls überhaupt nicht an die Finger gelangt, sondern daß statt dessen die Hand gebeugt oder gestreckt wird und unter Umständen sogar der Vorderarm in Bewegung versetzt wird. Aber selbst, wenn der Impuls die richtige Adresse trifft, also die Finger auftragsgemäß gebeugt oder gestreckt werden, so kommt es daneben fast regelmäßig zu inadäquaten Mitinnervationen aufgabefremder Muskeln, zu Mitbewegungen der Hand, des Vorderarms, evtl. des gesamten Armes. Ferner kommt es gar nicht selten vor, daß der Impuls zunächst zwar an die richtige Adresse gelangt, aber im nächsten Augenblicke auch schon wieder versagt und in aufgabefremde Muskeln abschweift. Sollen z. B. die Finger gestreckt werden, so kommt der Ansatz zu dieser

Bewegung tatsächlich zustande, aber noch ehe die Bewegung zu Ende durchgeführt ist, versagt der Impuls an die Strecker wieder und wird durch einen solchen an die Beuger abgelöst. Es besteht also nach der Deafferentierung der Extremität, wenn keine optischen Merkmale intervenieren, bei der Ausführung der Fingerbewegungen und zum Teil auch der Handbewegungen ein Mangel an Promptheit und vor allem an Zielsicherheit der Impulserteilung; der Impuls trifft die richtige Adresse nur mehr oder weniger zufällig und versagt leicht wieder. Alle feineren Fingerbewegungen, die Opposition des Daumens, die isolierte Flexion oder Extension eines Fingers oder einer Fingerphalange, die Vorwärts- und Rückwärtsführung des Fingers, vollends der Daumenfingerspitzenschluß gelingen nach der Hinterwurzeldurchschneidung zunächst überhaupt nicht, sondern allemal, wenn der Kranke eine dieser Bewegungen auszuführen versucht, so werden alle Finger und der Daumen flektiert oder extendiert, unter mehr oder weniger ausgiebigen Mitbewegungen auch der anderen Abschnitte der Extremität. Dieser Verlust der feineren Fingerbewegungen kann nach der Deafferentierung des Armes auch durch die Intervention optischer Merkmale gar nicht oder nur unvollkommen ausgeglichen werden. Selbst wenn der Kranke seine Finger ansieht und die Bewegung derselben aufmerksam mit den Augen verfolgt, gelingen ihm die geforderten feinen Fingerbewegungen nicht.

Wir können also zusammenfassend sagen, daß beim Menschen nach der völligen Deafferentierung einer Extremität die willkürliche Beweglichkeit derselben keineswegs aufgehoben ist, alle Bewegungen der größeren Extremitätenabschnitte des Oberarms und Vorderarms und zum Teil auch der Hand, des Oberschenkels, Unterschenkels und Fußes gelingen vom ersten Augenblicke an bei Intervention optischer Merkmale prompt, sie kommen auch bei Augenschluß zustande, wobei allerdings nicht selten ein gewisser Mangel an Promptheit der Impulserteilung nicht zu verkennen ist. Diese gröberen Extremitätenbewegungen sind also, soweit es sich lediglich um die Bewegungsmöglichkeit schlechthin handelt, an die Intervention afferenter, der Extremität selbst entstammender Merkmale nicht gebunden, sie benötigen zu ihrem Zustandekommen auch nicht der Intervention optischer Merkmale. Sondern wir müssen annehmen, daß, wenn der Wille, eine bestimmte Bewegung auszuführen, perfekt ist, der der Bewegungsvorstellung korrespondierende corticale Erregungsprozeß unmittelbar auf diejenigen motorischen Rindenelemente übergeht, welche den aufgabezugehörigen Muskeln entsprechen und an diese weiterbefördert wird, wobei allerdings der Impuls vielfach auch auf aufgabefremde Muskeln irradiiert. Dagegen sind die willkürlichen Fingerbewegungen und zum Teil auch die der Hand an die Intervention afferenter Merkmale bzw. bei Fehlen derselben an die optischer Merkmale gebunden. Fallen diese aus, so macht sich eine hochgradige Zielunsicherheit der Impulsabgabe bemerkbar, der Impuls gelangt vielfach an eine falsche Adresse oder an die richtige nur wie durch Zufall und läßt dabei die erforderliche Stabilität vermissen. Alle feineren Fingerbewegungen gelingen zunächst überhaupt nicht, nicht einmal, wenn optische Merkmale intervenieren. Der der Bewegungsvorstellung zugrunde liegende corticale Erregungsprozeß bestimmt also, soweit es sich um Fingerbewegungen handelt, nicht von sich aus oder jedenfalls nicht ausreichend die aufgabeadäquate Impulserteilung seitens der motorischen Großhirnrinde, sondern hierzu ist die Mithilfe afferenter Merkmale unentbehrlich, und diese kann auch nur bis zu einem gewissen Grade durch optische Merkmale ersetzt werden. In letzterer Hinsicht ändert sich allerdings das Bild in der Folge nicht unerheblich, insofern als der Kranke besonders unter dem Einflusse systematischer Übungen lernt, unter optischer Kontrolle auch die feineren Fingerbewegungen als solche auszuführen.

Hingegen bleibt die Durchführung derselben ohne Mithilfe der Augen dauernd unvollkommen.

Bisher haben wir nur die Frage erörtert, inwieweit nach der Deafferentierung eines Gliedes bestimmte willkürliche Bewegungen überhaupt noch ausgeführt werden können oder nicht. Aber selbst wenn die für das Zustandekommen einer bestimmten willkürlichen Bewegung erforderlichen Agonisten ihre Innervation erhalten, so zeigt sich, daß diese *graduell nicht richtig bemessen* ist. In

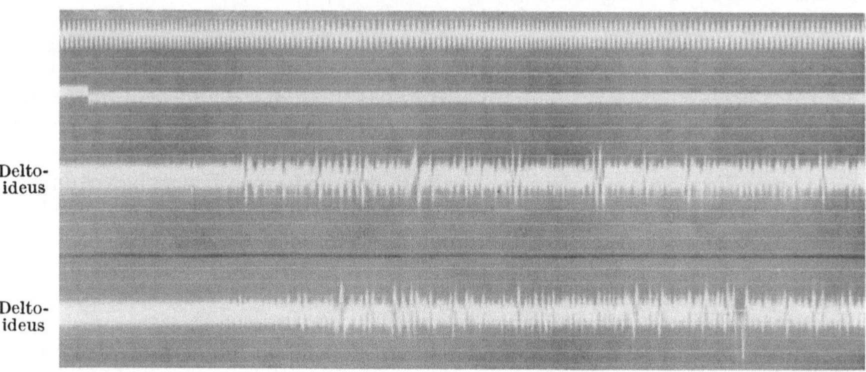

Abb. 271a. Aktionsstrombild des Deltoideus bei willkürlicher Oberarmhebung vor der Wurzeldurchschneidung.

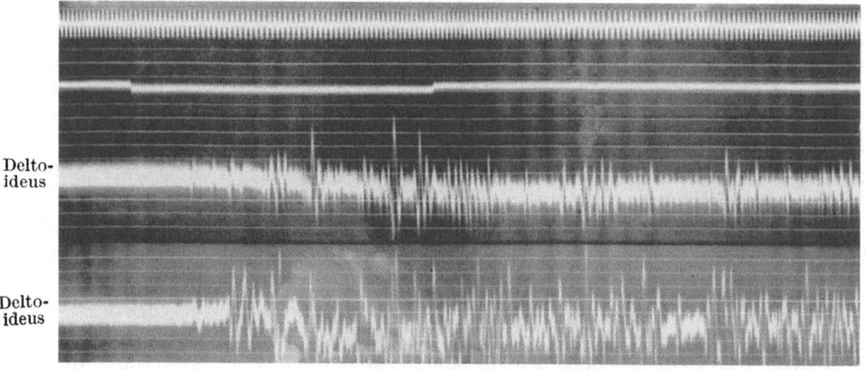

Abb. 271b. Aktionsstrombild des Deltoideus bei willkürlicher Armhebung nach der Resektion der hinteren Wurzeln. C_2—Th_4 zeigt die Vermehrung der Zahl und die Erhöhung der Amplitude der Potentialschwankungen.

der Regel erfolgt bei der Ausführung einer *willkürlichen* Bewegung eine *Überinnervation* der *Agonisten*. Soll der Kranke das Bein langsam erheben, so wird es emporgeschleudert, soll er die Ferse auf das Bein setzen, so fährt dieselbe über das Ziel hinaus und schlägt mit Gewalt auf den Oberschenkel auf, soll der Kranke die Hand zum Munde führen, so schlägt er sich mit derselben ins Gesicht, soll er einen Gegenstand mit den Fingern erfassen, so umklammern die letzteren den ersteren mit großer Vehemenz, so daß er, wenn er nachgiebig oder zerbrechlich ist, zusammengedrückt oder zerbrochen wird. Die schleudernden, ausfahrenden, über das Ziel hinausschießenden Bewegungen der Tabiker sind ja genugsam bekannt. Altenburger hat nachgewiesen, daß diese Überinnervation des Agonisten nach der totalen Deafferentierung in dem Aktionsstrombilde des Muskels prägnanten Ausdruck findet; dasselbe zeigt nicht nur eine

Zunahme der Zahl der einzelnen Aktionsstromschwankungen, sondern auch eine beträchtliche Erhöhung der Amplitude derselben (Abb. 271 u. 272). Genau das gleiche läßt sich in allen Fällen von fortgeschrittener Tabes feststellen (Abb. 273). Die Überinnervation des Agonisten ist meines Erachtens so zu erklären, daß normaliter bei der Ausführung einer willkürlichen Bewegung die vom Cortex abgegebenen efferenten Impulse durch die dem bewegten Gliede selbst entstammenden afferenten Erregungen auf ihr richtiges Maß reduziert werden; fallen diese afferenten Merkmale fort, und erhält der Cortex von der Peripherie her nicht mehr das Signal, daß seine Impulsabgabe ausreicht, so schießt er mit seinen motorischen Entladungen über das Ziel hinaus. Die afferenten Erregungen üben normaliter offenbar einen innervationsistierenden bzw. moderierenden Einfluß auf die motorischen Rindenelemente aus.

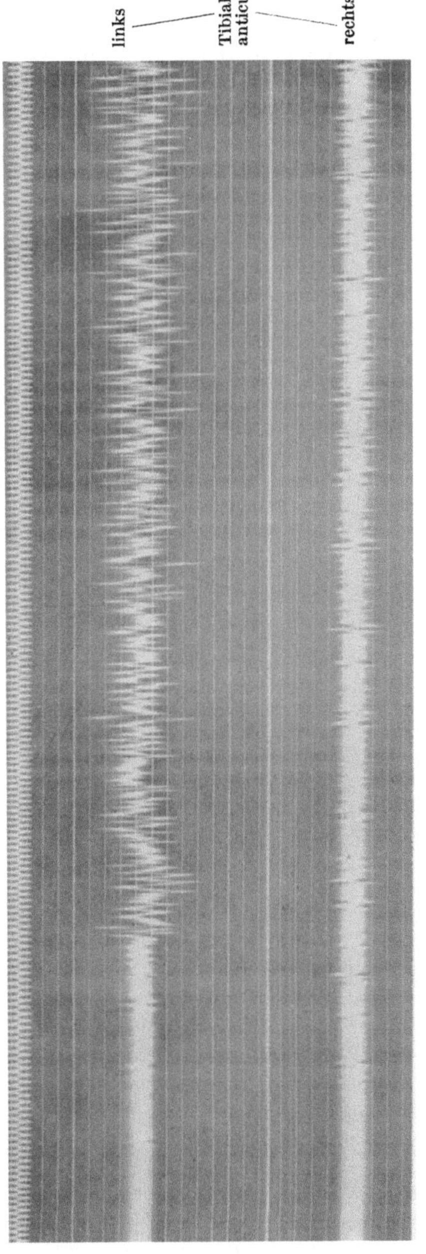

Abb. 272. Aktionsstrombild des rechten normalen und linken deafferentierten Tibialis anticus. Resektion der hinteren Wurzeln L_4—S_3 bei willkürlicher Dorsalflexion des Fußes. Vermehrung der Zahl und Erhöhung der Amplitude des deafferentierten linken Tibialis anticus.

Dieselbe Rolle wie den Agonisten einer Bewegung gegenüber spielen die afferenten Erregungen auch den zahlreichen Mitinnervationen aufgabefremder Muskeln gegenüber. Wenn eine bestimmte Bewegung ausgeführt wird, so gibt der Cortex, wenn er auf sich allein gestellt ist und der Kooperation afferenter Erregungen entbehrt, mehr her als erforderlich, er entsendet neben den Impulsen an die aufgabezugehörigen Muskeln auch noch solche an mehr oder weniger zahlreiche aufgabefremde Muskeln. In der Norm werden diese unnötigen Mitinnervationen durch die afferenten Erregungen sofort sistiert. Fallen die peripherogenen Merkmale fort, so kommt es bei der Ausführung einer Bewegung eines Extremitätenabschnittes zu zahlreichen unzweckmäßigen Mitbewegungen, nicht nur seitens der anderen Abschnitte der Extremität selbst, sondern unter Umständen auch anderer Körperteile. Wenn ein Tabiker ein Bein erheben soll, so führt auch das andere Bein Mitbewegungen aus, und wenn auch der Rumpf und die Arme in den Krankheitsprozeß einbezogen sind, so geraten auch diese in Mitbewegung. In schweren Fällen ist unter Umständen bei der Ausführung einer Einzelbewegung eines Gliedes die gesamte quergestreifte Muskulatur des Körpers in Revolution. Für die Annahme, daß diese abnormen Mitinnervationen ihre Ursache in dem Ausfall der innervationsistierenden afferenten Merkmale haben, spricht die Tatsache, daß nur solche Muskeln mitinnerviert werden, deren afferente Bahnen unterbrochen sind, daß also z. B.

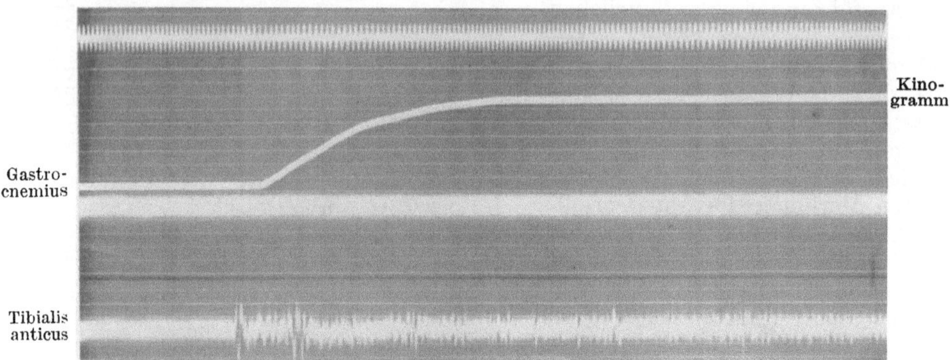

Abb. 273a. Normales Aktionsstrombild des Tibialis anticus und des Gastrocnemius bei willkürlicher Dorsalflexion des Fußes. Im Antagonisten (Gastrocnemius) vollkommene Saitenruhe!

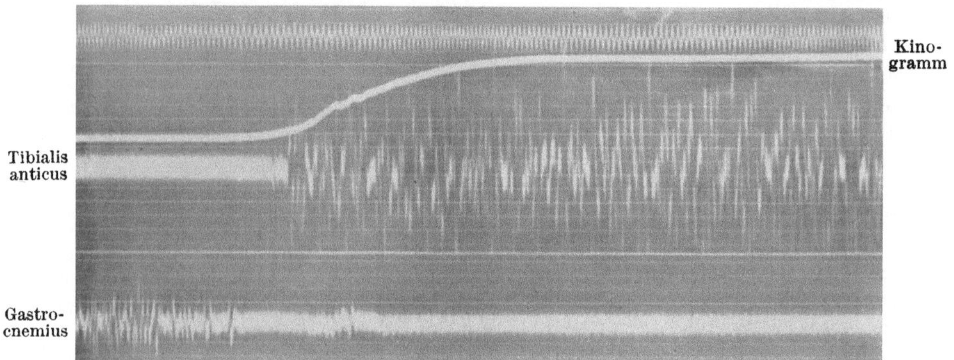

Abb. 273b. Aktionsstrombild des Tibialis anticus und Gastrocnemius bei willkürlicher Dorsalflexion des Fußes bei Tabes lumbosacralis. Im Agonisten (Tibialis anticus) starke Überinnervation, Vermehrung der Zahl und Erhöhung der Amplitude der Potentialschwankungen.

bei einer willkürlichen Beinbewegung die Arme nur mitbewegt werden, wenn auch die hinteren Cervicalwurzeln erkrankt sind, umgekehrt bei einer willkürlichen Armbewegung die Beine nur in Mitbewegung geraten, wenn auch die lumbosacralen Wurzeln degeneriert sind.

Der Ausfall der propiozeptiven Erregungen macht sich am stärksten unmittelbar nach der Deafferentierung bemerkbar. In der Folge nimmt die anfangs so stark in die Augen springende Überinnervation der Agonisten allmählich wieder ab, die Bewegungen erfolgen nicht mehr so stürmisch und vehement und schießen nicht mehr so weit über das Ziel hinaus wie zu Anfang. Besonders ist das der Fall, wenn die Bewegung unter optischer Kontrolle ausgeführt wird. Vor allem aber kommt es unter dem Einflusse systematischer Übungen zu einer sukzessive zunehmenden Besserung. ALTENBURGER hat gezeigt, daß diese sich auch in dem Aktionsstrombilde der agierenden Muskeln wieder spiegelt. Die nach der totalen Deafferentierung anfangs vorhandene abnorme Amplitudenhöhe der Potentialschwankungen nimmt wieder mehr und mehr ab und auch die Zahl der einzelnen Aktionsströme, welche anfangs die Norm erheblich überschritt, gleicht sich allmählich der Norm wieder weitgehend an. Die Bemessung des Innervationsgrades des Agonisten kann so vollkommen aufgabeadäquat werden, daß äußerlich betrachtet mit Bezug auf Bewegungsablauf und Umfang eine Abweichung von der Norm nicht erkennbar ist. Läßt man in diesem Stadium der Restitution einen Kranken, dessen Arm

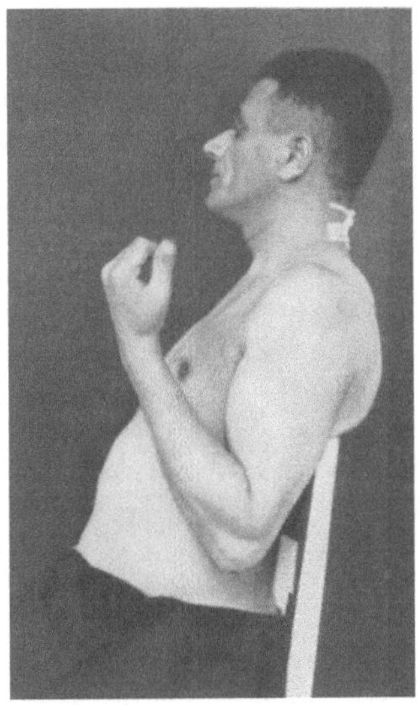

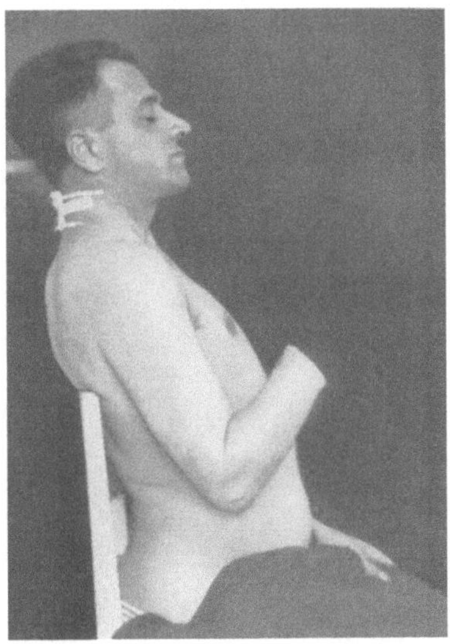

a b

Abb. 274a u. b. Totale Deafferentierung des rechten Armes durch Resektion der hinteren Wurzeln C_3—Th_3. Der Kranke ist imstande, mit dem rechten Arm auch ohne optische Kontrolle (mit geschlossenen Augen) die vorher mit dem gesunden linken Arm ausgeführte Vorderarmbeugung (a) genau nachzuahmen (b), wobei Geschwindigkeit und Umfang der zweiten Bewegung genau der der ersten Bewegung gleicht.

völlig deafferentiert ist mit dem gesunden Arm eine Bewegung von genau vorgeschriebenem Umfang ausführen, also z. B. den Vorderarm um eine bestimmte Winkelgröße beugen oder den Arm bis zu einer bestimmten Höhe erheben, so ist der Kranke imstande diese Bewegungen mit dem deafferentierten Arm auch ohne optische Kontrolle nachzuahmen. Die Bewegung des deafferentierten Armes weist genau die gleiche Exkursionsgröße auf und sie erfolgt mit der gleichen Geschwindigkeit wie die Bewegung des gesunden Armes (Abb. 274 und 275). Die gleiche Übereinstimmung zeigt sich, wenn der Kranke eine Bewegung von vorgeschriebenem Umfang und bestimmter Geschwindigkeit mit dem deafferentierten Arm unter optischer Kontrolle ausführt und dann gleich darauf die gleichartige Bewegung ohne Mithilfe der Augen wiederholen soll. Abb. 276 zeigt das Kinogramm einer Erhebung und Senkung des deafferentierten Armes, a unter Augenkontrolle, b gleich darauf ohne diese. Die Übereinstimmung der beiden Kinogramme ist in bezug auf den Ablauf und die Exkursionsgröße nahezu ebenso vollkommen wie bei den entsprechenden Bewegungen des gesunden Armes. Diese fast vollkommen aufgabeadäquate Impulsbemessung ist allerdings in der Regel nur bei rascher Bewegung feststellbar, während bei langsamen Bewegungen der Ablauf ein viel unregelmäßigerer ist, wie Abb. 277a, b und Abb. 278a, b deutlich lehren; je langsamer das vorgeschriebene Tempo, um so größer die Unregelmäßigkeiten des Ablaufes. Schon unter normalen Verhältnissen ist bei ganz langsamen Bewegungen die aufgabeadäquate Impulsgestaltung schwieriger.

Während die Zunahme der Amplituden der Aktionsströme des Agonisten nicht nur bei totaler Deafferentierung durch operative Durchtrennung der hinteren Wurzeln einer Extremität, sondern auch in jedem Falle von einigermaßen ausgesprochener tabischer Ataxie, der ja eine mehr oder weniger weitgehende Ausschaltung der afferenten Bahnen zugrunde liegt, festgestellt wird, ist die Zahl der Potentialschwankungen bei der partiellen Deafferentierung

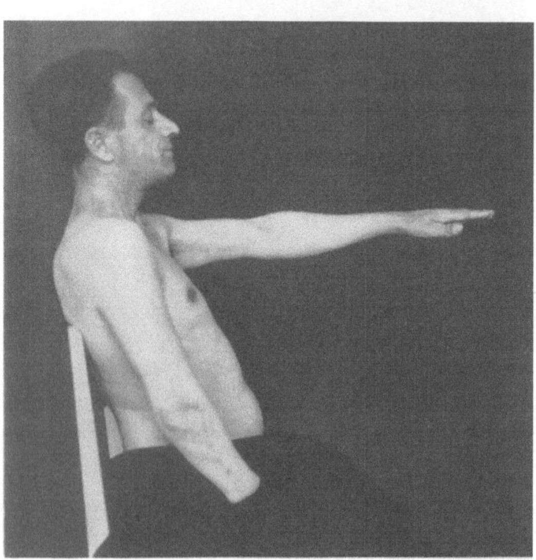

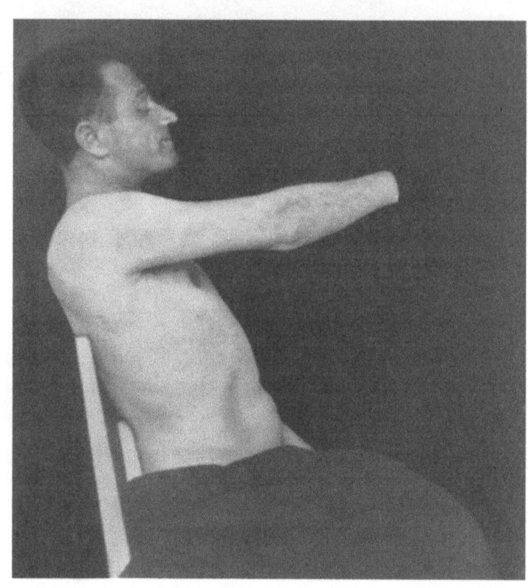

a b

Abb. 275a u. b. Wie Abb. 274. a Erhebung des gesunden linken Armes bis zur Horizontalen. b Nachahmung der Bewegung mit dem völlig deafferentierten rechten Arm bei Augenschluß.

nicht immer erhöht. Weizsäcker fand in einzelnen Fällen von Tabes sogar eine Verminderung der Zahl der Aktionsströme. Vor allem aber läßt die Aktionsstromkurve des Agonisten bei der tabischen Ataxie nicht selten eine Abweichung von der Norm erkennen, die darin besteht, daß die mehr oder weniger kontinuierliche Aktionsstromfolge, welche normaliter bei der Ausführung einer willkürlichen Bewegung feststellbar ist, eine mehr oder weniger ausgesprochenen Diskontinuität, einer Zergliederung in Gruppen von Aktionsströmen großer Amplitude, die durch Perioden von stark verminderter Amplitude oder völliger Saitenruhe getrennt sind, Platz macht (Abb. 279). Diese Diskontinuität in der Impulsfolge ist zweifelsohne eine der Ursachen des schon äußerlich erkennbaren ungleichmäßigen Ablaufes der ataktischen Bewegungen.

Bisher haben wir das Verhältnis der Agonisten bei der Ausführung einer Bewegung nur generell betrachtet. Es zeigt sich aber, daß auch die Zusammenarbeit der an einer Bewegung gemeinsam beteiligten einzelnen Agonisten durch die Deafferentierung mehr oder weniger schwer geschädigt wird. Die Dorsalflexion des Fußes beruht auf der Kooperation des Tibialis anticus, Extensor, dig. longus, Peroneus tertius und Extensor hallucis longus. Ersterer entfaltet neben seiner flektierenden Komponente auch eine adduktorisch-supinatorische Komponente, die letzteren wirken nicht nur als Dorsalflexoren, sondern gleichzeitig abduzierend-pronierend auf den Fuß. Nach der totalen Deafferentierung des Fußes ebenso wie in Fällen von schwerer Tabes lumbosacralis erweist sich das Zusammenspiel der einzelnen Dorsalflexoren nicht selten mehr oder weniger

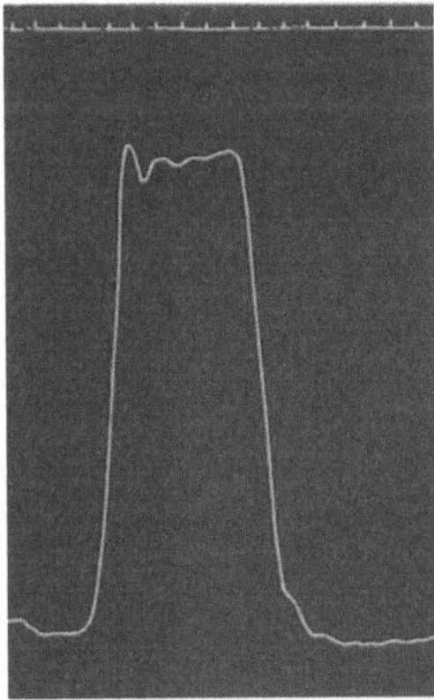

a

Abb. 276a. Kinogramm der Erhebung und Senkung des deafferentierten Armes unter optischer Kontrolle.

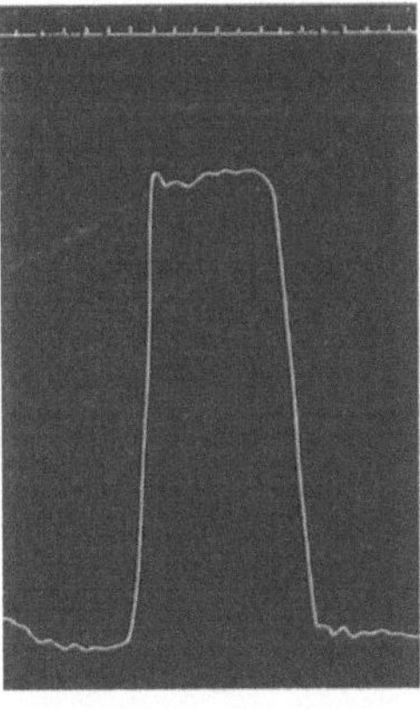

b

Abb. 276b. Wiederholung der gleichen Bewegung ohne optische Kontrolle (unter Augenschluß).

gestört. In der Regel läßt die Mitarbeit der pronierenden Dorsalflexoren zu wünschen übrig, oder sie bleibt ganz aus, die Dorsalflexion des Fußes erfolgt unter supinatorischer Kantung. Seltener wird das Gegenteil, das Überwiegen der pronierenden Dorsalflexoren über den supinierenden Tibialis anticus beobachtet. Wird der Kranke auf den Fehler aufmerksam gemacht und sucht er ihn willkürlich zu korrigieren, so erfolgt in der Regel eine Überinnervation, die anfangs unter supinatorischer Kantung erfolgende Dorsalflexion des Fußes ist nunmehr von einer abnormen Pronation begleitet. Das umgekehrte Verhalten besteht, wenn primär ein Überwiegen der pronierenden Dorsalflexoren vorhanden war. Bei der Beugung des Oberschenkels wirken neben anderen Hüftflexoren vor allem Ileopsoas und Tensor fasciae zusammen, ersterer wirkt nebenbei als Außenrotator, letzterer als Innenrotator auf den Oberschenkel. Bei schwerer Tabes lumbosacralis kann man immer wieder beobachten, daß die Erhebung des Beines unter maxinaler Außenrotation erfolgt, der Ileopsoas wird überinnerviert, andererseits fehlt die Mitwirkung des Tensor fasciae. Bei willkürlicher Korrektur des Fehlers erfolgt Überkorrektur, das Bein wird abnorm einwärts gerollt.

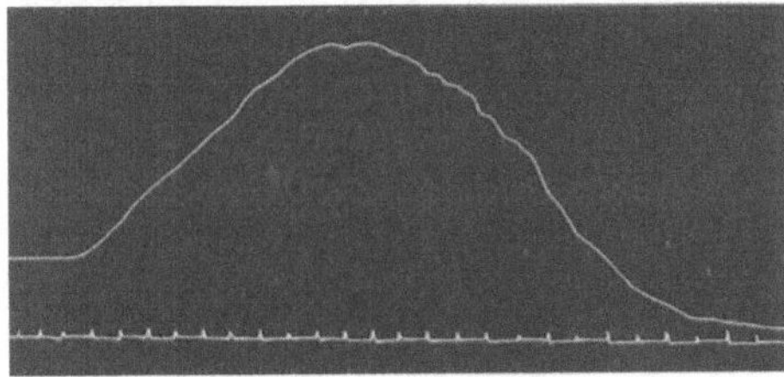

Abb. 277a. Kinogramm einer langsamen Dorsal-Plantarflexion des gesunden Fußes unter optischer Kontrolle.

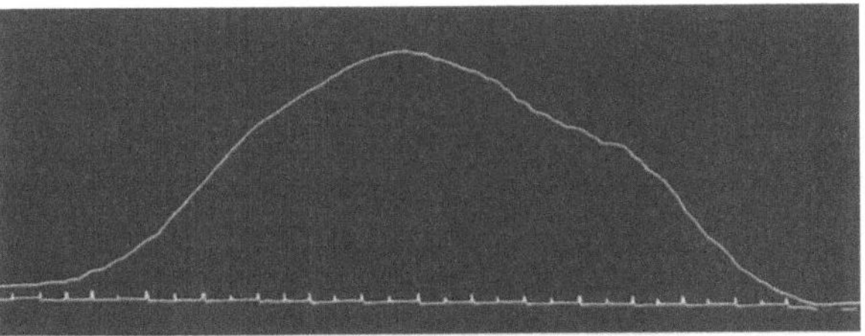

Abb. 277b. Kinogramm der wiederholten Bewegung ohne optische Kontrolle.

Die Unregelmäßigkeiten im Bewegungsablauf des deafferentierten Gliedes beruhen nun aber keineswegs ausschließlich auf einer fehlerhaften Innervation der Agonisten, sondern zum Teil auch auf einer Störung des Innervationsverhältnisses von Agonisten und *Antagonisten*. Ein festes unumstößliches Verhältnis zwischen Agonisten und Antagonisten gibt es normaliter nicht. Je nach der Verschiedenartigkeit der Aufgabe und je nach dem Wechsel der äußeren Bedingungen ist bei der Ausführung einer Bewegung das eine Mal die Mitwirkung der Antagonisten erforderlich, das andere Mal entbehrlich, unzweckmäßig, ja sogar aufgabewidrig.

Wenn ein Glied in der Richtung der Schwerkraft langsam bewegt werden soll, so ist die Kooperation der Antagonisten einfach unentbehrlich. Wenn wir eine Bewegung von bestimmtem Umfange ausführen sollen, ohne daß die Schwerkraft im Spiele ist, so greifen gegen Ende der Bewegung, in dem Augenblicke, in dem es gilt, das bewegte Glied an dem vorgeschriebenen Punkte zum Stillstand zu bringen, in der Regel die Antagonisten ein. Vollends ist ihre Intervention unerläßlich, wenn eine schnelle Bewegung unvorhergesehenerweise auf Kommando zum Stillstand gebracht werden soll. Bei jeder auftragsgemäß versteiften Bewegung werden die Antagonisten während des ganzen Bewegungsablaufes mitinnerviert. Andererseits bleiben bei allen Bewegungen, die gegen die Schwere erfolgen, die Antagonisten außer Spiel, sofern es sich nicht um willkürlich versteifte Bewegungen handelt, aber auch bei schnellen Bewegungen, bei denen die Schwerkraft nicht im Spiel ist, bleibt die Mitwirkung der Antagonisten normaliter in der Regel aus. Normaliter hängt das Eingreifen der Antagonisten ebenso wie die Ausschaltung derselben weitgehend, wenn auch keineswegs ausschließlich, von der Intervention der afferenten, dem Gliede entstammenden afferenten Erregungen ab. Bei Unterbrechung der hinteren Wurzeln bleibt sehr häufig die Mitinnervation der Antagonisten da, wo sie erforderlich wäre, aus, umgekehrt sehen wir, daß sie da erfolgt, wo normaliter die Mitinnervation der Antagonisten, weil unzweckmäßig, unterbleibt (Abb. 279a, b). Die über das Ziel hinausschießenden Bewegungen des Tabikers finden ihre Erklärung nicht nur in der Überinnveration des Agonisten, sondern zum Teil auch in der fehlenden oder zu spät einsetzenden Intervention der Antagonisten, die angesichts der aufgabeinadäquaten Überinnervation der Agonisten doppelt erforderlich wäre.

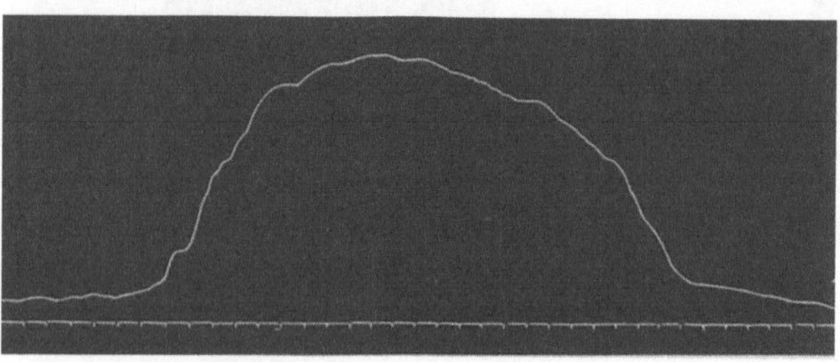

Abb. 278a. Kinogramm einer langsamen Dorsal-Plantarflexion des deafferentierten Fußes (Resektion der hinteren Wurzeln L_4—S_5) unter optischer Kontrolle.

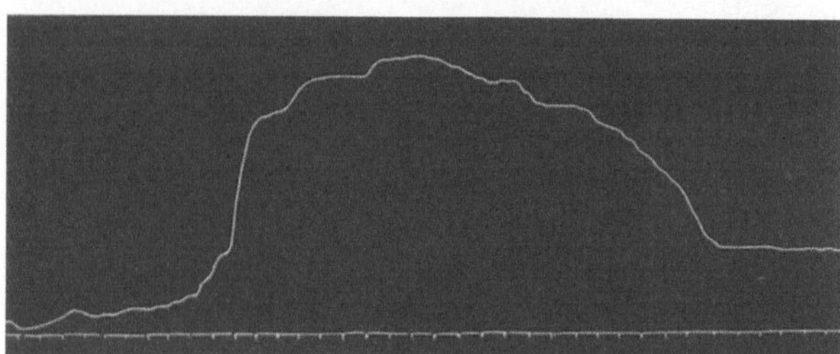

Abb. 278b. Kinogramm der wiederholten Bewegung ohne optische Kontrolle.

Wenn der Kranke auf Grund optischer Merkmale die Fehler zu korrigieren versucht, also das über das Ziel hinausgeschossene Glied an den vorgeschriebenen

Punkt zurückführen bestrebt ist, so leidet diese willkürliche Korrektur ihrerseits wieder an dem Fehler, welcher den willkürlichen Innervationen fast immer anhaftet, es erfolgt eine Überinnervation und das Glied schlägt nunmehr nach der Gegenseite zu aus. Gar nicht selten werden aber, um das Überschießen der Bewegung zu vermeiden, die Antagonisten von vornherein energisch mitinnerviert, die Bewegung ist von Anfang an versteift, sie wird unnötig gebremst, ja sie kann

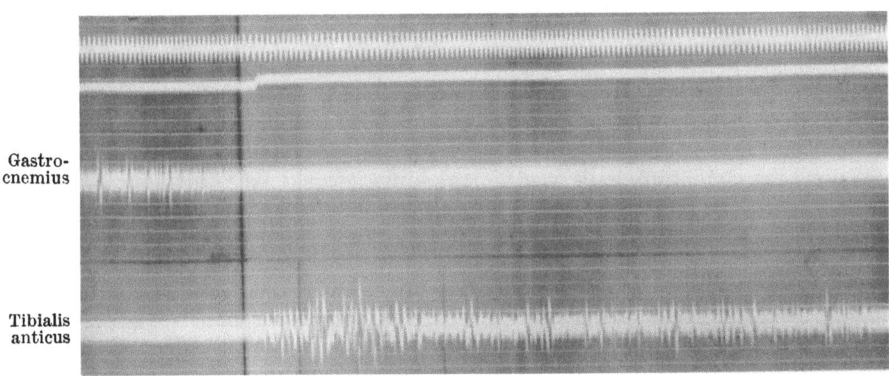

Abb. 279a. Normales Aktionsstrombild des Tibialis anticus und Gastrocnemius während des Ganges am Schwungbein. Gastrocnemius in Ruhe. Markierung des Beginns der Schwungphase oben.

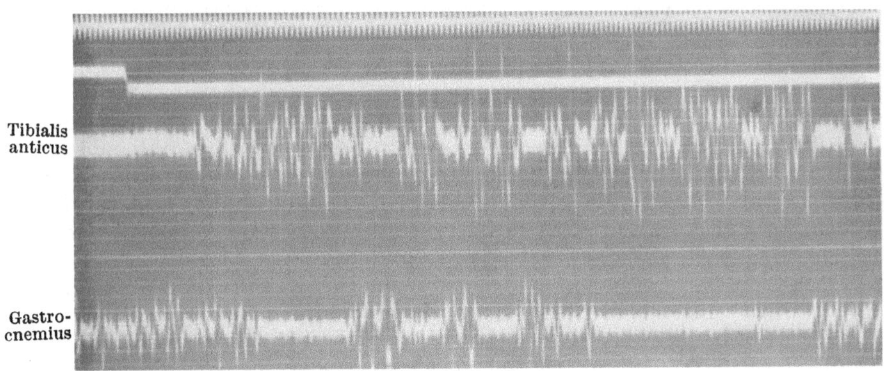

Abb. 279b. Aktionsstrombild des Tibialis anticus und Gastrocnemius am Schwungbein während des Ganges bei Tabes dorsalis. Überinnervation und diskontinuierliche Innervation des Tibialis anticus, inadäquate Mitinnervation des Antagonisten (Gastrocnemius). Reziprokes Verhältnis der Innervation des Agonisten und Antagonisten.

durch Gegenexkursionen im Sinne des Antagonisten durchbrochen werden. Das aufgabeinadäquate Verhalten der Antagonisten, und zwar sowohl das Ausbleiben ihrer Mitwirkung einerseits wie die unzweckmäßige übermäßige Intervention derselben andererseits tritt besonders sinnfällig dann in Erscheinung, wenn eine Bewegung in der Richtung der Schwerkraft erfolgt, wobei ja die Mitwirkung der Antagonisten für die Innehaltung des Tempos der Bewegung unentbehrlich ist. Soll ein Tabiker das erhobene Bein langsam senken, so kommt es gar nicht selten vor, daß die Antagonisten (die Flexoren der Hüfte) ganz versagen; das Bein fällt mit seinem vollen Gewicht auf die Unterlage herunter oder der Antagonist wird zu spät innerviert, das Bein fällt, wird aber dann angehalten, fällt darauf wieder etwas, um alsbald wieder angehalten zu werden. Häufig fällt dabei die verspätete Innervation des Antagonisten zu stark aus, so daß das Bein statt weiter gesenkt zu werden, im Gegenteil etwas erhoben wird, so daß die Bewegung nicht nur in Absätzen zergliedert abläuft, sondern durch Gegenexkursionen im Sinne des Antagonisten durchbrochen wird. Gar nicht selten ist aber die Innervation des Antagonisten von Anfang an abnorm stark, so daß die Bewegung nach abwärts zunächst gar nicht in Gang kommt, und wenn es schließlich durch Nachlassen der Innervation des Antagonisten dazu kommt, in ihrem weiteren Ablauf fortwährend durch Gegenrucke im Sinne des Antagonisten unterbrochen wird. Wenn sich ein Tabiker mit weit vorgeschrittener Degeneration der hinteren Lumbosacralwurzel aus stehender Stellung hinsetzen soll, so versagen nicht selten die Kniestrecker ihren Dienst als Antagonisten gegen die Schwere vollkommen, der Kranke bricht schlagartig in den Knien zusammen, sobald der Schwerpunkt des Körpers nur eine Spur hinter die Kniegelenkslinie gerückt ist. Oder der Kranke hält beim Hinsetzen umgekehrt die Kniestrecker dauernd maximal kontrahiert, so daß es zu einer Flexion im Knie überhaupt nicht kommt, andererseits versagen die Hüftstrecker in ihrer antagonistischen Tätigkeit gegen die Schwere vollkommen, der Rumpf kippt jählings nach vorne über, das Gesäß weicht nach hinten aus, und der Kranke klappt wie ein Taschenmesser im Hüftgelenk zusammen.

Ganz analoge Störungen wie in bezug auf die Kooperation der Antagonisten bestehen auch seitens der *kollateralen* und *rotatorischen Synergisten*. Die Mitwirkung der kollateralen Synergisten ist ja bei den Bewegungen, welche in Gelenken mit mehrgradiger Bewegungsfreiheit ablaufen, zur Sicherung der Bewegungsebene erforderlich und die Mitwirkung der rotatorischen Synergisten verhindert aufgabewidrige Rollungen des Gliedes um seine Längsachse. Nach der Deafferentierung eines Gliedes werden diese Muskeln entweder da, wo es nötig wäre, gar nicht oder zu schwach oder im Gegenteil abnorm stark innerviert. Wenn das deafferentierte Bein in vertikaler Richtung erhoben werden soll, so fällt es je nach der zufälligen Disposition seines Schwerpunktes das eine Mal nach außen, das andere Mal nach innen über oder es weicht aus der Bewegungsebene abwechselnd bald nach der einen, bald nach der anderen Seite mehr oder weniger weit ab. Das deafferentierte Bein wird während der Erhebung maximal nach außen rotiert oder es rollt um seine Längsachse abwechselnd nach außen und innen hin und her. Wenn der Kranke die Ferse auf das gegenüberliegende Knie setzen soll, so trifft er dasselbe nicht, er tappt bald nach innen bald nach außen daneben. Wenn die Ferse auf dem Schienbein entlang nach abwärts gleiten soll, schwankt der Oberschenkels hin und her, die Ferse gleitet bald nach der einen, bald nach der anderen Seite vom Schienbein ab. Bei Tabes cervicalis trifft beim Zeigeversuch der Finger den vorgehaltenen Gegenstand nicht, er weicht bald nach außen bald nach innen ab. Durch optische Kontrolle und besonders durch systematische Übungen können alle diese aus der fehlerhaften Innervation der kollateralen und rotatorischen Synergisten resultierenden Störungen mehr oder weniger weitgehend ausgeglichen werden.

Eine besondere Besprechung erheischen die zusammengesetzten Bewegungen. Zeigt sich schon bei den einfachen Bewegungen eine Störung in dem Zusammenspiel der an der Bewegung beteiligten einzelnen Agonisten, so beobachten wir eine solche vollends in dem Zusammenspiel der verschiedenen Muskelgruppen bei zusammengesetzten Bewegungen. Beim Faustschluß, der sich bekanntlich aus einer Flexion der Finger und einer gleichzeitigen Streckung der Hand zusammensetzt, werden im Falle der Deafferentierung zwar die Fingerbeuger mit großer Vehemenz innerviert, aber die Handstrecker erhalten keinen Impuls, die Hand klappt beim Faustschluß unter der alleinigen Wirkung der langen Fingerflexoren in Beugung um (Abb. 280), oder die Handstrecker werden zwar zunächst mitinnerviert, der Impuls versagt aber alsbald wieder. Um das Umklappen der Hand zu verhindern, bedarf es eines besonderen ad hoc an die Handstrecker gerichteten *willkürlichen* Impulses, während normaliter die Mitwirkung der Handstrecker beim Faustschluß vollkommen unwillkürlich erfolgt. Die gleichzeitige Durchführung beider Willensakte, der Fingerbeugung und der Handstreckung, setzt aber zunächst wenigstens die Intervention optischer Merkmale voraus, ohne Kontrolle der Augen klappt die Hand nur gar zu leicht wieder in Beugung um. Allerdings vermag auch hier systematische Übung die Zusammenarbeit von Fingerbeugern und Handstreckern allmählich weitgehend zu sichern.

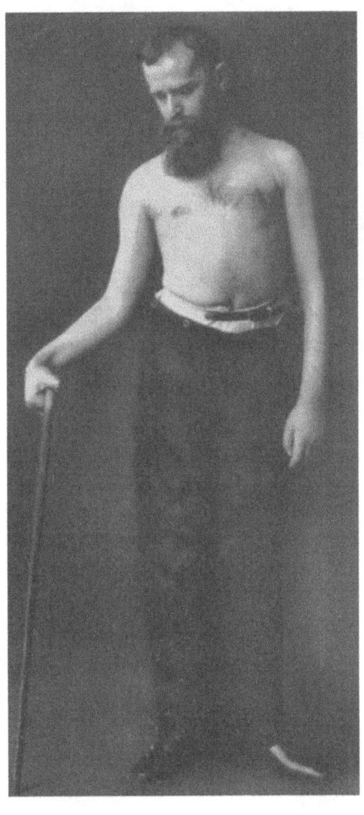

Abb. 280. Fehlende Mitwirkung der Handstrecker beim Faustschluß bei schwerer Tabes cervicalis.

Bei der Faustöffnung kooperieren normaliter die Fingerextensoren und die Handflexoren. Letzteren fällt die Aufgabe zu die Streckwirkung, welche die Fingerextensoren auch auf die Hand entfalten, zu moderieren. Nach der totalen Deafferentierung des Armes oder bei schwerer Tabes cervicalis fehlt bei der Faustöffnung die Mitwirkung der Handflexoren, die Hand wird stark extendiert. Versucht der Kranke die Störung auszugleichen, so muß er neben der Fingerstreckung gleichzeitig eine willkürliche Handbeugung intendieren, die simultane Durchführung beider Einzelakte bereitet aber beträchtliche Schwierigkeiten und gelingt ohne optische Kontrolle gar nicht oder nur unvollkommen. Auch hier kann allerdings durch systematische Übung die Synergie zwischen Handbeugern und Fingerstreckern allmählich wieder mehr und mehr automatisiert werden.

Eine für die praktischen Verrichtungen der menschlichen Hand sehr wichtige Synergie ist die gleichzeitige Beugung der End- und Mittelphalange und Streckung der Grundphalange eines Fingers. Soll der Kranke diese Bewegung ausführen, so werden zwar die Mittel- und Endphalange mit großer Vehemenz gebeugt, aber die Streckung der Grundphalange bleibt nicht nur aus, sondern diese wird unter der alleinigen und noch dazu abnorm starken Kontraktion der langen Fingerflexoren in Beugung mitgerissen. Versucht der Kranke den Fehler zu korrigieren, so entsteht ein regulärer Wettstreit zwischen Fingerstreckung und Fingerbeugung. Die willkürliche Intention der Streckung der Grundphalange führt eine Streckung aller 3 Phalangen herbei, die willkürliche Beugung der Mittel- und Endphalange ist von der Mitbeugung der Grundphalange begleitet. Nur durch lange, mühselige Übung unter genauester optischer Kontrolle kann die verlorengegangene Synergie zwischen Extensor dig. communis und Flexor sublimis et profundus wieder erworben werden.

Wenn wir einen Gegenstand zum Munde führen, so setzt sich normaliter diese Bewegung aus einer Flexion des Vorderarmes und einer Erhebung des Oberarmes zusammen. Beide Komponenten laufen nebeneinander her. Bei schwerer Tabes cervicalis wird beim Führen des Glases zum Munde zwar der Vorderarm gebeugt, aber die Abduktion des Oberarmes bleibt aus, der Ellbogen verharrt an der Seite des Thorax, ja er wird sogar unter Umständen durch fehlerhafte Innervation der Adductoren fest gegen den Brustkasten angepreßt (Abb. 281). Versucht der Kranke den Fehler zu korrigieren, so erhebt er zwar den Oberarm, aber nunmehr bleibt die Flexion des Vorderarmes aus. Die Unfähigkeit, Bewegungen zweier Abschnitte der Extremität miteinander zu kombinieren, tritt hier wieder deutlich in Erscheinung. Besonders lehrreich ist in dieser Beziehung der bereits früher erwähnte Kranke (vgl. Abb. 274 u. 275), welcher trotz völliger Deafferentierung seines rechten Armes imstande war auch ohne optische Kontrolle den Vorderarm um eine ganz bestimmte Winkelgröße zu beugen und ebenso den Oberarm bis zu bestimmter vorgeschriebener Höhe zu erheben. Dieser Kranke, der also die Einzelbewegungen des Vorderarmes und die des Oberarmes beherrscht, ist außerstande, die Beugung des Vorderarmes mit einer Erhebung des Oberarmes ohne Mithilfe afferenter Merkmale zu kombinieren. Er kann zwar unter optischer Kontrolle das Ende seines Armstumpfes ohne nennenswerte

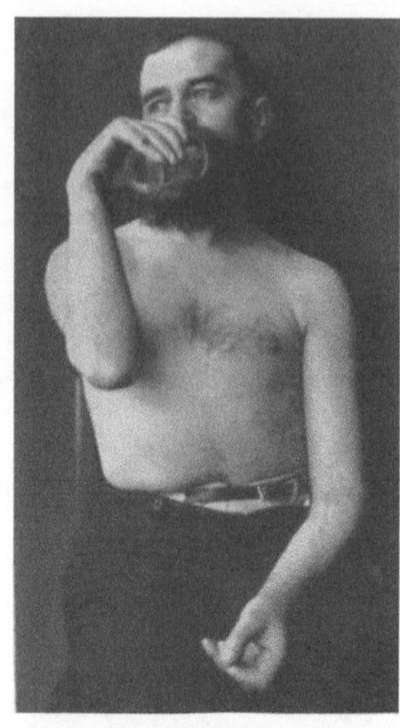

Abb. 281. Fehlen der Abduktion des Oberarms beim Führen des Glases zum Munde. Ebenso klappt die Hand in Beugung um.

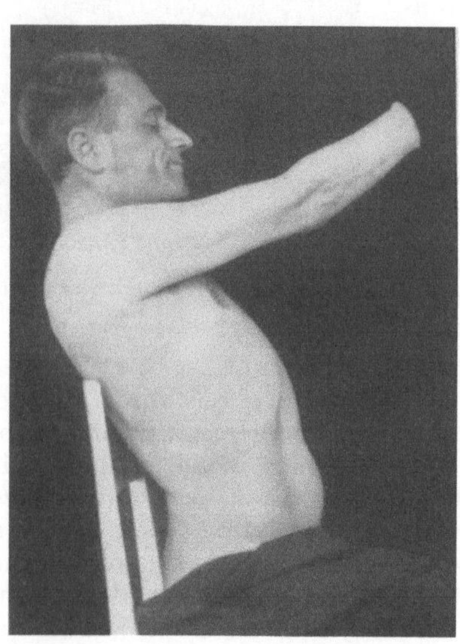

a

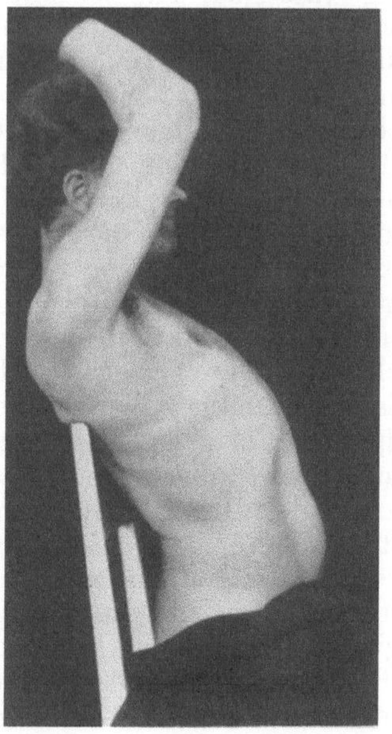

b

Abb. 282a. Totale Deafferentierung des rechten Armes (Resektion der hinteren Wurzeln C_3—Th_3). Der Kranke soll mit geschlossenen Augen den Vorderarmstumpf zur Nase führen. Er erhebt zunächst nur den Oberarm.

Abb. 182b. Oberarmerhebung schreitet fort. Vorderarm wird gebeugt.

Schwierigkeiten an die Nasenspitze führen. Sobald er aber die Augen schließt, treten bei der gleichen Aufgabe die allergröbsten Störungen zutage (Abb. 282a—e.)

Er fuchtelt dann mit dem Arm in der Luft umher, in der Regel hebt er zunächst den Oberarm hoch empor, dann beugt er den Vorderarm, streckt

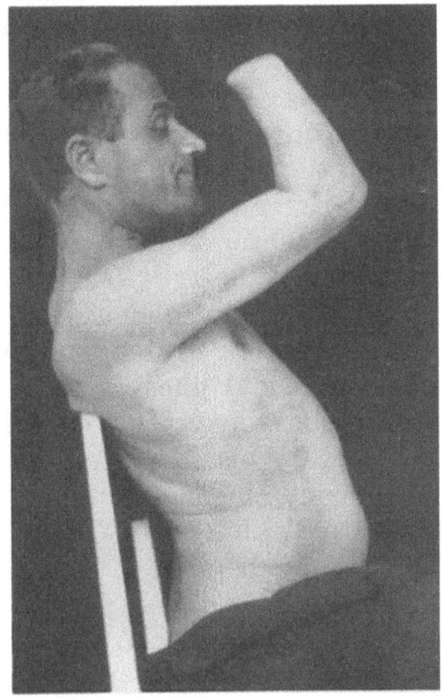

c

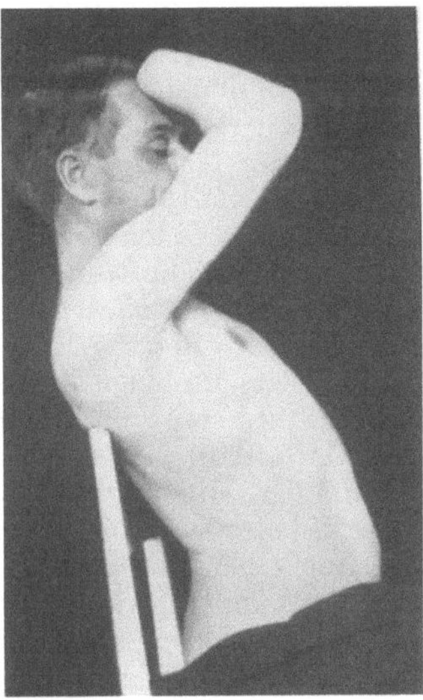

d

Abb. 282c. Oberarm wird wieder gesenkt, Vorderarm etwas mehr gebeugt als vorher.

Abb. 282d. Nach langem, ergebnislosen Umherfuchteln des Armes trifft der Stumpf zufällig auch einmal den Kopf. Von nun an wird die Armbewegung durch die Kopfsensibilität geleitet.

ihn wieder, senkt den Oberarm mehr oder weniger, beugt erneut den Vorderarm, bis er nach zahllosen Ausschlägen ins Leere, zuletzt auch einmal durch Zufall mit dem Stumpf an den nicht deafferentierten Kopf gelangt. In diesem Augenblicke hat der Kranke gewonnenes Spiel. An der seiner Sensibilität nicht beraubten Kopfhaut findet er festen Grund und einen sicheren Wegweiser zum Ziele. Der Stumpf wird, ohne seinen Kontakt mit dem Kopfe zu verlieren, vorsichtig den Scheitel, die Stirn und den Nasenrücken entlang bis zur Nasenspitze hingeschoben. Die vom Kopf gelieferten afferenten Erregungen vermögen die Bewegung des Armes in erstaunlichem Grade zu leiten.

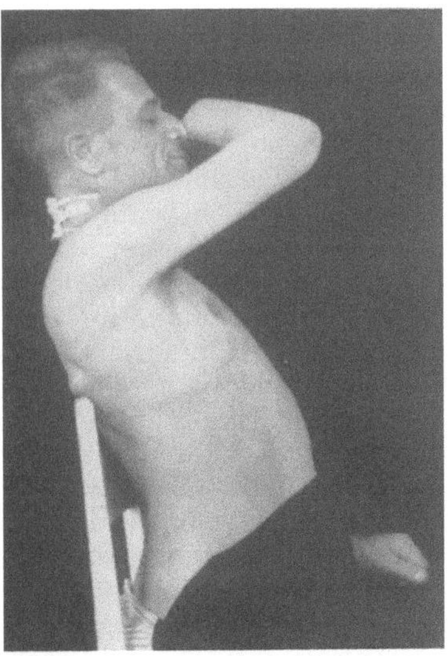

Abb. 282e. Der Stumpf gleitet langsam von der Stirn zur Nasenspitze.

Ebenso wie die einfachen und die zusammengesetzten Bewegungen leiden auch die Bewegungssukzessionen an der Unfähigkeit, die motorischen Impulse graduell und zeitlich exakt zu bemessen und korrekt aneinander zu reihen. Der Kranke ist nicht fähig, einander entgegengerichtete Bewegungen in rascher Folge mehrere Male hintereinander auszuführen. Die Adiadochokinese ist nach der Deafferentierung der oberen Extremität mindestens ebenso ausgesprochen wie beim Cerebellarsyndrom. Aber der Kranke kann auch andere Bewegungssukzessionen nicht prompt durchführen. Wenn er z. B. einen vor ihm stehenden Gegenstand ergreifen, also die Faust öffnen, den Arm vorführen und darauf die Finger um den Gegenstand schließen soll, so entbehrt dieser Greifakt der normalen fließenden Kontinuität, vielmehr ist er in einzelne Teilakte scharf zergliedert, jeder Teilakt muß besonders willkürlich intendiert werden, der folgende ist gegen den vorangehenden durch eine Pause abgesetzt und jeder Teilakt leidet an den Störungen, welche bei der Ausführung der willkürlichen Einzelbewegungen zutage treten.

Unter dem Ausfall der propriozeptiven afferenten Erregungen leiden ebenso wie die kinetischen, auch die *statischen* Leistungen. Dieser Ausfall führt an zahlreichen Gliedabschnitten eine Veränderung ihrer Ruhelage herbei. Die Ruhelage eines Körperteiles ist die Resultante der Spannung, welche die einzelnen an dem betreffenden Körperteil angreifenden Muskeln in der Ruhe entwickeln, einerseits und der Schwerkraft andererseits. Die Ruhespannung der Muskeln ihrerseits steht in Abhängigkeit vom Zentralnervensystem, das einen ständigen Einfluß auf die Muskeln ausübt und auf diese Weise die Stellung der Gliedteile in der Ruhe erhält. Jede Station des Zentralnervensystems, das Rückenmark, jede der zahlreichen supraspinalen-subcorticalen Zentren und das Großhirn übt einen bestimmten spezifischen, stellunggebenden Einfluß auf die Glieder aus und die normaliter vorhandene Ruhelage der Glieder ist das Resultat des Zusammenwirkens aller dieser Einzeleinflüsse. Das Zentralnervensystem entfaltet seinen stellunggebenden Einfluß auf die Glieder mittels der von den einzelnen Stationen des Zentralnervensystems ausgehenden efferenten Bahnen, aber dieser Einfluß wird erst in Gang gesetzt durch die dem Zentralnervensystem von den Gliedern selbst zugehenden afferenten Erregungen. Haltungsanomalien, Abweichungen von der normalen Ruhelage der Glieder kommen bei der Ausschaltung der verschiedensten Abschnitte des Zentralnervensystems vor, bei Unterbrechung peripherer Nerven, bei Vorderhornläsionen, bei Unterbrechung der supranuclearen Bahnen, sei es im Rückenmark, sei es im Hirnstamm, sei es im Großhirn, bei Kleinhirnläsionen, bei Läsionen der basalen Stammganglien usw. *Haltungsanomalien* müssen aber nach dem oben Gesagten auch aus der Unterbrechung der afferenten Bahnen erwachsen. Bei schwerer Tabes cervicalis hängen die Schultern der Schwere folgend herab, der Schultertiefstand ist ebenso groß wie bei einer peripheren oder nuclearen Lähmung der Muskeln des Schultergürtels. Der zur Seite des Rumpfes herabhängende Arm weist nicht wie es normaliter der Fall ist, eine leichte Flexionsstellung im Ellbogengelenk auf, sondern der streckende Einfluß der Schwerkraft auf den Vorderarm kommt ungehindert voll zur Geltung. Wenn der Arm in horizontaler Lage unterstützt vorgehalten wird, so hängt die Hand der Schwere folgend gegen den Vorderarm herab wie bei einer Radialislähmung. Bei schwerer Tabes lumbosacralis ist bei horizontaler Rückenlage des Kranken das Bein im Hüftgelenk auswärtsrotiert, der Fuß nimmt eine Equinusstellung ein wie bei einer Peroneuslähmung. Alle diese in der Ruhe vorhandenen Haltungsanomalien können naturgemäß willkürlich ausgeglichen werden, dadurch unterscheiden sie sich von den durch Unterbrechung der efferenten Bahnen bedingten Haltungsanomalien. Aber sobald die willkürliche Innervation aufhört, stellt sich die Haltungsanomalie wieder ein.

Weit markanter als diese Haltungsanomalien in der Ruhe sind aber die Störungen, welche bei *willkürlichen statischen* Aufgaben zutage treten. Soll ein Glied in einer bestimmten Stellung, etwa der Arm in horizontaler Ebene vorgestreckt ruhig gehalten werden, so läßt die Innervation der an dieser statischen Leistung beteiligten Muskeln den aufgabeadäquaten Grad vermissen. Die Muskeln werden bald zu stark, bald zu schwach innerviert. Der Arm führt statt in Ruhe zu verharren, langsame, unregelmäßige Exkursionen nach oben oder unten, nach rechts und links und auch solche um seine Längsachse aus. Sollen Hand und Finger ausgestreckt ruhig gehalten werden, so gelingt dies nicht, sie führen unregelmäßige, langsame Bewegungen aus, die eine große Ähnlichkeit mit athetotischen Bewegungen haben (Abb. 283); die Hand wird bald gebeugt, bald gestreckt, die Finger bald extendiert und gespreizt, bald gebeugt; während ein Finger gestreckt wird, beugt sich ein anderer, während die Grundphalange gestreckt wird, werden Mittel- und Endphalange gebeugt oder während die Grundphalange sich beugt, werden Mittel- und Endphalange gestreckt. Diese Bewegungen lösen in buntem Wechsel einander ab. HIRSCHBERG hat sie mouvements athétosiques dans le tabés genannt und sie in richtiger Erkenntnis ihrer Genese als signe de ROMBERG des membres superieurs bezeichnet.

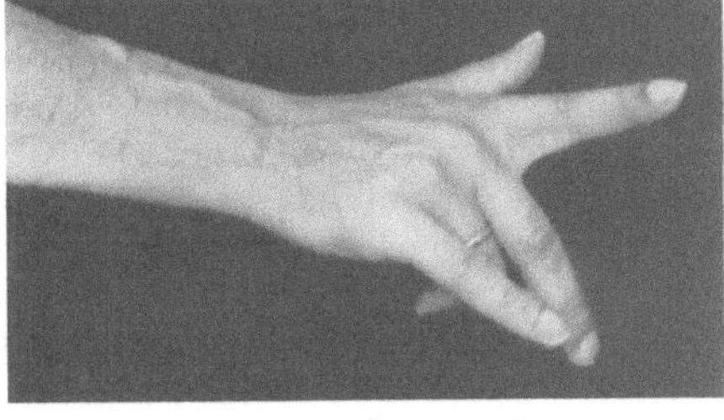

Abb. 283. Statische Ataxie der Finger bei schwerer Tabes cervicalis. Die Finger führen bei der Aufgabe, ausgestreckt ruhig gehalten zu werden, langsame, unregelmäßig ablaufende Bewegungen aus.

Die Unfähigkeit, ein Glied in einer bestimmten Stellung ruhig zu halten, ist in Intermediärstellungen viel stärker ausgesprochen als in Endstellungen. So kann z. B. der Vorderarm unter Umständen in maximaler Beugestellung oder maximaler Streckstellung ohne Mühe ruhig gehalten werden, hingegen nicht in einer Mittelstellung zwischen beiden. Es fällt dem Kranken viel leichter, eine maximale Innervation der jeweils in Aktion befindlichen Muskelgruppe zu unterhalten als die für das Innehalten der Intermediärstellung erforderliche besondere Abstufung des Innervationsgrades zu treffen. Abb. 284 zeigt die Unfähigkeit, den zum Halten des Stiftes erforderlichen Daumen-Finger-Spitzenschluß zu unterhalten, der Zeigefinger und mit ihm die anderen Finger begeben sich in Beugung, der Daumen rückt aus der Oppositionsstellung in Adduktion.

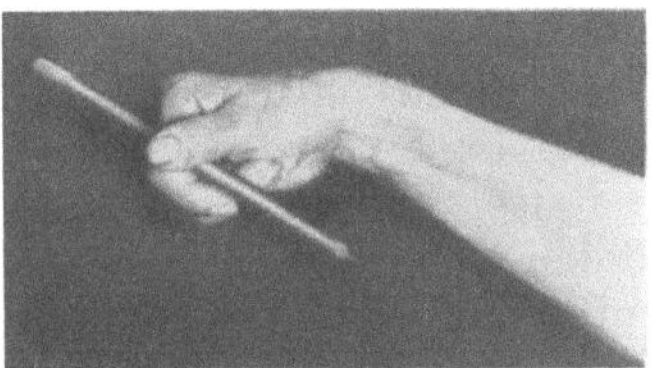

Abb. 284. Unfähigkeit, den zur korrekten Federhaltung erforderlichen Daumen-Finger-Spitzenschluß zu unterhalten.

Besondere Schwierigkeiten bereitet bei der Leistung einer statischen Aufgabe die Anpassung der motorischen Impulse an eine plötzliche Änderung der äußeren Bedingungen. Soll der Kranke den mit einem Gewicht belasteten Vorderarm in einer Beugestellung von 90^0 ruhig halten und wird nun die Belastung plötzlich ausgeschaltet, so vermag er die zum Beibehalten der Stellung plötzlich erforderlich werdende Minderung des Innervationsgrades der Beuger nicht herzustellen, der Vorderarm schlägt mit voller Gewalt in maximale Beugung aus.

Unter optischer Kontrolle gelingen die statischen Leistungen viel besser. Die fehlenden afferenten propriozeptiven Merkmale können weitgehend durch optische Merkmale ersetzt werden. Da wo noch ein Rest der afferenten Bahnen erhalten ist, kann der Kranke durch systematische Übungen allmählich dahin gelangen, statische Aufgaben auch ohne Kontrolle der Augen zu erfüllen. Ist ein Glied völlig deafferentiert, so gelingt dies allerdings nicht. So war z. B. der Kranke, welcher trotz völliger Deafferentierung seines rechten Armes imstande war, seinen Vorderarm oder Oberarm ohne Kontrolle der Augen um einen bestimmten vorher festgelegten Winkel zu beugen bzw. zu erheben, außerstande den Vorderarm oder Oberarm eine Weile in diesen Stellungen ruhig zu halten, sondern das Glied rückte alsbald aus der Stellung heraus und bewegte sich auf und ab, hin und her.

Das bekannteste Beispiel statischer Inkoordination bei Schädigung der hinteren Wurzeln ist die Störung der Gleichgewichtserhaltung beim Stehen und Gehen. Das ROMBERGsche Symptom, d. h. das Hin- und Herschwanken des Körpers beim Stehen, die Zunahme desselben bei Augenschluß ist ja eines der konstantesten und frühesten Symptome der Schädigung der hinteren Lumbosacralwurzeln. In schweren Fällen ist die statische Störung aber viel ausgesprochener. Unter diesen Umständen bricht der Kranke, wenn er auf die Beine gestellt wird, in sämtlichen Gelenken der unteren Extremitäten zusammen oder während er zwar die Knie willkürlich extendiert hält, versagen die Hüftstrecker ihren Dienst und der Rumpf kippt im Coxofemoralgelenk nach vorne über, und umgekehrt versagen die Kniestrecker wieder, wenn der Kranke den Rumpf willkürlich aufrichtet. Die einzelnen Komponenten der Astasie können hier nicht beschrieben werden. Sie sind im Bd. VIII, im Kapitel Übungstherapie, VII 2, S. 389 eingehend berücksichtigt worden. Daselbst sind auch die Störungen des Ganges, des Aufstehens und Hinsetzens sowie die der praktischen Verrichtungen der oberen Extremität in allen wesentlichen Einzelheiten geschildert, so daß hier nur auf die dortige Darstellung verwiesen wird. Im einzelnen sind übrigens alle diese Störungen auch in dem Abschnitte „Spezielle Physiologie und Pathophysiologie der quergestreiften Muskeln", Bd. III behandelt.

Alle Einzelstörungen, aus denen sich das bunte und wechselvolle Bild der Hinterwurzelataxie zusammensetzt, gehen auf die gleiche Ursache zurück, auf die Unfähigkeit, die motorischen Impulse in bezug auf ihre Adresse, ihren Grad, ihre zeitliche Abwicklung jeweils aufgabeadäquat zu gestalten, da die hierzu unentbehrlichen peripherogenen Merkmale fehlen, die dem Gliede, das die statische oder kinetische Aufgabe erfüllen soll, entstammen und durch die afferenten Bahnen den Zentren, die die efferenten Impulse abgeben, zugeführt werden und in diesen ihre impulsregulierende Rolle ausüben. Diese propriozeptiven afferenten Merkmale können aber weitgehend durch optische Merkmale ersetzt werden. Die Hinterwurzelataxie wird in allen ihren Einzelkomponenten wesentlich vermindert, wenn der Kranke zur Korrektur der Innervationsfehler die Mithilfe des Auges heranzieht. Außerdem aber kann der Ausgleich, wenn die afferenten Bahnen nicht völlig unterbrochen sind, auch durch aufmerksame Ausnützung der vorhandenen propriozeptiven Erregungen besonders unter dem Einflusse systematischer Übungen weitgehend kompensiert werden.

Die Hinterwurzelataxie ist, entsprechend der dreifachen Funktion der afferenten Hinterwurzelfasern, bei jeder schwereren Läsion derselben naturgemäß mit Störungen der Reflextätigkeit und mit Sensibilitätsstörungen gepaart. Leichte Wurzelschädigungen können aber sehr wohl eine Areflexie verursachen, ohne daß eine Ataxie nachweisbar ist. Das ist bei der Tabes dorsalis im präataktischen Stadium der Fall und kommt ebenso bei Erkrankungen der Wurzeleintrittszonen anderer Ätiologie des öfteren vor. Ich erwähne nur die funikuläre Strangerkrankung bei der Perniciosa. Zur Erklärung dieser Diskrepanz zwischen dem Fehlen der Reflexerregbarkeit der Muskeln einerseits und der intakten Koordination andererseits muß wohl in erster Linie an eine isolierte Schädigung der Reflexkollateralen zu den motorischen Vorderhornzellen gedacht werden. Andererseits kommt da, wo die Hinterwurzelschädigung zur Ataxie führt, durch die gleichzeitig vorhandene Areflexie noch eine besondere Komponente hinzu, die auf das Gesamtbild der Bewegungsstörung von wesentlicher Bedeutung ist. Das gilt insonderheit für das Fehlen des Dehnungsreflexes der Muskeln.

Dieses kommt, wie bereits früher dargelegt wurde, Kapitel C unter anderem in einer abnormen Spielbreite der Beweglichkeit zum Ausdruck. Die Bewegungen des Tabikers erfolgen nicht nur abnorm heftig und schießen nicht nur über das gesteckte Ziel hinaus, sondern sie nehmen ein Ausmaß an, das normaliter gar nicht erreicht werden kann, weil der Dehnungsreflex von einem bestimmten Punkte ab eine weitere Gliedexkursion verhindert. Ich erinnere nur an die bei der Tabes vorhandene abnorme Exkursionsmöglichkeit bei der Erhebung des im Knie gestreckten Beines (Abb. 106, S. 158), an die abnorme Spreizbarkeit der Beine (Abb. 109, S. 167), an das Genu recurratum beim Stehen und am Stützbein beim Gange (Abb. 105, S. 158), an die Überstreckbarkeit der Finger.

Während Areflexie und Ataxie bei den Erkrankungen der hinteren Wurzeln nicht zwangsläufig parallel laufen, ist, da wo Ataxie besteht, fast stets auch die Sensibilität gleichzeitig geschädigt. Diese Koinzidenz bildete bekanntlich das Hauptargument für die besonders von LEYDEN und GOLDSCHEIDER verfochtene sensorische Theorie der tabischen Ataxie. Der der Tabes dorsalis zugrunde liegende Prozeß schädigt sehr oft die Bahnen der Tiefensensibilität (Muskelsensibilität, Knochensensibilität, Bewegungsempfindungen, Lagegefühl, Kraftsinn, Ermüdungsgefühl, ossale Vibrationsempfindung) weitgehend, ehe die cutane Sensibilität nennenswert ergriffen ist. Doch deckt in solchen Fällen die Prüfung mittels der feineren physiologischen Methoden auch eine Schädigung der cutanen Sensibilität auf, eine Rarefikation der Druck- und Schmerzpunkte, eine Erhöhung ihrer Intensitäts- und Zeitschwelle und eine Schwellenlabilität. Vor allem aber finden sich fast stets in solchen Fällen mehr oder weniger erhebliche Störungen des Raumsinnes der Haut.

Die Koinzidenz von Ataxie und Störungen der Tiefensensibilität ist besonders darum bemerkenswert, weil die afferenten Merkmale, welche die motorischen Impulse regulieren, im wesentlichen den Tiefensubstraten, insonderheit den Muskeln selbst entstammen. Doch kommt es gelegentlich auch infolge des Ausfalles der cutanen afferenten Erregungen zu Koordinationsstörungen. Bei cutaner Anästhesie der Fußsohle ist die Gleichgewichtserhaltung gestört, cutane Anästhesie der Finger beeinträchtigt die Leistungen derselben auf das schwerste.

Wenn auch bei allen schwereren Erkrankungen der hinteren Wurzeln die Koinzidenz von Ataxie und Sensibilitätsstörungen immer wieder festgestellt werden kann, so gibt es doch andererseits auch Ausnahmen von dieser Regel. Die Ataxie ist die Folge des Ausfalls der den verschiedenen Stationen des Zentralnervensystems, dem Rückenmark, den verschiedenen supraspinalen-subcorticalen Zentren und dem Cortex cerebri zugeleiteten regulierenden afferenten Erregungen. Der regulierende Einfluß spielt sich in jeder einzelnen der genannten Stationen ab. Bei der Elektivität, mit welcher der der Tabes dorsalis zugrunde liegende Krankheitsprozeß einzelne Faserkategorien der hinteren Wurzeln und ihrer intramedullären Fortsetzungen vernichtet, andere Kategorien hingegen verschont, kann es vorkommen, daß Ataxie ohne Sensibilitätsstörungen einhergeht. In derartigen Fällen sind offenbar die Kollateralen zu den Vorderhornzellen und zu den STILLING-CLARKschen Säulen vernichtet, während die langen, aufsteigenden Hinterstrangbahnen und die zu den Hinterhornzellen gehenden Hinterwurzelfasern intakt geblieben sind. Daß die STILLING-CLARKschen Säulen und die aus ihnen hervorgehende dorsale Kleinhirnseitenstrangbahn im Dienste der Regulierung der motorischen Impulse steht, ist im höchsten Grade wahrscheinlich. Abgesehen davon, daß ja bei Kleinhirnläsionen bei den statischen und kinetischen Leistungen die hochgradigste Ataxie besteht, sprechen vor allem solche Fälle von FRIEDREICHscher Krankheit, in denen gar keine oder nur höchst geringfügige Störungen der Sensibilität vorhanden sind, gleichwohl aber hochgradige Ataxie besteht, für die Bedeutung der Kleinhirnseitenstrangbahn für die Koordination. Eine nähere Analyse der Ataxie, wie sie Altenburger bei der cerebellaren Ataxie vorgenommen hat, liegt zwar bisher für die Friedreichsche Ataxie noch nicht vor, aber es unterliegt keinem Zweifel, daß letztere in ihrem äußeren Gepräge gerade in den Fällen von Friedreich, in welchen Sensibilitätsstörungen fehlen, die Hinterstränge also wenig oder gar nicht berührt sein dürften und der Prozeß vornehmlich die Kleinhirnseitenstrangbahn betrifft, der cerebellaren Ataxie auffallend gleicht. Auch bei funikulären Myelosen kann es vorkommen, daß Ataxie ohne Sensibilitätsstörungen besteht. Die Erklärung dürfte hier ähnlich liegen wie bei der Friedreichschen Krankheit.

Während es also bei der isolierten Erkrankung der Kleinhirnseitenstrangbahn zur Ataxie ohne Sensibilitätsstörungen, und unter Umständen auch ohne Areflexie kommt, ist die durch Unterbrechung der langen aufsteigenden Hinterstrangbahnen bedingte Ataxie mit den für die Hinterstrangläsion charakteristischen Sensibilitätsstörungen verbunden. Die Sehnen und Knochenphänomene sind dabei aber im Gegensatz zur Hinterwurzelataxie erhalten. Die Hinterstrangataxie unterscheidet sich von der Hinterwurzelataxie nur graduell, die einzelnen Komponenten sind die gleichen: Überinnervation der Agonisten, unnötige Mitinnervation der Antagonisten einerseits, fehlende oder mangelhafte Innervation derselben da, wo sie erforderlich wäre, andererseits, aufgabeinadäquate, teils fehlende oder mangelhafte, teils abnorm starke Innervation der kollateralen und rotatorischen Synergisten. Der graduelle Unterschied zwischen der Hinterstrang- und Hinterwurzelataxie beruht darauf, daß bei der Unterbrechung der langen aufsteigenden Hinterstrangbahnen nur die afferenten Bahnen die zum Gehirn ziehen unterbrochen sind, aber die dem Rückenmark und dem Cerebellum zugehenden afferenten Erregungen im Dienste der Koordination tätig bleiben. Es muß aber erwähnt werden, daß die aus der Unterbrechung der langen Hinterstrangfasern resultierende Koordinationsstörung manchmal in ihrem Gepräge von der Hinterwurzelataxie abweicht und das Bild des cerebellaren statischen und kinetischen Aktionstremors bietet.

Die Hinterstrangataxie präsentiert sich am reinsten bei isolierter operativer Durchtrennung des Hinterstranges. Durchtrennung des Gollschen Stranges im Halsmark bei Hydromyelie oder Syringomyelie oder beim intramedullären Tumor hat allemal eine ausgesprochene Ataxie des zugehörigen Beines zur Folge. Aber auch bei traumatischen Markschädigungen kommen mehr oder weniger isolierte Hinterstrangläsionen vor. Ich habe sie bei Stichverletzungen, aber auch bei Schußverletzungen des Markes oft beobachtet. Da die langen aufsteigenden Hinterstrangbahnen unter den medullären Bahnen am vulnerabelsten sind, kommt es bei der Kompression des Markes durch extramedulläre Tumoren oder durch spondylitische Prozesse gar nicht selten vor, daß die Hinterstrangataxie den Reigen der aus der Unterbrechung der Markleitung resultierenden Symptome eröffnet und mehr oder weniger lange isoliert besteht, ehe es zu einer Schädigung der Hinterseiten-Vorderseiten- und Vorderstränge kommt und die mit dieser verbundene supranucleare Lähmung und die entsprechenden Sensibilitätsstörungen auf dem Plane erscheinen. Andererseits erholen sich die langen aufsteigenden Hinterstrangbahnen bei reversiblen Prozessen schwerer und langsamer als die anderen Bahnen. Nach der operativen Entfernung eines extramedullären Tumors weicht die Lähmung oft sehr rasch, in dem Maße als sie weicht, tritt die *Entschleierungsataxie* zutage; sie bleibt lange bestehen und ist nicht selten das einzige Residuum der ursprünglich totalen Leitungsunterbrechung des Markes.

Literatur.

AGDUHR: Anat. Anz. **52**, 15.
ALTENBURGER: Z. Neur. **116**, H. 3/4; **124**, H. 5; **129**, H. 3/4; **132**, H. 3/4; **142**, H. 2/3.
ALTENBURGER u. KROLL: Z. Neur. **124**, H. 3/4.
BALLANCE: Proc. roy. Soc. Med. **4**, 3, surg. sect.
BARRÉ: Revue neur. **1915**, 567.
BASTIAN: Med.-chir. Trans. **73** (1890).
BERGER: Z. Neur. **35**, 293.
BOCK: MÖLLENDORF: Handbuch, Bd. 4,1
BÖHME: Dtsch. med. Wschr. **1916 I**, 49. — Münch. med. Wschr. **1917 I**, 6. — Dtsch. Z. Nervenheilk. **56**. — Dtsch. Arch. klin. Med. **121**.
BÖHNHEIM: Dtsch. Z. Nervenheilk. **57**, H. 1/2.
BOER, DE: Erg. Physiol. **29**.
BRAMWELL: Diseases of the spinal cord. Edinburgh 1884.
BRISSAUD: Revue neur. **9** (1901).
BROUWER: Fol. neurobiol. **9**, Nr. 3. — Arch. of Neur. **30**. — Dtsch. Z. Nervenheilk. **105**. — Psychiatr. Bl. (holl.) **1915**, H. 4/5.
BRUNS: Arch. f. Psychiatr. **25**. — Neur. Zbl. **12** (1893).
BUZZARD: St. Thomas Hosp. Gaz. **16** (1906).
CASSIERER: Dtsch. Z. Nervenheilk. 58. — Neur. Zbl. **1915/16**. — Z. Neur. **70**.
CEILLIER: Thèse de Paris **1920**.
CLAUDE: Revue neur. **1915/16**.
CLAUDE et LHERMITTE: Rev. Méd. **1917**. — Ann. Méd. **1915/16**. — Bull. Soc. méd. Hôp. Paris **1916**. — Paris méd. **1917**.
COENEN: Berl. klin. Wschr. **1915 I**, 30. — Beitr. klin. Chir. **103**.
COLLIER: Brain **27** (1904). — Lancet **1916**. — Proc. roy. Soc. Med. **10**, Nr 4, sect. neur., 38 (1917).
CURSCHMANN: Neur. Zbl. **1908**. — Z. Neur. 148, H. 3/4.
DAVIES, M.: Brain **1907**.
DEJERINE et LÉVY: Revue neur. **1911**.
DEJERINE et LONG: Revue neur. **1912**.
DEJERINE et MOUZON: Revue neur. **1915**.
DEJERINE, Mme et CEILLIER: Ann. Méd. **1919**.
DENNIG: Dtsch. Z. Nervenheilk. **73**, H. 5/6.
DIEDEN: Dtsch. Arch. klin. Med. **117**, 180. — Z. Biol. **66**, 387. — Dtsch. med. Wschr. **1918 II**, 1048.
DUSSER DE BARENNE: Verh. Akad. Wetensch. Amsterd., Wis- en natuurkd. Afd. **1928**. — Fol. neurobiol. **4**, **5**, **6**, **7**.
EGGER: Arch. f. Psychiatr. **27** (1895).
ELZE: Naturwiss. **1921**.
FABRITIUS: Z. Neur. 87, H. 4/5. — Arb. path. Inst. Helsingfors (Jena) **2**, 1. — Dtsch. Z. Neur. **37**, H. 5/6. — Mschr. Psychiatr. **28** (1910); **31** (1912).
FAURE-BEAULIEU: Revue neur. **1916**, 148.
FAY, T.: Arch. of Neur. **19**.
FILIMONOFF: Z. Neur. **86**, H. 1/2.
FINKELNBURG: Dtsch. med. Wschr. **1915 I**, 50, 755; **1916 I**, 31.
FOERSTER: Physiologie und Pathologie der Coordination. Jena: Gustav Fischer 1902. — Allg. med. Z.ztg **1902**, 2, 60; **1905**, 12; **1909**, 7, 14, 15. — Mitbewegungen. Jena 1903. — Kontrakturen bei Erkrankungen der Pyramidenbahn. Berlin: S. Karger 1906. — Berl. klin. Wschr. **1909 I**, 49; **1910 I**, 31; **1911 I**, 1, 9, 48; **1912 I**, 4, 6, 12, 16, 26; **1913 I**, 11, 28, 32; **1920 I**, 30. — Internat. med. Congr. London 1911. — Ther. Gegenw. **1911**. — Proc. roy. Soc. Med. **1911**. — Lyon. chir. **1913**. — Handbuch Therapie der Nervenkrankheiten. Jena 1916. — SCHERNINGS Handbuch der ärztlichen Erfahrungen im Weltkrieg, 1919. — Zbl. Chir. **1920**. — Verh. Ges. dtsch. Neur. **1920**. — Festschrift für ROSSOLIMO 1925. — Leitungsbahnen des Schmerzgefühls. Berlin: Urban & Schwarzenberg 1927. — Ergbd. Handbuch der Neurologie, Bd. 2,1—4. Berlin 1928. — Festschrift für MARINESCO 1933. — 46. Kongr. dtsch. Ges. inn. Med. **1934**. — Handbuch der Physiologie von BETHE-ABDERHALDEN, Bd. 10 (Erg.-Bd. 2, d). — Nov. Acta Leopold, N. F. **3**, 10. — Dtsch. Z. Nervenheilk. **41**; **50**; **56**, H. 4/6; 58, H. 3/6; **59**, H. 1/4; **70**; **83**; **106**; **107**; **115**. — Arch. f. Psychiatr. **77**, 4; 81, 5. — Wien. klin. Wschr. **1912 I**, 25. — Klin. Wschr. **1922 I**, 28; **1924 I**, 4; **1926 I**, 10. — Z. orthop. Chir. **22**; **27**; **30**. — Z. Psychiatr. **60**; **63**. — Mschr. Psychiatr. 8, 1; **9**, 1; **10**, 5; **11**, 4. — Neur. Zbl. **32**, 19. — Zbl. Neur. **38**, 282. — Brain **56**. — Surg. etc. **16**, 52. — Erg. Chir. **2**.
FOERSTER-ALTENBURGER: Z. Neur. **146**, H. 5; **147**, H. 2, H. 5; **148**, H. 5; **149**, H. 1/3; **150**, H. 2, H. 4.

Foerster-Altenburger-Kroll: Z. Neur. **121**, H. 1/2.
Foerster-Gagel: Z. Neur. **138**, 1. — Z. mikrosk. Anat. **36**.
Foerster-Gagel-Shehan: Z. Anat. **101**, 5/6.
Foerster-Hofheinz-Guttmann: Z. Neur. **147**, H. 1.
Foerster-Küttner: Beitr. klin. Chir. **63**, 2.
Frazier: Amer. J. med. Sci. **145**. — Surg. etc. **1913**.
Frenkel-Foerster: Arch. f. Psychiatr. **33**. — Revue neur. **1899**.
Freudenberg: Mschr. Kinderheilk. **27**, 4. — Klin. Wschr. **1923 I**, 47.
Froehlich-Meyer: Z. exper. Med. **29**. — Dtsch. Z. Chir. **199**, H. 1/2.
Gagel: Z. Neur. **126**, H. 3/4; **130**, H. 1/3; **134**, H. 3/4; **135**, H. 3/4; **138**, H. 2. — Z. Anat. **85**, H. 1/2.
Gagel-Watts: Z. klin. Med. **122**, H. 1/2.
Gerhardt: Dtsch. Z. Nervenheilk. **6** (1894).
Gowers: Diseases of Nerv-System. London 1886.
Guillain et Barré: Presse méd. **1916**, 62. — Bull. Soc. méd. Hôp. Paris **1916**; **1917**. — Ann. Méd. **1917**, 178—222.
Guleke: Arch. klin. Chir. **95**.
Guttmann, L.: Z. Neur. **135**, H. 1/2.
Guttmann-List: Z. Neur. **116**, H. 3/4.
Head: Brain **1893**, **1894**, **1896**, **1917**.
Head and Thompson: Brain **1906**.
Head and Riddoch: Brain **1917**.
Henneberg: Charité-Ann. **1907**. — Berl. klin. Wschr. **1915**; **1917**. — Neur. Zbl. **1917**.
Hirschfeld: Arch. f. Physiol. **1912**.
Hoffmann, P.: Eigenreflexe. Berlin 1922.
Holmes, G.: Goulst. Lect 1915. — Brit. med. J. **11** (1915).
Jackson, H.: Neurol. Fragments. Oxford 1925.
Jacobsohn: Abh. Akad. Wiss. Berlin **1908**.
Karplus: Wien. klin. Wschr. **1924 I**, 40.
Kausch: Mitt. Grenzgeb. Med. u. Chir. **7**, H. 4/5 (1901).
Ken Kuré: Die vierfache Innervation der quergestreiften Muskeln. Berlin 1931. — Der spinale Parasympathicus. Basel 1931.
Kidd: Brit. med. J. **1911**.
Kilvington: Brit. J. Surg. **2**.
Klessens: Inaug.-Diss. Amsterdam 1913. — Fol. neurobiol. **7**.
Kocher: Mitt. Grenzgeb. Med. u. Chir. **1**, 4 (1896).
Krassnig: Wien. klin. Wschr. **1918**.
Krohn, Mourad: Clin. Exam. Nerv. Syst. London 1933.
Kroll: Z. Neur. **128**, 5.
Lähr: Arch. f. Psychiatr. **27**.
Lapinsky: Arch. f. Psychiatr. **1907**.
Learmouth: Amer. J. Physiol. **89**, **94**. — Brain **54**. — Ann. Surg. **1930**.
Lehmann: Berl. klin. Wschr. **1920 I**, 51. — Z. exper. Med. **12**, 6. — Z. Chir. **1920**. — Arch. klin. Chir. **129**, 1/2. — Dtsch. Z. Nervenheilk. **70**. — Dtsch. Z. Chir. **199**, H. 1/2.
Lewandowsky: Berl. klin. Wschr. **1914**. — Z. Neur. **1915**. — Dtsch. med. Wschr. **1915**, 43.
Lewandowsky-Neuhoff: Z. Neur. **13**.
Magnus: Körperstellung. Berlin 1924.
Marburg-Ranzi: Arch. klin. Chir. **111**, 41. — Arb. neur. Inst. Wien **22**. — Wien. klin. Wschr. **1914**, **1915**. — Neur. Zbl. **1915**.
Marie-Bénisty: Revue neur. **1915**.
Marie-Foix: Semaine méd. 22. Okt. **1913**.
Marinesco: Revue neur. **1916**, **1917**.
Mauss: Z. Neur. **66**.
Mauss-Krüger: Münch. med. Wschr. **1916 I**, 30. — Bruns' Beitr. **108**. — Dtsch. Z. Nervenheilk. **62**, H. 1/6.
Meyer, O. B.: Verh. Ges. dtsch. Neur. **1929**.
Minor, V.: Verh. Ges. dtsch. Neur. **1927**.
Mott and Sherrington: Proc. roy. Soc. Vol. **57**, p. 481—488.
Müller, L. R.: Die Lebensnerven. Berlin 1931.
Munk: Sitzgsber. Akad. Wiss. Berlin, Physik.-math. Kl. **48**.
Niessl v. Mayendorf: Z. Neur. **39**, H. 4/5.
Petrén: Arch. f. Psychiatr. **47**. — Dtsch. Z. Nervenheilk. **36**. — Z. klin. Med. **63**. — Skand. Arch. Physiol. (Berl. u. Lpz.) **13**.
Piéri: Revue neur. **1916**.
Pollock and Davis: Arch. of Neur. **1930**.

RANSON: Arch. of Neur. **26**. — Amer. J. Anat. **48**, 2; **49**, 2.
RAYMOND et CESTAN: Revue neur. **9** (1901).
REDLICH: Neur. Zbl. **1915**. — Jb. Psychiatr. **1917**.
REDLICH-KARPLUS: Mschr. Psychiatr. **39**, **40**.
REYNOLDS: Brain **17** (1895).
RIDDOCH: Brain **1917**.
RIEDER: Verh. Ges. dtsch. Neur. **1927**.
RIJNBERK, v.: Arch. néerl. Physiol. **20** (1935).
ROUSSY et LHERMITTE: Blessures de la moelle. Paris 1918. — Acad. Méd., 7. Dez. 1915. — Ann. Méd., Dez. **1915**; Juli/Aug. **1917**.
SCHLESINGER: Festschrift KAPOSI 1900. — Arch. f. Dermat. **1900**. — Dtsch. Z. Nervenheilk. **8**. — Syringomyelie. Wien-Leipzig 1902.
SENATOR: Dtsch. Z. klin. Med. **35** (1897).
SHAWE: Brit. J. Surg. **9**, 35; **11**, 44.
SHERRINGTON: J. of Physiol. **27**, 40. — Proc. roy. Soc. Vol. **76**. — Philos. trans. roy. Soc. **184**; **190** (1898). — SCHAFER's textbook Phys., Vol. 2. Edinburgh 1900. — Brain **33** (1910); **38** (1915). — Integrative Act. of nerv. Syst. London 1923.
SIMONS: Z. Neur. **80**, 5.
SITTIG: Mschr. Psychiatr. **38**, 5; **46**, 2. — Z. Neur. **76**, H. 1/2.
SÖDERBERGH: Acta med. scand. (Stockh.) **52**, 1, 3, 5; **54**, 2; **55**, 3; **56**, 6; **72**, 3/4. — Z. Neur. **81**, H. 1/2. — Dtsch. Z. Nervenheilk. **44**. — Berl. klin. Wschr. **1914 I**, 6. — Revue Neur. **1914**, 9; **1928**, 1. — Sv. Läk.sällsk. Hdl. **42**, 3. — Nord. med. Ark. (schwed.) **50**, 1, 3. — Neur. Zbl. **1919**, 5. — Brux. méd. **1928**, 39.
SOUQUES: Soc. méd. Hôp. Paris, 26. Okt. 1917.
SPILLER: Arch. of Neur. **1919**.
STEIN: Dtsch. Z. Nervenheilk. **80**, H. 1/2, 3/4; **91**. — Nervenarzt **1**, 9, 6. — Klin. Wschr. **1925 I**, 17.
STEIN-V. WEIZSÄCKER: Dtsch. Arch. klin. Med. **151**, H. 3/4. — Erg. Physiol. **27**.
STERNBERG: Sehnenreflexe, 1893.
STOOKEY: Arch. of Neur. **1922**.
STRASSBURGER: Dtsch. Z. Nervenheilk. **60**, H. 1/3.
STROHL: Reflexes d'automatismes médullaires. Paris 1913.
THOMAS: Revue neur. **1915**; **1916**; **1917**. — Le Réflexe Pilomoteur. Paris 1921.
THORBURN: Brit. J. Surg. **2**. — Brain **9**; **10**; **11**; **16**. — Surg. of spinal cord. London 1889. — Med. Chron **16** (1892).
WARRINGTON: Med. Chron. **37** (1902).
WARTENBERG: Z. Neur. **113**, H. 4/5.
WEIZSÄCKER, v.: Dtsch. Z. Nervenheilk. **80**, H. 3/4; **101**, H. 1/6. — Klin. Wschr. **1923 I**, 46. — Pflügers Arch. **201**, H. 1/2. — Verh. Ges. dtsch. Neur. **1921**; **1927**. — Ges. inn. Med. **1925**.
WHITE: Arch. Surg. **26**. — Amer. J. Surg. **1930**.
WINKLER, C.: Mschr. Psychiatr. **13**.
WINKLER-V. RIJNBERK: Versl. Akad. Wetensch. Amsterd., Wis- en natuurkd. Afd. **4**; **6**.

Symptomatologie der Erkrankungen des Hirnstammes.

Allgemeine Symptomatologie der Stammganglien.

Von F. Lotmar-Bern.

Umgrenzung des Themas.

Gemäß einer Übung, die in letzter Zeit auch in anderen Handbüchern in Anwendung gekommen ist (so in H. Spatz' „Physiologie und Pathologie der Stammganglien") und heute keiner Begründung mehr bedarf, soll die Darstellung der allgemeinen Symptomatologie der Stammganglienschädigungen hier in jenem weiteren Umfang erfolgen, der klinisch umschrieben wird durch die seit etwa zwei Jahrzehnten allmählich herausgearbeitete Gruppe der „extrapyramidalen" (oder „amyostatischen") Bewegungsstörungen bzw. Syndrome, anatomisch durch das ihnen zugeordnete „extrapyramidal-motorische System" (Spatz)[1]. Zu letzterem zählen die folgenden, normalerweise durch besonders starken Eisengehalt ausgezeichneten Kerne: In erster Linie die „Stammganglien" des Telencephalon, also das Striatum im Vogtschen Sinne (Putamen des Linsenkernes nebst Nucleus caudatus) und das Pallidum; ferner Corpus Luysi, Substantia nigra, Nucleus ruber und Nucleus dentatus[2]. Allerdings finden jene Bewegungsstörungen ihre Grundlage mitunter auch in Läsionen von *Verbindungswegen* jener Kerne, so namentlich des Bindearms und der rubrothalamischen Bahn (die zum Teil im Areal der Zona incerta verläuft: Grünthal), sowie in Läsionen des Thalamus selbst. Auch wird es sich auf Grund neuerer Erfahrungen, die bei den Myorhythmien und beim hypokinetisch-hypertonischen Syndrom erwähnt werden sollen, meines Erachtens als zweckmäßig erweisen, auch die (nicht durch hohen Eisengehalt ausgezeichnete) Oliva inferior in das extrapyramidal-motorische System einzubeziehen; wie ja auch der Meynertsche Kern der Substantia innominata (das sog. „Basalganglion") ungeachtet seines niedrigen Eisengehaltes funktionell anscheinend dem Pallidum zugerechnet (Hunt, Lewy, Spatz, Kodama) und somit dem extrapyramidal-motorischen System angegliedert werden muß. (Vgl. de Vries.)

Auf die Frage, ob Läsionen von Kernen des extrapyramidal-motorischen Systems gesetzmäßig mit Störungen der *vegetativen Funktionen* verbunden sind, soll nicht näher eingegangen werden. *Experimentelle* Befunde für die Stammganglien selbst (Wärmeregulation), wie namentlich für das Subthalamicum (Augensympathicus, Tränen-, Speichel- und Schweißsekretion, Blasenkontraktion, Vasokonstriktion als Reizerfolg: Karplus und Kreidl) sprechen zwar zugunsten solcher Beziehungen (kritische Übersichten bei Spatz und namentlich bei Isenschmid; s. ferner Spiegel, Kroetz). Aber es fehlt noch an unumstößlichen *klinisch-anatomischen* Belegen (Übersicht bei Lotmar, 1, Abschn. X; auch für das Subthalamicum sehr zweifelnd Matzdorff, Balthasar, v. Sántha u. a., vgl. schon Spatz [1927], anderseits bestätigende Tierversuche von Lewy mit Shinosaki). Da direkte und indirekte Faserverbindungen der vegetativen Zwischenhirnzentren mit den Kernen des extrapyramidal-motorischen Systems sicherstehen, so ist die allgemeine *Möglichkeit* nicht abzustreiten, daß Läsionen von extrapyramidal-motorischen Kernen Reiz- oder Ausfallserscheinungen jener vegetativen Zentren bewirken (vgl. Kroetz, Greving). In Wirklichkeit jedoch handelt es sich weit überwiegend in den einschlägigen Fällen um *direkte anatomische Mitschädigung der vegetativen Hypothalamuszentren selbst* (so auch Lhermitte et

[1] Hiervon etwas abweichend ist die Umgrenzung des „striären Systems" im Sinne von C. u. O. Vogt.

[2] Außer den bereits eingebürgerten Abkürzungen Nigra, Ruber, Dentatum werde ich für den Luysschen Körper die Bezeichnung „Subthalamicum" (in genauer Analogie zu „Striatum" gebildet) in Anwendung bringen.

Trelles, insbesondere hinsichtlich des Corpus striatum). Dies wird auch gelten für den Großteil der Fälle von Adlersberg und Friedmann (über Hirnstamm und Wasserhaushalt): Spätlethargica, Paralysis agitans. Nach Tierversuchen von Högler und Zell soll die Magnesiumhyperglykämie einen ihrer Angriffspunkte im Corpus striatum haben, und nach klinischen Befunden von Popper sollen Stammganglienläsionen zur Abnahme des Arterientonus auf der Gegenseite führen können. — Noch im Flusse ist die Nachprüfung des sog. „striären Blutsyndroms" von Sato und Yoshimatsu als angeblichen Zeichens akuter „striärer" Erkrankung: Fehlen der Peroxydase- bei erhaltener Oxydasereaktion der myeloischen Leukocyten. Vgl. Simmel, Georgi u. a., dagegen Berlucchi, Ganfini u. a.; siehe ferner Mascher. Im Tierexperiment (Shoji) erwiesen sich für die Erzeugung des Syndroms doppelseitige Läsionen am Boden des Aquädukts in der Nähe der Oculomotoriuskerne als maßgebend, so daß wohl auch *dieser* vegetativen Regulation *spezifisch-vegetative* Anteile des Hirnstamms vorstehen (s. anderseits Sakurai).

Noch weniger sind Beziehungen der extrapyramidal-motorischen Kerne zu *psychischen* Funktionen klinisch gesichert; vielmehr müssen die bei manchen „striären Erkrankungen" sehr ausgesprochenen psychischen Störungen mit großer Wahrscheinlichkeit auf Mitläsion anderer Hirnstammgebiete (Thalamus, Höhlengrau des 3. Ventrikels und Aquädukts) zurückgeführt werden. (Eingehendere Behandlung einiger wichtiger Seiten dieses Problems bei Lotmar, 1, Abschn. XI [1]). Auf das hiermit berührte viel *weitere* Thema „Hirnstamm und Seelenleben" ist aber hier nicht einzugehen; siehe die Abschnitte des Handbuchs über psychische Störungen, über Schlafregulation usw. — Überhaupt findet die folgende Darstellung, soweit in ihr Läsionen des Thalamus, Mittel- und Nachhirns berührt werden, mannigfache Ergänzung namentlich in den auf die allgemeine Symptomatologie dieser Hirngebiete bezüglichen eigenen Abschnitten.

Die folgenden Ausführungen gelten demach jenen *motorischen* Symptomen und Syndromen, deren Zuordnung zu Schädigungen der Stammganglien und der genannten funktionsverwandten Kerne *gesichert* ist. Sie muß sich dabei jedoch genügen lassen an der Herausstellung der „reinen" Typen der einzelnen Bewegungsstörungen, so daß Übergangsbilder zwischen diesen Typen, ebenso wie Mischbilder mit pyramidalen, cerebellaren, spinalen Symptomen und Syndromen unberücksichtigt bleiben. Sowohl nach diesen Richtungen, wie deshalb, weil der knappe Raum vielfach nur Umrisse geben läßt, muß eine Reihe von Abschnitten des *speziellen* Teils des Handbuchs als Ergänzung dienen. — Auf den untenstehenden Abschnitt über *Haltungs- und Stellreflexe* wird verwiesen hinsichtlich der Beziehungen, die nach Hoff und Schilder bestehen zwischen „strio-pallidär-nigrärer Erkrankung" und dem Fehlen des „Grundversuchs", dem Vorhandensein der „Konvergenzreaktion", dem Fehlen der „Lagebeharrung". (Neuere Beiträge zu diesem noch umstrittenen Gebiete der *„induzierten Tonusveränderungen"* und verwandter Erscheinungen: Weiss, Gallinek.) Ob zwischen den hier angrenzenden *Automatose*erscheinungen (Zingerle) und den Erkrankungen des extrapyramidal-motorischen Systems *spezifische* Zusammenhänge obwalten, das muß namentlich nach dem Material, das den einschlägigen Arbeiten dieses Forschers selbst zugrunde liegt, sehr zweifelhaft erscheinen. Bei dem Strangulationsfalle von Kral und Gamper liegt ersichtlich eine ausschlaggebende Bedingung der automatoseartigen Symptome auch in der völligen funktionellen Ausschaltung der Hirnrinde, des Höhlengraus usw. Zádor anderseits lehnt eine Analogisierung mit Zingerles Automatose ausdrücklich ab für seinen striären Fall „inkompletter Enthirnungsstarre", bei welchem infolge von Störungen der Labyrinth- und zum Teil der Körperstellreflexe, sowie der Gleichgewichtsreaktionen auf Kippen unter gewissen Bedingungen gleichfalls Rollbewegungen auftraten. Kleist (2) 1105f. vermutet einen Zusammenhang zwischen Automatoseerscheinungen und abgeänderter Funktion des Zwischenhirns.

Wir wenden uns zunächst den *hyperkinetisch-dystonischen Syndromen* in weitester Umgrenzung zu (den „amyostatischen Unruheerscheinungen": Kleist, Herz), welchen, gemäß der von Stertz, Runge u. a. herrührenden Einteilung, das *hypokinetisch-hypertonische Syndrom* gegenübergestellt wird.

I. Chorea, Ballismus.

1. Anatomische Vorbemerkungen [2]. Bei der Sydenhamschen und der Huntingtonschen Krankheit, sowie den erscheinungsverwandten sonstigen akut-infektiösen (oder akut-

[1] Psychische Veränderungen, welche häufig den auf Zerstörung des Subthalamicum beruhenden Hemiballismus begleiten, werden noch neuestens von Lhermitte et Trelles als direktes Ausfallssymptom dieses Kernes aufgefaßt.

[2] Ob auch durch *Rinden*läsionen echte choreatische (wie auch athetotische) Bewegungsstörungen bedingt sein können, muß angesichts der Spärlichkeit und zum Teil mangelnden Eindeutigkeit der dafür beigebrachten neueren Belege [z. B. Niessl von Mayendorf, Wilson; s. im übrigen Lotmar (1) S. 9, 20; (3) S. 258, 285f.] noch offen gelassen werden.

toxischen) bzw. chronisch-progressiven Krankheiten beruht die im Symptomenbilde führende choreatische Bewegungsunruhe im wesentlichen auf Läsionen des *Striatum* (insbesondere von dessen Kleinzellen). Gleichartige Bewegungsunruhe findet sich auch bei groben Herdläsionen dieses Graus, und ferner bei solchen der Bindearm-Ruber-Thalamusregion, vielleicht auch des Kleinhirns (insbesondere des Dentatum?)[1]. Je nach dem Sitze der zugrunde liegenden Läsion scheinen gewisse Unterschiede des choreatischen Syndroms sowohl hinsichtlich der Unruheerscheinungen selbst als nach anderen Richtungen (z. B. Hypo- oder Hypertonie) zu bestehen. Von FOERSTER, HERZ u. a. wird dies herangezogen zur Deutung symptomatologischer Verschiedenheiten des choreatischen Syndroms der infektiösen von dem der chronisch-progressiven Krankheitsbilder (Mitbeteiligung jeweils anderer extrastriärer Anteile des extrapyramidal-motorischen Systems). Doch muß die Erörterung solcher Unterschiede dem speziellen Teil des Handbuchs vorbehalten bleiben, ebenso wie die verlebendigende Darstellung des Gesamtbildes jener Krankheiten überhaupt, im besonderen auch der Entwicklung und der selteneren Abarten ihrer motorischen Erscheinungen.

2. Das unwillkürliche Bewegungsspiel. Auch bei Ausschaltung aller Willkürimpulse in entspannter Rückenlage wird die Ruhe der quergestreiften Muskulatur mit ganz unregelmäßig *wechselnden* Zwischenpausen unterbrochen durch ein *örtlich regelloses* Einschießen unwillkürlicher Bewegungen kleinerer oder größerer Abschnitte einzelner Glieder, des Rumpfes oder Kopfes, der Gesichts-, Kiefer-, Augen-, Zungen-, Atmungs-, der Kehlkopf- und Schlundmuskulatur; wobei nicht selten auch weit voneinander *entfernte* Körperteile in wechselnder Kombination *gleichzeitig* oder nahezu gleichzeitig Sitz von Zuckungen sind. Unregelmäßig ist endlich auch das *Ausmaß* der Bewegungen, ein und denselben Gliedabschnitt jetzt nur leise anhebend, nach kurzer Pause aber vielleicht derb wegschleudernd (von den extremen Ausmaßschwankungen von Fall zu Fall, wie je nach dem *Stadium* des Einzelfalles ganz abgesehen). Der *Verlauf* der Einzelzuckung ist ein ziemlich — wenn auch nicht extrem — *rascher* (das „Explosive“ betont neuerdings namentlich WILSON), der Bewegungseffekt *verharrt* meist nur *kurz*, nicht selten doch auch etwas länger („Zuckung mit Plateaubildung“: SCHILDER; bei langsamerem Verlauf auch der *Anstiegs*phase torquierende Bewegungen mit mehr tonischem Charakter: STERTZ). Auch können sich von der zunächst erreichten Stellung aus noch zusätzliche choreatische Bewegungen in dem verlagerten Gliedabschnitt aufpfropfen, ehe er in die Ausgangslage zurückkehrt. In dem (der Regel nach) „Getrenntbleiben“ der choreatischen Einzelbewegungen erblickt WILSON ein Hauptunterscheidungsmerkmal gegenüber der Athetose; fließen sie ausnahmsweise in ein „Kontinuum“ zusammen, derart daß die neue Bewegung bereits einsetzt bevor die alte abgeklungen ist, so schwinde jede wesentliche Abgrenzung zwischen beiden Formen der Unruhe.

In den wichtigsten dieser Kennzeichnungen stimmen die klinischen Schilderungen neuerer Zeit weitgehend überein (lehrreiche Übersicht neuerdings bei HERZ). Einer der belangreicheren Differenzpunkte jedoch liegt in folgendem: Während für WILSON und andere von ihm genannte Kliniker (JACKSON, C. WALL) eine weitgehende *Ähnlichkeit mit Willkürbewegungen* besteht, wobei allerdings bedeutsame Ausnahmen eingeräumt werden, so heben dagegen FOERSTER, OPPENHEIM, LEWANDOWSKY, KLEIST, GOLDSTEIN, F. STERN vor allem die *tiefgehenden Unterschiede* hervor (z. B. KLEIST: inkoordinierte, in ihre Bausteine zerfallene und zugleich gesteigerte Mit- und Ausdrucksbewegungen; F. STERN: variable, rasche, komplexe Bewegungsbruchstücke, welche der vorzeitig zum Abschluß gebrachten Karrikatur einer Ausdrucks- oder Zweckbewegung ähneln). Den letzteren Auffassungen muß ich mich schon auf Grund der unmittelbaren Beobachtung anschließen. Und die vor kurzem von HERZ

[1] Näheres bei LOTMAR (1) S. 6f., (3) S. 257f., und bei HERZ. Dieser bezweifelt übrigens das Auftreten choreatischer Unruhe bei reinen Kleinhirn- oder Thalamusläsionen.

durchgeführte *Film*analyse hat hier noch wesentliche Sicherungen und Verfeinerungen gebracht, überhaupt erstmals auch die flüchtigsten Wesenszüge, soweit sie aus dem reinen *Erscheinungs*bilde der choreatischen Bewegung abgelesen werden können, einer ganz untrüglichen Beurteilung zugänglich gemacht.

Hinsichtlich des *Bewegungseffektes* faßt HERZ zusammen: ,,Wenn auch die Unruhe an den verschiedenen Körperteilen bei oberflächlicher Betrachtung häufig komplizierteren Bewegungsformen, ja Handlungen ähnlich sieht, ergibt doch die feinere Analyse, daß die Unruhe sich in allen Fällen aus einzelnen Bewegungen zusammensetzt, die *nicht* als Teile eines koordinierten Bewegungszusammenhangs zu erkennen sind". ,,Primitive Einzelbewegungen" (durch Wirkung eines Einzelmuskels) oder ,,kombinierte Einzelbewegungen" (durch gleichzeitige Wirkung mehrerer Muskeln auf einen Gliedabschnitt) bilden die Elemente der Unruhe. Auch die ,,Bewegungskomplexe", die durch gleichzeitige Bewegung *mehrerer* Abschnitte eines Gliedes entstehen, setzen sich aus solchen primitiven und kombinierten Einzelbewegungen zusammen, unterscheiden sich also von den koordinierten Bewegungszusammensetzungen der Ausdrucks- und Zweckbewegungen durch die ganz zufällige, sinnlose Zusammenfügung, die nur schwer oder gar nicht nachahmbar ist. Freilich ist (namentlich bei Gesichtshyperkinesen) die Entscheidung nicht immer leicht zu treffen, insbesondere die Beimengung affektiver Ausdrucksbewegungen nicht immer sicher abzuweisen. Doch sind auch hier primitive Einzelbewegungen mitunter sicher erkennbar. Am deutlichsten aber lassen Aufnahmen *größerer Gliedabschnitte* und vor allem der Unruhe am *ganzen* Körper die gelegentlich sehr komplizierten Bewegungsgesamtheiten als ,,völlig regellose Kombination von Einzelbewegungen" erkennen; niemals sind dabei die Einzelbewegungen synergisch aufeinander abgestimmt und mit den gewöhnlichen Hilfs- und Mitbewegungen vergesellschaftet (z. B. fehlt die synergische Dorsalflexion der Hand bei der gemeinsamen Beugung aller Finger), wie schon vor langer Zeit FOERSTER eingehend geschildert hatte. — Bezüglich des *Bewegungsablaufs* ergab sich: Zwar kann der Übergang von einer Bewegung in die andere über eine vorherige Rückkehr des Gliedabschnittes in die Ausgangsstellung erfolgen; meist jedoch ,,schließt sich von dem Endpunkt der einen Bewegung aus eine Bewegung in einer anderen Richtung an, wobei sich eine längere Pause des Verharrens in der ersten Endstellung zwischenschieben kann" (wie das oben schon auf Grund des unmittelbaren Eindrucks dargestellt wurde). Solches Verharren in der Endstellung konnte im Film gerade bei manchen Einzelbewegungen infektiöser Chorea festgestellt werden. — Aus den übrigen Befunden von HERZ sei noch hervorgehoben, daß der Rumpf regelmäßig am schwächsten, die distalen Gliedabschnitte meistens — doch nicht immer — am stärksten betroffen sind (nach DEJERINE sollen auch die Beine im allgemeinen weniger stark ergriffen sein). Allerdings verwischen sich nach meiner Erfahrung diese Abstufungen bei erheblicher Steigerung der Gesamtintensität des Leidens.

Der steigernden Wirkung jedweder affektiven Erregung (auch schon des bloßen Sichbeobachtetfühlens), sensibler und sensorischer Reize entspricht das meist völlige Aufhören der Unruhebewegungen im Schlafe[1].

Myographische Aufnahmen choreatischer Zuckungen durch SCHILDER illustrieren manche der berührten Punkte und lassen noch feinere Einzelheiten hervortreten. WILSON demonstriert an gleichzeitigen myographischen Aufnahmen von Agonisten und Antagonisten bei ,,konfluierender choreatischer Tätigkeit" die ,,vollständige Aufhebung der normalen physiologischen reziproken Innervation". *Elektromyographische* Untersuchungen der choreatischen Zuckung mit dem Saitengalvanometer verdanken wir GREGOR und SCHILDER. Sie ist danach in Einzelwellen zerlegbar (somit nicht eine Einzelzuckung, sondern ein Tetanus, welche Frage LEWANDOWSKY noch hatte offen lassen müssen), deren *Frequenz* allerdings *geringer* ist als die der Willkürkontraktion (etwa 40 gegenüber etwa 50 Einzelwellen in der Sekunde); zwischen choreatischen Zuckungen kürzerer und längerer Dauer (sog. ,,klonischen" und ,,tonischen") bestand kein Unterschied der Einzelwellenfrequenz. Wie von den Autoren näher begründet wird, lassen sich aus jener Minderfrequenz der Aktionsstromwellen keine lokalisatorischen Schlüsse ableiten.

3. Willkürbewegungen. Nicht minder sinnfällig als in der Ruhe macht sich die choreatische Störung bei den Willkürbewegungen geltend. Schon weil, gleich den bloßen ,,Gemüts"bewegungen, auch jede *körperliche* Aktivität die Stärke und Ausbreitung des dauernden unwillkürlichen Bewegungsspieles

[1] Über seltene Ausnahmen, in denen die Unruhe im Wachen aufhört, um gerade im Schlafe aufzutreten, handeln OPPENHEIM und FÄRBER (OPPENHEIMS Lehrbuch, 7. Aufl., S. 2034). Die nosologische Zugehörigkeit solcher Fälle dürfte aber heute problematisch sein (sporadische Lethargica ?). Nichtaufhören einer ticartigen ,,choreatischen Unruhe" im Schlafe bei einem Herdfalle: JAKOB, Monographie S. 314.

steigert, wird eine Willkürhandlung sehr leicht durch *dazwischenfahrende* choreatische Zuckungen an den beteiligten Gliedern beeinträchtigt, von ihrem Ziele oftmals — zumindest vorübergehend — abgelenkt werden, erst mittels neuer, *korrigierender* Impulse vollendet werden können usw. Ist diese Form der Störung der Willkürbewegungen wenn auch vielleicht die gröbste, so doch nur accessorischer Natur, so verändern eine Reihe weiterer Züge, die namentlich O. FOERSTER herausgearbeitet hat, die Willkürbewegung vielmehr von Grund aus: eine wenigstens in schweren Fällen ausgesprochene Erschwerung der Innervationsfindung, Mangel an Promptheit und Stabilität der Innervation des Agonisten, enorme Innervationsentgleisung beim Bewegungsbeginn, mehr oder weniger deutliche Parese des Bewegungsablaufes, Fehlen des Bewegungsrückschlages, mangelhafte antagonistische Dämpfung (wodurch sich auch die von WILSON betonte, noch nach Abklingen der choreatischen Unruhe weiterbestehende „Abruptheit" der Willkürbewegungen erklärt)[1], starkes Ausfahren der Bewegung bei plötzlichem Nachlassen eines Widerstandes (also STEWART-HOLMESsches Zeichen), mangelhafte Innervation der kollateralen und rotatorischen Synergisten, mangelhafte Innervation bei statischen Muskelleistungen. FOERSTER faßt diese Koordinationsstörungen größtenteils als cerebellare Beimengungen zu dem sonst striär bedingten Syndrom auf.

Die *Filmanalyse der Willkürbewegungen* (HERZ) erbringt zu diesen Einzelzügen überwiegend Bestätigungen. Verzögerung des Bewegungsbeginns bei Einzelbewegungen wird teils durch das Auftreten von „Gegenimpulsen" erzeugt, teils dadurch, daß sich statt der verlangten andere Bewegungen in den verschiedensten Richtungen einstellen. Im Verlauf eintretende antagonistische Bremsungen bewirken ein Haltmachen vor dem beabsichtigten Endpunkt, wobei nach Überwindung der Bremsung der Gliedabschnitt entweder zum Zielpunkt weiterbewegt wird, oder aber eine rückläufige Bewegung einsetzt, manchmal eine handlungsfremde andersgerichtete Bewegung aufgepfropft wird. Bei Bewegungen, an denen mehrere Gliedabschnitte beteiligt sind, fehlt die gegenseitige Abstimmung des Maßes der Bewegung der Einzelabschnitte und ihrer zeitlichen Abfolge, wozu die für die Einzelbewegung geschilderten Verzögerungen und Bremsungen von Teilbewegungen treten können (Asynergie). *Ziel*bewegungen im engeren Sinne sind nur wie jede andere Willkürbewegung, nicht aber im Sinne einer primären Störung der Richtungsfunktionen (Ataxie) gestört. — Nicht durchweg dürften übrigens diese Störungen von „choreatischen Mitbewegungen" an den handelnden Gliedabschnitten scharf abgrenzbar sein. Und die „ausgesprochenen Mitinnervationen und Mitbewegungen", die FOERSTER zu den wesentlichen Elementen des choreatischen Syndroms rechnet, werden namentlich von *solchen* choreatischen Spontanbewegungen, die *durch die Willkürbewegung selbst* in dem handelnden Gliede oder Gliedabschnitte ausgelöst werden, nicht sicher geschieden werden können. — *Gleichsinnige* symmetrische Mitbewegungen, z. B. beim Faustschluß, gehören nach HERZ nicht zu den regelmäßigen Begleiterscheinungen des Syndroms. — Wie bei den Spontanbewegungen, so fand sich bei den Filmaufnahmen auch an Willkürbewegungen der Chorea minor zuweilen ein *Verharren* am Endpunkt.

Die Störung der Willkürmotorik, wenn auch in allen schweren Fällen nachweisbar, braucht in ihrer Stärke nicht der Schwere der choreatischen Unruhe zu entsprechen (HERZ). Am ausgeprägtesten ist solche Dissoziation bekanntlich bei der als Chorea mollis, paralytica usw. bezeichneten Form, bei der die Unruhe ganz zurücktritt zugunsten einer oft fast allgemeinen (auch die Sprache umfassenden) *Parese* und *Akinese*; einem Bilde, das sich auch aus dem einer typischen choreatischen Unruhe als ein der Heilung vorangehendes Zwischenstadium entwickeln kann (eigene Beobachtung). Die genauere Darstellung solcher Varianten, wie auch der *typischen* Abwandlung gewisser *hochautomatisierter* Willkürhandlungen (Gang, Sprache) durch die dargestellten *allgemeinen* Kennzeichen der Störung von Willkürbewegungen muß dem speziellen Teile vorbehalten bleiben.

[1] In der viel geringeren Ausprägung der *antagonistischen* Mitinnervation bzw. Gegeninnervation sieht FOERSTER ein unterscheidendes Merkmal des choreatischen gegenüber dem athetotischen Syndrom.

Graphisch hat F. H. LEWY einfache Fingerbewegungen von Choreatikern mittels des WEILER-ISSERLINschen Apparates aufgenommen, zum Teil unter gleichzeitiger Gewinnung fortlaufender Aktionsstromkurven der zugehörigen Beuger und Strecker. Die Bewegungen erwiesen sich hierbei als „eigentümlich unstetig mit langsamen hohen Anstiegen und dazwischengelegten plötzlichen steilen Abstiegen", der Antagonist geriet entgegen der Norm nicht nach, sondern schon vor dem Agonisten in Erregung. Zusammenfassend wird geschlossen auf ein „falsches Zusammenarbeiten der Antagonisten bei einem Zustand erhöhter Reizbarkeit des motorischen Systems zugleich mit einem herabgesetzten Tonus des Bewegungsapparates", und der Autor erblickt bei Chorea wie Athetose „das wesentliche Moment der Bewegungsstörung in einer mangelhaften Erregungsverteilung innerhalb des Antagonistensystems und in einem schlechten Erregungsausgleich zwischen der motorischen und Sperrkomponente" (vgl. die auf die antagonistische Dämpfung der Willkürbewegungen bei Chorea und Athetose bezüglichen Anschauungen von FOERSTER, und die „Abruptheit" der Willkürbewegungen nach WILSON, oben S. 408). GREGOR und SCHILDER fanden, und zwar übereinstimmend bei Chorea minor, Huntingtoni und einem postapoplektischen choreatisch-athetotischen Falle, für die Willkürbewegungen des Choreatikers — im Gegensatze zu den Spontanbewegungen, oben S. 407 — keinen Frequenzunterschied der Aktionsstromwellen gegenüber der Norm, ebensowenig wie zwischen kranker und gesunder Seite des Hemichoreatikers. Andere Methoden scheinen also einstweilen dem Saitengalvanometer in dem Nachweise von Abnormitäten der Willkürbewegungen des Choreatikers noch überlegen zu sein.

Antagonistische Bewegungsfolgen (Diadochokinesen) zeigten sich bei der Filmanalyse (HERZ) deutlich verlangsamt (ich selbst sah das besonders ausgeprägt im Stadium verbreiteter Akinese, oben S. 408)[1]. Im übrigen ergaben sich in den Einzelfällen hierbei *verschiedenartige* Störungsmechanismen, sodaß nach HERZ Adiadochokinese *nicht als ein Primärsymptom* der choreatischen Störung bewertet werden kann. (GREGOR und SCHILDER fanden bei graphischer Aufnahme einer solchen Bewegungsfolge vor allem allmähliche Abnahme der Kontraktionshöhe, also eine als *pseudomyasthenisch* zu bezeichnende Störung.)

Die *Gleichgewichtserhaltung* ist namentlich bei schwierigeren Anforderungen durch die choreatische Unruhe gestört; in schweren Fällen sind Sitzen, Stehen und Gehen unmöglich, indem, wie FOERSTER es ausdrückt, diese Leistungen durch reaktive Massenbewegungen von choreatischem Charakter ersetzt werden.

4. Die Reaktiv- und Ausdrucksbewegungen weisen, wie FOERSTER hervorhebt, ebenso wie beim athetotischen Syndrom eine lebhafte Steigerung und weite Ausbreitung auf, jedoch unter *Fehlen* der für das letztere kennzeichnenden *Massenbewegungen* und ihrer Ähnlichkeit mit Kletterbewegungen („Zerfall der Massenbewegung in ihre Bausteine").

5. Bezüglich des **Tonus** und der zugehörigen Phänomene gilt folgendes: Im Krampfintervall besteht eine Herabsetzung des plastischen (formgebenden) Muskeltonus (FOERSTER). Die zuerst von BONHOEFFER betonte *Hypotonie* äußert sich ferner neben einer Abschwächung des Dehnungswiderstandes in dem Fehlen der Fixationsspannung (FOERSTER). Ausgedehntere Erfahrungen über die Häufigkeit der von C. MAYER in einem akinetischen Chorea minor-Falle gefundenen „*Poikilotonie*" (in habituell hypotonischen Muskeln durch wiederholte passive Bewegungen auslösbare Hypertonie), sowie über die Sonderbedingungen ihres Auftretens liegen meines Wissens noch nicht vor. Über gleichartige Beobachtungen bei Huntingtonscher Chorea, über hypertonisch-hypokinetische Stadien bzw. Verlaufsformen derselben siehe den speziellen Teil [2].

Abschwächung, zuweilen selbst Aufhebung der *Sehnenreflexe* (ODDO zit. nach WENDENBURG, u. a.) [3] wird von OPPENHEIM, WENDENBURG u. a. nicht bestätigt; ich selbst sah nur mäßige *Steigerungen*.

---

[1] Siehe LOTMAR (1913). Zu der Frage ferner SCHILDER (1912, S. 34) und dort zitierte Autoren (JUMENTIER et CHÉNET, A. THOMAS et TINEL).

[2] Literatur z. B. bei LOTMAR (1) S. 4, Anm. 1; (3) S. 252.

[3] In A. WESTPHALS Falle beruhte das Fehlen des Patellarreflexes auf den nachgewiesenen *Vorderhorn*veränderungen des Rückenmarks.

Das zuerst von GORDON (1901) beschriebene Nachdauern des Kniesehnenreflexes ist auf Grund der Aktionsströme (GREGOR und SCHILDER, FAHRENKAMP) — wie das auch nach der unmittelbaren Beobachtung schon mehrfach angenommen worden war — aufzufassen als eine an die reflektorische *Einzelzuckung* des Quadriceps sich anschließende (und offenbar durch sie provozierte) choreatische, also *tetanische* Kontraktion, eine „choreatische Mitbewegung" (FAHRENKAMP). C. MAYER dagegen schuldigt die quadricepsdehnende Wirkung des absinkenden Unterschenkels bei erhöhter Dehnungserregbarkeit des Muskels an, wie sie auch der Poikilotonie zugrunde liegt. — Siehe auch HOFFMANN (1) S. 42, namentlich aber jetzt REISCH (Dtsch. Z. Nervenheilk. 132).

Hemiballismus [1].

Diese erscheinungsmäßig eine Abart choreatischer Bewegungen darstellende Unruheform hat zur Grundlage (mindestens hauptsächlich) Läsionen des LUYSschen Körpers und ist als Ausdruck des *Ausfalles* seiner Funktion aufzufassen. Im Groben kennzeichnen sich die hemiballistischen Bewegungen als ungezügelte, unkoordinierte Massenbewegungen an ganzen Körperhälften mit ausgesprochener Neigung zu Dreh- und Wälzattacken (A. JAKOB), als einseitige drehende und wälzende Bewegungen der Extremitätengürtel und des Stammes (MATZDORFF). Diesen und ähnlichen auf den unmittelbaren Anblick gegründeten Kennzeichnungen hat HERZ durch Filmanalyse zweier (bisher allerdings noch nicht anatomisch verifizierter) Fälle manche Präzisierungen beifügen können.

Charakteristisch ist hiernach außer dem *proximalen* Sitz der *weitausholenden* Bewegungen das fast ausschließliche Auftreten von Bewegungs*komplexen,* welche verschiedene Gliedabschnitte gleichzeitig ergreifen, bei fast fehlenden primitiven oder kombinierten Einzelbewegungen eines *einzigen* Gliedabschnittes (unterscheidend gegenüber der Chorea). Hierzu kommen ein besonders *beschleunigtes Tempo* und eine *besondere Wucht und Triebkraft* der einzelnen Bewegungen, und *sehr kurze Zwischenzeiten.* Den dauernden Wechsel der *Form* der Bewegungskomplexe und den Wechsel der Zwischenzeiten teilt der Ballismus mit der gewöhnlichen Chorea, ebenso die starke Störung der Willkürhandlungen durch die ballistischen Mit- und Zwischenbewegungen.

Den *Muskeltonus* fanden sowohl MATZDORFF wie HERZ herabgesetzt, die *Sehnenreflexe* unverändert; doch gilt dies nicht ausnahmslos (Hypertonie und Hypo- bis Areflexie in einem Falle v. SÁNTHAS).

II. Athetose.

1. Anatomische Vorbemerkungen. Bei den wichtigsten Formen *„angeborener" oder früh auftretender doppelseitiger Athetose* beruht die Bewegungsstörung in einer Hauptgruppe (OPPENHEIM-C. VOGT u. a.) allein oder im wesentlichen auf *Striatum*schädigung (Status marmoratus), bei einer anderen Gruppe (O. FISCHER, ROTHMANN, C. und O. VOGT, FÜNFGELD u. a.) auf *Pallidum*schädigung (Status dysmyelinisatus). Ob bei einer der letzteren histopathologisch nahestehenden, heredofamiliären Gruppe (HALLERVORDEN und SPATZ, KALINOWSKY und CRAMER u. a.) der Athetose neben der Pallidum- auch die Nigraschädigung zugrunde liegt, erscheint zweifelhaft. Bei einer weiteren Gruppe (angeborener) doppelseitiger Athetose (BOSTROEM und SPATZ) beruht die Bewegungsstörung in der Hauptsache auf beiderseitiger *Dentatum*schädigung mit *Bindearm*atrophie. — Das Striatum spielt auch die Hauptrolle bei den anatomisch noch sehr spärlichen Athetosefällen auf Grund *verschiedener entzündlicher Prozesse* (A. WESTPHAL und C. und O. VOGT, MARINESCO und DRAGANESCO). Dasselbe gilt von einem Teil der *halbseitigen Fälle auf Grund von grober Herdläsion,* für welche im übrigen (gleichwie für die herdbedingte Chorea) Läsionen auf der Bahn *Bindearm-Ruber-Thalamus* maßgebend sind. Ob Athetose auch durch grobe *Herd*läsion allein des *Pallidum,* überhaupt beim Erwachsenen durch reine Pallidumschädigung bedingt sein kann, erscheint noch recht zweifelhaft. KLEIST und sein Schüler HERZ bestreiten abweichend von den meisten übrigen Autoren eine rein auf Striatumschädigung beruhende Athetose; immer sei eine begleitende Läsion des Pallidum (die auch A. JAKOB für die Athetose des *Erwachsenen* für unerläßlich hält) oder des Ruber oder der Pyramiden-

[1] Die anatomisch untersuchten Fälle siehe bei LOTMAR (1) S. 8 und (3) S. 257, sowie bei HERZ. Siehe ferner namentlich noch BALTHASAR, UIBERALL und SAMET-AMBRUS, v. SÁNTHA (2). Solitärtuberkel, komplexerer Fall: WULFF. Ein von RAKONITZ als heredodegenerativ aufgefaßter Fall wird von HALLERVORDEN (Zbl. Neur. 68, 589) nicht anerkannt.

bahn erforderlich. — *Kleinhirn*schädigung als Grundlage von Athetose will HERZ nicht gelten lassen; jedoch schon der angeführte Fall von BOSTROEM-SPATZ spricht meines Erachtens entschieden zugunsten einer Bedeutsamkeit des *Dentatum* (nebst Bindearm). In gleichem Sinne sprechen auch die Fälle von Hypertonie mit athetoider Haltung auf Grund von Dentatumherd (PINÉAS und CASPER, GRÜNTHAL, vgl. auch DIAS), siehe unten S. 428. — Näheres bei LOTMAR (1) und (3) und bei HERZ.

2. Athetotisches Syndrom in weiter Fassung. In der vorigen Auflage hatte LEWANDOWSKY (1910) geäußert, daß bei der Athétose double die „eigentlichen athetotischen Bewegungen" keine Rolle spielen, ja auch ganz fehlen können, und hatte ihr, da sie geradezu als „die Krankheit der Mitbewegungen" bezeichnet werden könne, in dem Abschnitt über Mitbewegungen abseits von dem über Athetose den Platz angewiesen. Allein das hat nicht hindern können, daß in der Folge gerade die Bewegungsstörungen bei der angeborenen doppelseitigen Athetose in bevorzugtem Maße der Schilderung und pathophysiologischen Deutung des „athetotischen Syndroms" zugrunde gelegt wurden. Es hat sich eben gezeigt, daß ein volles pathophysiologisches *Äquivalent* für das etwaige Fehlen eines *dauernden athetotischen Bewegungsspieles* schon dargestellt wird durch ein nur *zeitweiliges* Auftreten „eigentlicher" Athetose, aber ebenso durch das Bestehen unwillkürlicher *„athetoider" Dauerhaltungen* (auch wechselnder Form), endlich auch durch die *vorübergehende* Herausbildung athetoider Gliederstellungen im Verlaufe der durch Mitbewegungen verunstalteten automatischen und willkürlichen Bewegungen solcher Kranker.

Im Einklang mit O. FOERSTER, BOSTROEM, HERZ u. a. sehen wir demnach in der anatomisch zuerst durch C. VOGT aufgeklärten Form der angeborenen doppelseitigen Athetose das Prototyp und zugleich die umfassendste Ausprägung des *athetotischen Syndroms*. In weitgehender Parallele zum choreatischen umfaßt es, gemäß O. FOERSTERS Analyse, außer dem *athetotischen Bewegungsspiel in der Ruhe* Veränderungen der *Dauerhaltung* und des Verhaltens der Muskeln gegenüber *passiven Bewegungen*, endlich Veränderungen der *Willkür-, Ausdrucks- und Reaktivbewegungen*, Symptome, die nunmehr im einzelnen ins Auge zu fassen sind.

3. Die athetotischen Spontanbewegungen. Veränderungen der Dauerhaltung. Das unwillkürliche („spontane")[1] Bewegungsspiel, wenn es auch gleich dem choreatischen grundsätzlich wohl keinen Muskelbereich — einschließlich von Gesicht und Zunge — verschont, ist doch noch sinnfälliger als dieses an den Extremitätenenden am stärksten und charakteristischsten ausgeprägt, in leichteren Fällen auf diese beschränkt. Die Verstärkung durch Gemütsbewegungen und sensibel-sensorische Eindrücke sowie durch Willkürbewegungen, das Aufhören im Schlafe teilt es mit dem choreatischen Bewegungsspiel[2]. Von ihm unterscheidet es sich hauptsächlich durch die — oft erheblich — größere Langsamkeit des Gesamtablaufes der Bewegungen, starkes Zutagetreten einer krampfhaften Mitanspannung der Antagonisten der jeweiligen Exkursion (siehe die schönen Doppelmyogramme von WILSON, der von einem „Gemisch unregelmäßig synchroner Kontraktionen entgegengesetzter Muskelgruppen" spricht), oft viel längeres Verharren der bewegten Glieder und Gliedteile in End- oder Zwischenstellungen, häufiges Zutagetreten und Wiederkehren von *übermäßigen* (daher oft auch die normale *passive* Exkursionsbreite von Gelenken allmählich ausweitenden) Beuge- bzw. Streckstellungen. Ferner muß man eine viel größere Neigung zur *nahezu photographisch genauen Wiederholung* auch von

[1] In dieser Verwendung von „spontan" als *Gegensatz* zu „willkürlich" folge ich der Terminologie von FOERSTER, C. MAYER u. a.

[2] KRAUSE und DE JONG haben das im Schlafe aussetzende athetotische Bewegungsspiel durch Setzen sensorischer Reize, die nicht zum Erwecken führten, vorübergehend hervorlocken können (vgl. unten S. 435 den analogen Versuch für das Antagonistenzittern).

hochkomplexen Bewegungen sowie von Zwischen- und Endstellungen anerkennen. Und viel stärker als bei der Chorea *scheinen* wenigstens beim Anblick etwa einer athetotischen Hand die Einzelbewegungen der Finger und der ganzen Hand „ineinanderzugreifen", ein wenn auch noch so bizarres *Ganze* zu bilden[1].

Dieser und die vorgenannten Züge sind es wohl in erster Linie, die von athetotischen Bewegungen als von „geordneten" sprechen ließen (v. MONAKOW). Allerdings darf dabei nicht an eine Ordnung im spezifischen Sinne der „Koordination" gedacht werden. Denn es mangelt gerade das Hauptkennzeichen der koordinierten Bewegung, nämlich eine *angepaßte* zu sein, handle es sich nun — wie bei der primär-automatischen Bewegung — um ein Angepaßtsein an den zugrundeliegenden Affekt oder Trieb, oder aber — wie bei der sekundär-automatischen — an räumlich-dynamische bzw. (im Falle der Sprache) an klanggestaltliche Aufgaben; ganz zu schweigen von der hier außer Vergleich fallenden Angepaßtheit der Willkürbewegungen. Nicht nur fehlt das entsprechende *subjektive* Korrelat jener primären und sekundären Automatismen, es gebricht den athetotischen Bewegungen wie den dabei durchlaufenen Zwischen- und Endstellungen auch durchaus an derjenigen „Zusammenordnung" der Einzelbewegungen und einfachen Bewegungskombinationen zu höheren Komplexen, durch welche irgendeine der biologisch belangreichen Verrichtungen des Organismus geleistet werden könnte. — Aber auch eine Ordnung in der *Zeit,* also ein periodischer, speziell *rhythmischer* Ablauf ist ihnen (entgegen der Meinung von LEWANDOWSKY, der hierin sogar eines der Hauptunterscheidungsmerkmale gegenüber der choreatischen Unruhe sah) im Einklang mit v. MONAKOW, DEJERINE u. a. nicht zuzuerkennen, wie das auch myographische Aufzeichnungen (z. B. von SCHILDER, WILSON) sowie die Filmanalyse (HERZ) bestätigt haben; und auch die Zeiten des *Verharrens* am Endpunkte sich wiederholender Exkursionen eines Gliedabschnittes haben sich hierbei als durchaus *ungleich* erwiesen.

Das Fehlen des Koordinierten wird am sinnfälligsten darin, daß z. B. der Hand und ihren Teilen auf kürzere, nicht selten aber auch recht lange Zeitstrecken Stellungen aufgezwungen werden, die einer willkürlichen Nachahmung völlig unzugänglich sind, wie etwa gleichzeitig leichte Beugung einzelner beliebig herausgegriffener Finger im Grund-, Überstreckung im ersten und starke Beugung im zweiten Interphalangealgelenk usw. (man denke an die allbekannten, höchst instruktiven Bilder bei v. MONAKOW oder FOERSTER[2]).

Gegenüber diesen grundlegenden Kennzeichen, dem völligen Fehlen jeglicher *Abstimmung* namentlich zwischen Agonisten und Antagonisten, und dem fortwährenden Auftreten von Stellungen und Bewegungen, die weder mit Ausdrucks- und Reaktiv-, noch mit irgendwelchen Zweckbewegungen eine greifbare Gemeinschaft aufweisen, kann ich den von FOERSTER empfangenen Eindruck, „daß hier eine auffallende Ähnlichkeit mit den Kletterbewegungen der Affen besteht", nicht teilen. Auch HERZ in seinen Filmaufnahmen vermißte solche Ähnlichkeit, abgesehen von „zufälligen Übergangshaltungen", wie überhaupt jederlei „Ähnlichkeit mit synergischen koordinierten Handlungen oder Zweckbewegungen".

Aus seinen Filmanalysen sei, wegen der hierbei gegebenen besonders sicheren Beurteilung des rein Erscheinungsmäßigen am Bewegungsablauf, noch folgendes zugefügt: Im Gegensatz zur normalen Willkür- und zur choreatischen Bewegung betont er den *diskontinuierlichen* Ablauf: „Zuerst setzt eine Anspannung der Muskulatur und damit eine

[1] Ob hier im *exakten* Sinne von Ganzheit zu sprechen ist, mag dahingestellt bleiben. Gegenüber der biologisch-sinnvollen Ganzheit einer „Grimasse" herrscht sicher noch ein Abstand.

[2] Die angeführte Fingerstellung hat jüngst C. SCHNEIDER unter dem Namen „Bajonettfinger" als wichtiges residuäres Symptom einer frühen *organischen* Herdschädigung des Gehirns gewürdigt.

Straffung des Gliedabschnittes ein, ohne daß eine merkbare Bewegungsexkursion erfolgte, dann erst erfolgt die eigentliche Bewegung, die dann bis zum Endpunkt kontinuierlich ablaufen kann". Freilich wird man jene rein phänomenal als „Straffung" gekennzeichnete Phase genetisch-dynamisch wohl nur auf eine zunächst wirkungsmäßig etwa gleichstarke Anspannung von Agonisten und Antagonisten beziehen können, ebenso wie ein Hervorspringen der Sehne des Musculus extensor hallucis, das der eigentlichen Streckbewegung der Zehe um mehrere Zehntelsekunden vorangeht, wohl nur infolge einer Mitkontraktion des Antagonisten so lange ohne Bewegungseffekt bleiben wird. Aber man kann gewiß mit HERZ hier von einer vorübergehenden Abstoppung der Bewegung durch Überwiegen der „Tonisierungskomponente" über die „Bewegungskomponente" sprechen („Versteifungsinnervation" im Sinne von WACHHOLDER). Jene Deutung steht auch in bestem Einklang mit dem bei der *Willkür*bewegung des Athetotikers oft schon grobklinisch sehr eindrucksvollen, durch feinere Methoden sich bestätigenden Befunde (s. unten S. 414, vgl. auch oben S. 411). — Zusammenhänge zwischen den Bewegungen eines Körperabschnittes und denen eines anderen wurden von HERZ vermißt, bei stärkster Unruhe in einem Gliedabschnitt kann ein benachbarter bewegungslos bleiben (meines Erachtens wieder ein grundsätzliches Moment der Abweichung von Kletterbewegungen). Die größere Langsamkeit gegenüber den choreatischen Bewegungen resultiert nach HERZ vor allem bei Hinzurechnung der Phasen der initialen „Tonisierung" und des Verharrens in der Endstellung, während die eigentliche *Bewegungs*phase nur wenig langsamer als bei der choreatischen Bewegung sei. (Je nachdem man nur die eigentliche Bewegungsphase, oder aber jeweils den aus tonischen und Bewegungsphasen zusammengesetzten Ablauf als ganzen ins Auge faßt, wird man nicht nur über das Tempo, sondern auch über Diskontinuität oder Kontinuität verschieden urteilen. WILSON etwa hebt den langsamen und konfluierenden Charakter gegenüber der Chorea hervor, freilich nicht ohne darzutun, daß diese Kennzeichnung für beiderlei Unruheformen nur eingeschränkte Gültigkeit hat.)

Wenn sensible Reize, wie gesagt, im allgemeinen athetosesteigernd wirken, so gibt es doch nicht selten eine *bestimmte* Art lokaler Reizeinwirkung, die eine für den Kranken gerade besonders lästige Krampfbewegung oder tonische Haltung reflektorisch immer wieder zur Lösung zu bringen vermag (hervorgehoben von FOERSTER, für die verwandten Erscheinungen beim Torsionsspasmus unter dem Namen „Gegendruckphänomen" näher analysiert von WARTENBERG). Von hier aus wird auch einigermaßen begreiflich, daß eine bestimmte Gesamthaltung mit einem Minimum, eine andere mit einem Maximum des unwillkürlichen Bewegungsspieles einherzugehen pflegt, wohl entsprechend einer zugeordneten Gegensätzlichkeit der gesamten — vor allem extero- und propriozeptiven — Reizsituation und deren reflektorischer Auswirkung. Optimal ist meist die Bauchlage (bei manchen Fällen eine typische „Hockerstellung"), zuweilen die Seitenlage; „am schlechtesten wird die Rückenlage vertragen" (FOERSTER)[1]. In dieser optimalen Lage zeigen zugleich die Glieder eine *typische Abweichung von der normalen Ruhelage*, nach welcher Stellung hin sie auch während der Spontanunruhe immer wieder tendieren: Supinationsstellung des Fußes, Beugung von Knie und Hüfte, Rumpf und Kopf, Beugung der Finger, Beugung mit Ulnaradduktion und Pronation der Hand, Beugung im Ellenbogen, Abduktion und Retraktion in der Schulter. Die hieraus sich ergebende „typische Hockerstellung" hat nach FOERSTER mit der „Kletterhaltung der Affen in der Ruhe, speziell der Lemuren, wenn sie schlafend am Baum hängen, eine unverkennbare Ähnlichkeit"; dieselbe Stellung ist auch die Ruhelage des neugeborenen Kindes, der seine Glieder immer wieder zustreben. Beim Striatumsyndrom ist es nach FOERSTERs pathophysiologischer Analyse die pathologische Enthemmung der Pallidumtätigkeit, die diesen „bestimmten stellunggebenden Faktor" pallidärer Herkunft wieder in Erscheinung treten läßt.

4. Willkürbewegungen. Ihr Hauptkennzeichen beim athetotischen Syndrom liegt im Auftreten starker, oft sehr verbreiteter *„Mitbewegungen"* (LEWANDOWSKY, 1905) sowohl an den zu bewegenden Körperteilen selbst, als auch an

---

[1] Siehe hierzu LOTMAR (1) S. 17 und 19f. (insbesondere Hinweis auf die Beziehungen zu den „induzierten Tonusveränderungen" im Sinne von K. GOLDSTEIN) und unten S. 418, Anm. 1.

normalerweise bei der betreffenden Handlung in Ruhe verharrenden Körperregionen.

Beim Einsetzen wie im weiteren Verlauf jeder Willkürbewegung erfolgt normalerweise eine Sonderung der gesamten Willkürmuskulatur in „Mitwirker" und „Nichtmitwirker" (KÜPPERS), wobei allerdings einem Teil der Nichtmitwirker die wichtige Rolle zufällt, an der *Bewegung* nicht beteiligte Körperabschnitte in bestimmten *Stellungen* zu erhalten, und wobei von Phase zu Phase der Bewegung ein aufs genaueste geordneter Übertritt von Muskeln und Muskelteilen aus der Mitwirker- in die Nichtmitwirkergruppe und umgekehrt sich vollziehen muß. Nur ein Teilvorgang dieser Gruppierung und Umgruppierung ist übrigens das aufeinander abgestimmte Verhalten von *Agonisten und Antagonisten* bei Haltung und Versteifung wie Bewegung, bald im Sinne „reziproker" Innervation, bald gleichzeitiger, aber dynamisch usw. genau abgestufter Kontraktion (letzteres insbesondere bei starker Haltungsinnervation, wie bei Aufrechterhaltung einer Stellung mittels Versteifungsinnervation, und bei leicht oder ausgesprochen „versteifter" Bewegungsinnervation); erst hierdurch wird der Zeitpunkt des Einsetzens, Tempo, Ausmaß, Form und Kraftaufwand der Bewegung, Haltung und Versteifung jedes einzelnen Gliedabschnittes innerhalb der Gesamtbewegung geregelt, und zwar durch primär *zentrale* Abstimmung der Impulse in Anpassung an die gerade obliegende Gesamtaufgabe [s. hierzu die grundlegende Darstellung von WACHHOLDER (1) und dessen zum Teil in Gemeinschaft mit ALTENBURGER ausgeführte einschlägige Arbeiten].

Schon diese elementarste, die agonistisch-antagonistische Stufe der Koordination ist nun bei der Athetose oft erheblich mitgestört, nicht selten in dem Grade, daß mit dem Momente der Bewegungsintention ein *allgemeiner wahlloser* Kontraktionsimpuls in alle Muskeln des zu bewegenden Gliedes einschießt, der es in der Ausgangsstellung sozusagen erstarren läßt, ja oft geradezu in die der intendierten entgegengesetzte Bewegungsrichtung wegtreibt (wie das namentlich FOERSTER schildert); dazu kommt dann noch eine oft weitgreifende Ausdehnung solcher Tonisierung auf unbeteiligt bleiben sollende Gliedabschnitte, auf andere Glieder usw., oder es werden gerade diese bewegt bei tonischem Erstarren der eigentlich zu bewegenden. Waren die zur Mitwirkung bzw. Nichtmitwirkung an einer Handlung bestimmten Regionen bis dahin Sitz athetotischer Spontanbewegungen, so kommt die nämliche Mitbewegungstendenz in einer unter Umständen sehr lebhaften Steigerung und Ausbreitung dieses Bewegungsspieles zum Ausdruck, wie schon oben (S. 411) berührt wurde. Die Ausdehnung all dieser Irradiationen kennt grundsätzlich keine Grenzen, kann im Einzelfalle Rumpf, Kopf und sämtliche Glieder, die mimische, Zungen- und Phonationsmuskulatur in einen förmlichen Ausbruch stürmischster Unruhe hineinreißen, wo vielleicht nur die Hand zu reichen beabsichtigt ist. Auch *gleichsinnig-symmetrische* Mitbewegungen (z. B. beim kräftigen Faustschluß oder beim Versuch dazu) kommen nach meiner Erfahrung vor — FOERSTER erklärt sie für „recht konstant" —, während sie in dem filmisch untersuchten Materiale von HERZ allerdings nur vereinzelt gefunden wurden.

Pathophysiologisch können diese Mitbewegungen keineswegs *allein* erklärt werden als Reflex oder Reakt auf die in den *legitimen* Mitwirkern und in den übrigen Gebilden des zugehörigen Gliedabschnittes anläßlich der Primärbewegung entstehenden sensiblen (besonders propriozeptiven) Reize. Denn nach Durchschneidung der Hinterwurzeln eines Gliedes erfolgen bei Willkürbewegungen desselben sowohl in ihm selbst wie in anderen Körperteilen immer noch Mitbewegungen; es folgt hieraus, „daß die Irradiation des Willensimpulses bereits an einer zentralen Stelle, die mit der Weiterleitung der corticalen Impulse betraut ist, stattfindet" (FOERSTER).

In bezug auf *die Verlangsamung oder das Dahinfallen des Bewegungsbeginnes* vertritt FOERSTER die Meinung, daß daran nicht nur die geschilderte abnorm starke Mitinnervation des Antagonisten, sondern auch eine mangelhafte Innervation des Agonisten selbst Schuld trage, mindestens im Sinne mangelnder Promptheit und Stetigkeit der Anspannung, was besonders da zutage trete, wo beim Intentionsbeginn der Antagonist sich schon in krampfhafter athetotischer Anspannung befindet, aber auch ohnedem als selbständige Innervationsentgleisung vorkomme.

An den Leistungen des *Sitzens, Stehens* und *Gehens* wirken sich die angeführten Einzelmomente gestörter Willkürbewegung in vielen Fällen in besonders schwerem Grade aus, lassen diese Akte nicht selten nur unter starker Hilfe, nur in flüchtigen Ansätzen oder überhaupt nicht mehr zustande kommen (wie das am eingehendsten und anschaulichsten FOERSTER dargestellt hat).

An einfachen Fingerbewegungen wurde die Willkürbewegung Athetosekranker durch F. H. LEWY mit denselben Methoden wie bei der Chorea untersucht (oben S. 409). Die Bewegungskurven zeigen zum Teil sehr ausgesprochen ein tonisches Verharren in der willkürlich vollzogenen Fingerbeugungsstellung; das Elektromyogramm kann während dieser tonischen, anscheinend fast stromlosen Phase des Beugers ein dauerndes starkes, erst nach langer Zeit zu einem Bewegungseffekt (Rückbewegung des Fingers) führendes aktives Ankämpfen des Streckers gegen die intentionswidrige Beugungsstarre aufweisen. Zusammenfassend hebt indessen der Autor mit Recht hervor, die Kurven seien noch schwerer zu übersehen als bei der Chorea und „anscheinend in verschiedenen Fällen auch nicht gleichartig zu bewerten“.

Für die besonders starke *Störung fortlaufender antagonistischer Bewegungsfolgen* (Adiadochokinese im weiteren Sinne, unten S. 430, Anm. 1) bilden das maßgebende Moment wohl hauptsächlich die Störungen in der zeitlichen Abstimmung der agonistisch-antagonistischen Innervation, die zu Zögerungen und Unterbrechungen, wenn nicht gar zum Unterbleiben intendierter Bewegungen unter Ersatz gewissermaßen durch einen „Intentionskrampf“ führen; nach FOERSTER überdies der besprochene Mangel an Promptheit der Innervation des jeweiligen Agonisten. Gleiches gilt für *andere Bewegungsfolgen,* die sich in einem funktionell zusammengehörigen Muskelgebiete durch ständig wechselnde, fließende Umgruppierung der Bewegungsgestalt zu vollziehen haben (Sprechen, Schreiben usw.). Hier wie sonst steigert aber namentlich auch das Hereingerissenwerden unzugehöriger Muskelgruppen und Körperabschnitte in die Bewegung die Deformierung oder das Scheitern des intendierten fortlaufenden Aktes.

5. Reaktiv- und Ausdrucksbewegungen. Durch dasselbe Geschehen erhalten ferner alle Reaktiv- und Ausdrucksbewegungen einen übermäßigen, oft geradezu grotesken Charakter. Und es genügen oft schon sehr geringfügige sensibelsensorische oder affektive Anlässe, um einen solchen reaktiv-expressiven Bewegungssturm zu entfesseln, Anlässe die beim Gesunden überhaupt nicht merklich ins Motorische ausstrahlen würden (somit starke Irradiation und gestaltliche Deformierung bei stark herabgesetzter Reizschwelle). Bei aller Bizarrheit der Verzerrung können sich dabei mehr oder weniger weitgehende Anklänge zeigen entweder an normale Abwehr- oder Fluchtreflexe primitiver (auch frühkindlicher) Stufe, oder — durch Neigung zur Annäherung an die Reizquelle bis zur Berührung, ja Umklammerung — Anklänge an primitive Angriffsreflexe oder -reakte. FOERSTER, dem wir eindrucksvolle Schilderungen dieses reaktiven Verhaltens verdanken, will auch hier vor allem einen Rückschlag in Kletterbewegungen der Affen sehen (vgl. hierzu oben S. 412).

Auch bei den Reaktiv- und Ausdrucksbewegungen kehrt ferner die oben beschriebene Neigung zu langdauerndem krampfförmigem *Verharren* wieder (unter anderem in Form von Zwangslachen und -weinen); Affektausdruck und Affekt verlieren dadurch zeitlich weitgehend ihre Zuordnung [1]. Übrigens führt

[1] Daß *Zwangslachen und -weinen* auf Striatumläsionen beruhen können, erscheint durch die Erfahrungen beim Status marmoratus gesichert [C. u. O. VOGT (1919, S. 20)]. Aber auch andere Kerne und Bahnen kommen in Betracht (Thalamus, Pyramidenbahn, Stirnhirnmark), und es herrscht im ganzen lokalisatorisch und pathophysiologisch noch wenig Klarheit [s. dazu einige Angaben bei LOTMAR (1) S. 33f.]. Eingehendste Behandlung der Frage in neuerer Zeit: WILSON (1924).

spontanes athetotisches Bewegungsspiel der mimischen und Augenmuskeln nebst den *Mitbewegungen* dieser und benachbarter Muskelgebiete (Kopf-, Zungen-, Kehlkopfmuskeln) häufig zu rasch wechselnden *bloß scheinbaren* Ausdrucksbewegungen; keiner der entsprechenden oft ganz disparaten Gemütszustände liegt dabei wirklich zugrunde. Näher besehen kennzeichnen sich übrigens derlei „Ausdrucksbewegungen" zumeist auch *rein motorisch* als mit normalen nicht übereinstimmend; ja auch willkürlich hervorzubringende *Grimassen* vermöchten das *athetotische* „Grimassieren" nicht getreu wiederzugeben (ganz ähnliches gilt für die willkürliche Nachahmung athetotischer Spontan- und Willkürbewegungen, wie das bezüglich der ersteren schon oben S. 412 hervorgehoben wurde).

6. Muskeltonus und zugehörige Symptome. Für das Verhalten gegenüber *passiven Bewegungen* und den *Muskeltonus überhaupt* ist folgendes kennzeichnend: Bei passiver *Dehnung* tritt zumeist ein „*Spasmus mobilis*" hervor, derart, daß eine *als Habitualzustand anzusprechende Hypotonie* (abnorme Dehnbarkeit der Muskeln verbunden mit Überdehnbarkeit der Gelenke, Foerster) wechselt mit einer *Hypertonie*, die entweder beruht auf gerade in dem geprüften Körperteil sich abspielenden *spontanen* Krampferscheinungen oder auf einer *reaktiv* einschießenden Starre (ausgelöst durch die mit der Prüfung gesetzten sensiblen Reize und Affektwirkungen).

Bei Annäherung der Insertionspunkte eines Muskels besteht zwar eine gewisse Neigung zu Fixations- (Adaptations-) spannung, jedoch auch diese inkonstant und variabel im Sinne des Spasmus mobilis (Foerster). Der plastische (formgebende) Muskeltonus ist nach Foerster im Zustande voller Ruhe entschieden herabgesetzt.

Tonische Halsreflexe konnte Herz bei allen seinen athetotischen Fällen infantiler Halbseitenparese nachweisen.

Je nach der Ausdehnung des zugrundeliegenden Krankheitsprozesses können (außer dem Unterschiede doppel- und halbseitiger Formen) auch die einzelnen Glieder in *verschiedenem* Grade befallen sein, und namentlich können an Stelle einer universellen Ausprägung die den motorischen Hirnnerven zugehörigen Muskelgebiete bei starkem Ergriffensein des übrigen Körpers fast freibleiben, wie auch umgekehrt weitaus am stärksten befallen sein (pseudobulbäre Form des athetotischen Syndroms). — Manche weitere Einzelheiten der Motorik bei der Athetose müssen der Darstellung der besonderen Krankheitsbilder überlassen bleiben.

III. Torsionsspasmus.

1. Torsionsspasmus und Athetose. Anatomische Vorbemerkungen. Nachdem Oppenheim 1911 als erster die *organische* Natur dieses motorischen Syndroms erkannt hatte, wurde schon 1913 von ihm (Lehrbuch 6. Aufl., S. 907) und von O. Foerster die nahe Verwandtschaft mit der Athetose betont. Doch handelt es sich nach des letzteren eingehender Analyse von 1921 (jetzt unter dem Namen des „Crampussyndroms") vielmehr um ein *lokales* Athetosesyndrom: „Beim Crampussyndrom fährt auf einen sensiblen oder sensorischen Eindruck, auf eine Emotion hin die Reaktion sozusagen immer in die auch spontan vom Krampf ergriffenen Muskeln und synergischen Muskelgruppen, und zwar auch wieder in Form des Crampus; ebenso werden diese Muskeln vom Crampus befallen, wenn sie oder eine Gruppe von ihnen willkürlich innerviert werden." — Über die *nosologische Zugehörigkeit* der das Syndrom bietenden Fälle siehe im speziellen Teil. Daß außer den zur Wilson-Pseudosklerosegruppe, zum Huntington und zur Lethargica gehörigen Fällen noch eine besondere heredofamiliäre Krankheitsgruppe des Torsionsspasmus existiert, halte ich für wahrscheinlich; doch bedarf dies noch der Sicherung.

Anatomisch liegen Veränderungen vor allem im *Striatum* zugrunde. Eine (meist geringere) Beteiligung des *Pallidum* oder des *Ruber* wird von Kleist und von Herz als mitbedingend für diese Sonderform extrapyramidaler Bewegungsstörung angesehen. Auf die in manchen der Fälle begleitenden Veränderungen des *Subthalamicum* will HERZ „die zuweilen auftretenden Bewegungskombinationen und die verwickelteren Unruheerscheinungen" einzelner Fälle zurückführen (wälzende und drehende Kopf-, Arm- und Rumpfbewegungen). — Übersichten über das anatomische Material bei LOTMAR und bei HERZ. Seither pathologisch-anatomische Fälle namentlich von A. JAKOB (ausführlicher dargestellt in den Arbeiten von DIAS, LÜTHY, und einer erst angekündigten von BALTHASAR), von SCHMITT und SCHOLZ, von DAVISON and GOODHART.

2. Spontanbewegungen. Ebensowenig wie für das athetotische ist auch für das torsionsspastische Syndrom ein spontanes Bewegungsspiel in der Ruhe obligat; ja OPPENHEIM hielt es sogar für charakteristisch, daß „in ruhiger Rückenlage im Gegensatz zur Athetose alle motorischen Reizerscheinungen fehlen oder in den Hintergrund zu treten pflegen, um erst bei willkürlicher Bewegung zum Vorschein zu kommen". Wo aber ein Bewegungsspiel in der Ruhe besteht, da trifft es in einem gewissen Gegensatz zur Athetose und einigermaßen auch zur Chorea am stärksten die Muskulatur des Rumpfes und Kopfes sowie der proximalen Gliedabschnitte (MENDEL, HERZ), nach FOERSTER die Beine stärker als die Arme. Gegenüber der doppelseitigen Athetose betont MENDEL als unterscheidend, daß fast in allen Fällen die Gesichtsmuskulatur völlig frei bleibt. Indessen schildert FOERSTER ihre Beteiligung, und HERZ analysiert filmisch einen postencephalitischen Fall mit ausgesprochener Beteiligung der Gesichtsmuskulatur (Beobachtung 18). Die Frage, ob hierin die einzelnen ätiologisch verschiedenen Formen des Torsionsspasmus (die noch strittige „idiopathische", die hepato-lentikuläre, die encephalitische usw.) etwa voneinander abweichen, ist bei der speziellen Nosologie zu behandeln.

Namentlich in den vollentwickelten Fällen zeigt das spontane Bewegungsspiel meist langsamen Ablauf, sowie ungeheuer starke Intensität und Dauer der Kontraktionen (FOERSTER). MENDEL sieht in ihnen „ein Gemisch von choreatischen, athetotischen, ticartigen, hemiballistischen, parkinsonartigen Bewegungen", und kennzeichnet sie weiter als „grotesk, bizarr, klonisch-tonisch, mit Überwiegen des tonischen Momentes, schlangenförmig, wurmartig, stereotyp; besonders charakteristisch sind aber die ziehend-drehenden, die ‚torquierenden' Bewegungen des Rumpfes und der Extremitäten, die durch plötzliche Stoß-, Ruck- und Schleuderbewegungen, durch plötzliches Emporwerfen oder Abduzieren einer Extremität zeitweise unterbrochen werden". Die Beimischung typisch athetotischer, choreiformer und tremorartiger Elemente haben auch zahlreiche andere Autoren hervorgehoben (Übersicht bei HERZ, der ferner außer tikartigen auch noch myorhythmische Beimischungen beobachten konnte). FOERSTER hat hervorgehoben, daß wie bei der Athetose in schweren Fällen „ausgesprochene Krampfsynergie" in Erscheinung tritt, z. B. Streckkrampf eines oder beider Beine verbunden mit schwerem Opisthotonus des Kopfes und der Wirbelsäule, oder Beugekrampf eines Beines verbunden mit Flexion der Wirbelsäule.

Die auf den bloßen Augenschein gegründeten Kennzeichnungen erfuhren im wesentlichen Bestätigung, zum Teil aber Modifikation durch die *Filmanalysen* von HERZ, der eine genauere Abgrenzung der für „Torsionen" als den *spezifischen* Anteil solcher Unruhebilder maßgebenden Eigenheiten zu gewinnen versucht hat.

Primitive und kombinierte Einzelbewegungen setzen danach auch die Torsionen zusammen, aber es bilden sich zuweilen durch Aneinanderschließen mehrerer Einzelbewegungen in der gleichen Folge Bewegungs*kombinationen,* die den „verwickelteren Unruheerscheinungen" in HERZ' Sinne (vgl. unten S. 420, 424) ähneln und die dann mit großer Regelmäßigkeit immer *wiederkehren.* Eigentlich kennzeichnend ist nach HERZ nicht der torquierende Bewegungs*effekt,* vielmehr ein bestimmter Bewegungs*ablauf,* der sich auch in Muskeln abspielen kann, die keinen Dreheffekt haben. Dieser besondere Ablauf besteht in „*ruckartigem Anspringen* des Muskels", das nur eine ganz geringe Bewegungsexkursion zur Folge hat. Am Ende dieser Tonisierung beginnt erst die kontinuierlich ablaufende eigentliche Bewegung, deren Tempo ebenso schnell ist wie das der athetotischen, an deren Endpunkt aber die *momentane Haltung besonders lange beibehalten* wird, viel länger als bei der athetotischen Bewegung (bis über 1 Minute).

Das Moment des „Stereotypen" (MENDEL) tritt auch in den Filmanalysen von HERZ deutlich zutage, vor allem in der Einförmigkeit von Kopftorsionen; auch an Arm und Rumpf werden fast immer die gleichen Muskeln von der Unruhe befallen, nur daß bei Befallensein mehrerer Körperteile ein unregelmäßiger Wechsel der Torsionen verschiedener Gliedabschnitte besteht. Kombinationsbewegungen — z. B. aus Kopf-, dann Rumpf- oder Armbewegungen zusammengesetzt — sind stets einförmig. Der Sterotypie der befallenen Muskelgruppen steht aber ein *durchweg unregelmäßiger Wechsel des Intervalls* zwischen den einzelnen Bewegungen gegenüber.

Außer in der Bevorzugung von Kopf, Rumpf und proximalen Gliedabschnitten sieht HERZ den Unterschied gegenüber dem athetotischen Bewegungsspiel vor allem in der besonders starken Tonisierung; doch kommt dazu ein weiteres Moment: „Wenn bei der Athetose die tonische Komponente so stark ausgeprägt ist wie bei den Torsionen, dann wird die Unruhe viel weitgehender gehemmt als das bei den torquierenden Bewegungen der Fall ist. Man muß also annehmen, daß bei den Torsionen nicht nur die tonuserhöhenden Einflüsse stärker in Erscheinung treten als bei den athetotischen Bewegungen, sondern daß auch der Antrieb zum spontanen Bewegungsdrang mit einer stärkeren Triebkraft ausgestattet ist, wobei sich die Bewegungskomponente gegen relativ starke tonuserhöhende Einflüsse geltend machen kann". — Gemeinsam mit Chorea und Athetose ist es der Dauerunruhe des Torsionsspasmus, daß sie durch jeden Affekt, auch schon durch die auf die Unruheerscheinungen gerichtete Aufmerksamkeit des Kranken, wie durch den Versuch willkürlicher Unterdrückung eine Steigerung erfährt (MENDEL; FOERSTER sah namentlich auch *reaktives* Auftreten des Krampfes in solchen Muskeln, welche auch spontan von ihm ergriffen wurden, z. B. auf ein Geräusch hin). Dieselbe Unruhesteigerung bewirken endlich auch hier alle *Willkür*bewegungen, wie auch die willkürliche Fixierung eingenommener Haltungen (Sitzen, Stehen). Hinsichtlich des Bestehens einer optimalen Ruhelage (BONHÖFFER, MENDEL, FOERSTER u. a.) gilt gleichfalls ähnliches wie bei der Athetose[1].

3. Willkürbewegungen. Für diese ist es bezeichnend, daß sich (wenigstens in schweren Fällen) ein Krampf mit Vorliebe in solchen Muskelgruppen einstellt, die zur Ausführung jener Bewegungen innerviert wurden[2]. Dagegen *fehlt* nach FOERSTER die Störung der Willkür- durch die für die Athetose so typischen *Mitbewegungen,* es kommt daher auch nicht zu den für die Athetose kennzeichnenden „Massenbewegungen"; soweit Sitzen, Gehen, Stehen beeinträchtigt sind, beruhe das einerseits auf jenen sich störend einschiebenden (ausgelösten) Krampfzuständen, andererseits auf sekundären Abwehrmaßnahmen des Kranken.

4. Abnorme Dauerhaltungen. Tonus überhaupt. Wie bei der Athetose den athetoiden Haltungen, so kommt auch beim Torsionsspasmus *torsionellen Dauerhaltungen,* mögen sie im Einzelfalle auch nur bei gewissen Körperstellungen und Bewegungsleistungen (Sitzen, Stehen, Gehen) hervortreten und beim Liegen

[1] Oben S. 413. Für den einen lokalen Torsionsspasmus darstellenden „Torticollis spasticus mobilis" haben jüngst QUADFASEL und KRAYENBÜHL die Beeinflussung des Krampfes durch die verschiedensten äußeren Faktoren einer gründlichen Analyse unterzogen.

[2] Dieses Einschießen von Krampf in zunächst willkürlich innervierte Muskeln muß bei aller Ähnlichkeit der Erscheinungsweise auseinandergehalten werden von der häufigen absichtswidrigen und bewegungshemmenden Mitinnervation der jeweiligen *Antagonisten* bei der *allgemeinen Athetose* (oben S. 414), obwohl auch hier namentlich infolge der auf die willkürliche *Überwindung* dieses Widerstandes gerichteten Anstrengung oft ein förmliches „Erstarren" des zu bewegenden Körperteiles eintritt. Daß aber auch bei der Athetose zweifellos eine Auslösung von Spontanbewegungen in dem bewegten Gliede *durch* die Willkürinnervation vorkommt, ist etwas mit der in Rede stehenden Erscheinung beim Torsionsspasmus Verwandtes.

oder etwa beim Kriechen auf allen Vieren sich ausgleichen, für das Gesamterscheinungsbild große Bedeutung zu. Vor allem gilt dies von einer sehr häufigen und oft hochgradigen *Haltungslordose der unteren Brust- und der Lendenwirbelsäule,* zuweilen verbunden mit *Skoliose.* Starkes Vorspringen der Gesäßgegend (Oppenheim, Flatau und Sterling, Mendel u. a.) führt dann insgesamt zu einer „Dromedarstellung" (Oppenheim) oder „Vogel-Strauß-Haltung" (Mendel). Gerade diese Haltungen verleihen dem Stehen und mehr noch dem Gehen des Kranken — neben der Steigerung der Spontanunruhe vom einschlägigen Typus — in besonderem Maße den Charakter des „Bizarren", des „Manierierten" usw. In den auf Lethargica beruhenden Fällen spielen solche torsionelle *Haltungen,* wie mir scheint, besonders häufig eine *überwiegende* Rolle gegenüber spontaner Unruhe torsionsspastischen Charakters, ja jene Haltungen können hier, auf enger umschriebene Körperabschnitte beschränkt, Erscheinungsbilder schaffen, die von den ursprünglich unter dem Namen des Torsionsspasmus geschilderten recht erheblich abweichen und Übergänge zu etwas atypischen *parkinsonistischen* Haltungsanomalien darstellen.

Gegenüber *passiven* Bewegungen ist der *Dehnungswiderstand* intervallär vermindert (Oppenheim, Mendel, Foerster), eine Hypotonie, die auch mit Abschwächung der Sehnenreflexe einhergehen kann (Oppenheim, Mendel). Wie bei aktiven, so besteht auch bei passiven Bewegungen, namentlich wenn sie wiederholt werden, eine Neigung zum Einschießen von Krampf in die passiv beanspruchten Muskeln. Sowohl durch die zeitweilig spontan einschießenden, wie auch durch diese an aktive oder passive Bewegungen anknüpfenden krampfhaften Kontraktionen wird somit ein als *„Dystonie"* bezeichneter *Wechsel zwischen Hypo- und Hypertonie* bedingt, der manchen Beschreibern des Torsionsspasmus in hervorstechendem Maße kennzeichnend erschien (Oppenheim, Mendel). Gleich der „Poikilotonie" (oben S. 409) stellt auch diese „Dystonie" eine dem „Spasmus mobilis" verwandte Erscheinung dar. Sie unterscheidet sich von dem für die doppelseitige Athetose typischen Spasmus mobilis durch die größere Wucht und die Neigung zu viel längerem Andauern der jeweils einschießenden hypertonischen Phase, und durch die sonstigen (örtlichen und zeitlichen) Eigentümlichkeiten der die Dystonie mitbedingenden Spontanunruhe des Torsionsspastikers, die oben genauer dargestellt wurden.

IV. Myorhythmie, Myoklonie, organische Tics und Verwandtes.

1. Vorbemerkung. Auch diese Gruppe von Unruheerscheinungen hat ihre anatomische Grundlage in der Schädigung von Anteilen des extrapyramidal-motorischen Systems (einschließlich der in der „zentralen Haubenbahn" verlaufenden Verbindung von Pallidum und Ruber mit der unteren Olive); nur bei einem Teil der Einzelstörungen läßt sich der *genauere* Sitz der zugrunde liegenden Schädigung schon mit ausreichender Sicherheit angeben. Ihre Aufreihung in diesem Unterabschnitt, die nicht von *lokalisatorischen* Gesichtspunkten innerhalb des extrapyamidal-motorischen Systems ausgeht, ermöglicht es am besten, ihre wechselseitigen *allgemein-symptomatologischen* Verwandtschaftsverhältnisse herauszustellen.

2. Myorhythmien. Das Prototyp dieser Unruheform bilden auch heute noch jene zuerst von Klien (seit 1907) in ihrer anatomischen Grundlage aufgedeckten „kontinuierlichen rhythmischen Krämpfe des Gaumensegels und der Schlingmuskulatur"[1]. Es handelt sich um rhythmische (öfters auch leicht arrhythmische), in einzelnen Fällen wenig, in anderen sehr ausgiebige, nach Stärke und Tempo etwas schwankende, durchschnittlich 130—190mal in der Minute —

[1] Ältere Literatur bei Klien (1904 und 1907). v. Bogaert und Bertrand wählen die Bezeichnung „assoziierte synchrone und rhythmische Myoklonien". Mit Kleist, Herz u. a. möchte ich aber heute die strengere terminologische Gegenüberstellung von Myrhythmien und Myoklonien befürworten (die in meinen Darstellungen von 1926 und 1931 noch nicht durchgeführt ist).

ohne jede Beziehung zur Pulsfrequenz — auftretende schnelle Kontraktionen mit etwas langsamerer Erschlaffung, „ähnlich wie die Augenbewegungen beim Nystagmus" (daher im fremdsprachigen Schrifttum Bezeichnungen wie „nystagme du voile"). Einmal eingetreten, verschwinden sie auch nicht im Schlafe, ja nicht einmal in der tiefen apoplektischen Benommenheit und in der Agone (KLIEN), sind überhaupt durch keinerlei äußere Einwirkung zu beeinflussen. Betroffen sind vor allem die schon genannten Muskelgebiete und ein Teil der Kehlkopfmuskeln, jedoch in manchen Fällen überdies entferntere wie der Levator palpebrae, das Facialisgebiet (bald das obere, bald das untere), die Intercostalmuskeln, das Zwerchfell, offenbar je nach der Ausdehnung des Herdes. Bei einseitigem Herd sind die Zuckungen stets ein-, und zwar gleichseitig; unter KLIENs Fällen befand sich auch einer mit beiderseitigen Zuckungen auf Grund von Herden beider Zahnkerne.

Während in seinen Fällen durchweg primäre *Dentatumläsionen* zugrundelagen (mit sekundären Veränderungen im Bindearm und gekreuzten Ruber sowie in der gekreuzten unteren Olive)[1], so haben später FOIX, CHAVANY et HILLEMAND; LHERMITTE, LÉVY et TRELLES; FREEMAN ein klinisch sehr nahe verwandtes Bild (nur mit zum Teil langsamerer Zuckungsfrequenz bis herab zu 52) auf Läsionen der *Brückenhaube* unter Beteiligung der *zentralen Haubenbahn* zurückführen können. Anatomisch beiden Beobachtungsreihen *zugleich* steht nahe der Fall von v. BOGAERT[2].

Erscheinungsmäßig zum Teil verwandt mit diesen auf groben Herdläsionen beruhenden Myorhythmien sind diejenigen des akuten und chronischen Stadiums der Lethargica, doch ohne daß eine Beschränkung auf die genannten Muskelgebiete hervorträte. Spezielle Hinweise auf die *hier* für das Symptom verantwortliche Läsionsstelle lassen sich aus den einschlägigen Sektionsfällen (z. B. BOSTROEM, MORSE, WIMMER. Näheres bei LOTMAR, 1, S. 12) nicht entnehmen; sie zeigen jedenfalls weder ein besonders starkes Befallensein des Dentatum oder des dentato-rubro-thalamischen Systems, noch der unteren Olive bzw. ihrer Verbindungen, noch der Stammganglien, insbesondere des von O. FOERSTER für die „Myoklonie" schlechthin in Anspruch genommenen Striatum oder der von SPATZ für die Lethargicamyoklonien — unter denen ja zumeist Myorhythmien verstanden werden — als maßgebend vermuteten Nigra (vgl. STERNs Werk S. 71, 72). Die Möglichkeit, daß in einzelnen Fällen *spinale* Veränderungen zugrundeliegen, soll hier nicht verfolgt werden; Fälle von WINKELMAN und WEISENBURG, auch ein von STERN S. 72 kurz mitgeteilter könnten in diesem Sinne verwertet werden. Die genauere klinische und pathophysiologische Besprechung der einfacheren Myorhythmien der Lethargica, wie der ihnen mehr oder weniger nahestehenden „Bradykinesen" bzw. „Bradyhyperkinesen", „komplexen Myorhythmien" (KLEIST) oder „verwickelteren Unruheerscheinungen" (HERZ) erfolgt in dem Lethargicaabschnitt des speziellen Teiles, zumal eine anatomische Zuordnung derselben zu Läsionen bestimmter Abschnitte des extrapyramidal-motorischen Systems beim Fehlen von Sektionsbefunden noch nicht möglich ist (s. einstweilen das Referat von RUNGE, die Monographie von F. STERN; die von KREBS war mir nicht zugänglich).

Die Aufgabe, *die Myorhythmie gegenüber dem Antagonistenzittern genauer abzugrenzen,* kann durch *Filmanalyse* derjenigen Vorkommnisse von Myorhythmie

[1] Herde im Kleinhirnmark, welche die Verbindungen der Kleinhirnrinde zum Dentatum unterbrachen, fanden sich in dem Falle von GRILL und LAURÉN.

[2] Da es sich hier und bei FOIX und Mitarbeitern um *rhythmische* „Myoklonie" handelte, so wären sie in der Arbeit von HERZ nicht auf S. 114 f., sondern in die Reihe der auf S. 152 f. zusammengestellten Sektionsfälle einzuordnen gewesen. — Zur pathophysiologischen Deutung dieser Krampfform vgl. noch die Arbeit von HIRSCH. Klinische und pathophysiologische Erörterungen, sowie weitere Literatur bei GUILLAIN und MOLLARET.

gelöst werden, bei welchen es sich — anders als in den oben zum Ausgangspunkt genommenen Myorhythmien der Schlingmuskulatur usw. — in sinnfälliger Weise um eine durch Agonistenwirkung geschehende Hin- und durch Antagonistenwirkung geschehende Rückbewegung des befallenen Körperabschnittes oder Gliedes handelt[1]. HERZ kam hierbei zu folgenden Ergebnissen:

In den antagonistischen „Einheiten", jeweils gebildet aus zwei entgegengesetzten Einzelbewegungen (z. B. Beugung und Streckung), folgt zwar bei der Myorhythmie ebenso wie beim Antagonistenzittern die eine Phase jeweils sofort auf die andere, und auch die Zeiträume zwischen den einzelnen „Einheiten" sind untereinander fast gleichlang, letztere jedoch bei den Myorhythmien immer bedeutend länger als die Zwischenzeit zwischen der Hin- und der Rückbewegungsphase jeder einzelnen Einheit. Die Einheiten sind daher gegeneinander viel deutlicher abgesetzt als beim Antagonistenzittern. Langsamer ist übrigens bei der Myorhythmie auch das Tempo der Einzelbewegungen selbst. Eine Übereinstimmung zwischen beiden Unruheformen fand sich aber wieder insofern, als auch die myorhythmischen Bewegungen in seinen Fällen während einer Willkürbewegung des betroffenen Gliedabschnittes (in einem Falle auch bei passiven Bewegungen) aufhörten. In den KLIENschen Fällen von Schlingmuskelkrampf deutet allerdings die Angabe[2], daß häufig Verschlucken eintrat, die Sprache einen näselnden Beiklang hatte, die einzelnen Worte mühsam, stockend hervorgebracht und dabei viele Endsilben verschluckt wurden, auf ein Fortdauern der myorhythmischen Unruhe auch während willkürlicher Beanspruchung der betroffenen Muskelgebiete. Nach GUILLAIN und MOLLARET findet sich bei den Fällen dieser Art bald völliges Verschwinden der Zuckungen während willkürlicher Muskelkontraktion, bald bloß Abschwächung, bald endlich ein Fehlen jeglichen Einflusses der Willkürkontraktion auf die Zuckungen; auch im Einzelfalle können die verschiedenen Muskelterritorien analoge Unterschiede aufweisen; der dämpfende Einfluß der Willkürbewegung pflegt ferner im weiteren Ablauf der Fälle immer mehr zu schwinden.

3. Myoklonie. Von den beiden wichtigsten durch myoklonische Zuckungen gekennzeichneten Krankheitsgruppen, dem „Paramyoclonus multiplex" (FRIEDREICH) und der „progressiven Myoklonusepilepsie" (klinisch namentlich UNVERRICHT, LUNDBORG)[3] ist hier nur auf die allgemeine Symptomatologie des motorischen Syndroms der zweitgenannten einzugehen.

Denn für die FRIEDREICH*sche Form* fehlt es bislang an der Möglichkeit einer Zuordnung zu Läsionen des Hirnstamms überhaupt oder gar zu einzelnen Regionen desselben; anscheinend ist der Sektionsbefund des FRIEDREICHschen Falles (SCHULTZE 1888, zit. nach LUNDBORG S. 1) bisher überhaupt der einzige geblieben, und dieser war für Gehirn und Rückenmark völlig negativ. Hinsichtlich der Darstellung des motorischen Syndroms dieser Form wird daher auf den speziellen Teil verwiesen.

Bei der *progressiven Myoklonusepilepsie* sprechen die Mehrzahl der bisherigen anatomischen Befunde (Übersicht bei LOTMAR (1) S. 11 f.; (3) S. 259 f.) für eine überwiegende Bedeutung der *Dentatum*schädigung als Grundlage der myoklonischen Erscheinungen; aber in der Regel sind auch andere wichtige Hirnstammkerne, vor allem des extrapyramidalmotorischen Systems (Nigra, Ruber, Subthalamicum, Striatum, Thalamus) mehr oder weniger stark, ja vereinzelt (KRAKORA) sogar stärker als das Dentatum von den charakteristischen Ganglienzellveränderungen — Corpora-amylacea-ähnlichen Einschlüssen — mitbefallen. Und manche Befunde bei *Myoklonien anderer klinischer Zugehörigkeit* lassen es als möglich, ja wahrscheinlich ansehen, daß auch Schädigungen des *Striatum* (SCHULTZE, FRANCHINI) und auch solche der *unteren Olive* (GANS, PŘEČECHTĚL) als Grundlage myoklonischer Erscheinungen in Betracht kommen. Ohne Zweifel ist es nach alledem geboten, im Rahmen einer allgemeinen Symptomatologie der extrapyramidal-motorischen Syndrome auch die allgemeinen Züge des wichtigsten myoklonischen Syndroms, das ist des UNVERRICHT-LUNDBORGschen, hier zur Darstellung zu bringen. (Das Folgende nach den Beobachtungen von UNVERRICHT, BÜHRER, LUNDBORG; s. des Letzteren Monographie.)

[1] Ob im Falle der Schlingmuskelkrämpfe außer der blitzartigen Kontraktion und Wiedererschlaffung eines Agonisten überhaupt noch aktive Kontraktionen von Antagonisten für die Rückführung der betroffenen Gebilde in die Ausgangsstellung ins Spiel treten, das müßte, soviel ich sehe, erst noch eigens geprüft werden.

[2] KLIEN: Dtsch. med. Wschr. **1904 I**, 620.

[3] Myoklonische Zustandsbilder kommen ferner z. B. auch vor bei hepato-lentikulärer Degeneration (JESSEN), sowie bei Lethargica. Einen Fall letzterer Art, bei welchem in den von myoklonischen Zuckungen befallenen Muskeln von Zeit zu Zeit eine Ablösung durch mehrere Minuten dauernde schmerzhafte Crampi eintrat, beschrieben vor kurzem GUILLAIN, ALAJOUANINE und GARCIN.

Nur durch die *arrhythmische* Aufeinanderfolge der Einzelzuckungen unterscheidet sich *grundsätzlich* die myoklonische Unruhe von der myorhythmischen der Klienschen und verwandter Fälle. Je nach der Stärke der Zuckungen und je nachdem, ob nur ein einzelner Muskel (oder gar nur Teile eines solchen) oder aber synchron mehr weniger zahlreiche Muskeln eines Gliedabschnittes usw. in Zuckung geraten, erzielen die Zuckungen keinen, nur einen geringen, oder aber einen starken, ja mitunter gewaltigen Bewegungseffekt [1]. In ihrem „schnellenden", „blitzartigen" Charakter werden die Zuckungen mit den durch „elektrische" oder „Induktionsschläge" ausgelösten verglichen (Unverricht, Bührer). Auch die Filmanalyse bestätigt das blitzartige Einsetzen wie Aufhören der Kontraktionen ohne jedes Verharren auf dem Höhepunkte (Herz). In regelloser Weise werden beliebige Muskeln nacheinander in Zuckung versetzt, mit unregelmäßig wechselnden Pausen, der einzelne Muskel bald in isolierten, bald in gehäuften Stößen. Bald erfolgen dabei im ganzen nur wenige Schläge in der Minute, bald bis zu 40 und mehr. Bald werden symmetrisch gelegene, bald beliebige Muskeln ergriffen, die symmetrischen gelegentlich synchron, zumeist aber nicht; im allgemeinen sind die Muskeln beider Körperhälften ohne Unterschied der Stärke beteiligt. Auf dem Höhestadium der Krankheit ist die gesamte willkürliche Muskulatur einschließlich der Schluck-, Atmungs-, ja auch der Augenmuskeln, zuletzt sogar der Sphinkteren ergriffen. Die Zuckungen sind in manchen Fällen (offenbar je nach ihrer Intensität) sehr schmerzhaft.

Die *Willkürbewegungen* (auch die hochautomatisierten wie Gang und Sprache) können durch die Zuckungen erheblich gestört werden (nach Herz gilt dies nur für die von einem Bewegungseffekt begleiteten, von ihm so genannten „Ticzuckungen").

Nur bei noch schwacher Ausprägung ist eine willentliche Unterdrückung oder Dämpfung der Zuckungen möglich, in den ausgeprägtesten Stadien nehmen sie bei jeder Willkürinnervation, ähnlich wie die choreatischen, athetotischen und torsionsspastischen Spontanbewegungen, erheblich zu. Entsprechendes gilt auch für die unruhesteigernde Wirkung von sensibel-sensorischen wie von Affekterregungen („sensoklonische" bzw. „psychoklonische Reaktion": Unverricht). Während des Schlafes hören die Zuckungen oft, wenn auch nicht immer auf.

Auch in recht frühen Stadien besteht oft neben den myoklonischen Unruheerscheinungen *Hypertonie,* in vorgeschrittenen findet sie sich stets mehr oder weniger ausgesprochen. Die *Sehnenreflexe* sind im allgemeinen gesteigert, um so stärker, je größer die Muskelunruhe ist.

Aus den *Filmanalysen* von Herz sei noch folgendes über die myoklonischen Zuckungen mit Bewegungseffekt („Ticzuckungen" seiner Terminologie) ergänzend hervorgehoben:

Entweder handelt es sich dabei um primitive oder kombinierte Einzelbewegungen oder um einen verwickelteren Aufbau, der durch Kombination mehrerer aufeinanderfolgender Bewegungen desselben oder benachbarter Gliedabschnitte gebildet wird („primitive" oder „komplizierte" Ticzuckungen). Bei den letzteren traten nicht immer mehrere Muskeln gleichzeitig in Tätigkeit, sondern zuweilen schlossen sich in einer bestimmten Reihenfolge Einzelbewegungen aneinander an; immer jedoch (und hier kehrt ein auch den bisher behandelten Unruheformen gemeinsamer wichtiger Wesenszug wieder) lagen dabei vor „Kombinationen, die aus wahllos aneinandergefügten Einzelbewegungen gebildet wurden, ohne daß der Aufbau einer Willkür- oder Zweckbewegung erkennbar wäre". Während die „primitiven Ticzuckungen" gleich den *ohne* Bewegungseffekt verlaufenden myoklonischen

[1] Terminologisch nur die Zuckungen *ohne* Bewegungseffekt als myoklonische gelten zu lassen, diejenigen mit Bewegungseffekt dagegen als „Ticzuckungen" zu bezeichnen (Herz), halte ich nicht für empfehlenswert. Doch soll bei Wiedergabe von Herz' eigenen Befunden (S. 422) die von ihm eingeführte Bezeichnungsweise beibehalten werden.

Zuckungen blitzartig erscheinen und verschwinden, haben die „komplizierten Ticzuckungen" auch zeitlich einen etwas verwickelteren und nicht immer gleichartigen Aufbau (worüber näheres bei HERZ, S. 112). Während die Form dieser Bewegungsunruhe an einem bestimmten Gliedabschnitt im Einzelfalle fast immer die gleiche ist, erweisen sich auch für die Filmanalyse die Unruheerscheinungen der verschiedenen Körperabschnitte als in ganz unregelmäßiger örtlicher und zeitlicher Folge einander ablösend.

Alle übrigen Züge dieses Krankheitsbildes gehören in dessen spezielle Darstellung, so auch die Besprechung des Auftretens der myoklonischen Symptome in „*Anfällen*" oder als Dauererscheinung. Gleiches gilt von der Frage der nosologischen Stellung der von DUBINI, BERGERON, HENOCH unter dem Namen „Chorea electrica" beschriebenen Krankheitsbilder und von den Beziehungen der ihnen eigentümlichen Unruheformen zu Myorhythmie und Myoklonie. Das HENOCHsche Krankheitsbild wird heute zumeist zur UNVERRICHTschen Myoklonie, das von DUBINI zur Lethargica, das von BERGERON zur Hysterie gerechnet.

Anhang: *Opsoklonie*. Für die seltene, zuerst von ORZECHOWSKI beschriebene „Opsoklonie", eine myoklonie- und tremorartige Unruheerscheinung konjugierter Art an den Bulbi (auch als „myoklonische Ataxie" bezeichnet), die von verbreiteten an Myoklonusepilepsie erinnernden Erscheinungen am übrigen Körper begleitet ist, erwägt der Autor eine (nicht epidemische) Encephalitis des Dentatum als Grundlage. Vgl. ferner einen von TYCZKA beschriebenen Fall (Referat). Ein Sektionsbefund existiert offenbar noch nicht.

4. Organische Tics. In dem *raschen* Ablauf und dem *Arrhythmischen* der Bewegung mit der Myoklonie übereinkommend, unterscheiden sich von ihr die als *Tic* bezeichneten Unruheerscheinungen durch die *Stereotypie der Wiederkehr* einer spontanen Bewegung oder einer Gruppe bzw. Folge solcher, ein Moment, das sich indessen (s. hier oben) auch bei der Myoklonusepilepsie an einzelnen Gliedabschnitten innerhalb der variablen Gesamtunruhe finden kann und im übrigen den Tics mit den Spontanbewegungen des Torsionsspasmus gemeinsam ist (oben S. 417). Manche der zu den Tics gerechneten Erscheinungen erweisen sich aber auch in der *Art des Ablaufes* der Einzelbewegung dem Torsionsspasmus näherstehend als der Myoklonie, so daß, will man sich nicht von eingebürgertem Wortgebrauch allzu willkürlich entfernen, insgesamt die Kennzeichen der *stereotypen Wiederkehr*, der *Arrhythmie* und der Beschränkung der Unruhe auf eine *umschriebene* Bewegung oder auf eine Gruppe bzw. Folge solcher den weitgefaßten Begriff des Tics ausmachen.

Innerhalb einer allgemeinen Symptomatologie des Hirnstammes kommen nur die *organischen* (durch pathologisch-anatomisch faßbare Veränderungen bedingten) Tics in Betracht, für welche nach dem augenblicklichen Stande der Forschung hauptsächlich Schädigungen des extrapyramidal-motorischen Systems, vor allem des *Striatum* (vielleicht auch der *Nigra*) verantwortlich sind. Da die organischen Tics ätiologisch fast ausschließlich der Lethargica zugehören [1] (daneben nach neuesten Erfahrungen gelegentlich der Chorea minor als Resterscheinungen: E. STRAUS, E. GUTTMANN; vgl. auch RUNGE, 1932), so werden hier unter Verweisung auf die genannten Spezialkapitel nur wenige grundsätzliche Ausführungen angefügt.

Wenn in der Zeit vor Entdeckung der Lethargica sich OPPENHEIMS Definition des Tics als einer „zu einem Zwang ausgearteten Reflex-, Abwehr- oder Ausdrucksbewegung" durchgesetzt hatte (s. MOHR in der 1. Aufl. dieses Handbuches, Bd. 5, S. 427) [2], so bewährte sich im ganzen die in ihr enthaltene *phänomenale* wie *pathogenetische* Auffassung namentlich auch bei der Abgrenzung gegenüber äußerlich nahestehenden Formen des „Spasmus" (BRISSAUD, MEIGE et FEINDEL

[1] Übersichten bei LOTMAR (1) S. 24 f.; (3) S. 271 f., ferner vor allem in den Monographien von F. STERN, V. ECONOMO.

[2] HERZ schreibt diese vorzügliche Definition NONNE zu, der sie indessen in der 7. Auflage des OPPENHEIMschen Lehrbuchs lediglich *übernommen* hat.

u. a.). Bei solchem *Spasmus* nun sollte es sich nach den beiden zuletzt genannten Autoren handeln um „eine motorische Reaktion als Folge der Reizung irgendeines Punktes in einem spinalen oder bulbospinalen Reflexbogen", einer Reizung, deren pathologische Ursache im Sinne des *Organischen* (vielleicht des Mikroorganischen) gedacht war. Allein durch die Erfahrungen bei der Lethargica hat die Bedeutung solcher Abgrenzungsversuche zwischen Tic und Spasmus nach zwei Richtungen eine gewisse *Einschränkung* erfahren. Einmal hat sich gezeigt, daß auch rein *organisch* begründete Tics *ihrer Erscheinungsweise nach* bis zur Ununterscheidbarkeit den *psychogenetisch* erklärbaren (einer zwanghaft gewordenen Reflex-, Abwehr- oder Ausdrucksbewegung entstammenden) Tics gleichen können; zweitens aber dürften die in der vorlethargischen Ära als „Spasmus" abgesonderten arrhythmischen lokalisierten Krampfformen gutenteils eine anatomische Grundlage von *gleicher* (nämlich nicht spinaler bzw. bulbospinaler, sondern striärer und vielleicht zum Teil nigrärer) Lokalisation haben, wie jene eben angeführten, die funktionellen Tics *täuschend nachahmenden* Formen organischer Tics, von welchen der „Spasmus" *erscheinungsmäßig* einigermaßen abgesondert werden kann. (Anders wahrscheinlich nur bei einem solchen „Spasmus", der sich streng an ein nucleoperipheres Ausbreitungsgebiet oder an einen Teil eines solchen hält.)

Auch bei den *funktionellen* — in der Hauptsache psychogenetisch zu erklärenden — Tics hat man übrigens *pathologische* Abweichungen der *Stammganglienfunktion* ohne *pathologisch-anatomisch faßbare* Grundlage in einstweilen hypothetischer Weise für die pathophysiologische Deutung herangezogen und pathogenetisch verantwortlich gemacht (WILDER und SILBERMANN u. a.); das Für und Wider mag hier unerörtert bleiben.

5. Den Tics verwandte hirnstammbedingte motorische Zwangserscheinungen bei Lethargica. Von denjenigen organischen Tics, welche erscheinungsmäßig den zwanghaft ausgearteten Reflex-, Abwehr- oder Ausdrucksbewegungen gleichen, führen fließende Übergänge zu einer Reihe weiterer motorischer Zwangserscheinungen, die hier ebenfalls, da ihr Vorkommen in der Hauptsache auf die Lethargica beschränkt ist, nur bezüglich einiger grundsätzlicher Fragen zu besprechen sind. Schon *ein Teil der* zumeist (z. B. von RUNGE) zu den Myorhythmien gerechneten *komplexen und in der Regel ziemlich stereotypen Hyperkinesen* („verwickelteren Unruheerscheinungen" usw., oben S. 420) wird, wenn das Rhythmische der Wiederkehr minder streng oder gar nicht mehr verwirklicht ist, von jenen organischen Tics nicht scharf abzugrenzen sein, zumal es sich nicht ganz selten bei jenen komplexen Hyperkinesen um *willkürlich nachahmbare* Zwangsbewegungen handelt. Wenn es ferner auch dahingestellt bleiben mag, ob man die Automatismen des Atmens, des Gähnens schlechthin unter die „Reflex-, Abwehr- und Ausdrucksbewegungen" subsumieren kann, sicher ist, daß anfallsartige zwangsmäßige Abartungen bzw. Häufungen dieser Automatismen, wie der „Schnauftic", „Gähntic" u. dgl., von typischen, rasch ablaufenden funktionellen oder organischen Tics sich erscheinungsmäßig schon mehr oder weniger weit entfernen können (man denke etwa an die über Stunden sich erstreckende keuchende, klanglich an ein Sägewerk gemahnende Ein- und Ausatmung bei einem schweren encephalitischen Schnauftic, oder an die bei einem Gähnanfall auftretenden nicht nur graduell exzessiven, sondern auch langanhaltenden, somit *tonisch* deformierten Gähnbewegungen). Und auch zweifellose Ausdrucksbewegungen wie Lachen und Weinen können bei Lethargicaspätzuständen in langdauernden zwangsmäßigen Häufungen unter Umständen mit oscillierendem Umschlagen von einem zum anderen auftreten [1], in denen

[1] Eigene Beobachtung bei hyperphrenem Nachzustand eines 9jährigen Knaben.

zwar das Lokalisierte und Stereotype wie das Arrhtyhmische des Ticbegriffes gewahrt bleiben, jedoch einige wesentliche erscheinungsmäßige Merkmale der gewöhnlichen Tics weitgehend abgewandelt oder verwischt sind: so vor allem durch die *zeitlich enge Gruppierung* der iterierenden Lach- oder Weinausbrüche zu einem „Anfall", durch den Wegfall des *raschen* Ablaufes der Einzelphase. Ähnliches gilt von Schrei-, von Schauanfällen, bei welch letzteren das Moment des *Iterierenden, Diskontinuierlichen* durch einen langdauernden *tonisch-kontinuierlichen* Ablauf ersetzt ist; von dem Aufstehzwang, dem Geh- und Lauftrieb, der zwangsmäßigen allmählichen Tempobeschleunigung beim Gehen, beim Sprechen und Lesen („Sprachpulsion"). Und in den *universellen zwangsartigen Hyperkinesen* der kindlichen und jugendlichen Encephalitiker sind auch die Momente des *Lokalisierten* und *Stereotypen* in dem *Gesamtbild* der Unruhe nicht mehr ausgesprochen, mögen auch noch so sehr — wenigstens in manchen Fällen — innerhalb solcher Unruhe gewisse Entladungsformen in nahezu stereotyper Weise wiederkehren (so etwa mehrmals rasch wiederholtes Aufhüpfen oder Rumpfbeugen oder Armeschleudern; Zähnefletschen; wahlloses Umarmen von Begegnenden, Umklammern, Wegstoßen; Zerreißen von Sachen usw.)[1].

Je mehr wir mit den zuletzt besprochenen Erscheinungen schrittweise aus dem Gebiete gestörter *Bewegung* in das Gebiet zwangs- und dranghaft gestörter *Handlung* hinübergelangen, desto mehr muß, wie LOTMAR (1, 3) ausgeführt hat, außer Anteilen des extrapyramidal-motorischen Systems in der SPATZschen Umgrenzung (Striatum, vielleicht auch Nigra) auch noch das *Höhlengrau* des Thalamus, Hypothalamus und Aquaedukts als Ort der zugrundeliegenden organischen Schädigung in Betracht gezogen werden. Hinsichtlich des allgemeinen Bewegungs- und Beschäftigungsdranges der encephalitischen Kinder und Jugendlichen mit nächtlicher Unruhe, „Charakterveränderung" usw. hat diese Vermutung durch die Sektionsfälle von WILCKENS, HOLZER, A. MEYER sehr an Wahrscheinlichkeit gewonnen. Die hiermit berührte Frage einer Beziehung des Höhlengraus zum *instinktiven Bewegungsantrieb* wird uns anläßlich der Antriebsstörung des Parkinsonismus nochmals begegnen.

6. Palilalie. „Psychomotorische Hyperkinesen". Zu den hochkoordinierten Hyperkinesen, deren Beziehung zu Läsionen des extrapyramidal-motorischen Systems gesichert erscheint, gehört als bestuntersuchte die zumeist als Palilalie (SOUQUES) bezeichnete *sprachliche Iteration.* Das Merkmal des Iterativen[2] teilt sie mit den organischen Tics, „komplexen Myorhythmien" usw., während bei ihr das für diese Unruheformen nicht minder konstitutive Merkmal des *Stereotypen* (im Sinne der *Beschränkung* auf einen *bestimmten* Bewegungskomplex) ausscheidet. Wenngleich auch diese Hyperkinese am häufigsten und ausgeprägtesten bei der Lethargica beobachtet wird, so soll sie doch hier darum etwas näher besprochen werden, weil die wichtige Erkenntnis ihres Zusammenhanges mit „striären" Läsionen von A. PICK zum Teil auf Grund von groben Herdschädigungen nichtencephalitischer Natur gewonnen wurde (weitere solche Fälle: LOEWY, KLEIST, MERZBACH), und weil sie auch bei Huntingtonscher Krankheit (KLEIST, MEIGNANT et LAMACHE), Wilsonscher Krankheit (RUNGE), Status marmoratus des Striatum (ANTON) gelegentlich in ausgesprochenem

---

[1] Auf die Beziehungen der funktionellen wie der organischen Tics und der hier behandelten, sich von diesen mehr oder weniger weit entfernenden funktionssystematischen und anderen motorischen Zwangserscheinungen zu *psychischen Zwangserscheinungen aller Art* wird hier nicht eingegangen; s. darüber den Abschnitt über psychische Störungen im allgemeinen Teil und die einschlägigen Abschnitte des speziellen Teils. Auch auf die hier anknüpfenden Diskussionen über Grenzbeziehungen striär-organischer Störungen zum Gebiet der *psychogenen Symptome i. e. S.* [BING, ZINGERLE (3), HAUPTMANN (2), KLEIST (2) u. a.] sei nur verwiesen. Siehe im übrigen auch LOTMAR (1) S. 24 f., 81 f., 86 f.

[2] Zum Problem der Iteration im allgemeinen siehe die Arbeiten von LEYSER, ZINGERLE.

Grade auftritt. (Literaturangaben bei LOTMAR und bei MERZBACH; Geschichte der Frage bei A. PICK.) Die „*Logoklonie*“ (KRAEPELIN) der progressiven Paralyse und der ALZHEIMERschen Krankheit, ein Iterieren sinnloser Wortfragmente, wenn auch mit der Palilalie erscheinungsmäßig nicht identisch, steht ihr doch lokalisatorisch und pathophysiologisch anscheinend recht nahe.

Ein der Palilalie analoges Phänomen beim *impressiven* Sprachakt findet sich in dem (encephalitischen) Falle von BERINGER beschrieben.

Bei der Palilalie selbst handelt es sich um die mehr- bis vielfache Wiederholung eines einmal ausgesprochenen beliebigen Wortes, Satzes oder Satzfragmentes; das Ganze vollzieht sich in vielen Fällen explosiv mit bis zum Schreien erhobener Stimme, mit zunehmend nasalem Stimmklang, in oft zunehmend raschem Tempo [1], allmählich weitgehender artikulatorischer Verschlechterung bis zum fast Unverständlichwerden (PICK, MERZBACH u. a.): „spastisch-heterolale“ Form von STERLING. Bei einer zweiten Form, die als „palilalie aphone“ (MARIE, zit. nach MERZBACH) oder „atonisch-homolale“ Form (STERLING) bezeichnet wird, erfolgt die Iteration in gleichmäßigem Tempo, bei gleichbleibender Klangstärke und nur einige wenige Male. Eine dritte Form (der „Palilalia spuria“ von STERLING entsprechend) belegt MERZBACH durch einen Fall von leichter sensorisch-motorischer Aphasie (besonders Wortfindungsstörung); hier bestand weder Tempobeschleunigung noch Monotonie, die Wiederholung geschah erst nach einer kurzen Pause, deutlich zögernd.

MERZBACH will bei dieser dritten Gruppe nur die spezielle *Ablaufsform* der Sprachiteration als „Ausdruck der durch Schädigung der Sprachzentren entstandenen Sprachunsicherheit“ angesehen, nicht dagegen die *Iterationserscheinung selbst* aus dieser Schädigung hergeleitet wissen. Ähnlich denkt er bei der zweiten Gruppe an eine Kombination jener Iterationsneigung mit sprachlich-*akinetischen*, bei der ersten Gruppe mit sprachlich-*parakinetischen* Komponenten (die sich in klanglicher Abwandlung und Tempoveränderung äußern würde). Die Ursache der *Sprachiteration selbst* aber ist ihm in allen drei Gruppen eine „hirnlokalisatorisch konstante Größe“, nur die Ursache des *Redeablaufes* der Sprachiteration „mag von den Gegebenheiten des Einzelfalles abhängen“.

Daß *Striatumläsionen* (PICK), nach MERZBACH speziell solche des *Caudatumkopfes*, eine wesentliche Bedingung für das Zustandekommen der Palilalie darstellen, erscheint durch zahlreiche anatomische — wenn auch bisher fast ausschließlich makroskopisch untersuchte — Fälle dieser und der anderen oben genannten Autoren gesichert. Doch bestanden daneben in fast allen Fällen (unter anderem in sämtlichen von PICK und von MERZBACH gebrachten) Schädigungen anderer Hirnregionen zum Teil sehr ausgedehnter Art, so daß die Frage, ob ein isolierter Herd des Caudatumkopfes zur Erzeugung des Symptoms hinreicht, als noch nicht entschieden bezeichnet werden muß. (Übrigens läßt MERZBACH offen, ob auch Nigraläsionen Palilalie erzeugen können.)

Die *Wortiterationen bei der Wortsuche Aphasischer* fallen übrigens meines Erachtens häufig nicht unter den Gesichtspunkt der Palilalie, sondern stellen teils *Versuchs-*, teils *Befestigungswiederholungen* dar; auch Tendenzen der Verdeutlichung und Nachdruckerteilung und vielleicht noch weitere Momente können mitwirken; von ganz ebenso begründeten Wortiterationen ist ja auch die Wortsuche des Gesunden (bei nicht sofort verfügbaren Eigennamen, Termini technici usw.) häufig begleitet [2]. Jedenfalls finden sie sich auch bei solchen Aphasikern, bei welchen klinisch kein Anhaltspunkt für eine Mitschädigung des Striatum besteht. Berücksichtigt man übrigens die auch von MERZBACH (S. 217) gewürdigten psychologischen, besonders in affektiven Umständen gelegenen Ursachen der *normalen* sprachlich-iterativen Vorgänge, so sind solche Umstände bei der Wortsuche Aphasischer in der sie begleitenden oft *gewaltigen* affektiven Spannung in ausreichendem Maße gegeben.

---

[1] Daher die Bezeichnung „tachyphémie stéréotypique“ (CLAUDE und DUPUY-DUTEMPS).
[2] Siehe zu einigen dieser Erscheinungen LOTMAR in Schweiz. Arch. Neur. **30** (1933).

Zusammen mit Palilalie beobachtete PINÉAS in Fällen von Herdläsion des Striatum (und Thalamus) das ganz analoge Symptom der *Palipraxie*, darunter auch Paligraphie (die schon von LIEPMANN unter dem Namen der „klonischen Perseveration" beschrieben worden war). — Nur beim postencephalitischen Parkinsonismus scheint bisher das hiervon abzusondernde, mehr den Zwangshandlungen zuzurechnende Symptom der „*Akairie*" (ASTWAZATUROW, CAMAUER und MOLINARI) gefunden worden zu sein, eine Neigung, gewisse Fragen nach Ablauf mäßiger Zwischenzeit (Minuten bis etwa Viertelstunden) immer wieder zu stellen, obwohl die jeweils gleichlautende Antwort jedes vorige Mal mit Befriedigung aufgenommen worden war.

Psychomotorische Störungen und Hirnstamm. Anläßlich des Versuchs, Läsionen des Caudatumkopfes als zulängliche Bedingung pathologischer Sprachiteration nachzuweisen, ergaben sich für MERZBACH zugleich Stützen der umfassenderen These KLEISTS, wonach die „katatonen oder psychomotorischen Bewegungserscheinungen der Geisteskranken" überhaupt (insbesondere Bewegungsiteration, Parakinesen, Pseudoexpressiv- und Pseudospontanbewegungen) ihre Grundlage haben in Läsionen des *Caudatum*, im Gegensatze zu den nach KLEIST auf *Putamen*-Läsionen beruhenden (elementareren) „myostatischen" Unruheerscheinungen: dem Zittern, der choreatischen, athetotischen und „alternierenden" Bewegungsunruhe. Als Beweismaterial für diese These dienen in erster Linie nicht sowohl histopathologische Befunde an Gehirnen Geisteskranker mit jenen psychomotorischen Störungen (Schizophrenie, Paralyse, Infektionspsychosen), als vielmehr anatomische Befunde bei *Herderkrankungen* des Gehirns mit *erscheinungsmäßig verwandten* Bewegungsstörungen. Gegenüber einer früheren Phase dieser Lokalisationsversuche (1922), in welcher KLEIST noch das Striopallidum insgesamt, außerdem den ganzen Weg vom Dentatum über Bindearm-Ruber-Thalamus zum Striopallidum für die psychomotorischen Störungen in Anspruch genommen hatte, kam LOTMAR (1) zu der Auffassung, daß in *allen* für diese Frage heranziehbaren Herdfällen (KLEISTS eigene und die von ihm verwerteten Fälle früherer Autoren, ferner Fälle von JAKOB, PINÉAS, GLOBUS, RABINER) die Läsion der genannten Kerne und Bahnen zwar wohl als eine wichtige, aber nicht als die *zureichende* Bedingung der psychomotorischen Störungen angesprochen werden könne, daß vielmehr „noch *zusätzliche* Momente gegeben sein zu müssen scheinen, um einer striären Hyperkinese jenen höher koordinierten Charakter zu verleihen" (namentlich vielleicht Rindenschädigung, speziell bestimmter Gebiete? Schädigung ausgedehnter kortikothalamischer Verbindungen oder des Thalamus selbst?). Auch gegenüber der nunmehr *auf das Caudatum eingeschränkten* Lokalisation der genannten psychomotorischen Störungen (KLEIST und seine Schule) muß man meines Erachtens, soweit anatomische Belege vorliegen (MERZBACH), einen gleichen Vorbehalt machen, wie das schon vorhin gegenüber der Zuordnung speziell der Sprachiteration als einer Form psychomotorischer Störung zu Schädigungen des Caudatumkopfes ausgeführt worden ist.

Auf die weitere Frage, inwieweit mit diesen „psychomotorischen" Störungen der *Herd*fälle diejenigen der genannten Psychosen wesensgleich sind, wie weit überhaupt eine hirnpathologische Deutung *dieser* Teilerscheinung von Psychosen Berechtigung hat, ist an diesem Orte nicht einzugehen.

Es sei dazu nur verwiesen auf LOTMAR (1) S. 30, 88 f., ferner vor allem auf die Behandlung der einschlägigen Probleme in BUMKES Handbuch der Geisteskrankheiten (BOSTROEM Bd. 2, S. 227 f., HOMBURGER Bd. 9, namentlich S. 261 f.) sowie auf die Spezialarbeiten von HOMBURGER und von STECK.

In seiner längere Zeit nach Ablieferung des vorliegenden Abschnittes erschienenen „Gehirnpathologie" bringt KLEIST die psychomotorischen Störungen nach dem letzten Stande seiner pathophysiologischen und lokalisatorischen Anschauungen zu umfassender Darstellung, darunter außer den genannten hyperkinetischen Formen z. B. auch Stereotypie, Einstell- und Kurzschlußbewegungen, Echoerscheinungen, Akinese mit wächserner Biegsamkeit und Mitmachen, Katalepsie (Haltungsverharren), Akinese mit Gegenhalten,

Negativismus. Einige der wichtigsten lokalisatorischen Aufstellungen, welche schon 1927 vorlagen, finden unten S. 439 Erwähnung. Dagegen kam es schon aus Raumgründen nicht in Betracht, die in Rede stehenden Lehren in noch größerer Ausführlichkeit nachträglich in diesen Abschnitt hineinzuarbeiten, umsoweniger als für einen guten Teil der genannten Störungen *Thalamus*läsionen als Grundlage in Anspruch genommen werden, deren allgemeine Symptomatologie in einem anderen Abschnitte des Handbuches (KÖRNYEY) ihre Darstellung findet.

V. Das hypokinetisch-hypertonische Syndrom.

1. Anatomische Vorbemerkungen. Von *Läsionen außerhalb des extrapyramidal-motorischen Systems* scheinen namentlich solche des *Stirnhirns* für sich allein gelegentlich ein parkinsonähnliches Bild erzeugen zu können, wofür bisher allerdings wohl nur *Tumor*fälle als Beweisstücke angeführt werden können [vor allem BOSTROEM, HOFFMANN und WOHLWILL, WEXBERG, MOERSCH; s. a. FOERSTER (1) S. 71 f.]. Auf das *Kleinhirn* weisen außer Tierversuchen von BREMER, BERNIS und SPIEGEL auch klinisch-anatomische Beobachtungen von LEY, von GUILLAIN und Schülern über parkinsonartige Zustände bei olivo-pontocerebellarer Atrophie hin, wenn auch neueste histopathologische Befunde von SCHERER bei dieser Krankheit die mögliche Bedeutsamkeit begleitender Veränderungen in Striatum und Nigra aufgedeckt haben (in der Tat bestanden bei LEY starke Nigraveränderungen); speziell hinsichtlich des *Dentatum* siehe sogleich. — Auch völlig isolierte *Thalamus*läsionen können zu Hypertonie mit Kontrakturbildung führen (BISCHOFF; A. HERZ; BOUTTIER, BERTRAND und P. MARIE).

In erster Linie aber kommt das hypokinetisch-hypertonische Syndrom zweifellos durch Schädigung von Anteilen des extrapyramidal-motorischen Systems zustande. Zwar greifen bei einigen der wichtigsten Krankheiten, in deren Bild das Syndrom führend ist, die Hirnveränderungen nach neueren Forschungen *typischerweise* mehr oder weniger weit über das extrapyramidal-motorische System hinaus (so — außer bei seniler und arteriosklerotischer Muskelstarre — namentlich bei Wilson-Pseudosklerose und bei Parkinson, aber auch bei den Kohlenoxydfällen mit Pallidumherd); allein auch für *diese* Krankheitszustände ist die Zuordnung jenes Syndroms zu den im *anatomischen* Bilde führenden Veränderungen der Stammganglien und ihrer Adnexe unerschüttert geblieben. Auch zahlreiche Fälle grober *Herd*läsion haben diese Zuordnung bestätigt [Übersicht bei LOTMAR (1) S. 46f.; (3) S. 282 f.]. In erster Linie bilden somit Schädigungen des *Striatum* und des *Pallidum*, ferner solche der *Nigra* die Grundlage (letzteres beim Parkinsonismus der Lethargica überwiegend). Nach bisherigen Erfahrungen nur in einer Minderzahl von Fällen führen reine *Ruber*läsionen zu einem einigermaßen ähnlichen Syndrom [Einzelheiten bei LOTMAR (1) S. 50 f., 52 f.] [1]. Für die Möglichkeit der Entstehung von Hypertonie durch *Dentatum*läsion (unter noch nicht sicher beurteilbaren Sonderbedingungen: begleitende Striatumveränderungen?) sprechen Fälle von PINÉAS und CASPER, sowie von GRÜNTHAL, die schon bei Darstellung der Athetose erwähnt wurden, und auch der bekannte Fall von JAKOB (1925, ausführlicher geschildert von MATZDORFF 1928). Erst Beobachtungen der letzten Jahre endlich [GUILLAIN, MATHIEU und BERTRAND, BERTRAND und DECOURT; s. LOTMAR (3) S. 285] scheinen dafür zu sprechen, daß vielleicht auch ein bloßer Untergang der *unteren Olive* zu parkinsonartigem Rigor mit A- bzw. Bradykinese und Zittern führen kann (vgl. auch v. BOGAERT und BERTRAND 1932: Kleinhirnrinde, Dentatum und Olive betroffen; über Nigra und Stammganglien allerdings keine Angabe).

2. Einzelsymptome. Durch die Arbeiten einer großen Reihe von Autoren (WILSON, v. STRÜMPELL, KLEIST, F. H. LEWY, SOUQUES, STERTZ, BOSTROEM, RUNGE u. v. a.) hat in den beiden letzten Jahrzehnten die symptomatologische und pathophysiologische Erkenntnis dieses motorischen Syndroms bedeutende Förderung erfahren, doch am meisten wohl durch O. FOERSTERS eindringende

---

[1] Gegen den Versuch von RADEMAKER, die nach ihm bei Katzen und Kaninchen überragende Bedeutung von Ruberläsionen für die Entstehung von Hypertonie auch in der menschlichen Pathologie als gültig zu erweisen, und für den Menschen Hypertonie abzustreiten sowohl bei Läsionen der Pyramidenbahn als des Striatum, des Pallidum und der Nigra, haben sich entschieden ausgesprochen LOTMAR (1) S. 55, SPATZ S. 413, WACHHOLDER (1933) S. 75; s. a. FOERSTER (2) S. 918—920; BREMER; v. GEHUCHTEN; DE GIACOMO; LHERMITTE und TRELLES. Übrigens erscheinen bei der Katze nach neuen methodisch sehr exakten Versuchen von INGRAM und RANSON ausgedehnte Zerstörungen des Ruber und seiner absteigenden Bahnen für die Entstehung von Streckerhypertonie graduell keineswegs sehr bedeutsam.

Analyse und zusammenfassende Überschau[1]. Von seinen Ergebnissen ausgehend (die hier unter Hinweis auf die einschlägigen Abschnitte des speziellen Teils nur in den Grundzügen Raum finden können), lassen sich die Hauptsymptome etwa in folgender Art gruppieren:

a) Eine Reihe von Symptomen können unter den Begriff der *Hypokinese* bis Akinese befaßt werden: das Fehlen oder die Geringfügigkeit der Reaktiv- und Ausdrucksbewegungen sowie normaler Mitbewegungen bei willkürlichen Akten, die Einschränkung der willkürlichen Initiativbewegungen („Bewegungsarmut"), der verlangsamte Beginn und Ablauf wie die geringe Exkursion der Bewegungen. Diesen hypokinetischen sind anzuschließen *paretische* Erscheinungen: die gesteigerte Ermüdbarkeit und die Abschwächung der groben Muskelkraft bei Willkürbewegungen, während sie für das *Festhalten* einer gegebenen Stellung gegen Widerstand oft viel besser erhalten ist [RUNGE, MAYER und JOHN u. a., Erklärungsversuch bei FOERSTER (1) S. 43f.; (2) S. 962] [2], im Falle apoplektischer Entstehung des Syndroms gesteigert zu vorübergehender völliger Lähmung.

b) Eine zweite Gruppe von Symptomen machen die Kennzeichen der extrapyramidalen *Hypertonie* aus: so die Erhöhung des „plastischen (formgebenden) Muskeltonus" im Sinne FOERSTERS, und des passiven Dehnungswiderstandes (Rigor); Spannungsentwicklung der Muskeln bei passiver Annäherung ihrer Insertionspunkte (sog. „Adaptations"- und „Fixationsspannung" [3]), die bei starker Ausprägung zu Katalepsie führt; tonische Nachdauer der elektrischen [4], reflektorischen und willkürlichen Muskelkontraktion wie der (geringfügigen) Ausdrucksbewegungen. Die Sehnenreflexe sind im allgemeinen vorhanden (ihr etwaiges Fehlen beruht nach FOERSTER auf komplizierender Schädigung des spinalen Reflexbogens), ebenso — im Gegensatz zum Pyramidenbahnsyndrom — die Gelenkreflexe von LÉRI und MAYER (M. GOLDSTEIN), während umgekehrt MAGNUSsche tonische Halsreflexe auf die Extremitäten hier ganz fehlen [FOERSTER (2), S. 946].

c) Als *unterscheidend gegenüber dem Pyramidenbahnsyndrom* sind ferner hervorzuheben das Fehlen der Irradiation von Reflexbewegungen, wie des Reflexrückschlags, und das Fehlen gewisser kennzeichnender Reflexsynergien (s. die Darstellung des Pyramidenbahnsyndroms).

d) Hierzu kommt als häufiges, wenn auch nicht regelmäßiges Symptom *Tremor* in der Ruhe.

---

[1] Die von ihm gewählte Bezeichnung „Pallidumsyndrom" darf allerdings, schon im Hinblick auf die hauptsächlich nigräre Grundlage des encephalitischen Parkinsonismus, nicht mehr in streng anatomischem Sinne verstanden werden.

[2] Von *allgemein* erklärendem Werte für diese Dissoziation ist auch schon der Nachweis von WACHHOLDER und ALTENBURGER, daß willkürliche Haltungs- und Bewegungsinnervation tiefgreifende grundsätzliche Unterschiede im Koordinationsmechanismus aufweisen.

[3] Siehe namentlich FOERSTER (1), ferner (2) S. 968 f. Unter dem Namen „paradoxe Kontraktion" (C. WESTPHAL) ist die Steigerung der Adaptations- und Fixationsspannung seit 1877 bekannt (Arch. f. Psychiatr. **10**). Von FOIX und THÉVENARD wurde sie als Steigerung der „réflexes de posture" beschrieben. Vgl. auch LEIRI, GARETTO. Nach RADEMAKER (S. 356 f.) kommt aber auch die Deutung als „Dehnungsreflexe dritter Ordnung, das sind reflektorische Muskelspannungen ausgelöst durch Dehnung der Antagonisten" in Betracht. Wie dem auch sei, von Wichtigkeit ist es jedenfalls, daß nicht nur in demjenigen Muskel („Antagonisten"), welcher bei der passiven Bewegung gedehnt wird, sondern auch in dem dabei zur Verkürzung gelangenden „Agonisten" *Aktionsströme* als Zeichen eines (reflektorischen) Vorgangs in seinem Vorderhornkern nachzuweisen sind: FOERSTER (2) Abb. 199, S. 937, übrigens ebenso auch beim Spasmus und beim Normalen (daselbst S. 968).

[4] Statt einfacher Nachdauer kann auch die als charakteristisch für extrapyramidalmotorische Erkrankungen überhaupt angesehene „myodystonische Reaktion" (SÖDERBERGH) vorhanden sein; ihr Hauptkennzeichen bilden Nachkontraktionen (unter Umständen in klonischer Form), die nach Aufhören der faradischen Reizung während der verlangsamten Erschlaffung auftreten. Näheres bei MELKERSSON.

Ohne näheres Eingehen sei doch wenigstens hingewiesen auf den äußerst entschiedenen Einspruch, den noch neuerdings (1925) gegen einige der wichtigsten Teilaufstellungen von FOERSTERS Analyse S. A. K. WILSON unter Beibringung vieler eigener bemerkenswerter Gesichtspunkte und Beobachtungen erhoben hat. Der Fixationsspannung wird von ihm (vgl. auch schon MAYER und JOHN) nur eine stark eingeschränkte Rolle zugebilligt; und ferner bestreitet er zum Teil das Fehlen jener Mit-, Hilfs- und Reaktivbewegungen überhaupt, vor allem jedoch aberkennt er diesen Bewegungen und ihren Störungen jederlei spezifische Beziehungen zu den Stammganglien und ihren Schädigungen. Rein phänomenal kann indessen meines Erachtens ein Zweifel an der wesenhaften Zugehörigkeit solcher Ausfallserscheinungen zu unserem Syndrom nicht bestehen (das lehrt schon das Symptom der „Pulsionen"). Einer Diskussion wird nur ihre *Selbständigkeit* gegenüber anderen Hauptsymptomen, namentlich dem Rigor, unterliegen können. Allein wenngleich der Rigor, wo vorhanden, ein zusätzliches Hemmnis für die Entfaltung jener Mit-, Hilfs- und Reaktivbewegungen darstellen wird, die *grundsätzliche* Selbständigkeit dieser Ausfallserscheinungen gegenüber dem Rigor geht namentlich hervor aus den Untersuchungen über „rigorfreie Starre" oder „Gebundenheit" [BOSTROEM und Vorgänger, unter ihnen namentlich wieder FOERSTER; s. die Literaturangaben bei LOTMAR (1), S. 56; neuestens ferner BERINGER].

3. Ergänzendes zur Hypokinese. Den unter 2. angeführten Haupterscheinungen der A- bzw. Hypokinese wären noch beizufügen das *vorzeitige Ersterben begonnener Akte* und das Auftreten von *Bewegungslücken*; ferner Verlangsamung und andere Störungen vor allem auch bei der Bewegungs- und Handlungs*folge*, darunter auch *rhythmisch-alternierenden* Bewegungsfolgen, die namentlich eine Verminderung der Frequenz mit mangelhafter Aneinanderbindung der Einzelbewegungen (Plateaubildung), anderseits auch Ersterben oder baldiges Unregelmäßigwerden aufweisen. Nur die *Verlangsamung der Frequenz* mit Plateaubildung *bei fehlender oder verhältnismäßig geringerer Verlangsamung von Einzelbewegungen* sollte man als *Adiadochokinese* (im weiteren Sinne[1]) bezeichnen, nicht dagegen — wie LOTMAR, dann F. H. LEWY und jüngst auch ALTENBURGER gegen GREGOR und SCHILDER betont haben — eine bloße allmähliche Abnahme der Amplitude der aufeinanderfolgenden Bewegungen (ein „*pseudomyasthenisches*" Ersterben). Aber auch letztere Form gestörter Bewegungsfolge ist, schon auf Grund der Parese und allgemein gesteigerten Ermüdbarkeit, beim hypokinetisch-hypertonischen Syndrom recht häufig.

Mittels gleichzeitiger Aufnahme der Bewegungskurve und der Aktionsströme sowohl der Agonisten als der Antagonisten hat ALTENBURGER (anknüpfend an die physiologischen Feststellungen von WACHHOLDER und ALTENBURGER) jüngst die *Adiadochokinese* von encephalitisch und traumatisch entstandenen Parkinsonzuständen einer tiefdringenden Analyse unterzogen. Trotz erheblicher Verminderung der Maximalfrequenz der Hin- und Herbewegungen kann ausweislich der Aktionsströme die Tätigkeit von Beuger und Strecker wie in der Norm regelmäßig alternieren. Bei einem zweiten Typ ist diese reziproke Tätigkeitsform durchbrochen, indem beispielsweise im Strecker die Tätigkeit auch während der Beugephase nicht ganz aufhört, sondern nur von geringerer Intensität ist. Bei einem dritten Typ sind beide antagonistische Muskelgruppen ständig in Tätigkeit und die Richtung des jeweiligen Bewegungseffektes resultiert daraus, daß, während die eine Muskelgruppe stark in Tätigkeit ist, die antagonistische eine schwächere Aktion zeigt und umgekehrt („versteifte Tätigkeitsform" an Stelle des normalen rhythmischen Wechsels von Tätigkeit und Ruhe in jeder von beiden Muskelgruppen). Jedoch kann auch bei vorhandenem Rigor die Adiadochokinese dem unversteiften ersten Typ entsprechen, wobei durch histologische Untersuchung ausgeschlossen werden konnte, daß die Adiadochokinese hier etwa auf Kleinhirnläsion beruht hätte; es gibt sonach eine echte *extrapyramidale* Adiadochokinese *ohne*

[1] Im engeren und ursprünglichen Sinne BABINSKIS umfaßte jener Terminus, wie ich seinerzeit ausführte (1913), ohne Zweifel nur Verlangsamungen der alternierenden Bewegungsfolge *bei Abwesenheit von Hypertonie.* Leider ist dieser engere Wortgebrauch nicht festgehalten worden.

versteifte Tätigkeitsform. Hinsichtlich der Abweichungen von der Norm, welche (ebenso wie bei Adiadochokinesen auf Grund cerebellarer und corticaler Läsionen) die Zeitspanne zwischen Tätigkeitsbeginn und Beginn der zugehörigen Bewegungsphase aufweist, sei auf die Arbeit selbst verwiesen, desgleichen hinsichtlich der allgemeinen Ausführungen zur Pathophysiologie der Adiadochokinese.

Auf die sehr charakteristische Erschwerung oder Unmöglichkeit der Ausführung *zweier simultaner Handlungen* haben HOMBURGER und HAUPTMANN aufmerksam gemacht. In der individuellen Entwicklung der Motorik stellt die Erlernung des gleichzeitigen Vollzugs zweier innerlich nicht zusammengehöriger Tätigkeiten ebenso einen relativ späten Erwerb dar, wie die Ausführung einigermaßen flinker Diadochokinesen (Pro-Supinationsfolgen u. dgl.), und beides erfolgt offenbar unter maßgebender Mitwirkung der Stammganglien. (Für die Bewegungs*sukzession* nimmt FOERSTER eine wesentliche Beteiligung speziell des *Pallidum* an.)

Ohne weiteres ist es verständlich, daß durch die hervorgehobenen Störungen der Bewegungsfolge — im Zusammenwirken mit anderen Momenten hypokinetischer Natur, mit Parese und Rigor — gerade solche Leistungen besonders sinnfällig leiden müssen, die in einer *längeren Folge verbundener Einzelbewegungen teils gleicher, teils wechselnder Art* bestehen; so zeigt der *Gang* unter anderem Kurzschrittigkeit und Verlangsamung (Brachy- und Bradybasie) sowie Fehlen aller möglichen unterstützenden „Mitbewegungen" (darunter auch des aus dem Vierfüßlergange bewahrten, aber in neuartigen Dienst getretenen, mit den Beinbewegungen rhythmisch alternierenden Armpendelns, wodurch sich, wenn einseitig, ein Hemiparkinson oft schon im leisesten Beginn verrät); die *Sprache* bietet vor allem Monotonie (Modulationsverlust in bezug auf Rhythmisierung, Klanghöhen- und -stärkenbewegung), Ersterben, Verlangsamung im ganzen wie auch in der Aneinanderbindung der Silben (an Skandieren erinnernd), Verminderung der Stimmstärke und Verwaschenheit; das *Schreiben* ebenfalls Verlangsamung der Einzelzüge und der Aneinanderbindung, Mikrographie und Ersterben[1].

Elektromyographische Untersuchungen der *Koordination des Ganges* beim akinetischen Syndrom (ALTENBURGER, 1933) lehren, daß hier ebenso wie beim Pyramidenbahnsyndrom in der einzelnen Muskelgruppe an Stelle des normalen Wechsels von Tätigkeit und Ruhe eine kontinuierliche Dauertätigkeit tritt; während jedoch beim Pyramidenbahnsyndrom diese Änderung in erster Linie die Beuger von Hüft-, Knie- und Fußgelenk betrifft, erstreckt sie sich beim akinetischen Syndrom gleichmäßig auf Beuger und Strecker.

Unter Verweisung auf den speziellen Abschnitt über die Lethargica sei nur kurz bemerkt, daß beim encephalitischen Parkinsonismus die *akinetische Komponente* sehr häufig in jener *gesteigerten* Ausprägung (oft verbunden mit den schlechtweg als „Bradyphrenie" bezeichneten psychischen Störungen) auftritt, die nach LOTMAR wohl durch die gesetzmäßig stärkere Mitschädigung des Höhlengraus (CREUTZFELDT, PETTE u. a., vor allem aber SPATZ) bedingt sein dürfte; in dieser Region ist mit Wahrscheinlichkeit u. a. ein Zentrum des instinktiven Bewegungsantriebs anzunehmen (LOTMAR (1) S. 56 f.)[2]. (Siehe hierzu SPATZs Darstellung der pathologischen Anatomie der Encephalitis und STERNS Monographie.) Verständlich wird hierdurch auch, daß gerade beim encephalitischen Parkinsonismus deutliche allgemeine Akinese ohne jeden Rigor vorkommt. — Zu der nur dem *encephalitischen* Parkinsonsyndrom in ausgeprägterer Form eigentümlichen *Kinesia paradoxa* s. ebenfalls STERNS Werk und den Lethargicaabschnitt dieses Handbuchs.

4. Ergänzendes zur Hypertonie. Gegenüber der „Schizotonie" des Pyramidenspasmus (DUSSER DE BARENNE, zit. nach WILSON), welche — wohl auf Grund verselbständigter und gesteigerter *spinaler* Reflextätigkeit — in einem Überwiegen des Verkürzerspasmus am Arm, des Verlängererspasmus am Bein zum

---

[1] Spezielle Arbeiten zur Mikrographie: SCHNYDER; GERSTMANN und SCHILDER; BERNHARD; BING. Von WILSON werden übrigens spezifische Beziehungen der Mikrographie zur extrapyramidalen Motorik bestritten.

[2] Im Einklang hiermit steht der jüngst veröffentlichte schöne Fall von HECHST mit grober *Herd*läsion dieser Gegend (Angiom).

Ausdruck kommt, erscheint zunächst die Spannungsvermehrung beim extrapyramidal-motorischen *Rigor* als eine indifferente oder *diffuse* [1]. Wenn nun auch hier, wie lange bekannt, typischerweise eine dauernde, jedoch vom Pyramidensyndrom verschiedene *Haltungsabweichung* von Kopf, Rumpf und Gliedern zustande kommt — deren nähere Schilderung bei der Paralysis agitans usw. erfolgt —, so ist hierfür nach FOERSTER ein vom Rigor unabhängiger „selbständiger, ganz spezifischer *stellunggebender Faktor*" verantwortlich. Allerdings ist diese „Selbständigkeit" nicht dahin zu verstehen, daß die pathophysiologische Grundlage jener Haltungsabweichung und des Rigors gar nichts miteinander zu tun hätten. Denn einerseits wird von FOERSTER das Wesen jenes stellunggebenden Faktors in der Enthemmung eines cerebellaren Reflexes gesehen, infolgederen „das cerebellare System offenbar reflektorisch die Glieder in die abnormen typischen Stellungen führt, in denen sie dann durch die hinzutretenden Fixationsreflexe festgehalten werden" [2]. Anderseits begründet FOERSTER (in Nachfolge von KLEIST) überzeugend die „Annahme, daß Dehnungs- und Fixationsreflex beim Pallidumsyndrom durch das cerebellare System zustande kommen". Man kann das Verhältnis also kurz dahin kennzeichnen: Die Haltungsabweichung bildet den Ausdruck der (relativen) *Verselbständigung*, der Rigor den Ausdruck der (isolierungsbedingten) *Steigerung* der cerebellaren Reflextätigkeit. Die Haltungsanomalie als Folge der im cerebellaren Sinne verschobenen Tonus*verteilung* kann daher (z. B. bei apoplektiformer Entstehung des Syndroms nach Ablauf der initialen schlaffen Lähmungsphase) schon wahrnehmbar sein zu einer Zeit, in der eine Erhöhung der Dehnungs- und Fixationsreflexe durch allgemeine cerebellare Tonus*steigerung* noch völlig fehlt (FOERSTER).

Es gilt bekanntlich als charakteristisch, daß das normalerweise 1 zu 2 betragende Verhältnis der Chronaxie der Beuger zu derjenigen der Strecker (BOURGUIGNON, F. H. LEWY 1932) bei den Rigorzuständen sich der Gleichheit nähert (vgl. v. WEIZSÄCKER). Allerdings fügen sich nach WALTHARD und JECKLIN exaktere Normalbefunde nicht streng jenem Zahlenverhältnis, und die Abgrenzung der pathologischen Befunde von den normalen bezeichnen sie daher als schwierig (S. 179). Siehe ferner die Diskussion zu dem zitierten Vortrage von LEWY, sowie STEIN und QUINCKE.

Bei der *aktiven Bewegung* bleibt die erforderliche reziproke Dekontraktion des Antagonisten zwar nicht aus; aber angesichts seiner vorbestehenden Hypertonie bedarf es verglichen mit der Norm eines Mehr an Hemmung, bevor er beginnen kann sich zu dehnen (WILSON). Etwas abweichend äußert LEWY als Ergebnis von ausgedehnten myographischen Aufnahmen gleichzeitig einer Beuger- und Streckergruppe, „daß die Bewegungsrigidität nicht darauf sich gründet, daß ein hypertonischer Antagonist nicht erschlafft, sondern daß seine initiale Kontraktion nachdauert" (S. 515).

Im Gegensatz zu der sonst wohl fast durchweg herrschenden Meinung wird von WILSON den Stammganglien überhaupt jegliche Funktion bei der „normalen Zusammenfassung protagonistischer, synergistischer und antagonistischer muskulärer Einheiten in einer einzigen ‚willkürlichen' Bewegung" abgesprochen. Es verbietet sich, hier näher auf die Probleme der reziproken Innervation und ihr Verhältnis zur extrapyramidalen Motorik einzugehen; WILSON tut das a. a. O. in interessanten Ausführungen. Siehe ferner außer LEWY noch FOERSTER (1) S. 66 f. und WACHHOLDER.

Ob im Gebiete der menschlichen Pathologie mehr der Pyramidenspasmus oder der extrapyramidale Rigor mit der *experimentellen Enthirnungsstarre* erscheinungs- und wesensmäßig übereinkomme, ist eine noch nicht einhellig

---

[1] Näheres und zum Teil Kritisches zu dieser Differenz bei FOERSTER (1) S. 24 f., (2) S. 954 f.

[2] Schon H. JACKSON hatte die Parkinsonhaltung und die „cerebellare" (d. h. auf Kleinhirn*ausfall* beruhende) Haltung als Gegensätze aufgefaßt (zit. nach WILSON).

beantwortete Frage (WALSHE, SCHALTENBRAND u. a. [1]). Von großem Interesse ist der Versuch von GAMPER, die für die extrapyramidale Hypertonie maßgebenden *Reflexmechanismen* im Lichte physiologischer Erfahrungen (namentlich bei Enthirnungsstarre) einem tieferen Verständnis zu erschließen. Der „Dehnungsreflex", die „*Bremsung*", entspricht danach dem stretch reflex (myotatischen Reflex) von LIDDELL und SHERRINGTON. Der Sehnenreflex ist nicht (wie FOERSTER will) vom Dehnungrsreflex scharf zu trennen, vielmehr ist er in den letzteren eingebaut derart, daß der spinale Reflexbogen die rasch arbeitende phasische Komponente beistellt, die von Bögen höherer Ordnung in die tonische Phase übergeführt wird. Der extrapyramidale Rigor ist nicht einfacher Ausdruck einer Erhöhung des Dehnungsreflexes, enthält vielmehr eine von jeder Dehnung unabhängige Komponente, die (erhöhte) *Ruhespannung* (Ruherigor), die von GAMPER der Fixationsspannung FOERSTERs gleichgestellt wird. Die Ruhespannung wird durch einen eigenen Reflexmechanismus [2] so reguliert, daß die Muskelspannung bei jeder Muskellänge auf einer bestimmten — bei Rigorzuständen abnormen — Höhe konstant erhalten wird (plastischer Muskeltonus). Das entspricht der shortening und lengthening reaction von SHERRINGTON. Des näheren ergeben sich allerdings hier vorerst Unstimmigkeiten zwischen Physiologie und Klinik. Die klinischen Beobachtungen weisen darauf hin, daß bei der shortening reaction zunächst ein phasischer Reflex ins Spiel tritt (Verkürzungsreflex von WERTHEIM-SALOMONSON, Adaptationsreflex von FOERSTER), dessen Leistung dann durch den (tonischen) Reflexmechanismus für die Ruhespannung fixiert wird (Fixationsreflex von FOERSTER), analog den dargelegten Verhältnissen bei der Dehnungsreaktion. Bei der lengthening reaction hingegen wird die durch den Dehnungsreflex zunächst bedingte Spannungszunahme durch den Reflexmechanismus für die Ruhespannung wieder auf eine der betreffenden Gliedstellung entsprechende Spannungshöhe herabgesetzt und damit auch das Gleichgewicht zu dem Antagonisten geschaffen, der sich inzwischen verkürzt hat.

Von dieser Auffassung der lengthening reaction aus scheint mir auch das sog. „*Zahnradphänomen*" der Paralysis agitans und des Parkinsonismus (C. NEGRO) einer Erklärung zugänglich zu werden. Die (beispielsweise durch passive Streckung des vorher gebeugten Ellenbogens im Biceps myotatisch-reflektorisch erzeugte, gegenüber dem Ruherigor eintretende *Erhöhung* der Gesamtspannung vermag schon nach Zurücklegung eines *Teils* der Gesamtexkursion der vom Untersucher aufgewandten Dehnungskraft (einigermaßen) das Gleichgewicht zu halten, so daß eine momentane Unterbrechung oder Verlangsamung der passiven Bewegung entsteht. Durch den „Reflexmechanismus für die Ruhespannung" wird aber alsbald diese erhöhte Gesamtspannung auf etwa die ursprüngliche — dem Ruherigor entsprechende — Spannungshöhe herabgesetzt, die passive Bewegung kann daher fortschreiten, führt alsbald von neuem zu myotatisch bedingter Steigerung der Gesamtspannung usw., und damit kommt es zu der charakteristischen Sakkadierung der Gesamtbewegung [3]. — Siehe im übrigen zur Deutung dieses Phänomens WILSON, F. NEGRO (die Verquickung mit einer Duplizitätstheorie der Muskelkontraktion erscheint nicht förderlich),

---

[1] Siehe zu der Frage, die hier nicht näher verfolgt werden kann, LOTMAR (1) S. 125, (3) 290, woselbst viele einschlägige Arbeiten genannt werden; ferner SPATZ 1926, S. 406 f., WACHHOLDER (2) S. 58, 74 f; andererseits BREMER, der den striären Rigor sowohl von der pyramidalen wie von der Enthirnungshypertonie für wesensverschieden hält und zusammenfassend sagt: „Die funktionelle Bedeutung der Einwirkung der Corpora striata auf den Muskeltonus ist noch ganz und gar mysteriös" (S. 716).

[2] Dieser würde wohl den von WACHHOLDER unter der Bezeichnung „Adaptation" erörterten Teilvorgängen *willkürlicher* Haltung nahezustellen sein (siehe WACHHOLDER (1) S. 617: Adaptation bei kontrahierten Muskeln, Veränderung der Muskellänge bei gleichbleibender Spannung).

[3] Diese Auffassung steht in gutem Einklang mit der von MAYER und JOHN auf Grund einfacher Inspektion und Palpation gegebenen Analyse des passiven Dehnungsvorgangs beim Rigor (namentlich S. 72 f.). Elektromyographisch entspricht dem Zahnradphänomen ein etwa 10mal pro Sekunde erfolgendes rhythmisches An -und Abschwellen der Aktionsstromoscillationen (wie sich aus HANSEN, HOFFMANN und v. WEIZSÄCKER S. 142 ergibt).

sowie R. BING (das Phänomen mit der reziproken Innervation in Verbindung zu bringen, halte ich mit F. NEGRO nicht für möglich).

Elektromyographische Untersuchungen von Rigorfällen wurden namentlich angestellt von GREGOR und SCHILDER, SCHÄFFER (erwähnt bei FOERSTER), MAYER und JOHN (mit BRÜCKE), HANSEN, HOFFMANN und v. WEIZSÄCKER, REHN, F. H. LEWY, MANN und SCHLEIER, FOERSTER (2). Zusammenfassend spricht das Ergebnis, gleich wie bei anderen reflektorisch unterhaltenen Hypertonien, so auch für die extrapyramidalen Rigorzustände entschieden gegen die viel erörterte Duplizitätslehre und zugunsten einer grundsätzlichen Gleichartigkeit der „tonischen" und der aktiven Innervation der quergestreiften Muskeln (eine Schlußfolgerung, die auch WILSON zieht [1]).

Ein näheres Eingehen auf die hiemit berührten grundsätzlichen Fragen des *Tonus* kann hier nicht Aufgabe sein. Außer auf das Werk von F. H. LEWY sei verwiesen auf die Monographie von SPIEGEL und auf dessen neuere Darstellungen im Handbuch der normalen und pathologischen Physiologie Bd. 9 und 18; ferner auf RIESSER (insbesondere S. 206 f.), HOFFMANN (2) insbesondere S. 729 f., REGELSBERGER, WACHHOLDER (1) S. 619 f., RADEMAKER (2) Abschn. XVI, v. WEIZSÄCKER, namentlich aber BREMER (hier kurze kritische Zusammenfassung der Gründe für die Unhaltbarkeit der Duplizitätstheorie, die noch neuestens durch KURÉ in der Aufstellung einer gar „vierfachen Muskelinnervation" übersteigert wird).

Episodische *Anfälle von Verstärkung des parkinsonistischen Rigors* bis zu völliger kataleptischer Starre, verbunden mit absoluter Akinese und begleitet von anderen Erscheinungen (worunter Schauanfälle und psychische Veränderungen) beobachtete BERINGER. Rigorverstärkung während Schauanfällen war auch sonst schon gesehen worden (s. hierzu ferner den Lethargicaabschnitt [2]).

Bei Fällen mit extrapyramidaler Hypertonie findet sich nicht selten „Gegenhalten" (KLEIST, s. ferner MAYER und REISCH, STRAUSS, BOSCH). Näheres über dieses Symptom, das von dem erscheinungsmäßig einigermaßen verwandten „Negativismus" abzutrennen ist, wird in dem Abschnitt über den Thalamus, zu dessen Läsionen KLEIST es in Beziehung gebracht hat, ausgeführt werden.

In Fällen, welche Gegenhalten bieten, findet sich (KLEIST; MAYER und REISCH u. a.) häufig Greifreflex bzw. „erhöhte Greifbereitschaft", mitunter auch ein dem offenbar nahestehendes echtes „*Zwangsgreifen*" (P. SCHUSTER) meist mit „Nachgreifen" (forced groping der Engländer). Während das Zwangsgreifen früher von einer Reihe von Forschern mit Stammganglienläsionen in Beziehung gebracht wurde (Näheres s. bei LOTMAR (1) S. 32 f.) und KLEIST noch in seiner neuesten Darstellung (1934) Thalamusläsionen als maßgebend ansieht, sprechen die Befunde von SCHUSTER, ADIE und CRITCHLEY, SCHUSTER und CASPER u. a. vielmehr entschieden für das ebenfalls schon früher wiederholt in Erwägung gezogene *Stirnhirn*; in Affenexperimenten von FULTON, JAKOBSEN und KENNARD, sowie anderen bei ihnen zitierten Autoren (RICHTER und HINES) erwies sich insbesondere die Ausschaltung der Area 6 als maßgebend. Bei dieser Sachlage muß ein näheres Eingehen in diesem Abschnitt unterbleiben.

5. Tremor. Soweit bei den mit hypokinetisch-hypertonischem Syndrom einhergehenden Krankheitsfällen Tremor vorhanden ist, handelt es sich um sog. „*Antagonistenzittern*" (v. STRÜMPELL, F. H. LEWY, KLEIST), also — im Gegensatz zum Intentionszittren — um ein Zittern an einem „unbeeinflußten Glied-

[1] Sie dürfte zu Recht bestehen trotz gewisser methodologischer Einwände, die, wie KELLERS Arbeit lehrt, gegen manche ältere saitengalvanometrische Untersuchungen erhoben werden können.

[2] Zu den „*motorischen Anfällen extrapyramidaler Natur*" überhaupt, einem Gebiete, in das vorderhand noch viel Hypothetisches eingeht und auf dem von einer sicheren Zuordnung der motorischen Reizerscheinungen zu bestimmten Kernen des extrapyramidal-motorischen Systems noch nicht die Rede sein kann, siehe KROLL S. 371, IBRAHIM S. 462 (insbesondere Salaam- und Ruckkrämpfe vielleicht Sonderformen extrapyramidaler Epilepsie), ZINGERLE (3), HAUPTMANN (2). Als *Reiz*erscheinungen speziell des *Corpus striatum* wurden von FOERSTER schwere tonische Krampfzustände bei Ventrikelblutungen u. dgl. aufgefaßt; ähnlich JAKOB S. 296 f. Eingehendste Darstellung der ganzen Frage im Anschluß an einen Fall mit dystonischen Anfällen: v. HALBAN und ROTHFELD (Literatur!).

abschnitt" bei Einnahme einer „Mittelhaltung, die nicht durch willkürliche Innervation, sondern durch die automatischen Haltungsfaktoren bestimmt ist" (HERZ).

Seine *anatomische Grundlage* bilden Läsionen entweder des *Striatum* oder der *Nigra*; so auf Grund der anatomischen Fälle des Schrifttums LOTMAR (1) S. 52; zu dem gleichen Ergebnis gelangte jüngst auch HERZ [1]. Auch das Zittern bei *Ruber*läsionen zeigt manchmal diesen Typus. — Das nur bei Willkürbewegungen auftretende „*Intentionszittern*" dagegen hat nach den, bisher nicht zahlreichen, verwertbaren anatomischen Befunden seine Grundlage in Schädigungen des *Kleinhirns* (wobei vielleicht — HUNT — dem Dentatum besondere Bedeutung zukommt; sonstige Fälle aus neuerer Zeit: LEIRI, SCHUSTER), des *Bindearms*, des *Ruber* und des *Thalamus*.

Zwar ist nach dem Gesagten das *Antagonistenzittern* der Regel nach ein „Ruhezittern". Doch hat im Anschluß an KLEIST und FROMENT namentlich DE JONG in zahlreichen Arbeiten Nachdruck darauf gelegt, daß in Wahrheit auch hier stets ein „Aktionstremor" vorliegt [2], da er „nicht ein spontanes, in Ruhe entstehendes Phänomen ist, sondern gerade beim zentralen Verarbeiten von Impulsen ausgelöst wird". Im Schlaf verschwindet das Antagonistenzittern in der Regel, kann aber auch dann, wie DE JONG in graphischen Aufnahmen belegt, durch Setzen zu verarbeitender Reize, so z. B. mittels passiver ohne Erwecken durchgeführter Bewegungen, sowohl in dem bewegten Gliede als auch in anderen Muskelgebieten vorübergehend wieder hervorgerufen werden.

Ein Zittern, das sich beim *aktiven Festhalten* von willkürlich eingenommenen oder passiv erteilten Haltungen geltend macht, wird als *statisches* Zittern bezeichnet (HERZ). Dieser Autor fand solches bei *allen* Beobachtungen von spontanem Antagonisten- wie von Intentionszittern. Meist war die Lebhaftigkeit des spontanen und des statischen Antagonistenzitterns gleichgroß, doch gibt es auch Fälle mit starkem Überwiegen des statischen über das spontane Zittern. Wenn ein schwaches antagonistisches Spontanzittern (der Regel gemäß, s. unten) während der Zielbewegung — wenigstens zunächst — verschwindet, um erst in der Nähe des Zieles wieder aufzutreten und sich nun beim Festhalten des Zieles als statisches Zittern erheblich zu verstärken, so kann dies gelegentlich zur fälschlichen Annahme von Intentionszittern verleiten (eigene Beobachtung).

Das in einem regelmäßigen Rhythmus von etwa 5—7 Schlägen in der Sekunde ablaufende Antagonistenzittern [3] steigert sich gleich den sonstigen extrapyramidalen Unruheerscheinungen durch Gemütserregungen (und befällt dann oft auch vorher in Ruhe befindliche Körperabschnitte), ebenso durch sensible und sensorische Reize. Willkürliche wie passive Bewegungen eines zitternden Gliedes oder Gliedabschnittes bringen es meist zum Verschwinden, mindestens für einen zeitlichen *Teil* des Bewegungsverlaufes. WILSON will freilich für die Willkürbewegung eine solche allgemeine Regel nicht Wort haben, und F. H. LEWY hält es, noch weitergehend, auf Grund der Aufzeichnung der Bewegungskurve von einfachen Fingerbewegungen nebst zugehörigen Aktionsströmen für geradezu irrig, wenn üblicherweise aus dem bloßen Anblick geschlossen werde, „daß bei dem Beginn einer Willkürbewegung der Tremor der Paralysis agitans aufhört". Ich halte indessen die tremordämpfende Wirkung der Willkürbewegung nach eigenen Beobachtungen in vielen Fällen für unbezweifelbar, wennschon nicht selten nur kurze Zeit anhaltend (das Weiterdauern von *Aktionsstrom*-Stößen im Rhythmus des vorher auch *sichtbar* gewesenen Tremors steht hierzu nicht

[1] Nach KLEIST soll dabei speziell eine Schädigung der *kompakten* Zone der Nigra von Bedeutung sein, während er den nigrären *Rigor mit Hypokinese* auf Schädigung der Zona reticulata zurückführt (Gehirnpathologie S. 1116; ferner die Arbeit seines Schülers KOHNSTAMM).

[2] WILSON allerdings scheint so gerade den *Intentions*tremor zu nennen.

[3] Etwas langsamere Rhythmen geben einige in der Paralysis-agitans-Monographie von MENDEL S. 21 f. zitierte Autoren an.

in Widerspruch [1]). Wie FOERSTER hervorhebt und ich häufig bestätigt fand, kann übrigens der in solcher Weise aktiv oder passiv gedämpfte Tremor gleichzeitig in anderen Körperabschnitten zunehmen oder auch erst hervortreten (vgl. auch die Filmanalysen von HERZ [2]). Eine *Zunahme* bei Willkürbewegungen zeigt das Zittern der Wilsonschen Krankheit (WILSON u. a.); HERZ nimmt hier eine Kombination von Antagonisten- und Intentionszittern an. Für etwas längere Zeit sistiert oft das Antagonistenzittern in einem gegebenen Gelenke, wenn passiv der zitternde Gliedabschnitt in jenem Gelenke in eine Extremstellung gebracht wird (Erklärungsversuch bei FOERSTER, 1, S. 12).

Die Kennzeichnung der *Erscheinungsform der beiden Hauptarten organischen Tremors*, des Antagonisten- und des Intentionszitterns, hat in neuerer Zeit durch die Filmanalyse (HERZ) größere Schärfe und Reichhaltigkeit gewonnen.

Die beim *Antagonistenzittern* rhythmisch aufeinanderfolgenden Komplexe aus hin- und rückläufiger Einzelbewegung bezeichnet er, wie schon oben S. 421 berührt, als „Einheiten". Meist werden die Einheiten von *primitiven* Einzelbewegungen gebildet, nicht selten jedoch, wie Zeitlupenaufnahmen lehrten, auch aus *kombinierten* Einzelbewegungen. Wenn gleichzeitig mehrere benachbarte Gliedabschnitte zittern, so können die Einheiten verschiedener Gliedabschnitte zu „Formeinheiten" zusammengekoppelt sein, die in ihrem Ablauf Zweckbewegungen gleichen (z. B. Reiben, Pillendrehen), indem immer bestimmte Einzelbewegungen des einen mit bestimmten Bewegungen des andern Gliedabschnittes gleichzeitig ablaufen, und folglich auch wieder ihrerseits gleichzeitig die je zugehörigen antagonistischen Bewegungen der beiden Gliedabschnitte. In anderen Fällen dagegen wechseln die Zittergebilde an verschiedenen Gliedabschnitten dauernd ihr Aussehen. Das Tempo wechselt zuweilen am gleichen Gliedabschnitt, kann auch an verschiedenen Gliedabschnitten verschieden schnell sein. — Für das *Intentionszittern* oder besser -wackeln (HERZ) lieferten namentlich Zeitlupenaufnahmen den Beweis, daß es sich hier gar nicht um regelmäßige „Einheiten" handelt, die aus aufeinanderfolgenden antagonistischen Bewegungen gebildet werden. „Es war überhaupt keine räumliche Beziehung der auftretenden Bewegungserscheinungen zur Bewegungsrichtung der Zielbewegungen festzustellen, vielmehr rollten und schwankten die einzelnen Gliedabschnitte wahllos in ihren Gelenken umher", die einzelnen Gliedteile dabei in ihrer Richtung unabhängig voneinander.

Hypertonie ist zwar häufig mit dem Antagonistenzittern verbunden, aber nicht obligat (z. B. nicht in manchen Fällen beginnender Paralysis agitans). Beim Parkinsonismus nimmt WILSON sogar eine Art umgekehrter Proportionalität zwischen dem Grade des Rigors und des Tremors an.

Die *graphischen* Aufnahmen des Antagonistenzitterns (s. außer der Monographie von PELNÁŘ namentlich F. H. LEWY, ferner WILSON, DE JONG) bestätigen die erwähnten auch schon durch die unmittelbare Inspektion ermöglichten Feststellungen über die regelmäßig-rhythmische Natur der Unruhe und zum Teil (s. dazu oben) auch über den dämpfenden Einfluß aktiver und passiver Bewegungen; und sie lehren ferner das spontane Vorkommen annähernd periodischer Steigerungen und Verminderungen der Ausschlagsweite, ohne daß über die Ursache solcher Schwankungen etwas Sicheres festgestellt wäre.

Elektromyographische Untersuchungen mit dem Saitengalvanometer (vor allem von F. H. LEWY) lehren die wichtige Tatsache, daß es sich in der Tat um ein regelmäßiges zeitliches Alternieren einer tetanischen Innervation des Agonisten und des Antagonisten handelt (im Gegensatz zum fast *gleichzeitigen* Einsetzen des Aktionsstromstoßes in diesen beiden Muskelgruppen beim Fußklonus). Im Durchschnitt treffen nach LEWY auf den einzelnen Zitterstoß (deren, wie gesagt, etwa 5—7 in der Sekunde erfolgen) ungefähr 7 biphasische Stromschwankungen in einem Rhythmus von etwa 90 pro Sekunde. Aus einer zwischen

[1] WACHHOLDER und HAAS sahen beim Tremor des Enzephalitikers bei Beanspruchung auf Haltung (Anhängen eines Gewichtes) die Aktionsströme im Antagonisten verschwinden (im Gegensatz zu ihrer Verstärkung beim hysterischen Tremor).

[2] Insofern fehlt es auch beim Antagonistentremor nicht ganz an einer Parallele zu den übrigen auf Striatumläsion beruhenden Unruheformen, die typischerweise durch *aktive und passive Bewegungen* an Stärke und Ausbreitung zunehmen; gemeinsam ist ferner die Steigerung durch *sensibel-sensorische Reize* und durch *Gemütsbewegungen*. Im Lichte der Darstellung von WACHHOLDER (2) S. 53 f. würden also zwar *Bahnungen* durch Willkürimpulse wie durch affektive und afferente Erregungen bei *allen* diesen pathologischen Automatismen zur Wirkung gelangen, beim Tremor aber außerdem, und zwar insbesondere *lokal* am bewegten Gliede, *Hemmungen* durch Willkürimpulse und passive Bewegungsreize.

diesen Stromstößen erfolgenden Abweichung der Gesamtsaite schließt LEWY auf ein dauerndes wellenförmiges Schwanken des Tonus, so daß also „im Tremor der Paralysis agitans zwei Prozesse konkurrieren, ein Schwanken der Dauererregung und ein Alternieren einer phasischen Stromkurve“ [1]. — In saitengalvanometrischen Aufnahmen mittels *Nadelelektroden* (REHN) tritt bei Encephalitis epidemica ein äußerlich nicht mehr wahrnehmbarer Tremor in Gestalt von Stromoscillationen großer Amplitude zutage, zwischen welchen die Galvanometersaite in einem 45—50er-Rhythmus von niedriger Amplitude (einer tonischen Dauererregung entsprechend) weiterschwingt. — Über das Verhältnis des Aktionsstromes einer *aktiven* Bewegung zu dem des *zugehörigen Zitterstoßes* fand LEWY, „daß ein Beugerimpuls immer zeitlich zusammen mit einem Tremorstoß im Beuger zur Ausführung kommt und daß das Einsetzen des Streckerstoßes (nämlich des Tremorstoßes im Strecker) sofort die Beugebewegung unterbricht. Dadurch bekommt man den Eindruck, als ob der Kranke mit seiner Beugebewegung sozusagen an seinem Tremorrhythmus emporklettert“.

Über die Beeinflussung des Aktionsstromes des Antagonistenzitterns durch Pilocarpin und Adrenalin s. LEWY S. 115 f.; über die komplizierten Verhältnisse beim Tremor der Pseudosklerose S. 136 f. — Unterschiede des Antagonistentremors vom hysterischen auf Grund der Aktionsströme: WACHHOLDER und HAAS.

VI. Zur Pathophysiologie der extrapyramidal-motorischen Störungen[2].

Die pathophysiologische Deutung der extrapyramidal-motorischen Syndrome hat ihre umfassendste und am meisten ins Einzelne gehende Systematisierung in den Theorien von R. HUNT, K. KLEIST, C. und O. VOGT, A. JAKOB, O. FOERSTER gefunden; ihre Grundlagen bilden hauptsächlich die (in den Grundzügen heute einigermaßen gesicherten) normalanatomischen Zusammenhänge unter den Einzelkernen des extrapyramidal-motorischen Systems und dieser Kerne mit dem übrigen Zentralnervensystem (s. den anatomischen Teil dieses Handbuchs), die klinisch-anatomischen Ergebnisse über die Lokalisation der den einzelnen Symptomen und Syndromen zugrundeliegenden Gewebsausfälle (worüber oben jeweils in den anatomischen Vorbemerkungen zu I—V kurz berichtet wurde), endlich tierexperimentelle Tatsachen, die allerdings gerade bezüglich der Stammganglien selbst noch keine vollwertigen Analoga zu den klinischen Erscheinungen bei Stammganglienläsionen des Menschen ergeben haben (Übersichten außer bei SPATZ auch bei LHERMITTE und TRELLES).

Aus den reichen wechselseitigen Faserverbindungen der Stammganglien mit dem Zwischenhirn und aus den in ihren Hauptzügen geklärten Funktionen des Thalamus und Hypothalamus muß geschlossen werden, daß die *unmittelbare motorische Reaktivität des Gesamtorganismus*, mittels deren er „instinktiv“ (gemäß altem Arterwerb) auf den *vital belangreichen Gehalt einer inneren und äußeren Reizlage* antwortet, im Wortsinne zu ihr motorisch „Stellung nimmt“ — daß diese unmittelbare Reaktivität die ursprüngliche und *spezifische* motorische Leistung der Stammganglien darstellt. In gutem Einklang hiermit und in naher Übereinstimmung untereinander nehmen denn auch die neueren klinischen Theorien ihren Ausgang von der Kennzeichnung der Stammganglien als Zentren für „automatische und assoziierte (d. h. Mit-) Bewegungen“ (HUNT), für „Ausdrucks- und Mitbewegungen“, für die Gesamtheit der „Automatismen“ gröberer und feinerer Art (KLEIST), für „primäre Automatismen“ (C. und O. VOGT, ähnlich JAKOB), für „Reaktions- und Ausdrucksbewegungen“ (FOERSTER); im Wesen das gleiche sagt SCHALTENBRANDS ansprechende Kennzeichnung der Stamm-

[1] Nach den methodologischen Ausführungen von KELLER dürften diese aus den Abweichungen der Gesamtsaite gezogenen Schlüsse allerdings unsicher sein. Vgl. WACHHOLDER (1) S. 592, v. WEIZSÄCKER S. 118 („Artefakt“).

[2] Eine eingehendere Darstellung der wichtigsten pathophysiologischen Theorien und Streitfragen, auf die hier nur im Umriß eingegangen werden kann, findet sich in meinen mehrerwähnten früheren Übersichten (wo auch ein Überblick über die pathophysiologisch relevanten normal-anatomischen Tatsachen gegeben wird); ferner sei verwiesen auf SPATZ der namentlich auch die tierexperimentellen Ergebnisse ausführlich und kritisch darstellt und auf die im Eingang des Literaturverzeichnisses angeführten Monographien.

ganglien als Zentren der „motorischen Stimmung“ [1]. Ein wesentliches gemeinsames Element der neueren Theorien liegt weiterhin in der Verwertung der Tatsache, daß nicht nur onto- und phylogenetisch das Pallidum der ältere, sondern auch im histologischen Bau der primitivere Anteil der Stammganglien ist, wonach das Striatum als dem Pallidum physiologisch übergeordnet erscheint. Stellt man nun in einem etwas schematisierenden Überblick die wichtigsten Syndrome einander gegenüber, so läßt sich nach dem unter I—V Dargestellten etwa folgendes sagen: Bei den *Striatum*-Läsionen sind es neben Parese, Tonusanomalien (Hyper-, Hypo-, Poikilo-, Dystonie) und — meist weniger aufdringlichen — hypokinetischen Erscheinungen hauptsächlich *Hyperkinesen* der verschiedensten Form, die das Bild kennzeichnen (Chorea, Athetose, Torsionsspasmus, Tremor); bei den *Pallidum*-Läsionen überwiegen als Dauerausfallssymptome bei weitem *Rigor und hypokinetisch-paretische Erscheinungen*, von hyperkinetischen Störungen ist nur (in bisher sehr seltenen Fällen des frühen Alters) Athetose gesichert, *Hypo*tonie scheint als Dauererscheinung nicht vorzukommen. Bei *Striatumausfall* also neben Störung der vor allem auf Mitwirkung dieses Kernes beruhenden höheren, gutenteils erst im individuellen Leben erworbenen Automatismen eine pathologische Verselbständigung und Steigerung der (zugleich meist desintegrierten) primitiveren und gröberen, schon dem Neugeborenen verfügbaren Pallidumautomatismen; bei *Pallidumausfall* neben Einbuße der (exekutiv auf die Intaktheit des Pallidum angewiesenen) striären höheren und der pallidären niederen Automatismen sowie Hypokinese der durchweg auf striäre und pallidäre Mitwirkung angewiesenen Willkürbewegungen vor allem eine Verselbständigung und Steigerung der Tätigkeit des tonusbeherrschenden roten Kerns. So etwa läßt sich in erster Annäherung das Gegensätzliche an den beiden Syndromengruppen deuten.

Damit aber die Theorie auch mehr im einzelnen von den Übereinstimmungen wie von den Unterschieden der Symptomgestaltung bei Striatum- und bei Pallidumläsionen Rechenschaft geben könne, muß ihr [LOTMAR (1), S. 117 f., 122 f.] die — durch gute Gründe gestützte — Annahme einer *sowohl innervierenden als denervierenden Funktion* des Striatum gegenüber dem Pallidum und ebenso des Pallidum gegenüber dem Ruber [2] zugrunde gelegt werden; und anstatt des gewöhnlich verwendeten Begriffs der „Enthemmung“ (des Pallidum bei Striatumausfall bzw. des Ruber bei Pallidumausfall) verdient die in allgemeinen Erfahrungen gut begründete Annahme einer *pathologischen Erregbarkeitssteigerung durch Isolierungsveränderungen* (im Sinne von H. MUNK) den Vorzug (so für die Deutung des Pallidumrigors schon H. SPATZ 1922) [3]. Endlich aber bedarf es auch noch der — meines Erachtens sehr plausiblen und auch auf anderen Gebieten nicht zu umgehenden — Hilfsannahme, daß diese pathologische Erregbarkeitssteigerung bald eine *einfache*, bald eine *qualifizierte* ist, wobei ersterenfalls die innervatorische und die denervatorische Tätigkeit des jeweils partiell „isolierten“ Kerns einigermaßen gleichstark, bei der qualifizierten Erregbarkeitssteigerung aber seine innervatorische Tätigkeit stärker als die

[1] Zwar waren bereits in der zweiten Hälfte des vorigen Jahrhunderts die Experimentalphysiologen übereinstimmend zu einem hiermit nahe verwandten Ergebnis gelangt; aber die zum Beweise dienenden Tierversuche haben sich gutenteils als nicht einwandfrei erwiesen (SPATZ 1927, S. 385 f.). Es hat also durchaus selbständiges Gewicht, daß die neuere Klinik zu den obigen Formulierungen gelangt ist.

[2] Dieser wird hier nur als der in seinen Verbindungen bestbekannte Kern aus der Reihe der „subpallidären“ Kerne herausgegriffen.

[3] Zum neuesten *experimentell-physiologischen* Stande des schwierigen Problems intrazentraler Hemmung und Enthemmung s. WACHHOLDER (2), Bd. 5, S. 61 f. Kritisches zur intrazentralen Hemmung als *klinischem* Erklärungsprinzip s. bei LOTMAR (1) S. 118 f., 121 f. Für eine sehr umfassende Anwendung des Prinzips der Enthemmung in der Pathophysiologie setzt sich vor kurzem wieder BING ein.

denervatorische gesteigert ist. Daß wie angedeutet die „Isolierung" nicht eine vollständige zu sein braucht, daß danach topische (auch somatotopisch unter Umständen belangreiche) und graduelle Unterschiede der Isolierung die entstehenden klinischen Bilder variieren können, das braucht nicht ausgeführt zu werden [1]. — Es wurde an obengenannter Stelle zu zeigen versucht, daß auf den eben angeführten Grundlagen, durch welche maßgebende Elemente mancher der genannten Haupttheorien teils übernommen, teils modifiziert und ergänzt werden, die bei Pallidum- wie bei Striatumerkrankung vorkommenden Einzelsymptome und Symptomgruppierungen ohne Zwang gedeutet werden können, und zugleich nicht wenige den bisherigen Theorien entgegenstehende Schwierigkeiten dahinfallen, so für den Striatumrigor und die Striatumhypotonie, den Pallidumrigor und seine Verstärkung durch Mituntergang der großen Striatumzellen (HUNT, LEWY, JAKOB), die pallidäre Athetose und anschließende Versteifung.

Die Beeinträchtigung auch der *Willkür*bewegungen durch Striatum- wie durch Pallidumschäden (auch abgesehen von den Einflüssen der Tonusanomalien, der Unruheerscheinungen usw.) wird dadurch verständlich, daß große Anteile der motorischen Eigenleistungen des Striatum-Pallidum in die Willkürmotorik — der Sprache, des Ganges, des Schluckens usw. — Aufnahme finden (C. und O. VOGT). Des näheren hat namentlich O. FOERSTER ausgeführt, daß die beiden Anteile der Stammganglien auf dem Wege der cortico-thalamischen wie der thalamo-pallidären und -striären Fasersysteme im Nebenschluß zur corticospinalen Pyramidenbahn modifizierend in jede cortico-fugale Innervation der Willkürmuskeln eingreifen.

In der Zuordnung von extrapyramidal-motorischen Einzelstörungen zur Läsion einzelner Kerne bzw. Kernanteile des Systems geht am weitesten die Theorie von KLEIST in ihrer letzten Fassung (1927 [2]). Durch ihre Wiedergabe in den Hauptzügen mag die obige, aus Raumgründen notgedrungen skizzenhafte Andeutung der neueren pathophysiologischen Theorienbildungen einigermaßen mit Leben erfüllt werden.

Die Funktion des gesamten Striatum (Caudatum plus Putamen) war bis dahin, ihrem einheitlichen cytoarchitektonischen Bau entsprechend, fast allgemein als eine gleichartige angesehen worden (nur BING glaubte Caudatumerkrankung mehr zu Athetose, Putamenerkrankung mehr zu Chorea führen zu sehen), und ganz entsprechend stand es mit dem — durch seine Marklamellen zwar sinnfällig unterteilten — Pallidum. Auf Grund entwicklungsgeschichtlicher Ergebnisse hatte allerdings S. KODAMA bereits in dem Caudatum den phylogenetisch jüngeren Antei des Striatum erkannt. KLEIST nun setzt mit dieser Altersgliederung eine funktionelle in Beziehung und bringt demgemäß innerhalb des gesamten extrapyramidal-motorischen Systems eine *dreifache* Abstufung nach *Bewegungsarten* mit bestimmten *anatomischen Anteilen* des Systems in Verknüpfung. Den gröberen Autimatismen, den Massenbewegungen (des Gesamtkörpers, des Stammes und der stammnahen großen Gelenke — Schulter, Ellenbogen, Hüfte, Knie) dient das innere Pallidumglied. Die sich darüber aufbauenden feineren Automatismen, die mehr an den Enden der Gliedmaßen (Händen und Fingern, Füßen) und im Gesichte, an der Lautbildung und der Sprache sich abspielen, haben als Organ das Striatum. Dabei werden die noch verhältnismäßig einfachen unter diesen höheren Automatismen (die Mit- und Einstellbewegungen) im Putamen koordiniert und dort, noch mehr aber in der Nigra, innerviert; die höheren Ausdrucks- und Sinnbildbewegungen dagegen werden im Caudatum koordiniert, dort und noch mehr im Pallidum externum innerviert. *Putamen*läsion führt demnach zu Chorea, Athetose, Zittern, Bewegungsarmut; Läsion des *Caudatum* zu Parakinesen, Pseudoexpressiv- und Pseudospontanbewegungen, d. h. abgesonderten und in einfachere Bruchstücke zerfallenen Ausdrucks- und Sinnbildbewegungen, andererseits iterativen Wiederholungen, rhythmischen Bewegungsabläufen sowie Bewegungsarmut mit Einförmigkeit (Stereotypie); Verletzung des *Pallidum internum* führt zu Akinese und Rigor vorwiegend an Stamm und proximalen Gelenken, Verletzung der *Nigra* zu Akinese der einfacheren Mit- und Einstellbewegungen, wovon auch

---

[1] Insbesondere ist es nach LOTMAR (2) S. 450 nicht unwahrscheinlich, daß einfache Erregbarkeitssteigerung bei einem relativ geringeren, qualifizierte Erregbarkeitssteigerung bei einem relativ stärkeren *Grade* der Isolierungsveränderungen in Erscheinung tritt.

[2] wozu jetzt ergänzend noch auf dessen „Gehirnpathologie" (1934) verwiesen sei.

Gliedmaßenenden, Gesicht und Lautbildung betroffen werden, außerdem zu Rigor; Verletzung des *Pallidum externum* zum Ausfall der höheren, expressiven und symbolischen Automatismen, gepaart mit Flexibilitas cerea oder Pseudoflexibilitas (einfachem Haltungsverharren); Läsion des *Corpus Luysi,* von welchem dem inneren Pallidumgliede nach KLEIST Anregungen und Regulierungen zuströmen, führt zu Torsionen, Jaktationen und Ballismen. (Die klinisch-anatomischen Einzelbelege liegen in ausführlicher Darstellung noch nicht vor; einige zur Caudatum-Putamenfrage in der oben S. 425f. verwerteten Arbeit von MERZBACH).

Ziemlich unsicher ist heute noch die *Deutung des Rigors nach Nigrazerstörung.* Man wird (mit KLEIST) an eine „Enthemmung" bzw. auf partieller Isolierung beruhende Erregbarkeitssteigerung des *Ruber* als der Endstätte nachgewiesener nigrorubraler Zuflüsse, ferner auch (mit LOTMAR, 3, 288/89) des *Pallidum* als der Endstätte der anscheinend bedeutsamsten aller nigrofugalen Bahnen denken müssen (letztere Annahme würde für den nigrären Rigor eine analoge Auffassung ergeben, wie sie auch für den auf *Striatum*ausfall beruhenden Rigor die wahrscheinlichste ist: LOTMAR, 1, S. 212, al. 1).

Die Deutung derjenigen *extrapyramidal-motorischen Störungen, welche durch Läsionen auf dem Wege Dentatum-Bindearm-Ruber-Thalamus erzeugt werden,* wird heute meist mit KLEIST, C. und O. VOGT u. a. nach der Richtung gesucht, daß es sich dabei um *indirekte Funktionsstörungen des Corpus striatum* handle, genauer um eine Art *Ataxie* der Automatismen, einen Zerfall derselben in einfachere Bruchstücke, hervorgerufen durch das Bestehen von Hemmnissen auf einem der wichtigsten Zuflußwege peripherer Anregungen für die Ursprungsstätten pallido- und striatopetaler Thalamusfasersysteme. Diese Deutung entspricht in ihrem Grundgedanken, nämlich in der Auffassung der choreatischen Störung solcher Fälle als einer *afferent-regulatorischen,* der alten BONHOEFFERschen Bindearmtheorie, mit dem Unterschiede jedoch, daß als Erfolgsorgan der Koordinationsstörung anstatt der willkürmotorischen *Rinde* die mit den „Automatismen" betrauten *Stammganglien* (Striatum plus Pallidum) gesetzt wurden. Das Auftreten einer Bewegungs*steigerung* (neben der Desintegration) der Automatismen läßt sich dabei auch ohne die von KLEIST eingeführte stark umstrittene Annahme einer generellen Hemmungswirkung des Kleinhirns (via Bindearm-Thalamus) auf die Stammganglien begreiflich machen, wenn man auch hier wieder — in Anwendung auf die dentato-rubro-thalamische Bahn — das Prinzip einer pathologischen Erregbarkeitssteigerung durch Isolierung heranzieht (LOTMAR, 1, S. 129f.). — Allerdings möchte ich mit MINKOWSKI darin einig gehen, daß die ausschließlich „indirekt-striäre" Auffassung für die in Rede stehenden Störungen zu einseitig ist. Man wird daneben Vorstellungen, welche BONHOEFFER später (1901) entwickelt hat, wieder aufnehmen (JAKOB) oder sogar, wie es MINKOWSKI tut, erweitern müssen: auch Reize, denen die Wegstrecke Ruber-Thalamus durch Herde im Ruber oder im Thalamus bzw. in der Haubenstrahlung verlegt wird, können infolge von *Stauung* sich in *distal* von der jeweiligen Läsionsstätte gelegene Ursprungskerne von extrapyramidal-motorischen Bahnen ergießen und diese Kerne zu gesteigerter und zugleich inkoordinierter Tätigkeit bringen (als solche Ursprungskerne kommen je nach dem Sitz des Herdes der rote Kern, der vordere Vierhügel, die Substantia reticularis der Haube in Betracht).

Erst in den Anfängen ist heute die Feststellung und das pathophysiologische Verständnis der Sonderbedingungen, welche bei im Groben gleichem Sitz einer Schädigung innerhalb des extrapyramidal-motorischen Systems über die *Einzelform der Hyperkinese* entscheiden, wie etwa über das Auftreten von Myorhythmie, Myoklonie, Tremor oder Athetose bei Dentatumschädigung, von Chorea oder Athetose oder Torsionsspasmus bei Striatumschädigung [1].

[1] Die KLEISTsche Schule mißt für Athetose und Torsionsspasmus der Mitschädigung namentlich des Pallidum und des Ruber wesentliche Bedeutung bei (oben S. 416).

Eine seit langem aufgeworfene bedeutsame, aber noch immer nicht spruchreife Frage ist es, ob für das Auftreten choreatischer und athetotischer Bewegungen die *Intaktheit der Pyramidenbahn und ihres Rindenursprungs* unerläßlich ist, wie das Wilson u. a. bis in die jüngste Zeit mit Nachdruck vertreten. Indessen haben die Versuche, halbseitige Hyperkinesen dieser Art durch operative Ausschaltung der motorischen Rindenzentren der Gegenseite zum Versiegen zu bringen, in manchen der veröffentlichten Fälle keinen Dauererfolg gehabt. Ferner sprechen gleicherweise gegen jene These Fälle, in denen trotz Mituntergangs der corticospinalen Bahn in den zugehörigen Körperabschnitten Athetose vorhanden war (aus älterer Zeit z. B. Haenel, aus neuester Thomas). Und ferner hat neuerdings Minkowski — übrigens im Einklang mit älteren experimentellen Erfahrungen am Hirnstamm — gerade nach *Abtragung* der motorischen Rinde bei Katzen athetoseartige Bewegungen sich einstellen sehen (siehe hierzu Lotmar, 1, S. 120; 3, S. 267f., 291). —

Gegenüber den angeführten pathophysiologischen Haupttheorien weitgehend kritisch verhalten sich noch in neuester Zeit S. A. K. Wilson, F. H. Lewy, Wenderowič, Niessl von Mayendorf u. a. Die Ablehnung gilt teils dem für jene Theorien maßgebenden Versuch einer Trennung und genaueren Kennzeichnung der Striatum- gegenüber der Pallidumfunktion, teils überhaupt der Annahme spezifischer Beziehungen der Stammganglien zu den „Automatismen" usw. (was sich im besonderen für die *hyperkinetischen* Syndrome in einer ausschließlich an die ältere Form der Bonhoefferschen Bindearmtheorie anknüpfenden Deutungsweise auswirkt). Mir scheint indessen das Tatsachenmaterial in seiner Gesamtheit diesen Standpunkten nicht recht zu geben. Wenn ferner H. Spatz für unser Gebiet überhaupt einem Abbau der nach seiner Ansicht bereits zu weit getriebenen lokalisatorischen Bestrebungen das Wort redet (worin ihm A. Jakob in Modifikation seiner früheren Stellungnahme beipflichtete), so scheint doch, bei aller Einräumung des noch stark hypothetischen Einschlags in jenen Theorien, die von ihnen verfolgte allgemeine Wegrichtung auch heute noch für die weitere Forschung am meisten Ansatzpunkte aufzuzeigen.

In einer wichtigen Beziehung hat sich das lokalisatorische Prinzip übrigens allgemein durchgesetzt, in der schon von Mingazzini begründeten, namentlich aber durch C. und O. Vogt geförderten Erkenntnis nämlich, daß im Striatum und Pallidum eine weitgehende *somatotopische Gliederung* in orocaudaler Richtung besteht, derart, daß ganz oral die Sprache, dann die Mimik, der Arm, der Rumpf und ganz caudal das Bein vertreten sind; für die Augenbewegungen, die der Blase und die Defäkation, welche ebenfalls in diesen Kernen vertreten sind, läßt sich die Lokalisation noch nicht angeben (Bestätigung dieser Gliederung durch A. Jakob, F. H. Lewy, O. Foerster, Kleist u. a.). Das Striatum jeder Seite wirkt nur auf das gleichseitige Pallidum, jedes Pallidum aber auf beide Körperhälften ein. Letztere Tatsache bietet vielleicht eine Deutungsmöglichkeit für die seltenen Fälle, in denen bei *einseitigem* Stammganglienherd extrapyramidale Unruheerscheinungen nur auf der *Herd*seite oder aber auf *beiden* Seiten beobachtet wurden (Dejerine und Sollier, Austregesilo und Galotti, Conos, Grünthal S. 121/22). Die orocaudale Gliederung aber gibt die Erklärung für die bei allen extrapyramidal-motorischen Syndromen vorkommenden Fälle mit entweder bevorzugtem Ergriffensein oder elektivem Verschontbleiben des Kopfbereiches, für monoplegische Ausprägungen und auch noch feiner fokal umschriebene Bilder; Voraussetzung ist dabei allerdings (Lotmar, 1, S. 132/33), daß wir eine entsprechende somatotopische Gliederung auch bei den wichtigsten derjenigen Kerne voraussetzen dürfen, durch deren Vermittlung die Stammganglien sich auf das nucleo-periphere Neuron auswirken (namentlich also bei

Subthalamicum und Ruber, sowie ferner bei der Nigra). Das Zutreffen dieser Voraussetzung wird übrigens auch durch einzelne Fälle von Herdläsion dieser Kerne selbst wahrscheinlich gemacht, so z. B. für das Subthalamicum durch die beiden Hemiballismusfälle von v. SÁNTHA.

Literatur[1].

Es werden hier nur solche Arbeiten angeführt, welche *nicht* enthalten sind in den Literaturverzeichnissen von LOTMAR (1), (2) und (3). Die dort angeführten bekannten Monographien oder umfassenderen Arbeiten von folgenden Autoren enthalten zumeist auch ausführliche Literaturangaben: BING, BONHOEFFER, BOSTROEM, v. ECONOMO, FOERSTER, GOLDSTEIN, HERZ, HUNT, IBRAHIM, JAKOB, KLEIST, LEWY, L. MANN, K. MENDEL, MINKOWSKI, RADEMAKER (rote Kerne), RUNGE, SOUQUES, SPATZ, SPIEGEL, STERN, STERTZ, C. und O. VOGT, S. A. K. WILSON.

ADIE, W. J. and M. CRITCHLEY: Forced grasping and groping. Brain **50**, 142 (1927). — ADLERSBERG, D. u. R. FRIEDMANN: Über Beziehungen zwischen Hirnstamm und Wasserhaushalt. Z. Neur. **142**, 519 (1932). — ALTENBURGER, H.: (1) Untersuchungen zur Physiol. und Pathophysiol. der Koordination. Z. Neur. **142**, 373 (1932). — (2) Beiträge zur Physiologie und Pathologie des Ganges. Z. Neur. **148**, 263 (1933). — ASTVATSATOUROFF, M.: Sur un symptome psychique chez les parkinsoniens postencéphalitiques „Akairie". Revue neur. **1928 I**, 215.

BALTHASAR, K.: Über das Syndrom des Corpus Luys usw. Z. Neur. **128**, 702 (1930). — BERGERON: Zit. bei WOLLENBERG. — BERINGER, K.: Über ein ungewöhliches Ausfallssyndrom bei postencephalitischem Parkinsonismus. Z. Neur. **136**, 259 (1931). — BERLUCCHI, C.: Il quadro striale del sangue di Sato e Yoshimatsu. Riv. Pat. nerv. **40**, 23 (1932). — BING, R.: (1) Das „Zahnrad-Phänomen" und die antagonistische Innervation. Schweiz. Arch. Neur. **13**, 77 (1923). — (2) Das Prinzip der Enthemmung in der Physiopathologie. Schweiz. Arch. Neur. **32**, 177 (1934). — BOGAERT, L. v. et J. BERTRAND: Sur une forme hyperspasmodique de l'atrophie cérébelleuse tardive. Revue neur. **1932 II**, 55. — BONHOEFFER, K.: Torsionsspasmus. Neur. Cbl. **1913**, 137. — BOSCH, G.: Klinische Untersuchungen über Gegenhalten usw. Mschr. Psychiatr. **85**, 68 (1933). — BOSTROEM, A.: Striäre Störungen. BUMKES Handbuch der Geisteskrankheiten, Bd. 2 S. 207 (1928). — BOURGUIGNON, G.: La chronaxie motrice etc. 21. Jverslg Ges. dtsch. Nervenärzte 1933. S. 25. — BREMER, FR.: Le tonus musculaire. Erg. Physiol. **34**, 678 (1932). — BRISSAUD: Zit. nach MEIGE et FEINDEL. — BÜHRER: Zit. nach LUNDBORG.

CAMAUER, A. u. A. I. MOLINARI: Affektiv-emotive Störungen, Impulsionen und „Akairie" bei einem postencephalitischen Parkinsonsyndrom (span.). Ref. Zbl. Neur. **66**, 180 (1933).

DAVISON, CH. and S. PH. GOODHART: Dystonia musculorum deformans. A clinicopathologic study. Arch. of Neur. **29**, 1108 (1933). Zit. nach Zbl. Neur. **69**, 76. — DEJERINE, J.: Sémiologie des affektions du système nerveux, 1914. — DIAS, A. A.: Über einen Fall von chronischer Encephalitis epidemica mit eigenartigem klinischem und anatonischem Befunde. Z. Neur. **137**, 82 (1933). — DUBINI: Zit. bei WOLLENBERG.

ECONOMO, C. v.: Die Encephalitis lethargica. Berlin und Wien 1929.

FAHRENKAMP, K.: Über einen atypischen Fall von Chorea minor usw. Dtsch. Z. Nervenheilk. **54**, 324 (1916). — FLATAU, E. u. W. STERLING: Progeressiver Torsionsspasmus bei Kindern. Z. Neur. **7**, 586 (1911). — FOERSTER, O.: (1) Z. Neur. **73**, 1 (1921). — (2) Schlaffe und spastische Lähmung. Handbuch der normalen und pathologischen Physiologie, Bd. 10, S. 893. 1927. — (3) Das Wesen der choreatischen Bewegungsstörung. Slg. klin. Vortr. **1904**, 382 (innere Medizin 113). — FREEMANN, W.: Palatal myoclonus. Report of two cases with necropsy. Arch. of Neur. **29**, 742 (1933). — FRIEDREICH: Paramyoclonus multiplex. Virchows Arch. **86**, 421 (1881). — FULTON, J. F., C. F. JACOBSEN and M. A. KENNARD: A note concerning the relation of the frontal lobes to posture and forced grasping in monkeys. Brain **55**, 524 (1932). S. auch KENNARD and FULTON: Brain **56**, 213 (1933).

GALLINEK, A.: Die induzierten Tonusveränderungen usw. Z. Neur. **127**, 143 (1932). — GANFINI, G.: La reazione della perossidasi nelle sindromi postencefalitiche e nella chorea Riv. sper. Freniatr. **56**, 931 (1932). — GARETTO, S.: Incertezza e difficoltà nel rilievo dei reflessi di postura e di accorciamento. Riv. Pat. nerv. **39**, 559 (1932). — GEHUCHTEN, P. v.: Tubercule de la protubérance et du noyau rouge. Discussion des symptômes oculaires et des troubles du tonus. Revue neur. **1933 I**, 74. — GEORGI, F.: Pathophysiologie des Blutes bei Nerven- und Geisteskrankheiten. Fortschr. Neur. **4**, 172 (1932). — GOLDSTEIN, M.: Die Gelenkreflexe der Hand und ihre klinische Bedeutung. Z. Neur. **61**, 1 (1920). — GREVING, R.: Physiologie und Pathologie der vegetativen Zwischenhirnzentren. L. R. MÜLLERS Lebensnerven, 3. Aufl., S. 176. 1931. — GRILL, C. et E. LAURÉN: Contribution à l'étude de

[1] Dieser Abschnitt wurde eingesandt im Juli 1933, ergänzt im September 1934.

la pathogénie des myoclonies laryngo-pharyngées. Uppsala Läk. för. Förh., N.F. 38, 1 (1932). Zit. nach Zbl. Neur. 66, 436 (1933). — GRÜNTHAL, E.: Über einen besonderen Starrezustand nach Schädigung des Nucleus dentatus im Kleinhirn. Mschr. Psychiatr. 85, 113 (1933). — GÜNTHER, H.: Über „cerebrale Polyglobulie". Dtsch. Arch. klin. Med. 165, 411 (1929). — GUILLAIN, G., TH. ALAJOUANINE et R. GARCIN: Crampes, myoclonies etc. chez un parkinsonien postencéphalitique, etc. Revue neur. 1932 I, 127. — GUILLAIN, G. et P. MOLLARET: Deux cas de myoclonies synchrones et rhythmées vélo-pharyngo-laryngo-oculo-diaphragmatiques, etc. Revue neur. 1931 II, 545.

HALBAN, H. v., u. J. ROTHFELD: Zur Frage der Auslösbarkeit subcorticaler Krämpfe durch sensible Reize. Dtsch. Z. Nervenheilk. 116, 93 (1930). — HANSEN, K., P. HOFFMANN u. V. v. WEIZSÄCKER: Der „Tonus" des quergestreiften Muskels. Z. Biol. 75 (N. F. 57), 121 (1922). — HAUPTMANN, A.: Über die cerebrale Lokalisation des Mechanismus des hysterischen Anfalls. Zbl. Neur. 67, 524, (1933) (Sitzgsber.). — HECHST, B.: Über einen Fall von Hämangioma cavernosum im Sehhügel usw. Z. Neur. 142, 590 (1933). — HENOCH: Zit. bei WOLLENBERG. — HERZ, E.: Die amyostatischen Unruheerscheinungen. J. Psychol. u. Neur. 43, H. 1/2 (Sonderdruck). — HIRSCH, E.: Über bulbo-spinale und cerebellare Anfälle. Mschr. Psychiatr. 62, 76 (1927). — HÖGLER, FR. u. F. ZELL: Über den Einfluß der Entfernung verschiedener Anteile des Zentralnervensystems auf die Pyramidon- und Magnesiumhyperglykämie. Klin. Wschr. 1933 II, 1735. — HOFF, H. u. P. SCHILDER: Die Lagereflexe des Menschen. Wien 1927. — HOFFMANN, P.: (1) Untersuchungen über die Eigenreflexe (Sehnenreflexe) menschlicher Muskeln. Berlin 1922. — (2) Ruhe- und Aktionsströme von Muskeln und Nerven. Handbuch der normalen und pathologischen Physiologie, Bd. 8, II, S. 702. 1928. — HOMBURGER, A.: (1) Gedanken zur Lokalisation motorischer Störungen, besonders bei Schizophrenie. Mschr. Psychiatr. 82, 209 (1932). — (2) Die Schizophrenie, Unterabschnitt: Motorik. BUMKEs Handbuch der Geisteskrankheiten, Bd. 9, S. 211. 1932.

IBRAHIM, J.: (1) Die extrapyramidalen Erkrankungen im Kindesalter (klinischer Teil), Mschr. Kinderheilk. 47, 458 (1930). — (2) Organische Erkrankungen des Nervensystems. Handbuch der Kinderheilkunde von PFAUNDLER-SCHLOSSMANN, 4. Aufl., Bd. 4, S. 241. 1932. — INGRAM, W. R. and S. W. RANSON: (1) Effects of lesions in the red nuclei in cats. Arch of Neur. 28, 483 (1932). — (2) The place of the red nucleus in the postural complex. Amer. J. Physiol. 102, 460 (1933).

JAKOB, A.: Zur Frage der nosologischen und lokalisatorischen Auffassung der torsionsdystonischen Krankheitserscheinungen. Dtsch. Z. Nervenheilk. 124, 148 (1932).

KELLER, J.: Experimentelle und klinische Ergebnisse der Elektromyographie. KRAUS-BRUGSCH, 7. Erg.-Bd., S. 513. 1932. — KLEIST, K.: (1) Gegenhalten (motorischer Negativismus), Zwangsgreifen und Thalamus opticus. Mschr. Psychiatr. 65, 317 (1927). — (2) Gehirnpathologie. Leipzig 1934. — KLIEN, H.: Über kontinuierliche rhythmische Krämpfe der Schlingmuskulatur. Dtsch. med. Wschr. 1904 I, 619. — KOHNSTAMM, P.: Über die Beteiligung der beiden Schichten der Substantia nigra am Prozeß der Encephalitis epidemica. J. Psychol. u. Neur. 46, 22 (1934). — KRAL, A. u. E. GAMPER: Körperdrehbewegungen um die Längsachse in der Erholungsphase bei einem wiederbelebten Erhängten. (Ein Beitrag zum Automatosesyndrom ZINGERLES.) Mschr. Psychiatr. 84, 309 (1933). — KRAUSE, F. u. H. DE JONG: Über den Einfluß der „Aktion" bei Hemiballismus usw. Z. Neur. 133, 412 (1931). — KREBS, E.: Myoclonies et mouvements involontaires de l'encéphalite épidémique. Paris 1929. (War mir nicht zugänglich.) — KROETZ, CHR.: Allgemeine Physiologie der nervösen Korrelationen. Handbuch der normalen und pathologischen Physiologie, Bd. 16 II, S. 1729. 1931. — KURÉ, K.: Die vierfache Muskelinnervation. Berlin und Wien 1931.

LEIRI, F.: Über posturale Reflexe. Acta med. scand. (Stockh.) 63, 184 (1925). — LEWY, F. H.: Die Chronaxie. 21. Jverslg Ges. dtsch. Nervenärzte 1933, S. 13. — LEY, R.-A.: Forme atypique d'atrophie cérébelleuse ayant évolué en syndrome rigide. Arch. internat. Méd. expér. 1, 277 (1924/25). In der sonst identischen Arbeit J. de Neur. 25, 92 (1925) fehlt der wichtige Passus über die Nigraveränderungen. — LHERMITTE, J., G. LÉVY et J.-O. TRELLES: Un cas de nystagmus du voile avec myoclonies cervicales synchrones (examen anat.-pathol.). Revue neur. 1933 I, 492. — LHERMITTE, J. et J.-O. TRELLES: Physiologie et physiopathologie du corps strié et des formations sousthalamiques. Encéphale 27, 235 (1932). — LOTMAR, F. (1) Die Stammganglien und die extrapyramidal-motorischen Syndrome. Berlin 1926. — (2) Die extrapyramidalen Erkrankungen im Kindesalter (pathologisch-anatomischer und pathophysiologischer Teil) Mschr. Kinderheilk. 47, 417 (1930). — (3) Das extrapyramidal-motorische System und seine Erkrankungen. Fortschr. Neur. 3, 245 (1931). — LÜTHY, F.: Über die hepato-lentikuläre Degeneration usw. Dtsch. Z. Nervenheilk. 123, 101 (1932). — LUNDBORG: Die progressive Myoklonus-Epilepsie. Upsala 1903.

MASCHER, W.: Über die SATOsche Peroxydreaktion der myeloischen Leukocyten und ihre Bedeutung für die Neurologie („striäres Blutsyndrom"). Z. klin. Med. 124, 294 (1933). — MATZDORFF, P.: Beiträge zur Pathologie des extrapyramidal-motorischen Systems. II. Kombination von Degeneration im strio-pallidären und dentato-rubralen System. (Ein Fall von

Enthirnungsstarre.) Dtsch. Z. Nervenheilk. **105**, 234 (1928). — MAYER, C. u. E. JOHN: Zur Symptomatologie des PARKINSONschen Formenkreises. Z. Neur. **65**, 62 (1921). — MAYER, C. u. O. REISCH: Über die Widerstandsbereitschaft des Bewegungsapparates (Gegenhalten KLEISTS) und über krankhafte Greifphänomene. Dtsch. Z. Nervenheilk. **102**, 28 (1928). — MEIGE, H. et E. FEINDEL: Les tics et leur traitement. Paris 1902. — MELKERSSON, E.: De la réaction myodystonique. Revue neur. **1928 I**, 29.

NEGRO, C.: Zit. nach F. NEGRO. — NEGRO, F.: Le phénomène „de la roue dentée". Encéphale **23**, 203 (1928).

POPPER, L.: Bleibende Pulsdifferenz nach Hirnrindenläsion. Dtsch. med. Wschr. **1933 II**, 1163.

QUADFASEL, F. u. H. KRAYENBÜHL: Über Haltungsstörungen und ihre Beeinflußbarkeit. Eine klinische Untersuchung bei Kranken mit Torticollis spasticus mobilis. Mschr. Psychiatr. 88, 39 (1934).

RADEMAKER, G. G. J.: Das Stehen. Berlin 1931. — RAKONITZ, E.: Die Eigenerkrankung des Corpus Luysi. Der erste heredodegenerative Biballismus-Fall. Z. Neur. **144**, 255 (1933). — REGELSBERGER, H.: Vegetatives Nervensystem und Skeletmuskeltonus. L. R. MÜLLERS Lebensnerven, 3. Aufl., S. 793. 1931. — REHN, E.: Myoelektrische Untersuchungen bei Striatum-Erkrankungen. Klin. Wschr. **1922 I**, 673. — RIESSER, O.: Der Muskeltonus. Handbuch der normalen und pathologischen Physiologie, Bd. 18, 192. 1925. — RUNGE, W.: Beitrag zum Ticproblem usw. Dtsch. Z. Nervenheilk. **127**, 96 (1932).

SAKURAI, K.: Zentral-nervöse Regulation des Blutes, 1933. Zit. nach Zbl. Neur. **71**, 16. — SÁNTHA, K. v.: Hemiballismus und Corpus Luysi, usw. Z. Neur. **141**, 321 (1932). — SATO, A. and SH. YOSHIMATSU: The peroxidase reaction in epidemic encephalitis etc. Amer. J. Dis. Childr. **29**. Ref. Zbl. Neur. **41**, 294 (1925). — SCHERER, H.-J.: Extrapyramidale Störungen bei der olivopontocerebellaren Atrophie usw. Z. Neur. **145**, 406 (1933). — SCHMITT, W. u. W. SCHOLTZ: Klinischer und pathologisch-anatomischer Beitrag zur Torsionsdystonie. Dtsch. Z. Nervenheilk. **126**, 53 (1932). — SCHNEIDER, C.: Zur Diagnose symptomatischer, besonders residueller Epilepsieformen. Nervenarzt **7**, 385 (1934). — SCHUSTER, P.: Autoptische Befunde bei Zwangsgreifen und Nachgreifen. Z. Neur. **108**, 715 (1927). — SCHUSTER, P. u. J. CASPER: (1) Zwangsgreifen und Stirnhirn. Z. Neur. **129**, 739 (1930) — (2) Anatomische Untersuchungen über die Bedeutung des Stirnhirns für das Zwangsgreifen usw. Verh. Ges. dtsch. Nervenärzte **20**, 255 (1931). — SHOJI, K.: The localisation of a lesion in the brain etc. Ref. Zbl. Neur. **53**, 468 (1929). — SIMMEL, H.: Über das striäre Blutsyndrom bei einem Falle von schwerer Chorea minor. Münch. med. Wschr. **1931 I**, 660. — SÖDERBERGH, G.: Eine semiologische Studie über einen Fall extrapyramidaler Erkrankung usw. Dtsch. Z. Nervenheilk. **64**, 52 (1919). — SPIEGEL, E. A.: Die Zentren des autonomen Nervensystems. Berlin 1928. — STECK, H.: Les syndromes extrapyramidaux dans les maladies mentales. Schweiz. Arch. Neur. **19**, 195; **20**, 92 (1927). — STEIN, J. u. H. QUINCKE: Ergebnisse der Chronaximetrie. Zbl. Neur. **60**, 513 (1931). — STERN, F.: Die epidemische Encephalitis, 2. Aufl.. Berlin 1928. — STRAUSS, H.: Stützreaktion und Gegenhalten. Nervenarzt **4**, 394 (1931).

THOMAS, J. M.: Posthemiplegic athetosis etc. Arch. of Neur. **28**, 1091 (1932).

UIBERALL, H. u. V. SAMET-AMBRUS: Ein Beitrag zur Kenntnis des Hemiballismus. Z. Neur. **131**, 502 (1931). — UNVERRICHT: Zit. nach LUNDBORG.

VRIES, E. DE: Das Corpus striatum der Säugetiere. Anat. Anz. **37**, Nr 15/16 (1910).

WACHHOLDER, K.: (1) Willkürliche Haltung und Bewegung insbesondere im Lichte elektrophysiologischer Untersuchungen. Erg. Physiol. **26**, 568 (1928). (Dort die hier einschlägigen Arbeiten von WACHHOLDER, zum Teil ausgeführt mit ALTENBURGER.) — (2) Die allgemeinen physiologischen Grundlagen der Neurologie. IV. Allgemeine Physiologie des Zentralnervensystems, II. Die Unterschiede zwischen der Tätigkeitsform des zentralen und der des peripheren Nervensystems. Fortschr. Neur. **5**, 43, 53 (1933). — WACHHOLDER u. HAAS: Untersuchungen über organischen und nichtorganischen Tremor. Arch. f. Psychiatr. 88, 470 (1929). — WALTHARD, K. M.: u. P. JECKLIN: Beitrag zur Untersuchung der normalen Muskelchronaxie des Menschen. Dtsch. Z. Nervenheilk. **125**, 166 (1932). — WEISZ, ST.: Über propriozeptive Körperreaktionen in der topischen Hirndiagnostik. Z. Neur. **118**, 167 (1928). — WEIZSÄCKER, V. v.: Elektrische Untersuchung des Tonus. Dtsch. Z. Nervenheilk. **124**, 117 (1932). — WESTPHAL, A.: Beitrag zur Ätiologie und Symptomatologie der Chorea minor. Med. Klin. **1912**, 604. — WOLLENBERG, R.: Chorea, Paralysis agitans, Paramyoclonus multiplex (Myoklonie). NOTHNAGELS spezielle Pathologie und Therapie, Bd. 12 II. 1899. — WULFF, H.: Corpus Luysi und das hemiballistische Syndrom. Acta psychiatr. (Københ.) **7**, 999 (1932). Zit. nach Zbl. Neur. **66**, 778 (1933). —

ZÁDOR: (1) Posttraumatische striäre Erkrankung usw. Zbl. Neur. **57**, 852 (1930). — (2) Über Haltungs- und Stellreflexe beim Menschen I. Zbl. Neur. **64**, 727 (1932). — (3) II. Über Störungen der Stellfunktion und Rollbewegungen. Zbl. Neur. **66**, 380 (1933). — ZINGERLE, H.: Klinische Studien über Haltungs- und Stellreflexe sowie andere automatische Körperbewegungen beim Menschen. III. Z. Neur. **105**, 548 (1926).

Symptomatologie des verlängerten Marks, der Brücke, des Mittelhirns und des Sehhügels.

Von St. Környey-Szeged.

Mit 17 Abbildungen.

Eine gemeinsame Behandlung der Symptomatologie des zwischen der Pyramidenkreuzung und der oralen Grenze des Mittelhirnes gelegenen Hirnstammabschnittes wird durch zwei Umstände gerechtfertigt: erstens durch den Ursprung der Hirnnerven aus diesem Abschnitt, zweitens dadurch, daß die langen Projektionsbahnen diesen ganzen Abschnitt durchziehen. Dementsprechend kennzeichnet die Erkrankungen dieser Hirnteile in erster Linie das *Zusammentreffen von Hirnnervensymptomen mit Motilitäts- und Sensibilitätsstörungen im Bereiche des Rumpfes und der Extremitäten*. Zu den hieraus sich ergebenden mannigfachen Syndromen können dann weitere Krankheitszeichen hinzutreten, welche Ausdruck sind einer *Schädigung des Eigenapparates* der Oblongata, der Brücke und des Mittelhirnes bzw. ihrer *Verbindungssysteme* mit dem übrigen Zentralorgan (Abb. 1).

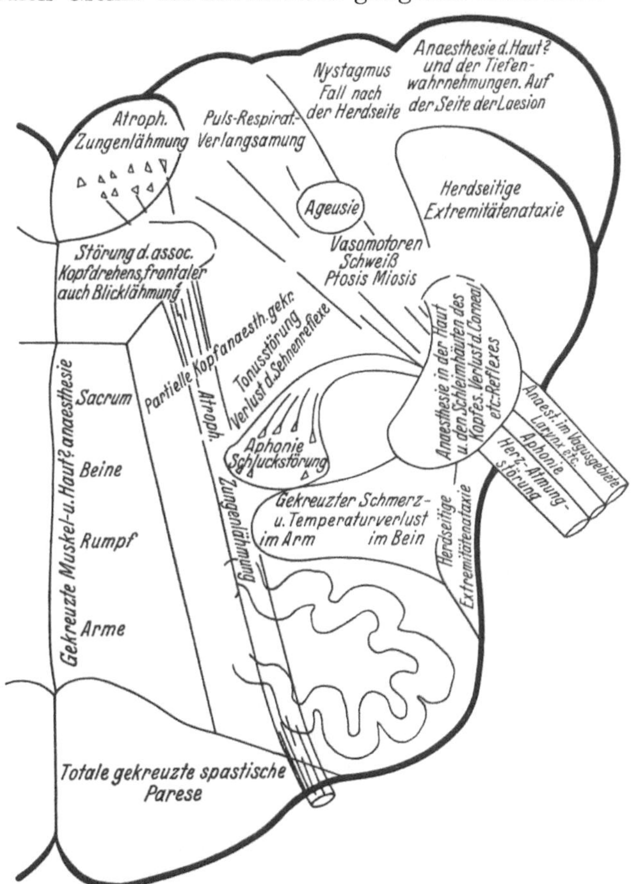

Abb. 1. Diagnostische Hilfsfigur bei Oblongataerkrankungen. Die eingezeichnete Verteilung der Lemniscusfaserung ist hypothetisch, ebenso die Abgrenzung der cerebellaren und vestibulären Erscheinungen (modifiziert nach Edinger, Einführung in die Lehre vom Bau und den Verrichtungen des Nervensystems).

Eine allgemeine Bemerkung sei noch vorausgeschickt. In einem Gebiet wie dem Hirnstamm, in dem so viele mit verschiedenen Funktionen betraute Leitungsbahnen und graue Massen in einem engen Areal dicht nebeneinander liegen, werden selbstverständlich *durch Störungen außerhalb des eigentlichen Herdbereiches oft Symptome entstehen,* welche die Lokaldiagnose erschweren. Es ist z. B. allgemein bekannt, daß das Bild eines akuten Verschlusses der Arteria cerebelli inferior posterior wesentlich symptomenreicher ist als das Residualbild. C. v. Monakow hat dies besonders betont. Das akute Bild bei Gefäßprozessen ist nämlich durch Zeichen *kollateraler Störungen* kompliziert; diese gleichen sich später aus, daher das Verschwinden mancher im akuten Stadium vorhandenen Symptome. Außerdem können „Fernwirkungen" zustande kommen, wenn das Hirngewebe in der Nachbarschaft der Ventrikelverengerungen (Aquädukt, caudaler Teil der Oblongata) infolge Ödems oder Tumorentwicklung an Volumen zunimmt; in solchen Fällen kann es zu einem Verschluß des Ventrikelsystems und dadurch zur Entwicklung eines *Hydrocephalus internus* kommen.

Nur wenige der „Fernsymptome" können nicht auf diese Weise erklärt werden. An dieser Stelle sei nur erwähnt das Fehlen bzw. die Herabsetzung der herdseitigen tiefen Reflexe bei Oblongataprozessen — auch vasculärer Natur (Wallenberg u. a.) —, welche die Kleinhirnbahnen, rubrospinalen Bahnen usw. unterbrechen. Mit dieser Erscheinung haben sich viele Autoren (zuletzt v. Gehuchten) auseinandergesetzt, es wurde neben anderen auch die Möglichkeit erwogen, daß der Bogen dieser Reflexe über das Kleinhirn verlaufe. Eine befriedigende Erklärung wurde bis heute noch nicht gefunden.

I. Schädigung der Pyramidenbahn im Hirnstamm. Alternierende und gekreuzte Halbseitenlähmung.

Eine Läsion der *Pyramidenbahn* während ihres Verlaufes durch den Hirnstamm bedingt eine *Lähmung bzw. Parese der Extremitäten der entgegengesetzten Seite*. Ausdehnung und Grad der Parese ist von der Größe des Herdes abhängig. Sie ist eine rein pyramidale Lähmung und hat als solche *nichts speziell die Höhe der Läsion Kennzeichnendes* an sich; ihre Verteilung ist die gleiche wie bei einer Schädigung in jedem anderen Niveau der langen Pyramidenstrecke, entspricht somit dem *Wernicke-Mann*schen Typ.

Sehen wir bei zentralen Paresen, welche durch Hirnstammherde bedingt sind, *Abweichungen von diesem Prädilektionstyp,* so sind immer Momente zu eruieren, welche für eine *Mitschädigung von Systemen außerhalb der Pyramidenbahn* sprechen. So beobachtete ich z. B. einen Kranken, welcher seit 26 Jahren an einer linksseitigen Hypoglossuslähmung und an einer rechtsseitigen Extremitätenparese litt, welche besonders an der oberen Extremität ausgesprochen war; hier waren die tiefen Reflexe erheblich gesteigert. Dagegen fehlte die Tonuserhöhung und die Haltung entsprach keineswegs dem Wernicke-Mannschen Typ (Abb. 2). Das Ellbogengelenk war nur leicht gebeugt, der Unterarm leicht proniert, im Handgelenk bestand eine leichte Volarflexion und die Finger befanden sich in Pfötchenstellung. Für das Ausbleiben der Tonuserhöhung und der Prädilektionshaltung bieten sich in einem solchen Fall verschiedene Erklärungsmöglichkeiten. Erstens ist das Lagegefühl an der paretischen oberen Extremität infolge einer Mitschädigung der medialen Schleife schwer gestört. Darauf, daß die Schleifenschädigung für das Ausbleiben von Kontrakturen maßgebend sein dürfte, hat bereits Marburg hingewiesen. Zweitens wurden möglicherweise in der Oblongata gewisse Tonuszentren zerstört, deren Funktion für die Entstehung von Hypertonie und Prädilektionshaltung unerläßlich ist. Schließlich sind in der Zwischenolivenschicht wenigstens Teile der Oliven-Kleinhirnfaserung— vielleicht auch der tektospinalen Bahn und des hinteren Längsbündels — zerstört.

Ebenso vermißt man unter Umständen Tonuserhöhung und Wernicke-Mannsche Haltung bei Kranken, bei denen die sonstigen Symptome auf eine Mittelhirnläsion hinweisen. In diesem Zusammenhang sei ein von Guillain, Péron und Thévenard beschriebener Fall erwähnt. Durch das gleichzeitige Auftreten einer rechtsseitigen partiellen Oculomotoriuslähmung und eines Tremors der linken oberen Extremität läßt sich der Herd in die rechte

Mittelhirnhälfte lokalisieren. Der Kopf ist etwas nach links geneigt, links ist der Oberarm leicht abduziert, der Unterarm hängt proniert abwärts und die Hand befindet sich gleichfalls in Pronation. Besonders ausgesprochen wird diese Haltung beim Gehen, wobei mitunter auch eine Neigung des Fußes zur Equinovarus-Haltung zutage tritt. THÉVENARD bezieht eine solche Haltungsanomalie auf Läsionen im Mittelhirn.

Auf die Verteilung der Paresen und der Tonusanomalien bzw. Kontrakturen hat also die Mitschädigung in der Umgebung der Pyramidenbahn gelegener Systeme offensichtlich einen Einfluß. Eine systematische Bearbeitung der damit in Zusammenhang stehenden Fragen liegt im Schrifttum bisher nicht vor; dementsprechend wissen wir noch nicht, ob und inwieweit Abweichungen vom WERNICKE-MANNschen Typ sich für die Höhendiagnose verwerten lassen.

Bezüglich der *vasomotorischen und trophischen Störungen der gelähmten Seite* können wir nur das wiederholen, was MARBURG schon 1910 gesagt hat: Ein Unterschied gegenüber anderen pyramidalen Lähmungen besteht nicht.

Beim heutigen Stand unserer Kenntnisse wird die Höhenlokalisation einer Pyramidenschädigung im Bereiche des Hirnstammes immer nur durch deren Zusammentreffen mit sicher verwertbaren Zeichen einer Läsion benachbarter Gebilde ermöglicht.

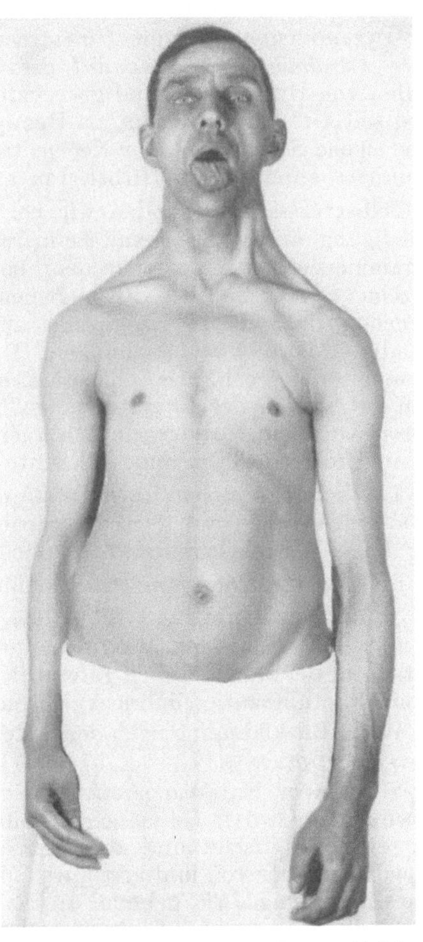

Abb. 2. 37jähriger Mann. Im Alter von 11 Jahren Halsdrüsenoperation links. Beim Verbandwechsel plötzlich Verlust der Sprache und rechtsseitige Lähmung. Residuäre Erscheinungen: Atrophie der linken Zungenhälfte, Zungenabweichung nach links, rechtsseitige Extremitätenparese, besonders an der oberen Extremität ausgesprochen, ohne WERNICKE-MANNsche Haltung, rechte Extremitäten im Wachstum zurückgeblieben, Lagegefühlstörung an der rechten oberen Extremität. Das Symptomenbild läßt sich als Folge einer Embolie der linken Arteria spinalis anterior erklären (vgl. Abb. 8).

In den Hirnnervenkernen endet die für sie bestimmte Pyramidenfaserung; dementsprechend bedingt ein Herd, welcher oralwärts vom Umschaltungsniveau gelegen ist, falls dabei corticobulbäre Fasern geschädigt werden, eine *zentrale Lähmung bzw. Parese von Hirnnerven.* Ein sich auf den Brückenfuß beschränkender Herd in der Höhe des Trigeminusaustrittes läßt die Beteiligung des Facialis an der pyramidalen Lähmung — wie MARBURG an Hand einer Beobachtung M. COHNS hervorhebt — vermissen, während der Hypoglossus mitbetroffen ist.

Auf eine Kritik der zu früheren Zeiten wiederholt geäußerten Ansicht (NOTHNAGEL, LUCE), daß eine Pyramidenläsion im Bereiche der Brücke mit besonderer Vorliebe zu *epileptoiden Krämpfen* führe, einzugehen, erübrigt sich heutzutage. Gegen MARBURGS Ansicht, daß ihnen bei Ponsaffektionen „nicht die Bedeutung eines Lokalsymptomes zukommt, sondern daß sie eher der Ausdruck einer plötzlichen oder allmählichen Hirndrucksteigerung sind, eines Ventrikeldurchbruches oder einer meningealen oder anderweitigen Komplikation", wird wohl niemand mehr Widerspruch erheben. Sie sind aber als ein *die Lokaldiagnose erschwerendes Moment* zu berücksichtigen. Dies gilt auch für Foersters neuere Angaben über Krampfanfälle bei Läsionen des Pedunculus, der Brücke und der Oblongata.

Eine gleichzeitige Läsion der Kerne bzw. Wurzelfasern der Hirnnerven und der Pyramidenbahn ergibt *Hirnnervensymptome auf der Herdseite mit Zeichen einer Pyramidenschädigung auf der entgegengesetzten Seite.* Das Zusammentreffen von Hirnnerven- und gekreuzten Extremitätenlähmungen bzw. -paresen wird seit Gubler allgemein als **Hemiplegia** bzw. **-paresis alternans** bezeichnet. Eine eigene Stellung hat der Nervus trochlearis, da er nach Kreuzung im Velum medullare anterior den Hirnstamm am dorsalen Rand verläßt.

Selbstverständlich finden wir bei einem geringeren Grad der Pyramidenschädigung anstatt Extremitätenparesen nur Reflexanomalien im Sinne der Pyramidenzeichen. Je nach dem betroffenen Hirnnerven unterscheiden wir einzelne Syndrome, bei deren Benennung wir wohl am zweckmäßigsten so vorgehen, daß wir zur Hemiplegia alternans als Adjektiv den Namen des geschädigten Hirnnerven hinzufügen. Dann werden wir von Hemiplegia alternans oculomotoria, trochlearis, trigemina, abducens, facialis usw. sprechen. Außerdem hat sich in der Literatur eingebürgert die einzelnen Syndrome nach dem Autor, von dem sie vermeintlich zuerst veröffentlicht wurden, zu bezeichnen. So sind folgende Syndrome bekannt:

1. Weber*sches Syndrom:* Totale oder partielle Oculomotoriuslähmung mit Pyramidenzeichen auf der entgegengesetzten Seite. An der Hemiparese kann der Facialis nach cerebralem Typ beteiligt sein.

2. Raymond*sches Syndrom:* Abducenslähmung mit gekreuzter Hemiplegie.

3. Millard-Gubler*sches Syndrom:* Periphere Facialislähmung mit gekreuzter Hemiparese. Das Raymondsche und das Millard-Gublersche Syndrom werden in der französischen Literatur auch als *caudales Brückensyndrom* (syndrome protubérantiel inférieur) zusammengefaßt.

Wenn Blicklähmung nach der Seite der Facialislähmung hinzutritt: Foville*sches Syndrom.*

Statt einer Entartungsreaktion fanden Oppenheim, Babinski sowie Raymond und Français bei manchen Fällen mit Millard-Gublerschen Lähmungstyp eine elektrische und mitunter auch mechanische Übererregbarkeit des Facialis und der von ihm versorgten Muskeln selbst bei längerem Bestehen der Facialislähmung. Sie nehmen an, daß in solchen Fällen die Lähmung „supranucleär", d. h. durch Läsion der für den Facialis bestimmten Pyramidenfasern bedingt ist; ein anatomischer Beweis steht meines Wissens noch aus.

Facialiskrampf mit alternierender Extremitätenparese wird auch auf supranucleäre Läsionen in Höhe des Facialiskernes bezogen (Brissaud und Sicard, Ardin-Delteil und Levy-Valensi).

4. Avellis*sches Syndrom:* Gaumensegel- und Stimmbandparese (Schädigung des Nucleus ambiguus) mit pyramidaler Lähmung der gekreuzten Extremitäten [1]. Wenn sich auch noch eine periphere Lähmung der vom Nervus accessorius spinalis versorgten Muskeln hinzugesellt, so reden wir von Schmidt*schem Syndrom.*

---

[1] Fast immer ist dieses Syndrom mit sonstigen Symptomen vergesellschaftet, wie es ja auch kaum vorzustellen ist, daß Nucleus ambiguus und Pyramidenbahn gleichzeitig geschädigt werden bei Intaktbleiben der Nachbargebilde. Dies beweist, wie wenig praktisch und noch weniger wissenschaftlich es ist, alle hier möglichen Kombinationen als besondere Syndrome zu beschreiben (z. B. Avellissche alternierende Hemiplegie + okulopupilläres sympathisches Syndrom: Cestan-Chenaissches Syndrom).

5. Jacksonsches *Syndrom:* Hypoglossusläsion mit gekreuzter Hemiparese (Abb. 2 und 8). Als solches wird jedoch von anderen Autoren die Kombination des Avellisschen Syndroms mit Hypoglossuslähmung bezeichnet.

Selbstverständlich können gleichzeitig mehrere Hirnnerven betroffen und andererseits die einzelnen Nerven wieder nur partiell geschädigt sein.

Freilich kommt es vor, daß Halbseitenerscheinungen am Körper mit einer Beeinträchtigung der seitlichen assoziierten Augenbewegungen nach beiden Seiten vergesellschaftet sind, wobei Hirnnervenlähmungen fehlen oder nur wenig ausgeprägt sind. Dieser Symptomenkomplex wurde von Raymond und Cestan bei Tuberkeln zwischen Höhe der Bindearmkreuzung und des Facialisknies gefunden und als *orales Brückensyndrom* (syndrome protubérentiel supérieur) bezeichnet.

Eine besondere Erwähnung verdienen die Herde, die die Pyramidenbahnen in der Höhe der Kreuzung schädigen. Hier kann es in Abhängigkeit davon, welche Fasern der Herd betroffen hat, zu Kombinationen kommen, bei welchen die Extremitäten verschiedener Seiten ergriffen werden: **Hemiplegia cruciata.** Mit Wallenberg können wir *zwei Lokalisationstypen* bei Herden am Oblongata-Rückenmarksübergang unterscheiden: einen *ventromedialen* mit spastischer Lähmung der herdseitigen oberen (es werden die bereits gekreuzten Fasern dieser Extremität getroffen) und der herdentgegengesetzten unteren Extremität — hier also die gekreuzte Hemiplegie — und einen *dorsolateralen* mit peripherer XI.-Lähmung, spastischer Hemiparese, Schläfen- und Stirnhypästhesie evtl. auch mit Hornerscher Trias, alle diese Symptome auf der Herdseite. Nach Arend läßt sich ein weiterer dritter Typ anfügen: Parese der herdseitigen unteren und der herdentgegengesetzten oberen Extremität; hieraus wäre zu schließen, daß außer der nach Wallenberg allgemein angenommenen Art der Pyramidenkreuzung — die für die oberen Extremitäten bestimmten Fasern kreuzen höher als die für die unteren Extremitäten — auch Ausnahmefälle vorkommen, bei denen diese Verhältnisse umgekehrt sind. Jedoch erlaubt meines Erachtens Arends Arbeit diesen Schluß nicht, da der anatomische Befund nicht mit der nötigen topographischen Exaktheit herausgearbeitet ist.

Da vom Pedunculus herab bis zu der Pyramidenkreuzung die Pyramidenbahnen beider Seiten zuerst nahe beieinander, in den caudaleren Ebenen sogar dicht nebeneinander gelagert sind, besteht die Möglichkeit, daß *ein Herd beide Pyramiden schädigt.* In diesen Fällen entsteht das Bild einer Spastik aller Extremitäten: eine **Tetraspastik.** Dieses Symptomenbild kann sowohl durch basale Prozesse an den Knochen bzw. an den Meningen als auch durch intracerebrale Prozesse hervorgerufen werden. Oft sehen wir es als Restzustand nach abgelaufener luischer Basalmeningitis. Von intracerebralen Prozessen, die ein derartiges Symptomenbild bedingen, ist besonders diejenige Form der Encephalomyelitis disseminata zu nennen, die vorwiegend den Fußteil der Brücke befällt. Sind die Herde oralwärts von dem Niveau gelegen, in dem die für die motorischen Trigeminuskerne bestimmte Pyramidenfaserung endet, so finden wir außer der mehr oder weniger ausgesprochenen Tetraspastik eine *Steigerung des Masseterreflexes,* wobei eigentliche pseudobulbärparalytische Störungen fehlen können.

Das Bild einer zentralen Parese der VII.—XII. motorischen Hirnnerven beiderseits ist als **Pseudobulbärparalyse** bekannt. Ob dieselbe nun durch Herde im Stamm oder durch oralwärts davon gelegene Herde bedingt wird, entscheiden wieder erst die Begleitsymptome. Ohne auf die Symptomatologie der Pseudobulbärparalyse hier eingehen zu wollen, sei nur so viel erwähnt, daß Lewandowsky und Stadelmann einen Fall mit ausgedehnten Brückenherden beschrieben haben, in dem eine völlige Zungenlähmung und Sprechunfähigkeit

3 Wochen lang bestand. Der Kranke war auch außerstande zu schlucken. Der Trismus dieses Falles wird als reflektorisch bedingt erklärt, als Ausdruck einer Enthemmung infolge der Läsion corticofugaler Bahnen, eine „bulbäre Automatie" in Analogie zu spinalen Automatien.

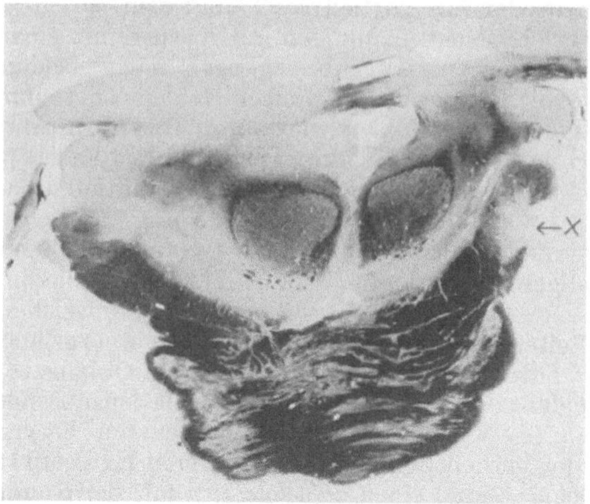

Abb. 3. Fall von linksseitigem Schläfenlappentumor. Markausfall in der rechten Hirnschenkelhälfte, mit Pfeil bezeichnet (nach Hechst, Arch. f. Psychiatr. 87, 523).

Geringfügige Zeichen einer beiderseitigen Pyramidenschädigung können freilich nicht immer in dem Sinne gewertet werden, daß der Herd tatsächlich im Hirnstammgebiet liegt. Dadurch, daß die Pyramiden direkt über der knöchernen Schädelbasis gelagert sind, besteht die Möglichkeit, daß infolge einer Druckwirkung von oben her beide Pyramiden so weit an die Knochen gedrückt und in ihrer Funktionstüchtigkeit geschädigt werden, daß Pyramidenzeichen entstehen. *So kann sowohl eine einseitige als auch eine beiderseitige Pyramidenschädigung als Fernsymptom entstehen.*

Besonders schön illustrieren die Möglichkeit der Entstehung einer solchen Pyramidenschädigung in den Ebenen des Pedunculus bei von oben sich auswirkendem Druck Befunde, die von Kernohan und Woltman sowie von Hechst erhoben wurden. Kernohan und Woltman (zit. nach Hechst) haben bei Tumoren der Großhirnhemisphären in 12% der Fälle — insgesamt haben sie 276 Fälle von diesem Gesichtspunkt aus untersucht — an dem dem Tumor entgegengesetzten Hirnschenkel eine Einbuchtung von verschiedener Tiefe und Länge gefunden. Mikroskopisch ließ sich hier ein Markscheidenzerfall mit relativer Verschonung der Achsenzylinder feststellen. Die Autoren führen diese Veränderung darauf zurück, daß die Geschwulst den kontralateralen Hirnschenkel auf den freien Rand des Tentoriums drückt. Für die Diagnose können sich durch diese Hirnschenkelveränderungen Schwierigkeiten ergeben, was dadurch illustriert wird, daß die amerikanischen Autoren bei 34 Fällen mit solchem Befund 24mal *auf der Seite des Tumors* mehr oder weniger ausgesprochene Pyramidenzeichen fanden. Hechsts Befunde betreffen 3 Thalamustumoren. Beim ersten, welcher die medialen Teile beider Sehhügel einnahm, fand sich am lateralen Rand beider Hirnschenkel fast symmetrisch gelagert ein scharf umgrenzter Markausfall von 2—3 mm Durchmesser. Klinisch ließen sich Pyramidenzeichen beiderseits nachweisen. Im zweiten Fall bestand eine ähnliche Hirnschenkelläsion auf der Seite des Tumors, im dritten auf der entgegengesetzten

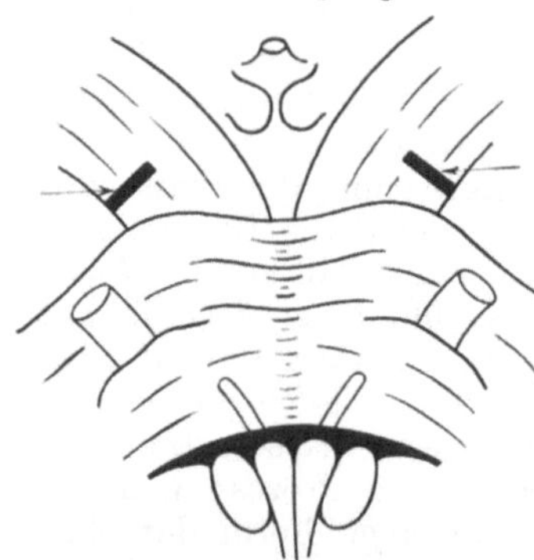

Abb. 4. Schema zur Veranschaulichung des Entstehungsmechanismus der seitlichen Markausfälle im Hirnschenkel bei intrakranieller Druckerhöhung. Die mit Pfeil bezeichneten dicken Linien entsprechen der Kreuzungsstelle der Hirnschenkel und der Cristae petrosae sup. (nach Hechst, Arch. f. Psychiatr. 87, 523).

Seite. Auch in diesen Fällen waren mehr oder weniger ausgesprochene Zeichen einer Pyramidenschädigung klinisch nachweisbar. In einem vierten Fall sah HECHST bei einem linksseitigen Schläfenlappentumor einen ähnlichen Markausfall im rechten Pedunculus (Abb. 3). HECHST führt die Entstehung dieser Hirnschenkelläsionen darauf zurück, daß die caudalwärts konvergierenden Hirnschenkel an einer Stelle die oralwärts konvergierenden Cristae petrosae superiores treffen (Abb. 4). An dieser Stelle kann infolge einer Druckwirkung die Pyramidenbahn geschädigt werden.

Anhang: Myoklonische Symptome bei Haubenherden.

Neuere französische Autoren beziehen „myoklonische Zuckungen" im Innervationsgebiet von Hirnnerven, speziell im Bereiche des Gaumensegels (nystagmus du voile, SPENCER) auf eine Schädigung der Brückenhaube. GUILLAIN und MOLLARET zeigten, daß diese Zuckungen meist rhythmischen Charakter haben und konnten eine Synchronie der Gaumen- und Kehlkopfzuckungen registrieren. Die Bezeichnung „myoklonisch" muß man mithin beanstanden. Das Zwerchfell, seltener auch die Zwischenrippenmuskeln können mit einbezogen sein. Die Zahl der Kontraktionen beläuft sich auf etwa 30—200 in der Minute. Auch die Augenmuskeln können sich am Symptomenkomplex beteiligen (syndrome myoclonique rhythmé vélo-pharyngo-laryngo-oculo-diaphragmatique); ihre Zuckungen erfolgen gleichzeitig mit jenen der übrigen Muskeln. Vom Nystagmus sollen sich diese Augenbewegungen dadurch unterscheiden, daß ihre Schnelligkeit nach beiden Richtungen die gleiche sein soll. Im Gegensatz zum Nystagmus werden sie mitunter von den Patienten subjektiv daran bemerkt, daß sie die Gegenstände oscillieren sehen. Labyrinthreizung ist ohne Einfluß auf sie. Allerdings ist in dieser Hinsicht die Analyse durch gleichzeitige Schädigung der Vestibularisbahnen oft erschwert. Auch die Gaumenbewegungen werden von manchen Kranken subjektiv empfunden. Nur ausnahmsweise erstrecken sich die Zuckungen auf die übrige Skeletmuskulatur.

FOIX, CHAVANY und HILLEMAND schließen daraus, daß sie in 4 Fällen mit solchen „myoklonischen" Symptomen anatomisch weder Hirnnervenkerne noch Hirnnervenwurzeln geschädigt fanden, auf eine supranucleäre Bedingtheit. Obwohl in allen ihren Fällen mehrere Herde im Zentralorgan vorhanden waren, nehmen sie an, daß die morphologische Grundlage der myoklonischen Erscheinungen die allen Fällen gemeinsame Läsion der zentralen Haubenbahn sei. Hierzu sei bemerkt, daß die Zuckungen sich in manchen Fällen auf der Seite des Haubenherdes, in anderen aber auf der entgegengesetzten Seite zeigten, was ihre Beziehung zur Schädigung der zentralen Haubenbahn meines Erachtens fraglich erscheinen läßt.

VAN BOGAERT beschrieb einen Fall, in dem „myoklonische" Zuckungen im Innervationsgebiet des paretischen rechten Facialis bestanden hatten; anatomisch fand sich ein Erweichungsherd, welcher sich in der rechten Haube von der subthalamischen Gegend bis zur mittleren Brückenhöhe ausdehnte. Auch VAN BOGAERT bezieht die klinischen Symptome auf die Zerstörung der zentralen Haubenbahn. Später veröffentlichte er mit BERTRAND zusammen einen Fall, bei dem halbseitige myoklonische Erscheinungen bestanden. Hier war die zentrale Haubenbahn beiderseits unversehrt; dagegen fanden sich unter anderem Erweichungen in einem Dentatum und in beiden unteren Oliven. Hieraus schlossen die Autoren, daß Schädigungen in verschiedenen Teilen der Verbindungssysteme der unteren Olive Hyperkinesen dieser Art herbeiführen können. Ein Fall, bei dem die klonischen Erscheinungen auf einen einzigen Herd bezogen werden könnten, ist mir nicht bekannt.

II. Sensibilitätsstörungen bei Läsionen des Hirnstammes bis zur Höhe des Sehhügels.

1. Läsionen der Sensibilitätsbahnen 2. Ordnung im Hirnstamm.

Am caudalen Ende der Oblongata verläuft die vom Rückenmark kommende *Schmerz- und Temperaturbahn* (Tractus spinothalamicus Edinger), die zum geringeren Teile auch Berührungserregungen oralwärts fördert, getrennt von der Leitungs*bahn der kinästhetischen Empfindungen, welche gleichzeitig die Hauptleitungsbahn der taktilen Empfindungen ist. Dementsprechend kann die Schmerz- und Temperaturempfindung herabgesetzt bzw. ausgefallen sein bei Erhaltenbleiben des Berührungs- und Lagegefühls und umgekehrt.* Laterale Oblongataherde (Abb. 5) können die Schmerz- und Temperaturempfindung, in der Nähe der

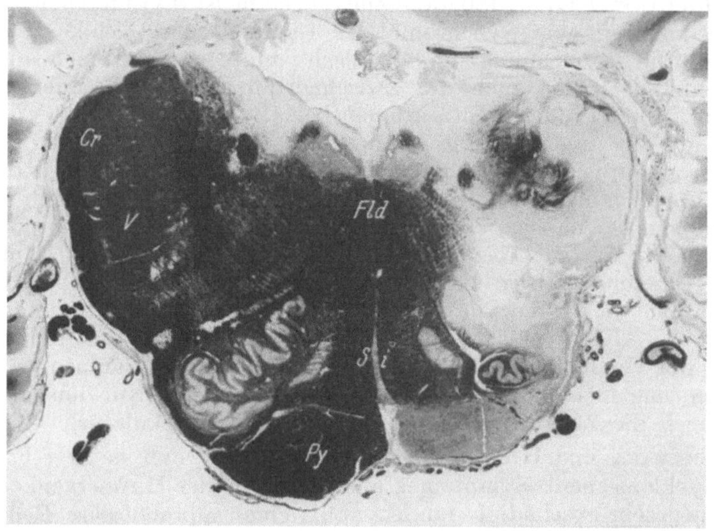

Abb. 5. Fall von Thrombose der Arteria vertebralis, insbesondere der Arteria cerebelli inferior posterior. Klinisch entspricht dem Herd eine Hypästhesie und Hypalgesie im Innervationsgebiet des ersten und zweiten Trigeminusastes auf der Herdseite, eine Thermohypästhesie und Hypalgesie auf der entgegengesetzten Körperhälfte (im gegebenen Fall war die Hals-Brustzone frei), eine Recurrenslähmung sowie Gaumensegelparese, eine sympathische Ophthalmoplegie und eine Extremitätenataxie auf der Herdseite, Fallneigung nach der Herdseite, leicht cerebellar-ataktischer Gang. Die Pyramidendegeneration auf der Herdseite ist unabhängig vom Oblongataherd und Folge einer Erweichung in der inneren Kapsel (*Py* Pyramidenbahn, *Si* Olivenzwischenschicht, ***Fld*** hinteres Längsbündel, *V* absteigende Trigeminus-Wurzel, *Cr* Strickkörper).

Mittellinie gelagerte Herde die Berührungs- und Lageempfindung beeinträchtigen. Auch in Höhen frontal von der Schleifenkreuzung verlaufen noch Lemniscus medialis und Tractus spinothalamicus voneinander getrennt; dementsprechend können die zwei großen Sensibilitätsgruppen dissoziiert gestört sein (Beispiel für Lagegefühlsstörung bei erhaltener „Hautsensibilität" Fall von Goldscheider). Dasselbe ist auch noch im Bereiche der Brücke der Fall, da hier die Fortsetzung der Hinterstränge im medialen Schleifengebiet, die spinothalamische Bahn aber lateral davon verläuft (v. Economo).

a) Schädigungen der Schmerz- und Temperaturbahn. Läsionen des Tractus spinothalamicus im Hirnstamm verursachen Störungen der Schmerz- und Temperaturempfindung auf der *herdentgegengesetzten Körperhälfte,* da diese Bahn die Seite bekanntlich bereits im Rückenmark gekreuzt hat[1]. Die Tastempfindung ist dabei höchstens in geringem Grade und vorübergehend herabgesetzt. Eine völlige Aufhebung des Schmerzgefühls kommt bei Herden im Hirnstamm selten vor. Dies wird durch die Annahme erklärt, daß die sekundäre Schmerzbahn teilweise in der Substantia reticularis auf eine tertiäre Bahn umgeschaltet und auf diese Weise auf dem Querschnitt die schmerzleitende Faserung über ein ziemlich großes Gebiet verstreut wird. Nach HEAD und HOLMES kann die Empfindung für Tiefenschmerz noch bei völliger Hautanalgesie erhalten bleiben, ebenso das durch übermäßige Warmreize verursachte Schmerzgefühl. Nach FOERSTER verursachen einseitige Haubenherde keine Analgesie der Eingeweide; über doppelseitige Haubenerkrankungen mit Visceralanalgesie fehlt es bisher an Beobachtungen. Bei einem Kranken von HEAD und HOLMES (Fall 2, Hemianalgesie bei Oblongataherd) war der Hoden auf der analgetischen Seite nicht druckempfindlich, obwohl die Genitoanalzone ausgespart war, was bei Läsionen der sekundären Sensibilitätsbahn mitunter der Fall ist (FOERSTER, KARPLUS).

Für die höhen- und querschnittlokalisatorische Wertung der Sensibilitätsstörungen ist wichtig zu wissen, daß in der Oblongata und in der Brücke allem Anschein nach innerhalb der spinothalamischen Bahn eine Gruppierung erstens den einzelnen Qualitäten, zweitens den Körpersegmenten entsprechend besteht.

Die *Gruppierung nach Sensibilitätsarten* tut sich in dem Auftreten von dissoziierten Störungen der Schmerz-, Warm- und Kaltempfindung kund. So haben HEAD und HOLMES einen Fall (Fall 2) beschrieben, in welchem bei Analgesie der herdentgegengesetzten Körperhälfte die Kalt- und Warmempfindung nicht gestört war[2]. Da im herdseitigen Trigeminusgebiet eine Analgesie bestand, ist diese Beobachtung dahin zu werten, daß eine geschlossene Gruppierung der gesamten vom Rückenmark herkommenden Schmerzfaserung in caudalwärts der Kreuzung der Trigeminus-Schmerzfasern gelegenen Ebenen vorhanden ist. KUTTNER und KRAMER sowie GOWLER und HOPE haben Fälle von Verschluß der Arteria cerebelli inferior posterior beschrieben, in welchen die Kaltempfindung bei Verlust der Schmerz- und Warmempfindung erhalten geblieben war Dagegen war in MAIS Fall Schmerz- und Kaltempfindung ausgefallen, Warmempfindung erhalten, ebenso in einem Fall v. ECONOMOS (Tuberkel in der Brückenhaube) wenigstens teilweise und vorübergehend. BERGMARK beobachtete bei Verschluß der Arteria cerebelli inferior posterior eine relative Verschonung der Schmerzleitung. Daß bei vasculären Prozessen die Verhältnisse während der Restitutionsphase einer Änderung unterliegen, beweist die Tatsache, daß KUTTNERS und KRAMERS Angabe sich auf den bereits 15 Jahre vorher von MANN veröffentlichten Fall (s. S. 457) bezieht, bei dem anfangs der gesamte Komplex der Schmerz- und Temperaturempfindung gestört war. — Bezüglich der topographischen Gliederung innerhalb der Schmerz-Temperaturbahn sei auf den anatomischen Abschnitt E. POLLAKS verwiesen.

Die *spinothalamische Faserung* ist nach WALLENBERG während ihres Verlaufes im verlängerten Mark und in der Brücke den *Körpersegmenten entsprechend angeordnet:* Die für die Schulter-, Hals- und oberste Brusthaut

[1] Diese These ist durch zahlreiche klinisch-anatomische Befunde gesichert. Es kann nur eigenartig anmuten, wenn auf Grund *rein klinischer* Beobachtungen von Schmerz-Temperatursinnstörungen, welche Gesicht und Körper gleichzeitig betreffen, der Schluß gezogen wird, daß in gewissen Fällen eine ungekreuzte Schmerz-Temperaturgefühlleitung stattfinde, wie es GROSZ und PAPPENHEIM tun. Entgegen der Meinung dieser Autoren muß man in solchen Fällen die Möglichkeit einer die gleiche Seite der Oblongata und des Rückenmarks betreffenden Syringomyelie immer ins Auge fassen, zum mindesten solange nicht ein anatomischer Befund uns eines anderen belehrt.

[2] Ein ähnlich gelegener, jedoch weniger eindeutiger Fall wurde von MOELI und MARINESCO beschrieben.

(2.—4. Halssegmente, *Hals-Brustzone* Marburgs, Abb. 6) bestimmten Fasern sind hier dorsomedial von den übrigen Teilen der spinothalamischen Bahn gruppiert. Dementsprechend ist ein häufig wiederkehrender Typ der gekreuzten Analgesie und Thermoanästhesie bei Oblongataherden, daß diese nur etwa bis zur Höhe der 2. Rippe hinaufreichen (Wallenberg, Mai, Kramer und Kuttner u. a.; Abb. 6, Linie 1). Diese Anordnung erklärt ebenfalls andere segmentale Abgrenzungsformen, z. B. in der Höhe der Brustwarzen (Wallenberg, Rossolimo) oder des Nabels (Schwarz; Goldstein und Baumm; Anderson, Lockhart und Souter; Abb. 6, Linie 3) oder schließlich am Bein (Goldstein und Baumm). Natürlich braucht die Grenze nicht für alle Qualitäten in derselben Höhe zu liegen (Goldstein und Baumm, Bergmark u. a.). Eine gewisse Trennung des aus dem oberen Halsmark stammenden Anteiles der spinothalamischen Bahn von den übrigen Teilen derselben erfolgt nach Wallenberg in der Brücke und im Mittelhirn; der der Hals-Brustzone entsprechende Anteil bildet hier das von Spitzer als laterale Haubenbahn beschriebene Faserareal. Mit einer *manschettenförmigen* Thermoanästhesie in der Zone des Kniegelenkes als Restsymptom — früher Parästhesien daselbst — steht Hirschs nur klinisch beobachteter Fall von bulbärem Herd allein.

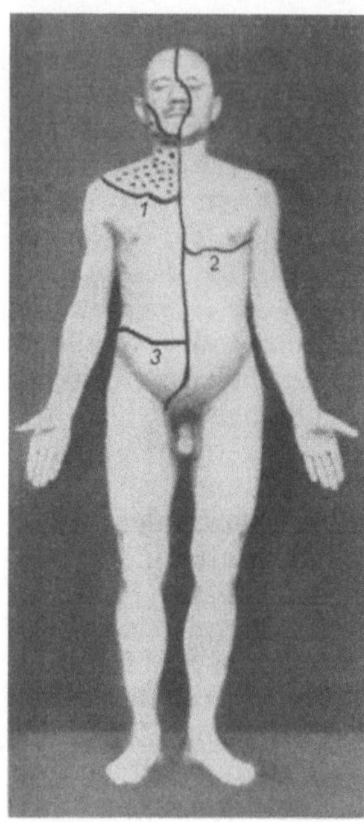

Abb. 6. Schematische Darstellung der Abgrenzung der Sensibilitätsstörungen bei Herden im lateralen Oblongatagebiet sowie in der Brückenhaube. Das getüpfelte Gebiet entspricht der Hals-Brustzone. Links zwei Abgrenzungstypen auf der herdentgegengesetzten, rechts ein Abgrenzungstyp auf der Herdseite eingezeichnet. Linie 1: obere Grenze des häufigsten Typus, wobei das Gebiet vom Trigeminus und C2—C4 frei bleibt. Linie 3: obere Grenze in der Höhe des 10. Rückenmarksegments. Linie 2: untere Grenze eines Sensibilitätdefektes, welcher sich außer auf das Trigeminusgebiet auf die Hals- und oberen Brustsegmente ausdehnt. Zu beachten die Aussparung der Mund- bzw. der Genitoanalgegend (nach Schwab, Dtsch. Z. Nervenheilk. **101**, 239).

Da die absteigende Trigeminuswurzel mit ihrem Kern die gesamte Länge der Oblongata durchzieht, können Herde in jeder Höhe der Oblongata eine Sensibilitätsstörung im Trigeminusgebiet hervorrufen. Die Symptome, welche durch eine Läsion der absteigenden Wurzel selbst hervorgerufen werden, finden ihre Behandlung im Kapitel über Symptomatologie der Hirnnerven von Kramer. Hier sollen nur die *durch Läsionen der sekundären Trigeminusbahn entstehenden Sensibilitätsstörungen* erörtert werden. Was hierüber gesagt wird, gilt im Prinzip auch für die durch die übrigen Hirnnerven zugeleiteten Erregungen, nur sind für letztere die topographischen Einzelheiten zur Zeit noch nicht bekannt.

Für die Weiterleitung der vom Innervationsgebiet der Hirnnerven einströmenden Reize gelten dieselben Prinzipien wie für die Weiterleitung der übrigen Körpersensibilität: Schmerz- und Temperaturbahn verlaufen getrennt von der Leitungsbahn der Berührungs-, Muskel-, Sehnen- und Gelenksensibilität. Die beiden verschiedenartigen sekundären sensiblen Trigeminusbahnen überschreiten die Mittellinie in verschiedener Weise. Die für den Schmerz- und Temperatursinn bestimmte sekundäre Trigeminusbahn kreuzt die Seite bereits hinter dem Facialisniveau und verläuft von hier an zunehmend lateralwärts rückend im dorsalen Haubengebiet (Wallenberg, Marburg, H. Richter). Die mit dem Lemniscus medialis analoge, d. h. die taktile und Lageempfindung leitende sekundäre Trigeminusbahn, die also auch als Trigeminusschleife bezeichnet werden kann, verläuft dagegen im ventralen Haubenteil (Spitzers ventrales Haubenbündel); sie kreuzt die Seite in oralen Ebenen der Brücke (Spitzer, v. Economo). Die getrennte Leitung beider Sensibilitätsgruppen in den sekundären Trigeminusbahnen erklärt die nicht selten zur Beobachtung kommende dissoziierte Sensibilitätsstörung. Auch innerhalb der Schmerz-Temperaturgruppe kann eine weitere Dissoziation bestehen (v. Economo u. a.). Dafür, daß gleich nach der Kreuzung in der Schmerz- und Temperaturbahn des Trigeminus die Faserung der einzelnen Qualitäten getrennt verläuft, spricht eine Beobachtung von Kuttner und Kramer (Fall 4). Hier war im Rückenmarksgebiet der rechten Körperhälfte die Schmerz- und Temperaturempfindung herabgesetzt, dagegen in der rechten Gesichtshälfte nur die Warmempfindung. Der Schmerz- und Temperaturbahn des Trigeminus gliedert sich in der Brücke und davon oralwärts die Spitzersche laterale Haubenbahn an, die wir bereits als Leitungsfaserung der Schmerz- und Temperaturreize vom Halsmark her kennengelernt haben. Dementsprechend kann bei einem Brückenherd Analgesie und Thermoanästhesie des Trigeminusgebietes mit ähnlichen Störungen im Bereich der oberen Rückenmarksdermatome (Abb. 6, Linie 2) evtl. bis Th 7 hinab vergesellschaftet sein (Wallenberg, Head und Holmes, Foerster); hierin erkennen wir wieder die segmentale Anordnung, ferner das von Singer und Münzer entdeckte „Gesetz der exzentrischen Lagerung längster Bahnen".

Eine Schädigung der Schmerzleitungsbahn im Hirnstamm kann mit **spontanen Schmerzen** *und* **Parästhesien** *verbunden sein.* Was den Charakter all dieser Mißempfindungen betrifft, so sind sie sehr verschieden; manche Kranke klagen über Taubheitsgefühl, manche über lästiges Jucken oder Brennen, manche über ein ständiges eiskaltes, andere über Wärmegefühl, wieder andere über unerträgliche Schmerzen, ausnahmsweise über Gefühl von Feuchtigkeit. Als *Hyperpathie* bezeichnet man mit Foerster die Erscheinung, daß das Schmerzgefühl einen abnormen Charakter annimmt, vor allem dadurch, daß das Schmerzerlebnis für den gesetzten Reiz unverhältnismäßig stark wird. Bereits 1892 hat Mann darauf hingewiesen, daß „zentral entstandene Schmerzen ... sowohl mit Hyperästhesie als mit Hypästhesie, schließlich aber auch mit normaler Sensibilität gepaart vorkommen". Dasselbe gilt auch für die Hyperpathie. Selbst wenn die Reizschwelle nicht gestiegen ist, können gleich starke Reize verschiedener Art auf der kranken Seite unangenehmer bzw. schmerzhafter gefühlt werden als auf der normalen. Ist die Reizschwelle hinaufgerückt, so ist meist das bei überschwelligen Reizen auftretende Schmerzgefühl inadäquat stark; mitunter aber kann der Kranke nur so viel angeben, daß er im gestörten Gebiet „einen anderen Schmerz" verspüre. Es handelt sich also um eine veränderte Reaktionsweise auf äußere Reize (*Dysästhesie,* Dejerine, s. S. 475). In diese Gruppe der Erscheinungen gehört die Auslösung von Warmempfindung durch Kältereize (*perverse oder konträre Temperaturempfindung* Strümpells).

Das Schmerzerlebnis ist bei der Hyperpathie von abnorm langer Dauer, wird von starker Reaktion begleitet und der Schmerz strahlt auch auf nicht gereizte Gebiete aus. An der Hyperpathie können sich auch die Schleimhäute beteiligen. Ein Kranker Foersters mit Thrombose der Arteria cerebelli inferior posterior klagte darüber, daß er auf der herdentgegengesetzten Seite beim Urinieren ein Gefühl des Brennens in der Urethra habe und bei der Stuhlentleerung das Gefühl, als ob Scherben durch die Analöffnung austräten. Bei einem Kranken von Merritt und Finland bestanden Halsschmerzen auf der Herdseite.

Foerster u. a. berichteten über Hyperpathie im Gesicht bei Syringobulbie, wenn die Spaltbildung das Gebiet der Trigeminusbahnen bzw. den sensiblen Endkern des Trigeminus erreicht. Gleiche Erscheinungen sind bei Prozessen im

Bereich der Arteria cerebelli inferior posterior, zu deren Versorgungsgebiet bekanntlich die Umschaltungsstelle der absteigenden Trigeminuswurzel gehört, seit langem bekannt; den ersten Oblongataherd mit spontanen Schmerzen und unangenehmen Parästhesien hat MANN gerade beim Verschluß dieses Gefäßes beobachtet. Schmerz und Hyperalgesie im Gesicht können sogar ein prämonitorisches Symptom von Prozessen in diesem Gebiet sein. In einem Falle von SCHWARZ

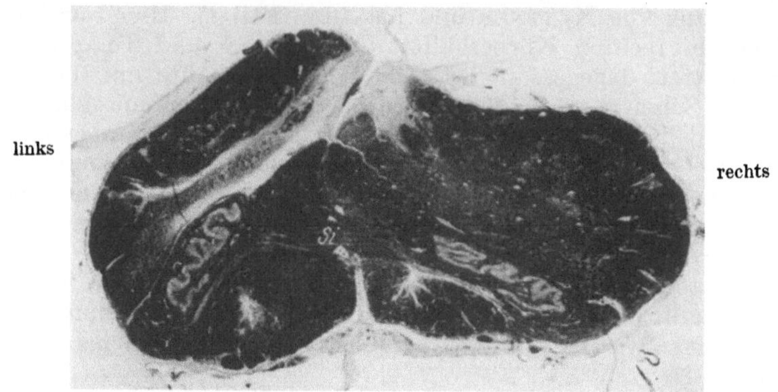

Abb. 7a.

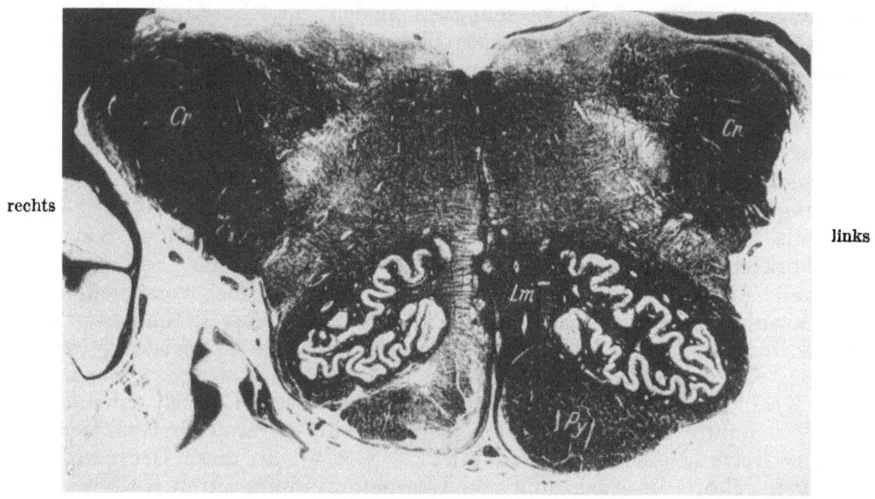

Abb. 7b.

Abb. 7. a Syringobulbische Spaltbildung in der linken Oblongatahälfte mit Zerstörung des Hypoglossuskerngebiets und der Bogenfaserung (*Si* Zwischenolivenschicht). b Konsekutive Schleifendegeneration auf der herdentgegengesetzten Seite (bei Anfertigung des Photogramms ist die Seite vertauscht worden). (*Lm* Nichtdegenerierte mediale Schleife, *Py* Pyramidenbahn, *Cr* Strickkörper.)

sind Schmerzanfälle in der herdseitigen Kopfhälfte mehrere Monate den Ausfallserscheinungen vorausgegangen; STIEFLER erwähnt als „unmittelbare Vorläufer" solcher Prozesse „ein plötzliches Gefühl der Vertaubung, von Wärme oder Kälte, von Schwäche in einer Extremität". Parästhesien, Kältegefühl, Schmerzen usw. evtl. nach alternierendem Typ kommen auch bei Haubentumoren vor (RAYMOND und CESTAN, ALAJOUANINE, THUREL und BRUNELLI u. a.).

b) **Schädigung des Hinterstrang-Schleifensystems.** Die der Leitung der taktilen und Lageempfindung dienende Hinterstrangfaserung wird am caudalen

Ende des verlängerten Markes in dem GOLLschen und BURDACHschen Kern auf ein zweites sensibles Neuron umgeschaltet. Die aus diesen Kernen entspringende Markfaserung hat einen bogenförmigen Verlauf durch die Haube der Oblongata und überschreitet die Mittellinie in der Schleifenkreuzung, um sich dann zwischen den unteren Oliven bzw. den Hypoglossuswurzelfasern dicht neben der Mittellinie in der medialen Schleife zu vereinigen. Herde also, die in der Höhe der Kreuzung lateral von den Hypoglossuswurzelfasern gelegen sind, bedingen — falls sie sensible Bogenfasern unterbrechen — eine *Störung der Lage- und Berührungsempfindung auf der Herdseite*; Herde, die zwischen den Oliven bzw. den Hypoglossuswurzelfasern gelegen sind, können natürlich sowohl gekreuzte als auch noch ungekreuzte Schleifenfasern unterbrechen; auf diese Weise können *Ausfälle des Lagegefühls und der Berührungsempfindung zugleich auf beiden Körperhälften* entstehen. Hierzu sind die Bedingungen auch weiter oralwärts bis zur Höhe der roten Kerne außerordentlich günstig, da bis dorthin die Schleifen sich der Mittellinie anlegen, so daß durch einen medianen Herd beide medialen Schleifen getroffen werden können.

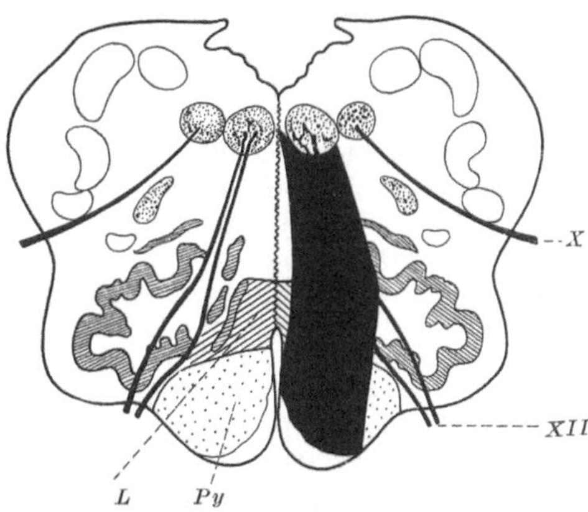

Abb. 8. Schematische Darstellung der Lagerung des Herdes bei Verschluß der Arteria spinalis anterior dextra. *Py* Pyramidenbahn, *L* mediale Schleife, *X* Vaguswurzel, *XII* Hypoglossuswurzel (nach CLAUDE und LÉVY-VALENSI, Maladies du cervelet et de l'isthme de l'encéphale). Vgl. Abb. 1 u. 2.

Die Bogenfaserung des Lemniscus wird meist durch Spaltbildung bei Syringobulbie zerstört. Da bei dieser Krankheit gleichzeitig auch der Hypoglossuskern geschädigt wird (Abb. 7), sehen wir *auf der Herdseite eine Atrophie der Zungenhälfte gepaart mit Störung der gleichseitigen Berührungs- und Lageempfindung* (BROUWER). Reicht die Spaltbildung nicht bis an den lateralen Oblongatarand heran, so bleibt die spinothalamische Bahn unberührt bzw. es werden höchstens ihre am meisten medial verlaufenden Fasern geschädigt.

Bei Herden, welche die Schleife frontalwärts von ihrer Kreuzung treffen und die Mittellinie nicht überschreiten, ist natürlich auch die Störung der Berührungs- und Lageempfindung herdentgegengesetzt. Es besteht die Möglichkeit, daß mit der Lemniscusfaserung dicht über deren Kreuzung zugleich noch Hypoglossuskern bzw. -wurzelfasern getroffen werden. In solchen Fällen *alterniert die Hypoglossuslähmung mit einer Störung des Lagegefühls,* eine Symptomenkoppelung, welche gepaart mit einer alternierenden Parese bei Gefäßprozessen der Arteria spinalis anterior vorkommt (syndrome bulbaire antéro-interne, CLAUDE und LÉVY-VALENSI; syndrome bulbaire antérieur ou interolivaire, DEJERINE; (Abb. 8, vgl. auch den auf S. 446 erwähnten Fall).

Eine ähnliche, den Körpersegmenten entsprechende Faseranordnung, wie sie oben bezüglich der Schmerz- und Temperaturbahn besprochen wurde, ist für die mediale Schleife bisher nicht nachgewiesen worden (vgl. Abb. 1). Immerhin lokalisiert WALLENBERG im Bereich der Brücke und des Mittelhirns in das mediale Ende des Schleifenareals die sakrococcygeale Faserung.

2. Alternierende Sensibilitätsstörungen. Zusammentreffen von Sensibilitätsstörungen am Körper mit Gehör- und Geschmacksstörungen.

Werden durch Herde im Hirnstamm gleichzeitig Hirnnervenkerne bzw. -wurzeln oder noch ungekreuzte sekundäre Leitungsbahnen der sensiblen

Hirnnerven und die sensiblen Bahnen der Extremitäten, des Rumpfes, des Halses und des Hinterkopfes betroffen, so entsteht ein der alternierenden Hemiplegie analoges Symptomenbild, so daß man in solchen Fällen von einer **Hemian- bzw. -hypaesthesia alternans** reden kann. Die höhenlokalisatorische Bedeutung der Hemianaesthesia alternans trigemina geht aus der Tatsache hervor, daß die sekundäre Trigeminusbahn teilweise schon in der Oblongata die Seite kreuzt (s. S. 454). Dementsprechend ist bereits bei oralen Oblongataherden die Möglichkeit dazu gegeben, daß durch einen einzigen Herd außer dem gleichseitigen Trigeminusgebiet eine Störung der Schmerz- und Temperaturempfindung in der entgegengesetzten Gesichts- und Körperhälfte erzeugt wird. Wird die gekreuzte sekundäre Trigeminusbahn nicht mitergriffen, so alterniert bei lateral gelagerten Herden die Sensibilitätsstörung des Gesichtes mit einer Thermohypästhesie und Hypalgesie der herdentgegengesetzten Körperhälfte (gekreuzte Sensibilitätsstörung).

Eine besondere Erwähnung verdient das *Zusammentreffen einer Läsion der Gehörleitungsbahn mit Sensibilitätsstörungen am Körper* evtl. auf der herdgekreuzten Hälfte. Diese Symptomenkoppelung hat eine *Bedeutung für die Differentialdiagnose zwischen intra- und extrapontinen Prozessen.* Letztere beeinträchtigen die Körpersensibilität nur selten. Marburg hat bei 35 Kleinhirnbrückenwinkeltumoren nur in 5 Fällen deutliche Sensibilitätsstörungen beobachtet (abgesehen freilich von Erscheinungen seitens des absteigenden Trigeminus, welcher als oberflächliches Gebilde oft bei Kleinhirnbrückenwinkeltumoren mitgeschädigt wird), und zwar teils kontralateral, teils auf der Seite der Geschwulst. Die Sensibilitätsstörungen bestanden teils in Parästhesien, teils in „Hypästhesien für alle Empfindungsqualitäten". Bemerkt sei noch, daß *durch extrabulbäre bzw. -pontine Prozesse die ziemlich oberflächlich gelegene Schmerz-Temperaturbahn leichter geschädigt wird als der Lemniscus medialis.*

Das Fehlen von Sensibilitätsstörungen am Körper bei Gehörstörungen, die auf eine Brückenschädigung hinweisen, spricht somit eher für einen extrapontinen Prozeß, jedoch nicht unbedingt, da es wieder ausnahmsweise auch Prozesse gibt, welche die sekundäre Hörbahn im Corpus trapezoideum bzw. in der sonstigen Haube treffen, ohne daß dabei die sensiblen Bahnen einen beträchtlichen Schaden erleiden. Dies ist mitunter bei infiltrativ wachsenden Geschwülsten der Fall, wenn die sensible Faserung nur auseinandergedrängt, nicht aber in ihrer Kontinuität unterbrochen wird.

Die Geschmacksstörungen bei Läsionen der primären Geschmacksleitungsbahn werden im Abschnitt über Symptomatologie der Hirnnerven behandelt. Sie können selbstverständlich mit Sensibilitätsstörungen im Bereich des Körpers alternieren. Über Geschmacksstörungen durch Schädigung der sekundären Bahn dieses Sinnes sind unsere Kenntnisse recht dürftig. v. Economo hat einen Ponstuberkel beschrieben, bei dem Hypogeusie mit Thermoanästhesie und Analgesie alternierte, jedoch erscheint mir auch hier eine direkte Läsion der Geschmackserregungen zuführenden Wurzelfasern möglich, da die untere Grenze des Tuberkels im VIII-Niveau lag.

III. Gleichgewichts- und Koordinationsstörungen bei Schädigungen des verlängerten Marks und der Brücke.

Dadurch, daß die Oblongata eine Durchgangsstätte der Rückenmarks-Kleinhirnbahnen ist, ferner dadurch, daß sie mittels der Oliven-Kleinhirnbahnen mit dem Kleinhirn eine ausgiebige Verbindung besitzt, ist die Möglichkeit gegeben, daß bei Läsionen, welche diese Systeme mit ergreifen, *Gleichgewichts- und Koordinationsstörungen* zustande kommen. Solche Läsionen sind z. B. die von der Arteria cerebelli inferior posterior bzw. von der Arteria vertebralis ausgehenden vasculären Prozesse. Zum akuten Bild dieses Krankheitsprozesses gehört dementsprechend ein *Umfallen des Kranken,* im Reparationsstadium bleibt *Schwindel und Taumeln nach der Herdseite* zurück; selbst im Sitzen fallen manche Kranke nach dieser Seite. Von französischen Autoren wird dieses Symptom als *latéro-pulsion* bezeichnet. Beim Gehen läßt sich eine *Abweichungstendenz nach der Seite des Herdes* beobachten. Auf die Schädigung cerebellarer Systeme ist wohl die *herdgleichseitige Extremitätenataxie* dieser Fälle zu beziehen. Zu berücksichtigen ist aber, daß bei solchen Herden teilweise auch die vestibulospinale und die vestibulocerebellare Bahn unterbrochen werden; es ist mithin nicht ausgeschlossen, daß für das Entstehen der genannten Symptome auch eine Schädigung des Vestibularissystems eine Rolle spielt. Dasselbe gilt für die mediale Schleifenfaserung, werden doch Bogenfasern aus den Hinterstrangskernen bei Herden im Bereiche der Formatio reticularis auch mit zerstört. Mit Recht bestreitet jedoch WALLENBERG eine erheblichere Bedeutung der Schleifenschädigung, da in einem von ihm beschriebenen Fall von Verschluß der Arteria cerebelli inferior posterior „die Ataxie des linken Beines stärker und länger andauernd als die des Armes" war, obwohl gerade „die Fibrae arcuatae internae aus dem GOLLschen Kerne fast ganz verschont geblieben" waren. Tiefergreifend ist das Vestibularissystem geschädigt, wenn der Prozeß sich auf größere Teile des Versorgungsgebietes der Vertebralis ausdehnt; vielleicht ist hierauf zurückzuführen, daß solche Kranken *außer nach der Herdseite auch nach hinten* fallen (Fall 1 von BREUER und MARBURG). Die Bedeutung der Mitschädigung der rubrospinalen Bahn und der zentralen Haubenbahn ist wohl geringer; jedenfalls haben wir zur Zeit noch keine Richtlinien zur Beurteilung dieser Frage.

Auch *innerhalb der cerebellaren und vestibulären Systeme ist eine symptomatologische Differenzierung der Schädigung der einzelnen Bahnen unmöglich.* Der Grund hierfür liegt darin, daß sie niemals isoliert geschädigt werden. Wir kennen bisher beispielsweise keine isolierte Läsion selbst nicht eines so mächtigen Gebildes wie der unteren Olive.

Eine isolierte Zerstörung der *Brücken-Kleinhirnbahnen* ist heute ebensowenig bekannt, wie zur Zeit der Bearbeitung dieser Fragen für die erste Auflage dieses Handbuches durch LEWANDOWSKY. Bei Herden im Bereiche des Brückenfußes wird im allgemeinen auch die Pyramidenbahn, die hier in einem Fasergeflecht pontocerebellarer Bahnen liegt, ergriffen. Klinisch findet sich dann eine Hemiplegie, ohne daß cerebellare Symptome zur Geltung kommen. Vielleicht sind die Verhältnisse anders, wenn die Pyramidenschädigung nur geringfügig ist; jedenfalls *können auch Brückenherde mit den erwähnten Koordinations- und Gleichgewichtsstörungen einhergehen.* So beobachteten solche RAYMOND und CESTAN mit dem von ihnen beschriebenen oberen Brückensyndrom vergesellschaftet (allerdings bei Tumoren, also Fällen, bei denen eine Fernwirkung nicht ausgeschlossen ist!).

Seit LEYDEN berichtete man wiederholt über Ataxie bei Herden, die die mediale Schleife zerstört haben. Auf Grund derartiger Mitteilungen ist sogar die Ansicht, daß eine Schläfenläsion zur Ataxie führen kann, auch in manche Lehrbücher übergegangen (z. B. v. STRÜMPELL). Richtig hat hierzu MARBURG bereits vor zwei Dezennien bemerkt: „Leider ist in den angezogenen Fällen der Begriff Ataxie nicht näher charakterisiert, ebensowenig deren Intensität, so daß man die Fälle wohl registrieren, aber nicht deuten kann." RANSOHOFF erwähnt „Bewegungsataxie" der rechten oberen Extremität in einem Fall, wo die linke Schleife in der Brückenhaube zum größerem Teil zerstört wurde; allerdings wurde sie erst gleichzeitig mit dem allgemeinen Verfall der Kranken hochgradiger. Ich bin der Ansicht, daß *der Schleifenschädigung nur eine geringe Unsicherheit der Bewegungen zugeschrieben werden kann, die Folge einer Störung der kinästhetischen Empfindungen ist* (s. auch später in der Symptomatologie des Sehhügels). Diese Unsicherheit scheint keinen erheblichen Grad zu erreichen; im erwähnten Fall der Embolie der Arteria spinalis anterior (S. 446) konnte ich trotz der gleichzeitigen Pyramidenschädigung und der Lagegefühlsstörung nur eine sehr geringfügige Unsicherheit beim Nasen-Zeigefingerversuch beobachten (s. auch Wallenbergs oben angeführte Angabe).

IV. Vegetative Symptome bei Schädigungen des verlängerten Marks und der Brücke.

Dieser Symptome sei hier nur kurz gedacht, da die vegetativen Störungen in eigenem Zusammenhang in einem anderen Abschnitt behandelt werden.

Bei lateralen Oblongataherden — so speziell bei Herden, die durch einen Verschluß der Arteria cerebelli inferior posterior bzw. der Arteria vertebralis bedingt sind — beobachtet man, wie seit langem bekannt, ein Horner*sches Syndrom,* das mehr oder weniger vollständig sein kann. Breuer und Marburg sprechen in solchen Fällen von einer „cerebralen sympathischen Ophthalmoplegie".

Die bei caudolateralen Oblongataherden zutage tretende leichte *Facialisschwäche* fassen Wallenberg und H. Richter gleichfalls als Störung der sympathischen Innervation auf, da solche Herde die Höhe des Facialiskernes bzw. der Facialiswurzel nicht erreichen.

Seltener als bei Oblongataherden wird die „cerebrale sympathische Ophthalmoplegie" bei Brückenherden erwähnt. Auch ist sie nach Marburg bei diesen weniger ausgeprägt; weiterhin findet sich öfters nur eine isolierte Miosis oder Ptosis.

Wenngleich das cerebrale Erbrechen in erster Linie als Allgemeinsymptom gilt, so kann es in gewissen Fällen als Lokalzeichen einer Oblongataläsion betrachtet werden. So in Fällen von Verschluß der Arteria cerebelli inferior posterior, bei denen das *Erbrechen* eines der akuten und bald abklingenden Symptome ist. Als länger anhaltende Reizerscheinung seitens des Vagus kann *Singultus* bestehen bleiben (Rossolimo, Schwarz). Ebenfalls als Vagusreizsymptom faßt Wallenberg die relative Pulsverlangsamung in solchen Fällen auf. Welche Rolle in der Entstehung *apnoischer Krisen* (Eppinger), der als *Vaguskrisen* aufgefaßten Form der gastrischen Krisen und schließlich der *Kehlkopfkrisen* Läsionen der Oblongata spielen, ist völlig unbekannt.

Vasomotorische Störungen und *Hyperhydrosis* sieht man bei lateralen Oblongataherden, also auch bei Herden, welche das Pyramidengebiet intakt lassen, im allgemeinen *an den kontralateralen Extremitäten.* Babinski schlug für solche Fälle vor, von einer Vaso- und Thermoasymmetrie zu reden, Souques empfahl die Bezeichnung „vasomotorische Hemiplegie". Die Störungen werden verschieden beschrieben. In Babinskis Fällen handelte es sich um eine Blässe und Kühle der Haut auf der herdentgegengesetzten Körperhälfte. Bei Fall 2 von Breuer und Marburg (Oblongataerweichung) fühlte sich die Gesichtshälfte der Herdseite innerhalb der ersten 8 Tage deutlich wärmer an. E. Müller sah eine von vasomotorischen Störungen unabhängige herdseitige Anhidrosis des Gesichtes bei einem lateralen Oblongataherd, v. Economo Schwitzen der herdentgegengesetzten Gesichtshälfte bei einem Tuberkel der Brückenhaube. Daß hierbei Reizfolgen (Hemiirritatio vegetativa, Falta, Depisch) und Ausfallserscheinungen abwechseln können, darauf deutet eine Beobachtung Henschens hin: In einem Falle von Verschluß der Arteria cerebelli inferior posterior waren die Extremitäten der Herdseite im Anfangsstadium kühler, im späteren Stadium jedoch wärmer als auf der entgegengesetzten Seite. Nach MARBURG sollen solche „vegetativen Extremitätenparesen" bei Brückenherden fehlen. SCHWARZ erwähnt gesteigerte Schweißabsonderung auf der herdentgegengesetzten, RICHTER herabgesetzte Schweißabsonderung auf der herdseitigen Körperhälfte bei lateralem Oblongataherd. GOWLER und HOPE haben in ihrem Falle von Verschluß der Arteria cerebelli inferior posterior Anomalien der Schweißabsonderung vermißt, betrachten aber als ein damit gleichwertiges Symptom die erhöhte Tränenabsonderung auf der Herdseite.

Blasen- und Mastdarmstörungen als pontine Symptome wurden zuerst von MARBURG und CHYLARZ und als bulbäre Symptome von E. MÜLLER beschrieben. Diese Autoren haben schon darauf hingewiesen, daß sie sich — ebenso wie bei Schädigung des corticalen Blasenzentrums — in anfänglicher Retention äußern, nachher aber in Inkontinenz übergehen können, sie kommen auch bei erhaltenem Bewußtsein vor. MARBURG führt diese Störungen auf eine Pyramidenschädigung zurück. Ausnahmsweise kann eine Blasenstörung Vorbote eines pontinen Prozesses sein (LICHTENSTERN und MARBURG).

Ob und inwieweit die bei bulbo-pontinen Prozessen mitunter zu beobachtende *Polyurie* und *Glykosurie* kausale Beziehung zur zentralen Erkrankung hat, läßt sich nicht entscheiden. Für eine zentrale Bedingtheit scheint zu sprechen, daß Glykosurie und Acetonurie bei Gefäßprozessen bald nach dem Iktus abklingen können (E. MÜLLER).

STENVERS betrachtet die von ihm bei einem Tuberkel der Oblongata-Brückenhaube beobachtete *dissoziierte Potenzstörung* (Fehlen der Ejakulation bei erhaltenen Erektionen) als Herdsymptom. In einem Fall von Ponstuberkel, den v. SÁNTHA unlängst veröffentlicht hat, bestand bereits am Krankheitsbeginn Impotenz. E. MÜLLER beobachtete vorübergehenden schmerzhaften Priapismus im akuten Stadium nach Verschluß der Arteria cerebelli posterior inferior.

An dieser Stelle sei kurz daran erinnert, daß das verlängerte Mark allein eine Reihe koordinierter vegetativer Funktionen gewährleisten kann. Bei menschlichen Oblongata-Brückenwesen, d. h. bei Mißbildungen, bei denen sämtliche vor der Trigeminushöhe gelegene Hirnabschnitte sowie das Kleinhirn fehlen, werden regelmäßig Saugakt, Gähnakt und die gewöhnlich das Weinen begleitende Mimik beobachtet. Ferner konnte ich bei einer solchen Mißbildung einen präletalen Temperaturanstieg bis 39,5° C beobachten; Temperaturerhöhungen bis 41,0° C beobachtete später SCHENK. An welche Zell- oder Fasergruppen die erwähnten Funktionen gebunden sind, ist bis jetzt unbekannt; ihre Störungen können deswegen beim gegenwärtigen Stand unserer Kenntnisse nicht als Herdsymptome seitens der Haube gewertet werden.

V. Symptomatologie des Mittelhirns.

Die drei anatomisch unterschiedenen Abschnitte des Mittelhirns — Tectum oder Vierhügelplatte, Haube und Hirnschenkel — haben naturgemäß auch eine verschiedene symptomatologische Bedeutung.

Der *vordere Vierhügel* steht im Dienste der Umschaltung optischer Reflexe. Das *Zusammentreffen von Pupillenstörungen, äußeren Augenmuskellähmungen und vertikaler Blicklähmung* — Symptome, die in den entsprechenden Kapiteln für sich behandelt werden — erweckt den Verdacht eines Prozesses in der Gegend der vorderen Vierhügel (Abb. 9). Aus der wechselvollen Koppelungsmöglichkeit dieser Symptome wird von den französischen Autoren eine vertikale Blicklähmung mit Lähmung der Augenheber und Augensenker als PARINAUD*sches Syndrom* abgetrennt. Mehr oder weniger vollständige Formen dieses

Symptomenkomplexes wurden wiederholt bei Prozessen — insbesondere bei Tumoren — in den vorderen Vierhügeln beschrieben. Ebenfalls eine Kombination von Augenmuskellähmungen und Blickparesen charakterisiert die sog. Wernickesche Polioencephalitis haemorrhagica superior, deren kleine Herde das Gebiet der Oculomotorius- und Darkschewitschschen Kerne bevorzugt befallen.

Insbesondere die Tumoren der Vierhügelgegend wirken sich leicht auch auf die Nachbargebilde aus. Wächst eine Geschwulst dieser Gegend dorsalwärts, so wird sie den oberen Wurm verdrängen; es kann sich dann eine echte cerebellare Ataxie entwickeln. Das Zusammentreffen von Augenmuskellähmungen mit einer cerebellaren Ataxie wurde zuerst von Nothnagel als ein für Tumoren

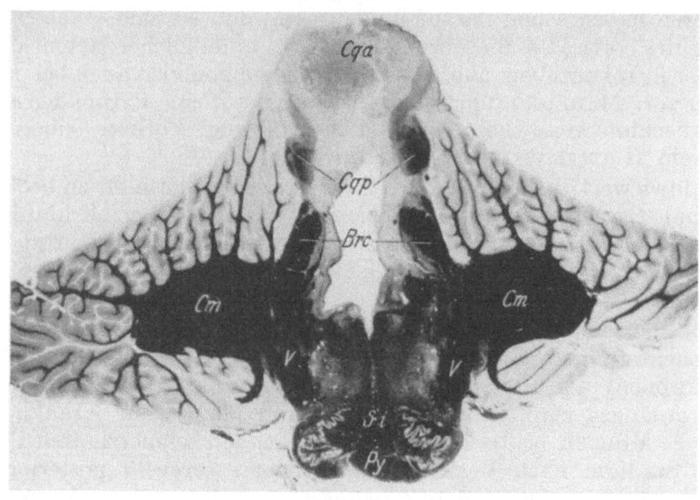

Abb. 9. Vierhügeltumor. Klinische Erscheinungen: Vertikale Blicklähmung, lichtstarre mydriatische Pupillen, Stauungspapille. *Cqa* Vorderer Vierhügel, vom Tumor eingenommen, *Cqp* hinterer Vierhügel, *Brc* Bindearm, *Cm* Markkörper des Kleinhirns, *V* absteigende Trigeminuswurzel, *Si* Olivenzwischenschicht, *Py* Pyramidenbahnen.

der Vierhügelgegend charakteristischer Symptomenkomplex beschrieben und von Marburg als Nothnagel*sches Syndrom* bezeichnet.

Wirkt sich eine Geschwulst dieser Gegend eher ventralwärts aus, so treten dem erwähnten charakteristischen Symptomenkomplex des vorderen Vierhügels manche der später zu erörternden Haubensymptome hinzu. So haben z. B. Wilson und Rudolf einen Vierhügeltumor mit Blickparese nach oben und unten, reflektorischer Pupillenstarre und Fallneigung nach hinten beschrieben, wobei noch als Fernsymptom eine leichte linksseitige Facialisschwäche bestand.

Schön beweisen die lokaldiagnostische Bedeutung des genannten Symptomenkomplexes die mitunter vorkommenden Schußverletzungen der Vierhügelgegend. Ein eindrucksvoller, anatomisch sichergestellter Fall stammt aus Eisenlohrs Beobachtung, in dem der meso-diencephale Übergang und die rechte Vierhügelhälfte von einer Revolverkugel verletzt wurden. Es bestanden während des Krankheitsverlaufs Erweiterung der rechten Pupille, träge Lichtreaktion beider Pupillen, Parese des rechten M. rectus oculi, Blickparese nach oben und unten, linksseitiger Extremitätentremor und anfangs sowie im Spätstadium Sopor, also Erscheinungen, die auf eine Schädigung der vorderen Vierhügel, des rechten Oculomotoriuskernes, des Bindearms oral von der Kreuzung in der rechten Haubenhälfte und des meso-diencephalen Übergangs hinweisen. Einen anderen Fall mit röntgenologischer Sicherung der Lage des

Projektils beschrieb Nattras. Hier bestand eine Blickparese nach oben, reflektorische Starre beider Pupillen und Halbseitentremor rechts (letzterer als Bindearmsymptom).

Wohl eine ähnliche Bedeutung wie für die optischen Reflexe der vordere, hat für das Gehörsystem der *hintere Vierhügel*. Die Symptomatologie dieses Gebildes sowie der die Mittelhirnhaube durchziehenden Hörbahn, des Lemniscus lateralis, findet ihre Bearbeitung im entsprechenden Kapitel von Klestadt.

Die *Mittelhirnhaube* hat im Prinzip denselben Bau wie der Haubenanteil der Brücke und des verlängerten Marks. Einerseits beherbergt sie Hirnnervenkerne, andererseits ist sie Durchgangsstätte der sensiblen und der akustischen Bahnen zweiter Ordnung, des hinteren Längsbündels sowie der efferenten Bahnen der Vierhügelplatte; schließlich enthält sie eigene Kerne, deren mächtigster Repräsentant der rote Kern ist.

Durch den *Hirnschenkel* verlaufen die Pyramidenbahnen sowie die corticopontinen Bahnen caudalwärts. Zwischen dem Haubengebiet und dem mächtigen Faserareal des Hirnschenkels liegt die Substantia nigra, welche in ihrem lateralen Anteile pallidofugale Bahnen enthält.

Eine Schädigung der sensiblen Bahnen zweiter Ordnung im Bereich des Mittelhirns unterscheidet sich in ihren klinischen Zeichen nicht von Läsionen, welche diese Bahnen an anderen Stellen betreffen. Ebensowenig hat die Pyramidenschädigung im Hirnstamm etwas die Höhe Kennzeichnendes an sich. In dieser Hinsicht kann ich also auf die gemeinsame Behandlung dieser Systeme verweisen. Dort (S. 446) wurde auch hervorgehoben, daß durch eine Mitschädigung benachbarter Systeme das Bild einer pyramidalen Hemiplegie mesencephalen Ursprungs eine eigene Färbung gewinnen kann. Läsionen der Substantia nigra führen zu einem typischen extrapyramidalen Syndrom, welches in Lotmars Kapitel über die Symptomatologie der Stammganglien behandelt wird. Schließlich kann ich an dieser Stelle von den Augensymptomen bei Läsionen des hinteren Längsbündels absehen, da sie in Bielschowskys Abschnitt über die zentralen optomotorischen Störungen bearbeitet werden.

Gegenstand meiner Behandlung ist somit in erster Linie die Symptomatologie *des roten Kerns sowie des „Eigenapparates" des Mittelhirns, der zuleitenden Systeme (Bindearm) und schließlich der kortikopontinen Faserung*. Die auffallendsten Symptome bei Schädigungen dieser Systeme sind *Störungen des Gleichgewichts*. Es ist ein altes Bestreben, diese auf die Läsion einzelner Gebilde des Mittelhirns zu beziehen; dieses Bestreben ist aber bisher immer daran gescheitert, daß *umschriebene, sich nur auf einzelne Kern- oder Fasergebiete beschränkte Läsionen praktisch nicht vorkommen. Unsere Aufgabe ist somit im Einzelfall aus dem Zusammentreffen von Gleichgewichtsstörungen, von eventuell vorkommenden Hirnnervensymptomen und Hyperkinesen bei Berücksichtigung der erwähnten Vierhügel-, Hauben- und Hirnschenkelsymptome, unsere Höhen- und Querschnittsdiagnose herauszuarbeiten.*

Für das Zusammentreffen einer peripheren Hirnnervenlähmung mit hyperkinetischen Störungen ist dadurch die Möglichkeit gegeben, daß *Herdläsionen des Bindearmes*, und zwar sowohl hinter als auch in dem roten Kern (und — wie wir später sehen werden — auch im Thalamus) *eine halbseitige Hyperkinese hervorrufen*. Den Beweis hierfür verdanken wir bekanntlich dem von Bonhoeffer beschriebenen Fall von „Bindearm-Chorea", in dem die Bindearmkreuzung — und zwar vornehmlich deren rechte Hälfte — in den caudaleren Kreuzungsebenen durch eine Krebsmetastase zerstört wurde. Klinisch bestanden Chorea und „Ataxie" der rechten und andeutungsweise auch der linken Extremitäten, Fallneigung vornehmlich nach vornüber, ferner in den letzten Tagen der Krankheit Zeichen einer geringfügigen Schädigung des linken

N. oculomotorius. Die rechts mehr als links ausgesprochene Lagegefühlsstörung mit der Extremitätenataxie ist wohl darauf zurückzuführen, daß der Herd das Lemniscusareal erreichte. Da Bonhoeffer den Einwand C. und O. Vogts, daß möglicherweise noch andere extrapyramidale Gebiete in diesem Fall geschädigt waren, widerlegt hat, darf man meines Erachtens an der Beweiskraft des Falles nicht zweifeln. Überdies ist durch ihn das anatomische Substrat eines gar *nicht selten vorkommenden Symptomenkomplexes* geliefert worden.

Die Hyperkinese bei Mittelhirnherden kann verschiedenen Charakters sein. In der Literatur finden sich Angaben bald über *Hemichorea*, bald über *Hemiathetose*, bald über *Hemitremor*. *Trifft der Herd den Bindearm caudal von seiner Kreuzung, so zeigt sich die Hyperkinese auf der Herdseite; liegt er oral von der Kreuzung, so sind die unwillkürlichen Bewegungen herdentgegengesetzt.* Gelegentlich beschränken sich diese auf die obere Extremität (Bychowski; Guillain, Péron und Thévenard). Wenn der Bindearm im oralsten Brückenteil betroffen wird, so schließen sich Tremor bzw. athetoseartige Bewegungen dem Raymond-Cestanschen oralen Brückensyndrom an.

Wird der Bindearm oral von der Kreuzung geschädigt und werden dabei Oculomotoriusfasern mitbetroffen — also bei Herden, welche den roten Kern treffen — so paart sich die Hyperkinese der herdentgegengesetzten Seite mit einer Oculomotoriuslähmung auf der Herdseite, eine Symptomenkoppelung, welche seit langem unter dem Namen Benedikt*sches Syndrom* bekannt ist. Durch eine Auswirkung des Herdes auf die Pyramidenbahn kann sich dem noch eine mehr oder weniger ausgesprochene spastische Parese der Extremitäten der herdgekreuzten Seite hinzugesellen.

Von jeher wurde den Läsionen des roten Kerns eine besondere Aufmerksamkeit geschenkt, welche im Laufe des letzten Jahrzehntes unter dem Eindruck der hervorragenden tierexperimentellen Arbeiten von Magnus und Rademaker noch zunahm. Leider war das Ergebnis der in dieser Richtung gezielten Forschungen für die menschliche Pathologie nicht den Erwartungen entsprechend. *Eine ausschließlich den roten Kern — sei es diesen halbseitig, sei es auf beiden Seiten — betreffende Schädigung ist bis jetzt nicht bekannt geworden.*

Eine Übersicht der Fälle des Schrifttums ergibt, daß *die Ruberläsion meist mit einer Schädigung des hinteren Längsbündels vergesellschaftet ist.* Dies gilt z. B. für die Fälle von Claude und Loyez (ausführlich wiedergegeben bei Claude und Lévy-Valensi) sowie Barth. Da möglicherweise auch das hintere Längsbündel einen Einfluß auf die Körperhaltung hat, kann man natürlich in diesen Fällen nicht sagen, wieweit die Symptome auf die Ruberläsion, wieweit sie auf die Mitschädigung des hinteren Längsbündels zu beziehen sind.

Da sich ferner die mediale Schleife dem lateralen Rand des roten Kerns anlegt, werden oft durch einen Herd beide Gebilde zerstört. In diese Gruppe gehören Fälle, die von P. Marie und Guillain (Lemniscusläsion auf den Abbildungen deutlich erkennbar, wenngleich von den Autoren nicht erwähnt), v. Halban und Infeld (hier ebenso wie in den Fällen von Greiwe sowie Marie und Guillain auch hinteres Längsbündel mitgeschädigt, s. auch S. 466), Ceni, Raymond und Cestan, Kolisch beschrieben worden sind. Oft dehnt sich aber der Herd außer auf diese Gebilde auch noch auf die Substantia nigra aus, wie in den Fällen von Wallenberg, d'Astros und Hawthorn, Blocq und Marinesco sowie Holmes. In Mendels Fall war der tuberkulöse Herd auch ins Corpus subthalamicum eingedrungen.

Als beiderseitige Ruberläsion ist von den erwähnten Fällen streng genommen keiner ansprechbar. Da aber nach den experimentellen Untersuchungen von Magnus und Rademaker eine Zerstörung der Forelschen Kreuzung bei Tieren die Funktion des roten Kernes ausschaltet, dürfte man vielleicht erwarten, daß eine solche Läsion auch beim Menschen mit einer doppelseitigen Zerstörung wenigstens des phylogenetisch alten großzelligen Anteils dieses Kernes gleichkommt. Allerdings möchte ich vorweg darauf aufmerksam machen, daß die Verbindungen des roten Kerns mit oraleren Hirnabschnitten beim Menschen viel umfangreicher sind als bei Tieren; *dementsprechend ist dieser Kern in die Gesamtfunktion des menschlichen Zentralorgans ganz anders eingeschaltet als in die des tierischen.* Beispiel einer Zerstörung der FORELschen Kreuzung (durch ein Epitheloidpapillom) in der menschlichen Pathologie ist allem Anschein nach der Fall von RAYMOND und CESTAN. Der Kranke zeigte starke Gleichgewichtsstörungen, wankte beim Gehen sowohl nach vorn als auch nach hinten, seine Extremitätenbewegungen waren ataktisch. Der Muskeltonus war beiderseits erhöht. Wenn man nach Abb. 3 der Arbeit BARTHS urteilen darf, so war auch in seinem Fall die Kreuzung der vom Ruber caudalwärts verlaufenden Bahnen (FORELsche Kreuzung) zum mindesten teilweise zerstört, so daß wahrscheinlich die Funktion beider roten Kerne ausgeschaltet war. Klinisch bestand anfangs ein „Schwanken und Neigung hintenüber zu fallen", später fiel die Kranke nach *links und hinten.* Die Läsion des hinteren Längsbündels war links stärker als rechts.

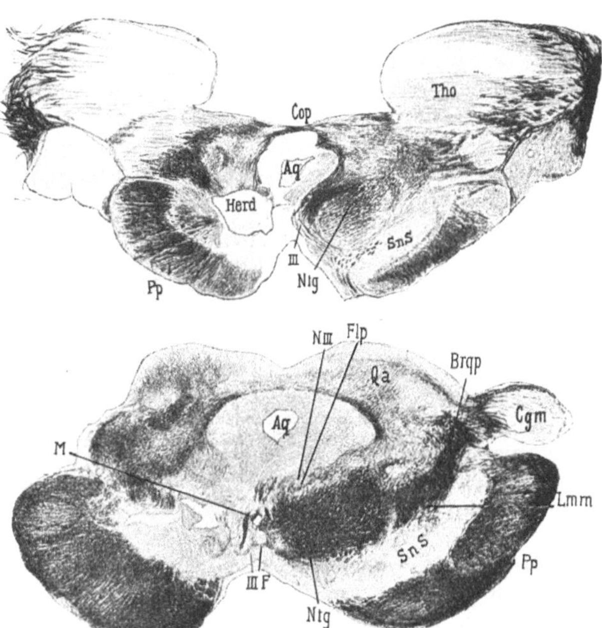

Abb. 10. Zerstörung des linken roten Kernes und dessen Umgebung (nach v. HALBAN und INFELD. Arb. neur. Inst. Wien 9). *Nig* roter Kern, *Flp* hinteres Längsbündel, *III* Oculomotorius-Wurzelfasern, *F* FORELsche Kreuzung, *M* Fasciculus retroflexus, *SnS* Substantia nigra, *Aq* Aquädukt, *Cop* hintere Commissur, *Tho* Sehhügel, *Qa* vorderer Vierhügel, *Brqp* hinterer Vierhügelarm, *Cgm* medialer Kniehöcker, *Lmm* mediale Schleife, *Pp* Hirnschenkelfuß.

Alle anderen erwähnten Fälle beziehen sich auf eine halbseitige Ruberschädigung. Bei fast allen ist die die Bindearmläsion anzeigende spontane Hyperkinese in der Krankengeschichte verzeichnet, während sie in den Fällen von RAYMOND und CESTAN sowie BARTH mit wahrscheinlicher Zerstörung der rubrofugalen Bahnen fehlte. Auf Grund von 5 Fällen der Literatur (Fälle von HALBAN und INFELD, CENI, P. MARIE und GUILLAIN, WALLENBERG sowie INFELD), in denen der eine rote Kern seit Kindheit mehr oder weniger zerstört war, kommt RADEMAKER zu der früher schon von P. MARIE und GUILLAIN diskutierten Auffassung, daß eine Ruberläsion eine spastische Lähmung der gekreuzten Extremitäten mit Kontrakturen und Atrophie hervorrufen könne. Ich halte die Beweisführung RADEMAKERS nicht für stichhaltig. Wie liegen die Verhältnisse z. B. im Falle von v. HALBAN und INFELD? Außer Ruber und medialer Schleife waren das zentrale Haubenbündel und die Fasciculi pallidopedunculares sowie die Substantia nigra teilweise mitbetroffen (Abb. 10), außerdem scheint mir ein Narbenzug auf die Pyramidenbahn keineswegs ausgeschlossen, wenngleich eine solche Annahme von den Autoren, die den Fall veröffentlicht haben, abgelehnt wird. Meines Erachtens kann man denselben Einwand auch für die anderen 4 Fälle gelten lassen, bestanden doch gerade bei diesen die Veränderungen Jahrzehnte hindurch[1]. Im Falle von P. Marie und Guillain ließ sich außer der alten Erweichung der Mittelhirnhaube eine Meningomyelitis mit konsekutiver Degeneration des unteren Pyramidenabschnittes nachweisen. Die Autoren lehnen jedoch die Bedeutung dieses wohl verhältnismäßig frischen Prozesses für die klinisch festgestellte „infantile Hemiplegie" ab. Trotzdem erscheint mir der Fall recht kompliziert; das Hörvermögen des Kranken fehlte rechts, Geruch und Geschmack waren rechts herabgesetzt, alles Erscheinungen, die sich durch den Mittelhirnherd allein nicht erklären lassen. Zu denken gibt auch, daß in allen 5 Fällen im Kindesalter Krämpfe bestanden haben, außerdem, daß im Falle Infelds die Erscheinungen nach einem Trauma aufgetreten sind. Diese Tatsachen lenken die Aufmerksamkeit auf die Möglichkeit einer allgemeineren, durch den einzigen Mittelhirnherd nicht erschöpften Hirnschädigung. Alles in allem möchte ich zugeben, daß die Fälle insofern eine *diagnostische Lehre* bieten, als sie bei infantilen cerebralen Hemiplegien mit unwillkürlichen Bewegungen zur Erwägung eines den roten Kern ergreifenden Mittelhirnherdes drängen — übrigens sicherten eine solche Lokaldiagnose die Augenmuskellähmungen in allen 5 Fällen[2] — daß sie jedoch weitere *pathophysiologische Schlüsse* im Sinne Rademakers nicht zulassen. Es ist leider auch unmöglich, auf Grund dieser Fälle die Bedeutung einer halbseitigen Ruberläsion für das Gleichgewicht des Körpers zu klären, da hierzu die Aufzeichnungen der Krankengeschichten — zum Teil weil entsprechende Untersuchungen bei den schwerkranken Patienten unmöglich waren — nicht ausreichen.

Ohne somit die *Gleichgewichtsstörung* auf einzelne Gebilde des Mittelhirns beziehen zu können, kann so viel gesagt werden, daß sie *zu den häufigen, vielleicht sogar ständigen Vorkommnissen bei Mittelhirnherden gehört.* Sie äußert sich in einer Fallneigung, entweder nach hinten, oder nach hinten und nach der einen Seite. Da im erwähnten Fall Bonhoeffers die Kranke „vornehmlich nach vorn" fiel, so erscheint es mir möglich, daß Herde, die die Bindearme caudal von der Kreuzung treffen, eine Fallneigung nach vorn, Herde, die sie oralwärts der Kreuzung — also bereits im Bereich des roten Kerns — schädigen, eine Fallneigung nach hinten bedingen.

Die Fallneigung nach hinten bzw. eine Form der Retropulsion, wobei die Kranken bei Rückwärtsneigung des Kopfes nach hinten wanken, wurde von v. Sarbó als *Hyptokinese* bezeichnet und — allerdings auf Grund sich sehr diffus auswirkender Geschwülste — auf die Schädigung der roten Kerne zurückgeführt.

Vielleicht ist es nicht ausgeschlossen, daß die ausgesprochene Fallneigung nach hinten Folge der reinen beiderseitigen Ruberläsion bzw. der Zerstörung der Forelschen Kreuzung darstellt. Wenn die Kranken außer nach hinten auch seitwärts fallen, so dürfte hierfür eine Mitschädigung der sonstigen gleichgewichtsregulierenden Gebilde des Mittelhirns verantwortlich zu machen sein. So z. B. ist möglicherweise im erwähnten Fall Barths die Linksabweichung beim Rückwärtsfallen auf die schwere Zerstörung des linken hinteren Längsbündels zurückzuführen.

[1] Im Falle Wallenbergs reichte der Herd ins Fußgebiet hinein. — Im erwähnten Fall von Raymond und Cestan waren die Pedunculi verschont und es fehlten auch Spastik und Lähmungen beiderseits.

[2] Ebenso wie in den nur klinisch beobachteten Fällen von Schüller und List. Diese Autoren konnten röntgenologisch Kalkherde nachweisen, deren Lage dem Mittelhirn entsprach.

Die Fallneigung braucht nicht unbedingt mit einer Extremitätenataxie vergesellschaftet zu sein; ich halte es für wahrscheinlich, daß letztere ursächlich der Mitschädigung der medialen Schleife zur Last fällt.

Schließlich sieht man gelegentlich bei Geschwülsten des Mittelhirns einen Symptomenkomplex, welcher in Analogie zu der von SHERRINGTON im Tierversuch entdeckten Erscheinung, als Enthirnungsstarre beim Menschen bezeichnet wird. Dieses Syndrom besteht in einer tonischen Streckung aller 4 Extremitäten sowie in einem Opisthotonus. Bei Mittelhirntumoren wurde er von K. WILSON, TURNER und WALSHE beschrieben. Auffallend ist, daß in diesen Fällen die Enthirnungsstarre mit einer mehr oder weniger ausgesprochenen Trübung des Bewußtseins einherging. Dies spricht dafür, daß außer den starrehemmenden Zentren des Mittelhirns, welche wir nach den tierexperimentellen Ergebnissen annehmen, ausgedehntere Großhirnabschnitte ausgeschaltet waren[1]. In diesem Sinne spricht das Auftreten des gleichen Symptomenkomplexes im Verlaufe ausgedehnter vasculärer Störungen im Großhirn (Ventrikelblutungen, Luft- und Fettembolie, Strangulation usw.). Beobachtet man also im Verlaufe eines Hirntumors die Enthirnungsstarre, so muß man daran denken, daß dieser gegen das Mittelhirn zu wächst, ohne aber weitere Schlüsse ziehen zu können. Wenn RADEMAKER für die allgemeine Streckerstarre eine Läsion der roten Kerne verantwortlich macht, so sind meines Erachtens die Beweise nach dem oben Gesagten ungenügend. Noch mehr gilt dies für Fälle, bei denen die Starre nicht an allen Extremitäten die Strecker befällt.

Gleichfalls ging RADEMAKER sicher zu weit, als er die Tonuserhöhung bei verschiedenen Erkrankungen des pyramidalen und extrapyramidaler Systeme auf eine Mitschädigung der roten Kerne beziehen wollte. Er glaubte z. B. den Rigor der WILSON-Kranken durch eine Erkrankung der großen Ruberzellen erklären zu dürfen und versuchte diese Auffassung mit einer Abbildung WILSONS zu unterstützen, die eine Satellitenvermehrung um die genannten Zellen herum zeigen sollte. Dieser Auffassung bin ich bereits in einer früheren Arbeit entgegengetreten. Ich habe damals eine Reihe von Fällen von diesem Gesichtspunkt aus miteinander verglichen, Krankheitsfälle ohne Rigor, einen WILSON-Fall und 6 Fälle von Spätstadium der epidemischen Encephalitis; es hat sich dabei herausgestellt, daß der N. ruber zu jenen grauen Kernen gehört, in denen die Satelliten immer reichlich vorzukommen pflegen. Ich kann demnach gleich WILSON dieser scheinbaren Satellitenvermehrung keine pathologische Bedeutung beimessen.

VI. Symptomatologie des Sehhügels

(ausschließlich vegetativer Störungen sowie Störungen der Psychomotilität).

Der komplizierte Bau und die zahlreichen Verbindungen des Sehhügels mit den verschiedensten Teilen des übrigen Zentralorgans machen es verständlich, daß Läsionen dieses Gebildes verschiedenartige, in vieler Hinsicht lokalisatorisch noch nicht geklärte Symptome hervorrufen. Einigermaßen klar sind die Verhältnisse nur bezüglich des **lateralen Kerns,** dessen Anatomie auch verhältnismäßig gut bekannt ist. Dieser Kern ist die Schaltstation von drei großen Systemen verschiedener Wertigkeit. In seinem caudalen Teil endigt die *Radiatio lemniscalis,* in welcher sich alle Leitungsbahnen der durch die Rückenmarks- und Hirnnervenwurzeln zugeführten Sensibilitätseindrücke vereinigen. Oral von dieser strömt in den lateralen Sehhügelkern ein die *Radiatio praelemniscalis,* eine Faserverbindung zwischen rotem Kern und Sehhügel, in der — wie

[1] Im Falle TURNERS wurden Veränderungen in den Großhirnhemisphären gefunden.

ich später ausführen werde — verschiedene Leitungsbahnen verlaufen. Schließlich ist der oralste Teil des lateralen Thalamuskernes für die Aufnahme der *Radiatio lenticularis,* eine stattliche Faserverbindung zwischen Pallidum und Thalamus, bestimmt.

Obwohl diese Einstrahlungen — wie C. Vogt und *ich* zeigen konnten — räumlich voneinander gut getrennt sind, gehört es nicht zu den häufigen Vorkommnissen, daß nur die eine von ihnen von einem Herd betroffen wird. Dieser Umstand, ferner die enge topographische Beziehung zur inneren Kapsel sowie die teilweise mit der inneren Kapsel gemeinsame Gefäßversorgung erklären es, daß bei Herden im lateralen Thalamuskern mannigfache klinische Symptome auftreten können. Aus diesem Grunde ist man seit langem bestrebt gewesen, die bei kleinen Läsionen auftretenden Symptomenkomplexe zu analysieren. Aber auch dieses Vorgehen stößt auf große Schwierigkeiten, was wieder aus den Strukturverhältnissen erklärlich ist. In dieser Hinsicht ist die Frage, ob es eine sog. direkte Rindenschleife im Sinne Flechsigs, d. h. einen ohne Unterbrechung durch den lateralen Thalamuskern rindenwärts ziehenden Teil der sekundären Sensibilitätsbahn gibt oder ob — wie heutzutage besonders seit Probsts Untersuchungen fast allgemein angenommen wird — die gesamte Lemniscusfaserung im Sehhügel eine Umschaltung auf ein thalamocorticales Neuron erfährt, nur von geringem Belang. Vielmehr ergeben sich Schwierigkeiten daraus, daß durch Herde außer den im Herdgebiet endigenden zweiten, bzw. aus diesen hervorgehenden dritten Neuronen stets auch noch andere, das Herdgebiet nur passierende Fasern geschädigt werden. Selbst ein kleiner Herd kann also außer in dem Gebiet, dessen Umschaltungsstation er zerstört, auch noch in anderen Gebieten, deren Bahnen die erkrankte Sehhügelpartie nur durchziehen, Sensibilitätsstörungen hervorrufen. Hieraus ist ohne weiteres ersichtlich, auf welche Schwierigkeiten jeder Versuch, im Thalamus eine Repräsentation verschiedener Körperteile *(Somatotopik)* zu bestimmen, stoßen muß.

Dies macht es verständlich, daß wir unsere Kenntnisse über eine Somatotopik des Thalamus nicht so sehr den Untersuchungen bei Thalamusherden als vielmehr einer Verfolgung der sekundären Degeneration der thalamuswärts strömenden Faserung verdanken. Außer dem erwähnten Teil des lateralen Kerns kann man auf Grund solcher Untersuchungen (Babinski und Nageotte, Wallenberg, v. Economo u. a.) noch den Flechsigschen halbmondförmigen Kern, ferner das Centrum medianum und die angrenzenden Teile des medialen Kerns bis ans zentrale Grau (Wallenberg) zur Endstätte der sensiblen Bahnen zweiter Ordnung zählen. Nach Wallenberg soll eine Gruppierung nach Empfindungsqualitäten, ferner eine Trennung der Bahnen vom Körper und vom Gesicht her bestehen. Der Tractus spinothalamicus soll im ventrolateralen Anteil des lateralen Sehhügelkerns, die aus der unteren Oblongata stammende exterozeptive Bahn im dorsomedialen Teil dieses Kerns sowie im N. semilunaris und schließlich die aus der oralen Oblongata bzw. Brücke im Centrum medianum enden. Dem Umschaltungsgebiet der exterozeptiven Bahnen soll sich ventromedial der propriozeptive Anteil der medialen Schleife, dorsomedial — im halbmondförmigen Kern und im Centrum medianum — der der Trigeminusschleife anschließen (s. auch Bonhoeffer[1]). Im Endigungsgebiet der medialen Schleife sollen zuerst caudal vorwiegend Fasern aus dem Gollschen Kern durch die äußere Marklamelle einstrahlen, während sich die Faserung des Burdachschen Kerns im mittleren, weniger im lateralen Abschnitt des

[1] Doppelseitige „Gesichtsparästhesien"; rechts ausgedehnter Thalamusherd, links kleiner Herd „in dem an das Centre médian Louys anstoßenden und dieses leicht mitbeteiligenden Teile des ventral-lateralen Kerns".

ventralen Kerns aufsplittern soll. Eine gesonderte Endigung soll der für die Lippen-, Zungen- und Mundschleimhaut bestimmte Teil der sekundären Trigeminusbahn haben, und zwar im N. medialis bis ans zentrale Höhlengrau; er soll einen Teil der inneren Marklamelle bilden.

1. Sensibilitätsstörungen.

Herde, die am hinteren Ende des ventralen Anteils des lateralen Sehhügelkerns gelegen sind, sind geeignet, die gesamte oder fast gesamte sensible Leitungsfaserung zweiter Ordnung zu unterbrechen. Sie können also im Prinzip gleichwertig sein mit einer totalen Zerstörung der im Thalamus gelegenen Umschaltungsstation der sensiblen Eindrücke; daher *können* sie *zu einem Ausfall aller Empfindungsqualitäten der entgegengesetzten Körperhälfte führen.* Oft findet man jedoch keine totale Aufhebung, sondern nur eine Hypästhesie-Hypalgesie. Sehr starke Reize, besonders Tiefenreize sind meist noch imstande, sich durchzusetzen. Dasselbe gilt für Reize seitens der inneren Organe. FOERSTER berichtet darüber, daß bei ausgedehnten Thalamusherden mit fast vollkommener Hemianalgesie starker Druck auf den Hoden noch ein Schmerzgefühl hervorrufe, ferner, daß das Schmerzgefühl der Bauchorgane bei einseitigen Thalamusherden nicht nachweislich beeinträchtigt sei. Allerdings erwähnt er auch einen Fall mit Thalamushemianalgesie, bei dem eine Pleuritis auf der analgetischen Seite völlig schmerzlos verlief. Wenn nun FOERSTER den Schluß zieht, daß die Viscerosensibilität in beiden Sehhügeln gleichmäßig vertreten sei, so erwartet diese Behauptung eine Bestätigung durch anatomisch kontrollierte Fälle.

Außer dem Bestreben, für verschiedene Körperteile eine eigene Lokalisation zu finden, glauben viele Autoren auch eine *getrennte Repräsentation verschiedener Sensibilitätsqualitäten im Sehhügel* nachweisen zu können. In diesem Sinne scheint zu sprechen, daß die verschiedenen Sensibilitätsarten bei Thalamusherden in verschiedenem Grade beeinträchtigt sein können. HEAD und HOLMES haben erkannt, daß *eine Reihe der Thalamusläsionen durch eine schwere Störung des Lagegefühls und Gewichtsschätzungsvermögens bei nur mäßiger Herabsetzung der Berührungs- und Temperaturempfindung, ferner bei Normalbleiben der Schwelle für Schmerzreize gekennzeichnet wird.* In diesen Fällen besteht eine schwere Hemiastereognosie, die HEAD und HOLMES lediglich als eine sekundäre Folge der Sensibilitätsstörung betrachten. Die im vorstehenden gekennzeichnete Art der Sensibilitätsstörung führen HEAD und HOLMES auf eine *Zerstörung der Sensibilitätsbahnen nach bereits erfolgter Umschaltung im Sehhügel* zurück. *Bei einer zweiten großen Gruppe ist die Schwelle für alle sensiblen Reizarten erhöht;* die Breite der indifferenten Temperaturen nimmt sowohl nach der Richtung der Kälte als auch nach der Richtung der Wärme erheblich zu, das Vermögen, Gewicht, Größe und Form der Gegenstände zu erkennen, ist erloschen; *diese Läsionen unterbrechen* nach HEAD und HOLMES *das zweite sensible Neuron noch vor seiner Aufsplitterung um Thalamusganglienzellen* (Abb. 11).

Ohne auf derartige lokalisatorische Unterschiede hinzuweisen, stellt P. MARIE bei Thalamusläsionen die Störungen der Berührungs-, Temperatur- und Schmerzempfindung („sensibilité analytique“) denen der Lageempfindung und Stereognosie („sensibilité synthétique“) gegenüber. Beide Sensibilitätsgruppen sollen durch Thalamusherde voneinander unabhängig beeinträchtigt werden können und es soll Fälle geben, in denen die „synthetische“ Sensibilität gestört ist bei intakter „analytischer“ Sensibilität. BONHOEFFER meint, daß die „ausschließlich auf den hinteren lateralen Abschnitt des Thalamus beschränkten Herde“ es seien, welche „Störungen der Tiefensensibilität nicht im Gefolge haben“, diese Auffassung erscheint mir aber als nicht genügend fundiert. Im von

BONHOEFFER zitierten Fall EDINGERS mit erhaltenem Lagegefühl war, wie man es aus der Beschreibung entnehmen kann, die ventrale Partie des lateralen Kerns nicht zerstört, so daß ein großer Teil ventrolateraler Fasermassen durchaus verschont geblieben sein kann. Einen anatomisch verifizierten Fall, in dem eine „hochgradige Störung der Oberflächensensibilität" an der herdgekreuzten Körperhälfte besonders im Gesicht bestand, während sich die Tiefensensibilität „auch bei genauester Prüfung als intakt" erwies, beschrieb neuerdings A. ADLER; zerstört war ein caudomedialer Thalamusabschnitt (s. auch S. 476). Im Falle von LEWANDOWSKY und STADELMANN war trotz Zerstörung des lateralen caudalen Sehhügelabschnittes bis auf eine Wärmehypästhesie keine Sensibilitätsstörung nachweisbar. In einer Beobachtung von DAVISON und SCHICK mit

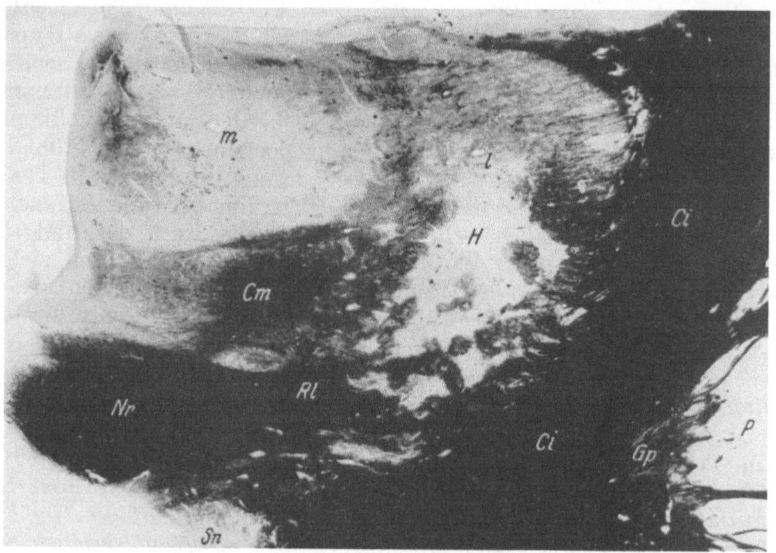

Abb. 11. Erweichungsherd (*H*) im ventrolateralen Thalamusgebiet, welcher die einstrahlende Schleifenfaserung (*Rl*) zerstört. *Ci* Innere Kapsel, *l* lateraler, *m* medialer Thalamuskern, *Cm* Centrum medianum, *Nr* vordere Kapsel des roten Kerns, *Gp* caudaler Ausläufer des Globus pallidus, *P* Putamen, *Sn* Substantia nigra. Klinisch bestanden auf der herdentgegengesetzten Seite Anästhesie-Analgesie an Rumpf und Extremitäten, starke Hypästhesie-Hypalgesie am Gesicht. Lagegefühl aufgehoben. Bewegungen links ausfahrend, mit herabgesetzter Kraft.

lateralem und ziemlich caudal reichendem Herde war die tiefe Sensibilität ungestört bei Herabsetzung der oberflächlichen.

Jene Form der Sensibilitätsstörung, welche nach HEAD und HOLMES für die Unterbrechung des zweiten sensiblen Neurons vor seiner Aufsplitterung charakteristisch sein soll, sehen wir nicht allzu selten verwirklicht dank dem Umstand, daß es eine Prädilektionsstelle der vasculären Störungen im Sehhügel gibt, in deren Bereich die Einstrahlung der Sensibilitätsbahnen fällt. Der Herd dehnt sich in solchen Fällen in sagittaler Richtung vom ventro-caudo-lateralen Abschnitt des Pulvinars bis zur Höhe des vorderen Sehhügelkerns aus. Der ventrolaterale Kern ist fast in seiner Gesamtheit in die Erweichung einbezogen, außerdem die Lamina medullaris ext. in caudaleren Ebenen in ihrer ventralen Hälfte, in mittleren Höhen fast in ihrer Totalität, weiter oral mit ihrer ventromedialen Spitze. Die Gewebseinschmelzung macht also direkt am medialen Rand der inneren Kapsel Halt.

Ich halte es für möglich, daß die Fälle, in denen die Haut- und Tiefensensibilität besonders in den distalen Extremitätenteilen gestört ist, eine andere

Lokalisation des Herdes aufweisen. Hierfür scheint ein von WINKLER und VAN LONDEN veröffentlichter Fall zu sprechen. Zwar beschränkt sich auch in diesem der Herd vornehmlich auf den lateralen Kern, er war aber wesentlich medialer gelagert (Abb. 12) als beim soeben beschriebenen Typ und ließ die laterale Marklamelle, die Zona reticularis und davon medial noch einen mit diesen parallel gelagerten Streifen des lateralen Kernes frei. Im Gesicht waren alle Sensibilitätsqualitäten fast völlig erhalten, an der kranken Rumpfhälfte waren sie nur mäßig herabgesetzt, an der Extremität nahm ihre Störung distalwärts zu. Spontane Schmerzen fehlten.

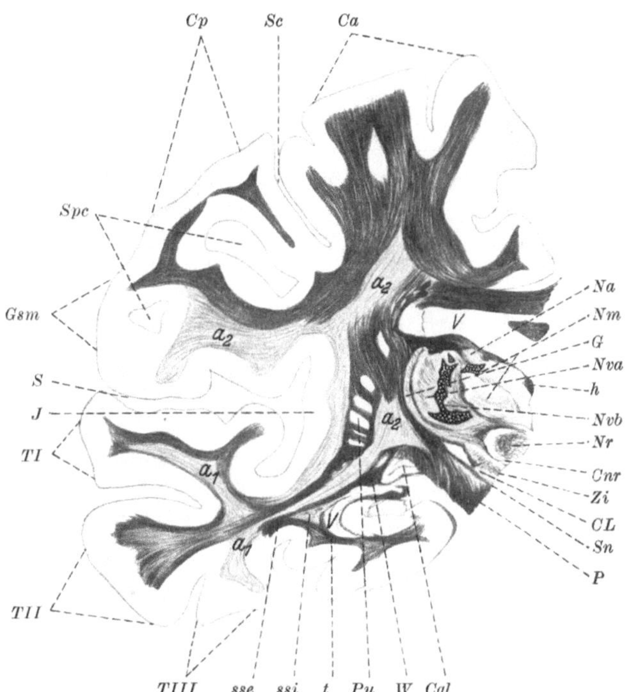

Abb. 12. Das schraffierte Gebiet im Thalamus zeigt die Ausdehnung des Herdes im Falle von WINKLER und VAN LONDEN. (Koninkl. Akademie van Wetanschappen te Amsterdam. Proc. of the section of sciences 1908.) *Ca* vordere Zentralwindung, *Cgl* lateraler Kniehöcker, *CL* LUYscher Körper, *Cnr* Kapsel des roten Kerns, *Cp* hintere Zentralwindung, *G* Gitterschicht des Sehhügels, *Gsm* Gyrus supramarginalis, *h* Habenula, *J* Insel, *Na* vorderer, *Nm* medialer Sehhügelkern, *Nr* roter Kern, *Nva*, *Nvb* lateraler Sehhügelkern, *P* Pedunculus, *Pu* Putamen, *S* SYLVIsche Furche, *Sc* Zentralfurche, *Sn* Substantia nigra, *Spc* Sulens postcentralis, *sse* Stratum sagittale externum, *ssi* Stratum sagittale internum, *t* Tapetum, *T I—III* obere, mittlere, untere Schläfenwindung, *V* Seitenventrikel, *W* WERNICKEsches Feld, *Zi* Zona incerta. — a_1—a_2 sekundäre Degenerationen.

Mit ROUSSY können wir die *Ataxie der Extremitätenbewegungen*[1] an der herdentgegengesetzten Seite bei Thalamuskranken als sekundäre Folge der Lagegefühlsstörung erklären. Diese Extremitätenataxie erreicht im allgemeinen nur einen mäßigen Grad, so daß die Kranken imstande sind, ihre Zielbewegungen, wenngleich mit Schwierigkeiten, schließlich doch auszuführen.

Neuerdings hat E. POLLAK darauf aufmerksam gemacht, daß für die Ataxie der Thalamuskranken teilweise auch eine Schädigung aufsteigender Vestibularisbahnen mit verantwortlich sein könnte. Hierbei stützt er sich auf MUSKENS' Angabe, nach welcher sich den sensiblen Systemen in oraleren Ebenen Vestibularisfasern beimischen. POLLAK faßt auch die Erscheinung, daß Kranke mit Thalamusherden ihre sensibelgestörten Körperteile nicht finden, als eine „grobe Körperorientierungsstörung" auf. Er hebt ferner hervor, daß manche solcher Kranken ihre asensible Hand auf die Weise suchen, daß sie mit der nicht gestörten Hand zunächst die Schulter der kranken Seite ergreifen und dann von dort abwärts nach der Hand abtasten. Ich möchte betonen, daß diese Erscheinung immerhin nur selten beobachtet wird; ich habe Bedenken, sie auf

[1] Diese als „Dysmetrie" und „Asynergie" cerebellaren Charakters aufzufassen, wie das FOIX und seine Mitarbeiter taten, ist vollkommen unberechtigt. Sie erwarteten in ihren Fällen eine Schädigung des Thalamus sowie cerebellofugaler Fasern in der Regio subthalamica. Dagegen hat die anatomische Untersuchung Herde im Thalamus und im Occipitallappen ergeben. Die „Adiadochokinese" solcher Kranken ist ein selbstverständlicher Ausdruck der Koordinationsstörung. Vgl. auch meine gleich zu erwähnende Beobachtung.

eine ausschließliche Sehhügelläsion zu beziehen, es sei denn, daß diese tatsächlich Verbindungsfasern des Vestibularissystems zerstört. Mir ist keine Beobachtung dieser Art bekannt, bei der die anatomische Untersuchung eine alleinige Thalamusläsion ergeben hätte. Dagegen fand sich in einem von mir beobachteten Fall, von dem Abb. 11 stammt, außer dem Thalamusherd eine Erweichung der Occipitalregion auf der gleichen Seite. Im Hinblick auf die Goldsteinschen Untersuchungen über das Verhalten der sensiblen Reizlokalisationsfähigkeit, des Raumsinns und der Stereognose bei Verlust der optischen Vorstellungen muß man meines Erachtens daran denken, daß die in diesem Fall beobachteten schweren Störungen (s. Abbildungserklärung) durch das Zusammentreffen der Ausschaltung des sensiblen und des optischen Apparates bedingt waren. Jedenfalls müssen künftige Forschungen diesen Gesichtspunkt beachten und über ihn die Entscheidung treffen.

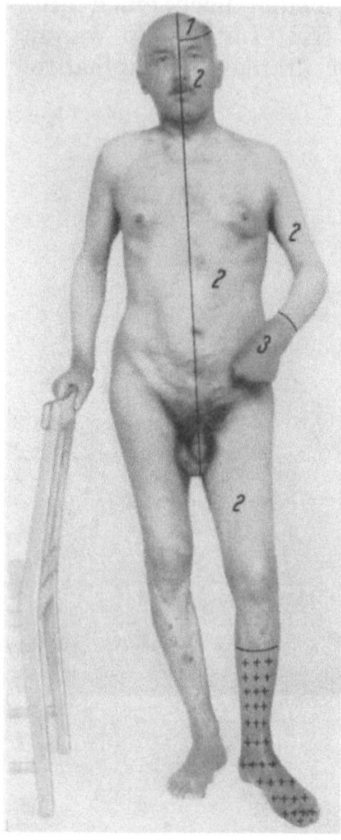

Abb. 13. Verteilung der Sensibilitätsstörungen bei einem lateralen Sehhügelherd. Im oberen Kopfteil (1) minimale, am Rumpf und an den proximalen Extremitätenteilen (2) etwas deutlichere Hypästhesie für Berührung und Schmerzreize. Am distalen Teil der oberen Extremität (3) ausgesprochene Hypästhesie-Hypalgesie, am distalen Teil der unteren Extremität (+ + +) wird selbst die leiseste Berührung angegeben und unangenehm empfunden. Im hypästhetischen Gebiet Temperaturen von 1—50° C werden als solche nicht empfunden, sondern es wird bei extremen Temperaturen Schmerz oder „Stechen“ angegeben. Lagegefühl an der oberen Extremität nur in der Schulter etwas erhalten, an der unteren Extremität nur in den distalsten Gelenken etwas unsichere Angaben. Lokalisation der Berührungs- und Druckreize nur am Unterschenkel ziemlich gut, sonst stark gestört.

Entsprechend der Ausdehnung der Sehhügelläsion kann der Sensibilitätsausfall sehr verschieden sein. Es scheint jedoch gewisse Lokalisationseigentümlichkeiten zu geben. So ist nach Foerster an den Extremitäten in der Regel die Störung des Schmerzgefühls an den distalen Partien am meisten ausgesprochen (im Falle, von welchem Abb. 13 stammt, an der oberen Extremität); ebenfalls nach seiner Beobachtung soll die ulnare Hälfte der Hand und des Vorderarmes sowie die laterale Hälfte des Fußes und des Unterschenkels stärker betroffen sein als die radiale bzw. tibiale Seite. Er berichtet sogar über Fälle, bei denen die alle Sensibilitätsqualitäten gleichmäßig betreffende Störung auf den vierten und fünften Finger, auf die ulnare Hälfte der Hand und auf einen ulnardistalen Teil des Vorderarmes sowie auf die Außenseite des Fußes und des distalen Teils des Unterschenkels beschränkt war (Abb. 14). Ferner weist er auch auf eine segmentale Begrenzung mancher durch Thalamusherde bedingter Sensibilitätsstörungen hin (Abb. 15), woraus er auf eine segmentäre Gliederung der sensiblen Schaltstation schließt. Schließlich beschreibt Foerster noch handschuh- und strumpfförmige Sensibilitätsausfälle (Abb. 16). Es erscheint möglich, wenngleich nicht gesichert, daß die thalamocorticale Sensibilitätsbahn bereits an der lateralen Sehhügelgrenze dieselbe Gliederung besitzt wie in der sensorischen Rinde. Einen wichtigen Hinweis in dieser Richtung bietet ein von H. Strauss beschriebener Fall, in dem eine Sensibilitätsstörung im Mundbereich und im radialen Handteil rechterseits bestanden hat, also die Verteilung der Störung dem corticalen Typ entsprach. Anatomisch wurde ein Tuberkel an der Thalamus-Capsula int.-Grenze links gefunden; leider ist der Fall nicht völlig beweisend, da auch weitere drei Tuberkel und eine leichte basale Meningitis bestanden.

Ebenso wie die verschiedenen Sensibilitätsqualitäten bei Thalamusherden oft nicht gleich intensiv betroffen sind, ebenso kann die Ausdehnung des gestörten Bereiches für die einzelnen Qualitäten verschieden groß sein. Nach den Beobachtungen FOERSTERs ist im allgemeinen am wenigsten ausgedehnt das Gebiet der Störung der Berührungsempfindung, etwas größer ist das analgetische, noch größer das für Wärmereize nicht ansprechbare Gebiet und schließlich dehnt sich am meisten das Gebiet der Kälteanästhesie aus. Diese Feststellung bezieht sich sowohl auf die Begrenzung in der Rumpfmitte als auch auf die Begrenzung um die Körperöffnungen und schließlich auch auf die manschetten- bzw. strumpfförmig begrenzten Sensibilitätsstörungen der Extremitäten (Abb. 15 und 16).

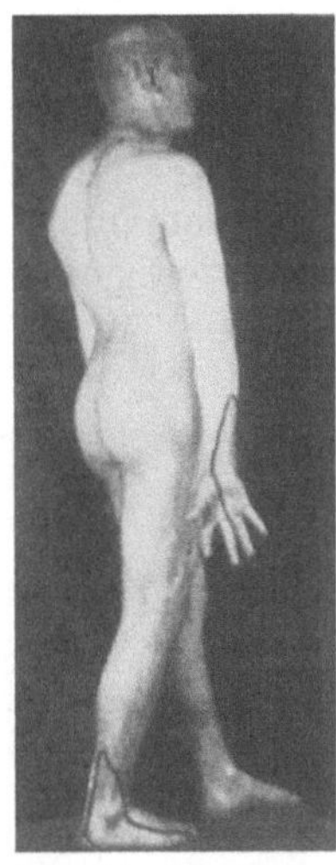

Abb. 14. Thalamusherd. Der Sensibilitätsdefekt, welcher alle Qualitäten gleichmäßig betrifft, beschränkt sich auf den ulnaren Teil des Vorderarms und der Hand, auf den 4. und 5. Finger, ferner auf die Außenseite des Fußes (nach FOERSTER, Die Leitungsbahnen des Schmerzgefühls usw. S. 124).

Ein allgemeiner Charakterzug der Läsionen des sensiblen Thalamusanteils ist das Auftreten von **zentralen Schmerzen** *und von* **„Dysästhesie"**. Die Thalamusschmerzen wurden zuerst von EDINGER beschrieben und nachher von SCHAFFER und vielen anderen Autoren bestätigt, so daß sie heute zum allgemein-diagnostischen Wissensschatz gehören. Sie sind oft von unerträglicher Stärke, können anfallsweise auftreten und sind entweder über die gesamte herdentgegengesetzte Körperhälfte oder nur über Teile derselben verbreitet. Daß alle schmerzlindernden Mittel nutzlos sind, ist seit EDINGER bekannt. Plötzlich auftretender Schmerz kann das einleitende

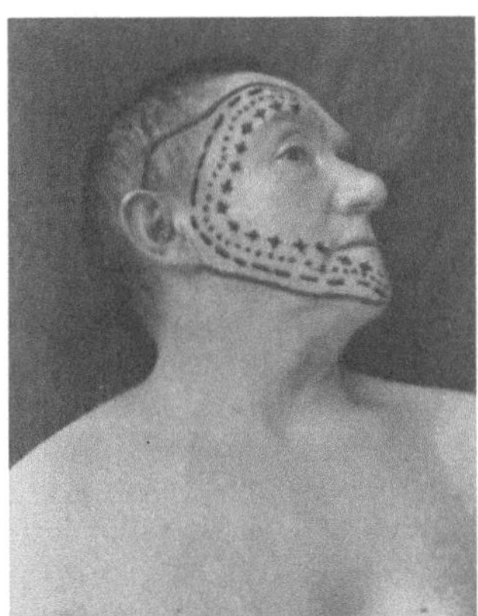

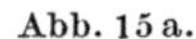

Abb. 15a.

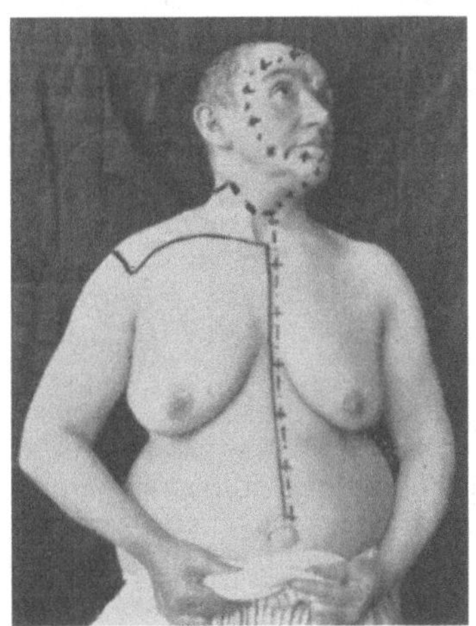

Abb. 15b.

Abb. 15. Orale segmentale Abgrenzung der Sensibilitätsstörung bei Thalamuserweichung. Die kontinuierliche Linie entspricht der Grenze der taktilen Anästhesie, die Linie — — — der der Analgesie, die Linie . . . der der Warmanästhesie, die Linie + + + der der Kaltanästhesie. a Abgrenzung des Defektes gleich nach dem Insult, b einige Monate später; diese Abgrenzung bleibt jahrelang unverändert (nach FOERSTER, Die Leitungsbahnen des Schmerzgefühls usw. S. 123).

subjektive Zeichen eines vasculären Prozesses im entsprechenden Thalamusgebiet sein (Fall 5 von HEAD und HOLMES). Als Dysästhesie bezeichnet man seit DEJERINE und ROUSSY die Erscheinung, daß trotz Normalbleibens oder gar

Hinaufrückens des Schwellenwertes für verschiedenartige sensible Reize diese, wenn sie sich einmal durchsetzen, unangenehme Empfindungen hervorrufen und in ihrer Stärke überschätzt werden. Dieses Phänomen ist also bezüglich des Schmerzgefühls identisch mit der Hyperpathie. Es ist unabhängig vom Grad des Sensibilitätsausfalles. Manchmal lösen bereits ganz schwache für die gesunde Seite unterschwellige Reize auf der kranken Seite heftiges Unbehagen, Wehgefühl oder Schmerz aus. Mit Recht sagt Foerster, daß in diesen Fällen eine wahre Hyperalgesie besteht. Es wird z. B. bereits ein leises Streichen über die Haut oder Berühren der Haare als schmerzhaft empfunden. Das Rasieren, welches auf der gesunden Seite kein unangenehmes Gefühl hervorruft, ist auf der kranken Seite schmerzhaft. Noch ausgesprochener als bei Anwendung von Oberflächenreizen mechanischer, thermischer, chemischer oder elektrischer Natur ist im allgemeinen die unangenehme und schmerzhafte Empfindung bei Druck auf Weichteile, Knochen oder Eingeweide auf der kranken Seite. Dieses Phänomen haben Head und Holmes bei 24 Thalamuskranken niemals vermißt. Ein Kranker Foersters hatte beim Trinken kühlen Wassers das Gefühl, als ob ein glühender Strom die Speiseröhre herunterschösse und beim Urinieren in der der kranken Seite entsprechenden Hälfte der Urethra ein Gefühl der Verbrennung.

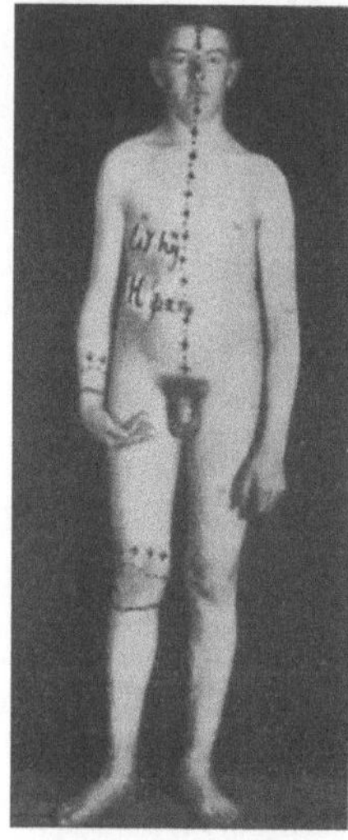

Abb. 16. Zirkuläre Abgrenzung der Sensibilitätsstörung bei einem Thalamusherd. Die kontinuierliche Linie entspricht der Grenze der taktilen Anästhesie und Analgesie, die Linie . . . der der Warmanästhesie, die Linie + + + der der Kaltanästhesie. Im Gesicht, am Rumpf und an den proximalen Extremitätenteilen starke Wärmehyperpathie; Kältereize werden als schmerzhafte Hitze gefühlt (nach Foerster, Die Leitungsbahnen des Schmerzgefühls usw. S. 124).

Das schmerzhafte Gefühl, welches Reize auf der kranken Seite erzeugen, wird — wie wir aus den klassischen Untersuchungen Heads und Holmes' wissen — durch eine *verlängerte Latenzperiode,* durch *plötzliches Auftreten,* durch eine *Ausstrahlungstendenz* und eine *ungewöhnliche Nachdauer* charakterisiert. Tritt ein Kranker mit dem „dysästhetischen" Fuß auf einen kalten Fußboden, so verspürt er gleich ein schmerzhaftes Gefühl in der ganzen entsprechenden Körperhälfte. Foerster erwähnt einen Kranken, der, sobald er aus dem Zimmer trat, infolge Einwirkung kühlerer Außentemperaturen in der betreffenden Gesichtshälfte und Hand ein unangenehmes Gefühl verspürte, welches bei größerer Kälte über die ganze Körperhälfte ausstrahlte. Wenn Regentropfen die kranke Gesichtshälfte trafen, so hatte er sofort rasende Schmerzen, als ob eine Welle „kochenden Wassers" vom Gesicht über die ganze Körperhälfte heruntergelaufen sei. Vielleicht erklärt die Nachdauer die von H. Hoff beobachtete Erscheinung, daß bei Thalamuskranken ein Dauerschmerz durch einen akuten Schmerz in seiner Intensität nicht herabgemindert wird. Dies soll nach Hoff die Thalamusläsionen gegenüber caudaler gelegenen Läsionen der Sensibilitätsleitung charakterisieren.

Interessant ist, daß bei Kranken mit Thalamusherden das durch mäßige Wärmereize bewirkte angenehme Gefühl erhalten sein kann, selbst wenn der Wärmereiz als solcher nicht erkannt wird (Head und Holmes), was für unsere Therapie nicht ohne Belang ist. Bei demselben Kranken kann aber ein stärkerer Wärmereiz heftiges Unbehagen erzeugen.

Interessante Begleiterscheinungen der dysästhetischen Reaktion beschreibt v. Pap bei einer nur klinisch beobachteten Thalamuskranken. Auf Wärmeeinwirkung auf die sensibel gestörte Gesichts- und Brusthälfte röteten sich und schwitzten Oberarm, Gesichts- und Brusthälfte gleichseitig. Zugleich trat

Schwindel nach dieser Seite auf. Hielt die Wärmeeinwirkung länger an, so kollabierte die Kranke.

Reize seitens der übrigen Sinnesorgane — besonders Tonreize — führen mitunter auch zu unangenehmen Empfindungen auf der „dysästhetischen" Körperhälfte (MERLE). Meist ist das aber nur für Reize, die mit einem unangenehmen Affekt verbunden sind — z. B. Töne eines Trauergesangs (DAVISON und SCHICK) — ausgesprochen (HEAD und HOLMES). Psychisch unangenehme Situationen können ebenfalls unangenehme Empfindungen in der kranken Körperhälfte hervorrufen. Allerdings werden solche Erscheinungen nur selten beobachtet.

Spontane Schmerzen und Dysästhesie fehlen bei Läsionen des ventrolateralen Sehhügelkerns nur selten. Ihr Vorkommen braucht aber nicht miteinander parallel zu gehen; ROUSSY sowie WINKLER und VAN LONDEN haben Fälle mit Dysästhesie, aber ohne spontane Schmerzen beschrieben. In manchen Fällen folgen die Schmerzen erst mehrere Wochen bis Monate dem Auftreten der Hyp-Anästhesien (LONG, BONHOEFFER u. a.).

An dieser Stelle seien einige Worte der *Pathogenese des dysästhetischen Reaktionskomplexes* — und zwar nicht allein bei Thalamusläsionen — gewidmet. Bekanntlich führten HEAD und HOLMES die Thalamusschmerzen auf Schädigung einer von ihnen angenommenen kortikothalamischen Schmerzhemmungsbahn zurück. Andere Autoren wieder meinen, daß sie Ausdruck eines Reizzustandes der geschädigten, aber nicht völlig unterbrochenen Schmerzleitungsbahnen seien. Einen beachtenswerten neuen Gesichtspunkt haben in dieses Problem P. MARIE und besonders K. WILSON eingeführt. Nach MARIE soll in der Entstehung der spontanen Schmerzen das sympathische System eine wichtige Rolle spielen. Er weist darauf hin, daß in manchen Fällen die Schmerzen regelmäßig nur zu gewissen Stunden des Tages auftreten, ferner, daß sie weitgehend abhängig von den atmosphärischen Verhältnissen sind. Diese Erscheinung hat auch BONHOEFFER beobachtet. Ferner betont MARIE, daß an den „dysästhetischen Extremitäten" die Gefäßinnervation eine labile ist („instabilité vasomotrice"). WILSON versucht alle dysästhetischen Erscheinungen — seien sie durch Läsion peripherer Nerven oder zentraler Bahnen bzw. grauer Massen bedingt — auf einen gemeinsamen Nenner zu bringen: auf den „neurovasculären Faktor". Uns, die wir uns hier mit den zentralen Dysästhesien zu beschäftigen haben, interessiert ein von WILSON beobachteter Fall von Verschluß der Arteria cerebelli inferior posterior, bei dem anfangs Nadelstiche in den dysästhetischen Körperbezirken keine Blutung hervorriefen; dagegen war dies später der Fall und es besserten sich gleichzeitig auch die subjektiven Sensibilitätsstörungen.

Meines Erachtens beleuchtet die MARIE-WILSONsche Betrachtungsweise besonders die Pathogenese der spontanen sensiblen Erscheinungen. Der sensible Apparat dieser Kranken reagiert auf äußere Reize abnorm, „dysästhetisch". Die Parästhesien, Schmerzen usw. haben wir bisher als „spontan" auftretende aufgefaßt, da wir für ihre Entstehung keine äußeren Reize anschuldigen konnten. Nun bestehen zweifellos in einer Reihe der Fälle vasomotorische Störungen, welche beim normalen Menschen vielleicht keine Sensationen hervorriefen, sich aber bei gestörter Sensibilität in Form verschiedener subjektiver Störungen kundgeben. Eine Grundlage für letztere bieten bei lateralen Oblongataherden die fast nie fehlenden vegetativen Störungen (s. S. 460), bei Thalamuskranken die eventuell vorhandenen Extremitätenparesen und vielleicht auch von diesen unabhängige vasomotorische Anomalien, über welche allerdings zur Zeit noch nichts Sicheres bekannt ist. Auf diese, speziell auf ihre möglicherweise nachweisbaren Beziehungen zur Schädigung vegetativer Zentren und Bahnen, müssen künftige Forschungen achten. Eine solche Auffassung macht übrigens auch die besonders von Bonhoeffer betonte Tatsache, daß mitunter die Thalamusschmerzen nicht direkt nach der Entstehung des Herdes auftreten, verständlich: Boden gewinnen sie erst durch das Auftreten vasomotorischer Störungen, Spasmen usw. Interessant ist ferner, daß in einem neuerdings von W. Hoffmann bearbeiteten Fall Schmerzanfälle sich von der rechten Hand und subaxillaren Zone auslösen ließen und bei der Obduktion eine Cholecystitis entdeckt wurde. Ich habe einen Fall gesehen, wo die dysästhetische Reaktion vom Fuße aus am ausgesprochensten zu erzielen war (Abb. 13); es bestand eine diabetische Gangrän der großen Zehe. Beachtenswert ist v. Paps erwähnter Fall, bei dem die spontanen Schmerzen während der Menstruation sowie einige Tage davor und danach besonders unerträglich waren.

Anhang: Geschmacksstörungen bei Thalamusschädigung.

Nachdem Roussy u. a. beim ,,Thalamussyndrom“ nur leichte und vorübergehende halbseitige Geschmacksstörungen beobachtet hatten, veröffentlichte unlängst A. Adler einen Fall von Tumor des Zwischen-Mittelhirnüberganges, bei dem der Geschmack auf der herdgekreuzten Zungenhälfte für Süß, Sauer und Salzig ganz aufgehoben, für Bitter stark herabgesetzt war. Der Tumor nahm im Thalamus das Gebiet von der Ventrikelwand bis zur Mitte des zentralen und des halbmondförmigen Kerns ein[1].

2. Hyperkinesen. Pyramidale Lähmung durch Übergreifen von Thalamusherden auf die innere Kapsel. Gleichgewichtsstörungen.

Durch die beiden nicht der Sensibilitätsleitung dienenden großen Fasereinstrahlungen — Radiatio praelemniscalis und lenticularis — wird der laterale Thalamuskern [2], und zwar dessen vordere und mittlere Partie mit den Regulationssystemen des Muskeltonus und der Motilität in Verbindung gesetzt. Die Radiatio praelemniscalis enthält eine cerebellothalamische Bahn, welche die nicht im roten Kern aufgehenden Fasern des Bindearmes thalamuswärts führt (Thomas, C. Vogt, C. v. Monakow, Környey) sowie eine den roten Kern mit dem Sehhügel (und nach C. v. Monakow auch mit der Frontalrinde) in Verbindung setzende Bahn, deren Leitungsrichtung nach v. Monakow hauptsächlich rubrofugal, aber in einem kleineren Teil rubropetal ist. Verbindungsfasern zwischen Radiatio praelemniscalis und lenticularis führen wahrscheinlich die rubrofrontale bzw. frontorubrale, ferner eine pallidorubrale Bahn (v. Economo). Die Radiatio lenticularis ist eine mächtige Faserverbindung zwischen Globus pallidus und vorderem Teil des ventrolateralen Thalamuskernes. Ihre Markscheidenentwicklung spricht dafür, daß ihre Leitungsrichtung thalamopetal ist (Környey), jedoch betrachten sie viele Autoren (z. B. Wallenberg) als einen sowohl aus thalamopetalen als auch aus thalamofugalen Fasern zusammengesetzten Komplex.

Theoretisch erscheint es möglich, daß eine Läsion der die Fortsetzung des Bindearmes bildenden Faserung zu einer choreatisch-athetotischen Bewegungsstörung führt; bei Läsionen der pallidofugalen Faserung könnte man unter Umständen ein Pallidumsyndrom, d. h. einen hypertonisch-akinetischen Symptomenkomplex erwarten. Schließlich wäre möglich, daß ein Herd, welcher die

[1] Unangenehme Gefühlstönung von *Riech*empfindungen, die später in Anosmie überging, beobachtete v. Pap in seinem anatomisch nicht untersuchten Fall.

[2] Nach Wallenberg sollen Anteile der Radiatio praelemniscalis auch in medioventrale und mediale Kerne, ferner nach Kreuzung der Seite in die Massa intermedia auch in den gegenseitigen medioventralen Thalamuskern einstrahlen.

rubro-thalamo-frontale Faserung ergreift, eine Gleichgewichtsstörung im Sinne der frontalen Ataxie herbeiführt.

Entsprechend diesen Erwartungen sind bei Thalamusherden *hyperkinetische Störungen* beschrieben worden. Im schon erwähnten berühmten Fall EDINGERs, welcher zur Entdeckung der Thalamusschmerzen führte, war eine Hemiathetose vorhanden. ROUSSY reiht leichte choreatisch-athetotische Bewegungen dem Thalamussyndrom ein, führt jedoch ihre Entstehung in Anlehnung an die alte KAHLER-PICKsche Theorie auf eine partielle Mitschädigung der inneren Kapsel zurück. Den eindeutigsten Beweis dafür, daß reine Thalamusherde eine herdgegenseitige Athetose hervorrufen können, stellt ein im Schrifttum merkwürdig wenig beachteter, von HERZ beschriebener Fall dar. Es bestand bei dem Kranken von Kind auf eine rechtsseitige Athetose; anatomisch fand sich eine Erweichung im linken lateralen — und teils auch medialen — Thalamuskern (Abb. 17), die sich auf dessen vorderes und mittleres Drittel erstreckte. Es waren also gerade jene Thalamusgebiete ergriffen, von denen wir aus der Anatomie wissen, daß sie cerebellaren und striären Faserkomplexen als Endstätte dienen, während die sensiblen Endstätten höchstens in ihren oralsten Ausläufern geschädigt waren (es bestand lediglich eine minimale Lagegefühlsstörung der linken oberen Extremität). An der rubrothalamischen Faserung und am entsprechenden Bindearm ließ sich eine retrograde Atrophie nachweisen. Wenn aber HERZ aus diesem Befund den Schluß zieht, „daß auch im Thalamus die Läsion des Bindearms Ursache der Bewegungsstörung ist“, so muß ihm entgegengehalten werden, daß in seinem Fall auch die Ansa lenticularis atrophisch war, was die Schädigung der den Sehhügel mit dem Striopallidum verbindenden Fasern beweist. (Ein frischer tuberkulöser Herd über der motorischen Rinde auf der Seite der Athetose war offensichtlich bedeutungslos für die jahrelang bestandene Bewegungsstörung.)

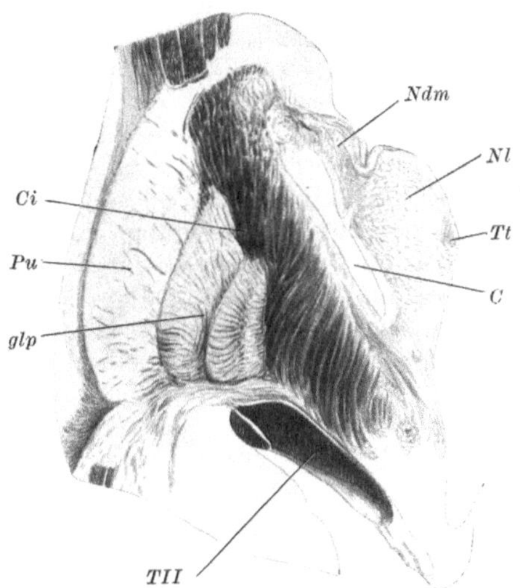

Abb. 17. Herd am lateralen Rand des lateralen Sehhügelkerns in Höhe des mittleren Drittels. *C* Erweichungscyste, *Nl* lateraler, *Ndm* dorsaler Sehhügelkern, *Tt* Taenia thalami, *Ci* innere Kapsel, *Pu* Putamen, *glp* Globus pallidus, *TII* Tractus opticus. Klinisch entspricht dieser Herdlokalisation eine Hemiathetose auf der herdentgegengesetzten Seite (nach HERZ, Arb. neur. Inst. Wien 18).

LEWANDOWSKY und STADELMANN betonen den rein choreatischen Charakter der Hyperkinese in ihrem erwähnten Fall von lateralem Sehhügelherd. Mitgeschädigt war auch der hintere Schenkel der inneren Kapsel. Neuerdings sind von BOUTTIER, BERTRAND und PIERRE MARIE sowie von MALAN und CIVALLERI Fälle mitgeteilt worden, bei denen choreatische Erscheinungen bei reinen Thalamusherden bestanden haben. Schließlich beschrieben BECHTEREW und OSTANKOW bei einem Fall einseitiger Thalamusläsion neben hemichoreatischen Erscheinungen auch Zwangsbewegungen, welche an die sog. Reitbahnbewegungen der Tiere erinnerten.

Ein Pallidumsyndrom bzw. Teilerscheinungen davon sind bisher bei Thalamusherden nicht beschrieben worden.

Bei lateralen Thalamusherden (S. 469) *ist die Pyramidenbahn nicht selten mitgeschädigt*; dies tut sich dann klinisch in einer passageren oder bleibenden Hemiparese, anatomisch in einer leichten sekundären Degeneration der

Pyramidenfaserung (Roussy, Holmes und Head) kund. Hieraus ist verständlich, daß Roussy ursprünglich eine spastische Parese mit in sein Thalamussyndrom aufnahm.

Einige Fälle der Literatur deuten darauf hin, daß bei Thalamusläsionen *Gleichgewichtsstörungen* vorkommen können. So erwähnt Hechst 3 Fälle von Thalamustumoren mit Fallneigung. In seinem Fall I, wo die mediale Thalamuspartie beiderseits zerstört war und der Tumor caudalwärts bis ins periaquäduktale Grau hineinreichte, bestand anfangs eine Abweichungstendenz nach links, später eine „cerebellare Ataxie". In Fall III fand sich im rechtsseitigen Sehhügel und im periaquäduktalen Grau eine Geschwulst. Klinisch bestand eine Fallneigung nach links hinten. Schließlich handelt es sich in Fall IV um einen Tumor des dritten Ventrikels; der Kranke hatte eine Abweichungstendenz nach links. Ich habe diese Fälle erwähnt, ohne zu vergessen, daß die lokalisatorische Verwertung der Gleichgewichtsstörungen auf zweierlei Schwierigkeiten stößt: erstens auf die allgemeinen Schwierigkeiten, die wir bei der Analyse jedes Tumorfalles haben, zweitens auf die bereits auf S. 450 erwähnte Druckläsion des Hirnschenkelfußes; ist es doch leicht möglich, daß infolge des Druckes auf den Pedunculus außer Pyramidenfasern auch corticopontine Fasern mitbetroffen werden. Jedenfalls müssen wir feststellen, daß Fälle, in denen eindeutige Beziehungen der Gleichgewichtsstörungen zu kleinen, nur bestimmte Faser- bzw. Nervenzellkomplexe betreffenden Thalamusherden nachweisbar gewesen wären, fehlen.

Eine Haltungsanomalie der Hand wird von Foix und Hillemand als *„main thalamique"* bezeichnet. Der Vorderarm wird proniert gehalten, im Handgelenk und in den Grundgelenken besteht eine Beugung, die übrigen Fingergelenke sind gestreckt. Bonhoeffer bestätigt das Vorkommen dieser Haltung bei Sehhügelherden. Mir ist kein Fall bekannt, bei dem man sie durch die anatomische Untersuchung auf einen einzigen Thalamusherd beziehen könnte.

VII. Dissoziation der willkürlichen und mimischen Gesichtsinnervation, des willkürlichen und reflektorischen Schluckens und Atmens, Zwangsweinen und Zwangslachen bei Herden in der Brücke, im Mittelhirn und im Sehhügel.

Die vor beinahe einem Jahrhundert von Stromeyer und Ch. Bell beschriebene Erscheinung, daß in manchen Fällen eine Facialisschwäche nur bei mimischen Bewegungen, nicht aber bei willkürlicher Innervierung in Erscheinung tritt, findet sich mitunter bei mesencephalen Herden. K. Wilson berichtet über einen Tumor der Mittelhirnhaube, welcher vornehmlich die linke Hälfte einnahm und bei dem eine linksseitige „mimische Facialisparese" bei erhaltener willkürlicher Facialisinnervation bestanden hatte. Aus seiner Arbeit entnehme ich, daß in der Literatur kein Fall existiert, wo eine solche Störung beiderseits vorhanden gewesen wäre.

Das dissoziierte Vorkommen von willkürlicher und mimischer Facialislähmung veranlaßte seinerzeit Nothnagel, außer der corticofugalen noch eine zweite zentrale Bahn für die Gesichtsinnervation anzunehmen. Er verlegte die Ursprungsstätte dieser „psychoreflektorischen" Bahn in den Sehhügel, von wo sie dann den gekreuzten Weg einschlagen sollte. In diesem Sinne ist die im Schrifttum immer wiederkehrende Behauptung, daß Nothnagel den Thalamus als „mimisches Zentrum" angesprochen habe, aufzufassen. Eine nähere Lokalisation dieses Zentrums wurde dann von Kirchhoff angegeben, der auf Grund eines Falles mit Erweichung im medialen Thalamuskern behauptete, daß die mimische Innervation diesem unterstellt sei. Die Beweiskraft dieses Falles können wir nicht anerkennen, da aus dem anatomischen Befund nicht mit Eindeutigkeit hervorgeht, ob der Thalamusherd der einzige im Gehirn war. Auch sonst ist mir kein Fall bekannt, bei dem ein einziger Thalamusherd eine mimische Parese verursacht hätte. C. v. MONAKOW und LEWANDOWSKY führten die mimische Störung bei Thalamusherden auf die Läsion des sensiblen Anteils des Reflexbogens der Gesichtsmuskulatur zurück. Wohl auf Grund ähnlicher Gedankengänge beansprucht WALLENBERG die Endstätten der sekundären Trigeminusbahnen, also das Centrum medianum und seine Umgebung als mimisches Zentrum.

Nachdem vorher BEEVOR eine Lähmung der willkürlichen Atembewegungen in einem Fall von Pseudobulbärparalyse rein klinisch beschrieben hatte, wurde dieses Symptom von LEWANDOWSKY und STADELMANN bei einer pontinen Erweichung beobachtet. Ihr Kranker konnte den Atem weder anhalten, noch willkürlich vertiefen; er war außerstande, willkürlich zu husten, „während reflektorisch vom Rachen aus sehr heftige Hustenstöße ausgelöst werden" konnten; auch war er nicht fähig, die Nase zu schnauben, obwohl er das Taschentuch zu ihr hinführen konnte. Anatomisch fanden sich Herde in beiden Hälften des Brückenfußes und im ventrolateralen Teil der rechten Haubenhälfte.

Die Fähigkeit, willkürlich zu schlucken, war im auf S. 461 in anderem Zusammenhang bereits erwähnten Falle STENVERS' (Tuberkel in der Brückenhaube) eine Zeitlang aufgehoben.

Nachdem von v. BECHTEREW bei einer klinisch angenommenen Brückenläsion zwangsmäßiges Lachen und Weinen beobachtet worden war, hat RANSOHOFF in einem Fall Zwangslachen bei Fehlen von spontanem Lachen gesehen, wo anatomisch eine größere Erweichungscyste in der linken Brückenhaube und mehrere kleine Erweichungen in beiden Hälften des Brückenfußes gefunden wurden. Allerdings wurden die Gehirnhemisphären nicht histologisch untersucht. v. SÁNTHA beobachtete Zwangslachen bei einem Ponstuberkel, Zwangsweinen bei einem Ponsgliom.

Eine in Lehrbüchern nicht selten niedergelegte Ansicht ist, daß für Thalamusläsionen das Auftreten von Zwangsweinen und Zwangslachen charakteristisch sei. Demgegenüber sei nachdrücklich hervorgehoben, daß weder in den zahlreichen Fällen der Literatur, wo vasculäre Herde im lateralen Sehhügelkern vorhanden waren, noch in einer Reihe von Tumoren der medialen Thalamusregion jemals diese Symptome zur Beobachtung gekommen sind. Der einzige mir bekannte Fall mit ähnlicher Störung stammt von WEISENBURG und GUILFOYLE (zitiert nach WILSON): in einem Fall von Thalamustumor bestand unwillkürliches Schreien. Am entschiedensten trat der geschilderten Ansicht BRISSAUD entgegen, der sogar annahm, daß die Unversehrtheit des Sehhügels Voraussetzung für das Auftreten von Zwangsweinen und -lachen sei.

Literatur.

Aufgeführt sind nur die im Text namentlich erwähnten Arbeiten. Bezüglich der berücksichtigten rein anatomischen Arbeiten verweise ich auf das Literaturverzeichnis der entsprechenden anatomischen Abschnitte. Die mit * bezeichneten Arbeiten enthalten ein ausführliches Literaturverzeichnis.

I. Allgemeines.

BABINSKI, J. et J. NAGEOTTE: Hemiasynergie, latéropulsion et myosis bulbaire. Nouv. iconogr. Salpêtrière **1902** S. 492.

*CLAUDE, H. et LÉVY-VALENSI: Maladies du cervelet et de l'isthme de l'encéphale. Paris: Bailliere et fils 1922. (Ausgiebige Berücksichtigung der französischen Literatur.)

Davison, Ch. and W. Schick: Spontaneous pain and other subjective sensory disturbances. Im Sammelwerk: Sensation its mechanisms and disturbances. Baltimore: Williams & Wilkins Co. 1935.

Foerster, O.: Die Leitungsbahnen des Schmerzgefühls und die chirurgische Behandlung der Schmerzzustände. Bruns' Beitr. **136**, Sonder-Bd. (1927). — Die Pathogenese des epileptischen Krampfanfalles. Dtsch. Z. Nervenheilk. **94**, 15 (1926). — Verh. Ges. dtsch. Nervenärzte **1926**.

Gehuchten, P. van: L'abolition des reflexes tendineux dans les tumeurs du IVe ventricule. J. de Neur. **30**, 201 (1930).

Head, H. and G. Holmes: Sensory disturbances from cerebral lesions. Brain **34**, 102 (1911/12). — Hechst, B.: Klinisch-anatomische Beiträge zur zentralen Regulation des Schlaf-Wachseins. Arch. f. Psychiatr. **87**, 505 (1929).

Lichtenstern, R. u. O. Marburg: Über initiale Blasenstörungen bei organischen Nervenkrankheiten. Z. urol. Chir. **38**, 145 (1933).

Monakow, C. v.: Über die Lokalisation von Oblongataherden. Dtsch. Z. Nervenheilk. **36**, 124 (1909).

*Schwab, O.: Die Topik der Sensibilitätsstörungen bei Läsionen der sensiblen Leitungsbahnen und Zentren. Dtsch. Z. Nervenheilk. **101**, 211 (1928). — Verh. Ges. dtsch. Nervenärzte **1927**, 127. — *Stiefler, G.: Vasculäre Erkrankungen im Hirnstamm und Kleinhirn. Alexander-Marburgs Handbuch der Neurologie des Ohres, Bd. 2, 1, S. 565. 1928.

Wallenberg, A.: Bedeutung neuerer Ergebnisse der Anatomie des Zentralnervensystems für die topische Diagnostik der Gehirnkrankheiten. Dtsch. med. Wschr. **1922 II**, 1046. — Das sensible System. Dtsch. Z. Nervenheilk. **101**, 111 (1928). — Verh. Ges. dtsch. Nervenärzte **1927**, 27. — Wilson, S. A. K.: Pathological laughing and crying. J. of Neur. **4**, 299 (1924). — Modern problems in neurology, p. 260. New York: W. Wood & Co 1929. — Dysaesthesiae and their neural correlates. Brain **1927**, 428. — Modern problems in neurology, p. 297.

II. Verlängertes Mark und Brücke.

Alajouanine, Th., R. Thurel et A. Brunelli: Les douleurs alternes dans les lésions bulboprotubérantielles. Revue neur. **1935 I**, 828. — Anderson, A. G., R. D. Lockhart and W. C. Souter: Lateral Syndrome of the Medulla. Brain **54**, 460 (1931). — Ardin-Delteil, M. et Levy-Valensi: Tubercule de la protubérance. Revue neur. **1925 II**, 464. — Arend, R.: Beitrag zur Symptomatologie der Erkrankungen des verlängerten Markes und der Brücke. Z. Neur. **108**, 219 (1927).

Bergmark: Til frågan om de sensibla banorna i oblongata och pons. Sv. Läk.sällsk. Hdl. **42**, 387 (1916). — Bogaert, M. van: Syndrome de la calotte protubérantielle avec myoclonie localisée et trouble du sommeil. Revue neur. **1926 I**, 977. — van Bogaert, M. et J. Bertrand: Sur les myoclonies associées synchrones et rhythmiques par lésion en foyer du tronc cérébral. Revue neur. **1928 I**, 203. — Breuer, R. u. O. Marburg: Zur Klinik und Pathologie der apoplektiformen Bulbärparalyse. Arb. neur. Inst. Wien **9**, 181 (1902). — Brouwer, B.: Die Bedeutung der Bulbärläsion bei Syringomyelie für die sensiblen Ausfallserscheinungen. Mschr. Psychiatr. **32**, 301 (1912).

Cohn, M.: Über Ponsblutungen. Arch. f. Psychiatr. **34**, 616 (1901).

Depisch: Ein Beitrag zur Pathologie des vegetativen Nervensystems. Wien. Arch. inn. Med. **1** (1920).

Economo, C. v.: Über dissoziierte Empfindungslähmung bei Ponstumoren und über die zentralen Bahnen des sensiblen Trigeminus. Jb. Psychiatr. **32**, 107 (1911).

Foix, Ch., J. A. Chavany and P. Hillemand: Le syndrome myoclonique de la calotte. Revue neur. **1926**, 942.

Goldscheider: Muskelsinnstörung bei Bulbäraffektion. Z. klin. Med. **17**, 580 (1890). — Goldstein, K. u. H. Baumm: Klinische und anatomische Beiträge zur Lehre von der Verstopfung der Arteria cerebelli post inf., Arch. f. Psychiatr. **52**, 335 (1913). — Gowler, R. and B. M. Hope: A case of occlusion of the right posterior inferior cerebellar artery. J. of Neur. 4, 43 (1923/24). — Grosz, K. u. M. Pappenheim: Klinische Beiträge zur Frage der Sensibilitätsstörung bei Oblongataherden. Z. Neur. **63**, 93 (1921). — Guillain, G. et P. Mollaret: Deux cas de myoclonies synchrones et rhythmées vélo-pharyngo-laryngo-oculo-diaphragmatiques. Revue neur. **1931 II**, 545. — Nouvelle contribution à l'étude des myoclonies vélo-pharyngo-laryngo-oculo-diaphragmatiques. Revue neur. **1932 II**, 249. — Le syndrome myoclonique synchrone et rhythmé etc. Presse méd. **1935 I**.

Henschen, S. E.: Zum bulbären Syndrom: Dissoziation der Sinne in Verbindung mit cerebellar-ataktischen Störungen. Neur. Zbl. **1906**, 502. — Hirsch, E.: Dissoziierte Empfindungsstörung in der linken Kniegelenkzone als Folgewirkung eines rechtsseitigen bulbären Herdes. Mschr. Psychiatr. **64**, 299 (1927).

Karplus, J. P.: Das Verhalten der unteren Sakralsegmente bei zentralen Sensibilitätsstörungen. Z. Neur. **41**, 290 (1918). — Környey, St.: Physiologisch-anatomische Betrachtungen bei merencephalen Mißbildungen. Arch. f. Psychiatr. **85**, 304 (1928). —

KUTTER, R. u. F. KRAMER: Sensibilitätsstörungen bei akuten und chronischen Bulbärerkrankungen. Arch. f. Psychiatr. **42**, 1002 (1907).

LEWANDOWSKY, M. u. E. STADELMANN: Über einen seltenen Symptomenkomplex auf Grund eines Brückenherdes. Z. Neur. **13**, 319 (1912).

MAI, E.: Über gekreuzte Lähmung des Kältesinnes. Arch. f. Psychiatr. **38**, 182 (1904). — MANN, L.: Kasuistischer Beitrag zur Lehre vom zentral entstehenden Schmerze. Berl. klin. Wschr. **1892 I**, 244. — *MARBURG, O.: Über die neueren Fortschritte in der topischen Diagnostik des Pons und der Oblongata. Dtsch. Z. Nervenheilk. **41**, 41 (1911). (Ausführliches Verzeichnis der älteren Literatur.) — Die Tumoren im Bereiche des Cochlear-, Vestibularsystems und Kleinhirns. ALEXANDER-MARBURGS Handbuch der Neurologie des Ohres, Bd. 3, S. 1. 1926. — MERRITT, H. and M. FINLAND: Vascular lesions of the hind-brain. Brain **53**, 290 (1930). — MOELI u. MARINESCO: Erkrankung in der Haube der Brücke mit Bemerkungen über den Verlauf der Bahnen der Hautsensibilität. Arch. f. Psychiatr. **24**, 655 (1892). — MÜLLER, E.: Über ein eigenartiges, scheinbar typisches Symptomenbild bei apoplektiformer Bulbärlähmung. Dtsch. Z. Nervenheilk. **31**, 452 (1906).

RANSOHOFF, A.: Über einen Fall von Erweichung im dorsalen Theil der Brücke. Arch. f. Psychiatr. **35**, 403 (1902). — RAYMOND et M. R. CESTAN: Le syndrome protubérentiel supérieur. Gaz. Hôp. **1903**, 829. — RAYMOND, F. et H. FRANÇAIS: Syndrome protubérantiel avec hyperexcitabilité du nerf facial et troubles du gout. Revue neur. **1909 I**, 445. — RICHTER, H.: Anatomische Veränderungen nach Verschluß der Arteria cerebelli inf. post. mit retroolivärem Erweichungsherd. Arch. f. Psychiatr **71**, 272 (1924). — ROSSOLIMO, G. J.: Thermoanästhesie und Analgesie als Symptome von Herderkrankung des Hirnstammes. Dtsch. Z. Nervenheilk. **23**, 243 (1903).

SÁNTHA, K. v.: Zur Symptomatologie der Ponstumoren. Arch. f. Psychiatr. **102**, 249 (1934). — SCHENK, V. W. D.: Ein Hemicephalus. Z. Neur. **142**, 469 (1932). — SCHWARZ, E.: Über den anatomischen und klinischen Befund bei Verschluß der Art. cerebelli post. inf. Mschr. Psychiatr. **32**, 132 (1912). — STENVERS, H. W.: Tuberkel im Tegmentum pontis. — Beitrag zur Symptomatologie der Ponsherde. — PICKsche Visionen. Schweiz. Arch. Neur. **11**, 221 (1922). — STRÜMPELL, A.: Zur Kasuistik der apoplektischen Bulbärlähmungen. Dtsch. Arch. klin. Med. **28**, 43 (1881).

WALLENBERG, A.: Klinische Beiträge zur Diagnostik akuter Herderkrankungen des verlängerten Marks und der Brücke. Dtsch. Z. Nervenheilk. **19**, 227 (1901). — Anatomischer Befund in einem als „acute Bulbäraffection (Embolie der Art. cerebellar. post. inf. sinistr. ?)“ beschriebenen Falle. Arch. f. Psychiatr. **34**, 923 (1901). — Anatomischer Befund in einem als „Blutung in der rechten Brückenhälfte usw. aus der Ram. central. arter. radicularis N. facialis dextri“ geschilderten Falle. Dtsch. Z. Nervenheilk. **27**, 436 (1904). — Neuere Fortschritte in der topischen Diagnostik des Pons und der Oblongata. Dtsch. Z. Nervenheilk. **41**, 8 (1911).

III. Mittelhirn.

BARTH: Beitrag zur chronischen progressiven Ophthalmoplegie. Jahrbuch der Hamburgischen Staatskrankenanstalten, Bd. 2, 2. — BONHOEFFER, K.: Ein Beitrag zur Lokalisation der choreatischen Bewegungen. Mschr. Psychiatr. **1**, 6 (1897). — BYCHOWSKI, J.: BENEDIKTsches Syndrom nach einem Trauma. Z. Neur. **14**, 353 (1913).

CENI, C.: Studio delle vie cerebro-bulbari et cerebro-cerebellari in un caso dilesione della calotta del peduncolo cerebrele. Riv. sper. Freniatr. **24**, 126 (1898).

EISENLOHR, C.: Zur Diagnose der Vierhügelerkrankungen. Jahrbuch der Hamburgischen Staatskrankenanstalten, Bd. 1, 2, S. 71. 1890.

GREIWE, J. E.: Ein solitärer Tuberkel im rechten Großhirnschenkel usw. Neur. Zbl. **1894**, 130, 184. — GUILLAIN, PÉRON et THÉVENARD: Sur un syndrome de la calotte pédonculaire etc. Revue neur. **1927 I**. — GUILLAINS Études neurologiques, Tome 3. Paris: Masson & Cie. 1929.

HALBAN, H. v. u. M. INFELD: Zur Pathologie der Hirnschenkelhaube. Arb. neur. Inst. Wien **9**, 329 (1902).

INFELD, M.: Zwei Fälle von Herderkrankung in der Vierhügelgegend. Wien. med. Wschr. **1907 II**, 1632.

KÖRNYEY, ST.: Zur Histopathologie der Späterkrankungen der Encephalitis epidemica. Arch. f. Psychiatr. **92**, 372 (1930).

LIST, C. F.: Über eine seltene Form von cerebraler Kinderlähmung, zugleich ein Beitrag zu dem Studium cerebraler Verkalkungen. Z. Neur. **132**, 1 (1931).

MARIE, P. et G. GUILLAIN: Lésion ancienne du noyau rouge. Nouv. iconogr. Salpêtrière **1903**, 80. — GUILLAINS Études neurologiques, Tome 2. Paris: Masson & Cie. 1925. — MENDEL: Vortragsbericht. Berl. klin. Wschr. **1885 I**, 470.

NATTRAS, F. J.: A case illustrating the etiology of the Argyll Robertson pupil. J. of Neur. **4**, 162 (1923/24).

*RADEMAKER, G. G. J.: Die Bedeutung der roten Kerne und des übrigen Mittelhirns für Muskeltonus, Körperstellung und Labyrinthreflexe. Berlin: Julius Springer 1926. (Monogr. Neur. **44**.) — RAYMOND et R. CESTAN: Sur un cas de papillome épithéloïde du noyau rouge. Arch. de Neur. **14**, 81 (1902).

SARBÓ, v.: Über „Hyptokinesis" und „rubrale Ataxie" usw. Klin. Wschr. **1922 II**, 1597.

TURNER, C. V.: A case of prolonged hyperpyrexia in a child with a mid-brain tumour. Brit. J. Childr. Dis. **13**, 261 (1916).

WALLENBERG, A.: Veränderungen der nervösen Zentralorgane in einem Falle von cerebraler Kinderlähmung. Arch. f. Psychiatr. **19**, 297 (1888). — WALSHE, F. M. R.: A case of complete decerebrate rigidity in man. Lancet **1923 I**, 644. — WILSON, S. A. K. and G. D. M. RUDOLF: Case of mesencephalic tumour with double Argyll Robertson pupil. J. of Neur. **3**, 140 (1922/23).

IV. Thalamus.

ADLER, A.: Zur Topik der Geschmackssinnfasern und anderer afferenter Bahnen im Thalamus. Z. Neur. **149**, 208 (1933).

BONHOEFFER, K.: Klinisch-anatomische Beiträge zur Pathologie des Sehhügels und der Regio subthalamica, I. Mschr. Psychiatr. **67**, 253 (1928). — Der Stand der Sehhügellokalisation. Mschr. Psychiatr. **91**, 1 (1935).

EDINGER, L.: Gibt es zentral entstehende Schmerzen? Dtsch. Z. Nervenheilk. **1**, 262 (1891).

FOIX, CH., P. HILLEMAND et D. SCHIFF-WERTHEIMER: Syndrome atypique de la cérébrale posterieure. Revue neur. **1928 II**, 739.

HERZ, A.: Zur Frage der Athetose bei Thalamuserkrankungen. Arb. neur. Inst. Wien **18**, 346 (1910). — HOFF, H.: Beitrag zur Diagnostik der Thalamusläsion. Mschr. Psychiatr. **78**, 50 (1931). — HOFFMANN, W.: Thalamussyndrom auf Grund einer kleinen Läsion. J. Psychol. u. Neur. **45**, 362 (1933). — HOLMES, G. and H. HEAD: A case of lesion of the optic thalamus with autopsy. Brain **34**, 255 (1911/12).

KIRCHHOFF: Ein mimisches Zentrum im medialen Kern des Sehhügels. Arch. f. Psychiatr. **35**, 814 (1902). — KÖRNYEY, ST.: Zur Faseranatomie des Striatum, des Zwischen- und Mittelhirns auf Grund der Markreifung in den ersten drei Lebensmonaten. Z. Anat., I. Abt., **81**, 620 (1926).

LEWANDOWSKY, M. u. E. STADELMANN: Chorea apoplectica. Z. Neur. **12**, 530 (1912). — LONG, E.: Deux observations anatomo-cliniques de syndrome thalamique. Revue neur. **1910 I**, 197.

MARIE, P.: Etudes sur les troubles de la sensibilité dans les syndromes thalamiques. Libro en honor de RAMÓN Y CAJAL, Vol. 2, p. 129. Madrid 1922.

PAP, Z. v.: Ein Fall von Thalamussyndrom mit Störungen des Körperschemas. Mschr. Psychiatr. **89**, 336 (1934). — POLLAK, E.: Beteiligung des Cochlear- und Vestibularapparates bei Dyskinesen und Dystonien. ALEXANDER-MARBURGS Handbuch der Neurologie des Ohres, Bd. 3, S. 239. 1926.

ROUSSY, G.: La couche optique. Paris: Steinheil 1907.

SCHAFFER, K.: Beitrag zur Lehre der cerebralen Schmerzen. Arch. f. Psychiatr. **44**, 228 (1908). — STRAUSS, H.: Über Sensibilitätsstörungen an Hand und Gesicht, Geschmacksstörungen und ihre lokalisatorische Bedeutung. Mschr. Psychiatr. **58**, 265 (1925).

WINKLER and VAN LONDEN: About the function of the ventral group of nuclei in the thalamus opticus of man. Koninkl. Akademie van Wetenschappen te Amsterdam. Proceedings of the section of sciences, 11. Jan. 1908, p. 295. — WINKLER, C.: Opera omnia. Tom. 8.

Symptomatologie der Erkrankungen des Hypothalamus[1].

Von O. GAGEL-Breslau.

Mit 20 Abbildungen.

Unter dem Hypothalamus versteht man 1. die sog. vegetativen Kerngebiete am Boden des 3. Ventrikels (zentrales Höhlengrau, Nucleus supraopticus, Nucleus paraventricularis, Nuclei tuberis, Nucleus mamilloinfundibularis, Nucleus mamillaris medialis, Nucleus mamillaris lateralis und mamillaris griseus, Nucleus intercalatus), 2. das Corpus subthalamicum und nach SPATZ auffallenderweise den Globus pallidus, der sich nach dem genannten Autor ebenfalls von der Grundplatte des Zwischenhirns ableitet. Manche Autoren rechnen noch

[1] Meinem verehrten Lehrer Herrn Professor L. R. MÜLLER gewidmet.

das Chiasma opticum und die Tractus optici zum Hypothalamus. Das Gebiet des Hypothalamus wird, kurz gesagt, oral vom Chiasma opticum, lateral von den Tractus optici und caudal von den Hirnschenkeln begrenzt. Dorsal trennt der Sulcus MONROI den Hypothalamus von dem Thalamus im weiteren Sinne (Näheres s. Anatomie). Der Hypothalamus wird zweckmäßig in eine oral gelegene Pars tuberalis und in eine caudale Pars mamillaris untergeteilt. In der folgenden Darstellung wird die Symptomatologie des Chiasma opticum, der Tractus optici, des Corpus subthalamicum und des Globus pallidus nicht berücksichtigt, weil diese im Zusammenhang mit dem optischen bzw. extrapyramidalen System behandelt werden. Der folgende Abschnitt hat sich demnach nur auf die Symptomatologie der erwähnten sog. vegetativen Kerngebiete zu beschränken.

Den speziellen Ausführungen über die Symptomatologie der Erkrankungen des Hypothalamus möchte ich eine allgemeiner gehaltene Frage voransetzen, nämlich: Ist der Nachweis für die vegetative Natur der oben genannten Kerngebiete geliefert oder welche der angeführten sog. vegetativen Kerne haben sicher vegetative Funktion? Bei den primären vegetativen Zentren gibt es zwei Möglichkeiten diese Frage zu lösen:

1. die austretenden Neuriten, mit anderen Worten die vegetativen Nerven, zu durchschneiden und hernach die retrograde Reaktion zu studieren, und 2. die Kerngruppe selbst zu zerstören oder elektrisch zu reizen und die darauf folgende vegetative Funktionsstörung bzw. den Reizeffekt festzustellen.

Das zweite Untersuchungsverfahren stößt im Hypothalamus auf große Schwierigkeiten, da die Kerne des Hypothalamus eng beisammen liegen und vor allem zwischen Nervenfasern eingestreut sind, so daß eine Mitschädigung von Bahnen sich praktisch nicht vermeiden läßt. Die Durchschneidungsmethode ist nur auf die Erforschung des Nucleus supraopticus und vielleicht auch paraventricularis anwendbar, weil deren Ganglienzellen ihre Neuriten durch den Hypophysenstiel zu den Hinterlappen der Hypophyse senden sollen. Eine Durchschneidung des Hypophysenstiels könnte daher eine retrograde Reaktion in den betreffenden Kerngebieten zur Folge haben, und damit wäre gezeigt, daß diese Kerne eine vegetative Funktion, nämlich die Innervation der Hypophyse haben. Leider ließ sich aber diese retrograde Reaktion nach Durchschneidung des Hypophysenstiels weder beim Hunde noch bei folgenden Affenarten: Pan satyrus, Papio papio, Cercocebus torquatus atys, Macaca mulatta nachweisen (GAGEL-MAHONEY). Es steht demnach der strickte, experimentell-anatomische Beweis für die vegetative Natur der sog. vegetativen Kerngruppen zur Zeit noch aus. Dagegen konnten durch Läsionen im Gebiete des Hypothalamus vegetative Störungen erzielt werden und man kann sogar auf Grund der Experimente von ISENSCHMID und SCHNITZLER sagen, daß speziell das Tubergebiet eine wesentliche Bedeutung für die Thermoregulation hat; die Tuberkerne als thermoregulatorische Zentren anzusprechen, geht aber nicht an. Noch weniger berechtigt erscheint es mir, daß man die Lokalisation von Stoffwechselprozessen in bestimmten Kerngebieten des menschlichen Hypothalamus vornimmt, also beispielsweise den Nucleus supraopticus bzw. paraventricularis als Zentrum für den Wasser- bzw. Zuckerstoffwechsel proklamiert. Das Dogma von der Lokalisation bestimmter vegetativer Funktionen in die als vegetativ bezeichneten Kerne des menschlichen Zwischenhirns läßt sich in dieser strengen Fassung gegenwärtig keineswegs mehr aufrecht erhalten. Bei dieser Lokalisation vegetativer Funktionen in bestimmte Zellgruppen des Hypothalamus handelt es sich lediglich um Spekulationen, welche des exakten Beweises entbehren. Gegenüber den Befunden bei den sog. eigentlichen Erkrankungen des Hypothalamus bzw. des Zwischenhirns, die von manchen Autoren aufgestellt wurden, ist größte Vorsicht am Platze. Da diese Befunde so unsicher sind und auch an anderer

Stelle Erwähnung finden werden, soll auf ihre Wiedergabe an dieser Stelle verzichtet werden. In den letzten Jahren versuchten amerikanische Autoren unter der Führung von CUSHING und FULTON im Hypothalamus ein oral gelegenes parasympathisches und ein caudales sympathisches Zentrum abzugrenzen. Wenn auch eine ganze Reihe von Tatsachen für die Existenz dieser beiden zentralen Gebiete spricht, so lassen sich doch andere Befunde nicht mit dieser Einteilung vereinen. Man wird daher zur Zeit die Anschauung von L. R. MÜLLER, daß die vegetativen Zentren des Hypothalamus übergeordnete Zentren, die weder als sympathisch noch als parasympathisch zu bezeichnen sind, darstellen, nicht ohne weiteres aufgeben. Da für die genauere Lokalisation vegetativer Funktionen innerhalb des Hypothalamus, in welchem auf einem kleinen Gebiet so zahlreiche Kerngruppen beisammenliegen, die noch dazu von Nervenfaserzügen eingerahmt oder sogar durchzogen werden, möglichst eng umschriebene Läsionen nötig sind, wie sie in der menschlichen Pathologie wohl kaum vorkommen, habe ich den klinisch-anatomischen Befunden stets eine kurze Angabe der tierexperimentellen Untersuchungsergebnisse vorangestellt.

I. Erkrankungen des Hypothalamus.

Von den Erkrankungen, die sich im Hypothalamus abspielen, sind mit an erster Stelle die Geschwülste zu nennen, und zwar setzen sich diese aus suprasellaren Craniopharyngeomen, Choristomen, Geschwülsten der Hypophyse, Meningeomen des Tuberculum sellae, Ependymgeschwülsten und Tumoren der Ganglienzell- und Gliareihe zusammen. Eine besondere Wichtigkeit für die Symptomatologie des Hypothalamus haben noch kleine umschriebene Tumormetastasen und Solitärtuberkel. Neben den Geschwülsten schädigen entzündliche Prozesse, die sich in der Infundibulomamillargegend an der Hirnbasis lokalisieren, nämlich die tuberkulöse und luische Meningitis, die hypothalamischen Ganglienzellgruppen. Auch die Encephalitis epidemica bevorzugt in ihrem akuten Stadium die ventrikelnahen Kerngebiete, desgleichen trifft man bei der multiplen und diffusen Sklerose relativ häufig Herde im Hypothalamus und in den ventrikelnahen Kerngruppen. Eine Erkrankung auf alkoholischer Basis, die Polioencephalitis haemorrhagica superior WERNICKE, lokalisiert sich fast ausschließlich in den sog. vegetativen Kerngebieten des Zwischenhirns, im hinteren Vierhügel, in der Gegend der Oculomotoriuskerne, im Nucleus triangularis vestibularis und im dorsalen Vaguskern. Arteriosklerotische Herde und Blutungen können ebenso wie im übrigen Gehirn auch im Hypothalamus ihren Sitz haben, doch ist bei der Verwertung ihrer Symptome ebenso wie bei der multiplen Sklerose eine gewisse Vorsicht am Platze, da sich bei genauer histologischer Untersuchung des übrigen Gehirnes meist auch sonst noch Herde auffinden lassen. Bei ausgedehnterem Hydrocephalus internus ist das Tubergebiet meist zu einer dünnen Membran ausgezogen und auf diese Weise werden die in diesen Abschnitten des Hypothalamus gelegenen Kerne häufig schwer geschädigt. Auch direkte Verletzungen des Hypothalamus und Schädelbasisfrakturen können die hypothalamischen Kerngebiete mehr oder minder schwer schädigen. Bei ausgedehnten Verbrennungen der Haut wurden ebenfalls Veränderungen an den vegetativen Kerngebieten des Zwischenhirns beschrieben, doch sind diese pathologischen Befunde nicht beweisend. Ebenso sind die bei der Pellagra angegebenen Ganglienzellveränderungen der vegetativen Kerngruppen noch zu unsicher und zu wenig ausgedehnt, als daß sie lokalisatorische Bedeutung haben könnten. Kurz sei noch darauf hingewiesen, daß auch beim Pemphigus Veränderungen an den vegetativen Kernen des Zwischenhirns nachgewiesen wurden. Ob diese zum Teil noch unsicheren Befunde in Zukunft noch eine größere Bedeutung erlangen werden, bleibt dahingestellt, gegenwärtig kann aber in diesem Zusammenhang nicht näher auf diese Befunde eingegangen werden.

Da die psychischen Störungen bei den Erkrankungen des Hypothalamus in Bezug auf die Häufigkeit ihres Vorkommens mit an erster Stelle stehen, soll mit deren Schilderung begonnen werden.

II. Symptome der Erkrankungen des Hypothalamus.

1. Psychische Störungen.

Durch Abtragen des *Cortex*, der *Corpora striata* und der *oralen Hälfte* des *Zwischenhirns* erzeugte BARD bei Katzen und Hunden ein *wutgleiches Zustandsbild*, „*Sham rage*". Die Tiere reagierten auf geringe äußere Reize mit stärkster Wildheit, Fauchen, Schlagen mit dem Schwanze, Aufrichten der Haare, Erweiterung der Pupillen, Zurückziehen der Nickhaut, Exophthalmus, profusem Schweiß, stärkstem Ansteigen des Blutdruckes und der Schlagzahl des Herzens. In weiteren Experimenten konnte er dann zeigen, daß dieser wutgleiche Zustand noch auftrat, wenn fast das ganze Zwischenhirn bis auf ein schmales Segment abgetrennt war, das ventral aus dem caudalen Abschnitt des Hypothalamus und dorsal aus einem geringen Teil von Thalamus, Meta- und Epithalamus bestand. Wird der Schnitt im caudalsten Abschnitt des Hypothalamus oder im oralen Anteil des Mittelhirns gelegt, so verschwinden diese Erscheinungen sofort und das Tier bietet das Bild der decerebrierten Katze im Sinne SHERRINGTONS. Der große Unterschied zwischen der Hypothalamuskatze und der decerebrierten Katze zeigt sich ganz besonders im akuten Stadium. Einzelne Symptome des wutgleichen Zustandes beobachtete neuerdings KELLER bei Durchschneidung in verschiedenen Höhen des Mittelhirns, doch bot nach BARD keines seiner Tiere das echte Zustandsbild der „Sham rage".

Die angeführten tierexperimentellen Untersuchungsergebnisse beweisen, daß für das Auftreten des wutgleichen Zustandes das Erhaltensein des caudalen Zwischenhirnabschnittes, vor allem des caudalen Hypothalamus notwendig ist, und zeigen, welch großen Einfluß der *caudale Hypothalamus* auf die *Psyche* der Tiere ausübt.

Die klinisch-anatomische Forschung bestätigt vollauf die tierexperimentelle Beobachtungen BARDS. Nach unserer Erfahrung zählen *psychische Störungen* sogar zu den *konstantesten Symptomen* der im *Hypothalamus* sich abspielenden Prozesse. Daß Tumoren des 3. Ventrikels häufig mit psychischen Störungen einhergehen, ist in den letzten Jahren von so vielen Autoren hervorgehoben worden, daß es unmöglich ist, alle ihre Namen anzuführen (s. Literaturverzeichnis). Relativ häufig beobachtet man bei Tumoren im Bereich des Hypothalamus (Craniopharyngeome, Meningeome des Tuberculum sellae, Adenome der Hypophyse, Choristome, Tumoren der Glia- und Ganglienzellreihe) mehr oder weniger reine maniakalische Zustandsbilder, worauf O. FOERSTER bereits 1928 und neuerdings wieder BAILEY hingewiesen haben. Euphorische Stimmung, lebhafter Rededrang mit mehr oder minder ausgesprochener Ideenflucht, Neigung zu Zotereien, unbekümmertes Darauflosreden mit witzelndem Einschlag, lebhafter Bewegungs- und Beschäftigungsdrang, mehr oder weniger völlige Ungeniertheit, Mangel an kritischer Einstellung oder auch oft völlig unmotivierter Stimmungsumschlag in Gereiztheit, Zorn und Wut, der von wüstem Schimpfen und Gewalttätigkeiten begleitet wird und unvermittelt, wie er kam, wieder verschwindet, kennzeichnen dieses Zustandsbild (FOERSTER, STERTZ u. a.). Von Bedeutung ist dabei noch die Tatsache, daß diese maniakalischen Zustandsbilder bei Kranken auftreten, die früher nie irgendwelche manischen Züge gezeigt haben. Noch viel eindrucksvoller erweist sich das maniakalische Zustandsbild bei operativen Eingriffen in der Gegend des Hypothalamus, bei denen sich eine mechanische Reizung des Hypothalamus durch Druck oder Zug nicht vermeiden läßt. So sah O. Foerster bei einem Kranken, den er wegen eines suprasellaren Craniopharyngeoms operierte, das von unten her gegen den Boden des 3. Ventrikels andrängte, in dem Augenblick, als er an dem Tumor zu manipulieren begann, lebhafteste Manie einsetzen. Der Kranke erging sich in einem förmlichen Redeschwall, Zitate aus der lateinischen, griechischen und hebräischen Sprache überstürzten einander in buntem Durcheinander. Auf jedes Wort, das von Seite des Operateurs fiel, reagierte er mit einem ideenflüchtigen Redeschwall. Als ein „Tupfer" verlangt wurde, reagierte er: Tupfer, Hupfer, Hüpfer, hüpfen sie mal, *ὕδωρ*. Als das „Messer" verlangt wurde, reagierte er: „Messer, messer, Metzger. Sie sind ein Metzger, ein Metzel, das ist ja ein Gemetzel, metzeln sie doch nicht so, messen Sie doch, Sie messen ja nicht, Herr Professor, profiteor, professus sum, profiteri". Alle diese manischen Reaktionen waren streng abhängig von den Manipulationen am Tumor selbst und der damit verbundenen Beeinflussung des Bodens des 3. Ventrikels. Von keiner anderen Stelle der Nachbarschaft aus waren sie auszulösen.

Bei einem anderen Kranken mit einem Plexuspapillom kam es bei der Entfernung des erbsengroßen Papilloms zu einer Blutung, die sich in das Innere des 3. Ventrikels ergoß. Als der Operateur (O. Foerster) die Blutkoagula entfernte und dabei den Boden des 3. Ventrikels mehrmals mit dem Tupfer auswischte, entstand eine lebhafte maniakalische Erregung. „Der Kranke, der sein ganzes Leben lang die Ruhe und Selbstbeherrschung in Person gewesen war, schwatzte plötzlich darauf los, die den Puls kontrollierende Assistentin bezeichnete er als seine Freundin, mir versprach er jeden Sonntag einen Hasen zu schicken, 100 Hasen sofort, wenn ich ihm und seiner Freundin ein gutes Zimmer besorgen würde. Es sei ein Skandal, daß er vor einem halben Jahr auf der Jagd einen Hasen verfehlt habe."

Diesen beiden Beispielen könnte noch eine größere Anzahl ähnlicher Beobachtungen aus der Foersterschen Abteilung zugefügt werden, so daß an der Tatsache, daß durch mechanische Beeinflussung des oralen Hypothalamusabschnittes ein maniakalisches Zustandsbild experimentell erzeugt werden kann, nicht mehr zu zweifeln ist. Von Wichtigkeit ist dabei die Tatsache, daß das maniakalische Syndrom von keiner anderen Stelle aus (Boden des Seitenventrikels, Schwanzkernkopf usw.), sondern nur durch die mechanische Reizung des Infundibulums erzeugt werden konnte. Bei 3 Fällen von Hypophysenadenom sahen Fulton und Bailey nach der Operation, die in Narkose ausgeführt wurde, nach Abklingen der Narkosewirkung ebenfalls ausgesprochene maniakalische Erregungszustände. Ausgesprochene Manie beobachtete O. Foerster auch bei Tumoren der Vierhügelgegend und des hinteren Hypothalamus, so daß er an der herddiagnostischen Bedeutung des maniakalischen Syndroms für die Geschwülste der Vierhügel und des hinteren Hypothalamus ebensowenig zweifelt, wie an der für die Tumoren des vorderen Hypothalamusabschnittes.

Bei operativen Manipulationen in Gegend der Vierhügel hat er aber niemals ein manisches Zustandsbild entstehen sehen. Die *Vierhügelgegend* und der *hintere Anteil* des *Hypothalamus* reagieren ganz im Gegenteil auf die geringste mechanische Einwirkung mit *Schlafsucht* und *Bewußtlosigkeit*.

Auch bei Tumoren im Hypothalamus, besonders in seinem hinteren Abschnitt, kommen entsprechende psychische Störungen vor, nämlich mehr oder weniger ausgesprochene geistige Torpidität, Interesselosigkeit, Gemütsstumpfheit, verlangsamte Denkfähigkeit und erschwerte Entschlußfähigkeit, auffallende

Müdigkeits- und Schlafzustände (O. FOERSTER). (Letztere s. Abschnitt Störungen im Schlaf-Wachsein.) Wiederholt stand auch eine ausgesprochene depressive Gemütslage im Vordergrund. Müdigkeit, Schlafsucht, geistige Torpidität, Benommenheit und Koma hängen unserer Anschauung nach eng zusammen und gehen nicht so selten bei einem und demselben Kranken ineinander über. Wesentlich ist dabei, daß diese Erscheinungen auftreten, bevor eine allgemeine Hirndruckerhöhung vorliegt.

Gar nicht so selten werden auch mehr oder weniger heftige Erregungs- und Verwirrungszustände bei Tumoren im Bereich des Hypothalamus beobachtet. In manchen Fällen wechseln die beiden entgegengesetzten Zustandsbilder derart miteinander ab, daß die Kranken tagsüber schlafen, während sie gegen Abend rege werden und nachtsüber das Bild des agitierten Delirs bieten (O. FOERSTER).

Die angeführten Tatsachen legen den Schluß nahe, daß die *Tätigkeit* des *Cortex* vom *Hypothalamus* aus beeinflußt wird, und zwar gewinnt man den Eindruck, daß der *Cortex* vom oralen *Abschnitt des Hypothalamus eingeschaltet* und *angeregt* wird, während die Rindentätigkeit vom *caudalen Abschnitt* des *Hypothalamus*, vom *zentralen Höhlengrau* des *Aquäduktes* und von der *Medulla oblongata gehemmt* bzw. *gänzlich* ausgeschaltet wird. So erklärt sich zwanglos das Bild der Manie bei Reizung des Antriebsortes (oraler Abschnitt des Hypothalamus) und der Schlaf und die Bewußtlosigkeit bei Reizung des Hemmungsortes (caudaler Abschnitt des Hypothalamus). Die zweite Möglichkeit ist die, daß die maniakalischen Zustände bei Ausschaltung der Bremsstation (hinterer Hypothalamus) und die Schlafzustände und Bewußtlosigkeit bei Ausschaltung der Antriebsstelle (vorderer Hypothalamus) entstehen (O. FOERSTER).

Auf diese Weise erklären sich zwanglos die psychischen Veränderungen bei Prozessen im vorderen Hypothalamus sowie im caudalen Hypothalamusabschnitt und in der Vierhügelgegend.

Katatone Zustandsbilder sah O. FOERSTER bei seinem relativ großen Material an Tumoren des Hirnstammes und in Sonderheit des Hypothalamus auffallend selten.

Als erster hat GAMPER 1927 das den Korsakow kennzeichnende amnestische Zustandsbild der chronischen Alkoholiker, das früher unbestritten als Rindensymptom galt, mit dem Hypothalamus in Beziehung gebracht. Nach GAMPER versteht man unter dem KORSAKOWschen Syndrom keine einfache Merkfähigkeitsstörung, sondern eine Störung in jener Leistung, die das Erleben in der Gegenwart mit den Erlebnissen in der Vergangenheit eines Individuums in Zusammenhang bringt. Bei der histologischen Untersuchung von Alkoholikergehirnen mit KORSAKOWscher Psychose deckte GAMPER Veränderungen in den sog. vegetativen Kerngebieten des Hypothalamus auf und brachte das KORSAKOWsche Syndrom besonders mit den Veränderungen in den Corpora mamillaria in Zusammenhang. SPATZ, NEUBÜRGER, BODECHTEL-GAGEL, KANT u. a. bestätigten und erweiterten noch seine histologischen Befunde. Wenn auch die Auffassung GAMPERS, daß speziell die Veränderungen in den Corpora mamillaria mit dem Auftreten des KORSAKOWschen Syndroms in Beziehung zu setzen sind, in der Lokalisation zu weit geht, so hat sie doch in ihrer *allgemeineren* Fassung Geltung, nämlich, daß ein Zusammenhang zwischen dem KORSAKOWschen Syndrom und den Veränderungen im Gebiet des Hypothalamus besteht.

Eine glänzende Stütze für die GAMPERsche Auffassung in ihrer allgemeineren Fassung lieferte ein von O. FOERSTER beobachteter Kranker mit einem KORSAKOWschen Zustandsbild, das 3 Jahre lang bestand. Der Kranke bot schon lange Zeit das Bild der KORSAKOWschen Psychose, ehe die Zeichen der intrakraniellen Druckerhöhung (beginnende Neuritis optica) auftraten. Als Ursache für die

KORSAKOWsche Psychose wurde auch in diesem Falle längere Zeit Alkoholabusus angeschuldigt, obwohl entsprechende Unterlagen hierfür fehlten. Erst die Stauungserscheinungen am Augenhintergrund ließen den Verdacht eines Hirntumors aufkommen. Die Ventrikulographie, welche einen Hydrocephalus unilateralis aufdeckte, bestätigte die Diagnose und legte einen Tumor im Bereich des 3. Ventrikels mit Verlegung des einen Foramen MONROI nahe. Bei der Operation wurde nach breiter Eröffnung des rechten Seitenventrikels am Boden desselben, und zwar an der Stelle des rechten Foramen MONROI eine gut kirschgroße, cystische Vorwölbung von bläulich-weißlicher Farbe gefunden, die das rechte Foramen MONROI vollkommen ausfüllte (s. Abb. 1). Die Cyste, die

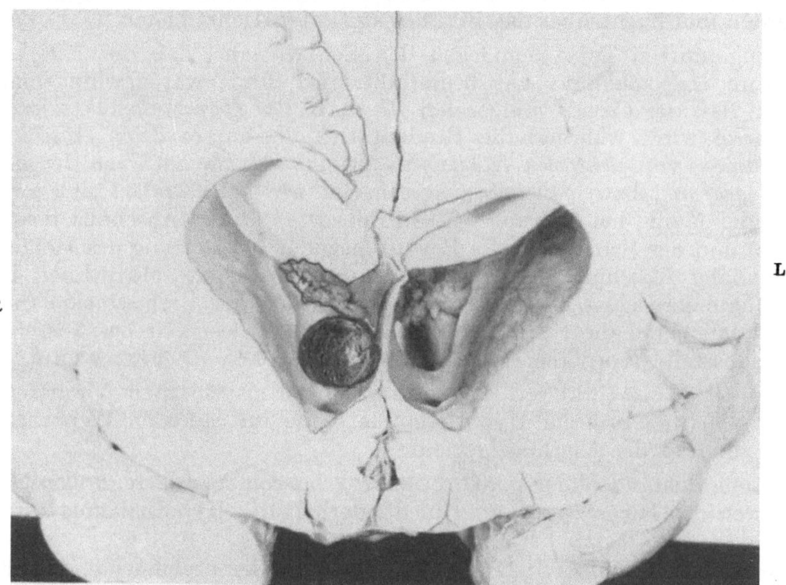

Abb. 1. Frontalschnitt durch das Gehirn in Höhe der Temporalpole. Im rechten Seitenventrikel verdeckt eine gut kirschgroße Cyste das rechte Foramen MONROI. Beide Seitenventrikel sind ebenso wie das linke Foramen MONROI stark erweitert (nach FOERSTER und O. GAGEL). (Operationsskizze.)

nirgends mit der Umrandung des Foramen MONROI verwachsen war, wurde punktiert. Nach der Punktion sank die Cystenwand aus dem Foramen MONROI in den 3. Ventrikel zurück. Sie wurde dann durch das stark erweiterte Foramen MONROI mit der Pinzette gefaßt, wieder vorgezogen und stückweise entfernt. Dabei zeigte sich, daß die Cystenwand innerhalb des 3. Ventrikels nach links zu frei war, während sie nach rechts mit der Wand des 3. Ventrikels in fester Verbindung stand, so daß hier nur durch stärkstes Ziehen die Ablösung gelang. Abb. 2 zeigt an Hand einer Skizze, die einen Frontalschnitt in Höhe des Tuber cinereums wiedergibt, wie die Cyste das Innere des 3. Ventrikels ausfüllt. Mit dem Plexus chorioideus stand die Cyste an keiner Stelle in direkter Verbindung. Histologisch handelt es sich um eine Ependymcyste, die von der rechten Wand des 3. Ventrikels ausging. An einer Stelle haftete der Cystenwand Nervengewebe an, in dem Zellen vom Typ des Nucleus paraventricularis gelegen waren. Nach Entfernung der Cyste kam es zur völligen Ausheilung der KORSAKOWschen Psychose.

STERTZ, der 1929 auf die korsakowartigen Krankheitsbilder bei Tumoren im Bereich des Zwischenhirns hingewiesen hat, hebt besonders hervor, daß er in allen seinen Fällen delirante Phasen, aktives Konfabulieren und Auftreten von Sinnestäuschungen kaum beobachtet hat. Auch in der Mehrzahl der FOERSTERschen Fälle fiel die geringe Neigung zur aktiven Konfabulation auf, allerdings nur soweit das Verhalten der Kranken bei Tage in Betracht gezogen wird. Während der nächtlichen Erregungszustände produzierten seine Kranken zum Teil sehr lebhafte und inhaltsreiche Konfabulationen. Auch die bei der Encephalitis epidemica beschriebenen korsakowähnlichen Bilder (HESNARD, K. WINTHER u. a.) dürften diencephaler Natur sein.

Im Hinblick auf die tierexperimentellen Beobachtungen von BARD gewinnen die bei den Folgezuständen von Encephalitis epidemica beschriebenen Umstimmungen der gesamten Persönlichkeit an Interesse, die BONHOEFFER, STAEHELIN, KIRSCHBAUM, SHERMAN und BOVERLY und BRIAND und REBOULD-LACHAUX zuerst bei Kindern beobachtet haben. Die Kinder werden nach Abklingen der akuten Krankheitsphase unstet, aufdringlich, jähzornig und agressiv, sie vagabundieren, lügen, stehlen und betteln ohne jeden Zweck, rein triebmäßig. Andere Kranke machen am Tage einen fast völlig normalen Eindruck, um gegen Abend zu einem bestimmten, nahezu gleichbleibenden Zeitpunkt, Ruhelosigkeit, Rededrang, Bewegungsdrang und Gesichtshalluzinationen zu bieten (PFAUNDLER, BLACKFAN, PATTERSON und SPENCE, BRIAND und BORD u. a.). Wenn auch bei den Folgezuständen von Encephalitis epidemica meist schwere Veränderungen an den sog. vegetativen Kerngebieten des Zwischenhirns vermißt werden, so geht man wohl nicht fehl, wenn man die erwähnten psychischen Störungen auf Veränderungen im Zwischenhirn zurückführt, da sich der akute Prozeß in den ventrikelnahen vegetativen Kerngebieten abspielt und bei postencephalitischen Zuständen häufig noch andere vegetative Störungen vorkommen, die man mit größter Wahrscheinlichkeit in den Hypothalamus zu verlegen hat.

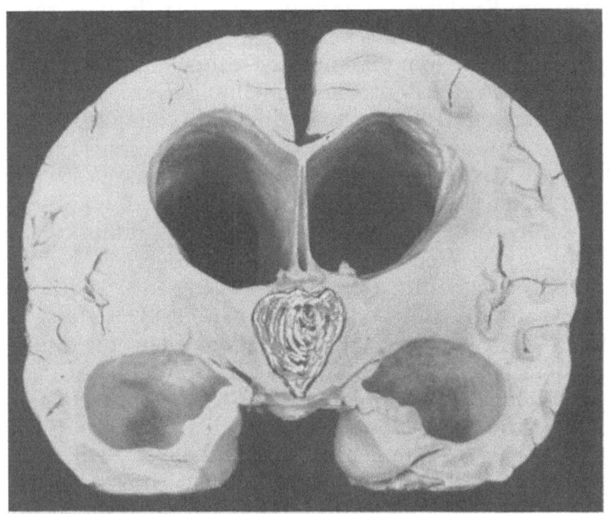

Abb. 2. Ein Frontalschnitt in Höhe des Tuber cinereums zeigt den erweiterten von der Cyste ausgefüllten 3. Ventrikel und die stark erweiterten Seitenventrikel. (Skizze über Lage und Ausdehnung des bei der Operation entfernten Tumors.) (Nach O. FOERSTER und O. GAGEL.)

Größte Ähnlichkeit mit den experimentell erzeugten wutgleichen Zuständen von BARD hat, wie schon der Name sagt, die Tollwut. Die Möglichkeit, daß die psychischen Störungen bei der Rabies mit Veränderungen im Zwischenhirn bzw. Hypothalamus zusammenhängen, ist nicht von der Hand zu weisen, zumal SPATZ und seine Mitarbeiter zeigen konnten, daß bei der Rabies der Entzündungsprozeß ebenso wie bei der Encephalitis epidemica die ventrikelnahen Kerngebiete bevorzugt. Leider fehlen aber entsprechende histologische Veränderungen an den vegetativen diencephalen Kerngebieten. Dieser kurze Hinweis möge dazu dienen, daß in Zukunft bei Rabiesfällen den sog. vegetativen Kerngebieten besondere Aufmerksamkeit geschenkt wird.

Eine gewisse Bedeutung kommt in diesem Zusammenhang vielleicht auch der oft auffallenden Euphorie, dem Bewegungs- und Rededrang zu, die man bei Kranken mit basaler tuberkulöser Meningitis nicht so selten feststellen kann. Doch muß man mit der lokalisatorischen Bewertung dieser psychischen Störungen etwas vorsichtig sein, da Tuberkulöse auch ohne Gehirnprozesse häufig durch ihr euphorisches Wesen auffallen.

2. Störungen in der Steuerung von Schlaf und Wachsein.

Während bei der Erforschung der hypothalamischen „vegetativen" Zentren im allgemeinen die tierexperimentellen Untersuchungen den klinisch-anatomischen an Exaktheit überlegen sind, trifft dies für die Erforschung des hypothalamischen Schlafsteuerungsgebietes nicht zu. Es liegen zwar auch hier entsprechende tierexperimentelle Untersuchungen vor, doch weichen diese in der Lokalisation des Zentrums voneinander ab. So will MÉHES nach der Zerstörung des zentralen Höhlengraues um den Aquädukt, in der Wand des 3. Ventrikels und im Infundibulum bei Tieren einen mehrtägigen Schlaf erzeugt haben. In direktem Gegensatz zu diesen Ergebnissen stehen die Untersuchungen von SPIEGEL und INABA, die bei Hunden und Kaninchen trotz ausgedehnter Verletzungen in der grauen Substanz des Aquäduktes, des Infundibulums und der Wand des 3. Ventrikels weder verlängerten Schlaf noch irgend eine andere Schlafstörung auftreten sahen. Dagegen erzielten sie durch eine doppelseitige Verletzung in den lateralen Anteilen des Thalamus, und zwar in dessen mittlerer Höhe einen mehrere Wochen dauernden reversiblen Schlafzustand, der sich von dem normalen Schlaf dieser Tiere nicht unterscheiden ließ. ITO will seinerseits nach Zerstörung der unteren Hälfte des Nucleus paramedianus bei Katzen Schlafstörungen beobachtet haben. MARINESCO, SAGER und KREINDLER konnten durch Stichverletzungen in die Wand des 3. Ventrikels bei Katzen einen typischen reversiblen Schlaf hervorrufen. Neuerdings erzielte HESS durch elektrische Reizung ventrikelnaher Gebiete bei Katzen einen Zustand, der dem natürlichen Schlaf dieser Tiere vollkommen glich. Der Schlaf hielt während der Reizung und noch einige Zeit nachher an. Die Tiere waren sowohl nach der Reizung, wie auch während derselben erweckbar und konnten dann durch erneute Reizung wieder in den Schlafzustand versetzt werden. Auf diese Weise konnte HESS nachweisen, daß man von einer großen Zahl von ventrikelnahen Stellen bei der Katze Schlaf erzeugen kann. Auf die pharmakologischen Untersuchungen von PICK, DEMOLE, MARINESCO, SAGER und KREINDLER, BERGGREN und MOBERG, PETTE und DEMME soll nicht eingegangen werden, da diese für das Lokalisationsproblem des Schlafsteuerungsgebietes im Hypothalamus keine neuen Tatsachen erbracht haben.

Den tierexperimentellen Forschungen ist schon auf Grund dieses kurzen Überblickes zu entnehmen, daß wir im *Hypo-* und *Epithalamus* und in den *angrenzenden Teilen des Mittelhirns* wichtige Gebiete für die *Schlafsteuerung* zu suchen haben und daß das Schlafsteuerungsgebiet nicht an eine Zellgruppe gebunden ist, sondern sich vielmehr über größere Strecken des Hypo- und Epithalamus ausdehnt.

Die klinisch-anatomische Forschung hat schon früh Tatsachen geliefert, welche die Existenz eines *Schlafsteuerungsgebietes* im *Hypothalamus* nahelegen. Die krankhaften Störungen im Ablauf von Schlaf und Wachsein können sowohl in einer Änderung der Periodik zugunsten einer Phase, des Schlafes bzw. Wachseins, wie in einer Umkehr von Schlaf und Wachsein bei erhaltener Periodik (Inversion) bestehen. Monatelange Schlafsucht verbunden mit Augenmuskelstörungen beobachtete schon GAYET 1875 bei einem Kranken mit einer Erweichung am Übergang vom Zwischen- zum Mittelhirn (MAUTHNERsche Stelle), und zwar in der Nähe der Oculomotoriuskerne. Aus seiner Beobachtung zog der Autor den Schluß, daß am Übergang vom Zwischen- zum Mittelhirn eine wichtige Region für die Steuerung von Schlaf und Wachsein zu suchen sei. Einen drei Monate dauernden Schlafzustand mit Hyperhidrosis des ganzen Körpers, Speichelfluß, abnormem Fettglanz des Gesichtes sah PETTE bei einem 38jährigen Alkoholiker. Die Autopsie stellte einen unregelmäßigen graugelblichen Herd in der Hirnschenkelhaube fest, der zwischen der Substantia nigra gelegen war, den linken Nucleus ruber miteinbezog, während er den rechten frei ließ. Für den Schlafzustand macht der Autor die Läsion des zentralen Höhlengraues im caudalen Abschnitt des 3. Ventrikels und am Beginn des Aquäduktes verantwortlich. Einen Kranken mit einem 14 Tage dauernden

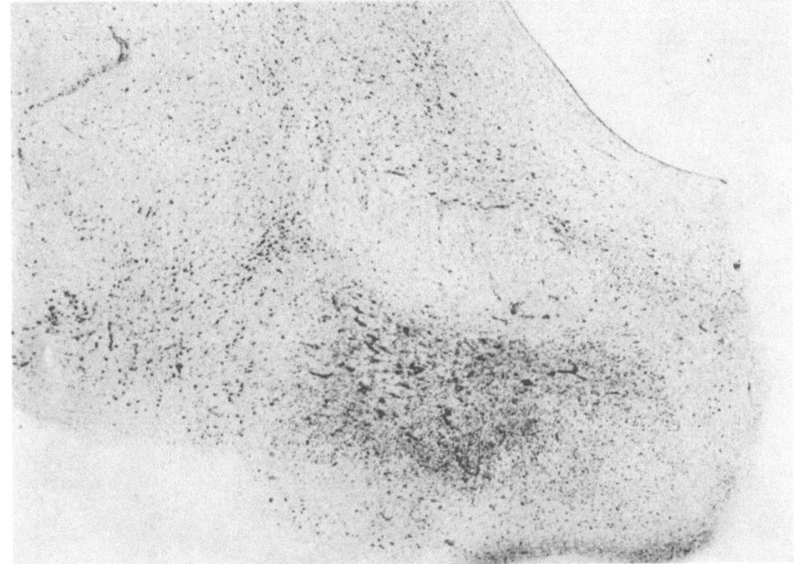

Abb. 3. Corpus mamillare von einem Fall von Polioencephalitis haemorrhagica WERNICKE, bei dem klinisch nur eine starke Schlafsucht auffiel. Der Prozeß beschränkte sich in diesem Fall auf das Corpus mamillare. (NISSL-Bild.)

Schlafzustand, der nur durch gelegentliches Wecken unterbrochen wurde, beschreibt LUCKSCH. Es handelt sich dabei um eine Endocarditis lenta mit einem embolischen Herd im Höhlengrau des 3. Ventrikels und im angrenzenden Hypothalamus und Thalamus. Erweichte Partien fanden sich außerdem im Grau des rückwärtigen Teiles des 3. Ventrikels und in der Umgebung des Anfangsteiles des Aquäduktes. Zwei Kranke mit Blutungen am Übergang von Zwischen- zum Mittelhirn, die mit Schlafsucht und Augenmuskelstörungen einhergingen, wurden von SCHWAB beobachtet. PÖTZL glaubt, daß Läsionen im Versorgungsgebiet der Arteria collicularis anterior (Ast der Arteria cerebri posterior), das unmittelbar vor den Oculomotoriuskernen in der Gegend der hinteren Commissur gelegen ist, die Störungen des Schlaf-Wachsein zur Folge haben.

Schon früh, 1882, hat WERNICKE auf die Schlafsucht und die Augenmuskelstörungen aufmerksam gemacht, die sich im Verlauf einer Erkrankung auf alkoholischer Basis, der Polioencephalitis haemorrhagica superior, einstellen. Bei dieser Erkrankung kommt es, kurz gesagt, zu einer Proliferation der Gefäßwände verbunden mit Gliavermehrung und Schädigung der Ganglienzellen. Sehr bemerkenswert ist die Lokalisation dieses Krankheitsprozesses, der die sog. vegetativen Kerngebiete des Zwischen- und Mittelhirns sowie der Medulla oblongata bevorzugt, wenn er sich auch keineswegs auf diese beschränkt. Die

Veränderungen finden sich im Corpus mamillare, im Nucleus paraventricularis, supraopticus und mamilloinfundibularis, in den Tuberkernen, im DARKSCHEWITSCHschen Kern, in den angrenzenden Abschnitten des Thalamus, in den hinteren Vierhügeln, in den Oculomotoriuskernen, im dorsalen Vaguskern und im Nucleus triangularis vestibularis. Bei einem Fall von Polioencephalitis haemorrhagica superior, bei dem eine wochenlang dauernde Schlafsucht ohne Augenmuskelstörungen im Vordergrund des Krankheitsbildes stand, konnten wir an Hand einer NISSL-Serie durch das Zwischenhirn schwere Ganglienzellveränderungen in beiden Corpora mamillaria, und zwar in ihrer ganzen Ausdehnung nachweisen, wobei sämtliche Kerne des Corpus mamillare gleichmäßig befallen waren (s. Abb. 3) (BODECHTEL-GAGEL). An den übrigen „vegetativen" Kernen des

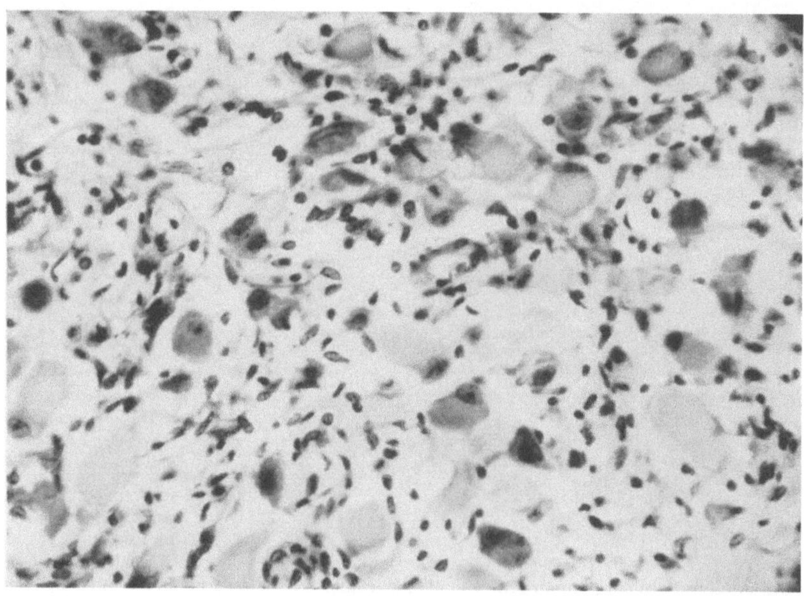

Abb. 4. Die Veränderungen im Corpus mamillare bei stärkerer Vergrößerung. Enorme Blähung der Zellen des Corpus mamillare, die an gemästete Gliazellen erinnern. Die Veränderung war vollkommen gleichmäßig über das ganze Corpus mamillare ausgedehnt. (Nach BODECHTEL-GAGEL.)

Zwischen- und Mittelhirns waren, obwohl in Schnittserien untersucht worden war, mit Ausnahme von geringen Veränderungen an einzelnen Zellen des MEYNERTschen Ganglions (Ganglion opticum basale) keine pathologischen Befunde nachzuweisen. Die Zellen des Corpus mamillare stellten sich im NISSL-Bild als blaßrot angefärbte Scheiben dar, in welchen der stark geschrumpfte, hyperchromatische Zellkern an die Zellperipherie zu liegen kommt (s. Abb. 4).

In diesem Zusammenhang interessiert ein Fall von nicht alkoholischer Encephalitis der Corpora mamillaria, bei welchem neben einer Dystrophia adiposogenitalis und eines ausgesprochenen amnestischen Symptomenkomplexes pathologische Schlafsucht vorlag (Fall MEYER, zit. nach GAMPER).

Geschwülste des Hypothalamus gehen nicht so selten sowohl mit ausgesprochener Schlafsucht wie Schlaflosigkeit einher; nach WEISS sollen die Schlafstörungen sogar zu den konstantesten Zwischenhirnsymptomen zählen. O. FOERSTER hat wiederholt bei Tumoren des Hypothalamus auf mehr oder weniger tiefe und lang anhaltende akute Schlafzustände hingewiesen, aus denen die Kranken jederzeit wie aus einem normalen Schlaf erweckt werden können, um sobald sie sich selbst überlassen sind, gleich wieder einzuschlafen. Diesen abnormen Schlafzuständen kann eine permanente auffallende Müdigkeit vorausgehen, ohne daß es aber zum Einschlafen kommt. Die Schlafsucht kann mit anderen vegetativen Störungen verbunden sein, doch kann sie auch monosymptomatisch auftreten. Bei einer Kranken, bei der neben psychischen Veränderungen nach der manischen Seite vorübergehende Polydipsie und Polyurie und neben zeitweise auftretenden vasomotorischen Anfällen eine wochenlang dauernde Schlafsucht im Vordergrund des Krankheitsbildes stand, ergab die Autopsie ein suprasellares Craniopharyngeom, das den Hypothalamus weitgehend zerstört hatte und mit einer großen Cyste den ganzen 3. Ventrikel ausfüllte (s. Abb. 5 und 6). Die Cyste erstreckte sich caudal in den Aquädukt und hatte dessen Anfangsteil stark erweitert und das umgebende Grau geschädigt (s. Abb. 7). Außerdem soll kurz auf ein 15jähriges Mädchen mit einem suprasellaren

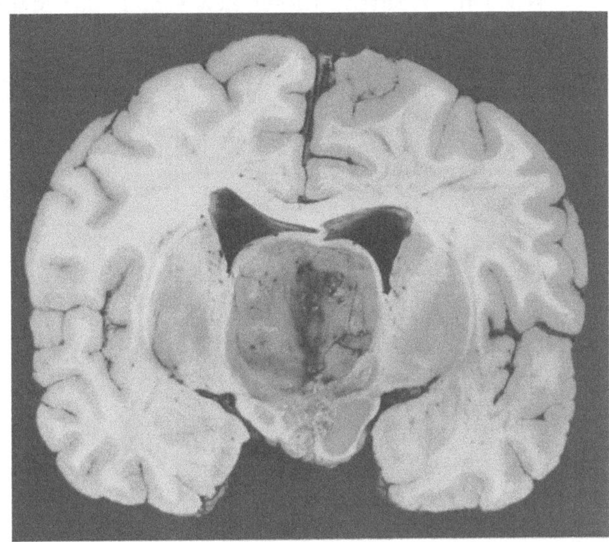

Abb. 5. Ein Frontalschnitt in Höhe des Chiasma opticum zeigt, wie ein suprasellares Craniopharyngeom den Boden des 3. Ventrikels vollkommen zerstört hat und mit einer großen Cyste den 3. Ventrikel ausgefüllt und erweitert hat. (Blick auf die orale Schnittfläche.)

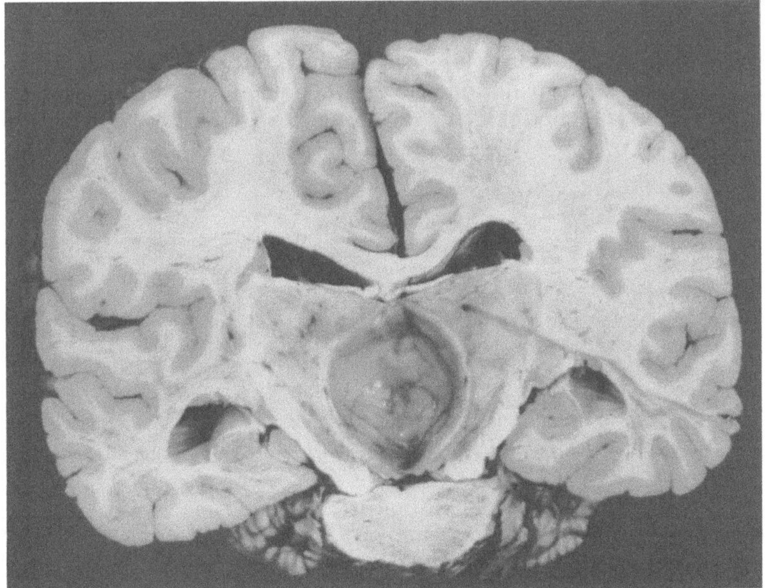

Abb. 6. Ein Frontalschnitt in Höhe des Corpus subthalamicum soll das caudale Ende der großen Cyste vor Augen führen, die auch noch den Aquädukt stark erweitert hat.

Craniopharyngeom hingewiesen werden, das an Schlafsucht und Schlafumkehr leidet. Die Perioden der Schlafumkehr erstrecken sich gewöhnlich auf einige Wochen. Während dieser Zeit schläft das Mädchen den ganzen Tag und

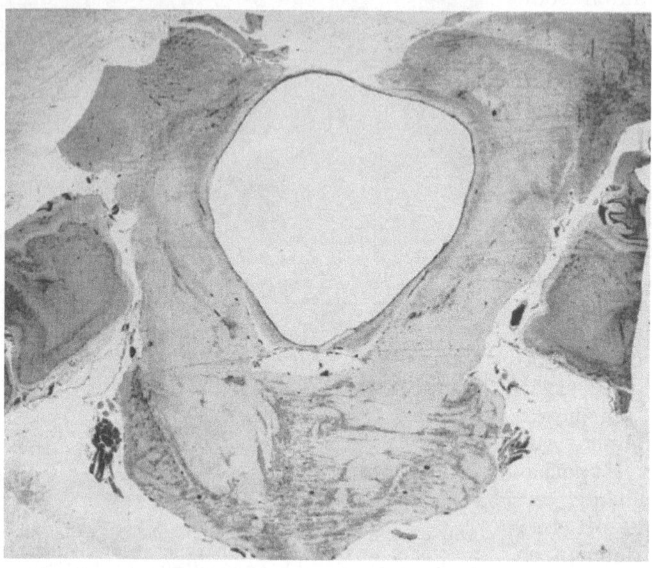

Abb. 7. Starke Erweiterung des Aquädukts durch die große Cyste des Craniopharyngeoms. Die Zellen des zentralen Höhlengraues sind stark verdrängt und komprimiert. (Frontalschnitt in Höhe der Nuclei rubri. NISSL-Bild.)

ist nur schwer erweckbar, während es bei Nacht munter, ja sogar äußerst lebhaft ist. Daneben kommen auch Perioden von Schlafsucht vor, die ebenfalls wochenlang anhalten. Das Mädchen zeigt dabei normale Schlafhaltung und ist nur sehr

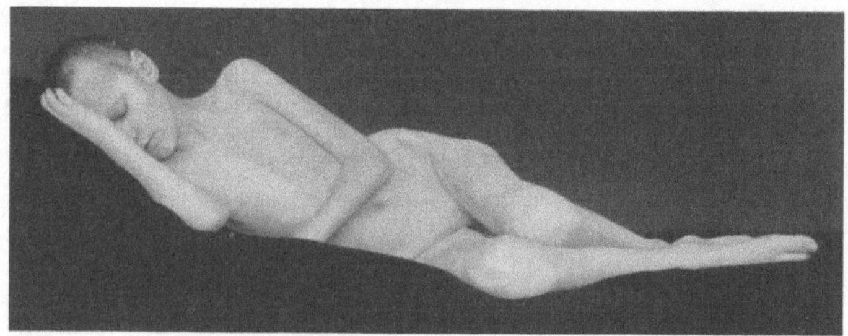

Abb. 8. 15jähriges Mädchen mit einem suprasellaren Craniopharyngeom im Schlafzustand.

schwer erweckbar, was daraus ersichtlich ist, daß sie sogar während des Photographierens ganz ruhig schläft (s. Abb. 8). Mit der Schlafumkehr und Schlafsucht sind in diesem Falle Wachstumshemmung, Polyphagie, Polyurie, Magerkeit und Manie verbunden. ANDRÉ THOMAS, JUMENTIÉ, CHAUSSEBLANCH beschreiben einen Tumor des 3. Ventrikels, in dessen Verlauf intermittierende Anfälle von Lethargie vorkamen. Anfälle von Lethargie, die von Erbrechen, Arythmie, Temperatursteigerung 39°, Hypertonie und Incontinentia urinae begleitet waren, beobachteten GUILLAIN, BERTRAND und PERISSON bei einer Cyste des 3. Ventrikels, die vom Plexus chorioideus ausging. Manipulieren in

Gegend des Chiasma opticum bei operativen Eingriffen kann mehr oder minder tiefe Schlafzustände zur Folge haben.

Auch echte Narkolepsie kann im Verlauf von Tumoren auftreten, die direkt oder indirekt den Boden des 3. Ventrikels, d. h. die Gegend zwischen Chiasma opticum und den Hirnschenkeln schädigen. Die narkoleptischen Anfälle, die Minuten bis mehrere Stunden andauern können, gehen zuweilen mit Katatonie, Polyurie, Hyperthermie und Erbrechen einher (LHERMITTE). Im Anschluß an die Ventrikulographie und vor allem an die intraventrikuläre Jodfüllung kann es zu leichteren Schlafzuständen kommen.

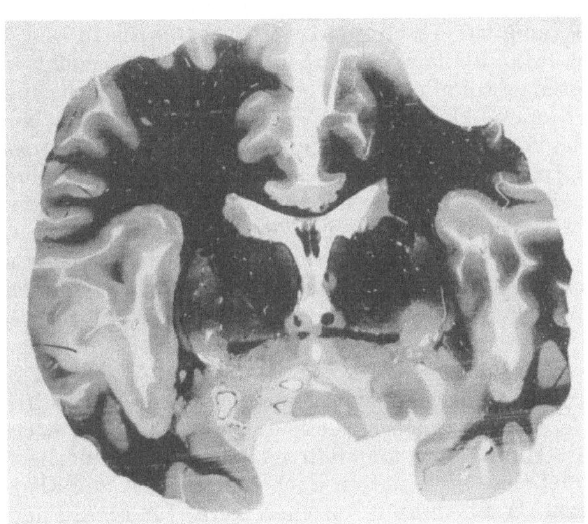

Abb. 9. Ausgedehnte Entmarkung im Hypothalamus, sonst noch kleinere Entmarkungen im Balken, in dem einen Temporalpol und ventrikelnah. (Markscheidenbild in Höhe des Chiasma opticum, überlassen von Herrn Prof. MEYER, Baltimore.)

Die Meningoencephalitis syphilitica, die sich besonders im Hypothalamus lokalisiert, kann ebenfalls mit narkoleptischen Anfällen einhergehen, wobei dann meist eine bitemporale Hemianopsie, Polyurie und Kopfschmerz beobachtet werden (FOIX, ALAJOUANINE). PETTE sah bei einem Kranken mit einer schweren akuten Cerebrospinallues eine ausgesprochene Schlafsucht ohne Benommenheit. Der Kranke war leicht zu erwecken und dann völlig klar. Histologisch konnte außer den schweren spinalen Veränderungen eine ausgedehnte basale Meningitis mit Betonung des Prozesses in der Infundibulargegend festgestellt werden. Ähnliche Beobachtungen teilen GUILLAIN, JACQUET und LÉCHELLE mit. Die manchmal bei der Paralyse zu beobachtende Schlaflosigkeit erklärt sich möglicherweise damit, daß in diesen Fällen der Hypothalamus vom Krankheitsprozeß bevorzugt ist (HECHST). Lokalisiert sich die multiple Sklerose in der Infundibulargegend, so kann es bei ihr auch zu schweren Schlafstörungen kommen (LHERMITTE). Abb. 9, ein Frontalschnitt durch das Gehirn in Höhe des Chiasma opticum, den ich der Liebenswürdigkeit von Herrn Prof. ADOLF MEYER, Henry Phipps Psychiatric Clinic, Johns Hopkins Hospital, Baltimore, verdanke, läßt neben kleinen Entmarkungsherden eine ausgedehnte Entmarkung im Bereich des Hypothalamus erkennen. Das Präparat stammt von einer Kranken, die in den letzten Wochen vor ihrem Tode durch Schlafsucht auffiel, und zwar wechselten bei ihr ungefähr 10—15 Minuten dauernde Perioden von Schlaf und Wachsein einander ab.

Auf die große Bedeutung der Encephalitis epidemica für das Schlafproblem hingewiesen zu haben, ist das Verdienst von ECONOMO (1916—1917). Im akuten Stadium dieser Erkrankung kommen alle Übergänge von der Schlummersucht und Schläfrigkeit bis zum tiefen Schlaf vor, der sich über Wochen und sogar über Monate erstrecken kann. Die Kranken schlafen beim Sitzen, Stehen und Gehen und sogar beim Essen mit dem Bissen im Munde ein. Durch Ansprechen oder Aufrütteln sind sie meist erweckbar, geben dann auch klare Antworten und sind vollkommen orientiert. Wenn sie sich selbst überlassen sind, schlafen sie aber sofort wieder ein. Während des Wachseins klagen die Kranken über eine allgemeine Müdigkeit und haben ein ungeheures Schlafbedürfnis. Häufig tritt die Schlafsucht verbunden mit Augenmuskelstörungen auf. An Stelle der Schlafsucht kommt es nicht so selten zu hartnäckiger Schlaflosigkeit oder zur Umkehr der Gezeiten. Auch echte Narkolepsie mit den eigentümlichen Muskelerschlaffungen bei Affekterregungen wird bei der Encephalitis epidemica beschrieben. Der Erkrankung liegt ein entzündlicher Prozeß zugrunde, der sich im Höhlengrau des Aquäduktes, im vorderen Teil der Oculomotoriuskerne und im caudalen Abschnitt des Zwischenhirns in den Wänden des 3. Ventrikels bis zur Infundibulargegend abspielt. Die Schlafsucht und die Augenmuskelstörungen treten gewöhnlich gleich bei Beginn der Erkrankung auf, und zwar ist gewöhnlich der orale Abschnitt der Oculomotoriuskerne (Nucleus levator palpebrae) geschädigt, womit sich die charakteristische Ptosis erklärt. HOLZER erwähnt eine sich länger hinziehende Encephalitis epidemica mit Schlafsucht, bei der er eine Fasergliose in der Substantia nigra, um den Aquädukt und im Boden des 3. Ventrikels nachweisen konnte.

Daß der Schlafsteuerungsmechanismus weder an das Großhirn noch an die Corpora striata gebunden ist, beweist das Mittelhirnwesen von GAMPER, das einen Wechsel von Schlaf und Wachsein zeigte, wenn auch bei ihm die Periodik nicht so gut ausgebildet war wie bei einem normalen Säugling. Die Theorie, welche die Störungen von Schlaf und Wachsein bei Herden im Hypothalamus bzw. am Übergang vom Zwischen- zum Mittelhirn auf eine Unterbrechung von afferenten Bahnen zurückgeführt wissen will, besteht demnach nicht zu Recht. An Hand der angeführten tierexperimentellen und klinisch-anatomischen Ergebnisse erweist sich auch die Anschauung als irrig, die ein bestimmtes Zellareal (DARKSCHEWITSCHscher Kern) für die Steuerung von Schlaf und Wachsein verantwortlich machen will, vielmehr dürfte eine größere Anzahl von Zellgruppen, die im Boden und in den Wänden des 3. Ventrikels und am Übergang vom Zwischen- zum Mittelhirn in der Umgebung des Aquäduktes gelegen sind, die Periodik von Schlaf und Wachsein gewährleisten. Für eine Unterteilung in ein Schlaf- und Wachzentrum im oralen bzw. caudalen Teil des Zwischenhirns fehlen gegenwärtig noch entsprechende Beweise.

Bei operativen Manipulationen an der Medulla oblongata sah O. FOERSTER ein charakteristisches Symptom auftreten, das er als „akutes Oblongatasyndrom“ bezeichnete. Der Kranke klagt dabei über Durst und Müdigkeit und schläft wenige Augenblicke später ein. Es handelt sich zunächst um einen echten Schlafzustand, aus welchem der Kranke durch äußere Reize erweckt werden kann. Nach O. FOERSTER kann von keiner einzigen Stelle des Hirnstammes das Bewußtsein so leicht ausgeschaltet werden, wie von der Medulla oblongata aus (s. Medulla oblongata).

3. Störungen in der Thermoregulation.

Unter Wärmeregulation versteht man die Gesamtheit der Vorgänge, die eine gleichmäßige Körpertemperatur gewährleisten 1. gegenüber den wechselnden Temperatureinflüssen der Umwelt und 2. gegenüber der Wärmebildung, die mit dem Ablauf der Lebensvorgänge im Körperinnern verbunden ist. Die Regulation der Körpertemperatur erfolgt bei den Homoiothermen durch physikalische und chemische Prozesse (RUBNER), von denen die physikalische Wärmeregulation in der Veränderung der Wärmeabgabe, die chemische in der Abstufung der Wärmebildung besteht.

Die Wärmeabgabe oder physikalische Wärmeregulation vollzieht sich durch Veränderung der Durchblutung der Haut und durch Wasserabgabe 1. durch die Haut durch Schweißbildung und 2. durch die Luftwege sog. Wärmetachypnoe. Dazu kommt noch bei behaarten und befederten Tieren die Beeinflussung der Wärmeabgabe durch Streuben der Haare bzw. Federn. Die chemische Wärmeregulation erfolgt durch Steigerung der Oxydationen vor allem in der Muskulatur, der Leber und vielleicht auch in dem Pankreas. Im allgemeinen besteht die Regulation der Körpertemperatur in einer Vermehrung bzw. Verminderung der Wärmeabgabe, nur wenn diese nicht mehr ausreicht, setzt die chemische Wärmeregulation ein. Es lag nahe, für das geordnete Zusammenspiel von Wärmebildung und Wärmeabgabe ein nervöses Zentrum anzunehmen, und die Forschung bemühte sich schon früh, ein solches nachzuweisen. ARONSOHN und SACHS, RICHET und OTT erbrachten 1884 als erste in tierexperimentellen Untersuchungen den Nachweis, daß durch Stichverletzung in eine bestimmte Hirngegend eine Erhöhung der Körpertemperatur erzeugt werden kann. Ihre Untersuchungsbefunde wurden von GIRARD, EISENSTAT, BAGINSKI und LEHMANN, BEYRANI, HALE WHITE, STREERATH, ITO und SCHÜLLER usw. bestätigt und noch ergänzt, doch kann in diesem Zusammenhange auf die so zahlreichen Arbeiten nicht näher eingegangen werden. Während ARONSOHN und SACHS ihre Wärmestichstelle in den vorderen und medialen Anteil des Schwanzkernkopfes verlegten, stellte OTT schon 1887 fest, daß die höchste Temperatursteigerung durch einen Stich in das Tubergebiet zu erzielen ist, was von HASAMA bestätigt wurde. Viele Jahre später (1912) konnten ISENSCHMID und KREHL zeigen, daß nach operativer Entfernung des Vorderhirns und der Corpora striata beim Kaninchen die Wärmeregulation intakt blieb. Ein Schnitt, der hinter dem Zwischenhirn gelegt war, hob dagegen die Temperaturregulation auf, und zwar war die Körpertemperatur nur bei 27^0 Außentemperatur normal und folgte sonst einer Änderung der Außentemperatur ziemlich parallel. Die Fütterung führte bei gleichgehaltener Außentemperatur (27^0) zu einem Anstieg der Körpertemperatur um mehrere Grade. Durch diese Untersuchungen ist der Nachweis erbracht, daß die Annahme eines Temperaturregulationszentrums im vorderen und medialen Teil des Caudatums irrig ist. Die von den Forschern erzielte Temperaturerhöhung dürfte wahrscheinlich auf Verletzung von Bahnen zurückzuführen sein, die in dieser Gegend dem im Hypothalamus gelegenen Temperaturregulationszentrum zustreben. ISENSCHMID und SCHNITZLER suchten dann dieses Temperaturregulationszentrum näher zu bestimmen und fanden, daß nur eine Verletzung des Tubergebietes eine Ausschaltung der Thermoregulation zur Folge hatte (1914). Kurze Zeit nachher wies LESCHKE darauf hin, daß nach Stichverletzung der Regio subthalamica und des zentralen Höhlengraues das Temperaturregulationsvermögen aufgehoben werde. Ebenso kamen amerikanische Autoren, A. D. KELLER, BAZETT, ALPERS und ERB auf Grund von tierexperimentellen Beobachtungen zu dem Schlusse, daß hypothalamische Kerngebiete für die Thermoregulation von ausschlaggebender Bedeutung sind. Schließlich berichteten Mitarbeiter von CUSHING in neuerer Zeit über hohe, plötzlich einsetzende Temperatursteigerungen bei Punktion in Gegend der Corpora mamillaria.

Diesem kurzen, keineswegs vollständigen Bericht über die tierexperimentellen Ergebnisse, die auf die Thermoregulation Bezug haben, ist zu entnehmen, daß man beim Tiere im Tubergebiet eine die Körpertemperatur regulierende Zentralstelle zu suchen hat. Von einer Lokalisation in ein bestimmtes Kerngebiet, Nuclei tuberis, konnte aber auf Grund der Tierexperimente keine Rede sein. Man suchte daher nach einem Unterschied in der Cytoarchitektonik des Tubergebietes bei Homoio- und Poikilothermen und angeblich waren die Tuberkerne auch erst bei den Homoiothermen nachweisbar. Diese Untersuchungen sind aber nicht so beweisend, daß man die Tuberkerne als die Zellgebiete der

Thermoregulation ansprechen könnte. Es erscheint mir auch unfruchtbar, eine bestimmte Zellgruppe für die Thermoregulation verantwortlich zu machen, denn aller Wahrscheinlichkeit nach gewährleistet eine Reihe von Kerngebieten, die durch Bahnen miteinander in Verbindung stehen, die Thermoregulation. Für diese Annahme sprechen klinische und pathologisch-anatomische Beobachtungen, auf die im folgenden Abschnitt eingegangen wird.

Die Beweise, welche die klinisch-anatomische Forschung für ein Thermoregulationszentrum im Hypothalamus erbringen konnte, sind weniger genau und eindeutig als die der experimentellen Physiologie. Am ausgesprochensten sind noch die Störungen in der Thermoregulation nach operativen Eingriffen in der Infundibulargegend, und zwar herrscht beim Menschen die hyperthermische Reaktionsweise vor. Den Anlaß zu einem operativen Vorgehen in dieser Gegend liefern Tumoren der Hypophyse und des Hypophysenganges, sowie Meningiome des Tuberculum sellae, die von unten her gegen die Infundibulargegend vordringen. Beim Manipulieren an diesen Tumoren läßt sich natürlich eine mechanische Einwirkung auf den Hypothalamus durch Zug und Druck nicht umgehen, die dann starke Hyperthermie zur Folge hat. Die gleiche Hyperthermie beobachtet man nach Punktion von cystischen Tumoren der Infundibulargegend oder wenn man von oben her durch den Balken, den Seitenventrikel und das Foramen MONROI in den 3. Ventrikel eindringt und den Boden desselben durch daselbst vorgenommene Manipulationen wie das Auswischen von Blutgerinseln drückt (O. FOERSTER). Im Anschluß an den operativen Eingriff oder wenigstens einige Stunden hernach steigt die Temperatur auf 40°, 41°, 42° und höher und meist tritt in dem Stadium der Hyperthermie 10—12 Stunden nach der Operation oder später der Tod ein.

Charakteristisch für die *hypothalamische Hyperthermie* ist der *Verlust der Wärmeabgabe.* Die Haut ist blaß, kühl und völlig trocken. Die Atmung und Pulsfrequenz gehen nicht parallel der Temperaturerhöhung, sondern halten sich viel niedriger, ebenso ist der Grundumsatz meist nicht erhöht. Zwischen der Axillar- und Rectaltemperatur besteht gewöhnlich eine starke Differenz (CL. VINCENT, DAVID). Der Blutdruck ist niedrig und eine Leukocytose fehlt. Die zentrale Hyperthermie läßt sich durch Antipyretica nicht oder nur sehr schwer beeinflussen (CUSHING, O. FOERSTER) und trotz der hohen Temperatur fühlen sich die Kranken bis kurz vor den Exitus meist auffallend wohl (O. FOERSTER).

Die gleiche Hyperthermie beobachtet man nicht selten bei ausgiebiger Eröffnung des Ventrikelsystems, wenn vorher eine erhebliche Liquoransammlung bestand. Die plötzliche intraventrikuläre Druckverschiebung führt dann zu einer Beeinflussung der Kerngebiete am Boden des 3. Ventrikels (O. FOERSTER). Diese Hyperthermie ist aber im allgemeinen nicht so ausgesprochen. Auch nach der Ventrikulographie kommt es häufig zu einer leichteren Temperatursteigerung ohne Leukocytose. Intraventrikuläre Jodinjektionen können manchmal kurzdauernde Hyperthermien hervorrufen, die aber im allgemeinen rasch abklingen (O. FOERSTER).

Sehr viel seltener haben operative Eingriffe in der Infundibulargegend oder Erkrankungen des Hypothalamus *Hypothermie* zur Folge. DE MARTEL und GUILLAUME sahen bei 2 Fällen von Craniopharyngeom $^1/_2$ Stunde nach der Punktion einer cystischen Partie einen raschen Temperatursturz auf 35,5° und dann ein Schwanken der Temperatur bis auf 37°. Beim Einführen von Pituitrin oder Pilocarpin in den Hirnventrikel erfolgt eine erhebliche Erniedrigung der Körpertemperatur, verbunden mit Dilatation der Hautgefäße, starker Schweißbildung, Blutdrucksenkung, Pulsverlangsamung, Speichelfluß, Tränensekretion und Hypersekretion der Magens. Interessant ist dabei, daß Atropin die Effekte des Pilocarpins bzw. Pituitrins aufhebt (CUSHING). Bei Tumoren und hochgradigem Hydrocephalus internus, bei denen bereits der Hypothalamus zerstört war, blieben bei intraventrikulärer Pituitrininjektion diese Reaktionen aus, was CUSHING veranlaßt, den Angriffspunkt dieser Pharmaca in den Kerngebieten des Hypothalamus zu suchen. O. FOERSTER beobachtete eine ausgesprochene Hypothermie bei Erkrankungen der Infundibularregion auch nur in 2 Fällen. Bei dem einen handelte es sich um einen Kranken mit einem großen Hypophysentumor, dessen Rectaltemperatur wochenlang 34—35° betrug. Bei Abkühlung sank die Körpertemperatur rasch ab und stieg bei Erwärmung nur langsam wieder an. Die anhaltende Hypothermie wurde gelegentlich durch 1—2 Tage dauernde Phasen von Hyperthermie unterbrochen.

Wenn auch die Störungen der Wärmeregulation bei den Krankheitsprozessen im Gebiet des Hypothalamus nicht so ausgesprochen sind wie bei den operativen Eingriffen in dieser Gegend, so werden sie doch im Verlauf dieser Erkrankungen nur relativ selten ganz vermißt. Fast regelmäßig dokumentiert sich die Thermoregulationsstörung in einer Hyperthermie. Außer den bereits angeführten Tumoren an der Hirnbasis gehen die sog. Chiasmageschwülste (Spongioblastome, Gangliogliome) sowie die Medulloblastome, Ependymome und Ependymcysten des dritten Ventrikels relativ häufig mit mehr oder minder ausgesprochenen Hyperthermien einher. Ich hatte bei einer Reihe von Tumoren des Zwischenhirns, die deutliche Temperaturstörungen im Sinne einer erheblichen Hyperthermie aufwiesen, Gelegenheit, die sog. vegetativen Kerne des Hypothalamus zu studieren und konnte an ihren Zellen zum Teil sehr schwere Zellveränderungen, wie ich sie zusammen mit BODECHTEL beschrieben habe, nachweisen. Es war mir aber bei keinem dieser Tumoren möglich, umschriebene Schädigungen im vorderen oder hinteren Anteil des Hypothalamus, geschweige denn in einem Kernareal aufzudecken, denn dazu waren die Geschwülste alle zu ausgedehnt. Auch die von mir in der Literatur gefundenen Tumoren des Hypothalamus mit Temperaturstörungen waren nicht so umschrieben, daß sie den Schluß auf ein bestimmtes Zellareal zuließen. Auffallend ist es, daß manche Fälle von Hypothalamusgeschwülsten, bei denen nahezu der ganze Hypothalamus zerstört war und bei denen die histologische Untersuchung eine Degeneration von fast sämtlichen sog. vegetativen Kerngebieten ergab, keine auffallende Abweichung der Körpertemperatur zeigten. Dies spricht dafür, daß noch andere Gebiete des Hirnstammes (Mittelhirn, Medulla oblongata) für eine entsprechende Thermoregulation aufkommen können. Außer den Tumoren können an der Hirnbasis sich abspielende Entzündungen (Meningitis tuberculosa und luetica) Störungen der Thermoregulation erzeugen. Wie Abb. 10 zeigt, kann es bei der Meningitis tuberculosa infolge von Gefäßverschluß zu Erbleichungen und Erweichungen im Gebiet des Tuber cinereums kommen und so erklären sich unter anderem die für die Meningitis tuberculosa charakteristischen auffallend hohen Temperatursteigerungen. Temperatursteigerungen treten zuweilen auch im Verlauf der Paralyse auf und, wie aus der Arbeit von HECHST hervorgeht, findet man bei der Paralyse häufiger Veränderungen an den sog. vegetativen Kerngebieten des Hypothalamus. Bei hochgradigem Hydrocephalus internus sind Hyperthermien keine Seltenheiten, nach den Beobachtungen von STETTNER können gelegentlich auch Hypothermien vorkommen, die sich durch Ventrikelpunktion beheben lassen. Bei diesen Fällen ergibt dann die Autopsie eine Kompression der Infundibulargegend bis zu Papierdünne. Auch Blutungen in den dritten Ventrikel, die durch die Zunahme des intraventrikulären Druckes den Ventrikelboden dehnen, können hohe Temperatursteigerungen zur Folge haben. Die Encephalitis epidemica, die sich im akuten Stadium im Hypothalamus und den ventrikelnahen Kerngebieten abspielt, geht zuweilen mit hochgradigen Temperatursteigerungen bis auf 40° einher, die mehrere Tage, auch Wochen, anhalten. LEDOUX will eine Encephalitis hyperthermique abgegrenzt wissen, bei welcher die Temperaturerhöhungen zwischen 38° und 42° schwanken und mehrere Monate bestehen bleiben. Die Atemkurve folgt dabei nicht immer der Temperaturkurve. Leichte dauernde Hyperthermien wurden bei der Encephalitis epidemica von LHERMITTE beobachtet. SICARD stellte bei Encephalitikern eine höhere Morgen- als Abendtemperatur fest. KELLER brachte Encephalitiker mit normaler Körpertemperatur in überhitzte Räume und fand, daß die Körpertemperatur der Kranken höher als die der Gesunden war, d. h. daß bei ihnen eine leichte Thermoregulationsstörung vorlag. Dies zeigt, daß die alleinige Messung der Körpertemperatur von

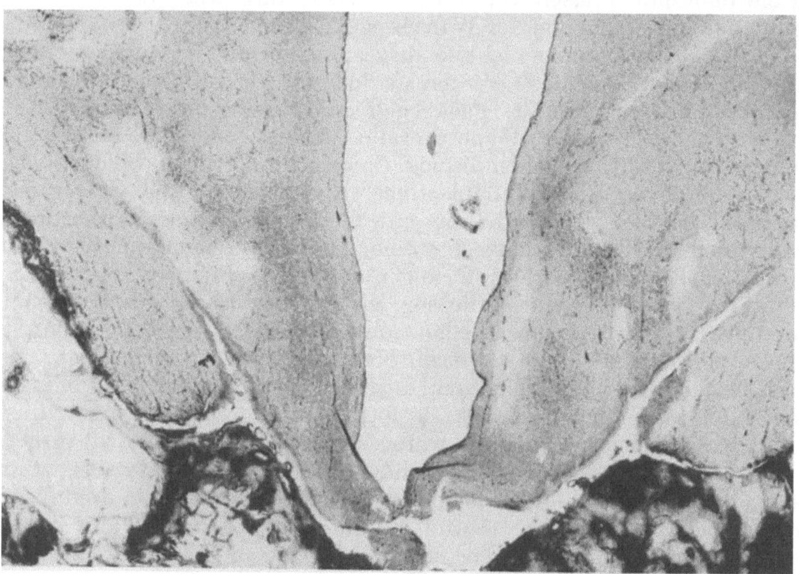

Abb. 10. Erbleichungsherde in der Gegend der Nuclei tuberis und des zentralen Höhlengraues bei einem Fall von tuberkulöser Meningitis. (NISSL-Bild.) (Nach BODECHTEL-GAGEL.)

bettlägerigen Kranken nur eine ganz grobe Methode ist um Störungen in der Thermoregulation nachzuweisen. Es besteht die Möglichkeit, daß bei den Fällen von Zwischenhirnerkrankungen, bei denen auf Grund des pathologisch-anatomischen Befundes Störungen in der Temperaturregulation zu erwarten gewesen wären, tatsächlich aber fehlten, bei Anwendung von ähnlichen Belastungsmethoden doch leichtere Störungen aufgedeckt worden wären. Es empfiehlt sich daher, wenn es das Befinden des Kranken erlaubt, ähnliche Belastungen bei Kranken mit Hypothalamusprozessen durchzuführen. Eine sehr interessante Beobachtung, die eine Beziehung zwischen Schlaf- und Wachsein einerseits und der Körpertemperatur andererseits nahegelegt, teilt MISCH mit. Bei einem 7jährigen Mädchen traten im Anschluß an eine fieberhafte Erkrankung ganz akut schwere Lähmungen des 3., 4., 5., 6., 7. und 12. Hirnnerven und eine rechtsseitige Hemichorea mit leichten spastischen Erscheinungen auf, die von schweren tagelang dauernden Anfällen von Schlafsucht begleitet waren. Es wurde eine vorzugsweise in den Hirnnervenkernen und im Zwischenhirn lokalisierte Encephalitis epidemica angenommen. Ungefähr von der Mitte des 3. Monats stellten sich hohe Temperaturen ein, die nur im Wachen bestanden und im Schlaf fast oder ganz zur Norm absanken. So hielt sich während des Schlafes die Temperatur in der Regel auf 37,1° bis 37,2°, um beim Erwachen sofort anzusteigen und im Verlauf von einer bis wenigen Stunden im steilen Anstieg 39° bis 40° zu erreichen. Beim Einschlafen begann die Temperatur sofort steil abzufallen und erreichte innerhalb der gleichen Zeit wie beim Abstieg die Grundtemperatur. Wurde der Schlaf unterbrochen, so setzte sofort wieder der Temperaturanstieg ein. Trotz des steilen Temperaturanstieges war niemals ein Schüttelfrost zu beobachten. Daß die Ursache für die Temperatursteigerungen nicht in den choreiformen Bewegungen zu suchen ist, geht daraus hervor, daß die Chorea und die Temperatursteigerungen zeitlich völlig unabhängig voneinander bestanden. Auch die multiple Sklerose kann, da ihre Herde nicht so selten in den ventrikelnahen vegetativen Kerngebieten und im Hypothalamus gelegen sind, zu hohen Temperatursteigerungen führen (s. Abb. 11). So konnten wir einen Kranken mit multipler Sklerose beobachten, der monatelang vor seinem Tod an Anfällen von hoher Temperatursteigerung gelitten hatte, die mit großer Regelmäßigkeit am Nachmittag zwischen 4 und 5 Uhr einsetzten. Die Temperatur stieg sehr rasch auf 40—41°, hielt mehrere Stunden an und stürzte dann fast schlagartig unter starkem Schweißausbruch und kollapsartigen Erscheinungen ab (O. FOERSTER). Die histologische Untersuchung des Zwischenhirns deckte dann einen relativ frischen Herd in der Gegend des Nucleus paraventricularis auf, der sowohl die Zellen des Kernes wie die des zentralen Höhlengraues schwer geschädigt hatte (s. Abb. 11). Eine große Bedeutung für die genauere Lokalisation der thermoregulatorischen Gebiete innerhalb des Hypothalamus haben Solitärtuberkel, kleine umschriebene Blutungen und solitäre Tumormetastasen. Fälle dieser Art, die sowohl klinisch genau beobachtet, wie hernach histologisch studiert wurden, zählen zu großen Seltenheiten. Uns bot sich Gelegenheit, das Gehirn einer Kranken zu untersuchen, die 10 Tage vor ihrem Tode an hohen Temperatursteigerungen vom Charakter der neurogenen Hyperthermie gelitten

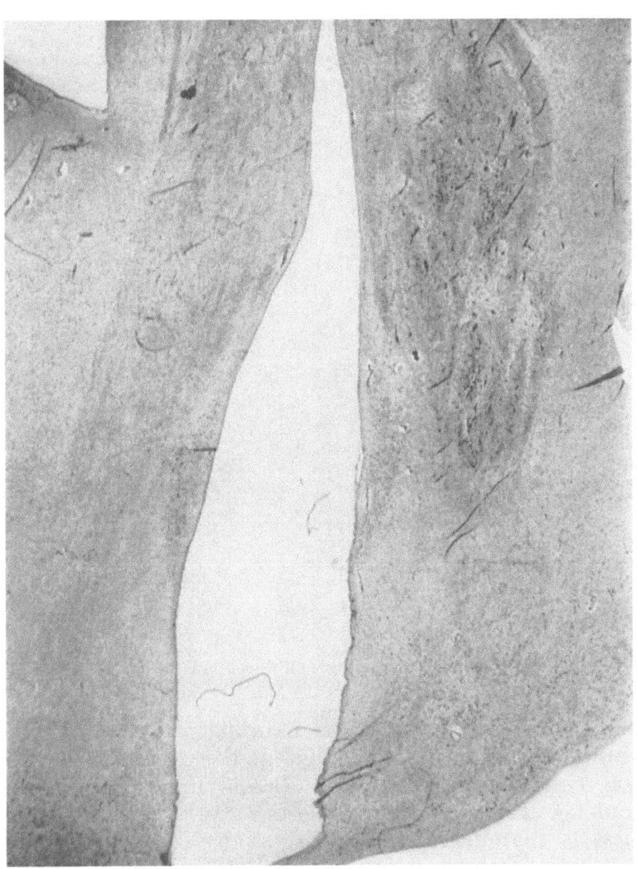

Abb. 11. Skleroseherd in der Gegend des Nucleus paraventricularis bei einem Fall von multipler Sklerose mit hyperthermischen Anfällen. (NISSL-Bild.)

hatte, und wir konnten eine kleine einseitige Metastase eines bronchiogenen Carcinoms im Gebiet der Tuberkerne nachweisen (s. Abb. 12). Die Tumormetastase hatte die Tuberkerne vollkommen, den Nucleus supraopticus und paraventricularis, sowie das zentrale Höhlengrau zum Teil zerstört. Interessant ist an diesem Falle noch die Tatsache, daß schon bei einseitiger Schädigung der thermoregulatorischen Kerngebiete Störungen in der Temperaturregulation vorkommen, was von manchen Autoren auf Grund tierexperimenteller Untersuchungen geleugnet wurde.

Ein Teil der Autoren glaubt auf Grund pharmakologischer Überlegungen ein parasympathisches Kühl- und ein sympathisches Heizzentrum annehmen zu

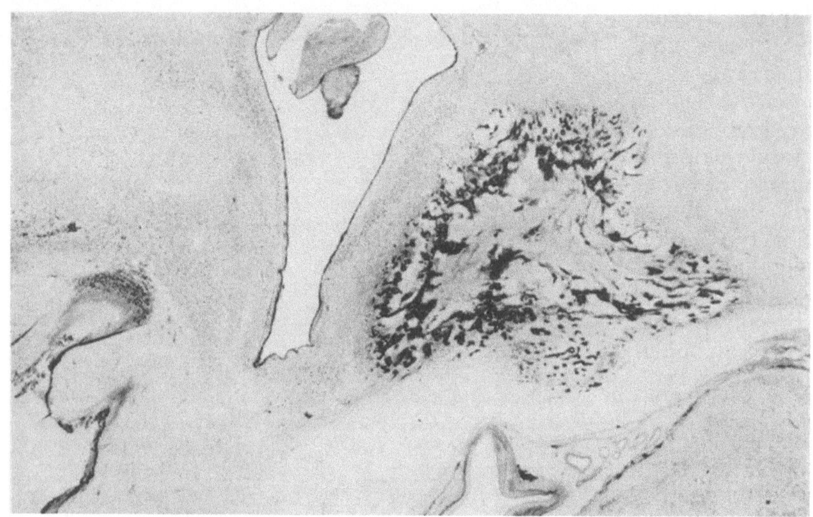

Abb. 12. Metastase eines bronchiogenen Carcinoms in der Gegend des rechten Nucleus supraopticus. Der Kranke litt an neurogenem Fieber. (NISSL-Bild.)

müssen. Ersteres soll nach Meinung amerikanischer Autoren im oralen Abschnitt des Hypothalamus gelegen sein und den Nucleus supraopticus und paraventricularis umfassen. Das sympathische Heizzentrum wird in den caudalen Teil des Hypothalamus verlegt und soll den Nuclei tuberis und Nucleus mamilloinfundibularis, auch Nucleus periventricularis genannt, entsprechen. Sichere Beweise für die Existenz eines parasympathischen Kühlzentrums im oralen Abschnitt des Hypothalamus konnte die menschliche Pathologie nicht erbringen. Es ist auch sehr fraglich, ob sich die vegetativen Gebiete im Hypothalamus noch in parasympathische und sympathische Anteile trennen lassen. Es dürfte im Gegenteil wahrscheinlich sein, daß die vegetativen Kerngebiete des Hypothalamus übergeordnete vegetative Zentren darstellen, und so auch das thermoregulatorische Zentrum als ein neutral vegetatives Zentrum zu betrachten ist.

4. Störungen im Wasserhaushalt.

Die Bedeutung des Hypothalamus für den Wasserhaushalt bewiesen als erste BAILEY und BREMER (1921) und CAMUS und ROUSSY (1922) durch ihre grundlegenden tierexperimentellen Untersuchungen, in denen es ihnen gelang, durch Einstich in die Zwischenhirnbasis am Tuber cinereum, dicht hinter dem Infundibulum starke Polyurie zu erzeugen, die mit einer Verminderung der Konzentration von festen Harnbestandteilen einherging. In neuerer Zeit erzielte

C. RICHTER bei Ratten durch Einstich in das Zwischenhirn Polyurie und Polydipsie, wobei eine Mitverletzung der Hypophyse sicher ausgeschlossen wurde, und konnte so die Befunde seiner Voruntersucher vollauf bestätigen. HELEN BOURQUIN will bei 40 Tieren, bei denen sie sowohl die Hypophyse wie Pars tuberalis zerstört hatte, weder Polyurie noch Polydipsie beobachtet haben, jedoch sollen diese nach Verletzung der Corpora mamillaria aufgetreten sein. Sollten ihre Befunde weitere Bestätigung finden, so würde der Hypothalamus in der Frage des Wasserhaushaltes noch mehr an Wichtigkeit gewinnen. Zur Zeit erscheint es mir aber nicht gerechtfertigt, die Bedeutung der Hypophyse für den Wasserstoffwechsel so gering einzuschätzen, da pharmakologische Tatsachen dafür sprechen, daß die Hypophyse eine wichtige Rolle im Wasserhaushalt des Organismus spielt. Dazu kommen noch die anatomischen Untersuchungen von CAJAL, GREVING und PINES, die einen anatomischen Zusammenhang zwischen Zwischenhirn und Hypophyse nahelegen, wodurch sich das Vorkommen von Störungen im Wasserhaushalt, sowohl bei Erkrankungen des Zwischenhirns wie der Hypophyse, erklären lassen.

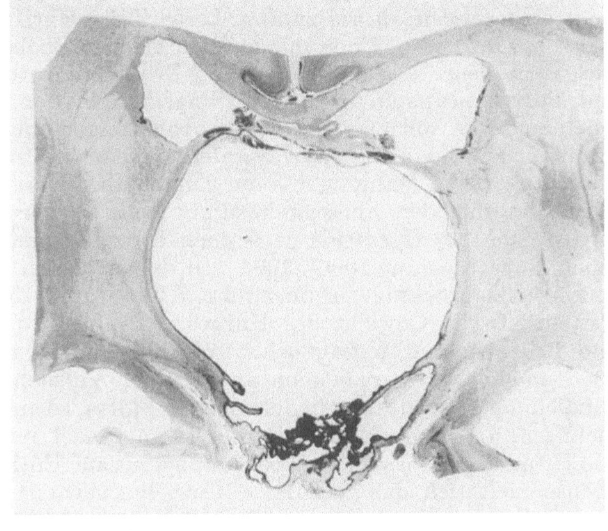

Abb. 13. Ein suprasellares Craniopharyngeom mit großer Cyste, die den 3. Ventrikel ausfüllt; der Hypothalamus ist weitgehend zerstört. Die Kranke bot neben Schlafstörungen vorübergehend Polydipsie und Polyurie. (NISSL-Bild.)

Die menschliche Pathologie bestätigt die tierexperimentellen Befunde weitgehend. So beobachtet man im Verlauf von Tumoren des Zwischenhirns wie der Hirnbasis relativ häufig wenigstens vorübergehend Polyurie und Polydipsie, wenn man nur die Anamnese entsprechend sorgfältig aufnimmt. Auffallend ist die Tatsache, daß oft kleinere umschriebene Läsionen Störungen im Wasserhaushalt zur Folge haben, die sich beim Weiterumsichgreifen des Tumors wieder verlieren. So litt eine unserer Kranken mit einem großen cystischen suprasellaren Craniopharyngeom, das die Chiasma- und Tubergegend weitgehend zerstört hatte und mit einer großen Cyste den ganzen 3. Ventrikel ausfüllte (s. Abb. 5, 6 und 13), zu Beginn ihrer Erkrankung an einer ausgesprochenen Polyurie und Polydipsie, die sich aber nach einigen Wochen wieder verloren. Zur Zeit der Klinikaufnahme waren Störungen im Wasserhaushalt nicht mehr nachweisbar, dagegen bestand Schlafsucht. Demgegenüber bleiben die Polyurie und Polydipsie bei umschriebenen Schädigungen des Hypothalamus, z. B. nach Schädelbasisfraktur, jahrelang bis zum Tode bestehen. Wie man sich dieses Verschwinden bzw. Bestehenbleiben der Polyurie und Polydipsie zu erklären hat, läßt sich zur Zeit nicht sicher sagen. Die Tatsache, daß nach fast vollkommener Zerstörung des Hypothalamus keine Störung im Wasserhaushalt nachzuweisen sein kann, spricht dafür, daß nach Ausfall der den Wasserstoffwechsel regulierenden Zentren im Zwischenhirn dann ebensolche Zentren in tieferen Abschnitten des Zentralnervensystems (Medulla oblongata) deren

Funktion mitübernehmen können. In 2 Fällen von Zwischenhirntumoren (Glioblastoma multiforme, die Polyurie und Polydipsie boten, wurden die sog. vegetativen Kerngebiete in Serien nach NISSL untersucht. Es wurden schwere Schädigungen an den Zellen des Nucleus supraopticus, paraventricularis, der Tuberkerne, des Nucleus mamilloinfundibularis und zentralen Höhlengraues festgestellt. Eine genauere Lokalisation auf ein bestimmtes Kerngebiet (Nucleus supraopticus) war in keinem der Fälle möglich, da in allen der Prozeß zu ausgedehnt war. Die Hypophyse erwies sich bei allen auch bei mikroskopischer Untersuchung intakt. Auf die in der Literatur angeführten Fälle von Zwischenhirntumoren mit Störungen im Wasserhaushalt (ungefähr 40 Fälle) wird hier nicht eingegangen, da sie zum größeren Teil nicht histologisch untersucht sind und sonst im wesentlichen mit unseren eigenen Beobachtungen übereinstimmen. Ausgesprochener als im Verlauf von Zwischenhirntumoren treten die Polyurie und Polydipsie nach operativen Eingriffen in der Infundibulargegend in Erscheinung. Es soll aus unseren Beobachtungen nur 1 Fall von suprasellarem Craniopharyngeom angeführt werden. Schon auf dem Operationstisch klagte die Kranke beim Manipulieren am Tumor über Durstgefühl und obwohl vor der Operation mit der Flüssigkeitszufuhr sehr gespart wurde, beobachtete man in den nach der Operation gelassenen Harnportionen ein Absinken des spezifischen Gewichtes auf 1006—1004. In den nächsten Tagen stieg die 24stündige Flüssigkeitsaufnahme auf ungefähr 7 Liter und die Urinmenge auf 6 Liter. Das spezifische Gewicht des Harnes schwankte in dieser Zeit zwischen 1004 und 1010. Beim Durstversuch wurde bis 1014 konzentriert, dann mußte nach 10 Stunden wegen quälenden Durstes der Versuch abgebrochen werden. Die Eindickung des Blutes ist in den meisten Fällen, so auch in dem eben angeführten, nicht sehr ausgesprochen. Ungefähr 14 Tage nach der Operation sank die Trink- wie Urinmenge langsam ab, doch war sie bis zur Entlassung der Kranken erhöht, ebenso hielt sich das spezifische Gewicht meistens unter 1010.

Die Encephalitis epidemica kann, wenn sie sich im Hypothalamus lokalisiert, mit Polyurie und Polydipsie einhergehen. So beobachtete SMELL und ROWNTREE im Anschluß an eine Encephalitis epidemica eine Polyurie, bei welcher die Trinkmenge innerhalb von 24 Stunden bis 60 Liter Wasser betrug. Der Hydrocephalus internus ist seltener mit Polyurie und Polydipsie vergesellschaftet. Bei luischen Prozessen, die sich nicht so selten im Hypothalamus abspielen, kommen Polyurie und Polydipsie relativ häufig vor (LHERMITTE). Im allgemeinen entwickelt sich dabei die Störung im Wasserhaushalt langsam, doch gibt es auch Ausnahmefälle, bei denen über Nacht die Polyurie und Polydipsie einsetzen. Beim Auftreten von Fieber können sich die Polyurie und Polydipsie so weit bessern, daß die Harnmengen zur Norm zurückkehren. Das Gegenteil der Polyurie, die Oligurie, wird nur äußerst selten angegeben, was sich vielleicht zum Teil damit erklären läßt, daß von den Kranken die Oligurie, wenn mit ihr keine stärkeren Ödeme verbunden sind, kaum beobachtet wird. LESCHKE führt einen Fall von diencephaler Oligurie mit Hypertonie an, der beim Wasserversuch von 1000 ccm nur 46 ccm ausschied.

5. Störungen im Fettstoffwechsel.

ASCHNER, CAMUS und ROUSSY, BAILEY und BREMER, HOUSSAY, GRAFE und GRÜNTHAL erzielten bei Hunden durch Verletzungen im Gebiet des Hypothalamus auffallend starke Gewichtszunahmen, so stieg nach der Operation im Verlauf von 3 Wochen das Gewicht eines Hundes von 14 auf 27 kg, das eines anderen sogar von 14 auf 33 kg. Durch Verletzung des Tubergebietes erzeugte P. E. SMITH bei Ratten, bei denen eine Mitverletzung der Hypophyse ausgeschlossen werden kann, außerordentlich hohe Grade von Fettsucht. Diese

Tiere eignen sich besonders für Hypothalamusläsionen, bei denen eine Schädigung der Hypophyse vermieden werden soll, da bei ihnen die Hypophyse durch ein dorsales Diaphragma vom Gehirn getrennt ist, das nur vom Hypophysenstiel durchbohrt wird. Durch die angeführten experimentellen Untersuchungsergebnisse dürfte der Beweis erbracht sein, daß wir im Hypothalamus eine Zentralstelle für die Regulation des Fettumsatzes zu suchen haben.

Die Ergebnisse der menschlichen Pathologie decken sich weitgehend mit diesen durch das Tierexperiment gewonnenen Angaben. So konnten wir ebenso

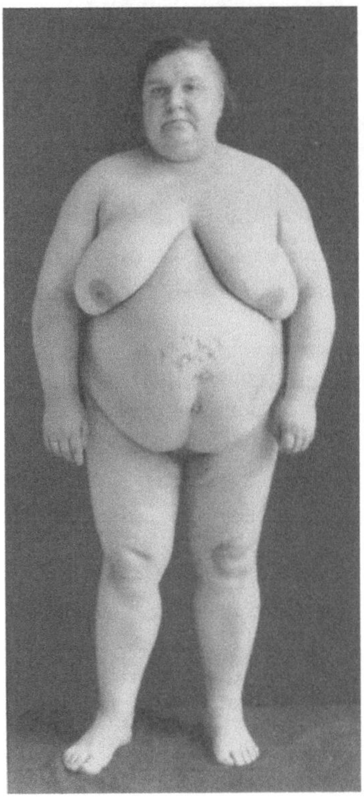

Abb. 14.

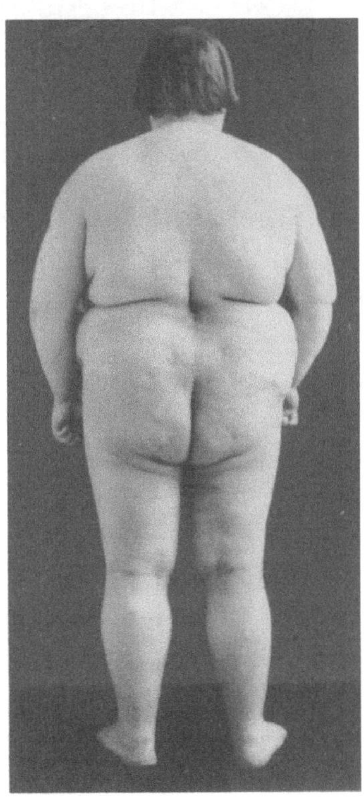

Abb. 15.

Abb. 14 u. 15. Fall von extremster Fettsucht bei einem Tumor des Thalamus, der auch auf den Hypothalamus übergriff.

wie eine Reihe anderer Autoren bei Tumoren der Hirnbasis (suprasellare Craniopharyngeome, Gliome der Chiasmagegend, Medulloblastome des 3. Ventrikels), bei denen die Hypophyse vom Tumor unberührt blieb, sowohl Fettsucht wie das Bild der Dystrophia adiposogenitalis beobachten (s. Abb. 14 und 15). Häufig tritt die Fettsucht mit anderen vegetativen Störungen wie Polydipsie, Schlafsucht, psychischen Störungen usw. vergesellschaftet auf. Polyphagie kann die Fettsucht begleiten, doch haben manche dieser Kranken eher ein geringes Nahrungsbedürfnis. Es können aber auch histologisch gleichartige Tumoren der Infundibulargegend nicht mit Fettsucht, sondern im Gegenteil mit stärkster Abmagerung einhergehen (s. Abb. 16). Warum histologisch gleichartige Tumoren mit gleicher Lokalisation (Infundibularregion) bei dem einen Falle stärkste Fettsucht, bei dem anderen ausgesprochenste Magerkeit erzeugen, läßt sich zur Zeit nicht sagen. Zuerst beschrieben BAILEY und BREMER 1921 diese starke

Abmagerung bei krankhaften Prozessen im Hypothalamus unter dem Namen infundibuläre Kachexie. Als Beispiel hierfür möchte ich einen kleinen Jungen mit stärkster Abmagerung anführen, bei dem die Autopsie ein Medulloblastom

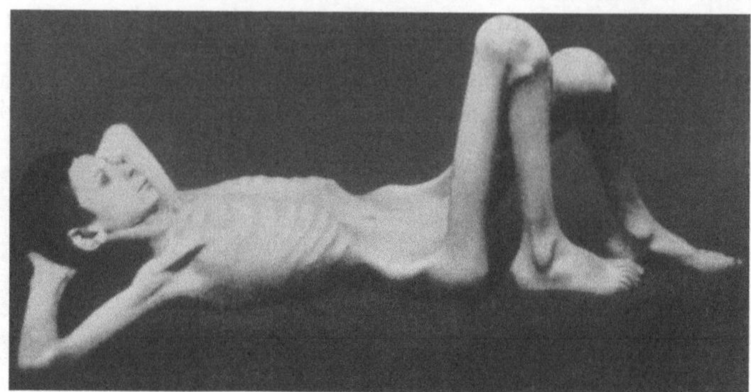

Abb. 16. Stärkste Abmagerung bei einem Gliom, das sich hauptsächlich auf das Tubergebiet erstreckte. Die Macies war mit einer leichten Polyurie vergesellschaftet. (Aus Cushing: Pituitary Body, Hypothalamus and Parasympathetic Nervous System. Charles Thomas 1932.)

des 3. Ventrikels ergab, das den Hypothalamus weitgehend zerstört hatte (s. Abb. 17). Die Tuberkerne und der Nucleus reuniens waren in den Tumormassen aufgegangen, die Zellen beider Nuclei supraoptici und paraventriculares,

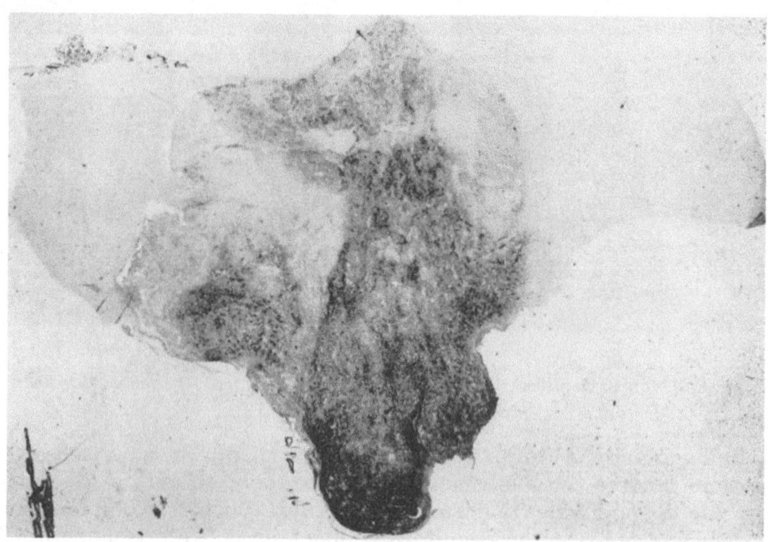

Abb. 17 zeigt ein Medulloblastom des 3. Ventrikels, das den 3. Ventrikel ausfüllt und den Boden des 3. Ventrikels weitgehend zerstört hat. Der Kranke litt an starker Abmagerung, leichter Polyurie und Polydipsie, Polyphagie und psychischen Störungen nach der manischen Seite (Nissl-Bild).

der Nuclei mamilloinfundibulares und des zentralen Höhlengraues ließen schwerste Veränderungen erkennen (starke Pyknose des Zellkerns, Homogenisierung des Protoplasmas, Inkrustation von Zellfortsätzen, ischämische Zellveränderungen usw.). Die Hypophyse erwies sich auch hier histologisch intakt. Die starke Abmagerung war in diesem Falle um so auffallender, weil der Kranke an einer ausgesprochenen Polyphagie litt. In seltenen Fällen können Schädelbasisfrakturen mit starker Fettsucht einhergehen. Kranke mit Hydrocephalus internus größeren Ausmaßes können sowohl das Bild hochgradiger Fettsucht wie stärkster Abmagerung bieten, was uns bei der starken Dehnung des Ventrikelbodens und der damit verbundenen Schädigung der Infundibulargegend nicht wundernehmen braucht. So beschreibt NAITO einen Fall von hochgradiger Fettsucht, bei dem die Autopsie einen Hydrocephalus internus mit Zerstörung des Tuber- und Infundibulargebietes aufdeckte. Die Fettablagerung bevorzugt bei der diencephalen Fettsucht im allgemeinen den Stamm, insbesondere das Abdomen. Im Anschluß an die Encephalitis epidemica wird, wenn der Krankheitsprozeß das Gebiet des Hypothalamus bevorzugt, nicht so selten Fettsucht beobachtet (PETTE, BARKMANN, BERTOLAIS, MAYER, NOBÉCOURT, CHIRAY und LA FOURCADE, LIVET, NETTER, FENDEL usw.). Auffallend sind auch die starken Gewichtszunahmen wie Abmagerungen, die im Verlaufe der Paralyse auftreten.

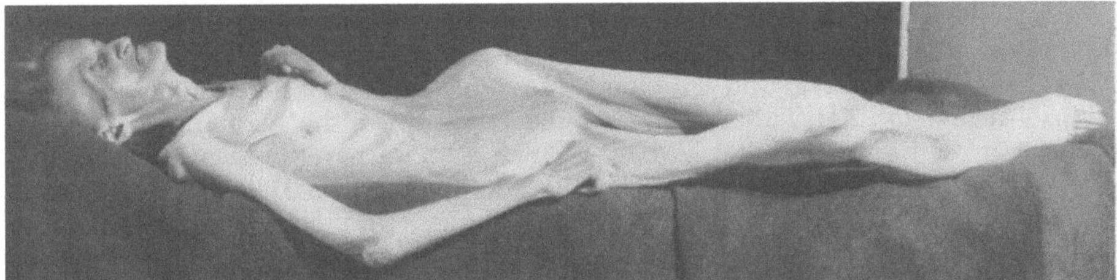

Abb. 18. Stärkste Abmagerung bei Arteriosklerose des Gehirns, in Sonderheit des Hypothalamus.

Wie aus den histologischen Untersuchungen hervorgeht, zieht dann der aparlytische Krankheitsprozeß die Kerngebiete des Hypothalamus mit ein. Eine außerordentlich starke Abmagerung, die sich nicht allein durch die gestörte Nahrungsaufnahme erklären läßt, tritt häufig im Gefolge von Basalmeningitiden auf (tuberkulöse und luische Meningitis). Im Verlauf dieser Erkrankungen kommt es, wie bereits erwähnt, nicht selten zu Gefäßverschluß und sekundär zu Erbleichungen und Erweichungen in der Infundibularregion, in die wir auch auf Grund der Tierexperimente das Regulationsgebiet des Fettumsatzes verlegen (s. Abb. 10). Ausgesprochenste Kachexie bot eine Kranke mit arteriosklerotischer Muskelstarre, bei der der arteriosklerotische Prozeß auch auf die hypothalamischen Kerngebiete übergegriffen hatte (s. Abb. 18). Nach unseren eigenen Untersuchungsergebnissen erscheint es zur Zeit unberechtigt, ein bestimmtes Kernareal für die Störungen im Fettstoffwechsel verantwortlich zu machen, da in allen Fällen die Affektionen zu ausgedehnt waren.

Auf Grund der tierexperimentellen wie klinisch-anatomischen Ergebnisse steht es dagegen heute schon fest, daß wir im Gebiet des Hypothalamus ein für den Fettstoffwechsel wichtiges Regulationsgebiet zu suchen haben. Ob diese Zellgebiete die sekretorische Tätigkeit der Hypophyse anregen oder ob umgekehrt das Hypophyseninkret auf sie einwirkt, ist noch unentschieden. Auf alle Fälle besteht, wie auch aus den anatomischen Untersuchungen (CAJAL, GREVING, PINES) hervorgeht, zwischen den „vegetativen" Kerngebieten und der Hypophyse ein inniger Konnex, der die Bezeichnung „Zwischenhirnhypophysensystem" rechtfertigt.

Kurz sei in diesem Zusammenhang noch auf die interessanten tierexperimentellen Untersuchungen von GRAFE und GRÜNTHAL hingewiesen, die bei Hunden nach einseitiger Schädigung im hinteren Abschnitt des Hypothalamus (Injektion einer 10%igen $AgNO_3$-Lösung) eine Herabsetzung des respiratorischen Gaswechsels von 14—34% erzielen konnten, die wochenlang anhielt. Entsprechende

Untersuchungen wurden auch bei Kranken mit Hypothalamusprozessen durchgeführt, doch sind die Ergebnisse noch zu wenig gesichert, so daß auf sie nicht näher eingegangen wird.

6. Störungen im Eiweißstoffwechsel.

Einseitige Verletzungen einer größeren Zahl von Kerngebieten des vorderen und mittleren Hypothalamus beim Hunde scheinen nach den Untersuchungen von GRAFE auch Veränderungen im Eiweißstoffwechsel zur Folge zu haben. Sichere klinisch-anatomische Befunde beim Menschen stehen aber zur Zeit noch aus.

7. Störungen im Kohlehydrathaushalt.

Durch eine experimentelle Läsion im Gebiet des Hypothalamus konnten ASCHNER, CAMUS, GOURNEY und LE GRAND *Glykosurie* erzeugen. Die letzteren Autoren haben das Zwischenhirn ihrer Tiere, bei denen neben der Glykosurie eine Polyurie bestand, auch histologisch untersucht und eine Schädigung der Nuclei paraventriculares und Nuclei tuberis festgestellt. Sie machen für die Polyurie die Läsion der Tuberkerne, für die Glykosurie, die bis 6 Wochen nachweisbar gewesen sein soll, die Verletzung der Nuclei paraventriculares verantwortlich. Nach Chromsäureätzung des Tubergebietes sah DEWULF Glykosurie auftreten, die bis 3 Wochen andauerte. URECHIA und NITESCU wollen sogar nach Pankreasexstirpation reaktive Veränderungen an den Zellen des Nucleus mamilloinfundibularis beobachtet haben. Doch erscheint diesen Befunden gegenüber eine gewisse Vorsicht am Platze, da die NISSL-Struktur dieser Zellen schon normalerweise an retrograde Zellveränderung erinnert. So besteht die Möglichkeit, daß ein Untersucher bei nicht genauer Kenntnis der NISSL-Struktur unveränderte Zellen für pathologisch anspricht.

Glykosurie kommt im Verlauf von Tumoren im Gebiet des Hypothalamus nur äußerst selten vor. SHAPIRO sah bei einem cystischen Tumor an der Hirnbasis neben einer Polyurie eine Glykosurie. BYROM und DOROTHY RUSSEL beobachteten bei einer Ependymcyste des 3. Ventrikels einen Diabetes mellitus und wollen diesen auf eine Schädigung von hypothalamischen Zellgebieten zurückgeführt wissen. Wir konnten ebenso wie CUSHING Glykosurie fast nur bei eosinophilen Adenomen der Hypophyse feststellen. Vorübergehende Hyperglykämie sahen wir dagegen sowohl im Anschluß an operative Eingriffe in der Infundibulargegend wie, zwar etwas seltener, im Verlauf von Tumoren an der Hirnbasis, wobei die Hyperglykämie meist mit anderen vegetativen Störungen (Polyurie, Fettsucht, sexuelle Störungen) vergesellschaftet war. Bei entzündlichen Prozessen in der Infundibulargegend kann es gelegentlich neben anderen vegetativen Störungen zu einer Glykosurie kommen. MARINESCO und PAULIAN sahen bei einem Fall von Diabetes mellitus mit Acromegalie die Nuclei paraventriculares affiziert.

Naturgemäß hat man auch bei echtem Diabetes mellitus nach Veränderungen an den „vegetativen" Kerngebieten des Hypothalamus gesucht. Eine ganze Reihe von Autoren (NICULESCU und RAILEANU, URECHIA und NITESCU, INABA, MEDWEDEFF u. a.) glauben auch degenerative Veränderungen an den Zellen des Nucleus mamilloinfundibularis bei echtem Diabetes mellitus gefunden zu haben. Wie bereits erwähnt, ähneln aber die Zellen des Nucleus mamilloinfundibularis in ihrer NISSL-Struktur (feinstaubige NISSL-Granula im Zentrum, grobe unregelmäßige wie angefressen erscheinende NISSL-Schollen in der Zellperipherie, Randständigkeit des Zellkernes) weitgehend der primären Reizung, weshalb gesunde Zellexemplare sehr leicht als pathologisch verändert gedeutet werden können. In einer Arbeit zusammen mit BODECHTEL wurden die Ganglienzellveränderungen des Nucleus mamilloinfundibularis bei schweren Schädigungen des Hypothalamus aufgezeigt. Die in der Literatur bei Diabetes mellitus an den Ganglienzellen des Nucleus mamilloinfundibularis beschriebenen Veränderungen decken sich aber in keiner Weise mit den von uns gefundenen Ganglienzellveränderungen. Es erscheint uns daher die Annahme unbegründet, daß der echte Diabetes mellitus auf eine Erkrankung des Hypothalamus, in Sonderheit des Nucleus mamilloinfundibularis zurückzuführen ist.

8. Vasomotorische Störungen.

Reizung im caudalen Abschnitt des Hypothalamus hat, wie aus den klinischen Untersuchungen von KARPLUS und KREIDL und aus den neueren tierexperimentellen Beobachtungen von BEATTIE, BROW und LONG hervorgeht, Vasokonstriktion zur Folge. Umgekehrt will BEATTIE nach Reizung mit bipolarer Nadelelektrode in der Tubergegend, d. h. im oralen Abschnitt des Hypothalamus, eine Erweiterung der Ohrgefäße erzielt haben. Nach ihm sollen sich daher im Hypo thalamus ein oral gelegenes vasokonstriktorisches und ein caudales vasodilatatorisches Zentrum abgrenzen lassen.

Für eine Beeinflussung der Vasomotoren vom Hypothalamus aus sprechen auch klinische und klinisch-anatomische Beobachtungen. So geht das Manipulieren am Hypothalamus bei operativen Eingriffen am Menschen nicht so selten mit vasodilatatorischen Erscheinungen einher (O. FOERSTER). Nach intraventrikulärer Injektion von Piutrin oder Pilocarpin beobachtete CUSHING unter anderem stärkste Vasodilatation, die aber unterblieb, wenn der Hypothalamus durch einen Tumor oder durch Druck zerstört war, was CUSHING veranlaßte, das für diesen Effekt verantwortliche Gebiet im Hypothalamus zu suchen. BOGAERT beobachtete bei einem ausgedehnten Adamantinom im Tubergebiet, das den 3. Ventrikel ausfüllte und die Thalami verdrängte, eine Dystrophia adiposogenitalis mit Blutzuckererhöhung und vasodilatatorischen Anfällen im Gesicht. Ausgesprochene vasodilatatorische Anfälle, wobei die Kranke am ganzen Körper krebsrot wurde, sahen wir bei der bereits früher erwähnten Patientin mit dem suprasellaren cystischen Craniopharyngeom, welches den Hypothalamus zerstört und mit seiner Cyste den 3. Ventrikel und auch den Anfangsteil des Aquäduktes erweitert hatte (s. Abb. 5 und 6). Bei einem Patienten mit einem Tumor des 3. Ventrikels beobachtete PENFIELD Anfälle, die mit Unruhe, Blutdrucksteigerung und Vasodilatation der Haut begannen, auf welche dann Tränensekretion, Schweißausbruch, Speichelsekretion, Erweiterung der Pupillen und Vortreten der Bulbi sowieBeschleunigung des Herzschlages und verlangsamte Respiration folgten. Diese Anfälle wurden von PENFIELD als „diencephalic autonomic epilepsie" bezeichnet.

Für die Annahme, daß im Hypothalamus oral ein Vasodilatatoren- und caudal ein Vasokonstriktorenzentrum gelegen ist, konnte die klinisch-anatomische Forschung bisher keine sicheren Anhaltspunkte erbringen.

KARPLUS und KREIDL stellten des weiteren fest, daß elektrische Reize im Hypothalamus neben der Vasokonstriktion auch Blutdrucksteigerung zur Folge haben. Desgleichen konnte PENFIELD bei der „diencephalic autonomic epilepsie" Blutdrucksteigerung nachweisen. O. FOERSTER sah dagegen bei operativen Eingriffen im Gebiet des Hypothalamus weder deutliche Blutdruckerhöhung noch Senkung. In der Literatur der Symptomatologie des Hypothalamus findet man in seltenen Fällen auffallend niedrigen Blutdruck vermerkt.

9. Störungen in der Schweißsekretion.

KARPLUS und KREIDL erzielten bei ihren Reizversuchen im caudalen Abschnitt des Hypothalamus profuse Schweiße an allen 4 Pfoten der Katze. Sie verlegten daher in diese Gegend eine Zentralstelle, von welcher aus die Schweißsekretion des Körpers reguliert wird. Karplus weist in einer Arbeit eigens darauf hin, daß es sich bei dieser Stelle nicht um den medialen und oralen Anteil des Corpus subthalamicum handle, wie dies häufig in der Literatur behauptet wird.

Klinisch-anatomische Untersuchungen bestätigen diese tierexperimentellen Ergebnisse. So erwähnt Böwing einen Fall von einem Erweichungsherd im Thalamus und Corpus subthalamicum, bei dem auf der gelähmten kontralateralen Körperseite eine starke Hyperhidrosis bestand. L. Guttmann führt einen Fall von Tumor des 3. Ventrikels an, der auf die Thalami und die ganze Regio hypothalamica übergegriffen hatte. Bei diesem Kranken konnte er eine extreme Hyperhidrosis des ganzen Gesichtes feststellen. Das Gegenteil, ausgesprochenste Hypohidrosis des ganzen Körpers mit Ausnahme der Stirngegend hatten wir Gelegenheit an einer Kranken mit einem suprasellaren Craniopharyngeom zu beobachten. (Neurologische Abteilung des Wenzel-Hancke-Krankenhauses.) Eine andere, bereits öfter erwähnte Kranke mit dem suprasellaren Craniopharyngeom, das den Hypothalamus fast vollkommen zerstört hatte und mit einer großen Cyste den 3. Ventrikel und den Anfangsteil des Aquäduktes erweiterte, litt neben einer ausgesprochenen Schlafsucht an vasodilatatorischen Anfällen, die von stärksten Schweißausbrüchen gefolgt waren (s. Abb. 5 und 6).

Wenn man auch auf Grund der tierexperimentellen und klinisch-anatomischen Untersuchungen annehmen muß, daß wir im Hypothalamus eine Zentralstelle für die Schweißregulation zu suchen haben, so läßt sich aus den klinisch-anatomischen Untersuchungen wegen der großen Ausdehnung der Geschwülste eine genauere Lokalisation auf ein bestimmtes Zellareal nicht durchführen. Es erscheint aber aus cytologischen Gründen sehr unwahrscheinlich, daß wir dieses Schweißzentrum in den medialen und oralen Abschnitt des Corpus subthalamicum zu verlegen haben, denn das Corpus subthalamicum baut sich in seiner ganzen Ausdehnung aus den gleichen Zellen auf und dürfte dem extrapyramidalmotorischen System zuzurechnen sein. In gleicher Weise hat sich bereits Karplus geäußert, der besonders darauf hinweist, daß er für seinen vegetativen Reizeffekt nicht den medialen und oralen Anteil des Corpus subthalamicum in Anspruch nimmt.

10. Störungen in der Tränen-, Speichel- und Schleimdrüsensekretion.

Außer den bereits angeführten Reizeffekten sahen Karplus und Kreidl nach Reizung im caudalen Gebiet des Hypothalamus vermehrte Sekretion der Tränen-, Speichel- und Schleimdrüsen.

Extremsten Speichelfluß und stärkste Tränensekretion beobachtete Cushing nach intraventrikulärer Verabreichung von Pituitrin oder Pilocarpin. Ebenso gehören sowohl der Speichelfluß wie die Tränensekretion zu dem Bilde der „diencephalic autonomic epilepsie“ Penfields. Bei operativen Eingriffen in der Regio hypothalamica sah O. Foerster des öfteren stärksten Speichelfluß und Tränensekretion auftreten.

Bei einem Gliosarkom des rechten Thalamus opticus mit Übergreifen auf die Wand des 3. Ventrikels beobachtete Rabinowitsch eine auffallende Talgsekretion des Gesichtes. Pette konnte bei dem bereits erwähnten Falle von Schlafsucht, bei welchem die Autopsie einen graugelblichen Herd in der Hirnschenkelhaube ergab, auch Speichelfuß, Fettglanz des Gesichtes und Hyperhidrosis des ganzen Körpers feststellen. Von lokalisatorischem Interesse sind in diesem Zusammenhang der bei den Folgezuständen der Encephalitis epidemica vorkommende Speichelfluß sowie das Salbengesicht, da sich der akute encephalitische Prozeß besonders in den ventrikelnahen Kerngebieten abspielt, wenn sich auch in den Spätstadien der Encephalitis epidemica an den sog. vegetativen Kerngruppen des Zwischenhirns meist keine einwandfreien Zellveränderungen nachweisen lassen.

11. Oculopupilläre Störungen.

Durch die faradische Reizung im Gebiet des Hypothalamus konnten KARPLUS und KREIDL bei Katzen, Hunden und Affen beiderseitige maximale Pupillenerweiterung, Aufreißen der Lidspalte und Zurückziehen der Nickhaut hervorrufen. Nach Abtragung der Hirnrinde und der Stammganglien bis auf ein haselnußgroßes Stück Zwischenhirn bestand der geschilderte Reizeffekt fort, was beweist, das nicht durch Reizung von Bahnen, die der Hirnrinde oder den Stammganglien entstammen, die Innervationseffekte am Auge ausgelöst werden, sondern durch Reizung eines am Boden des Zwischenhirns gelegenen oculopupillären Zentrums. RANSON, INGRAN und HANNATT konnten mit Hilfe des HORSLEY-CLARKEschen Instrumentes und einer bipolaren Nadelelektrode von den verschiedensten Stellen des Hypothalamus eine Pupillenerweiterung hervorrufen. Die Pupillenerweiterung ist somit auch nicht an die Reizung im medialen und oralen Abschnitt des Corpus subthalamicum gebunden. Außerdem haben umschriebene Zerstörungen in der Regio hypothalamica nach SCHROTTENBACH eine dauernde sympathische Lähmung am gleichseitigen Auge zur Folge.

Diesen tierexperimentellen Beobachtungen entsprechend läßt sich in seltenen Fällen bei Hypothalamustumoren, wenn der Tumor auf den hinteren Abschnitt des Hypothalamus übergreift, eine Erweiterung der Pupillen nachweisen. Interessant ist in diesem Zusammenhang die bereits mehrmals erwähnte Patientin mit dem cystischen Craniopharyngeom, das neben dem 3. Ventrikel auch den Anfangsteil des Aquäduktes erweitert hatte (Abb. 7). Bei dieser Kranken waren die vasodilatatorischen Anfälle von einer extremen Erweiterung der Pupillen begleitet, die nach dem Sistieren des Anfalles rasch wieder zurückging. In diesem Falle dürfte wohl die Pupillenerweiterung durch Reizung eines im Hypothalamus gelegenen Dilatatorenzentrum bedingt gewesen sein. In gleicher Weise konnte PENFIELD bei seiner „diencephalic autonomic epilepsie", wie bereits erwähnt, Erweiterung der Pupillen und Vortreten beider Bulbi feststellen.

12. Störungen der Blasen- und Magendarmfunktion.

LICHTENSTERN sowie KARPLUS und KREIDL gelang es, durch elektrische Reizung in der Regio hypothalamica eine Blasenkontraktion auszulösen. Einen teils hemmenden, teils fördernden Einfluß des Zwischenhirns auf die Motilität des Magendarmkanals nehmen auf Grund ihrer Beobachtungen OTT, ECKARDT, BECHTEREW und MISLOWSKI an. HESS bekam auf Reizung im Hypothalamus Urin- und Kotabgang und ASCHNER sah nach Reizung des Bodens des 3. Ventrikels Kontraktion des schwangeren Uterus und des Mastdarms.

Intraventrikuläre Verabreichung von Pituitrin hat nach CUSHING beim Menschen eine Zunahme der Magenmotilität, eine Hypertonie und Hypersekretion des Magendarmes zur Folge. Bei operativen Eingriffen in der Regio hypothalamica kommt es nicht so selten zur Blasenkontraktion und Zunahme der Darmperistaltik (O. FOERSTER).

13. Veränderungen an der Magendarmschleimhaut.

Bereits M. SCHIFF, ein Schüler MAGENDIES, sah nach einseitiger Läsion im Gebiet des Thalamus und der Hirnschenkel bei Hunden und Kaninchen einige Tage nach der Operation Erweichungen und Perforationen der Magenwand auftreten. MOGILNITZKY und BURDENKO erzielten nach Reizung oder Zerstörung der vegetativen Zentren des Zwischenhirns besonders in Nähe des

Corpus Luysii und nach Stichverletzungen in die lateralen Gebiete des Hypothalamus im Magen und Duodenum nicht nur hämorrhagische Erosionen und Perforationen, sondern sogar chronische Ulcera. Neuerdings isolierte KELLER bei Katzen den Hypothalamus. Zunächst waren die Tiere in jeder Hinsicht normal, erst einige Tage nach der Operation verweigerten sie die Nahrung und starben 4—10 Tage nach der Operation. Bei der Autopsie ließen sich hämorrhagische Erosionen und perforierende Ulcera in der Magenwand nachweisen.

Mit diesen tierexperimentellen Ergebnissen stimmen die klinisch-anatomischen Beobachtungen von MOGILNITZKY, BURDENKO und KORST überein, die bei Tumoren des Zwischen- und Mittelhirns sowohl Magen- wie Duodenalulcera feststellen konnten. CUSHING bestätigte an Hand eines größeren Materials die Angaben der genannten Autoren und sah außerdem nach intrakraniellen Operationen zuweilen multiple Erosionen und akute Perforationen des Magens, Duodenums und Oesophagus auftreten. BLACKFAN stellte bei 4 Kindern, die an einer Perforation des Oesophagus gestorben waren, Gehirnveränderungen fest, und zwar in einem der Fälle einen Hydrocephalus internus occlusus und in den 3 anderen eine Meningitis. Wir konnten bei unseren Fällen von Tumoren des Hirnstammes, trotzdem wir eigens unser Augenmerk auf Magen und Darm richteten, keine entsprechenden Befunde erheben. Weitere klinisch-anatomische Beobachtungen, sowie tierexperimentelle Untersuchungen werden die zwar sehr interessanten, aber zum Teil nicht genügend fundierten Untersuchungsergebnisse erhärten müssen, da sehr mit der Möglichkeit gerechnet werden muß, daß die hämorrhagischen Erosionen und Schleimhautblutungen sowie die Magenperforationen wenigstens zum Teil agonal, vielleicht sogar postmortal entstanden sind.

14. Beeinflussung von Respiration und Herztätigkeit.

RANSON und MAGOUN erzielten mit Hilfe des HORSLEY-CLARKEschen Instrumentes und einer bipolaren Nadelelektrode während der elektrischen Reizung im Gebiete des Hypothalamus bei Katzen eine Beschleunigung der Atmung von 20—30 auf 90—100 Inspirationen. PENFIELD beobachtet bei seinen diencephalic autonomic Anfällen umgekehrt eine auffallend langsame Respiration. Durch Reizung der Regio hypothalamica konnten BEATTIE, BROWN und LONG ventrikuläre Extrasystolen erzeugen, die nach Durchschneidung des Vagus bestehen blieben, nach Exstirpation des Ganglion stellatums dagegen sofort verschwanden. Ob diese tierexperimentellen Beobachtungen noch eine größere Bedeutung für die Klinik erreichen, bleibt gegenwärtig noch abzuwarten; doch wird man in Zukunft bei krankhaften Prozessen und operativen Eingriffen in der Regio hypothalamica auch der Atmung und Herztätigkeit seine besondere Aufmerksamkeit widmen müssen.

15. Störungen in der Blutzusammensetzung.

Nach Ventrikulographie sowie bei Tumoren des 3. Ventrikels wird von einigen Autoren Leukocytose mit Linksverschiebung beschrieben und als vegetatives Zwischenhirnsymptom gewertet. Ebenso schuldigt man für die Polyglobulie Veränderungen an den vegetativen Kernen des Hypothalamus an. Auf Grund eigener Erfahrungen können diese Beobachtungen nicht bestätigt werden und man gewinnt auch beim Lesen der einschlägigen Arbeiten den Eindruck, daß die betreffenden Autoren in ihrem Lokalisationsbestreben doch etwas zu weit gegangen sind. Die gleiche Vorsicht muß man den Veränderungen im Hypothalamus entgegenbringen, die bei essentieller Hypertonie angeführt wurden. Dagegen erscheinen abnorme Pigmentationen und Ödeme der Haut in gewisser Beziehung zu Prozessen im Hypothalamus zu stehen, denn sie werden verhältnismäßig häufig bei den verschiedensten Tumoren im Hypothalamusgebiet beobachtet.

16. Wachstumsstörungen.

Eine auffallende Wachstumshemmung sah Mahoney bei jungen Hunden nach Verschluß des Hypophysenstiels durch einen Silberclip innerhalb von 5 Monaten sich entwickeln, obwohl die Autopsie eine entsprechende Menge Hypophysenvorderlappengewebe ergab. Der Autor selbst führt die Wachstumsstörung auf eine Schädigung des Tubergebietes zurück, die sich bei dem angeführten Eingriff nicht vermeiden läßt, da beim Hunde der Hypophysenstiel sehr kurz ist und eine direkte Fortsetzung des 3. Ventrikels darstellt.

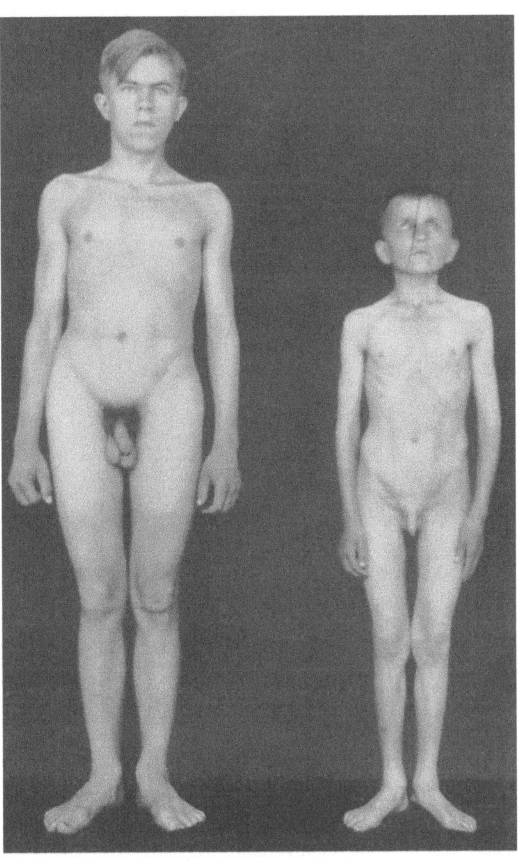

Abb. 19. Wachstumsstörung bei einem suprasellaren Craniopharyngeom. Die Hypophyse war nicht verändert. a) Normaler gleichaltriger Knabe. b) Der Kranke mit dem suprasellaren Craniophayngeom im Wachstum stark zurückgeblieben.

Bei einem Falle von Astrocytom des Tubergebietes beobachtete Borggi Achondroplasie mit Zwergwuchs, Polyurie und Krämpfe. Der Autor führt die Wachstumsstörung auf Veränderungen im Hypothalamus zurück, da er an den Drüsen innerer Sekretion keinerlei pathologischen Befund erheben konnte. Wir sahen bei einem Jungen mit einem suprasellaren Craniopharyngeom, das den Hypothalamus weitgehend befallen hatte, starke Wachstumshemmung, Genitalatrophie und Abmagerung trotz Polyphagie. (s. Abb. 19 und 20). Bei der histologischen Untersuchung erwies sich dann die Hypophyse frei von krankhaften Veränderungen. Die beiden Fälle mögen als Beispiel dafür dienen, daß in seltenen Fällen eine Wachstumshemmung auch bei Veränderungen im Hypothalamus, und zwar bei intakter Hypophyse vorkommen kann, was früher schon Roussy behauptet hat.

17. Störungen in der Genitalentwicklung.

Nach P. E. Smith zählt die Genitalatrophie zu den charakteristischen Tubersymptomen der Ratte.

Bei Geschwülsten im Bereiche des Hypothalamus wird sowohl Genitalatrophie wie sexuelle Frühreife beschrieben. Die Genitalatrophie kommt meist mit Fettsucht gepaart als Dystrophia adiposogenitalis vor, wie dies bereits in einem früheren Abschnitt dargelegt wurde, doch wird in seltenen Fällen bei Hypothalamustumoren auch Genitalatrophie ohne Fettsucht beobachtet. Gliome in Gegend der Corpora mamillaria sollen aber auch das Bild der sexuellen Frühreife machen (HEUYER, LHERMITTE, DE MARTEL und CL. VOGT). Ebenso kann im Anschluß an die Encephalitis epidemica das Bild der sexuellen Frühreife auftreten (JOHN, WIMMER, WESTPHAL, STERN, APPERT).

18. Epileptiforme Anfälle.

In Kürze sei auf die Anfälle von tetanischer Streckstarre aller vier Extremitäten, des Kopfes und Rumpfes hingewiesen, die O. FOERSTER, bei Ventrikelblutungen und Ventrikelmeningitis sowie nach zu ausgiebiger Ventrikelentleerung durch Punktion beobachten konnte. Diese Anfälle stellen nach

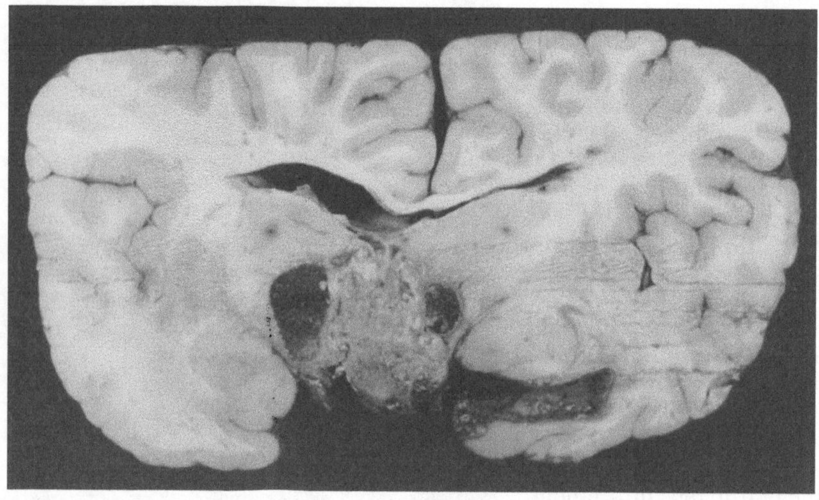

Abb. 20. Frontalschnitt durch das Gehirn des betreffenden Kranken kurz hinter dem Chiasma opticum. Das große Craniopharyngeom dringt von der Basis her gegen das Gehirn vor, hat den Ventrikelboden zerstört, die Ventrikelwände auseinandergedrängt und füllt den 3. Ventrikel aus.

O. FOERSTER typische Krampfentladungen subcorticaler Stationen dar. (Näheres s. Epilepsie.)

Auf die vegetativen Störungen, die fast regelmäßig mit dem epileptischen Anfall einhergehen, nämlich Pupillenstörungen, Blässe und Cyanose des Gesichtes, Speichelfluß, Schweißausbruch, Bewußtlosigkeit, Samen-, Harn- und Kotabgang, postepileptische Fieber- und Schlafzustände hat besonders L. R. MÜLLER hingewiesen. Da die für diese vegetativen Störungen verantwortlichen Zellgebiete im Zwischenhirn zu suchen sind, nimmt L. R. MÜLLER an, daß für die Krampfanfälle eine plötzlich einsetzende Hypersekretion des Plexus chorioideus verantwortlich zu machen sei, die dann zu einem Überdruck im Inneren des 3. Ventrikels, zur Dehnung der Ventrikelwandungen und so zur Reizung der in den Ventrikelwandungen gelegenen vegetativen Zentren führen soll. Auf diese Weise ließen sich seiner Anschauung nach sowohl die Bewußtlosigkeit wie die übrigen vegetativen Störungen des epileptischen Anfalles zwanglos erklären. Leider lassen sich aber an Epileptikergehirnen keine sicheren histologischen Veränderungen an den sog. vegetativen Kernen des Zwischenhirns nachweisen, so daß diese Theorie noch der entsprechenden Grundlagen entbehrt (s. Abschnitt Epilepsie).

Eine gewisse lokalisatorische Bedeutung für Krankheitsprozesse im Hypothalamus kommt schließlich noch dem plötzlichen Tod infolge akuter Atemlähmung zu, der bei im Hypothalamus sich abspielenden Prozessen relativ häufig festzustellen ist.

19. Schlußbetrachtung.

Wenn man sich am Ende dieser Darstellung nochmals die lange Symptomenreihe der Hypothalamuserkrankungen vergegenwärtigt und sie mit den Symptomen einer eigenen Beobachtung vergleicht, so wird man vielleicht verwundert sein, daß sich bei dem selbst beobachteten Kranken nur wenige vegetative Symptome nachweisen lassen oder solche sogar ganz fehlen. Naturgemäß erhebt sich die Frage, wie erklärt sich dieser Widerspruch. Man muß sich dabei vor Augen halten, daß die vegetativen Zentren des Zwischenhirns übergeordnete Zentren darstellen, deren Funktion von entsprechenden untergeordneten Zentren im Mittelhirn, in der Medulla oblongata und vielleicht auch im Rückenmarke übernommen werden können. Wesentlich für die vollkommene Funktionsübernahme durch tiefere Zentren ist das Tempo des Prozesses und das Alter des Kranken; so können bei langsam verlaufenden Prozessen des Hypothalamus zuweilen vegetative Symptome ganz vermißt werden, während sie bei rasch fortschreitenden Prozessen in der gleichen Gegend deutlich in Erscheinung treten. Von großer Bedeutung ist eine genaue Anamnese, da öfters ein Symptom (Polyurie, Polydipsie, Schlafsucht u. a.) nur eine kürzere Zeitspanne vorhanden ist und zur Zeit der Untersuchung bereits wieder ausgeglichen sein kann.

Auffallend ist die Beobachtung, daß eine kleine, eng umschriebene Schädigung im Hypothalamus vegetative Symptome machen kann, während größere Tumoren, die fast den ganzen Hypothalamus zerstört haben, symptomenlos verlaufen (CUSHING). Anscheinend spielt aber hierbei auch das rasche Einsetzen der Veränderungen eine gewisse Rolle.

Eine andere Tatsache gibt uns noch ein großes Rätsel auf, nämlich, daß ein histologisch gleich gebauter Tumor bei genau der gleichen Lokalisation im Hypothalamus bei dem einen Kranken eine Fettsucht, bei dem anderen Kranken eine Kachexie erzeugt.

Ein gewisser Gegensatz besteht in den Angaben hinsichtlich der Schleimhauterosionen, Magenblutungen und akuten Magenperforationen bei Prozessen bzw. operativen Eingriffen im Gebiet des Hypothalamus. Ein Teil der Autoren (BURDENKO, MOGILNITZKY, CUSHING, KELLER, FULTON und WATTS, BODECHTEL) konnten solche bei Prozessen des Hypothalamus feststellen, während wir selbst solche vermißten. Möglicherweise ist für das Zustandekommen dieser Läsionen außer einer Schädigung im Hypothalamus noch ein anderer uns vorläufig unbekannter Faktor wesentlich, was ja auch bei der Epilepsie der Fall ist. Nimmt man an, daß diese Schleimhautveränderungen über den Gefäßweg entstehen (FULTON und WATTS), so könnte bei den betreffenden Individuen bzw. Tieren eine gewisse Vasolabilität eine Rolle spielen.

Wenn so auch die Beurteilung mancher hypothalamischer Symptome große Schwierigkeiten macht, so ist doch eine zu große Skepsis keineswegs am Platze. Eine mit entsprechender Kritik arbeitende klinisch-anatomische und tierexperimentelle Forschung wird in den nächsten Jahren die so zahlreichen Beobachtungen auf ihre Stichhaltigkeit zu prüfen haben, und dabei wird möglicherweise die so große Zahl der Symptome eine gewisse Einschränkung erfahren. Am Schluß meiner Ausführungen möchte ich nur den Wunsch setzen, daß nicht die vielleicht etwas zu aktive Phase in der Hypothalamuslokalisation der letzten Jahre durch eine negativistische Einstellung abgelöst wird, sondern daß mit entsprechender Kritik und Ausdauer das begonnene Werk fortgesetzt und zu Ende geführt werden möge.

Literatur.

ADLER: Med. Klin. 1924 II, 1321. — AISENSTAT, MARK: Die Lage der Wärmezentren des Kaninchens und das Erkennen der Lage derselben durch äußere Merkmale. Arch. f. Anat. 1909, 475. — ARONSOHN, E.: Der Einfluß des Zuckerstichs auf die Temperatur des Körperinnern und insbesondere der Leber. Dtsch. med. Wschr. 1884 II. — Über den Ort der Wärmebildung und das durch Gehirnstich erzeugte Fieber. Virchows Arch. 169, 504 (1902). — Das Wesen des Fiebers. Dtsch. med. Wschr. 1902 I. — ARONSOHN u. SACHS: Ein Wärmezentrum im Großhirn. Dtsch. med. Wschr. 1884 II. — Beziehungen des Gehirns zur Körperwärme und zum Fieber. Arch. ges. Physiol 37, 232 (1885). — Pflügers Arch. 37 (1887). — ASCHNER, B.: Die Funktion der Hypophyse. Pflügers Arch. 146 (1912). — Wien. klin. Wschr. 1912 II, 1042. — Arch. Gynäk. 97, 200 f. (1912). — Berl. klin. Wschr. 1916 II. — Münch. med. Wschr. 1917 I, 81. — ATKINSON, F. R. B.: Akromegalie bei Individuen unter 15 Jahren. Brit. J. Childr. Dis. 28, 121—127 (1931). — AUERSPERG, A.: Das Verhalten der Kerne am Boden des 3. Ventrikels bei Hydrocephalus. Arb. neur. Inst. Wien 30, Nr 4, 1, 2 (1927).

BABINSKI u. LEHMANN: Zur Funktion des Corpus striatum. Arch. f. path. Anat. 106, 258 (1886). — Endokrinol. 5, 761 (1921). — BAILEY, PERCIVAL: Intracranial Tumors. Baltimore-Maryland: Charles C. Thomas, Springfeld, Ilinois 1933. — BAILEY, P. u. F. BREMER: Experimental Diabetes Insipidus. Arch. int. Med. 28, 773 (1921). — BARBOUR, H. G.: Die Wirkung unmittelbarer Erwärmung und Abkühlung der Wärmezentra. Arch. f. exper. Path. 70 (1912). — BARD, PHILIP: Amer. J. Physiol. 84, 490 (1928). — Emotion: I. The Neuro-Humoral Basis of Emotional Reactions. Hand-Book of General Experimental Psychology. Worcester: Mass. Clark. Press. 1934, 264—311. — On emotional Expression after decortication with some remarks on certain theoretical views, Part. I. Psychologic. Rev. 41, Nr 4 (1934, Juli). — On emotional Expression after decortication with some remarks on certain theoretical views. Psychologic. Rev. 41, Nr 5 (1934, Sept.). — BARTELS: Über Plattengeschwülste der Hypophysengegend. Z. Augenheilk. 16 (1906) — BAZETT, H. C., B. J. ALPERS and W. H. ERB: Hypothalamus and Temperature control. Reprinted with additions, from the Arch. of Neur. 30, 728—748 (1933, Okt.). — BAZETT, H. C. and W. G. PENFIELD: A study of the Sherrington decerebrate animal in the chronic as well as the acue condition. Brain 45, 185 (1922). — BEATTIE, J.: Hypothalamic Mechanisms. Canad. med. Assoc. J. 26, 400—405 (1932). — BEATTIE, BROW and LONG: The vegetative Nervous System. Chapter XI. Baltimore: Williams and Wilkins 1930. — Proc. roy. Soc. B. 106, 253 (1930). — BECHTEREW: Über den Zustand der Körpertemperatur bei einigen Formen von Geisteskrankheiten. Arch. f. Psychiatr. 13, 483 1882). — BEHNSEN, G.: Über die Farbstoffspeicherung im Zentralnervensystem der weißen Maus in verschiedenen Alterszuständen. Z. Zellforsch. 4, 515 (1927). — BERBLINGER, W.: Pathologie und pathologische Morphologie der Hypophyse des Menschen. Handbuch der inneren Sekretion, herausgeg. von MAX HIRSCH, Bd. I. Leipzig: Kurt Kabitzsch 1932. — Die Hypophysenkrankheiten. Ein Beitrag zu der Lehre von der Hypophysenfunktion. Med. Klin. 1933 I, 831—836. — BERGER-ERDHEIM: Hypophysengeschwülste und Hirncholesteatome. Sitzgsber. kgl. Akad. Wiss. 113, 537 (1904). — BERGREN u. MOBERG: Acta psychiatr. (København.) 1929. — BERNARD, R.: Encephalite léthargique avec polyurie extrème. Bull. Soc. méd. Hôp. Paris 38, 553 (1922). — BERNSTEIN, S.: Gaswechseluntersuchungen bei einem Falle von Hypophysengangtumor. Z. exper. Med. 1, 105 (1914). — BESOLD, G.: Über 2 Fälle von Gehirntumoren (Hämangiosarkom oder sog. Peritheliom) in der Gegend des 3. Ventrikels bei zwei Geschwistern. Dtsch. Z. Nervenheilk. 8, 49 (1896). — BEUTLER, A.: Über Ependymcysten im 3. Ventrikel als Todesursache. Virchows Arch. 232 (1920). — BLOCH, ERNST u. OSKAR HILSNIK: Diabetes insipidus. Z. klin. Med. 106, 100 (1927). — BODECHTEL, G.: Über Blutbrechen bei organischen Nervenkrankheiten. Z. Neurol. 177, H. 3, 268 (1935). — BODECHTEL, G. u. O. GAGEL: Die Histopathologie der „vegetativen" Kerne des menschlichen Zwischenhirns am Beispiel der tuberkulösen Meningitis und Polioencephalitis. Z. Neur. 132, H. 5 (1931). — BOGAERT, LUDO VAN: Recherches sur le métabolisme de base dans des syndromes infundibulaires. C. r. Soc. Biol. Paris 97, 751 (1927). — Étude d'un syndrome infundibulaire dont les crises de narcolepsie périodique s'accompagnent d'hypothermie d'oligurie relative et d'un syndrome vagotonique d'origine centrale. Ann. Méd. 26, 145 (1929). — BONILLA, E.: Ein Fall von hypophysärem Infantilismus. An. Med. int. (span.) 1, 695—704 (1932). — BOSIO, PAOLO: Klinischer Beitrag zum Studium der Hypertrophien. Clin. ed Igiene infant. 6, 219—232 (1931). — BREGMANN u. STEINHAUS: Zur Kenntnis der Geschwülste der Hypophyse und Hypophysengegend. Virchows Arch. 188, 210 (1907). — BRIAND, M. et H. BERQUIER: Encéphalite grave compliquée de diabète insipide. Soc. méd. Hôp. p. 769, 4. Juni 1920. — BRUMAN, F.: Arch. ges. Physiol. 222, 142 (1929). — BÜCHLER, PAUL: Hypophyse und Zwischenhirn. Z. Neur. 80, H. 3/4 (1922). — BÜRGER-PRINZ, Über das Zwischenhirnsyndrom und das Problem des Schlafes. Mschr. Psychiatr. **85**, 304—321 (1933). — BURDENKO, N. u. B. MOGILNITZKY: Zur Pathogenese einiger Formen des runden Magendarmgeschwürs. Z. Neur. **103**, H. 1/2, 42. — BUSCHKE, A. u. H. OLLENDORF: Über den Zusammenhang des Pemphigus vulgaris mit Veränderungen im Nervensystem (anatomische Veränderungen im Zwischenhirn). Dermat. Wschr. **1925 II**, 1591. — BUSIK, M. S. u. D. M. MITNITZKY: Über die Hungerempfindung bei pathologischen Zuständen des Gehirns. Arch. f. Psychiatr. **80**, 643 (1927). — BYCHOWSKI: Revue neur. **34** (1927).

CAMANER, AMONDO F. u. GREGORIO MORTOLA: Beitrag zum Studium des tuberoinfundibulohypophysären Symptombildes. FRÖHLICHs adiposo-genitalis Syndrom mit Gigantismus, Feminismus, Störung des Hunger- und Durstgefühls usw. durch Ependymoblastom des 3. Ventrikels und des Aquaeductus Sylvii. Prensa méd. argent. **17**, 1475—1501 (1931). — CAMUS, JEAN et J. J. GOURNAY: Lésions nerveuses et Diabète sucre. Paris méd. **13**, No 40, 267, 268 (1923). — Experimental Diabetes Mellitus. C. r. Acad. Sci. **177**, 146—148 (1933). — Diabète sucre par lésion nerveuse. Presse méd. **33**, No 16, 249—252 (1925). — CAMUS et G. ROUSSY: Polyurie et polydipsie par lésions nerveuses expérimentales. Soc. Biol., Jan. 1914. — Le diabète insipide, son origine infundibulotubérienne. J. Méd. franç. **11**, 332 (1922). — CAMUS, JEAN, G. ROUSSY et A. LE GRAND: Un cas de diabète insipide par lésion de l'infundibulum. C. r. Soc. Biol. Paris **86**, 719 (1922). — CF. CANNON, W. B.: Neural Organisation for Emotional Expressions, in Feelings and Emotions, Clark University Publications, Chap. 22, p. 257. Worcester: Mass 1928. — CALONZI: Cystische Tumoren des 3. Ventrikels. Policlinico, sez. med. **1908**, 130. — CATE, J. TEN: Zur Frage der Entstehung des Schlafes beim Menschen. Z. Neur. **122**, H. 1/2, 175 (1929). — Z. Neur. **122**. — CHAVIGNY, P.: Diabetes und Diabetes insipidus nach Trauma. 15. Congr. Méd. lég. Langue franç. Paris, 26.—28. Juni 1929. Ann. Méd. lég. etc. **11**, 66, 67 (1931). — CHIKAZO, INABA, OSAKA (Japan): Über Veränderungen im Gehirn bei schwerem Diabetes mellitus. Arb. neur. Inst. Wien. **29**, H. 3/4 (1927). — CLAPARÈDE, ED.: Esquisse d'une théorie biologique du sommeil. Arch. de Psychol. **4** (1905). — CLAUDE, H. et H. SCHAEFFER: Tumeur du III. ventricule avec compression de l'hypophyse et sans syndrôme infundibulaire. Neur. Zbl. **25**, 561. — Tumeurs du troisième ventricule avec compr. hypophys. et sans syndrome infundibulaire. Revue neur. **37**, 25 (1921). — COLLIN, REMY: Les relations histologiques de l'hypophyse et des centres diencephaliques. Rev. franç. Endocrin. **3**, 277 (1925). — Sur les relations fonctionelles entre la glandc pituitaire et le centre tubérien. Ann. Méd. **18** (1925). — CUEL, J.: Tumeur de l'hypophyse à symptomatologie mentale. Revue neur. **1**, 564 (1924). — CURSCHMANN, HANS: Über postpartuale Magersucht. Mschr. Geburtsh. **86**, 253—259 (1930). — CUSHING, HARVEY: On neurohypophysial mechanismus from a clinical standpoint. The Lister memorial lecture. Lancet **1930 I**, 119, 175. — Peptic ulcers and the interbrain. Surgery, Gynec. and Obstetr. (1932, Juli). — Pituitary Body, Hypothalamus and Parasympathetic Nervous System. Baltimore: Charles C. Thomas 1932. — „Dispuitiarismus" nach 20 Jahren. Mit spezieller Berücksichtigung der hypophysären Adenome. Arch. int. Med. **51**, 487—557 (1933).

DEMOLE: Arch. f. exper. Path. **1927**. — DRESEL, K.: Fettstoffwechsel. Spezielle Pathologie und Therapie innerer Krankheiten, Bd. 10. 1922. — DRESEL u. LEVY: Die cerebralen Veränderungen bei Diabetes mellitus und die Pathophysiologie der Zuckerregulation. Berl. klin. Wschr. **1921 II**. — DUSSER DE BARENNE, J. G. u. O. SAGER: Über die sensiblen Funktionen des Thalamus opticus der Katze, untersucht mit der Methode der örtlichen Strychninvergiftung. Allgemeine Symptomatologie und funktionelle Lokalisation. Z. Neur. **1931**, **1933**, 231—272.

Cf. EARES, E. C. and M. M. CROLL: The Pituitary and Hypothalamic Region in Chronic Epidemic Encephalitis. Brain **53**, 56 (1930). — ECONOMO, v.: Neueres über die Anatomie und Physiologie des Mittelhirns, Zwischenhirns und der Stammganglien. Fortbildgskurse Wien. med. Fak. **1924**, H. 7. — Über den Schlaf. Vortr. Ges. Ärzte Wien 1925. — Handbuch der normalen und pathologischen Physiologie, herausgeg. von BETHE usw., Bd. 17. — EHRSTRÖM, ROBERT: Dystrophia adiposo-genitalis, Diabetes mellitus und Albuminurie. (Beitrag zur Diskussion über das eventuelle Vorkommen einer neurogenen Albuminurie.) Finska Läk.sällsk. Hdl. **73**, 325—334 (1931). — EBBECKE: Handbuch der normalen und pathologischen Physiologie, herausgeg. von BETHE usw., Bd. 17. — ERB: Über die Agoniesteigerung der Körperwärme bei Krankheiten des Zentralnervensystems. Dtsch. Arch. klin. Med. **1**, 174 (1866). — ERDHEIM: Sitzgsber. Akad. Wiss. Wien, Math.-naturwiss. Kl. III, **113**, 537 f. (1904). — ETIENNE, G. u. G. RICHARD: Verschiedene Störungen des Hypophysen-Zwischenhirnsystems bei mehreren Mitgliedern einer Familie. Rev. franç. Endocrin. 8, 521—526 (1930). — EXNER, A. u. J. P. KARPLUS: Extraktion eines Projektils aus dem 3. Hirnventrikel. Wien. klin. Wschr. **1913 I**, 1152.

FINKELNBURG: Seltener Tumor der Hypophysengegend mit Diabetes insipidus. Sitzgsber. niederschles. Ges. Natur- u. Heilk. **1910**. — FLEISCH, ALFRED: Erregbarkeitsänderung des Atmungszentrums durch Schlaf. Pflügers Arch. **221**, H. 4 (1929). — Venomotorenzentrum und Venenreflexe. III. Mitt. Pflügers Arch. **228**, H. 3 (1931). — FOERSTER, O.: Über die Bedeutung und Reichweite des Lokalisationsprinzips im Nervensystem. Verh. dtsch. Ges. inn. Med. **1934**. — FOERSTER, O. u. O. GAGEL: Ein Fall von sog. Gliom des Nervus opticus. — Spongioblastoma multiforme ganglioides. Z. Neur. **136**, H. 3/4 (1931). — Ein Fall von Gangliogliom des Bodens des 3. Ventrikels. Z. Neur. **145**, H. 1/2 (1933). — Ein Fall von Ependymcyste des 3. Ventrikels. (Ein Beitrag zur Frage der Beziehungen psychischer Störungen zum Hirnstamm.) Z. Neur. **149**, H. 1—3 (1933). — FOERSTER, O., A. I. MCLEAN u. O. GAGEL: Ein Fall von Ganglioneuroma amyelinicum des Hirnstammes. Z. Neur. **143**, H. 3/4 (1933). — Ein Fall von Gangliogliom der Regio hypothalamica. Z. Neur. **145**, H. 1/2 (1933). — Ein Fall von Ganglienzellgeschwulst des Hirnstammes (N. caudatus). Z. Neur. **147**, H. 5 (1933). — FORMANEK, E.: Zur Kasuistik der Hypophysengangsgeschwülste. Wien. klin. Wschr. **1909 I**, 603. — FRANK, E.: Pathologie und Klinik des vegetativen Nervensystems. Dtsch. Z. Nervenheilk. **106**, 1928. — FREUND: Über das Wärmestichfieber als Ausdruck des Wärmeregulationsvermögens. Arch. f. exper. Path. **72**, 304 (1913). — FREY, LUCIE: Kyste du III. Ventricule. J. de Neur. **1924**, No 1. — FULTON, J. F.: New horizons in physiology and medicine: the hypothalamus and visceral mechanisms. New Eng. J. Méd. **207**, 60—68 (1932). —

GAGEL, O.: Zur Topik und feineren Histologie der vegetativen Kerne des Zwischenhirns. Z. Anat. **87**, H. 5/6 (1928). — GAGEL, O. u. W. MAHONEY: Zur Frage des Zwischenhirn-Hypophysensystems. Zt. Neur. **148**, H. 1/2 (1933). — GAMPER, ED.: Bau und Leistungen eines menschlichen Mittelhirnwesens. Z. Neur. **102**, **104** (1926). — Zbl. Neur. **47**, **830** (1927). — **17**. Jverslg Ges. dtsch. Nervenärzte 1927. Dtsch. Z. Nervenheilk. **1927**. — Die Stellung des Zwischenhirns im psychocerebralen Apparat. Med. Klin. **1931**, Nr 2. — GAUPP, R.: Diabetes insipidus und Zwischenhirn. Klin. Wschr. **1934 II**, 1012—1014. — GERSTMANN: Zur Frage der sympathischen Gehirnbahnen. Jb. Psychiatr. **34**, 287 (1913). — GESSLER u. HANSEN: Hypnotische Beeinflussung der Wärmeregulation. 39. Kongr. inn. Med. 1927. — GIRARD: Influence du cerveau sur la chaleur animale et la fièvre. Arch. de Psychiatr. **18**, No 2, 281 (1886). — Contribution à l'étude de l'influence du cerveau sur la chaleur animale. Arch. Physiol. norm. et path. **1886**, Nr 2; **1888**. — GOLLWITZER-MEIER: Zentral-nervöse Einflüsse auf die Regulierung der Gesamtzirkulationsgröße. Verh. dtsch. Ges. inn. Med. **1928**, 424. — GRAFE, E.: Infektion und zentralnervöse Stoffwechselregulation. Münch. med. Wschr. **1927 I**, 305—307. — GRAFE, E. u. E. GRÜNTHAL: Über isolierte Beeinflussung des Gesamtstoffwechsels vom Zwischenhirn aus. Klin. Wschr. **1929 I**, 1013. — GRAFE, E., REINWEIN u. SINGER: Biochem. Z. **165**, 102 (1925). — GREVING, R.: Die Pathogenese des Fiebers mit besonderer Berücksichtigung der neurologischen und physiologischen Grundlagen der Wärmeregulation. Dtsch. med. Wschr. **1922 II**. — Beiträge zur Anatomie des Zwischenhirns und seiner Funktion. IV. Über den Regulationsmechanismus der vegetativen Zentren in der Zwischenhirnbasis auf Grund cytoarchitektonischer und fasersystematischer Untersuchungen. Z. Neur. **99**, 231 (1925). — Beiträge zur Anatomie der Hypophyse und deren Funktion. II. Das nervöse Regulationssystem des Hypophysenhinterlappens. (Der Nucl. supraopticus und seine Fasersysteme.) Zbl. Neur. **104**, 466 (1926). — Handbuch der mikroskopischen Anatomie des Menschen, herausgeg. von v. MÖLLENDORFF, Bd. 4, Teil 1, S. 917 f. 1928. — GREVING, R. u. F. GENG: Über cerebrales Fieber bei Kohlenoxydvergiftung. Dtsch. Z. Nervenheilk. **129**, H. 1/2, 1 (1932). — GRINKER: Neurology. Charles Thomas 1934. — GRÜNTHAL, E.: Vergleichend anatomische und entwicklungsgeschichtliche Untersuchungen über die Zentren des Hypothalamus der Säuger und des Menschen. Arch. f. Psychiatr. **90**, H. 2/3, 216 (1930). — Das Problem der Lokalisierung im Hypothalamus. Fortschr. Neur. **2**, H. 12, 507—515 (1930). — GRÜNTHAL, E. , MULHOLLAND u. STRIECK: Untersuchungen über den Einfluß des Zwischenhirns auf den respiratorischen Stoffwechsel des Hundes. Arch. f. exper. Path. **145**, 35 (1929). — GUIZZETTI, P.: Anatomische Untersuchungen über die Hypophyse und das hypophysär-diencephale System bei Fettsucht, die nicht dem FRÖHLICHschen Typus angehört. Arch. Sci. med. **57**, 325—340 (1933).

HART, C.: Betrachtungen über die Entstehung des peptischen Magen- und Zwölffingerdarmgeschwürs. Mitt. Grenzgeb. Med. u. Chir. **31**, 350—380 (1918/19). — HASAMA, B.: Mitteilung: Über den Einfluß der direkten mechanischen, thermischen und elektrischen Reizung auf die Schweiß- und Wärmezentren. Arch. f. exper. Path. **146**, 129 (1929). — HECHT, B.: Diabetes insipidus nach epidemischer Encephalitis mit histologischem Befund. Dtsch. Z. Nervenheilk. **134/132** (1934). — HENNEBERG, R.: Über Ventrikel- und Pon stumoren. Charité-Ann. **27**, 517 (1930). Verh. schweiz. naturforsch. Ges. Basel **1927 II**, 247. — Ber. Physiol. **42**, H. 5/6. — The Mechanism of Sleep. Amer. J. Physiol. **90**, 386 (1929). — Plastizitätslehre und Lokalisationsfrage. Verh. dtsch. Ges. inn. Med., 46. Kongr. **1934**. — HILLER, FR. and A. TANNENBAUM: The nervous regulation of sugar metabolism. Arch. of Neur. **22**, 901 (1929). — HILLER, FR. and R. GRINKER: The nervous regulation of sugar metabolism. Arch. of Neur. **22**, 919 (1929). — HILMI, IHSAN: Ein Fall von partiellem Riesenwuchs. (Kinderkrankheiten in Konstantinopel.) Mschr. Kinderheilk. **50**, 29—34 (1931). Mschr. Psychiatr. **63** (1927). — HIRSCH, MÜLLER u. ROLLY:

Über Wärmeproduktion, Wärmeregulation und Fieber. Dtsch. Arch. klin. Med. **75**, 264 (1903). — HÖGNER, PAUL: Die klinischen Erscheinungen bei Erkrankungen des 3. Hirnventrikels und seiner Wandungen. Dtsch. Z. Nervenheilk. **97**, 238 f. (1927). — Über die Lebenszentren im Zwischenhirn. Münch. med. Wschr. **1927 II**, 2209. — HOLZER: Die Glianarbe im Nach- und Zwischenhirn nach Encephalitis epidemica. Z. Neur. **104**, 503 (1926). — HOUSSAY, A. B. et E. A. MOLINELLI: Centre adrénaline sécréteur hypothalamique. C. r. Soc. Biol. Paris **93**, 1454 (1925). — HUET: Zwischenhirn und Halssympathien. Arch. ges. Physiol. **137** (1911).

INABA, CHIKAZO: Über Veränderungen im Gehirn bei schwerem Diabetes mellitus. Arb. neur. Inst. Wien. **29**, 315 (1927). — INASABURO, N.: Zur Frage der cerebralen Fettsucht, 1924. — ISENSCHMID, R. u. L. KREHL: Arch. f. exper. Path. **70**, 109 (1912). — ISENSCHMID, R. u. W. SCHNITZLER: Beitrag zur Lokalisation des der Wärmeregulation vorstehenden Zentralapparates im Zwischenhirn. Arch. f. exper. Path. **76**, 202 (1914). — ITO: Über den Ort der Wärmebildung nach Gehirnstich. Z. Biol. **38**, 139 (1899).

JAKOB, A.: Zwei Fälle von SIMMONDSscher Krankheit (hypophysäre Kachexie) mit besonderer Berücksichtigung der Veränderungen im Zentralnervensystem. Virchows Arch. **246**, 151 (1923). — JAKOBI u. RÖMER: Beitrag zur Erklärung der Wärmestichhyperthermie. Arch. f. exper. Path. **70**, 149 (1912). — JANSSEN, S.: Über zentrale Wasserregulation und Hypophysenantidiurese. Naunyn-Schmiedebergs Arch. **135**, 1 (1928). — JOSEPHY, H.: Hypophyse und Zwischenhirn. Zbl. Neur. **42**, 820 (1926). — Allg. Z. Psychiatr. **1926**. — Handbuch der inneren Sekretion von M. HIRSCH, Bd. 1. Leipzig: Curt Kabitzsch. 1928. — JUMENTIÉ et CHANSEBLANCHE: Formes cliniques des tumeurs du III. ventricule. Presse méd. **32**, No 21, 225—228 (1924).

KARPLUS, J. P.: Die Physiologie der vegetativen Zentren. Dtsch. Z. Nervenheilk. **106**, 213, 304 (1928). — Über die Empfindlichkeit des Hypothalamus. Wien. klin. Wschr. 1930 **I**, 623. — Die Organisation der vegetativen Zentren. Jb. Psychiatr. **50**, H. 1/2, 11—22 (1932). — KARPLUS, J. P. u. A. KREIDL: Gehirn u. Sympathicus. 1. Mitt. Zwischenhirnbasis und Halssympathicus. Arch. ges. Physiol. **129**, 138—144 (1909). — Gehirn und Sympathicus. Über Beziehungen der Hypothalamuszentren zu Blutdruck und innerer Sekretion. Pflügers Arch. **215**, 667 (1926). — KARPLUS, J. P. u. O. PECZENIK: Über die Beeinflussung der Hypophysentätigkeit durch die Erregung des Hypothalamus. Pflügers Arch. **225**, 5/6 (1930).— KARY, C.: Pathologisch-anatomische und experimentelle Untersuchungen zur Frage des Diabetes insipidus und der Beziehungen zwischen Tuber cinereum und Hypophyse. Virchows Arch. **252** (1924). — Virchows Arch. **252**, 734 (1924). — KELLER, A. D.: Observations on the localization of the heat regulating mechanism in the upper medulla and pons (Preliminary note). Amer. J. Physiol. **93**, 665 (1930). — Observations on the Lokalization in the Brain-stem of Mechanisms Controlling Body Temperature. Proc. physiol. Soc. Philadelphia, Sitzg 20. März 1933. Amer. J. med. Sci. **185**, 146—148. — KELLER, A. D. and W. K. HARE: Proc. Soc. exper. Biol. a. Med. **29**, 1067 and 1069 (1931). — KIYONO: Über Zwischenhirnveränderungen bei Diabetes insipidus. Virchows Arch. **257** (1925). — KLEIN, O. u. H. HOLZER: Zum Verhalten des Blutzuckerspiegels im arteriellen Blute, sowie zur Frage der „zentralen" Blutzuckerregulation. Z. klin. Med. **109**, 389 (1928). — KLEIST: Schlafstörungen, Schlafsucht bei Herderkrankungen des Gehirns. Arch. f. Psychiatr. **86**, H. 2 (1928). — KORST, L.: Das Magendarmgeschwür und seine Beziehungen zu organischen Gehirnerkrankungen. Z. Neur. **117**, H. 4/5, 553 (1928). — KRAUS, E. J.: Die morphologischen Veränderungen der menschlichen Hypophyse nach Zerstörung der Zwischenhirnbasis bzw. des Hypophysenstiels und deren Folgen. (Zugleich ein Beitrag zur Kenntnis des hypophysären Zwergwuchses.) Virchows Arch. **286**, 656—674 (1932). — Über Veränderungen der Hypophyse bei chronischem Hirndruck. Z. Neur. **146**, 548—552 (1933). — KURÉ, K. u. HIDEAKI MATSUURA: Experimentelle und pathologische Studien über die progressive Muskelatrophie. Z. exper. Med. **59**, 509 (1928). — KURÉ, K., N. KIMURAU. M. TSUJI: Experimentelle und pathologische Studien über die progressive Muskelatrophie. Z. exper. Med. **55**, 782 (1927).

LABBÉ, MARCEL: Diabetes insipidus und Veränderungen des Albumin-Globulinverhältnisses. C. r. Soc. Biol. Paris **105**, 532, 533 (1930). — LABBÉ, MARCEL: ESCALIER H. et GILBERT-DREYFUS: Akromegalie und Diabetes. Ann. Méd. **29**, 222—245 (1931). — LEREboullet, P., J. MONZON et J. CATHALA: Infantilisme dit hypophysaire par Tumeur du III. ventricule. Intégrité de l'hypophyse. Neur. Zbl. **26**. — LESCHKE, E.: Über den Einfluß des Zwischenhirns auf die Wärmeregulation. Z. exper. Path. u. Ther. **14**, 167 (1913). — Beiträge zur klinischen Pathologie des Zwischenhirns. Z. klin. Med. **87**, 201 (1919). — Die Bedeutung der nervösen Regulationen des Kohlehydratstoffwechsels für die Entstehung der Zuckerkrankheit. Z. klin. Med. **108**, 410 (1928). — Zwischenhirn und Stoffwechsel. Verh. dtsch. Ges. inn. Med. **1929**. — Erkrankungen des vegetativen Nervensystems. Leipzig: Curt Kabitzsch 1931. — Diabetes insipidus und hypothalamus-hypophysäres System. Ann. Méd. **33**, 261—271 (1933). — LESCHKE, E. u. B. FINKELSTEIN: Der Einfluß des vegetativen Nervensystems auf die Permeabilität und Zuckerzehrung der Zellen. Z. exper. Med. **68**, 270 (1929). — LESCHKE, E. u. E. SCHNEIDER: Z. exper. Path. **19**, 58 (1918). — LEVY, F. H.: Zbl. Neur. **37**, 308 (1924). — Infundibuläre Veränderungen beim Diabetes insipidus usw. Berl. Ges. Psychiatr. u. Neur., Sitzg 10. März 1924. Zbl. Neur. **37**, H. 5/6, 397. — LEVY, F. H. u. K. DRESEL: Die cerebralen Veränderungen beim Diabetes mellitus und die Pathophysiologie der Zuckerregulation. 33. Kongr. dtsch. Ges. inn. Med. Wiesbaden, Sitzg 18.—21. April 1921. — LHERMITTE, J.: Polyurie infundibulaire. Diabète insipide syphil. Ann. Méd. **1922**. — Le diabète insipide d'origine infundibulaire, étude anatomochir. C. r. Soc. Biol. Paris **86**, 579 (1922). — Revue neur. **34**, No 6 (1927). — La syphilis diencéphalique et les Syndromes végétatifs qu'elle conditionne, étude clinique. Ann. Méd. **33**, No 3 (1933, März). — L'Influence de l'appareil mésodiencephalique sur la vie psychique. Volume Jubilaire en l'Honneur du Profeseur G. MARINESCO 1933. Institut d'Arts Graphiques E. Marvau, Bucarest Bd. P. R. Mircea 10, p. 26. — LHERMITTE, J., J. BOLLACK et DELABOS: Syndrome infundibulo-mésocéphalique. Revue neur. Dez. **1932**, No 6. — LHERMITTE u. TOURNAY: Der pathologische und normale Schlaf. Revue neur. **1**, No 6 (1927, Juni). — LIEBERMEISTER: Pathologie und Therapie des Fiebers, 1875. — LIU: Über die Regulation des Wasserhaushaltes, der Salz- und Eiweißkonzentration im Blute. Z. exper. Med. **59**, 569 (1928). — LIU, SCHAU-KUANG u. R. KRÜGER: Über die Regulation der Wasserstoffionenkonzentration im Blute. Z. exper. Med. **62**, 775 (1928). — LUCKE, HANS: Der Kohlehydratstoffwechsel bei Erkrankungen des Hypophysenvorderlappens. Z. klin. Med. **122**, 23—32 (1932). — LUCKSCH, FRANZ: Über das Schlafzentrum. Z. Neur. **93**, 83 (1924).

MALAGUETA, F.: Diabetes insipidus. Movimento Medico **1930**, No 1. — MARINESCO, G., O. SAGER u. A. KREIDLER: Schlafmechanismus. Z. Neur. **119**, H. 2/3 (1929). — Z. Neur. **122**. — MARINESCU, G. u. D. E. M. PAULIAN: Beiträge zur Pathologie des Diabetes mellitus im Anschluß an Akromegalie. Spital (rum.) **45**, No 1, 11—15 (1925). — MAUTHNER, L.: Die Pathologie und Physiologie des Schlafes. Protok. Ges. Ärzte Wien. 30. Mai 1930. Wien. klin. Wschr. **1890 I**, 445. — Wien. med. Wschr. **1890 I**, 445, 962. — Jber. Neur. **1902**. — MAYER, A.: Zur pathologischen Anatomie der epidemischen Metencephalitis im Kindesalter. Arch. f. Psychiatr. **80**, 624 (1927). — McLEAN, A. J.: Die Craniopharyngeal-Taschentumoren. Z. Neur. **126**, H. 5, 639 (1930). — MICULICICH, M.: Über den heutigen Stand der Schlaffrage und Schlafforschung. Vortr. Ärzte-Kongr. Abbazia 1927. — MOGILNITZKY, B. N.: Zur Frage der Pathologie und pathologischen Anatomie des vegetativen Nervensystems bei Scharlach und Diphtherie. Z. Psychiatr. **4** (1924). — Zur Frage der Entstehungsweise und Ursache neurogener Formen des runden Magengeschwürs. Virchows Arch. **257** (1925). — Die pathologische Anatomie der vegetativen Zentren bei Malaria. Virchows Arch. **263** (1926). — MOGILNITZKY, B. N. u. A. TSCHERNYSCHEFF: Zur Frage der Syphilis der Basalganglien und des Kleinhirns nebst Bemerkungen über die Rolle des strio-pallidären Systems im Fettstoffwechsel. Arch. f. Psychiatr. **84**, 285 (1928). — MORAZA, MIGUEL: Zwei Fälle von partiellem Riesenwuchs. Med. ibera **1930 II**, 630—633. — MORGAN, O.: The nuclei of the region of the Tuber cinereum. Arch. of Neur. **24**, 267, Nr 2 (1930). — MORGAN, O. and JOHNSON: Experimental lesions in the Tuber cinereum of the Dog. Arch. of Neur. **24**, Nr 4, 696 (1930). — MOTT and BARATT: Three cases of tumor of the third ventricule. Neur. Zbl. **1899**, 354. — MÜLLER, L. R.: Über den Einfluß des Nervensystems auf das Fettgewebe. Verh. dtsch. Kongr. inn. Med. **1921**, 33. — Lebensnerven und Lebenstriebe, 3. Aufl. Berlin: Julius Springer 1931. — Zur Lokalisationsfrage des Schlafzentrums. Münch. med. Wschr. **1932 I**, 94. — MÜLLER, L. R. u. GLASER: Dtsch. Z. Nervenheilk. **46** (1913). — MÜLLER, L. R. u. R. GREVING: Über den Aufbau und die Leistungen des Zwischenhirns und über seine Erkrankungen. Med. Klin. **1925 I**.

NACHMANSOHN, D.: Zur Frage des „Schlafzentrums". Z. Neur. **107**, H. 3/4 (1927). — NAITO, I.: Zur Frage der cerebralen Fettsucht. Arb. neur. Inst. Wien **25**, 183 (1924). — NAKAMURA, H.: J. of Physiol. **55**, 100 (1921). — NANNINI, G.: Über einen Fall von Diabetes insipidus. Minerva med. (Torino) **1931**, 105—114. — NEMOTO, M. and H. SATO: Tohoku J. exper. Med. **14**, 109, 135 (1929). — NOBECOURT: L'obésité dans l'encéphalite épidémique. Bull. Soc. méd. Hôp. Paris **37**, 729 (1921). — NONNE: Jber. Neur. **1916**.

OEHME: Über die Regulation des Wasserhaushaltes im Tierkörper und die Durstempfindung. Naturwiss. **1922**, H. 7. — OPPENHEIMER, A.: Über das Wesen der Zuckerkrankheit bei Akromegalie. Klin. Wschr. **9**, Nr 1, 17 (1930). — ORGAZ, JORGE: FROEHLICHscher Symptomenkomplex mit Polydaktylie, Retinitis pigmentosa und geistiger Minderwertigkeit. Rev. méd. lat.-amer. **16**, 966, 980 und französische Zusammenfassung S. 980 (1931). — OSTERTAG, B.: Zur Pathologie der akuten Pellagrapsychosen. Allg. Z. Psychiatr. **81**, 410 (1924). — OTT, J.: The interbrain etc. J. nerv. Dis. **16** (1891). — OTT, ISAAC: Text Book of Physiology, p. 449. 1907.

PARHON, C. I.: Über die Beziehungen des Virilismus zu den Störungen der vegetativen Zentren an der Hirnbasis und zur Hypophyse. Festschrift für MARINESCO, S. 529—535.

1933. — PETTE, H.: Die epidemische Encephalitis in ihren Folgezuständen. Dtsch. Z. Nervenheilk. **76**, 22, 23 (1923). — Zur Klinik und zur Anatomie der Schlafregulationszentren. Dtsch. Z. Nervenheilk. **105**, H. 5/6 (1928). — Z. Neur. **98**, 346. — Störungen des Schlaf-Wach-Mechanismus als Symptom organischer Gehirnerkrankung. Zugleich ein Beitrag zur Lehre von den Schlaf-Wach-Regulationszentren. Klin. Wschr. **1930 II**, 2329—2333. — PIGHIMI, GIACOMO: Die hypophysäre Hormonisation des Zwischenhirns. Festschrift für MARINESCO, S. 549—561. 1933. — PINES, L.: Über die Innervation der Hypophysis cerebri. Z. Neur. **100**, 123—138 (1925). — PINKSTON, J., PHILIP BARD and DAVID M. RIOCH: The responses to changes in environmental temperature after removal of portions of the brain. Amer. J. Physiol **109**, Nr 3 (1934, Sept.). — POETZL: Zur Topographie der Schlafzentren. Mschr. Psychiatr. **64**, 1 f. (1927). — PRUS: Wien. klin. Wschr. **1899 II**, 1199. — PUTNAM, T. J.: E. B. BENEDICT and H. M. TEEL: Studies in acromegaly, Mitt. VIII. Experimental canine acromegaly prodmed by injection of anterior lobe pituitary extract. Arch. Surg. **18**, 1708—1736 (1929).

RAAB, W.: Wärmeregulation und Fettstoffwechsel. Z. exper. Med. **53**, 317 (1926). — RACHMANOW, A.: Die vitale Färbung der vegetativen Zentren des Zentralnervensystems. Korsakowsches J. Neur. **3—4**, 5 (1925). — RANSON, S. W. and W. R. INGRAM: Katalepsie, die durch Verletzungen zwischen den Corpora mamillaria und dem Nervus oculomotorius bei der Katze verursacht wird. Amer. J. Physiol. **101**, 690—696 (1932). — REDLICH: Die GÉLINEAUsche Narkolepsie. Med. Welt **1927**, Nr 35, 1281. — REICHARDT: Über die Hirnmaterie. Mschr. Psychiatr. **24**, 285 (1908). — Hirnstamm und Psychiatrie. Mschr. Psychiatr. **68** (1928). — RICHET, CHARLES: Recherches de calorimétrie. Trav. Labor. **1893**, 221 f. Erste Mitt. 31. März 1884. C. r. Acad. Sci. Paris I **98**, 826. — Beziehungen des Gehirns zur Körperwärme und zum Fieber. Arch. f. Physiol. **37**, 624. — RICHTER, C.: Experimental Diabetes insipidus. Brain **53 I**, 76 (1930). — Pathologic sleep and similar conditions. Arch. of Neur. **21**, 363 (1929). — RIZZO, CARLO: Über das Wesen des Diabetes insipidus. Bemerkungen über Physiopathologie und Klinik mit besonderer Berücksichtigung der diencephalo-hypophysären Form. Riforma med. **1930 II**, 1983—1985. — RIZZI, CARLO: Beitrag zur Kenntnis des Diabetes insipidus. Riv. Neur. **3**, 540—586 (1930). — ROGERS, FRED T.: The Relation between Lesions of the Brain Stem, Water Elimination and Body Temperature. Amer. J. Physiol. **66**, 284 (1923). — ROSENFELD, M.: Über Ventrikelsyndrome. Dtsch. Z. Nervenheilk. **91**, 1 (1926). — ROSENTHAL, C.: Über den normalen Schlaf des Menschen. Klin. Wschr. **1927 II**. — ROUSSY, G. et J. J. GOURNAY: Hypophyse et région infundibulo-tubérienne, 1928. — ROUSSY, G. u. M. MOSINGER: Über die anatomischen und physiologischen Beziehungen zwischen Hypothalamus und Hypophyse. Ann. Méd. **33**, 301—324 (1933). — ROUSSY, S.: Die Funktionen der infundibulo-tuberalen Region und ihre Beziehungen zur Hypophyse. Hosp.tid. (dän.) **69** (1926).

SACHS, ERNEST and M. E. MACDONALD: Blood sugar Studies in Experimental Pituitary and Hypothalamic Lesions. Arch. of Neur. **13**, 335 (1925, März). — SALKAN, D. M. u. NINA POPOWA: Zur Pathologie des Zwischenhirns und der Hypophyse. Arch. f. Psychiatr. **81**, 52 (1927). — SARKISSOW, S. H.: Zur Frage der Zentren des vegetativen Nervensystems. J. Psychol. u. Neur. **35**, 28 (1927). — SAWADOWSKY: Zur Frage über die Lokalisation der wärmeregulierenden Zentren im Gehirn. Zbl. med. Wiss. **1888**, 179. — SCHÄFER, WILH.: Über die Wirkung des Hypophysenvorderlappens auf Wachstum und Fettansatz. Naunyn-Schmiedebergs Arch. **160**, 628—634 (1931). — SCHAU-KUANG, L. u. R. KRÜGER: Über die Regulation des Wasserhaushaltes der Salz und Eiweißkonzentration im Blute. Z. exper. Med. **58**, 456 (1927). — SCHEER, W. M. VAN DER u. W. HENNES: Galaktorrhoe, Hypophyse u. Diencephalon. Niederl. Verigg Psychiatr. u. Neur. Amsterdam, Sitzg 22. Okt. 1932. Psychiatr. Bl. (holl.) **37**, 264—278 (1933). — SCHIFF: Zwischenhirn-Hypophysensystem und vegetative Störungen. Vortr. Ges. Ärzte Wien. — SCHILDER, PAUL: Psychische Symptome bei Mittel und Zwischenhirnerkrankungen. Wien. klin. Wschr. **1927 II**, 1147. — SCHILF, ERICH: Das autonome Nervensystem. Leipzig: Georg Thieme 1926. — SCHMIDT, RUDOLF: Zur Kenntnis der mesencephal-hypophysär bedingten Symptomatologie. Klin. Wschr. **1932 II**, 1864—1871. — SCHROTTENBACH: Übertragung vasovegetativer Funktionen im Zwischenhirn. Z. Neur. **23**, 431 (1914). — Beiträge zur Kenntnis der Übertragung vasovegetativer Funktionen im Zwischenhirn. Z. Neur. **33**, 229 (1916). — SCHÜLLER: Eine Methode zur experimentellen Zerstörung des Nucleus caudalus beim Hunde. Wien. klin. Wschr. **1901 I**, 191. — Reizversuche am Nucleus caudatus des Hundes. Arch. Physiol. **91**, 477 (1902). — SCHULTZ: Hydrocephalus mit Dystrophia adiposo-genitalis. Dtsch. med. Wschr. **1924 II**, 1072. — SCHULTZE: Über den Wärmehaushalt beim Kaninchen nach Wärmestich. Arch. f. exper. Path. **43**, 193 (1900). — SCHUSTER: Psychische Störungen bei Hirntumoren. Stuttgart 1902. — SCHWAB, E.: Zur Lokalisationsfrage des Schlafzentrums. Münch. med. Wschr. **1932 I**, 94. — SELETZKY: Revue neur. **34** (1927). — SHEEHAN, DONAL: Localised meningo-encephalitis involving the grey matter of the third and fourth ventricles, associated with glycosuria. Acta psychiatr. (Københ.) **9**, H. 1/2. — SIGNOVELLI, E.: Diabetes insipidus and Epidemic Encephalitis. Arch. Pat. e Clin. med. **2**, 89 (1923). —

SILBERMANN, J.: Über eine eigenartige Störung der vegetativen Zentren (Diabetes insipidus usw.). Z. Neur. **118**, 752 (1929). — SLOTWER: Pathologisch-anatomische Veränderungen im Zwischenhirn bei der Lyssa. Virchows Arch. **261** (1926). — Hypophysectomy and a Replacement Therapy in the Rat. Amer. J. Anat. **45**, 205 (1930). — Endocrinology **16**, 257—263 (1932). — SOUQUES, LHERMITTE u. LÉRI: Zit. bei LHERMITTE. Revue Neur. **1**, No 6 (1927). — SPATZ, H.: Physiologie und Pathologie der Stammganglien. Handbuch der normalen und pathologischen Physiologie, Bd. 10, S. 318. 1927. — SPATZ, H. und E. WITTERMANN: Über das Verhalten der vegetativen Zentren des Zwischenhirns beim Kraniopharyngealtumor. Verh. dtsch. Nervenärzte **1934**. — SPECHT, G.: Vegetatives Nervensystem und Geistesstörung. Z. Neur. **84**, 438 (1923). — L. R. MÜLLER: Die Lebensnerven und Lebenstriebe. Berlin: Julius Springer 1931. — SPIEGEL, E. A.: Die zentrale Lokalisation autonomer Funktionen. Z. Neur. Referatenteil **22**, 5 (1920). — Autonomes Nervensystem. Handbuch der normalen und pathologischen Physiologie Bd. 10, S. 1048. Berlin 1927. — Experimentelle Verletzungen des zentralen Höhlengraues im Mittel- und Zwischenhirn. Zbl. Neur. **47**, 838 (1927). — Bemerkungen zur Theorie des Bewußtsein und zum Schlafproblem. Z. exper. Med. **55** (1927). — Die Zentren des autonomen Nervensystems (Anatomie, Physiologie, topische Diagnostik). Berlin 1928. — SPIEGEL, E. A. u. INABA: Jb. Psychol. u. Neur. **45**, H. 1. — SPIEGEL u. SAITO: Beitrag zum Studium des vegetativen Nervensystems. Arb. neur. Inst. Wien. **25**, 2, 3. (1924). — SPITZER u. KARPLUS: Über experimentelle Läsionen an der Gehirnbasis. Arb. neur. Inst. Wien **16**. — STENGEL, E.: Über den Ursprung der Nervenfasern der Neurohypophyse im Zwischenhirn. Arb. neur. Inst. Wien **28**, 25 (1926). — STERTZ (Kiel): Die Symptomatologie der Tumoren im Bereiche des Zwischenhirns (Zwischenhirnsyndrom). Ein Beitrag zur Lokalisation psychischer Störungen. Arch. f. Psychiatr. **88**, H. 5, 794 (1929). — STIEF, A.: Über die anatomischen Grundlagen der vegetativen Störungen bei Geisteskrankheiten. Dtsch. Z. Nervenheilk. **97**, 112 (1927). — STIEFLER: Über zwei weitere Fälle von Narkolepsie nach Encephalitis lethargica. Wien. med. Wschr. **1926 I**. — STOCKERT, F. G. v.: Zur Pathophysiologie der Schlafauslösung mit besonderer Berücksichtigung der Blickbewegung. Dtsch. Z. Nervenheilk. **111** (1929). — STRANSKY, ERWIN: Zum Problem und zur Klinik der Schlaf- und Tonusverlustanfälle. Wien. klin. Wschr. **1929 I**. — STREERATH: Die Wirksamkeit der Wärmezentren im Gehirn. Arch. f. Physiol. **1910**, 295. — Die Wirksamkeit der Wärmezentren im Gehirn. Inaug.-Diss. (Arch. Anat.) 1910. — SUTKOWAJA: Zur Frage über das Zentrum zur Wärmeregulation. Z. Neur. **115**, 272 (1928).

TANGL: Zur Kenntnis der Wärmezentren beim Pferde. Arch. ges. Physiol. **51**, 559 (1895). — THANNHAUSER: Fettsucht. Verh. Verdgskrkh. **1929**. — ANDRÉ THOMAS, JUMENTIÉ et CHAUSSEBLANCHE: Léthargie intermittente traduisant l'existence d'une tumeur du troisième ventricule: étude anatomoclinique. Revue neur. **30**, 512 (1923). — TOENNIESSEN, E.: Die Bedeutung des vegetativen Nervensystems für die Wärmeregulation und den Stoffwechsel. Erg. inn. Med. **23**, 141 (1923). — TRENDELENBURG, P. u. SATO: Über den Einfluß von Hypophyse und Tuber cinereum für den Wasserhaushalt. Verh. dtsch. pharmak. Ges. **1927**, 114. — TRÖMNER, E.: Das Problem des Schlafes. Wiesbaden: J. F. Bergmann 1912. — Schlaf und Encephalitis. Z. Neur. **101**, 786 (1926). — Schlaffunktion und Schlaforgan. Dtsch. Z. Nervenheilk. **105**, 191 (1928). — TSCHERMAK: Physiologie des Gehirns. NAGELS Handbuch der Physiologie, Bd. 4. Braunschweig 1905.

URECHIA, C. I. et N. ELAKES: Contribution à l'étude du tuber cinereum. La cachexie dite hypophysaire. Encéphale **21** (1926). — URECHIA, C. I. et S. MIHALESCU: Étude histologique sur le tuber cinereum et les noyaux de la base dans l'insuffisance aigue, opératoire des surrénales. Rev. franç. Endocrin. **3**, No 5, 296—300 (1925). — URECHIA, C. I. et I. NITESCU: Le rôle des noyaux du tuber cinereum dans le diabète expérimental. Bull. Acad. Méd. Paris **93**, No 7, 188—194 (1925).

WAKEFIELD, EG. and T. W. BLAKE: Diabetes insipidus. Discussion: W. P. FINNEY. Proc. Staff Meetings Mayo Clin. **4**, Nr 25, 189 (19. Juni 1929). — WARNER, FRANCIS J.: Die Histopathologie des experimentellen Diabetes insipidus. J. nerv. Dis. **73**, 375—383 (1931). — WATTS, J. W. and J. FULTON: The effect of lesions of the Hypothalamus upon the Gastro-Intestinal Tract and Heart in Monkeys. Ann. Surg. **101**, Nr 1 (1935, Jan.). — Intussusception the relation of the cerebral cortex to intestinal motility in the monkey. New England J. Med. **210**, 883—896, 26. April 1934. — WEISSENBURG, T. H.: Tumors of the Third ventricle, with the Establishment of a Symptom Complex. Brain **33**, 236 (1910). — WEISS, STEFAN: Histopathologische Befunde im Zwischenhirn bei Tumoren mit „Zwischenhirn"-Symptomen mit Bemerkungen über das Schlafproblem. Z. Neur. **144**, H. 1/2, 21—53 (1933). — WOLOCHOW, N. P.: Zur Frage der Diencephalosen. Z. Neur. **131**, H. 4/5 (1931). — WUTH, OTTO: Neuere Ergebnisse biochemischer Forschung bei Psychosen und Nervenkrankheiten. Jber. ges. Neur. **7**, 17 (1923).

Haltungs- und Stützreflexe.

Stützreaktion.

Von H. W. STENVERS-Utrecht.

Mit 24 Abbildungen.

Die Haltungs- und Stellreflexe, die von MAGNUS und DE KLEYN in so hervorragender Weise entdeckt und beschrieben wurden, sind nicht nur für den Neurologen als praktischer Kliniker von größter Bedeutung, sondern vor allem auch für denjenigen, der versucht sich einen Begriff über die Funktion des Nervensystems aufzubauen.

Für die Praxis geben sie uns eine richtige Deutung vieler Symptome, die früher zwar beschrieben, aber nie in ihrem Wesen erfaßt worden sind.

Um den großen Fortschritt, welchen uns die MAGNUSsche Schule in bezug auf die Physiologie gegeben hat, richtig zu schätzen, muß man versuchen sich klar zu machen, wie man sich in den vorhergehenden Dezennien die Funktion des Nervensystems dachte. Das anatomische Denken beherrschte die Neurologie. Man versuchte dementsprechend die verschiedenen Funktionen anatomisch zu lokalisieren und kam notwendigerweise zur Annahme von allerhand Zentren, die jede für sich ihren umschriebenen Anteil an der Gesamtfunktion des Nervensystems hatten.

Die hervorragenden Anatomen waren sich ihrer Grenzen vollkommen bewußt, und wenn z. B. WINKLER mir in einem unserer Gespräche mit vollkommener Überzeugung sagte: Vom Zentralnervensystem wissen und begreifen wir eigentlich nichts, so war das keine Bescheidenheit, sondern eine durchaus richtige Erkenntnis, daß er, trotz seiner Riesenkenntnis über den anatomischen Bau des Nervensystems, sich doch kein richtiges Urteil über die Funktion machen konnte.

Im großen und ganzen war es vor 30 Jahren fast nur die Anatomie, die durch ihre großen Erfolge Bausteine für die Entwicklung einer Vorstellung über das Zentralnervensystem abgab. Dies machte diese Vorstellung zu einem richtigen Bauwerk mit Leitungsbahnen und Verbindungen von Neuronen in der meist verwickelten, aber wenigstens für gewisse Teile des Nervensystems ziemlich klaren Weise. Dies mußte aber zu einer zu großen Überschätzung des Nervensystems führen, das an und für sich den ganzen Körper beherrschen sollte. Die Physiologie hatte aber, wenn auch anfänglich mit weniger großen Sprüngen, angefangen sich mit dem Nervensystem intensiver zu beschäftigen. FEARING in seiner Arbeit über Reflexaktion gibt eine sehr lesenswerte Übersicht über die Entwicklung der Auffassungen über die Funktionen des Nervensystems von VESALIUS bis zur letzten Zeit.

SHERRINGTON mit "The reciprocal innervation", die einwandfrei von schönen Experimenten abgeleitet wurde, zeigte, daß im Zentralnervensystem andere Gesetze geltend waren, als sich von den bis damals geltenden, teils anatomischen, teils animalistischen Auffassungen ableiten ließen.

Diese Gesetze bei Säugern zu studieren, wie UEXKÜLL das an niederen Tieren tat, und mit der allergrößten Kritik auszuarbeiten, hat MAGNUS in Anschluß an die Untersuchungen von SHERRINGTON sich zur Aufgabe gestellt, und er hat diese Aufgabe in glänzender Weise gelöst, soweit er das in seinem leider zu kurzem Leben vermochte.

Das Nervensystem wird seiner Autonomie beraubt und im Gesamtgefüge des Körpers als ein unzerbrechliches Ganzes eingefügt. Am besten kann ich hier MAGNUS (2) selber das Wort geben:

„Nicht nur die afferenten Muskelnerven, welche durch Dehnung der Muskeln erregt werden, sondern auch andere sensible Bahnen von entfernten Körperstellen werden durch Lagerung, durch Druck, wahrscheinlich auch noch durch viele andere Einflüsse erregt und wirken schaltend auf das Zentralnervensystem, d. h. sie bestimmen den Weg, welchen später eintretende Erregungen hier nehmen werden. Das Zentralnervensystem spiegelt auf diese Weise in jedem Augenblick die Zustände des Körpers, seine Lage, die Stellung seiner Glieder, die Berührung mit der Außenwelt wieder und es wird verständlich, wieso das Nervensystem unter verschiedenen Bedingungen so verschiedenartig und doch gesetzmäßig reagieren kann."

Wer sich gut klar wird, was dies bedeutet und welche ungeahnte Möglichkeiten dies auch für die Konzeption der cerebralen Funktion bietet, wird begreifen, daß hier noch viele Denkmöglichkeiten offen liegen, die zu bearbeiten die Pflicht der Zukunft ist. MAGNUS hat das Zentralnervensystem Schritt für Schritt bearbeitet, wie das jetzt vor allem von seinem Schüler RADEMAKER fortgesetzt wird.

Einleitung.

Wenn wir nun näher an unser Thema herantreten, so zwingt die vorliegende Literatur uns allererst die Frage zu beantworten: *„Was verstehen wir in der Klinik unter Haltungs- und Stellreflexen?"*

Meines Erachtens können wir vorläufig unter Haltungs- und Stellreflexen nur diejenigen Reflexe zusammenfassen, die von MAGNUS und seinen Schülern gefunden und studiert worden sind.

Wir müssen in der Würdigung des klinischen Materials, das sich nur auf Menschen bezieht, sehr vorsichtig sein und vor allem dafür sorgen, daß wir in dieses schwierige Thema keine unklaren und nicht dokumentierten Begriffe hineinmischen. GOLDSTEIN und seine Mitarbeiter breiten den Begriff „Haltungs- und Stellreflexe derart aus, wie das gewiß nie im Sinne von MAGNUS gewesen sein würde.

Die „induzierten Tonusänderungen", die von GOLDSTEIN als Folge von allerhand Reizen bei Willkürbewegungen, die cerebral ausgeführt werden, beobachtet worden sind, dürfen nicht ohne weiteres mit den MAGNUS-DE KLEYNschen Reflexen in einen Topf geworfen werden. Wenn man das durchführen will, so muß man sich in spekulative Betrachtungen verlieren, die, wenn auch noch so verführerisch, doch keine Grundlage bilden können zu einer exakten Forschung im Sinne von MAGNUS.

Die von GOLDSTEIN festgestellten Tatsachen sind ohne Zweifel sehr bemerkenswert. Mit der Deutung dieser Tatsachen ist man aber noch nicht so weit, daß die Sache auch nur annähernd als gelöst betrachtet werden kann. Gerade bei den cerebralen Reaktionen betreten wir das Gebiet der PAWLOWschen Schule mit seinen bedingten Reflexen, die wieder ganz andere Gesetze befolgen wie die von MAGNUS und DE KLEYN studierten Mechanismen. MAGNUS hat immer wieder dafür gestritten, nur Schritt für Schritt weiter zu gehen.

HOFF und SCHILDER als Nachfolger von GOLDSTEIN schreiben auf S. 66 ihres Buches folgendes:

„GOLDSTEIN hat zum Teil in Anschluß an Ausführungen von MAGNUS und SHERRINGTON gezeigt, daß jeder Reflex die Summe ziehe aus allem, was im Zentralnervensystem vorgehe und so mit diesem Geschehen ein Ganzes bilde. Er erfolge nicht maschinenmäßig, sondern sei eine Antwort auf eine bestimmte Situation. Wir möchten unterstreichen, daß der Begriff des Antwortens auf eine gegebene Situation letzten Endes etwas Psychisches meint und daß auch der primitive Reflex in dieser Hinsicht etwas *Psychisches* enthält. Es ist also im Grunde nicht Reflex, wenn man mit dieser Aussprache etwas lediglich physikalisch Ablaufendes meint. Man pflegt im allgemeinen, so z. B. MAGNUS und auch BARTELS in seinem Vortrag über Gleichgewichtsstörungen am Naturforschertag in Düsseldorf, zu argumentieren, daß das, was bei einem Tiere, dessen Großhirneinfluß ausgeschaltet ist, auftrete. mit dem Psychischen nichts zu tun haben könne.

Dieser Meinung muß man widersprechen. Wenn auch zugegeben ist, daß man über den Seelenzustand eines decerebrierten Tieres oder gar eines Rückenmarkspräparats nichts Bestimmtes beweisen könne, so ist doch die Behauptung, ein solches Präparat enthalte nichts *Seelisches*, keineswegs berechtigter als die entgegengesetzte."

Was hat es für Zweck, über Sachen zu reden, wovon man offenbar nichts weiß? Die Wörter: seelisch und psychisch werden hier mir nichts dir nichts einfach als Synonyme gebraucht. Nicht eine Spur von Versuch wird gemacht, um auch nur annähernd zu sagen, was man unter seelisch und was man unter psychisch verstehen soll (A. J. Westerman Holstyn). Gerade das war das Bestreben der Magnusschen Schule, nur über dasjenige zu reden, was observiert und wissenschaftlich festgestellt werden konnte. Man könnte in der zitierten Behauptung ebensogut die Wörter psychisch oder seelisch ersetzen durch Okkultes oder Unbekanntes. Sicher soll das unbekannte, Zweck wissenschaftlicher Untersuchung sein, so weit es möglich ist, aber man darf den Zweck nicht mit der Errungenschaft verwechseln. Vor diesem Fehler müssen wir uns hüten. Wir werden uns auf dasjenige stützen, was wissenschaftlich festgelegt worden ist und bei dem Gebrauch der erworbenen Begriffe in der Klinik davon ausgehen.

Nomenklatur der Reflexe und Lokalisation.

Die Nomenklatur wird etwas erschwert, weil Magnus und de Kleyn (1) in 1930 eine etwas andere Einteilung gegeben haben wie früher.

Es ist notwendig, diese beiden Einteilungen nebeneinander zu stellen, da sonst Mißverständnisse nicht ausbleiben können. Wiederholt haben Magnus und de Kleyn ausdrücklich betont, daß die von ihnen gegebene Einteilung nur eine schematische ist und daß in Wirklichkeit die Reaktionen des Körpers sich nicht an diese künstliche Grenze halten.

Vergleicht man die beiden Tabellen, so zeigt sich, daß die Haupteinteilung in I. Statische und II. Statokinetische Reflexe dieselbe geblieben ist. Die Haltungsreflexe sind in der neuen Einteilung nach dem lokalen Verhältnisse zwischen Reizart und Reaktion eingeteilt, da das Hinzukommen der Magnetreaktionen, Stützreaktionen und Schunkelreaktionen dies notwendig machte. Die tonischen Labyrinthreflexe auf die Augen der alten Einteilung findet man in der neuen nicht zurück. Man kann sie eigentlich nicht zu den allgemeinen Haltungsreflexen rechnen. Am besten wären sie als intersegmentale Haltungsreflexe zu betrachten. Die Stellreflexe sind nach der Reizart eingeteilt worden und nicht wie früher rein symptomatologisch. Auch bei den statokinetischen Reflexen ist die Reizart als Einteilungsfaktor angewandt. Wir werden uns so viel als möglich an die letzte Einteilung halten.

Nach Magnus und de Kleyn sind statische Reflexe alle diejenigen aktiven reflektorischen Vorgänge, welche eine bestimmte Körperstellung *bedingen* und welche durch eine bestimmte Lage des Körpers oder seiner Teile verursacht werden. Hierbei werden also ausgeschlossen:

1. alle passiven Stellungen und Lagen, 2. alle Reflexe, welche nicht zu einer Körperstellung führen, 3. alle Reflexe, welche durch Lage*veränderung* ausgelöst werden.

Diejenigen statischen Reflexe, welche die Spannungsverteilung in der Körpermuskulatur, die dadurch bedingte Lage der einzelnen Körperteile zueinander und die Fixierung in einzelnen Gelenken beherrschen, nennen wir *Haltungsreflexe*. Diejenigen Reflexe, durch welche die Stellung des Gesamtkörpers zur Umgebung bedingt wird, heißen *Stellreflexe*. Als *statokinetische* Reflexe bezeichnet man diejenigen aktiven reflektorischen Vorgänge, welche eine bestimmte Körperstellung bedingen und welche durch Bewegungen des Körpers oder seiner Teile verursacht werden. Hierdurch werden ausgeschlossen:

Tabelle 1.

Alt	Neu
I. Statische Reflexe (Reflexe der Lage).	*I. Statische Reflexe.*
A. Haltungsreflexe (Stehreflexe). 1. Einfluß des Kopfes auf die Haltung. a) Tonische Halsreflexe auf die Glieder. b) Tonische Labyrinthreflexe auf die Körpermuskulatur. α) Auf die Extremitätenmuskeln. β) Auf die Muskulatur von Hals und Rumpf. *B. Kompensatorische Augenstellungen.* 1. Tonische Labyrinthreflexe auf die Augen. 2. Tonische Halsreflexe auf die Augen.	*A. Haltungsreflexe.* 1. Lokale Haltungsreflexe. Magnetreaktion. Stützreaktion. 2. Segmentale Haltungsreflexe. Gekreuzte Streckreflexe (SHERRINGTON). Schunkelreaktion. 3. Intersegmentale Haltungsreflexe. 4. Allgemeine Haltungsreflexe. Tonische Hals- und Labyrinthreflexe.
C. Stellreflexe. 1. Labyrinthstellreflexe auf den Kopf. 2. Körperstellreflexe auf den Kopf. 3. Halsstellreflexe auf den Kopf. 4. Körperstellreflexe auf den Körper. 5. Optische Stellreflexe.	*B. Stellreflexe* durch 1. Labyrintherregungen (Labyrinthstellreflexe). 2. Erregungen der Exteroreceptoren (Körperstellreflexe). 3. Erregungen der Proprioreceptoren (Körperstellreflexe, Halsstellreflexe). 4. Optische Erregungen (optische Stellreflexe). *C. Einfluß der Stellung auf die Bewegungen* (Innervationsbereitschaft).
II. Statokinetische Reflexe.	*II. Statokinetische Reflexe.*
A. Drehreaktionen. 1. Kopfdrehreaktionen. 2. Augendrehreaktionen. 3. Drehreaktionen auf Extremitäten und Rumpf. *B. Reaktionen auf progressive Bewegungen.* 1. Auf den Kopf. 2. Auf die Extremitäten. a) Liftreaktion. b) Sprungbereitschaft. *C. Reaktionen auf Bewegungen einzelner Körperteile.*	A. Auf Stellungsänderungen eines Körperteils. B. Auf Verschiebungen des Gesamtkörpers. 1. Exterorezeptive. 2. Augen (optokinetischer Nystagmus). 3. Labyrinth (Drehreaktion, progressive Bewegungen). *C. Gleichgewichtsreaktionen.*

1. alle passiven Lageveränderungen, 2. alle Reflexe, welche nicht zu einer Körperstellung führen, 3. alle Reflexe, welche durch Ruhelage ausgelöst werden.

Es werden viele Stellreflexe sein, die im Wesen nicht scharf von den statokinetischen Reflexen abgeschieden werden können. Wenn es auch nicht gestattet ist, die experimentelle Lokalisation dieser Reflexe in der Klinik ohne weiteres zu übertragen, so will ich doch versuchen, in einem Schema, soviel wie möglich, übersichtlich darzustellen, wie MAGNUS und seine Schüler sich die Lokalisation gedacht haben (Abb. 1). Für die optischen Reflexe sind höhere Zentren notwendig. Das Schema betrifft die statokinetischen und Stellreflexe. Die tonischen Hals- und Labyrinthreflexe, soweit sie nicht durch den Oculomotorius ihren Ausweg finden, haben eine tiefere Lokalisation.

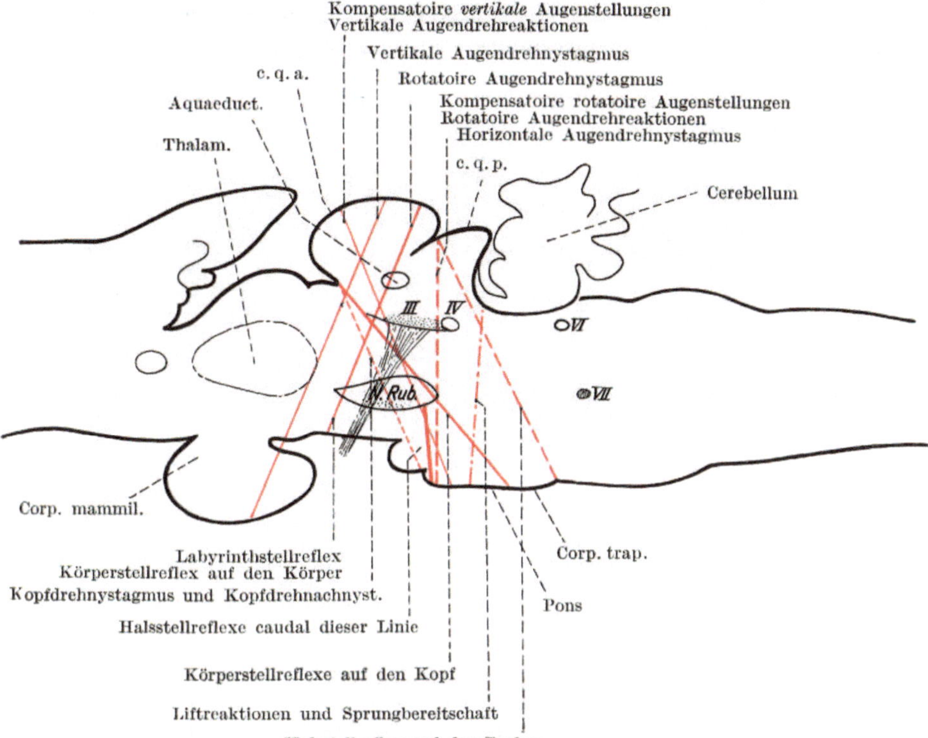

Abb. 1. Das caudal dieser Linien liegende Nervensystem ist zur Auslösung des betreffenden Reflexes notwendig.

Klinischer Teil.

Von verschiedenen Seiten (Balduzzi, Brouwer, Catel und Krause, Foerster, Gamper, Hoff und Schilder, de Kleyn, Magnus, Minkowski, Rademaker, Schaltenbrand, Schwab, Simons, Stenvers, Walshe usw.) sind die Hals- und Stellreflexe in der Klinik benutzt und beschrieben worden.

Am schönsten und bequemsten können die verschiedenen Reflexe bei kleinen Kindern, die leicht in verschiedene Lagen und Haltungen eingestellt werden können, ausgelöst werden. Beim Erwachsenen kommen praktisch nur einzelne Reflexe in Frage. Wir werden die verschiedenen Reflexe nacheinander abhandeln und dabei die neue Einteilung von Magnus und de Kleyn folgen (s. S. 526).

I. Statische Reflexe.

A. Haltungsreflexe.

1. Lokale Haltungsreflexe.

a) Magnetreaktion. Diese bei Tieren ohne Cerebellum leicht nachweisbare Streckung eines Gliedes durch leichte Berührung der Fußsohle (exterozeptive Stützreaktion [Rademaker]) ist bei Menschen sehr schwer hervorzurufen. Nach Balduzzi sind sie bei Säuglingen anwesend und durch Berührung der Fußsohle zwischen Zehengrundgelenken und Zehenspitzen hervorzurufen. Die Magnetreaktion wäre bei 20% der Neonati anwesend und im Alter von 5 Monaten konstant zu erzielen, um danach wieder zu verschwinden. Es ist mir nie gelungen, die Magnetreaktion überzeugend bei Erwachsenen mit Erkrankungen des cerebellaren bzw. frontocerebellaren Systems zu finden. Balduzzi findet sie bei einem 15jährigen Jungen mit rechtsseitigen Cerebellartumor auf der rechten Seite.

b) Viel häufiger findet man die **Stützreaktionen,** die durch propriozeptive Impulse, welche durch eine bestimmte statische Endstellung des Endgliedes entstehen.

Die *positive* Stützreaktion (Streckung eines Beines bzw. Armes) wird hervorgerufen durch Dorsalflexion der Zehen oder der Finger.

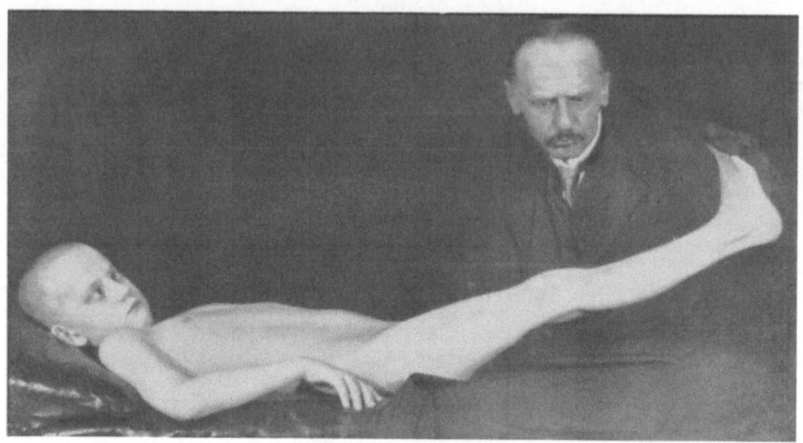

Abb. 2.

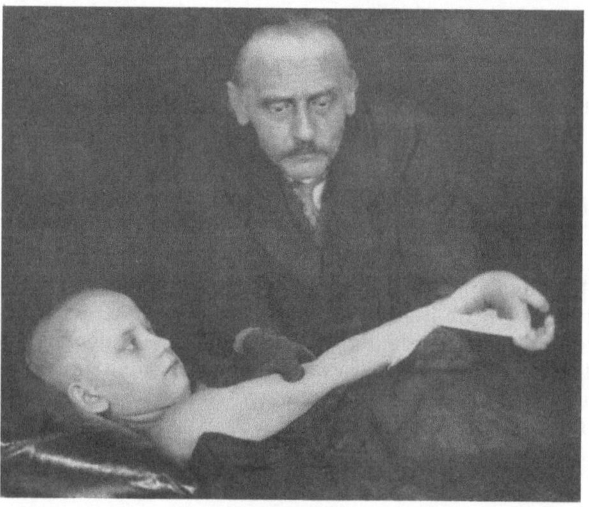

Abb. 3.

Abb. 2 und 3. Positive Stützreaktion des rechten Beines und Armes bei einem Knaben mit rechtsseitigem Kleinhirnbrückenwinkeltumor. [Nach O. SCHWAB: Z. Neur. **108**, 585 (1927)].

Nach den Untersuchungen von R. SCHOEN und BLAKE PRITCHARD ist es vor allem die Dehnung der Volar- bzw. Plantarbeuger von Hand und Finger bzw. Fuß und Zehen, welche die Reaktion auslösen (Abb. 2 und 3).

Die negative Stützreaktion (Abb. 4 und 5), Beugung des Beines im Knie oder des Armes im Ellbogen, wird ausgelöst durch Beugung von Fuß und Zehen oder von Hand und Fingern. Wirksam sind hierbei die propriozeptiven Erregungen, welche durch Dehnung der Hand-, Finger- und Zehenstrecker sowie der Fußbeuger hervorgerufen werden (MAGNUS).

Im wesentlichen gehört auch die *Magnetreaktion* zu den Stützreaktionen. Der Unterschied ist nur, daß die Magnetreaktionen durch exterozeptive und die Stützreaktionen durch proprio-zeptive Impulse ausgelöst werden. Als MAGNUS (5) und RADEMAKER (5) in 1926 in der Düsseldorfer Tagung der Gesellschaft Deutscher Nervenärzte ihre klassischen Vorträge über lokale und statische Reaktionen (MAGNUS) und über Statik und Motilitätsstörungen kleinhirnloser Tiere (RADEMAKER) hielten, war es in erster Linie die FOERSTERsche Schule in Breslau, die hiervon angeregt, das Studium der Stützreaktionen in der Klinik einführte. Bald erschien die Arbeit von SCHWAB (1), die an mehreren Kranken diese Reaktion bei Menschen beobachten konnte[1]. Ich werde später darauf zurückkommen.

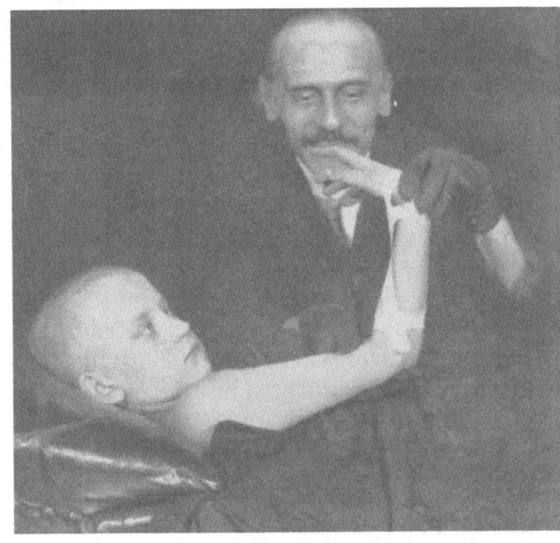

Abb. 4. Hand in Beugung fixiert. Passive Beugung im Ellbogengelenk gelingt spielend. Negative Stützreaktion. (Nach O. SCHWAB.)

Die negative Stützreaktion hat große Ähnlichkeit mit dem LERIschen Zeichen (Beugung der Ellbogen durch Beugung und Einrollen der Finger und der Hand bei kaum gebeugtem Ellbogen [KROLL]). SCHWAB wollte nicht

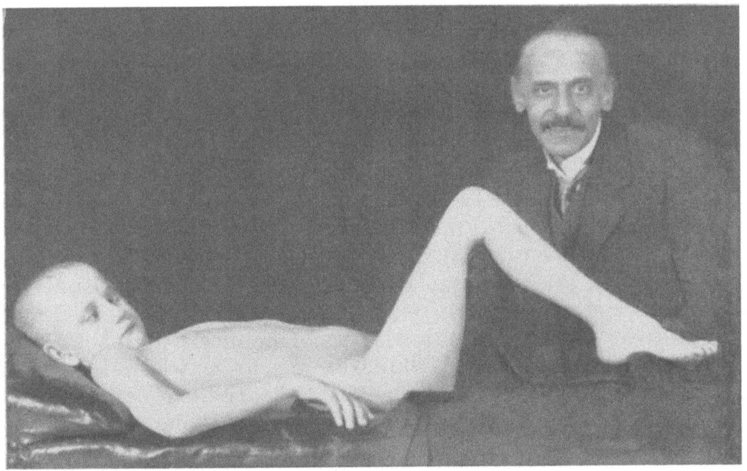

Abb. 5. Fuß und Zehen in Plantarflexion fixiert. Passive Beugung im Knie gelingt spielend. Negative Stützreaktion. (Nach O. SCHWAB.)

nur diese LERIschen Reflexe, sondern auch die Grundgelenkreflexe von MAYER und die MARIE-FOIXschen Reflexe (Plantarflexion der Zehen ergibt Flexion in Hüfte und Knie [Triflexiereflex]) alle als Muskeldehnungsreflexe wie die

[1] Die Abbildungen sind einer Arbeit von SCHWAB (2) aus der FOERSTERschen Klinik entnommen.

Stützreaktionen auffassen. Stiefler in einer Verhandlung über die Grundgelenkreflexe in 1927 weist darauf hin, daß Mayer in 1923 gezeigt hat, daß der Grundgelenkreflex von den sensiblen Receptoren im Gelenkapparat abhängig ist. Auch hebt Durchschneidung der Strecker von Finger und Hand (Unfallverletzung) den Grundgelenkreflex nicht auf, aber wohl die Stützreaktionen.

Es wäre besser, das Wort Muskeldehnungsreflexe hier fallen zu lassen. Man möchte geneigt sein, die Muskeldehnung als das Wesentliche der Reflexe anzusehen. In Wirklichkeit handelt es sich hier doch nur um den afferenten Teil des Reflexes. Magnus selber rechnet die Stützreaktionen und die Magnetreaktionen zu *einer* Gruppe von Haltungsreflexen. Bei der Magnetreaktion ist von einer Muskeldehnung gar nicht die Rede. Das Wesentliche kann, solange wir über die Reflexbahn noch nicht genügend orientiert sind, vorläufig nur rein phänomenologisch festgelegt werden. Es besteht meines Erachtens hierin, daß bei der Stützreaktion vom Endglied aus eine Streckung oder Beugung der betreffenden Extremität auftritt und daß diese Reaktionen nach Aufhebung der cerebellaren Hemmung gefördert werden. Der motorische Effekt an sich kann aber auch nicht entscheidend sein für die Wesensbestimmung der Reflexe. So ist es wohl sehr fraglich, ob das Phänomen, welches Foerster bei Totaldurchtrennung des Rückenmarks beobachtet hat (energische Streckbewegung durch passive Dorsalflexion der Zehen) ohne weiteres mit den Stützreaktionen identifiziert werden kann.

Wir kennen bei der Totaldurchtrennung des Rückenmarks auch die Plantarflexion beim Fußsohlreflex. Diese Plantarflexion kann nicht ohne weiteres der Plantarflexion bei intakten Pyramidenbahnen gleichgestellt werden. Das Wesentliche eines Reflexes kann nicht nur allein das auslösende Moment sein und auch nicht die motorische Reaktion. Der Weg des Reflexes im Zentralnervensystem ist neurologisch wichtig und wesentlich. Wir müssen uns klar werden, daß mit dem Namen Stützreaktion nur dasjenige wiedergegeben wird, was der Experimentator als physiologisch wichtig betrachtet. Dieser Name sagt aber nichts über den zentralen Mechanismus der Reflexe. Erst soll der Weg, der für den guten Ablauf der Stützreaktionen im Sinne Rademakers notwendig ist, im Zentralnervensystem bestimmt werden. Bis jetzt hat auch der Experimentator über diesen Weg noch keine klare Vorstellung. Schon bei den Untersuchungen von Schwab und Foerster stellte sich heraus, daß die Stützreaktionen sich nicht nur bei Cerebellarerkrankungen zeigten, doch auch bei Frontal- und Temporalherden gefunden wurden. Merkwürdigerweise waren die Reaktionen an der homolateralen Seite der Frontal- und Temporalherde leicht nachweisbar, geradeso wie bei den Cerebellarherden. Parker und Stengel, Markow, Balduzzi und Stenvers konnten dies bestätigen. Nur muß ich hinzufügen, daß es in der Klinik öfters sehr schwierig ist, sich zu überzeugen, ob man es hier wirklich mit einem reflektorischen Vorgang zu tun hat. Bei sehr vielen normalen Personen findet man deutliche, ich möchte sagen, Pseudo-Stützreaktionen. Wenn man dann die betreffende Person auffordert, nichts zu tun und sich völlig ruhig zu stellen, so ist die Pseudo-Stützreaktion vollkommen verschwunden. In den typischen Krankheitsfällen ist es ein konstantes Phänomen, das leicht auszulösen ist. Es kann aber unter Umständen sehr schwierig sein, sich über Art und Charakter der Reaktionen in entschiedener Weise auszusprechen.

In der Tabelle 2 findet man einige in der Klinik und aus der Literatur gesammelte Erfahrungen.

Wie Balduzzi bemerkt hat, sind die Stützreaktionen bei Frontalherden keineswegs ein konstantes Phänomen. Bei einem meiner Kranken, bei welchem

Tabelle 2. Stützreaktionen bei

Autor	Frontal Herd	Temporal	Größere Herde in der Caps. int.	Cerebellum	Pons	Spinal	Chorea	Athetose	FRIEDREICH	Myotonia acquisita	Myoclonie
SCHWAB	+	+	+	+	+						
FOERSTER	+	+		+							
PETTE				+		+					
PARKE u. STENGEL		+		+			+	+			
MARKOW	+	+		+			+	+	+		+
BALDUZZI	+			+		—				+	
STENVERS	+	+	+	+							
	—			1×—[1]							

OLJENICK einen umschriebenen Tumor aus dem rechten Frontalhirn entfernte, fehlten die Stützreaktionen vollständig, während sie homolateral bei einem großen linken temperofrontalen Herd (Abb. 6) und bilateral bei einem im 3. Ventrikel lokalisierten Cholesteatom mit ausgesprochenen frontalen Erscheinungen (BRUNSscher Symptomenkomplex) sehr schön zu erhalten waren. Es sind offenbar die diffusen frontalen und vor allem frontomedialen Läsionen, die zur Enthemmung der Stützreaktionen (FOERSTER) führen. Für die weitere Kasuistik der Stützreaktion s. S. 533.

Ebenso wie SCHALTENBRAND die Lagereaktionen bei Kindern studiert hat (s. später), so hat BALDUZZI die Stützreaktionen untersucht. Es ist hier nicht angemessen, eine weitgehende Kritik über die ausgezeichnete BALDUZZIsche Arbeit zu liefern. Es gibt auf diesem noch so jungen Gebiete bereits, wie überall, viele Kontroversen. RADEMAKER (1) sagt, daß bei Kindern im 1. Lebenshalbjahr sowohl deutliche Stützreaktionen als auch ein deutlicher Stütztonus fehlen, während nach BALDUZZI die Stützreaktionen nach 6 Monaten wieder verschwinden. PEIPER findet, daß die Stützreaktionen beim Säugling schon sehr früh auftreten. Mir ist es nie gelungen, beim Säugling überzeugend Stützreaktionen zu erzielen. Es wäre sehr wichtig, wie auch SCHALTENBRAND hervorgehoben hat, eine Skala (so wie das BINET-SIMONsche Schema für die Intelligenzprüfungen) von Durchschnittszahlen über das Lebensalter aufstellen zu können, worin die verschiedenen Reflexe und Reaktionen zutage treten oder verschwinden. Wenn man sich aber selbst damit beschäftigt, die Neonati oder Kinder bis zum Alter von 1 Jahre auf die verschiedenen Stützreaktionen zu untersuchen, so begegnet man außerordentlich großen Schwierigkeiten. Das eine Mal ist man entzückt vor allem durch Kombination von Halsreflexen und Stützreaktionen (BALDUZZI, RADEMAKER) an den Beinen eine schöne Reaktion zu bekommen, das andere Mal treten gerade unter denselben Bedingungen z. B. statt einer Extension eine Flexion auf. Man kann dann diese Flexion aus der Observation ausschalten oder als Strampelbewegung notieren, aber dann spielt das Subjekt des Untersuchers eine zu große Rolle. Nur in dieser Weise läßt sich der große Unterschied zwischen BALDUZZI und RADEMAKER erklären. Wichtig ist, daß die Anwesenheit von Stützreaktionen, eventuell kombiniert mit Halsreflexen, nach BALDUZZI bei älteren Kindern fast immer eine pathologische Bedeutung hat.

[1] In diesem Falle handelte es sich um eine akute Kleinhirnausschaltung S. 535).
\+ Fälle, bei denen das Symptom positiv war.
— Fälle, bei denen das Symptom nicht zu erzielen war.

Die Unterscheidung der Stützreaktionen nach FOERSTER und SCHWAB in kinetische und statische Stützreaktionen in dem Sinne, daß bei den ersten eine Bewegung und bei den zweiten eine Tonuserhöhung zutage tritt, ist nach BALDUZZI rein symptomatologisch, nach ihm sind es zwei Seiten derselben Reaktion.

Ich untersuche nun seit Jahren die Stützreaktionen bei sehr vielen Kranken. Meiner Erfahrung nach geben uns die Halsreflexe eine viel bessere und mehr objektivere Stütze in der Klinik als die Stützreaktionen. Die große Schwierigkeit, oder ich möchte sagen, die Unmöglichkeit, willkürliche und unwillkürliche Anspannung oder Entspannung anderen Ursprungs auszuschalten, macht uns das Endergebnis der Untersuchung immer wieder zweifelhaft. Nur wenn wir, wie es in den typischen Fällen sein muß, mit einem konstanten Phänomen zu tun haben, können wir großen diagnostischen Wert darauf legen. Wir müssen uns klar werden, daß wir mit den Stützreaktionen erst am Anfang stehen und daß hier noch sehr viel Arbeit wartet.

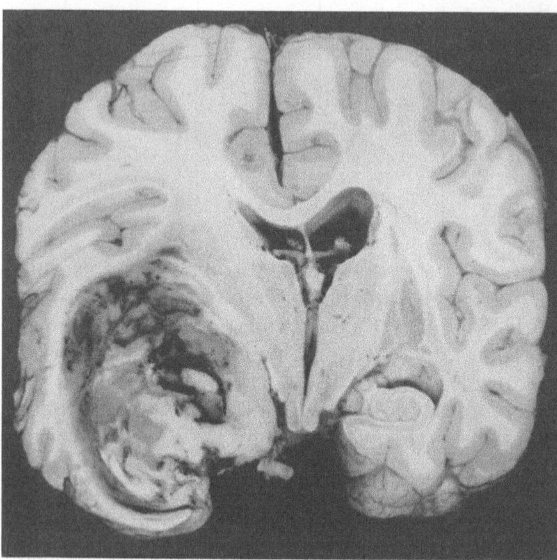

Abb. 6. Herd l. temperofrontal mit homolateralen Stützreaktionen.

2. Segmentale Haltungsreflexe.

Hierunter verstehen MAGNUS und DE KLEYN Haltungsreflexe, die sich im gleichen oder benachbarten Niveau abspielen oder von der einen Seite des Körpers auf die andere übergehen. MAGNUS und DE KLEYN (4) sagen darüber folgendes:

„Unter Umständen kann sogar der einfache gekreuzte Streckreflex (SHERRINGTON) als segmentaler Haltungsreflex Dienst tun. Wenn ein Hund aufrecht auf vier Beinen steht und durch einen schmerzhaften Reiz die eine Hinterpfote zur Beugung und länger dauernder Entfernung vom Boden veranlaßt wird, so ruht das Gewicht der hinteren Körperhälfte jetzt nicht mehr auf zwei, sondern auf einem Hinterbein. Dieses ist den gesteigerten Anforderungen gewachsen durch eine Verstärkung der Stützreaktion infolge der Zunahme der statischen Beanspruchung. Zugleich tritt aber mit dem gleichzeitigen Beugereflex des gereizten Beines der gekreuzte Streckreflex auf dem Standbein ein, wodurch dessen Strecktonus vermehrt wird. Dauert die Beugung des angezogenen Beines längere Zeit an, wie das nach schmerzhaftem Reize der Fall zu sein pflegt, so ist auch der gekreuzte Streckreflex eine statische Dauerreaktion.“

In der Klinik spielen gekreuzte Streckreflexe eine große Rolle als Unterteil des MARIE-FOIXschen Reflexes bei Rückenmarks-Querschnittsläsionen. „Ein sehr anschauliches Beispiel eines segmentalen Haltungsreflexes ist die sog. Schunkelreaktion. Stellt man einen Hund auf seine vier Beine, lockert mit Hilfe der negativen Stützreaktion ein, z. B. das rechte, Vorderbein und prüft fortdauernd den Widerstand gegen passive Beugung des rechten Ellbogens durch kleine Bewegungen des Unterarmes, so ist bei mittlerer Stellung des linken (vorderen) Standbeines meistens kein Widerstand zu fühlen. Wird aber der Vorderkörper des Tieres nach rechts verschoben, so tritt ein deutlicher

Strecktonus am rechten Ellbogen auf, und wenn die Rechtsverschiebung des Vorderkörpers weit genug geht, wird das rechte Vorderbein aktiv gestreckt auf den Boden gesetzt." Der wesentliche Reiz ist die Spannung der Adductoren des Standbeines.

RADEMAKER (2) findet die Schunkelreaktionen erst bei Kindern, wenn sie zu stehen und laufen anfangen. Das von ANDRÉ THOMAS beschriebene Cerebellarsymptom der „Anisosthénie", wobei bei passiver Beugung des Rumpfes nach der verletzten Seite keine Streckung des herdhomolateralen Standbeines und keine Abhebung des kontralateralen Beines vom Boden und Beugung des Rumpfes nach der anderen Seite eine prompte Streckung des kontralateralen Standbeines und Abhebung des anderen Beines auftritt (s. Abb. 7), wird von RADEMAKER als eine typische Schunkelreaktion betrachtet, die an der homolateralen Seite fehlt bei einem Cerebellarherd. Experimentell findet RADEMAKER nur eine kurz dauernde Ausschaltung der Schunkelreaktionen bei Cerebellarläsionen. In der Klinik stellt sich offenbar heraus, daß bei Cerebellarläsionen eine Förderung der Stützreaktionen an der herdhomolateralen Seite auftritt und eine Hemmung der Schunkelreaktion.

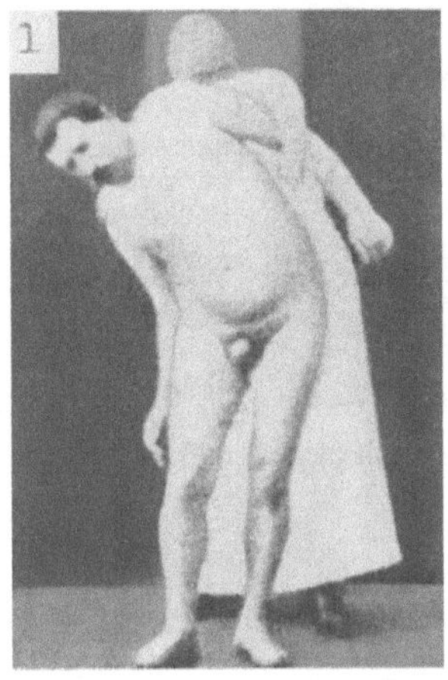

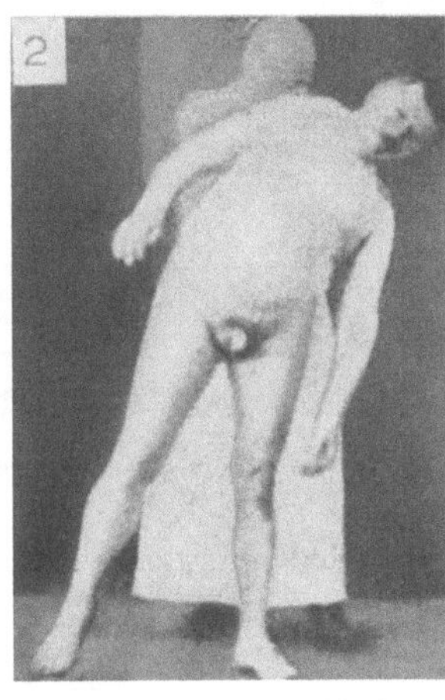

Abb. 7. Mann mit Schußverletzung der rechten Kleinhirnhemisphäre. Rumpf mit zwei Händen seitlich der Lenden gefaßt und abwechselnd nach rechts und links bewegt. 1. Auf passive Bewegung des Rumpfes nach rechts bleibt das linke Bein mit dem Boden in Berührung, während das rechte im Kniegelenk einknickt. 2. Auf passive Bewegung des Rumpfes nach links geht das rechte Bein sofort vom Boden empor, das linke bleibt gestreckt. (Nach ANDRÉ THOMAS: Étude sur les Blessures du Cervelet. Paris: Vigot Frères 1918.)

Die Schunkelreaktionen sind noch äußerst wenig geprüft worden. Ich will hier so kurz wie möglich einige von RADEMAKER und mir zusammen untersuchte Fälle wiedergeben, die sowohl auf die Schunkelreaktionen, soweit dies möglich war, als auch auf die Stützreaktionen untersucht worden sind.

Der erste Fall war ein Kranker mit einem kapsulären Herd im vorderen Teil der l. Capsula, wobei vor allem der r. Arm betroffen war. Der Herd war im März 1925 entstanden. Die Untersuchung auf die Stützreaktionen fand im Juli und August 1927 statt.

Es waren typische tonische Halsreflexe im r. Arm zu erzeugen, vor allem wenn der Kranke nach SIMONS und WALSHE mit der l. Hand sich anstrengte zu kneifen. Die Stützreaktionen waren im r. Arm nicht zu erzielen und beeinflußten die Halsreflexe nicht. Im l. Arm waren deutlich Stützreaktionen anwesend. Beim passiven Vornüberbeugen werden beide Kniee gebeugt. Beim passiv seitlich Hin- und Herbewegen des Rumpfes in stehender Haltung wurde sowohl beim Bewegen nach r. das l. Bein, wie beim Bewegen nach l. das r. Bein aufgehoben. Beim Bewegen nach l. wurde das Knie vom l. Bein (Standbein) *gebogen* und beim Bewegen nach r. das Knie des r. Beines. Es war kein deutlicher Unterschied zwischen dem Stütztonus des r. und l. Beines festzustellen. Die positiven und negativen Stützreaktionen waren im l. Bein kräftig, im r. Bein nicht zu erzielen. Drückte man am l. Bein gegen den vorderen Teil der Fußsohle, indem die Zehen hyperextendiert wurden, so konnte das Knie nicht passiv gebogen werden. Es trat ein großer Widerstand auf. Flecktierte man die Zehen des l. Fußes, so verschwand dieser Widerstand augenblicklich. Am r. Bein war dieses Phänomen nicht zu erzeugen. In Bauchlage zeigte das l. Bein beim Passivbeugen der Zehen eine starke Anspannung der Kniebeuger. Beim Versuch, unter diesen Verhältnissen das Bein passiv im Knie zu strecken, empfand man großen Widerstand.

Dieser Widerstand verschwand, wenn die Zehen freigelassen wurden. Bei Überstreckung der Zehe trat am l. Bein eine Kontraktur der Strecker auf. Am r. Bein bekam man keine Reaktion der Strecker. Wir sehen hier also im hemiplegischen Bein wohl Halsreflexe, aber keine Stützreaktionen und im Herd des homolateralen Beins wohl Stützreaktionen, aber keine Halsreflexe. Die Schunkelreaktionen waren teilweise vorhanden. Auf beiden Seiten fehlte die Streckreaktion im Standbein.

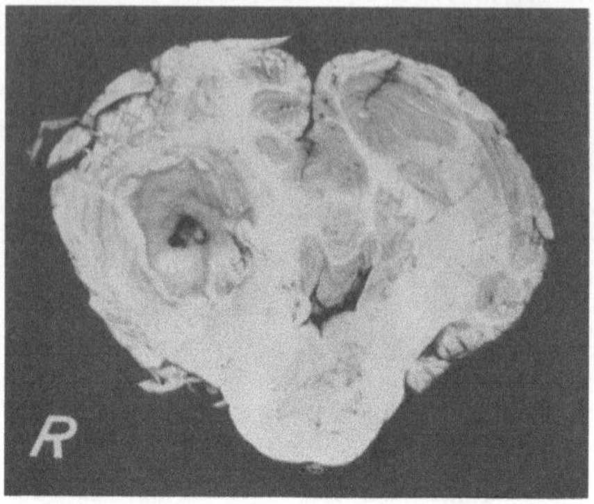

Abb. 8. Rechtsseitiger Cerebellarabsceß mit homolateraler positiver Stützreaktion.

Im Juni 1927 konnte ich mit Rademaker einen sehr seltenen Fall von *Myotonia acquisita* (Talma 1890) untersuchen. Folgendes steht notiert:

Beugt man Puls und Finger der r. Hand am gestreckten Arm, so tritt eine starke Beugung des Armes im Ellbogen auf, die so stark ist, daß passive Streckung unmöglich ist. (Negative Stützreaktion.) Extension im Pulse ergibt eine Extension im Ellbogen und einen starken Widerstand beim Passivbeugen. (Positive Stützreaktion.) Wenn der eine Untersucher bei stehender Haltung der Patientin das r. Bein der Kranken aufhebt und ihren Fuß in seiner Hand ruhen läßt, und der andere bewegt den Oberkörper der Kranken nach l., so ist das r. Bein ganz leicht passiv zu bewegen. Läßt man aber den Oberkörper nach r. bewegen, so tritt blitzartig eine sehr kräftige Extension im r. Bein auf, die nicht zu überwinden ist (Schunkelreaktion). Diese gleiche Reaktion tritt auch auf, wenn der Oberkörper nicht nach r. und l. bewogen wird, aber wenn man seitlich gegen das Becken einen Druck ausübt. Wird bei Untersuchung des r. Beines, wie oben angegeben worden ist, von der r. Seite aus ein Druck gegen das Becken angewendet, so tritt kein Widerstand im r. Bein auf. Wird aber gegen die l. Seite gedrückt, so entsteht ein starker Widerstand beim Versuch, das r. Bein passiv zu beugen. Die weitere Krankengeschichte will ich hier ruhen lassen. Wesentlich ist, daß auch in diesem Falle von Myotonia acquisita deutliche Stützreaktionen und Schunkelreaktionen auftreten.

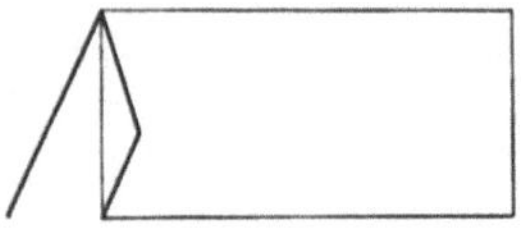

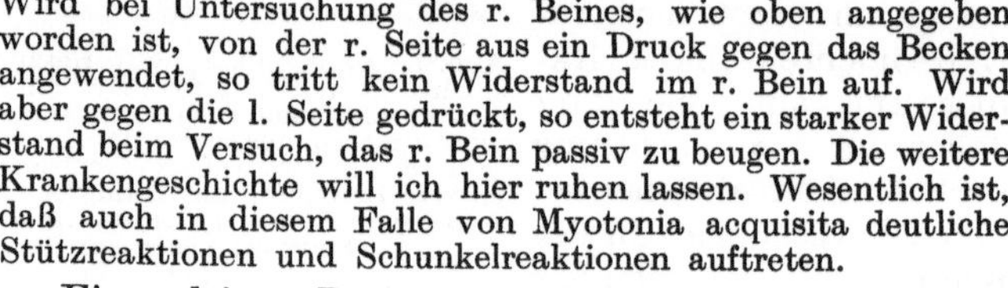

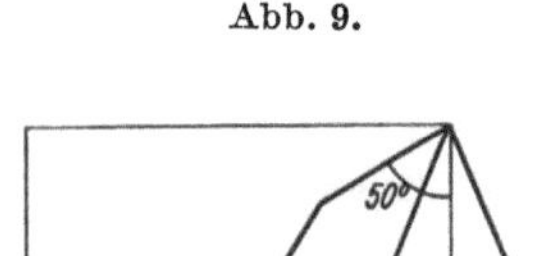

Abb. 9.

Abb. 10.

Eine dritte Patientin mit einem rechtsseitigen Cerebellarabsceß (Abb. 8) wurde am 26. 6. 27 von Rademaker und mir kurz vor dem Tode untersucht. Ich will hier das sogleich niedergeschriebene Protokoll wiedergeben.

Patientin liegt ruhig im Bett, ist komatös. Sie reagiert r. und l. mit Arm- und Handbewegungen. Die Augen stehen meist nach l. Beim Drehen des Kopfes nach r. bewegen sich die Augen nach r. (atypisch). Das r. Auge kommt dabei in den lateralen Augenwinkel, das l. Auge in den medialen, aber verhältnismäßig nicht so weit. Beim Drehen des Kopfes nach l. drehen sich auch die Augen nach l. Die Augenbewegungen werden noch unterbrochen durch spontane Bewegungen. Corneareflex r. schwach, l. negativ. Keine deutliche Facialisparese. Fußsohlenreflex r. und l. plantar. Ausgesprochene *Hypotonie* im r. Arm. Im l. Arm normaler Tonus.

Stützreaktionen. R. Volarflexion des Pulses ergibt eine prompte und starke Anspannung des Biceps und eine Beugung im Ellbogengelenk (negative Stützreaktion). R. Überstreckung im Pulsgelenk ergibt nach einer kurzen Latenzzeit von 1—3 Sekunden eine kräftige Streckbewegung im Ellbogengelenk *(positive Stützreaktion)*. Diese tritt nur auf, wenn bei der Ausgangsstellung der Winkel im Ellbogengelenk mehr als 90° ist. L. Bei Flexion im Pulsgelenk usw. eine starke Beugung im Ellbogen (negative Stützreaktion). Bei Extension aber keine Streckung (*keine* positive Stützreaktion). An den Beinen sind keine deutlichen positiven Stützreaktionen anwesend. Wohl aber negative Stützreaktionen auf beiden Seiten wie auf den Armen. Wichtig ist hier also, daß die positive Stützreaktion r. wohl, aber l. nicht zu erzielen ist. Bei Abduktion des r. Beines tritt eine deutliche Streckung des Beines auf, die sogleich bei leichter Überschreitung der Normalstellung nach l. blitzartig verschwindet (Abb. 9 u. 10). Bei Abduktion des l. Beines tritt ein Strecktonus auf, der aber bestehen bleibt, wenn man das l. Bein über die Normalstellung nach r. bringt. Erst bei einer Abduktion über 50° verschwindet der Strecktonus. Bei Abduktion des einen Beines tritt eine Anspannung der Adductoren des anderen Beines auf. Von einer typischen Schunkelreaktion kann hier nicht gesprochen werden.

In einem Falle eines Cholesteatoms des 3. Ventrikels mit doppelseitiger Erweiterung der Seitenventrikel (Abb. 11) konnten wir folgendes feststellen:

Wurden Fuß und Zehen dorsalwärts gebogen, so konnte das Bein auch mit großer Kraft nicht im Knie gebogen werden. Diese positive Stützreaktion war sowohl r. wie l. anwesend. Diese Reaktion hörte auf, wenn das Bein im Knie mehr als 20^0 gebogen war. Im r. Arm war die positive Stützreaktion deutlich vorhanden, ebenso wie die negative. Am l. Arm war die positive Stützreaktion nicht konstant. Die Schunkelreaktionen waren r. und l.

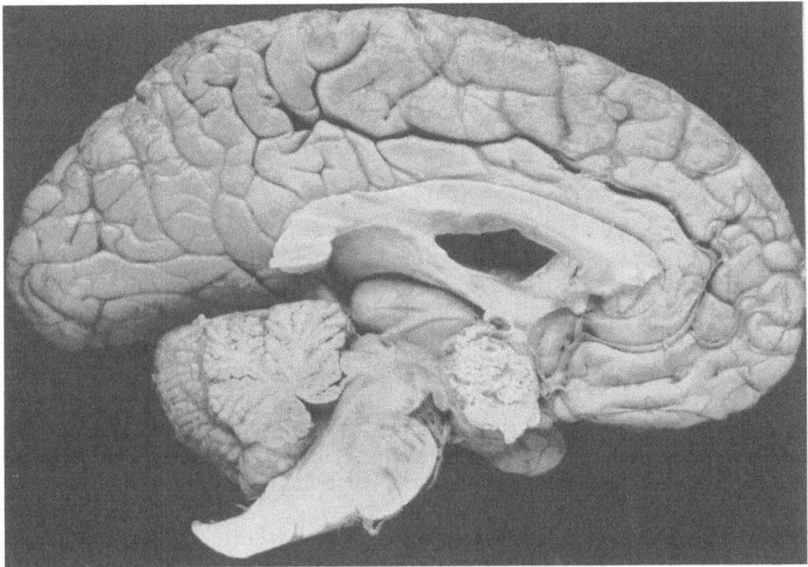

Abb. 11. Cholesteatom des 3. Ventrikels. Positive Stützreaktionen in beiden Beinen und im r. Arm.

gleichwertig. Die weitere Symptomatologie: Raumdesorientation, Konfabulationen, Gedächtnisstörungen, BRUNSsche Phänomen usw. waren typisch frontal.

Der letzte Fall, der nicht auf die Schunkelreaktion untersucht werden konnte, doch in bezug auf die Stützreaktionen Abweichendes bot, muß noch kurz mitgeteilt werden.

Am 4. 2. 30 sah ich mit DE KLEYN einen Jungen, 8 Jahre alt, mit allen Erscheinungen eines linksseitigen Cerebellarabscessus im Anschluß an eine Mastoiditis. Am 6. 2. 30 fand sich linksseitige Hypotonie, Vorbeizeigen, Dysdiadococinesie an der l. Seite, Asthenie usw., aber *keine* Stützreaktionen, auch nicht bei wiederholter Untersuchung. Bei der Operation (DE KLEYN) wurde ein linksseitiger Kleinhirnabsceß eröffnet und mit feinen Kanülen drainiert. Am 12. 2. 30 waren alle cerebellaren Symptome wieder verschwunden.

Hier also, bei akuter Ausschaltung einer Kleinhirnhemisphäre mit voller Entwicklung der klassischen cerebellaren Symptomatologie, keine Stützreaktionen.

Auch RADEMAKER (3) findet bei seinen Versuchstieren in den ersten Tagen nach Kleinhirnexstirpation öfters keine Stützreaktionen. Offenbar verhalten sich die Stützreaktionen anders zum Kleinhirn wie die sonstigen Willkürbewegungen und die Tonusregulierung.

Die Schunkelreaktionen konnten leider bei der akut schwerkranken Patientin nicht untersucht werden. Die Untersuchung, wie oben in einem der Fälle beschrieben, mit Abduktion und Adduktion des Beines kann nicht mit einer Untersuchung auf die Schunkelreaktion in stehender Haltung gleichgestellt werden. Als Unterteil der später zu besprechenden Gleichgewichtsreaktionen können sie eine sehr wichtige Rolle in der Klinik spielen.

3. Intersegmentale Haltungsreflexe.

Intersegmentale Haltungsreflexe findet man in der Klinik selten. Ich (1) konnte (1918) bei einem Kranken mit einem bulbären Herd durch Drehung des Beckens gleichsinnige Kopfdrehung hervorrufen und auf einem Film festlegen.

Einen merkwürdigen Fall von intersegmentalen Haltungsreflexen konnte ich beobachten bei einer totalen Querschnittsläsion in der Höhe des sechsten Cervicalsegmentes nach Tauchsprung in untiefes Wasser. Im Juli 1928 war die Querschnittsläsion entstanden. Im Dezember 1928 konnte folgendes festgestellt werden: Bei passiver Flexion im rechten Knie trat eine Streckung in den Fingern der rechten Hand auf, während willkürlich keine Streckung der Finger möglich war. Die Streckung blieb solange das Knie gebeugt gehalten wurde. Hier also ein Reflex vom Bein auf den Arm, gerade wie im vorigen Fall von unten nach oben verlaufend. Gerade im selben Jahr haben SAMOJLOFF und KISSELEFF derartige Reaktionen bei enthirnten Katzen beschrieben.

4. Allgemeine Haltungsreflexe.

Tonische Hals- und Labyrinthreflexe. Hierunter verstehen MAGNUS und DE KLEYN die Haltungsreflexe, wobei der Körper in seiner Gesamtheit betroffen wird. Wenngleich sich derartige Reaktionen auch von anderen Körperteilen auslösen lassen (s. oben), so nehmen doch die wichtigsten und kräftigsten ihren Ursprung vom vorderen Körperabschnitt, vom Kopf und Hals. Im Kopfe liegen die Telereceptoren, Auge, Ohr und Geruchsorgan, durch deren Erregung bestimmte Einstellungen des Kopfes hervorgerufen werden. Die allgemeinen Haltungsreflexe bewirken, daß der Körper der Stellungsänderungen des Kopfes folgt, so daß die Haltung stets harmonisch bleibt. Die wichtigsten dieser Haltungsreflexe sind die tonischen Hals- und Labyrinthreflexe. Sehr viele Arbeiten aus vielen Ländern sind hierüber schon erschienen und man darf die Reflexe jetzt wohl als Gemeingut der Neurologen betrachten.

Es handelt sich bei diesen Reflexen um Tonusänderungen in den Extremitäten, die gesetzmäßig entstehen, einerseits durch Bewegungen des Kopfes gegenüber dem Rumpf oder umgekehrt, also durch Halsbewegungen (Halsreflexe), andererseits durch Reizungen der Labyrinthe, welche durch Kopfbewegungen an sich hervorgerufen werden (Labyrinthreflexe). Die Reflexe sind bei decerebrierten Tieren anwesend. Die tonischen Labyrinthreflexe auf den Extremitäten noch, wenn das Niveau dicht vor dem Eintritte der Octavi intakt ist. Die Halsreflexe auf den Extremitäten noch, wenn das Cervicalmark intakt ist.

Die afferenten Bahnen für die tonischen Halsreflexe verlaufen bei Tieren durch die obersten 3 oder 4 cervicalen Hinterwurzelfasern. Die efferenten Bahnen für die Reflexe auf die Extremitäten gehen zu den beiderseitigen Zentren der Extremitätenmuskulatur in der Hals- und Lendenanschwellung des Rückenmarkes. Für die tonischen Halsreflexe auf die Augen gehen die efferenten Bahnen zu sämtlichen Augenmuskelnerven. Diese letzteren sind natürlich nach einem Querschnitt dicht vor dem Eintritt der Nn. octavi verschwunden. Die afferenten Bahnen für die tonischen Labyrinthreflexe kommen von den Utriculus maculae her und verlaufen durch die Rami utricularis im N. vestibularis zur Medulla oblongata. Die efferenten Bahnen für die Reflexe auf die Extremitäten stehen mit den Zentren der Extremitätenmuskulatur in der Hals- und Lendenschwellung auf beiden Körperseiten derart in Verbindung, daß jede Utriculus maculae die Extremitätenmuskelzentren beider Körperseiten beeinflussen kann. Für die tonischen Labyrinthreflexe auf die Halsmuskeln steht die Verbindung so, daß jede Utriculus macula mit den Halsmuskeln nur einer Körperseite in funktionelle Verbindung gestellt wird.

In der Klinik werden die tonischen Hals- und Labyrinthreflexe am besten in liegender Haltung untersucht. Bei nicht Schwerkranken können sie auch in sitzender Haltung geprüft werden. Eine isolierte Untersuchung der Hals- und Labyrinthreflexe ist nur dann möglich, wenn bei Untersuchung auf Labyrinthreflexe der Kopf auf den Rumpf mittels einer Bandage fixiert wird, so daß Halsbewegungen ausgeschlossen sind, während die Halsreflexe nur dann isoliert zur Darstellung zu bringen sind, wenn man den Kopf im Raum fixiert und den Rumpf um die Längsachse dreht. Praktisch macht der Unterschied, daß die üblichen Halsreflexe durch Drehung des Kopfes auf den Extremitäten die rechte und die linke Seite verschiedenartig beeinflussen und die Labyrinthreflexe gleichsinnige Reaktionen auslösen, die Differenzierung möglich. Die Differenzierung der symmetrischen Halsreflexe bei Senkung und Hebung des

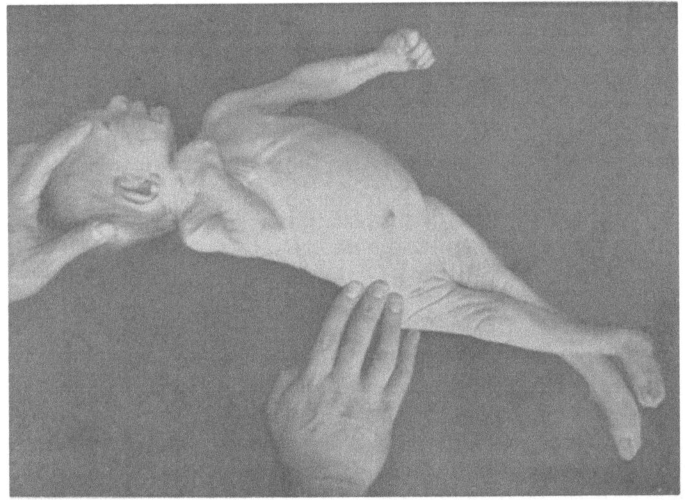

Abb. 12. Tonischer Nackenreflex bei einem durch Gehirnblutungen geschädigten Neugeborenen. (Nach MAGNUS und DE KLEYN.)

Kopfes von den immer dabei anwesenden Labyrinthreflexen ist bei dieser Bewegung nur durch Ausschaltung der Labyrinthe möglich. Man findet die tonischen Hals- und Labyrinthreflexe vor allem bei tiefsitzenden Herden mit doppelseitigen Lähmungen, wenn der Herd sich nur oberhalb dem Niveau der Vestibularis Kerne befindet, aber auch bei Hemiplegien (s. u.).

BALDUZZI, BÖHME, BUSCARINO, CATEL und KRAUSE, FOERSTER, FREEMAN und MORIN, GAMPER, GEIGER, HOFF und SCHILDER, KROLL, MAGNUS, MINKOWSKI, PALLOCK und DAVIS, PETTE, RADEMAKER, SCHALTENBRAND, SCHASS, SIMONS, WALSHE, WERNER und OLMSTED, um nur einige zu nennen, haben sich mit den tonischen Hals- und Labyrinthreflexen beschäftigt. Zuerst hat MAGNUS (1) in 1911 schon in einer kurzen Mitteilung über tonische Reflexe darauf hingewiesen, daß ähnliche Erscheinungen auch bei Menschen mit schweren cerebralen Erkrankungen beobachtet worden sind. Später, 1912, 1913, 1915, sind von MAGNUS und DE KLEYN mehrere Beobachtungen bei Menschen beschrieben worden (Abb. 12). Ich erinnere mich noch sehr gut an die Untersuchungen von MAGNUS und DE KLEYN (3) in der HEILBRONNERschen Klinik von dem durch sie beschriebenen Fall amaurotischer Idiotie, wobei zum ersten Male die tonischen Labyrinthreflexe beim Menschen isoliert untersucht werden konnten. Seitdem wurden in der Klinik systematisch die tonischen Hals- und Labyrinthreflexe nachgeprüft (BROUWER, DE KLEYN, STENVERS).

Nach dem Kriege stellte sich heraus, daß ganz unabhängig von den Magnusschen Untersuchungen Simons (1) (Berlin) sehr interessante Wahrnehmungen gemacht hatte über Kopfhaltung und Muskeltonus, die ganz in Übereinstimmung waren mit den schon in Holland bekannten tonischen Halsreflexen.

Walshe (1, 1923) registrierte den Einfluß der Magnus-de Kleynschen Reflexe auf den Babinski-Reflex. Wieder ganz unabhängig von Simons im Anschluß an frühere Arbeiten schreibt Walshe — sprechend über den Einfluß verschiedener tonischer Reflexe bei Hemiplegie folgendes:

"Thus, the associated flexion of the paralysed arm evoked by firm clenching of the normal hand may be converted into associated extension by a tonic neck reflex, produced by rotation of the subjects head towards the hemiplegie side."

Wie so öfters, so sieht man, daß das gleiche Problem in der Klinik von verschiedenen Seiten angefaßt worden ist. Aufs schönste wurden die Arbeiten von Magnus und de Kleyn bestätigt und eine Fülle von Arbeiten brachten immer neues Material. Den größten praktischen Wert haben diese Reflexe für die Kinderpraxis, weil es sich hier um objektive Tatsachen handelt und besonders auch weil die Kinder leichter untersucht werden können. Schaltenbrand (1) hat 1925 bei normalen Kindern die verschiedene Lage- und Bewegungsreaktionen studiert. Minkowski hat 1928 die Hals- und Labyrinthreflexe beim menschlichen Fetus untersucht. Später, 1932, hat Balduzzi diese Reflexe bei Kindern zusammen mit den Stützreaktionen untersucht, und in allerletzter Zeit, 1933, führte Fräulein Schoo die systematische Untersuchung der Hals- und Labyrinthreflexe bei Säuglingen durch. Minkowski kommt in bezug auf die Halsreflexe bei Feten zu dem Schluß, daß man von einigermaßen konstanten und regelmäßigen Reaktionen im Sinne von solchen hier nicht sprechen, wohl aber gelegentlich, namentlich bei älteren Feten, Anklänge daran beobachten kann, die sich bei seitlichen Bewegungen des Kopfes durch gegensinnige Reaktionen in den beiderseitigen Extremitäten kundgeben. Tonische Labyrinthreflexe sind beim Fetus nie beobachtet worden. Minkowski weist jedesmal wieder darauf hin, wie schwierig die Bewegungen des Fetus nach ihren auslösenden Momenten zu beurteilen sind, und jeder, der versucht, Neugeborene zu untersuchen, wird ihm beistimmen müssen, daß auch beim Neonatus eine eindeutige Beurteilung fast unmöglich ist.

Schaltenbrand hat bei den Säuglingen in verschiedenem Alter unter anderem die tonischen Hals- und Labyrinthreflexe untersucht, und da stellte sich heraus, daß ebenso wie Magnus das schon andeutungsweise bei tierlichen Neugeburten untersucht hatte, die verschiedenen Reflexe in verschiedenem Alter entstanden und wieder abklingen. In dieser Weise gelingt es, eine Art Entwicklungsskala festzustellen, die uns eine Richtlinie geben wird für die Beurteilung der Entwicklungsstufe eines Kindes in den ersten Lebensjahren.

Wegen der großen Wichtigkeit will ich hier die Tabelle von Schaltenbrand kombiniert mit den Ergebnissen von Schoo wiedergeben, soweit sie die in diesem Kapitel besprochenen oder zu besprechenden Phänomene betrifft.

Ich habe hier den Moroschen (Abb. 13) und Landauschen Reflex (Abb. 14a und b) hinzugefügt, weil Schaltenbrand sie in seiner Arbeit ausführlich untersucht hat und sie auch zum Teil zu den hier zu besprechenden Phänomenen gehören. Unter Moroschem Reflex versteht man beim Neugeborenen eine Abduktion und Streckung der beiden Arme aus der gewöhnlichen Beugestellung heraus, die infolge verschiedenartiger Reize auftritt, wie Erschütterung der Unterlage, Beklopfen des Bauches, Anblasen des Gesichts usw. Es ist für wahrscheinlich zu achten, daß bei dieser Bewegung ganz verschiedenartige Reflexe im Spiel sind: Tonische Labyrinth- und Halsreflexe, unter Umständen statokinetische Labyrinthreflexe (s. später) usw. Schaltenbrand will diese letzteren aus dem Begriff des MOROschen Reflexes ausschalten und nur dann noch von MOROschem Reflex sprechen, wenn die Reaktionen auf Erschütterung, Anblasen usw. entstehen. Es ist mir nicht ganz klar, warum SCHALTENBRAND dies tun will. Auch wenn der Reflex durch Anblasen usw. entsteht, darf man nicht sagen, daß z. B. das Anblasen an sich ein spezifischer Reiz ist. Es muß beim Säugling eine Innervationsbereitschaft zu den Bewegungen, die sich beim MOROschen Reflex einstellen, vorliegen. Es ist diese Innervationsbereitschaft, über deren Mechanismus wir uns klar werden müssen.

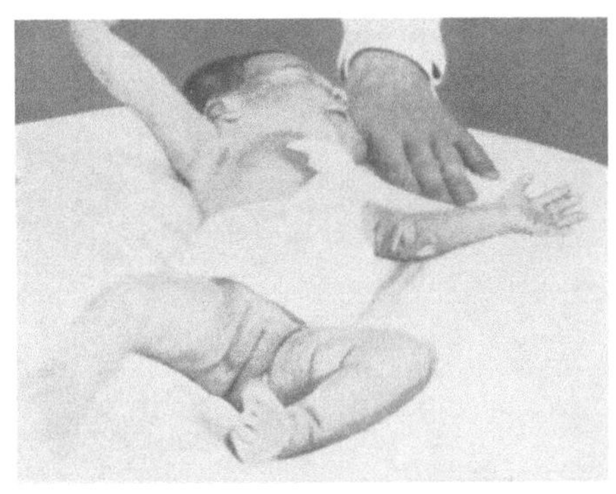

Abb. 13. MOROscher Reflex des Säuglings (2 Tage altes Kind). Auf Beklopfen des Kissens hin fahren alle Extremitäten in Streckstellung, die Finger werden gespreizt. (Nach SCHALTENBRAND.)

MINKOWSKI hat versucht, die bilateral symmetrischen Reaktionen in den beiderseitigen Extremitäten bei Feten von 6—13 cm Länge zu analysieren, indem er das Rückenmark vom Oblongata trennte und damit die Vestibulariskerne ausschaltete. Er kommt zu dem Schlusse, daß sowohl muskuläre, spinale als vestibuläre Reize beim Zustandekommen dieser Bewegungen beim Fetus eine Rolle spielen. Solange wir die verschiedenen Reize nicht ganz streng isoliert anwenden können, ist eine richtige Analysierung wohl nicht möglich.

Tabelle 3 (nach SCHALTENBRAND und SCHOO[1]).

	MOROscher Reflex	Assymetr. Ton. Halsreflexe		LANDAU	Halsreflexe			LANDAU
			SCHOO		MORO	SCHALTENBRAND	SCHOO	
1. Woche	2 Fälle ? 29 „ +	16 — 5 ? 4 +	12 — 14 +	3 —				
2.—4. Woche	7 +	5 — 1 ? 1 +	3 — 2 +	7 —				
2.—3. Monat	6 +	6 —	16 — 33 +	6 —				
4., 5. u. 6. Monat	3 — 3 +	3 — 1 ? 1 +	15 — 6 +	2 — 2 +				
7.—12. Monat	5 — 3 ?	13 — 1 ? 2 +		8 1 ? 4 +				
2. Jahr	21 —	20 — 1 ?		1 — 12 +				

[1] Die Zahlen sind hier übersichtshalber graphisch vorgestellt. Man sieht an den Maßstäben, daß der LANDAUsche Reflex in der Zeit erscheint, in der die übrigen verschwinden.

Beim Menschen ist es wohl fast als unmöglich zu achten, z. B. die spinalen Mechanismen auszuschalten, ohne die motorischen Bahnen zu verletzen. Frl. SCHOO findet die asymmetrischen Halsreflexe in der 1. Woche öfters wie SCHALTENBRAND (s. Tabelle 3). Sie erklärt den Unterschied durch die Art und Weise, wie der Reflex ausgelöst wird. SCHALTENBRAND macht eine derartige Bewegung mit dem Kopf des Kindes, daß zuerst der MOROsche Reflex entsteht. SCHOO macht die Bewegung des Kopfes langsam und vorsichtig, so daß jede Bewegungsreaktion vermieden wird. Der MOROsche Reflex stört dann das Auftreten der Halsreflexe nicht. GAMPER hat bei seinem arhinencephalen Mittelhirnwesen auch den MOROschen Reflex beschrieben. Er weist darauf hin, daß in seinem Falle oft bei der Auslösung des Reflexes eine reflektorische Dorsalflexion des Kopfes zustande kommt. Aber auch ohne diese Dorsalflexion kommen die typischen Extremitätenbewegungen zutage. Nach FREUDENBERG kann der MOROsche Reflex durch die verschiedensten exogenen Reize angeregt werden: passive Bewegungen des Gesamtkörpers im Raum, ohne daß die Körperteile ihre Lage zueinander ändern, Zurückfallen des Kopfes beim Aufheben des Kindes, passives Drehen des Kopfes und Neigung nach einer Seite, *aber nicht nach vorne* usw. Hier sehen wir also, daß die Kopfhaltung nach vorne den MOROschen Reflex hemmt bzw. verhindert, wie das dem Saugen zugute kommen wird. Hieraus möchte man schließen, daß die Haltungsreflexe mit dem MOROschen Reflex etwas zu tun haben, sei es die symmetrischen Halsreflexe, sei es die tonischen Labyrinthreflexe, sei es beide. Dies berechtigt uns, den MOROschen Reflex in diesem Kapitel zu behandeln.

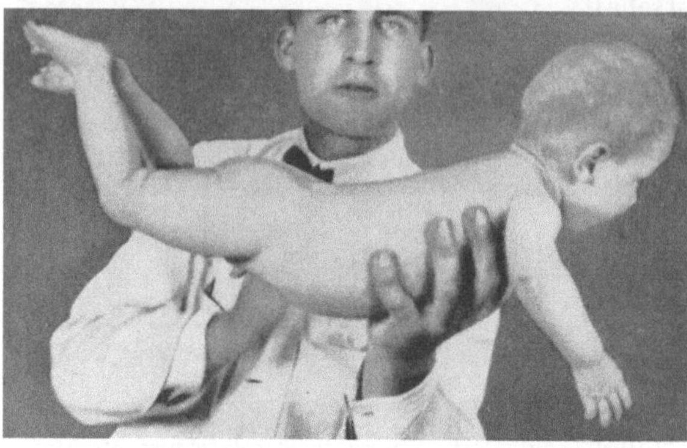

a

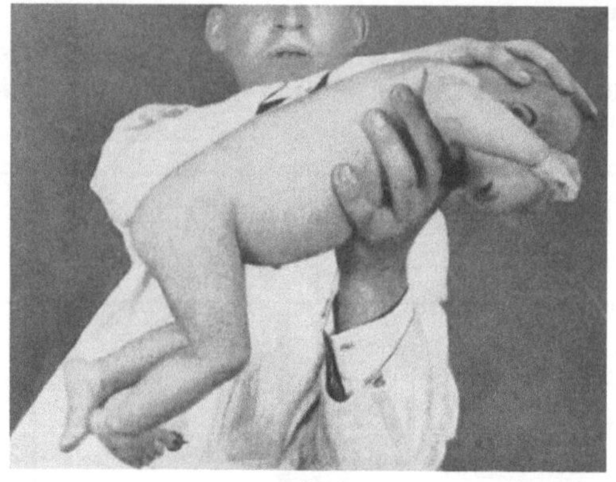

b

Abb. 14a und b. LANDAUscher Reflex. a $1^3/_4$ Jahre altes Kind liegt mit dem Thorax auf der Hand des Untersuchers. Kopf durch den Labyrinthstellreflex auf den Kopf gehoben. Rücken nach oben konkav, Beine durchgestreckt. b Nach Herabdrücken des Kopfes klappt das Kind wie ein Taschenmesser zusammen. (Nach SCHALTENBRAND.)

Der LANDAU*sche Reflex* ist auch ein Haltungsreflex. Er tritt nach SCHALTENBRAND etwa im Alter von 6—18 Monaten auf, und hat folgendes Aussehen:

„Man hebt das Kind in Bauchlage vom Tisch und hält es nur durch eine Hand, die unter dem Thorax liegt. Das Kind hebt nun erst den Kopf so, daß das Gesicht möglichst vertikal steht" (Labyrinthstellreflex auf den Kopf, worüber später). „Im Anschluß an diese Hebung des Kopfes tritt nun eine tonische Streckung der Wirbelsäule und der Beine ein, die so weit gehen kann, daß der ganze Körper des Kindes einen nach oben offenen Bogen bildet" (s. Abb. 14a und b). „Drückt man nun mit der Hand den Kopf nach abwärts, so verschwindet der Strecktonus sofort, und das Kind klappt wie ein Taschenmesser zusammen."

Es handelt sich hier, im Anschluß an einen Labyrinthstellreflex auf den Kopf, um tonische Hals- und Labyrinthreflexe auf den Rumpf und die

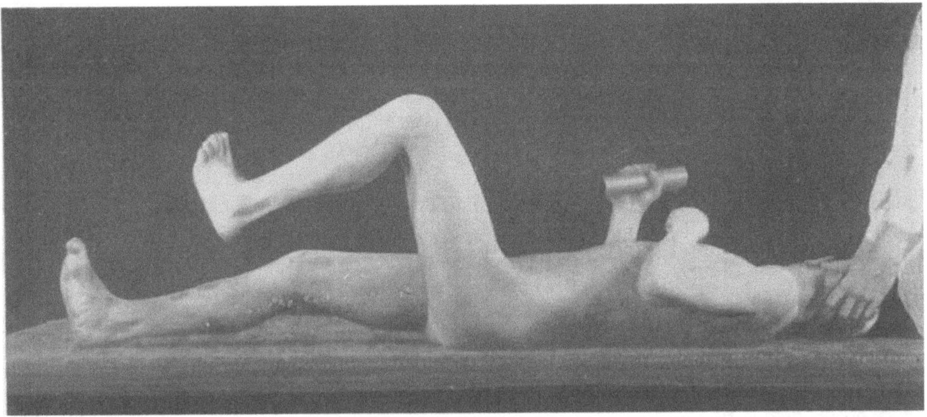

Abb. 15. Der Kopf ist nach rechts gedreht. Auslösung der hemiplegischen Mitbewegung durch stärksten Faustschluß um die Metallhülse. Der Arm verläßt die Ruhehaltung unter seitlicher Abduktion des Oberarms, spitzwinkliger Beugung im Ellbogen, Hebung der Hand, Faustschluß. Der Beugetonus des Armes ist außerordentlich stark, man sieht die gleichzeitige Anspannung des Triceps. Im Bein starke Knie- und Hüftbeugung unter leichter Einwärtsdrehung der Hüfte; der Beugetonus ist besonders im Knie gegenüber passiver Streckung, die in den folgenden nicht wiedergegebenen Kinematogrammen ausgeführt wird, unüberwindlich. Hebung und Adduktion des Fußes unter Supination, Zehenhebung. Man sieht deutlich die Mitbewegung des gesunden Beines. (Nach SIMONS.)

Extremitäten. Merkwürdig ist, daß dieser Reflex erst beim normalen Kinde auftritt, wenn die MOROschen und die asymmetrischen Halsreflexe verschwunden

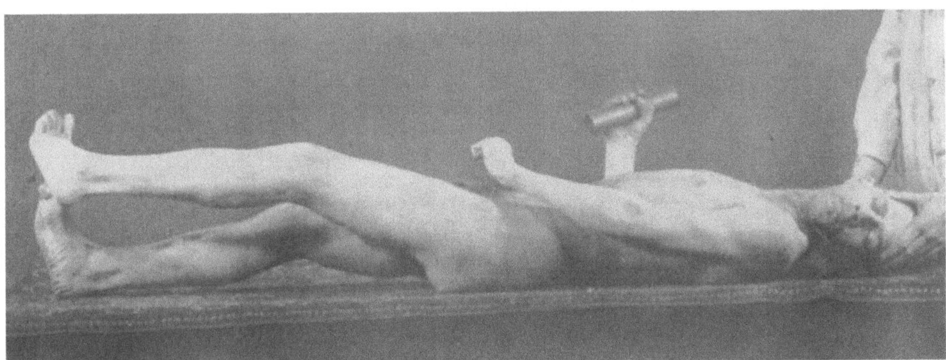

Abb. 16. Der Kopf ist nach links gedreht. Ausgangsstellung. Man beachte die Facialisanspannung, Strecktonus, Adduktion und leichte Einwärtsdrehung des Armes, Handstreckung, Faustschluß. Das Handgelenk kommt in die Nähe der Symphyse. Starke Streckung des Beines im Knie und Hüfte mit kräftiger Innenrotation, Fußsenkung, etwas stärkere Zehenhebung. Die gleichzeitige Anspannung des Biceps ist am Oberarm durch Bogenlicht bei der Aufnahme weggeleuchtet. (Nach SIMONS.)

sind (s. Tabelle 3, S. 539). Das Auftreten der Hals- und Labyrinthreflexe bei älteren Individuen finden wir nur unter pathologischen Bedingungen.

Die *tonischen Halsreflexe* sind bei zahlreichen cerebralen Herden verschiedener Genese nachgewiesen worden. SIMONS findet sie in 25% der Fälle von Pyramidenbahnläsionen mit Mitbewegungen. WALSHE (1) hat insbesondere den Einfluß der tonischen Halsreflexe auf die Mitbewegungen bei Hemiplegien

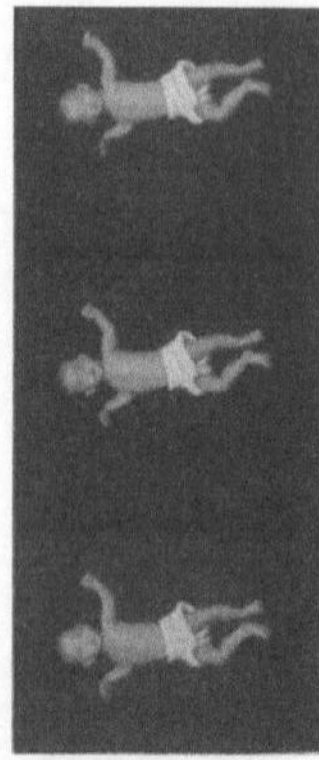

Abb. 17. Spontane Halsreflexe bei einem Kinde. Man sieht auf dem Film die Änderung der Arm- und Beinhaltungen.

studiert. Er weist darauf hin, daß im allgemeinen die willkürliche Drehung des Kopfes von seiten des Kranken einen noch größeren Einfluß hat wie die passive Drehung. Ich konnte bei einem Kinde mit einen cerebralen Herd (Abb. 17) die schönsten Halsreflexe durch spontane Kopfdrehungen des Kindes kinematographisch festlegen. Walshe konnte durch Wendung des Kopfes keinen Einfluß feststellen, indem Simons diese Reaktionen wohl auf einem Film hat zeigen können (Abb. 15 und 16). Auch ohne Mitbewegungen sind die tonischen Halsreflexe öfters nachweisbar (Dawidinkow). Bei den extrapyramidalen Erkrankungen (Paralysis agitans, Chorea und Athetose) sind Magnus-de Kleynsche Reflexe nicht ohne weiteres auszulösen (Schaltenbrand). Von besonderer Wichtigkeit sind hier die Versuche von Pollack und Davis. Nach ihnen hängt der Hypertonus beim Parkinsonismus ab von den propriozeptiven Reflexen, von den Muskeln selber herrührend, wie auch Walshe (2) dies 1924 beschrieben hat. In einem schweren Fall von Parkinsonismus haben sie alle hinteren Wurzeln aus dem rechten Arm kommend durchschnitten (4, 5, 6, 7, 8 cervical und 1, 2, 3 und 4 thorakal). Dann stellte sich heraus, daß die Parkinson-Rigidität verschwunden war. Die Sensibilität des rechten Armes war völlig verschwunden. Merkwürdigerweise aber entwickelte sich im rechten Arm eine derartige Kontraktur, daß die Muskeln, die von den Magnus-de Kleynschen Reflexen beeinflußt wurden, bei der habituellen Kopfhaltung nach links in Kontraktur gerieten. Ich lasse hier wörtlich folgen, was Pollack und Davis darüber mitteilen:

"The contracture in the right bicepsmuscle would relax occasionally during sleep only to recur immediately in the first voluntary or reflex movement. The patient's head was held rigidly fixed with the chin toward the left shoulder. If the head was turned to the midline or to the right shoulder, the contracture in the biceps and flexormuscles of the wrist would relax, only to return to its full extent, when the head was allowed to turn back to the left."

Sie fanden, daß Atropine, die einen großen Einfluß auf den Parkinson Hypertonus hatten, keinen Einfluß auf diese Kontrakturen ausübten. Aus dieser Beobachtung sehen wir, daß unter bedingten, in der Klinik wohl nie oder sehr selten zu findenden Umständen bei einem Parkinson-Kranken auch Halsreflexe auszulösen sind. Man möchte die Frage stellen, ob bei einer derartigen Desensibilisierung einer Extremität auch bei sonst normalem Nervensystem sich die Halsreflexe manifestieren sollten. Jedenfalls ist es nicht richtig, zu sagen, daß eine Pyramidenbahnläsion zur Entstehung von Halsreflexen ohne weiteres eine Vorbedingung ist, wie das von Simons, Pette, Freeman und Morin hervorgehoben worden ist. Auf S. 203 seiner Arbeit sagt Pette:

„Stammganglienerkrankung ohne Schädigung des Pyramidensystems schließt ein nachweisbares Auftreten von tonischen Halsreflexen aus."

Dies ist wohl nicht mehr als richtig zu betrachten. Wenn auch Pette sich offenbar zu stark ausspricht, so kann man sich im großen und ganzen in der Klinik mit ihm einverstanden erklären, daß bei Pyramidenbahnläsionen sich sehr oft tonische Halsreflexe auslösen lassen. Auch muß man ihm zustimmen, daß nach Apoplexien die Halsreflexe schon ziemlich früh auftreten, zu einer Zeit, wo das Sensorium öfters noch nicht völlig klar ist. Ganz anders urteilt Buscarina über das Zustandekommen der Halsreflexe nach einem Referat von Gamper (1). Nach ihm treten sie auf bei Läsionen des Nucleus lenticularis, des Brückenfußes, und

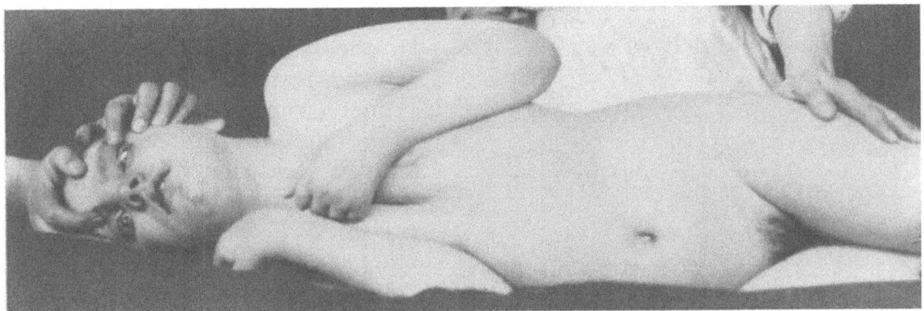

Abb. 18a. Tonische Halsreflexe auf den Augen.

vielleicht auch bei Schädigung der vom Brückenfuß absteigenden Bahnen. Läsionen der Pyramidenbahn, der frontoparieto und temperopontinen Bahnen, des Caudatum (und wahrscheinlich auch des Mittelhirns und des Kleinhirns) scheinen nicht notwendige Voraussetzung zu sein. Nur in den Fällen von

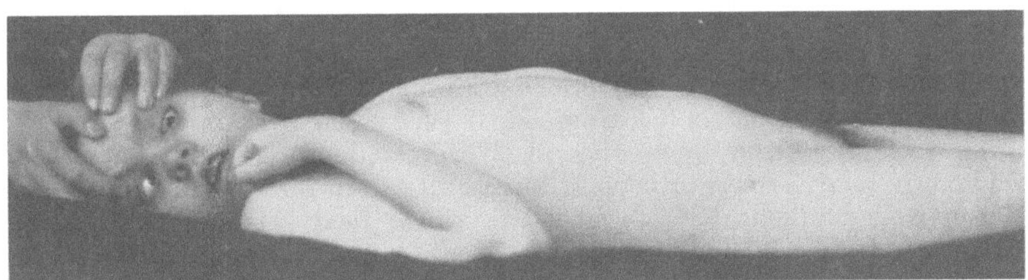

Abb. 18b. Tonische Halsreflexe auf den Augen.

Läsionen des Nucl. lenticularis würden die tonischen Halsreflexe fehlen, in welchen das Mittelhirn isoliert ist oder eine Muskelrigidität anderen Ursprungs ein Hindernis bildet. Es liegen hier noch viele offene Fragen, die in der Klinik nur langsam gelöst werden können.

Über *die tonischen Halsreflexe auf den Augen* finden wir in der Literatur nur wenig Angaben. Barany (1) beobachtete bei Neugeborenen und Frühgeborenen nach Drehung des Körpers gegen den ruhenden Kopf eine Dauerablenkung der Augen nach der Seite, nach welcher der Körper gedreht worden war. In einem Fall eines großen gliomatösen Tumors, welcher zu einer fast völligen Decerebration Anlaß gegeben hatte, sind sie von de Kleyn und mir untersucht worden (s. Abb. 18a und b). Bei der Untersuchung muß man zur Ausschaltung der Labyrinthreflexe den Kopf fixieren und den Rumpf drehen. Bei einem Schwerkranken ist dies ohne besondere Hilfe sehr schwierig, einwandfrei zu untersuchen.

Die *tonischen Labyrinthreflexe* können nur dann untersucht werden, wenn die Halsreflexe mittels Fixation des Halses ausgeschaltet sind. Weiter soll nach MAGNUS nachgewiesen werden, daß die beobachteten Tonusänderungen in der Muskulatur Dauerreaktionen sind, und daß sie durch eine bestimmte Lage des Kopfes hervorgerufen werden bzw. der Labyrinthe im Raume „und nicht abhängig sind von Bewegungen". MAGNUS (3) stellte diese Reflexe fest bei einem Kinde mit amaurotischer Idiotie in der HEILBRONNER Klinik (Abb. 19), indem er den Kopf fixierte, und konnte, ebenso wie beim Tiere, eine optimale und minimale Stellung feststellen. Bei Erwachsenen machen diese Untersuchungen eine große Apparatur notwendig, wie man sie jetzt an mehreren Kliniken hergestellt hat [GRAHE (1)]. Bei den tonischen Labyrinthreflexen auf die Extremitäten handelt es sich um symmetrische Tonusänderungen, während bei den tonischen Halsreflexen fast immer, wenigstens bei den Kopfdrehungen, asymmetrische gegensinnige Reaktionen entstehen.

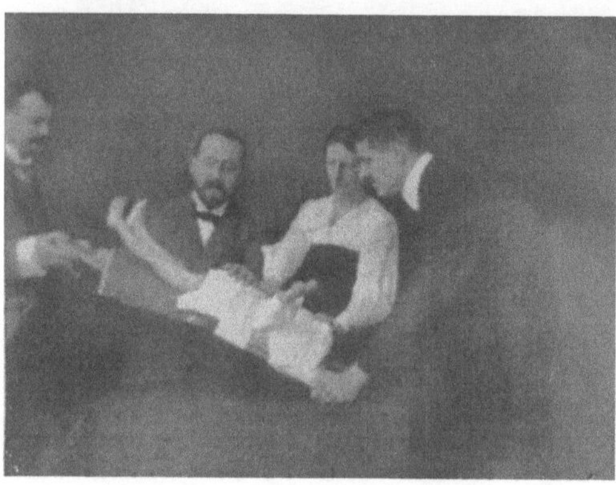

Abb. 19. Tonische Labyrinthreflexe.
(Aus MAGNUS: Körperstellung, S. 139, Abb. 63.)

Durch die tonischen Labyrinthreflexe auf den Extremitäten entsteht in Rückenlage ein Strecktonus in den vier Extremitäten. In Seitenlage oder Bauchlage verschwindet dieser Strecktonus. Ebenso wie beim Tierversuch, so findet man auch beim Menschen in dafür geeigneten Fällen eine maximale und minimale Stellung für den Strecktonus [MAGNUS (4)]. Die Maximalstellung ist diejenige, wobei das Kopfende bei Rückenlage des Patienten um 45° unter die Horizontale gesenkt wird (— 45°). Bei der Minimalstellung steht der Körper mit dem Kopf nach oben, indem das Kopfende 0—45° nach vorne gesenkt ist. Schon MAGNUS weist in seinem Buch über die Körperstellung S. 549 nach Anlaß von einem von DE KLEYN und mir beobachteten Fall darauf hin, daß mit der Möglichkeit einer Reflexumkehr der tonischen Labyrinthreflexe gerechnet werden muß, sowie MINKOWSKI dies bei Affen experimentell hat nachweisen können. In dem von uns beobachteten Falle trat ein Beugetonus auf in der für einen Strecktonus typischen Maximalstellung. PETTE beschreibt verschiedene Fälle, wobei die Maximalstellung für den Strecktonus um 90° oder mehr verschoben ist. Für die Mitteilungen in der Literatur (DOLLINGER, BOSSCHA, BÖHME, WEILAND, BROUWER, WALSHE) kann ich hier nach der MAGNUSschen Arbeit (S. 545 usw.) verweisen. Jeder, der sich mit diesen Reflexen beschäftigt, wird sie bei tiefsitzenden Herden, die mit Tonuserhöhung und Pyramidenbahnzeichen einhergehen, öfters finden. Bei der Untersuchung von Kindern können sie einen großen diagnostischen Wert bekommen. Beim Erwachsenen haben sie in allererster Linie theoretischen Wert. Praktisch werden sie auch da von Wichtigkeit, wenn wir an der Hand einer großen Zahl autoptisch genau kontrollierter Fälle richtig orientiert sind über diejenigen Läsionen im Nervensystem, die eine Enthemmung der betreffenden Mechanismen hervorrufen.

Tonische Labyrinthreflexe auf die Augen sind zuerst von VAN DER HOEVE und DE KLEYN exakt untersucht worden. Sie fanden bei den verschiedenen Lagen des Kopfes im Raume keine regelmäßigen Horizontalabweichungen der Augen, dagegen sehr typische Raddrehungen und Vertikalabweichungen. Die größte Schwierigkeit bei der Untersuchung am Menschen war die jeweilige Stellung des Auges festlegen zu können. Beim Tier war dies einfach, durch auf die vorher cocainisierte Cornea ein Kreuz zu zeichnen. DE KLEYN und VERSTEEGH haben nun beim Menschen etwas Derartiges beschrieben. Sie bringen ein undurchsichtiges, rundes Eihäutchen, worauf ein Kreuz gezeichnet worden ist, auf die cocainisierte Cornea. Dies Eihäutchen bleibt ruhig an seiner Stelle, wenn man die Augenlider fixiert. Sie konnten die typischen Raddrehungen auch bei Menschen als Folge von tonischen Labyrinthreflexen feststellen. Von vielen anderen Seiten sind wieder andere Methoden beschrieben, um die tonischen Labyrinthreflexe auf den Augen auch bei Menschen bestimmen zu können. SCHALTENBRAND (2) beschreibt bei einem idiotischen Säugling horizontale Augenbewegungen, die er tonischen Labyrinthreflexen zuschreibt. Um mehr als eine Vermutung kann es sich hier aber nicht handeln, weil gerade die eventuellen optischen Reflexe nicht ausgeschaltet worden sind.

B. Stellreflexe.

Unter Stellreflexen verstehen MAGNUS und DE KLEYN diejenigen Reflexe, welche dazu mitwirken, die Normalstellung gegenüber störenden Einflüssen, sowie bei Stehen und Laufen aufrechtzuerhalten. Die tonischen Hals- und Labyrinthreflexe spielen sich beim decerebrierten Tiere ab. Für die Stellreflexe sind höhere Teile des Zentralnervensystems notwendig (s. Schema S. 527). Die Stellreflexe können von verschiedenen afferenten Reizen hervorgerufen werden. Bei Tieren können sie ganz schön untersucht werden. In der Klinik liegen die Verhältnisse aber anders, wenigstens bei Erwachsenen. Bei Kindern sind die betreffenden Untersuchungen viel besser möglich (s. auch SCHALTENBRAND, BALDUZZI, MINKOWSKI). Wir werden das MAGNUS-DE KLEYNsche Schema (s. S. 526) verfolgen und nur dann die verschiedenen Reflexe näher betrachten, wenn sie irgendeinen klinischen Wert haben.

1. Stellreflexe durch Labyrintherregungen (Labyrinthstellreflexe).

Hierunter versteht man in Gegenstellung zu den später zu besprechenden stato-kinetischen Labyrinthreflexen (Drehreaktion und Reaktionen auf Progressivbewegungen) diejenigen Reflexe, die als Folge der Schwerkraft auftreten. Wenn man ein Thalamuskaninchen (MAGNUS) am Becken in der Luft hält, so wird der Kopf in der Weise gestellt, daß der Kopf in Normalstellung gehalten wird. Diese Kopfstellung ist nach Entfernung der beiden Labyrinthe verschwunden. Beim Menschen sind diese Labyrinthstellreflexe auf den Kopf vor allem bei Kindern festgestellt worden und u. a. auch von GRAHE mittels seinem Lagetisch bei Erwachsenen. SIMONS (2) hat sie 1925 an gesunden Neugeborenen nachgewiesen. Sie sind nach ihm nur in Kopfhängelage nachweisbar und fast bei allen Neugeborenen vorhanden (Abb. 20). Durch diesen Reflex wird der Kopf, wie beim Tiere, tonisch und kräftig dorsal flektiert. Durch die Dorsalflexion des Kopfes wird die Wirbelsäule tonisch gestreckt (Halsstellreflexe, s. unten Abb. 20). Die Dorsalflexion des Kopfes bei den LANDAUschen Reflex tritt auch als Folge eines Labyrinthstellreflexes auf den Kopf ein (Abb. 14 a und b). Die Prüfung der Labyrinthstellreflexe soll mit Ausschluß der optischen Stellreflexe geschehen, was leicht durch Verbinden der Augen erreicht werden kann. Wie man auf dem früher wiedergegebenen Schema (Abb. 1) sieht, laufen die Labyrinthstellreflexe, wenigstens bei den Tieren, über den Nucleus ruber [RADEMAKER (4)]. RADEMAKER (1924) kommt nach einer ausführlichen Literaturbetrachtung zu dem Schlusse, daß auch beim Menschen die roten Kerne bei dem Zustandekommen des normalen Muskeltonus eine Rolle spielen und auch beim Bewahren und Wiedererreichen von normalen Körperhaltungen, also bei der Stellfunktion.

VAN GEHUCHTEN (1933) kann die Gültigkeit der RADEMAKERschen Auffassung für den Nucleus ruber beim Menschen nicht anerkennen. Nach ihm kommt dem Nucleus ruber eine tonusfördernde Wirkung zu. Es wird wohl sehr schwer sein, hier beim Menschen eine überzeugende Lösung zu bekommen. Isolierte Herde im Nucl. ruber, welche die sonstigen Gebilde im Hirnstamm ganz unberührt lassen, oder umgekehrt, werden wohl sehr selten sein. Es wird daher auch sehr schwer sein, zu bestimmen, welchen Weg die Labyrinthstellreflexe auf den Kopf bei Menschen benützen. Am schönsten läßt sich der zur Entstehung der Labyrinthreflexe notwendige Teil des Nervensystems studieren an den kongenitalen Mißbildungen, die so gut wie nur möglich klinisch und pathologisch-anatomisch studiert worden sind. Vorausgesetzt sei aber, daß wir uns klar werden müssen, daß die Leistungen z. B. eines menschlichen Anencephalus, nicht ohne weiteres in ein normales Nervensystem an gleicher Stelle eingefügt werden dürfen. Die Funktion des Nervensystems als Ganzes ist nicht etwa zu betrachten als die algebraische Summe der Funktionen der verschiedenen Teile dieses Nervensystems.

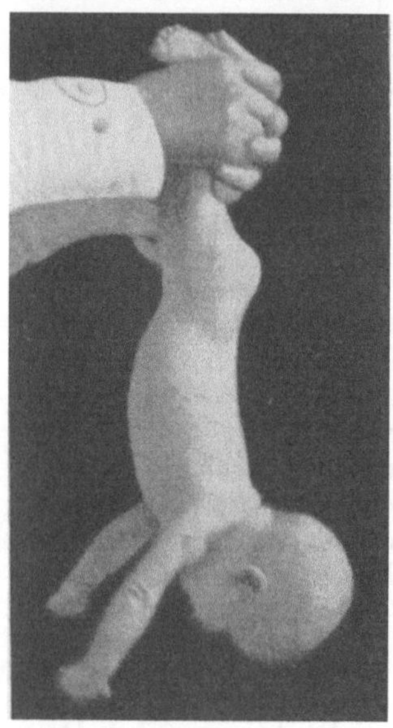

Abb. 20. Labyrinthstellreflex auf den Kopf. Reflektorische Überstreckung des Kopfes und Rückens bei Hängelage. (Nach BÖHME.)

Es liegen jetzt verschiedene Beobachtungen vor, bei welchen die Reflexe, soweit es damals möglich war, untersucht worden sind, oder wo wir aus den Abbildungen wenigstens einige Schlüsse ziehen können. Am schönsten und ausführlichsten ist wohl der Fall von GAMPER (2) untersucht worden. Weiter finden wir Fälle von VAN DEN HOVEN VAN GENDEREN (1920), TRÖMNER (1928), CATEL und KRAUSE [s. GRAHE (1)] und SCHENK (1931). GAMPER fand bei seinem Mittelhirnwesen deutliche Labyrinthstellreflexe auf den Kopf. Im Fall VAN DEN HOVEN VAN GENDEREN, welchen ich selbst zusammen mit DE KLEYN in der WINKLERschen Klinik beobachtet habe, waren die Labyrinthstellreflexe nicht nachzuweisen. In diesem Falle stellte es sich bei der von WINKLER durchgeführten mikroskopisch-anatomischen Untersuchung heraus, daß oberhalb dem Niveau des Oculomotoriuskerns die größte Destruktion anfing. Im Falle TRÖMNER, bei dem es sich um ein Rückenmarkswesen handelte, waren überhaupt keine Labyrinth- und Halsreflexe auszulösen. Im Falle SCHENK, welcher von DE KLEYN ausführlich untersucht wurde, waren die tonischen Hals- und Labyrinthreflexe anwesend, während Labyrinth- und Körperstellreflexe auf den Kopf nicht zu erzielen waren. Es handelte sich hier um ein menschliches Wesen ohne Nucleus ruber. Merkwürdig ist auch der Befund von CATEL und KRAUSE bei einer Mißbildung, wo roter Kern und Corpora quadrigemina völlig fehlten. Hier war keine Enthirnungsstarre vorhanden, ebenso wie im Falle VAN DEN HOVEN VAN GENDEREN und im Falle SCHENK. Die Labyrinthstellreflexe auf den Kopf waren nicht auszulösen.

Positiv war nur der Körperstellreflex auf den Kopf. Vergleicht man hierzu das S. 527 wiedergegebene Schema, so sieht man, wie auch experimentell die Körperstellreflexe auf den Kopf tiefer lokalisiert sind wie die Labyrinthstellreflexe. Diese Erfahrungen an den menschlichen Mißbildungen sind in vollem Einklang mit der von MAGNUS und RADEMAKER experimentell festgestellten Lokalisation, daß die Labyrinthstellreflexe über den Niveau des Nucleus ruber verlaufen (Abb. 1). Bei erwachsenen schwerkranken Menschen, wobei es sich meistens bei der Lokalisation eines Herdes in dieser Gegend handelt, sind diese Reflexe schwer zu untersuchen, so daß sie da praktisch nur in Ausnahmefällen angewendet werden können.

2. Stellreflexe durch Erregungen der Exteroreceptoren (Körperstellreflex).

Durch diese Reflexe wird es erreicht, daß der Körper auch bei völliger Ausschaltung der Labyrinthe zu einer richtigen Körperhaltung kommt, wenn der Körper nur in Berührung mit dem Boden oder mit einem anderen Körper der Umgebung kommt. Man unterscheidet einen Körperstellreflex auf den Kopf und einen Körperstellreflex auf den Körper. Am besten können wir aus der Beschreibung von MAGNUS das Wesentliche übernehmen, damit man sich eine klare Vorstellung über diese Reflexe machen kann.

„Hält man ein Kaninchen nach doppelseitiger Ausschaltung der Labyrinthe in Seitenlage frei in der Luft, so steht auch der Kopf in Seitenlage. Sowie man aber den Körper des Tieres in Seitenlage auf den Boden legt, wird der Kopf sofort gegen die Normalstellung gedreht (Körperstellung auf den Kopf). Dieser Reflex wird ausgelöst durch die Berührung des Körpers mit der Unterlage und beruht auf der asymmetrischen Erregung der sensiblen Körpernerven durch den Druck des Körpers auf die Unterlage.“

Sobald der Kopf sich gegen die Normalstellung dreht, werden die sub 3 zu besprechenden Halsstellreflexe ausgelöst, welche dazu führen, daß zunächst der Vorderkörper und dann hieran anschließend auch der Hinterkörper des Tieres der durch den Kopf angegebenen Stellung folgt.

Mittels der *Körperstellreflexe* auf den Körper, die ebenso durch asymmetrische Erregung der Körperoberfläche ausgelöst werden, kann der Körper sich in der richtigen Weise aufrichten, ohne daß der Kopf die Führung hat. Der Kopf wird also durch die Labyrinthstellreflexe und die Körperstellreflexe in die Normalstellung gebracht und der Körper durch die Halsstellreflexe und die Körperstellreflexe. Für die Lokalisation dieser Stellreflexe s. Abb. 1. SCHALTENBRAND hat auf die Motorik bei den kleinen Kindern hingewiesen, wo vermutlich die obengenannten Stellreflexe eine Rolle spielen. Eine Analyse aber ist schwer möglich, so lange die Labyrinthe (Labyrinthstellreflexe) nicht ausgeschaltet worden sind. GAMPER hat auch versucht, die Körperstellreflexe auf den Kopf bei seinem Mittelhirnwesen nachzuweisen, aber er konnte bei der Unmöglichkeit, die Labyrinthe auszuschalten, begreiflicherweise nicht zu einem Schlusse darüber kommen. GRAHE (3) gibt an, daß bei doppelseitiger Vestibularausschaltung die Kopfstellreflexe bei Berührung mit der Unterlage bei Menschen nicht völlig fehlen, analog den Tierversuchen MAGNUS und DE KLEYN. Bei den später zu besprechenden Gleichgewichtsreaktionen werden wir den Reflexen wieder begegnen.

3. Stellreflexe durch Erregungen der Proprioceptoren.

Das Prototyp dieser Reflexe sind die obengenannten Halsstellreflexe: Diese mögen bei den experimentellen Untersuchungen und bei der Analyse der Aufstehreaktionen bei kleinen Kindern eine große Rolle spielen, in der menschlichen Pathologie werden wir ihnen selten oder nie begegnen. Dagegen begegnen wir in der menschlichen Pathologie öfters in den Tabesfällen und dann und wann auch bei der multiplen Sklerose und der perniziösen Anämie einem so völligen Ausfall der propriozeptiven Impulse aus den Gliedern, wie sie experimentell sehr schwer in so reiner Form zu erzeugen sein wird. Beraubt man einen richtigen Tabetiker seiner optischen Stellreflexe (s. sub 4), so bekommt man eine derartige Anarchie der Lokomotionsinnervationen, daß von Gehen überhaupt nicht mehr die Rede sein kann. Die ganze Körperhaltung ist verschwunden, so daß z. B. der Oberkörper und die Beine das eine Mal einen Winkel nach vorne, das andere Mal nach links oder rechts usw. bilden. Der Verlust der propriozeptiven Sensibilität bringt hier nicht nur einen Verlust der Tiefenwahrnehmung mit sich, aber auch, und dies ist viel wichtiger, einen Verlust der durch die propriozeptiven Erregungen ausgelösten *Körperstellreflexe, und ich möchte hier hinzufügen Gliederstellreflex auf den Körper und auf die Glieder selbst.*

Es sind nicht nur die Bewegungen der Tabetiker, die gestört sind, sondern auch die Körperstellung, die in den stark ausgesprochenen Fällen so groß sein kann, daß sie durch die optischen und labyrinthären Stellreflexe kaum oder nicht kompensiert werden kann. Bei den Gleichgewichtsreaktionen im Sinne Rademakers vermögen auch bei Tabetikern die labyrinthären Reflexe viele richtige, dem Gleichgewicht dienende Reaktionen hervorzurufen.

4. Stellreflexe durch optische Erregungen.

Die optischen Stellreflexe nehmen insofern eine Sonderstellung gegenüber den obengenannten Stellreflexen ein, daß für ihr Zustandekommen die intakte

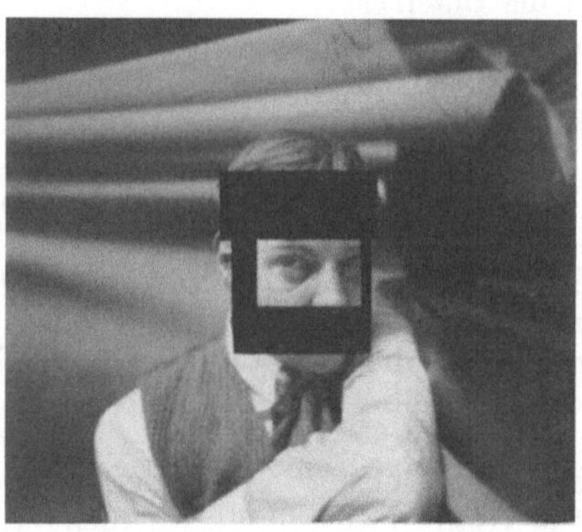

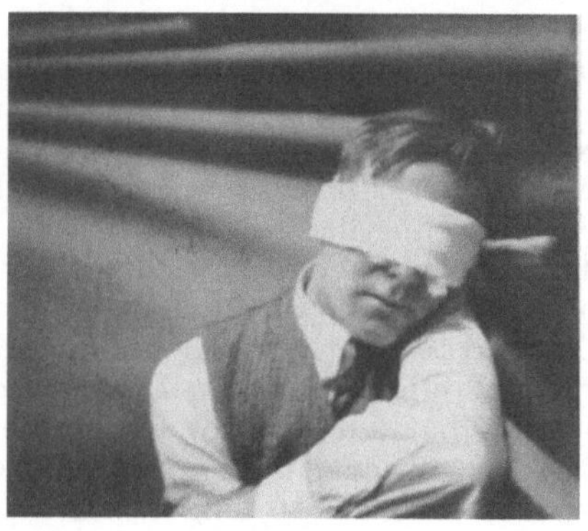

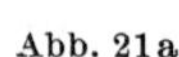

Abb. 21a. Abb. 21b.

Großhirnrinde notwendig ist. Bei Kaninchen und Meerschweinchen spielen sie fast keine Rolle, wohl aber bei Hunden, Katzen und Affen, wie Magnus folgendermaßen beschreibt:

„Exstirpiert man bei diesen Tieren beide Labyrinthe und hält sie kurze Zeit nach der Operation frei in der Luft, so ist der Kopf desorientiert und wird in allen beliebigen Lagen im Raume gehalten. Nach einigen Tagen lernen die Tiere aber ihre Augen zur Orientierung benutzen, und man kann deutlich sehen, daß, wenn irgendein Gegenstand, das Futter, der Experimentator, fixiert werden, der Kopf dabei in die Normalstellung geht. Nach einigen Tagen haben die Tiere gewöhnlich diese Fähigkeit gut entwickelt, und wenn man sie nunmehr frei in der Luft untersucht, so wird, sobald irgendein Gegenstand fixiert wird, der Kopf alsbald in die Normalstellung gebracht."

Die optischen Stellreflexe spielen, wie das auch ohne weiteres zu erwarten ist, in der menschlichen Physiologie und Pathologie eine große Rolle. Einem Tabetiker mit ausgesprochenen tiefen Sensibilitätsstörungen würde es ohne Mithilfe seiner optischen Stellreflexe sehr schwer sein, seinen Körper aufrechtzuerhalten, auch wenn die labyrinthären Stellreflexe noch gut sind.

Labyrinthlose Menschen, z. B. nach Cerebrospinalmeningitis, brauchen ebenso ihre optischen Stellreflexe zur richtigen Körperhaltung. Eine meiner Kranken, die vor 4 Jahren eine Cerebrospinalmeningitis durchgemacht hat,

hat beide Labyrinthe sowohl klinisch als auch röntgenographisch restlos verloren. Die Struktur der Bogengänge im Röntgenbilde ist beiderseits verschwunden. Laufen, Stehen und Sitzen geht bei den völlig tauben und labyrinthlosen Menschen sehr gut und auch mit Ausschluß der optischen Stellreflexe sieht man hierbei keine deutlichen Veränderungen. Nur die propriozeptiven Impulse genügen offenbar, wenigstens nach langer Übung, für die normale Haltung und Bewegungen. Anfänglich waren die Bewegungen und auch die Haltung nicht normal. Versucht man nun aber den Kranken sich auf einen Tisch zu legen, indem der Kopf über den Tischrand hinaussteht, so hält er den Kopf, wenn die Augen geöffnet sind, in der Längsachse des Körpers, wie ihm aufgetragen war (Abb. 21 a). Verbindet man aber die Augen, so bekommt der Kopf eine ganz andere Haltung, das eine Mal nach oben, das andere Mal nach unten geneigt (Abb. 21 b). Für diesen labyrinthlosen Menschen spielen die optischen Stellreflexe wenigstens für die ungewohnten Situationen eine große Rolle.

C. Einfluß der Haltung und Stellung auf die Bewegungen.

(Innervationsbereitschaft.)

Wie schon S. 523 darauf hingewiesen wurde, geben uns die von SHERRINGTON und MAGNUS gemachten physiologischen Entdeckungen eine ganz andere, ich möchte sagen mehr lebendige Grundlage zur Orientierung über die Funktion des Zentralnervensystems wie die frühere, vor allem anatomisch eingestellten Auffassungen. Die Autonomie des Nervensystems mit seinen festen Bahnen und Zentren wird ganz erschüttert. Wir lernen, daß fast jeder Körperteil, und vor allem jeder propriozeptive Reiz seinen Einfluß auf das Zentralnervensystem in der Weise ausübt, daß er regulierend eingreifen kann und die Art und Weise, wie die im betreffenden Nervensystem eintretenden Reize verlaufen werden, mitbestimmen kann. Ein propriozeptiver Reiz ausgelöst z. B. durch Halsdrehung, wird eine bestimmte Schaltung für den motorischen Abfluß im Nervensystem ergeben. Diese Schaltung dient aber nicht nur die von diesen propriozeptiven Reiz ausgehende und einen motorischen Ausweg suchenden Energien, sondern auch von anderen in derselben Zeit eintretenden Reizen wird diese Schaltung gerne benutzt zum weiteren Abfluß.

SIMONS und auch WALSHE haben schon längst hierüber Untersuchungen beim Menschen angestellt. WALSHE hat z. B. auf den Einfluß der tonischen Halsreflexe bei dem Verlauf des Fußsohlenreflexes hingewiesen. SIMONS hat zuerst gefunden, daß die tonischen Halsreflexe bei Hemiplegien sich öfters erst dann gut entwickeln, wenn dem Nervensystem mehrere aktivierende Reize zugeführt werden, z. B. durch kräftiges Kneifen mit der gesunden Hand.

BALDUZZI kann die Stützreaktionen bei Kindern öfter nur dann auslösen, wenn zugleich mittels dem Halsreflex eine Schaltung in dem für die betreffenden Stützreaktion günstigem Sinne hervorgerufen wurde. Wenn man sich klar macht, wie weit eine Schaltung von einem einfachen Reiz ausgehend in das Zentralnervensystem eingreift, so wird es uns deutlich sein, wie schwierig es sein wird, uns über die Innervationsbereitschaft des Nervensystems richtig zu orientieren. Im normalen Nervensystem werden fortwährend Schaltungen hervorgerufen, welche von allerhand Reizen ausgehen, so daß im Wachzustand eine immer hin- und herwogende Menge von Schaltungsmöglichkeiten im Spiel ist. In unserem Zentralnervensystem spiegelt sich fortwährend unsere ganze Motorik wieder, und es ist gerade so von dieser Motorik abhängig wie umgekehrt. Es kann nur begriffen werden, wenn es als ein Ganzes betrachtet wird mit der Aufgabe, die Körperhaltung und die Motorik harmonisch zu gestalten. Die Innervationsbereitschaft möge von allerhand Sinnesreizen hervorgerufen werden, die motorischen Auswege dienen immer der Körperhaltung und der zweckmäßigen Stellung. Viele Haltungen im epileptischen Anfall (Abb. 22) werden uns deutlicher und begreiflicher (s. auch Verhaart), wenn wir mit diesem in die Körperdynamik mächtig eingreifenden gegenseitigen Einfluß von Motorik und Nervensystem Rechnung halten.

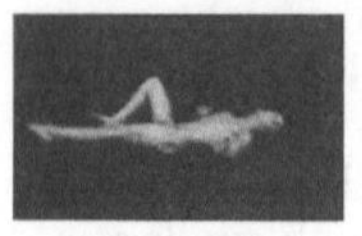

Abb. 22. Halsreflexe im epileptischen Anfall.

Andererseits soll davor gewarnt werden, daß wir nicht zu schnell Phänomene als begreiflich erklären (Goldstein), die in ihrem Wesen ganz anderen Ursprungs sind, auch wenn sie äußerlich eine gewisse Übereinstimmung mit den hier besprochenen Erscheinungen zeigen (Bürger, Prinz, Straus, Kaila).

II. Statokinetische Reflexe.

Als statokinetischen Reflexe bezeichnet man diejenigen aktiven *reflektorischen* Vorgänge, welche eine bestimmte Körperstellung *bedingen* und welche durch *Bewegungen* des Körpers oder seiner Teile hervorgerufen werden (Magnus). Die statokinetischen Reflexe werden also *durch Bewegungen bzw. Bewegungsänderungen* ausgelöst im Gegensatz zu den vorhergehenden Reflexen, die durch eine Haltung oder Stellung hervorgerufen wurden. Es handelt sich hier bei den statokinetischen Reflexen nicht um wesentlich neue Sachen. Die Einteilung hat nur einen symptomatischen Wert, ist aber notwendig zum Studium und Analysierung der betreffenden Phänomene. Im Wesen sind es auch bei der Bewegung die exterozeptive, propriozeptive, Labyrinth und optische Reize, die die Reflexe auslösen. Da die hier betreffenden Reaktionen durch Bewegungen ausgelöst werden, so sind sie *vorübergehend, wenn sich kein statischer Reflex anschließt.*

A. Statokinetische Reflexe auf Stellungsänderungen eines Körperteils.

Fast überall, wo wir uns mit den statischen Reflexen beschäftigt haben, haben wir auch die statokinetischen Reflexe beobachten können. Wir können die statischen Reflexe als das Endergebnis der statokinetischen Reflexe betrachten, wenn auch nicht jeder statokinetische Reflex in einen statischen Reflex zu enden braucht.

Jeder myotatische Reflex beginnt mit einer statokinetischen Phase. Den Vorgang der Dehnung eines Muskels veranlaßt eine Spannungszunahme in diesem Muskel (Magnus). Hieran schließt sich dann notwendigerweise der statische Zustand, in welchem die erhöhte Spannung dauernd erhalten bleibt.

Bei den Stützreaktionen ist es die Muskeldehnung, die nach vielen den Reflex auslöst. Es ist wohl Sache der Willkür, die aktive Dehnung oder das Endergebnis der Dehnung (der Dehnungszustand) als auslösendes Moment des Reflexes zu betrachten. Mit anderen Worten, man kann die Stützreaktionen sowohl zu den statischen als zu den statokinetischen Reaktionen rechnen.

Für die im Kapitel der intersegmentalen Haltungsreflexe besprochenen Beispiele gilt dasselbe.

B. Statokinetische Reflexe auf Verschiebungen des Gesamtkörpers.

1. Die enterozeptiv ausgelösten Reflexe spielen beim Menschen eine so geringe Rolle in der Klinik, daß sie hier außer Betracht bleiben können.

2. Im Gegensatz hierzu spielen die durch das Auge vermittelten statokinetischen Reflexe eine sehr große Rolle.

Bei fast jeder Bewegung, die wir im Wachzustande machen und die zum größten Teil reflektorisch verläuft (Treppensteigen, Autofahren, Schreiben) sind die statokinetischen optischen Reflexe im Spiel. Beim Schreiben kann man ganz schön selbst den Einfluß dieser Reflexe erfahren. Wenn man sich neben einen Spiegel stellt und versucht zu schreiben, indem man nach dem Spiegelbild der schreibenden Hand guckt, so gelingt das Schreiben in dieser Weise viel schlechter und unregelmäßiger als normal und auch schlechter als bei Ausschaltung der optischen statokinetischen Reflexe durch Schließen der Augen. Es sind hier die optisch falsch orientierenden statokinetischen Reflexe, die uns irreführen.

Das schönste, in der Klinik vielleicht am meisten untersuchte Beispiel eines statokinetischen optischen Reflexes ist der optokinetische oder Eisenbahnnystagmus. Nur wird der Reflex nicht durch eine Gesamtverschiebung des Körpers in bezug auf die Umgebung untersucht, sondern umgekehrt.

Man bewegt ein optisch heterogen zusammengestelltes Panorama vor dem Kranken von links nach rechts, nach oben oder unten oder umgekehrt von rechts nach links oder von unten nach oben. Am besten kann dieses Panorama aus nicht zu großen, etwas farbigen Bildern zusammengestellt sein, damit auch bei Kindern eine gewisse Aufmerksamkeit wachgerufen wird.

Man bekommt bei den horizontalen Bewegungen einen typischen horizontalen Nystagmus mit einer langsamen Phase im Sinne des bewegenden Objektes und eine schnelle Phase in der entgegengesetzten Richtung. Bei den vertikalen Bewegungen bekommt man statt horizontale, vertikale Bewegungen der Augen. Das Wichtige für die Klinik ist

a) daß der Kranke selber sich dieses Nystagmus nicht bewußt ist,

b) daß wenigstens für die horizontalen Bewegungen der Reflexbahn im großen und ganzen bekannt ist und

c) daß dieser Reflex ein cerebraler Reflex ist, also der topischen Hirndiagnostik dienen kann, und

d) auch zur Diagnostik der sonstigen Augenlähmungen peripherer oder zentraler Art wichtige Anhaltspunkte ergeben kann, weil der efferente Teil der Reflexbahn in den Augenmuskelkernen seinen Ausweg findet.

Von vielen Seiten ist über diesen optokinetischen Nystagmus gearbeitet worden. Ich kann hier nur zur Orientierung einige Namen nennen und muß weiter verweisen nach dem Kapitel über die zentrale optomotorischen Störungen von BIELSCHOWSKY [CORDS (1, 2, 3), STRAUSZ (2, 3), STENVERS, OHM, BARANY (2), NORDMANN, LICOU, FOX und HOLMES, BORRIES]. Ich persönlich möchte die durch den optokinetischen Nystagmus gegebene Bereicherung unserer neurologischen Diagnostik nicht mehr entbehren.

3. Statokinetische Reflexe, vom Labyrinth ausgehend. Hierunter fallen die für die Klinik wichtigen Reflexe, die Drehreaktionen, und die praktisch schwieriger zu verwertenden Reaktionen auf Progressivbewegungen. Die ersteren werden vor allem auch bei Erwachsenen untersucht, die letzteren kommen eigentlich nur für die kleineren Kinder in Frage.

Über die Drehreaktionen, die wohl jetzt Gemeingut aller Otologen und Neurologen sind, kann ich mich kurz fassen. Am besten werden sie untersucht mit einer elektrischen Drehscheibe, deren Drehgeschwindigkeit reguliert werden kann. Mittels dieser Drehscheibe kann sowohl der horizontale wie der vertikale und rotatorale Nystagmus oder besser Nachnystagmus untersucht werden, je nachdem man den Kranken bzw. in vertikaler oder horizontaler Haltung dreht. Selbstverständlich soll man bei diesem Versuche die optomotorischen Reflexe ausschalten. Die praktische Bedeutung dieser Reflexe gehört nicht in dieses Kapitel. Denjenigen, der sich besonders dafür interessiert, kann ich auf die Arbeit von KARL GRAHE (2) verweisen.

Die Reaktionen auf Progressivbewegungen.

Magnus beschreibt die Reflexe folgendermaßen:

a) Liftreaktion. „Das Tier sitzt in Normalstellung auf einem horizontal gehaltenen Brett. Wird letzteres nun vertikal nach oben bewegt, so gehen im Anfang der Bewegung die Vorderbeine in stärkere Beugestellung über und der Kopf nähert sich der Unterlage. Nach Aufhören der Liftbewegung nach oben werden dagegen die Vorderbeine stark tonisch gestreckt, der Vorderkörper wird gehoben, manchmal auch der Kopf dorsalwärts gebeugt.“ Die umgekehrte Reaktion erfolgt bei Liftbewegung nach unten. Die Liftreaktion fehlt nach doppelseitiger Labyrinthexstirpation völlig.

b) Zehenspreizen. Das Versuchstier wird unter den Achseln frei in der Luft gehalten. Macht man nun eine Bewegung nach unten, so fahren sofort die Zehen auseinander (Graham Brown). Nach Exstirpation beider Labyrinthe fehlt das Zehenspreizen.

c) Sprungbereitschaft. Hält man das Tier am Becken in Hängelage mit dem Kopf nach unten, so wird der Kopf infolge des Labyrinthstellreflexes dorsalwärts gebeugt, so daß es mit der Mundspalte halb schräg nach unten steht. Wird nunmehr das Tier vertikal nach unten bewegt, so gehen die Vorderbeine im Schultergelenk nach vorne und die vorderen Extremitäten werden als Ganzes gestreckt, manchmal tritt auch Spreizen der Zehen auf. Diese Reaktion muß dazu führen, daß das Tier imstande ist, beim Sprung nach unten das Gewicht des Körpers mit den Vorderbeinen aufzufangen, daher der Name: Sprungbereitschaft. Auch dieser Reflex fehlt nach Exstirpation beider Labyrinthe.

Schaltenbrand (1) hat diese Reaktionen bei Kindern beschrieben und abgebildet. In der Klinik spielen sie bis jetzt keine wesentliche Rolle (siehe nächstes Kapitel über Gleichgewichtsreaktionen).

C. Gleichgewichtsreaktionen.

Bei der Erhaltung des Gleichgewichtes spielen sowohl statische wie statokinetische Reflexe eine Rolle. Aus dem Zusammenspiel der oben besprochenen, aus den verschiedenen Erregungszentren (optische, vestibulare, propriozeptive und exterozeptive) stammende Reflexe stellt sich bei intaktem Nervensystem das Gleichgewicht her. Zur Erhaltung des Gleichgewichtes beim Stehen mit geschlossenen Füßen und geschlossenen Augen (Romberg), also bei Ausschluß optischer Reflexe sind eine ganze Reihe von propriozeptiven labyrinthären und exterozeptiven Reflexen notwendig. Auch ohne labyrinthäre Reize und ohne optische Reize vermag ein labyrinthloser Mensch das Gleichgewicht ohne Mühe zu erhalten, ja es gelingt ihm mit geschlossenen Augen ohne Beschwerden auf eine Treppe hinaufzusteigen.

Auch Magnus und de Kleyn (2) weisen darauf hin. Ein labyrinthloser Hund mit verschlossenen Augen kann auf einem schrägstehenden Brett noch das Gleichgewicht erhalten. Stellt man das Tier auf ein kippbares Brett mit der Wirbelsäule parallel zur Drehungsachse und neigt das Brett z. B. vom Tier aus gesehen langsam nach rechts, so sehen wir, daß die rechten Beine (auf der „Talseite“) gestreckt und abduziert werden und sich gegen das Heruntergleiten stemmen, während die linken Beine mehr gebeugt werden. Es handelt sich hier um rein propriozeptive Reflexe. Bei *schnell auftretenden* Neigungen der Unterlage genügen die propriozeptiven Reflexe nicht zur Erhaltung des Gleichgewichtes (Tait, Rademaker). Dann sind die statokinetischen Reaktionen notwendig und vor allem die von den Labyrinthen ausgehenden statokinetischen Reflexe, wie Rademaker besonders auch zusammen mit Garcin bei Menschen gezeigt hat.

Bei der Untersuchung stellt sich der Kranke mit Händen und Füßen auf ein Brett hin, das in verschiedener Richtung gedreht und geschoben werden kann (Abb. 23 u. 24). Gerade wie beim Tiere stellt sich heraus, daß bei rein cerebellaren Erkrankungen die Gleichgewichtsreaktionen erhalten waren. Auch bei Tabetikern war dies der Fall. Bei kompletter doppelseitiger Labyrinthausschaltung fehlten die Reaktionen vollständig. Nach Rademaker (6) aber auch in Fällen, wo das zentrale vestibuläre System geschädigt worden ist und bei der klassischen Untersuchung der Labyrinthe (calorisch, Drehstuhl) keine Abweichungen gefunden wurden. Dies würde von besonders großem Interesse sein, auch wenn wir über diesen zentralen vestibulären Mechanismus anatomisch noch nicht völlig im klaren sind. Es wird aber notwendig sein, hier noch mehr klinische Erfahrung mit anatomischer Kontrolle abzuwarten. ZADOR in Greifswald hat 1932 eine ausführliche Filmdemonstration über die Gleichgewichtsreaktionen bei Erkrankungen des Zentralnervensystems auf der Wiesbadener Tagung der Gesellschaft deutscher Nervenärzte gegeben. ZADOR untersuchte nicht

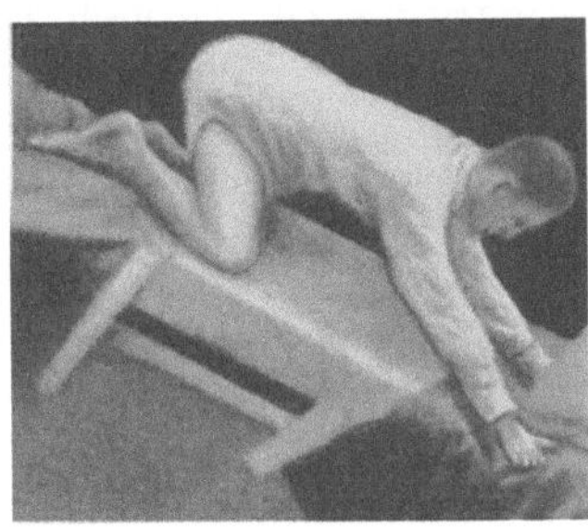

Abb. 23.

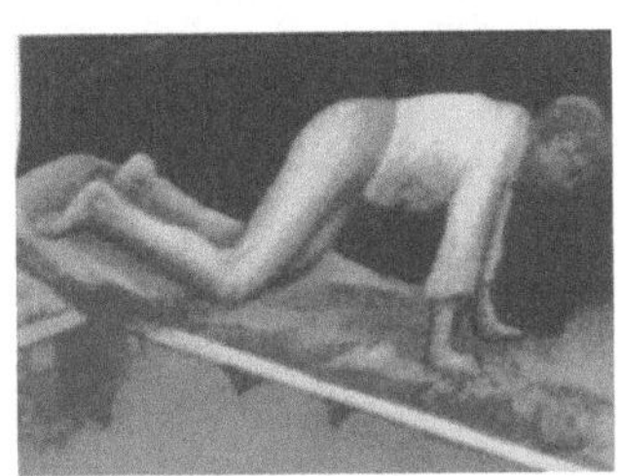

Abb. 24.

Abb. 23 und 24. Normale Reaktion bei einem Tabetiker. (Aus RADEMAKER und GARCIN.)

nur die Reaktionen in Kniehandtellerstellung, sondern auch in stehender, sitzender und liegender Haltung. Er kommt zu denselben Schlüssen wie RADEMAKER.

Wir stehen bis jetzt noch völlig im Anfang dieser Untersuchungen. RADEMAKER hat uns nicht nur aus dem Laboratorium heraus eine Problemstellung übergeben, sondern diese auch schon in der Klinik eingeführt.

Literatur.

BALDUZZI, O.: Z. Neur. **141**, 1. — BARANY, R.: (1) Acta oto-laryng. (Stockh.) **1**, 97 (1918). — (2) Arch. Augenheilk. **88**, 139 (1921). — BLAKE PRITCHARD, E. A.: Pflügers Arch. **214**, 148 (1926). — BORRIES: Fixation und Nystagmus. Kopenhagen 1926.

CATEL u. KRAUSE: Jb. Kinderheilk. **129** (1930). — CORDS: (1) Jber. Ophthalm. **1925**. — (2) Graefes Arch. **117**, 58 (1925). — (3) Klin. Mbl. Augenheilk. **77**, 781 (1926).

DAWIDINKOW: Dtsch. Z. Nervenheilk. **93**, 105 (1926).

FEARING, F.: Reflex action, 1930. — FOX and HOLMES: Brain **49**, 333 (1926). — FREUDENBERG: Münch. med. Wschr. **1921**.

GAMPER: (1) Zbl. Neur. **59**, 574. — (2) Z. Neur. **102**, 154 (1926). — GARCIN: Revue neur. **1932**, Nr 4. — GEHUCHTEN, V.: Revue neur. **40** (1933, Jan.). — GENDEREN: Proefschrift 1920. — GRAHE, KARL: Hirn und Ohr. Leipzig: Georg Thieme 1932. (1) — (2) Handbuch der normalen und pathologischen Physiologie, Bd. 15, 1, S. 382. — (3) Handbuch der normalen und pathologischen Physiologie, Bd. 15, 1, S. 389.

HOFF, H. u. P. SCHILDER: Die Lagereflexe des Menschen, 1927.

KAILA: Arch. f. Psychiatr. **92**, 334—353 (1930). — KLEYN, DE: Z. Neur. **92**, H. 3/4. — KLEYN, DE u. VAN DER HOEVE: Pflügers Arch. **169**, 241 (1917). — KLEYN, DE u. VERSTEEGH: Acta oto-laryng. (Stockh.) **6**, H. 1/2, 170. — KROLL, K.: Die neuropathologischen Syndrome, 1929, S. 180.

LICOU: Rev. d'Otol. **6**, 81 (1928).

MAGNUS: (1) 13. nederl. Natuur- en Geneesk.congr., 20.—22. April 1911. S. 317. — (2) Körperstellung, S. 48. 1924. — (3) Körperstellung, S. 134. — (4) Arch. Ges. Physiol., **160**, 429. — (5) Verh. Ges. Nerven-Ärzte, 16. Jverslg Düsseldorf **1926**, 141. — MAGNUS u. DE KLEYN: (1) Handbuch der normalen und pathologischen Physiologie, Bd. 15, S. 29. — (2) Handbuch der normalen und pathologischen Physiologie, Bd. 15, 1, S. 51. — (3) Pflügers Arch. **160**, 429 (1915). — (4) Handbuch der normalen und pathologischen Physiologie, 1930, S. 37. — MAYER: Z. Neur. **84**, 464 (1923). — MINKOWSKI, J. M.: Neurobiologische Studien am menschlichen Fetus. Handbuch der biologischen Arbeitsmethoden von ABDERHALDEN, 1928. Abt. 5, Teil 5 B, H. 5, S. 511.

NORDMANN: Bull. Soc. Ophthalm. Paris **1928**.

Ohm: Klin. Mbl. Augenheilk. **68**, 322 (1922).

Peiper: Die Hirntätigkeit des Säuglings. Berlin: Julius Springer 1928. — Pette: Dtsch. Z. Nervenheilk. **86**, 193 (1925). — Pollack, L. J. and L. Davis: Arch. of Neur. **23**, Nr 2, 303 (1930, Febr.).

Rademaker: (1) Das Stehen, S. 99. — (2) Das Stehen, S. 221. — (3) De beteekenis der roode kernen en van het overige mesencephalon voor spiertonus, lichaamshouding en labyrinthaire reflexen. Proefschrift Utrecht. Uitg. Leiden: E. Ydo **1924**. — (4) Verh. Ges. dtsch. Nervenärzte, 16. Jverslg Düsseldorf **1926**, 144. — (5) Nederl. Tijdschr. Geneesk. **76**, 367 (1932, Juli).

Samojloff: Pflügers Arch. **220**, 424 (1928). — Schaltenbrand: (1) Dtsch. Z. Nervenheilk. 87, 23 (1925). (2) Psychiatr.-neur. Bl. (holl.) **1926**, 425. — Schenk: Z. Neur. **142**, 469 (1932). — Schoen, R.: Pflügers Arch. **214**, 48 (1926). — Schoo, A. G.: Criteria bij het neurologisch onderzoek van Zuigelingen. Acad. Proefschr. Uitg. Amsterdam: P. H. Vermeulen 1933. — Schwab: (1) Z. Neur. **108**, 585 (1927). — (2) Z. Neur. **108**, H. 4, 588. — Simons: (1) Berl. klin. Wschr. **1920 I**, 548. — (2) Zbl. Neur. **40**, 372 (1925). — Stenvers, H. W.: (1) Arch. neérl. Physiol. **2**, 669 (1918). — (2) Schweiz. Arch. Neur. **14**, H. 2, 279 (1924). — (3) Acta laryng. (Stockh.) 8, 445 (1924). — Stiefler, E.: Verh. Ges. dtsch. Nervenärzte Wien **1927**, 243. — Strausz: Z. Neur. **98**, H. 1/2, 93 (1925); **143**, 427 (1933).

Tait: Te Laryngoscope, Okt. **1926**. — Thomas, André: Étude sur les blessures du cervelet. Paris: Vigot frères Ed. 1918. — Trömner: J. Psychiol. u. Neur. **35**, H. 5/6, 194 (1928).

Verhaart: Nederl. Tijdschr. Geneesk. **1926**, 958.

Walshe, F. M. R.: (1) Brain **46**, 281—300 (1923, Okt.). — (2) Proceedings of the physiologic society. J. of Physiol. 58, 15. März 1924. — Westerman Holstijn, A. J.: Über Psyche, Geist und Seele. Z. Neur. **145**, 112.

Zador: Verh. Ges. dtsch. Nervenärzte. Wiesbaden 1932.

Symptomatologie der Erkrankungen des Kleinhirns.

Von OTTO MARBURG-Wien.

Einleitung.

Um die Erscheinungen des erkrankten Kleinhirns zu verstehen, ist es unbedingt notwendig, sich vorher mit den Anschauungen über die Anatomie und Physiologie des Organs auseinanderzusetzen, weil diese Anschauungen von der Klinik vielfach widersprechend angewendet werden und man gerade hier oft dem Tatsächlichen vorauseilt. Das geht schon aus der Einteilung des Kleinhirns hervor, die fast jeder Autor andersartig gestaltet, je nachdem er seinen Standpunkt rein morphologisch, onto- oder phylogenetisch oder physiologisch wählt. Besonders die phylogenetische Auffassung von BOLK und ihr weiterer Ausbau durch SVEN INGVAR haben in weiten Kreisen allgemeine Anerkennung gefunden, trotzdem sie für den Menschen, wie ja auch MUSSEN kürzlich erst ausgeführt hat, kaum aufrecht zu erhalten ist. Es scheint, als ob man neuerdings wieder mehr zur alten antropotomischen Einteilung zurückkehren würde, wie sie am besten von SCHWALBE durchgeführt erscheint. Es zerfällt danach das Kleinhirn zunächst in drei Lappen. Einen vorderen, einen hinteren und einen unteren Lappen oder einen vorderen, einen mittleren und einen hinteren Lappen, wie man vielleicht besser sagen könnte, um den Gegensatz vorne, hinten und unten zu vermeiden.

Für den Vorderlappen gilt die BOLKsche These, daß ein mittlerer vom seitlichen Abschnitt nicht zu differenzieren ist, eine Tatsache, die jedoch nur dem vollentwickelten Kleinhirn zukommt, in der Ontogenese aber ebensowenig zutrifft wie in der Zuordnung bestimmter Fasersysteme zu diesem mittleren Gebiet.

Bezüglich des Mittellappens, der durch den Sulcus primarius BOLKS von dem Vorderlappen getrennt wird, gehen die Meinungen weit auseinander. Ich habe deshalb vorgeschlagen, die Furchen nach den begrenzenden Lappen zu bezeichnen, ganz im Sinne von SCHÄFFER und THANE, also Sulcus primarius = Sulcus culmino-clivis. Wer einmal einen Sagittalschnitt durch die Mitte des Kleinhirns betrachtet hat, sieht, daß dieser Mittellappen bis zur Pyramide reicht, d. h. also durch den Sulcus praepyramidalis von dieser geschieden ist. Vielleicht nennt man diese Furche besser Fissura tubero-pyramidalis. Dieser Mittellappen hat nun, wie ich glaube, zu großen Mißverständnissen Anlaß gegeben. Man hat hier zwei Abschnitte: Der eine, der einheitlich eine Scheidung in Wurm und Seitenlappen nicht zuläßt, und dem Lobulus simplex von BOLK analog gesetzt wird, und der zweite, der angeblich deutlich Wurm und Seitenteile erkennen läßt, identisch C^2 von BOLK und Lobus ansiformis plus Lobus paramedianus BOLKS bzw. Lobus medius medianus plus ansoparamedianus SVEN INGVARS ist. Mag sein, daß diese Konzeption für niedere Säuger Geltung hat. Für den Menschen ist sie unmöglich, denn es würde, falls man dies anerkennen würde, die Pyramis, die Uvula zum größten Teil ohne Seitenlappen als ein Anhängsel des übrigen Kleinhirn fungieren, was ganz aus dem Rahmen des sonstigen Kleinhirnbaues fällt. Der Umstand, daß sich die Furchenentwicklung in diesen

Partien nicht in derselben Weise vollzieht, wie im Lobus anterior, d. h. sich von der Mitte nach der Seite entwickelt, sondern daß hier laterale Wachstumszentren sich an mediale anschließen, beweist gar nichts für eine Unabhängigkeit, da sogar im Wurm selbst ganz verschiedene Wachstumszentren nachzuweisen sind, wie das Hayashi unter Jakobs Leitung zeigen konnte. Auch Mussen, um nur den letzten zu nennen, steht für den Menschen auf einem dem meinen ähnlichen Standpunkt, nur daß er die Amygdala nicht in das Wurmgebiet einzubeziehen in der Lage ist. Durch äußerst genaue makroskopische Präparation am Kleinhirn kann man sehen, daß sich die Furchen, auch wenn sie seitlich entstehen, den Wurmfurchen vollständig anschließen, wenn es auch oft schwer ist, das nachzuweisen.

Wir werden demzufolge das Kleinhirn in drei Teile teilen. Einen Lobus anterior, einen Lobus medianus und einen Lobus posterior, die durch den Sulcus primarius (S. culminoclivis) bzw. praepyramidalis (S. tuberopyramidalis) scharf abgegrenzt sind. Ein Wurmgebiet läßt sich mit Sicherheit nur caudal vom vorderen Drittel des Mittellappens abscheiden. Aber wir werden den Begriff Wurm darum festhalten, weil er eine ganz bestimmte Gruppe von Fasern aufnimmt, wodurch er, wenn er auch nicht abgegrenzt ist, wie im Lobus anterior, anatomisch und vielleicht auch funktionell eine gewisse Selbständigkeit besitzt. Dem Lobus medius entspricht der hintere Teil des Lobus quadrangularis, die beiden Lobi semilunares und ein Teil des Lobus gracilis. Der zweite Teil dieses Läppchens entspricht mit dem Lobus biventer und einem Teil der Amygdala der Pyramis, während der zweite Teil der Amygdala mit der Paraflocke zur Uvula, die Flocke zum Nodulus gehört, wobei diese letzteren Abschnitte — die Formatio vermicularis Bolks — durch das Velum medullare posterius, das nichts anderes ist als ein modifiziertes Rindengebiet, wie dies schon Steindler vor vielen Jahren nachzuweisen vermochte, in Verbindung steht.

Noch komplizierter werden aber die Auffassungen dadurch, daß man diese phylogenetische Entwicklung auch noch nach anderen Richtungen hin verwertete und im Sinne Edingers und Comollis von einem Palaeocerebellum und einem Neocerebellum sprach. Wenn man die Arbeit Edingers genau durchsieht, so kommt man dahin, daß er nur die Wurmteile und die Flocke als palaeale Abschnitte anerkennt bei Aufrechterhaltung der antropotomischen Einteilung. Es ist auch dieser Auffassung für die niederen Tiere kaum zu widersprechen, wohl aber für den Menschen, denn hier haben alle Abschnitte Anschluß an die Hirnrinde, also neocerebrale Partien. Dieser Umstand allein, der von Spitzer und Karplus zum erstenmal experimentell sichergestellt und erst kürzlich von Winkler auf das genaueste dargestellt wurde, spricht dagegen, beim Menschen eine so tiefgehende Differenzierung überhaupt aufrechtzuerhalten. Man denke doch an die Einheitlichkeit des Lobus anterior und die Versuche, hier die Grenze palaealer und neocerebellarer Abschnitte sicherzustellen. Das gleiche gilt, wenn wir den Nucleus dentatus in die Differenzierung einbeziehen wollen. Demole hat in überzeugender Weise gezeigt, daß der dorso-orale Teil wesentlich älter, also palaeal sei, der ventrocaudale neocerebellar. Sieht man sich daraufhin eine palaeocerebellare Erkrankung an, so wird man erstaunt sein, den ganzen Nucleus dentatus intakt zu finden. Es ist nicht zu leugnen, wie dies Tilney durchführte, daß das Kleinhirn sich phylogenetisch zunächst aus einem paarigen Cerebellum bulbare entwickelt, das oralwärts durch eine Brücke — Cerebellum jugale — verbunden ist, daß sich dann über dieser Kleinhirnanlage das Wurmgebiet als Cerebellum mediale entwickelt, an das sich nun von den Vögeln aufwärts das Cerebellum laterale anschließt. Tilney spricht demzufolge von Archi-Parencephalon, Palaeo-Parencephalon und Neo-Parencephalon. Auch diese Einteilung, so geistreich sie auf den ersten Blick scheinen mag, ist anfechtbar, weil wir, ohne auf das Tatsächliche der Angaben eingehen zu wollen, schon bei niederen Tieren ein Ineinandergreifen der einzelnen Verbindungen des Kleinhirns besitzen und das, was wir z. B. als Cerebellum des Vogels ansprechen, keinesfalls mit dem identifizieren können, was wir beim Menschen Wurm nennen. Nicht auf die äußere Form, sondern auf die Verbindungen, die der entsprechend vorhandene Teil besitzt, ist das Hauptgewicht zu legen. Nun hat allerdings SVEN INGVAR zeigen wollen, daß jenem, dem Mittellappen des Kleinhirns entsprechenden Wurmabschnitt, den er Lobus medius medianus nennt, keine Fasern des dorsalen spinocerebellaren Traktes entsprechen. Die exakten Untersuchungen von LUNA haben jedoch auch diese These umgestoßen, da letzterer beim Affen derartige Verbindungen nachzuweisen vermochte. Kein Mensch wird zweifeln, daß die Flocke dem ältesten Bestand des Kleinhirns angehört, und doch hat VILLAVERDE eine Verbindung Flocke — ventrocaudaler Abschnitt des Nucleus dentatus aufgezeigt. Auch die Verbindung Nucleus dentatus — Rückenmark scheint nach MUSSEN wahrscheinlich.

So sehen wir, daß mit schematischen Begriffen um so weniger zu operieren ist, als die Entwicklung des Kleinhirns fortschreitet. Sie ist auch keine Entwicklung in dem Sinne, daß ein Abschnitt zurückbleibt und der andere sich entwickelt, sondern es scheint, daß wenigstens beim Menschen nahezu alle Abschnitte einen Fortschritt aufweisen, wie JAKOB meint, durch Intussuszeption, vielleicht auch, daß einzelne Teile neu hinzukommen. Zu erweisen ist das nicht.

Wir werden also bei den folgenden Darlegungen uns an die alte Antropotomie halten, nur mit der Einschränkung, daß wir den Lobus anterior als einheitlich betrachten.

Noch eine zweite anatomische Eigentümlichkeit muß man hervorheben, und das ist die Anordnung der Zellen in der Rinde des Kleinhirns. Die PURKINJEsche Zelle, die senkrecht dem Windungsverlauf entsprechend orientiert ist, und deren Dendriten Telegraphenmasten gleichzusetzen sind, empfangen von verschiedenen Seiten Impulse durch die Kletterfasern und auf dem Umweg über die Körnerzellen durch die Moosfasern.

Man könnte nun auf den Gedanken kommen, daß das Kleinhirn nur von zwei Seiten her beeinflußt wird. In der Tat aber ist das nicht der Fall, sondern die PURKINJEsche Zelle empfängt neben spinalen und bulbären propriozeptiven Erregungen auch labyrinthäre, ferner auf dem Umweg über die Olive striomesencephale und schließlich über die Brücke corticale. Dabei sind die spinalen zweigeteilt in die eigentlich spinocerebellaren und die Hinterstrangsgruppe, die über den Seitenstrangkern geht bzw. vielleicht auch über den N. arcuatus und die ich, entgegen der Meinung BRUNS', für recht beträchtlich ansehe. Man darf nämlich nicht vergessen, daß die Moosfasern mit ihren Kollateralen eine ganze Reihe von Körnerzellen sogar in verschiedenen Windungen beeinflussen, daß also nicht die Menge der Fasern maßgebend ist für die Beeinflussung der Zellen, daß ferner, wie man weiß, *eine* Körnerzelle *mehrere* PURKINJEsche Zellen zu beeinflussen imstande ist. Ich stehe auch nicht auf dem Standpunkt, daß die durch die Kletterfasern zugeführten Erregungen streng individualisierte sind, d. h. nur *eine* PURKINJEsche Zelle treffen, da auch die Kletterfasern in die Horizontale biegen und mehrere PURKINJEsche Zellen erregen können. Überhaupt ist von einer individualisierten Erregung angesichts der innigen Verknüpfung der einzelnen PURKINJEschen Zellen durch die KORB-Zellen gar nicht die Rede und außerdem muß man bedenken, daß rückläufige Axoncollateralen der PURKINJEschen Zellen sich an den Faserkörben um andere PURKINJEsche Zellen beteiligen und so individualisierte Impulse einer Zelle mitverhüten helfen. Zugegeben, daß JAKOB in der Flocke vielleicht ein anderes Markbild trifft als es dem Kleinhirn im allgemeinen zukommt, muß man doch anerkennen, daß das Kleinhirn im großen und ganzen einen vollständig identischen Bau zeigt. Da wir nun nicht sicher wissen, welche Erregungen Kletterfasern und welche Moosfasern leiten, aber doch die Untersuchungen der letzten Jahre, besonders durch Winkler, gezeigt haben, daß eigentlich alle das Kleinhirn treffenden Erregungen die spinalen, die labyrinthären, die olivaren und auch die corticalen, letztere trotz Bruns' Einwendungen, das Kleinhirn in allen Teilen treffen, so muß man annehmen, daß eigentlich jede Purkinjesche Zelle, oder zumindest die Mehrzahl derselben, nicht zwei Einflüssen ausgesetzt ist, sondern vier verschiedenen. Und es erscheint mir darum wahrscheinlich, wie ich es schon einmal geäußert habe, und was ja auch Kappers annimmt, Moosfasern und Kletterfasern nicht verschiedene, sondern gleichzeitig ein und dieselben Eindrücke zu leiten imstande sind. Also daß z. B. spinale Erregungen sowohl durch Moos- als auch durch Kletterfasern vermittelt werden. Doch das ist noch zu erweisen. Es zeigt nur, daß man heute über den Mechanismus der Wirkung dieser beiden Fasergruppen sich noch nicht äußern kann. So geistreich auch die Konzeption von Pötzl ist, der in Analogie mit seinen Untersuchungen der Sehfunktionen, bei welchen der Wahrnehmungsinhalt in zwei Fraktionen getrennt zur zentralen Verarbeitung gelangt, die eine, die in die bewußtwerdende Gestaltung der Sehdinge eingeht, die andere aber in die Hintergrundbildung ein Ähnliches auch für das Kleinhirn annimmt, muß man doch dagegen einwenden, daß hier auf zwei Bahnen vier offenbar verschiedene Impulse zur Verwertung kommen. Er meint, die Kleinhirnrinde hätte eine Eigentätigkeit, die das Gesamtmaterial der ihr zugeführten Erregungen in zwei Fraktionen spaltet und daß die Purkinjesche Zelle und die Körnerzelle Receptoren für je eine der beiden Erregungsfraktionen seien, wobei er eine Reziprozität der beiden Systeme annimmt, deren eines erregend auf die Zellen wirkt, deren anderes durch die Körnerzellen gehemmt, Refraktärphasen an den Purkinjeschen Zellen, die sie berühren, hervorruft. Wie gesagt, sind solche Annahmen derzeit noch schwer zu beweisen, da, wie wir gesehen haben, offenbar die Zuleitungssysteme gleiche Erregungen nur auf verschiedenen Wegen der Rinde zuführen und die Schaltneurone wohl im wesentlichen der größeren Ausbreitung der Erregungen dienen.

Auch die Physiologie des Kleinhirns hat, so sehr sie auch die Klinik befruchtet, unendlich viel Widerspruchsvolles an sich. Sie hat sich in den letzten Jahren, vorwiegend unter dem Eindruck der Bolkschen Forschungen, in zwei Richtungen gespalten. Die eine Richtung, die auf Luciani zurückgeht und vorwiegend die Funktionen in den Vordergrund stellt, die andere Richtung, die sich mit der Lokalisationsfrage beschäftigt. Es genügt, auf die Arbeiten von Thomas, Rothmann, van Rijnberk, Munk und die zusammenfassenden Darstellungen von Dusser de Barenne, Karplus, Goldstein sowie Rademakers und Jelgersmas, besonders aber die erschöpfenden van Rijnberks zu verweisen, die das Wesentlichste enthalten. Ich werde bei Besprechung der einzelnen Symptome Gelegenheit haben, auch Spezialarbeiten heranzuziehen und möchte deshalb hier nur ganz allgemein hervorheben, daß der Tierversuch eigentlich überall das gleiche ergeben hat, vorausgesetzt, daß die Versuche sachgemäß durchgeführt wurden. Was die Autoren unterscheidet ist lediglich die Deutung, ein Umstand, den auch Sven Ingvar mit Recht hervorhebt. Dagegen ist bezüglich der Lokalisation auch im Tierversuch bisher eine Übereinstimmung nicht zu erzielen, wie ich später des genaueren auseinandersetzen will.

Man kann auch heute noch nicht über die von Luciani als fundamentale Ausfallserscheinungen bezeichnete Atonie, Asthenie und Astasie hinauskommen, zu denen als viertes Symptom die Dysmetrie hinzukommt. Nur muß man diese Dinge in dem Sinne auffassen, wie ich es bereits im Jahre 1923 am Neurologenkongreß in Danzig (13. September) vertreten habe. Das Maß der Innervation, aber auch das Maß des Tonus ist gestört oder — wie DUSSER DE BARENNE es besser ausdrückt: „Wenn durch die Kleinhirnläsion ein wichtiger Teil der propriozeptiven Erregungen abgesperrt ist, leidet dadurch die harmonische Zusammenfügung, Verschmelzung und der genau abgemessene zeitliche Ablauf der einfachen Bewegungen bzw. Innervationskomplexe beim Aufbau der komplizierten Bewegungen. Auch die richtige und zeitliche und quantitativ genau abgemessene Abstufung der Tonusschwankungen bei den aufeinanderfolgenden und ineinander übergehenden Bewegungen im Aufbau der zusammengesetzten Bewegungskomplexe ist gestört.“ VAN RIJNBERK sieht dagegen die Funktion des Kleinhirns darin, „daß es für das genaue optimale Tonusverhältnis aller Muskeln sowohl in Ruhe als in Bewegung Sorge trägt.“ NOICA überträgt RADEMAKERs Versuche auf den Menschen, sieht das prinzipelle der Funktionsstörung des Kleinhirns in der mangelhaften Fixierungsfähigkeit der Gelenke, sowie in einer Störung der Gleichgewichtsfunktion, wie ich das seinerzeit bei meinen Tierexperimenten äußerte (mangelhafte Unterstützung des Schwerpunktes).

Ich stehe und stand immer auf dem Standpunkt, daß das Kleinhirn propriozeptive und labyrinthäre Eindrücke, spinobulbärer, strio-mesencephaler und corticaler Herkunft, aufnimmt und sie verarbeitet zum Zwecke der Regulierung von Bewegungen, indem es das Maß der kinetischen Innervation, der tonischen Innervation und der dynamischen Innervation bestimmt, damit die Bewegung ordnungsgemäß zustande kommt, was allerdings über die These VAN RIJNBERKs hinausgeht. So sieht man, daß die Annahme LUCIANIs von den Ausfallserscheinungen des Kleinhirns wohl berechtigt ist, nur daß sie den Tatsachen mehr entsprechend anders gefaßt wird.

Voraussetzung für das Verständnis der bei Kleinhirnläsionen auftretenden Erscheinungen, besonders der Bewegungsstörungen, ist die genaue Kenntnis des Bewegungsmechanismus überhaupt. Wenn wir nur jener Momente gedenken, die durch den Kleinhirnmechanismus beeinflußt werden, so erscheint als das wichtigste die Tatsache, daß eine Muskelkontraktion sich aus einer Reihe kleinster Zuckungen zusammensetzt, die in so geordneter Weise ablaufen, daß sie als Einzelzuckung nicht in Erscheinung treten. Es ist, um einen Ausdruck von ALTENBURGER heranzuziehen, ihre Bindung und zeitliche Anordnung eine so gleichmäßige, daß man sie eben nicht zum Bewußtsein bekommt und nur durch genaueste experimentelle Analyse (ALTENBURGER leitet den Aktionszug mittels Nadelelektroden von einzelnen Muskeln zu zwei großen EDELMANNschen Saitengalvanometern ab und registriert gleichzeitig die mechanische Bewegungskurve) überhaupt ihre Existenz wahrnimmt. Es geht auch nicht an, von Bewegung schlechtweg zu sprechen, sondern man muß dabei, wie gleichfalls ALTENBURGER besonders hervorhebt, die Schnelligkeit der Bewegung, ihr Ausmaß, die Gelenksfixation und Außenkräfte berücksichtigen. Vielleicht wird man den Dingen am besten in der Weise gerecht, daß man von der Innervationsgröße der Bewegung ausgeht, die vielleicht zusammenfällt mit dem was man als Maß der Bewegung bezeichnet. Die Störung dieses Faktors wurde von LUCIANI als Dysmetrie bezeichnet und klinisch von den französischen Autoren (BABINSKI, THOMAS und DURUPT) übernommen. Weiters ist es nicht fraglich, daß der sthenische Faktor (dynamischer) eine besondere Rolle spielt, dem von THOMAS und DURUPT eine ganz besondere Bedeutung beigemessen wird. Es unterliegt keinem Zweifel, daß der Bewegungsablauf je nach der Kraft, mit der die Bewegung ausgeführt wird, ein anderer sein muß, was insbesondere für das Spiel Agonist und Anagonist Geltung hat (Anisosthenie). Aber auch der zeitliche Faktor in der Bewegung, ob schnell oder langsam, spielt eine besondere Rolle. Auch der zeitliche Faktor fällt zum Teil wenigstens zusammen mit der Bindung der kleinsten Einzelimpulse auf der einen Seite, wie Altenburger meint, und auf der anderen Seite aber sicher auch mit der sukzessiven Induktion nach Sherrington. Daß auch ein synergisches Moment den zeitlichen Ablauf der Bewegung beeinflussen kann, ist einleuchtend, indem das Übermaß der einen Bewegung das evtl. geringere Maß einer zweiten Bewegung, die Bewegungskombination einfach zeitlich auseinanderfallen läßt.

Der Begriff der Synergie ist heute schwerer zu fassen denn je. Während man mit Sherrington die reziproke Innervation als das Gegenspiel von Agonist und Antagonist anzusehen gewohnt war, der erstere sich kontrahiert, während der letztere eine Relaxation erfährt, ist dies heute nach den fundamentalen Versuchen von Tilney und Pike nicht mehr voll aufrechtzuerhalten. Die genannten Autoren haben sowohl am Menschen als auch experimentell durch eine sinnreiche Methode gezeigt, daß Agonist und Antagonist synergisch sich kontrahieren oder, wie Tilney und Riley es nennen, eine synergische Einheit bilden. Sie bestätigten damit eigentlich nur die Auffassung verschiedener älterer Autoren, wobei sie ihren Standpunkt nur zu starr betonen, da sich zeigt, daß bei gewissen Umständen doch die reziproke Innervation oder zumindest die Entspannung oder das Ausbleiben der Kontraktion des Antagonisten zurecht besteht. Auch hier dürfte Altenburger das letzte Wort gesprochen haben, indem er zeigte, daß lockere Bewegungen, wenn sie langsam erfolgen, überhaupt keine Antagonistenkontraktion erkennen lassen und nur die schnelle Bewegung dieser Art eine bis zu einem gewissen Grad sogar reziproke Innervation. Ganz anders Bewegungen bei leicht versteiften Gelenken, bei denen, wenn sie schnell erfolgen, die synchrone Kontraktion von Agonist und Antagonist eintritt, letztere um die Bewegung zu bremsen. Im allgemeinen läßt sich also die reziproke Innervation nicht negieren, sondern sie gilt nur für die schnelle Bewegung nicht, besonders wenn diese bei etwas fixierteren Gelenken erfolgt. Man wird also nicht recht von einer Synergieeinheit Agonist und Antagonist sprechen können.

Aber auch die anderen Synergien stehen heute im Mittelpunkt der Diskussion. So negiert Sternberg gewisse synergische Bewegungen, die Förster als agonistische Synergien bezeichnet hat, weil sie als zweckmäßige Mitbewegungen, ohne daß sie uns zum Bewußtsein kommen, die ins Auge gefaßte Bewegung unterstützen. Es ist immerhin ein Verdienst von Sternberg gewesen, gezeigt zu haben, daß ein Teil dieser Mitbewegungen rein physikalisch bedingt sei. Sie kämen bei voller Entspannung der biologischen Spannkraft zustande. Wenn ich z. B. das Bein in der Hüfte beuge, so ist die koordinierte Beugung im Knie und Sprunggelenk einfach eine physikalische Begleiterscheinung, was, wie ich später ausführen will, nicht ganz richtig ist, so daß das Wirksamwerden der biologischen Spannkraft nur dann erfolgt, wenn sie der physiologischen Spannkraft mechanisch entgegenzuwirken hat. Diese zwei Kräfte koordinieren sich, indem das Minimum der einen mit einem Maximum der anderen einherzugehen pflegt. Auch Altenburger betont diese physikalischen Momente für den Mechanismus der Bewegung, besonders die Elastizität, die Trägheit und Reibung.

Es entsteht darum die Frage, ob alles das, was wir bisher als synergische Funktionen bezeichnet haben, Synergien in dem früher gebräuchlichen Sinn sind. Und ich werde im folgenden wiederholt auf diese strittigen Punkte zu sprechen kommen.

Neben der kinetischen Innervation spielt heute die tonische eine, wie mir scheint, überwertige Rolle, besonders insoweit das Kleinhirn hierbei in Frage kommt. Sehen wir doch, daß Sternberg z. B. mit dem Begriff Entspannung sowohl die kinetische als die tonische gleichzeitig meint, vielleicht identisch mit dem, was Altenburger als lockere Bewegung bezeichnet. Wir werden demzufolge auch beim Tonus das Maß desselben zu bestimmen haben sowie das Verhalten des Tonus im Agonisten und Antagonisten und den synergisch wirkenden Muskeln.

Die ausgezeichneten Untersuchungen von FÖRSTER über den Dehnungswiderstand werden uns auch hier eine klinisch genauere Untersuchung ermöglichen. Der Dehnungswiderstand setzt sich nach FÖRSTER aus einer muskulären Komponente, die wohl gleichbedeutend ist mit der Elastizität der Muskelfasern und mit den Nerven nichts zu tun hat, und einer nervösen Komponente, die, wie FÖRSTER schreibt, auf einer reflektorischen Innervation des Muskels basiert, zusammen. Diese letztere wird von ihm als Dehnungsreflex bezeichnet und steht natürlich gegenüber der rein muskulären wesentlich im Vordergrund. Dieser Dehnungsreflex läßt uns die Spannung eines Muskels sofort erkennen und ist selbstverständlich auch in gewissem Sinne vom Kleinhirn abhängig (RADEMAKER). Ebenso erscheint der Umstand, daß, wie wir einen Dehnungsreflex haben, auch bei der Annäherung der Muskeln an ihre Insertionspunkte, ein elastischer Faktor und ein nervöser Adaptionsreflex wirksam wird, welch letzterer durch einige Zeit festgehalten werden kann — Fixationsreflex.

Es unterliegt keinem Zweifel, daß, wie das auch BRZEZICKY bemerkt hat, dem Tonus bei Kleinhirnkrankheiten viel zu viel Gewicht beigelegt wird und die anderen Momente dabei gewöhnlich zu kurz kommen.

Symptomatologie.

Astasie.

Es erscheint angezeigt, als erstes der bei Kleinhirnschädigung auftretenden Symptome jenes zu erwähnen, welches, wie im allgemeinen angenommen wird, der *Astasie Lucianis* entspricht. Es handelt sich um ein nicht immer sehr deutlich in die Augen fallendes Oszillieren der Muskeln, das sowohl beim Stehen als auch bei willkürlichen Bewegungen in Erscheinung tritt. Es sind das keineswegs Zitterbewegungen, sondern mehr oder minder deutliche Schwankungen, welche die Gradlinigkeit einer Bewegung nur wenig stören und vielleicht erst bei genauerem Zusehen erkannt werden. Diese Instabilität haben besonders GORDON HOLMES sowie FOIX und THÉVENARD studiert, und ersterer hat gemeint, daß die Muskelkontraktionen der affizierten Glieder einen intermittierenden oder klonischen Charakter haben. Das läßt sich schon bei einfachen Bewegungen, z. B. Beugung des Armes im Ellbogengelenk, nachweisen. Es ist dabei vorteilhaft, die proximalen Anteile der Glieder zu unterstützen und die Bewegung der distalen langsam durchzuführen. HOLMES führt die Oszillation auf die unregelmäßige Verkürzung der Agonisten zurück und eine spastische Innervation der Antagonisten, was er dadurch beweisen will, daß die Irregularität besonders bei Widerstandsbewegungen auftritt. Ganz richtig bezeichnet HOLMES diese Irregularität als eine Diskontinuität der Muskelkontraktionen einer unvollständigen Bindung der einzelnen Impulse, die eine Gesamtkontraktion bedingen. Sie tritt mehr hervor, wenn eine Reihe von Segmenten eines Gliedes in Tätigkeit geraten. Wie recht HOLMES in seinen Konklusionen hatte, geht aus den Untersuchungen von ALTENBURGER hervor, der bei seinen exakten Versuchen mit dem Saitengalvanometer die Störung der kleinsten Bewegungsimpulse deutlich zeigen konnte. Beim Cerebellarkranken schreibt er: „Mit manifesten Bewegungsstörungen wäre das Mechanogramm im Gegensatz zu seinem glatten Verlauf beim Normalen von zahlreichen Rückläufigkeiten größerer und kleinerer Amplituden unterbrochen, die in regelmäßigem Wechsel von Beschleunigung im Sinne der intendierten Bewegungsrichtung abgelöst werden. Dadurch erhält die Gesamtbewegung den treppenförmigen Charakter.“ (Über die tierexperimentellen Untersuchungen s. VAN RIJNBERK).

Dieses Oszillieren tritt aber nicht nur bei intendierten Bewegungen auf, sondern zeigt sich auch beim Stehen. Wer zahlreiche Nervöse untersucht hat, wird die Beobachtung gemacht haben, daß auch der normal nervöse Mensch beim Stehen mit aneinandergelegten Beinen, besonders dann, wenn die Augen geschlossen gehalten werden, ein leichtes Wippen nach vorn und rückwärts, aber auch nach den Seiten zeigt. Beim Kleinhirnkranken ist dieses Wippen ein deutlich stärkeres. Es ist vom ROMBERGschen Phänomen zu trennen und zeigt sich auch beim Stehen mit gespreizten Beinen (FOIX und TRÉVENARD, BING). Hier tritt verstärkend offenbar noch eine Störung der Stehreaktion hinzu, wobei ich gleich GOLDSTEIN bemerken möchte, daß auch hier das Schließen der Augen die Instabilität steigert.

Der Umstand, daß bei Kleinhirnläsionen auch noch andere Momente, besonders die Antagonistenfunktion, eine Veränderung erfährt, macht es wahrscheinlich, daß auch diese in den Mechanismus der Stabilität eingreift und die Störung steigert. Vielleicht haben wir hier ein Fundamentalsymptom der Kleinhirnerkrankung vor uns. Ich möchte aber, trotzdem es sicher ist, daß durch die Störung der Einzelimpulse die notwendige Bindung, die zum Zustandekommen einer ordnungsgemäßen Kontraktion notwendig ist, Schaden leidet, dieser fundamentalen Störung nicht allein das Zustandekommen verfehlter Muskelkontraktionen zuschreiben.

Es ist, wie ALTENBURGER ganz richtig bemerkt, durch die Bindung der Einzelimpulse zu einer Einheit der gleichmäßige Fluß in der Tätigkeit jedes einzelnen Muskels und die wechselseitige Abstimmung der Tätigkeit der verschiedenen Muskeln auf das zu erreichende Bewegungsziel gewährleistet.

Ataxie (Dysmetrie).

Der Begriff der Ataxie ist heute mehr oder weniger verlassen, obwohl wir ihn meines Erachtens nicht entbehren können. Nur darf man unter Ataxie nicht ein bestimmtes Einzelsymptom verstehen, sondern eine Summe verschiedener Störungen in der Regulierung der Bewegungsmechanismen, wodurch dieselben in ihrer Zusammenordnung (Koordination) leiden und dadurch das vorgesteckte Ziel nicht erreichen. Vielleicht ist das, was LUCIANI als Dysmetrie bezeichnet, die Störung in der Innervationsgröße der Einzelbewegung, das Grundphänomen der Ataxie, die wohl das häufigste Symptom von Kleinhirnerkrankungen ist (KESCHNER und GROSSMANN).

ANDRÉ THOMAS und JUMENTIÉ haben diesen Begriff der Dysmetrie für die Klinik übernommen und mehr oder minder haben alle Autoren, die sich mit der Erforschung der Kleinhirnsymptome beschäftigen, den Begriff in den Mittelpunkt ihrer Darstellungen gestellt (BABINSKI, HOLMES und STEWARD, ANDRÉ THOMAS, BABINSKI und TOURNAY, THOMAS und DURUPT, ROTHMANN, GORDON HOLMES, WEISENBURG, MILLS, SVEN INGVAR, BING, TILNEY und RILEY, BARD, DUSSER DE BARENNE, KARPLUS, GOLDSTEIN und ich selbst, um nur einige zu nennen).

Um nun zu zeigen, daß nicht die Dysmetrie allein Ursache weitgehender Störungen in den Bewegungsmechanismen bei Kleinhirnkranken ist, möchte ich zunächst eine der phylogenetisch ältesten Bewegungen, *das Gehen und Laufen*, analysieren.

Hierzu ist vor allem nötig, daß wir zu stehen imstande sind. Wie aus dem vorangegangenen aber ersichtlich, leidet das Stehen schon allein durch die Oszillationen. Es kommt aber noch dazu, daß scheinbar auch die *Stützreaktionen* leiden, die von MAGNUS zuerst beschrieben, von RADEMAKER experimentell für das Stehen erforscht wurden. Wird der Fuß dorsal flektiert oder auch nur die Zehen, so wird eine Streckung des gesamten Beins erfolgen, eine Beugung wird dann im Kniegelenk und auch im Hüftgelenk nicht möglich sein. Dasselbe ist natürlich auch an der oberen Extremität mit dem gleichen Erfolg zu prüfen. Diese positive Stützreaktion ist eigentlich eine Art Dehnungsreflex, denn sie kommt zustande durch Dehnung der Achillessehne bzw. der Plantarflexoren der Zehen, an der oberen Extremität durch Dehnung der Hand- und Fingerbeuger. Es gibt aber auch eine negative Stützreaktion, bei welcher eine Streckerdehnung der Finger, bzw. der Hand, der Plantarflexoren des Fußes und der Zehen eine Kontraktion der Beugemuskeln herbeiführen, während die Streckmuskeln eine Hemmung erfahren. Diese Stützreaktion, die sich bei normalen Menschen nie findet, die man aber bei Querläsionen des Rückenmarks deutlich sehen kann, sind bei Kleinhirnkranken mitunter auslösbar, wie z. B. FÖRSTER und SCHWAB zeigen konnten und ich jüngst in einem Fall mit starkem Hydrocephalus und Kleinhirnerscheinungen fand.

Der erste Fall von SCHWAB betrifft ein 12 Jahre altes Kind mit typischen Kleinhirnsymptomen, wobei aber auch ein Druck auf die Brücke bestand. Es trat sowohl an der oberen als auch unteren Extremität eine positive Stützreaktion auf. Analoges trat auch bei einem Kleinhirnbrückenwinkeltumor in Erscheinung. FÖRSTER hat schon früher auf die Tatsache aufmerksam gemacht, daß eine bei Kleinhirnkranken bestehende Hypotonie sich vielfach nur im Liegen äußert, beim Stehen und Gehen aber der normalen Versteifung Platz macht. NOICA findet gleichfalls Steigerung der Stützreaktion und Verzögerung der Hinkebeinreaktion, geht aber wohl zu weit, wenn er die mangelhafte Gelenksfixation als eines der wesentlichsten Ausfallserscheinungen bei Kleinhirnerkrankungen ansieht.

Vielleicht gehört hierher auch die *paradoxe Kontraktion*, die WESTPHAL beschrieb, bei welcher Dehnung der Achillessehnenmuskeln auch bei Menschen eine reflektorische Spannungszunahme der Antagonisten auslöst (M. tibialis anticus) oder das LÉRIsche Phänomen (Signe de l'avant bras). Beugt man Finger- und Handgelenk passiv bei unterstütztem Vorderarm, dann beugt sich der Arm im Ellbogengelenk, während der Biceps sich kontrahiert. Der Umstand, daß diese Reaktionen, analog wie dies RADEMAKER bei Tieren nachgewiesen hat, bei Kleinhirnaffektionen gesteigert auftreten können, spricht dafür, daß sie wenigstens teilweise vom Kleinhirn abhängen. Sie sind vielleicht imstande, die Oszillationen zu kompensieren. Auch die *Schunkelreaktion* ist beim Menschen beschrieben worden. Wird der Rumpf passiv hin- und her bewegt, so hebt sich das Bein, das der kleinhirnverletzten Seite entspricht (ANDRÉ THOMAS).

Der zweite Akt beim Gehen ist die Beugung im Hüftgelenk. Diese erfolgt dysmetrisch. Ist die Beugung langsam, so wird, wie dies ALTENBURGER gezeigt hat, keine Antagonistenwirkung auftreten, erfolgt sie aber schnell, so tritt die Antagonistenwirkung ein, die aber eine geringere Bremsung hervorruft als beim Normalen. Nimmt man noch dazu, daß die Bewegung an ihrem Ende einen pendelnden Charakter besitzt, so wird man begreifen, daß aus der Summe dieser Erscheinungen eine Störung im Maß der Bewegung auftreten muß. BABINSKI spricht von *Hypermetrie*. Aber gerade beim Gehen kann man gelegentlich das Gegenteil von Hypermetrie sehen, d. h. die Bewegung bleibt unvollständig. Deswegen ist der Begriff *Dysmetrie* besser am Platz. Je schneller, desto hypermetrischer wird die Bewegung. Nun müssen zur Beugung zweckmäßige Mitbewegungen, die nützlichen Synergien von FÖRSTER erfolgen, damit der Gang ordnungsgemäß abläuft, d. h. es muß eine Bewegung im Knie und eine Plantarflexion des Fußes eintreten. Man muß STERNBERG widersprechen, wenn er meint, daß hiebei *nur* physikalische Kräfte am Werke sind, die bei voller Entspannung der Muskulatur einfach durch die Schwere der Glieder die Beugung und Plantarflexion bewirken. Das beweist schon der Umstand, daß beim

Normalen die Beine beim Gehen nur so hoch gehoben werden, um zu ermöglichen, daß beim Aufsetzen des Fußes die Zehenspitzen den Boden zuerst berühren. Es ist kein Zweifel, daß auch beim Gehen eine synergische Kontraktion der Kniebeuger erfolgt. Andererseits wissen wir aber durch RADEMAKER, daß passive Beugung eines proximalen Gelenks reflektorisch von Beugen und Nachlassen der Extensoren der übrigen Gelenke des Gliedes begleitet wird. Er spricht dabei von Dehnungsreflexen (4. Ordnung).

Während sich alle diese Erscheinungen in der Sagittalen abspielen, tritt weiters als äußerst wichtiger Faktor eine Bewegung in der Horizontalen auf, die Abduktion, die, wie alle Bewegungen nach außen bei Kleinhirnkranken in einem besonders großem Ausmaß erfolgt. Dadurch wird aber eine Bewegung gestört, die für die Circumduktion des Schwungbeins um das Standbein sehr wesentlich ist, nämlich die Verschiebung des Rumpfes auf das Standbein (Schunkelreaktion). Ich will hier gar nicht darauf zu sprechen kommen, daß gleichzeitig mit den Bewegungen beim Gehen und Laufen auch der ganze Körper durch Tonusinduktion in seinen Spannungsverhältnissen geändert wird. Aber schon diese Auseinandersetzungen zeigen, daß der Begriff des ataktischen Ganges sich aus einer Summe ganz verschiedener und ganz verschieden zu wertender Momente zusammensetzt. So entsteht der Démarche d'ivresse, der Gang, der an das taumelnde eines Trunkenen erinnert, breitbeinig und, was mir als signifikantestes Symptom erscheint, häufig mit Überkreuzen der Beine, wobei die Richtung nicht eingehalten werden kann und die ständigen Kompensationsbewegungen den Gang zickzackförmig ablaufen lassen. Die geistreichen Untersuchungen MEYERs ergaben nicht wesentlich mehr. Er prüft den Gang im Treppensteigen, wobei sich die Hände an seitlichen Geländern stützen. Das ermöglicht ihm, auch das Verhalten der Arme beim Gang zu kontrollieren.

Man darf nur eines nicht vergessen, daß beim Menschen das Gehen Anschluß an die Hirnrinde gewinnt, daß wir also die vielen Reaktionen, die MAGNUS, DE KLEJN und RADEMAKER bei Tieren beschrieben haben, hier nur unter ganz besonders günstigen Konstellationen zu Gesicht bekommen werden. Das Gehen ist beim Menschen eine erlernte Bewegung und es bedarf gewöhnlich der Dauer eines Jahres bis ein halbwegs geordneter Gang zustande kommt.

Wir müssen auch noch hervorheben, daß der ataktische Gang des Kleinhirnkranken und jener des Spinalataktikers wohl im wesentlichen gleich ist, aber in der Intensität sich verschieden verhält. Der Spinalataktiker zeigt ein weitaus größere Dysmetrie als der Cerebellarataktiker. Damit aber sind die Erscheinungen beim Gehen nicht erschöpft. Wir müssen noch zweier Synergien gedenken, die unter Umständen bei schweren Gangstörungen auftreten können.

WEISENBURG hebt hervor, daß dies dann der Fall ist, wenn der gesamte Stamm durch die Kleinhirnläsion affiziert erscheint. Dann ist das Alleingehen fast unmöglich und der Patient fällt gewöhnlich nach irgendeiner Richtung. Führt man einen solchen Kranken, so bemerkt man, daß die Beine voraneilen, während der Oberkörper steif aufrecht gehalten, ja sogar etwas rekliniert wird. BABINSKI hat diese *Asynergie* beim Gehen als erster beschrieben. Es handelt sich um eine Dyssynergie zwischen Stamm und unteren Extremitäten, wobei letztere voraneilen während der Stamm zurückbleibt.

Ich habe dieses Symptom erst kürzlich bei einem Patienten mit typischen Kleinhirnsyndrom gesehen, ohne daß offenbar eine Kleinhirnläsion vorhanden war. Es bestand lediglich ein mächtiger Hydrocephalus (durch die Ventrikulographie festgestellt). Auch in einem Fall mit Kleinhirnaffektion bestand ein mächtiger Hydrocephalus, so daß man diese Fälle vielleicht nicht als reine Kleinhirnfälle wird betrachten können. Bei diesen Beobachtungen sieht man mitunter auch eigenartige Bewegungen der Arme, die im Ellbogengelenk gebeugt werden und etwas abduziert gehalten erscheinen. Es macht den Eindruck, als ob der Patient, trotzdem er unter den Schultern sicher gehalten wird, nach irgendeiner Seite greifen will, aus Angst hinzufallen.

Ich habe schon vor Jahren auf eine Eigentümlichkeit der Kleinhirnkranken aufmerksam gemacht, die darin besteht, daß die *beim Gehen auftretende Mitbewegung der Arme, das Schlenkern*, das gewöhnlich in entgegengesetzter Richtung zur Bewegung der Beine erfolgt, entweder bei bilateraler Erkrankung beiderseits fehlt oder, wie ich erst jüngst bei einer streng unilateralen Erkrankung sehen konnte, auf der Seite der Erkrankung fehlte. Ich habe nur bei HOLMES eine Bemerkung dieser Art gefunden. Beim normalen Menschen schwingt, wenn der Fuß vorgesetzt wird, der gleichseitige Arm nach hinten und umgekehrt. Dieses Schlenkern der Arme bleibt bei Kleinhirnläsionen entsprechend der affizierten Seite aus. Vielleicht handelt es sich bei diesen Armbewegungen um eine phylogenetisch alte Bewegung, d. h. daß dieses Schlenkern der Bewegung der Vorderbeine beim Tier entspricht. WARTENBERG hat mir persönlich mitgeteilt, daß er das Symptom gleichfalls wiederholt schon gesehen hat.

Wie beim Gehen, so treten diese Störungen auch beim Laufen hervor, nur daß sie bei diesem wesentlich stärker sind und hier nicht selten ein Sturz erfolgt.

Analog wie die Gemeinschaftsbewegungen haben auch *die feinsten individualisierten Bewegungen bei Kleinhirnkranken* weitgehendste Störungen. Ihre Prüfung kann auf verschiedenste Weise erfolgen. Am gebräuchlichsten ist für die oberen Extremitäten der *Finger-Nasenversuch*, bzw. der *Finger-Fingerversuch*, für die unteren Extremitäten der *Knie-Hakenversuch*. Die Störungen sind dann am deutlichsten kenntlich, wenn die Bewegung schnell erfolgt, da hier neben dem Agonisten auch die Antagonisten und Synergisten überbeansprucht werden. Die Bewegung beginnt scheinbar normal, anfangs auch in der entsprechenden Richtung. Gegen das Ende zu wird die Bewegung immer schneller, weicht von der eingeschlagenen Richtung ab und wenn sich der Finger dem Ziel nähert, kommt es zu pendelnden Bewegungen des Fingers, der sich dann gewöhnlich seitlich von der Nase in die Wange bohrt. Dabei schien es mir, daß bei linksseitigen Läsionen der Finger der linken Hand die linke Wange trifft, also nach links abweicht, während bei rechtsseitiger die rechte Wange. Beim Finger-Fingerversuch läßt sich ein bestimmtes Abweichen nicht erkennen, doch schien es mir, daß das Abweichen nach oben mehr als nach unten erfolgt.

Beim *Knie-Hakenversuch* zeigt die Ferse gleichfalls pendelnde Bewegungen, bevor sie das Knie erreicht. SCHILDER hat in einer Reihe von Fällen, die wohl cerebellaren Charakter besitzen, aber nicht autoptisch sichergestellt sind, gezeigt, daß das Bein, das abnorm gebeugt wird, gewöhnlich oberhalb des Knies auftrifft. Auch hier scheint es, daß in reinen Fällen von sichergestellten Kleinhirnläsionen das Bein mehr nach oben abweicht. Ob es sich aber dabei um Asynergien handelt, wie SCHILDER meint, oder nicht doch um einfache Dysmetrie und dadurch ausgelöste kompensatorische Mehrleistungen von Synergisten, wie wir das ja beim Gehen bereits gesehen haben, ist fraglich. Sicher ist, daß eine Überbeugung im Hüftgelenk eine gleichartige im Kniegelenk zur Folge hat, was selbstverständlich beim Knie-Hakenversuch mit einem Landen der Füße oberhalb der Patella zusammenfallen muß.

Man kann selbstverständlich eine ganze Reihe solcher Versuche durchführen lassen, von denen ich nur einen erwähne, weil er sehr sinnfällig ist. Ich meine das von ANDRÉ THOMAS und JUMENTIER beschriebene *signe de la préhension*. Wird der Kranke aufgefordert, ein Glas zu ergreifen, so wird er bei Annäherung an das Glas die Hand übermäßig weit öffnen und beim Schließen das Glas krampfhaft ergreifen. Ähnliche Erscheinungen kann man auch an der unteren

Extremität sehen, wenn man den Patienten mehr in Rückenlage das Bein heben und einen etwa 50 cm über der Horizontale befindlichen Punkt mit dem Fuß berühren läßt. Auch hier sieht man *(épreuve de l'élévation du pied)*, wie BABINSKI zeigen konnte, eine Hypermetrie in der Beugung des Oberschenkels, eine brüske Extension des Beins, so daß der Fuß, wenn das Ziel die Bettkante ist, häufig an diese anstoßt.

Die anderen von LÉVY-VALENSI angeführten diesbezüglichen Erscheinungen gehören meines Erachtens nicht mehr in die Gruppe der Dysmetrie.

Dagegen möchte ich ein von GORDON HOLMES erwähntes Phänomen hervorheben, das eigentlich mehr die Festhaltung der Richtung betrifft, aber meines Erachtens doch im wesentlichen durch die Dysmetrie bedingt ist, wenn man auch andere Faktoren nicht ausschalten kann. Wenn ein Kleinhirnkranker den auf der Patella befindlichen Finger von dieser weg der Nase nähert, so sieht man, daß der Finger dabei einen großen Bogen nach außen macht, daß sich also hier eine exzessive Abduktionstendenz zeigt, diesmal offenbar nicht tonisch ,sondern dysmetrisch bedingt.

Als „*Signe de la roue*" bezeichnet NOIKA folgende Erscheinungen. Wenn man einen Kleinhirnkranken in ROMBERG-Stellung auffordert mit der ganzen oberen Extremität der kranken Seite wiederholt Bewegungen der Circumduktion im Schultergelenk auszuführen, bemerkt man, daß er diese Bewegung unkorrekt macht, wenn man sie mit der gleichen Bewegung der gesunden Seite vergleicht. Dabei blickt der Kranke zwangsgemäß nach der kranken Seite. Wiederholt er diese Bewegungen, dann tritt er mit dem kranken Bein nach außen und sucht auf jede Weise das Gleichgewicht, das er zu verlieren droht, zu erhalten. Es würde sich also hier unter anderem auch um einen statokinetischen Reflex vom Arm auf den Kopf handeln. Im großen und ganzen liegt hier etwas ganz ähnliches vor wie bei den anderen Versuchen, nämlich eine Kombination verschiedener Reaktionen bei willkürlichen Akten, die dysmetrisch ablaufen. NOIKA meint allerdings, daß es sich dabei um Störung synergetischer Rumpfaktion handelt, die nötig ist um eine Extremitätenbewegung exakt durchzuführen.

Ein ziemlich auffallendes Symptom, das beim Finger-Nasenversuch allerdings relativ selten in Erscheinung tritt, wurde von SÖDERBERGH im Jahre 1909 bei einem Tumor beschrieben, der das Ganglion Gasseri einnahm und in das Kleinhirn einwuchs. Es zeigte sich, daß der Finger, bevor er noch sein Ziel erreichte, brüsk arretierte, also die Bewegung eine plötzliche Bremsung erfuhr. ODIN hat dann nach ZIMMERLI dieses Symptom gleichfalls beschrieben. Aber erst die Arbeit von SCHILDER aus dem Jahre 1919 hat die Aufmerksamkeit mehr darauf gelenkt. Er nannte es Bradyteleokinese und konnte es insgesamt an vier Patienten wahrnehmen, bei denen sicher Kleinhirnstörungen vorhanden waren. Nahezu bei allen Verrichtungen, die eine Zielbewegung zur Voraussetzung hatten, zeigte sich, daß der Finger oder die Hand etwa 10 cm vor Erreichung des Ziels plötzlich stehen blieb. Das zeigte sich sowohl bei schneller als langsamer Bewegung. Auch GORDON HOLMES sah die Erscheinung bei einem Patienten, dem ein Tumor des rechten Lobus lateralis cerebelli entfernt wurde, und zwar einen Tag nach der Operation, also sicherlich noch bevor ein psychischer Einfluß sich geltend machte.

BARKMANN meint, daß das Symptom nur dann zustande kommt, wenn zur Erreichung eines Bewegungsziels die intakte Koordination zweier Bewegungen oder besser zweier Gelenke, des Schulter- und Ellbogengelenks, nötig seien. Es handle sich nicht um eine Störung im Innervationsgrad, sondern um eine Störung der Kontrolle bei Zusammenarbeit in zwei Gelenken, die sich das eine Mal als Bremsung, das andere Mal als Bewegungsübermaß äußern könne, welch beide Erscheinungen er in zwei Fällen gleichzeitig an einem Arm zeigen konnte.

ZIMMERLI fand dieses Symptom nur dann, wenn die Kranken den Finger gegen das Gesicht wendeten, dagegen nicht, wenn er sich der Hand näherte und schließt daraus auf die psychische Komponente dieses Vorgangs.

Auch LEIRI beschreibt zwei Fälle mit diesem Symptom und meint, es sei bedingt durch eine mehr oberflächliche Affektion des Kleinhirns, durch eine zu starke Antagonistenfunktion, andererseits könnte man es auch bei corticopontocerebellaren Läsionen finden, da durch eine solche die nukleäre Kleinhirnfunktion, die Innervation der Antagonisten wahrscheinlich auch enthemmt sei.

Auch in einem Falle von Wurmtumor, der in den linken Seitenlappen vordrang, bestand nach POPOW dieses Symptom, ähnlich KLUGE.

Es ist nun interessant, daß tatsächlich KELLER bei einem Endotheliom im linken Gyrus centralis anterior Bradyteleokinese findet, was vielleicht mit der Annahme von LEIRI übereinstimmt, daß das Symptom durch die Pyramidenbahn kompensiert werden könne. Interessant sind weiters die Untersuchungen GRÜNBAUERS, der die Bradyteleokinese auch bei Normalen durch eine bestimmte Versuchsanordnung hervorrufen kann, wobei der Untersuchte die Empfindung hat als sei sein Finger keineswegs in so weitem Abstand von der Nase: das spricht wohl auch ein wenig zugunsten der Auffassung ZIMMERLIS von der psychischen Komponente bei diesem Phänomen.

Soweit meine eigenenen Erfahrungen diesbezüglich hier in Frage kommen, so möchte ich darauf verweisen, daß dieses Symptom scheinbar äußerst selten vorkommt und daß es trotz gegenteiliger Auffassungen sehr viel Psychisches an sich hat.

Daß auch bei anderen Willkürbewegungen, deren Erwerb erst einer späteren Zeit angehört, Störungen auftreten, beweisen die dysmetrischen *Erscheinungen beim Schreiben und Zeichnen* (BABINSKI, ANDRÉ THOMAS, GOLDSTEIN und REICHMANN, LÉVY-VALENSI, ZIMMERLI). LÉVY-VALENSI schildert die hier auftretenden dysmetrischen Bewegungen, wobei die Hypermetrie dazu führt, das Papier zu durchbohren und der Bleistift meist abbricht. Einen bestimmten Punkt zu markieren, ist unmöglich. Die Schrift wird zittrig, irregulär.

REICHMANN und GOLDSTEIN haben bei einem Kranken nach schwerer Verletzung der rechten Kopfseite beim Schreiben und Zeichnen gesehen, besonders dann wenn er bei Augenschluß zeichnete, daß er links fehlerlos schreibt bzw. zeichnet, rechts auf der erkrankten Seite, zu weit nach außen schreibt bzw. zeichnet und dabei die einzelnen Striche überdehnt.

Bei den Schriftproben von ZIMMERLI war gleichfalls eine Abweichung der zittrigen Schrift wahrzunehmen, wobei gleichzeitig die Schrift nach oben zu eine Ausdehnung erfuhr, was ZIMMERLI allerdings konform mit den Angaben von GOLDSTEIN und REICHMANN auf Tonusstörungen (Störungen des Abwärtstonus) bezieht. Im Gegensatz dazu hat BING die Schreibstörung der übermäßig gedehnten Striche als Hypermetrie, wie ich glaube mit Recht, bezeichnet (cerebellare Megalographie).

Ähnlich wie für Störungen beim Schreiben und Zeichnen wird wohl auch der Hauptfaktor in der *Störung der Sprache* bei Kleinhirnaffektionen die Dysmetrie sein, obwohl auch hier wieder noch andere Faktoren beteiligt sein dürften.

Schon im Jahre 1902 hat OPPENHEIM in seiner Bearbeitung der Geschwülste des Gehirns auf überstürztes stammelndes Sprechen beim Kleinhirntumor hingewiesen und zitiert MURRI, der ähnliches beobachtet haben soll. JÄGER, ROGER und COLLET, DRESCHFELD, BRÜCKNER, BRUNS und LOTMAR haben bei Kleinhirncysten über skandierende Sprache berichtet. BONHÖFFER hat dann bei einem linksseitigen Kleinhirntumor eine Sprachstörung beobachtet, die er als eine cerebellare auffaßt. Die Sprache ist etwas verlangsamt, was besonders bei längeren Worten auffällt. Sie nähert sich der skandierenden. Auch hier tritt die Erscheinung mehr in den Vordergrund, wenn man rasch sprechen läßt, besonders schwere Worte, wobei es zu der von OPPENHEIM erwähnten überstürzten stammelnden Sprache kommt, die dem Silbenstolpern nicht unähnlich ist. Auch FRANKL-HOCHWART hat nach einem operativen Eingriff bei einem Kleinhirntumor eine ganz analoge Sprachstörung wie BONHÖFFER beschrieben. Diesmal war nicht ein Tumor, sondern eine linksseitige Cyste operiert worden, wobei analog wie bei BONHÖFFER, beide Seiten des Kleinhirns affiziert waren. Auch JELGERSMA, der in dem Kleinhirn den wesentlichsten Sprachregulator erblickt, meint, daß eine bilaterale Läsion zur Sprachstörung nötig sei, was gegen eine Auffassung von LIEBscher spricht, bei dem die Schädigung der rechten Seite allein zur Sprachstörung geführt hat. Es war daher naheliegend, die Ansicht auszusprechen, daß die Sprachstörung durch die Beziehung der rechten Kleinhirn- zur linken Großhirnhemisphäre verursacht wird, eine Auffassung, die auch STENVERS teilt, der eine solche Sprachstörung bei einer linksseitigen Kleinhirnaffektion bei einem Linkshänder fand. SVEN INGVAR hat solche Sprachstörungen in drei Fälle von Kleinhirngeschwülsten beobachtet, wobei der Prozeß bilateral war. Dieser Forderung nach bilateraler Läsion für das Zustandekommen der Sprachstörungen schließen sich auch BROUWER und CÖNEN an. HOLMES betont, daß bei der Sprachstörung Artikulation und Phonation ernstlich gestört seien. Aber er will solche Sprachstörungen auch bei einseitigen Kleinhirnläsionen gefunden haben, was ich absolut nicht bestätigen kann und wofür der Fall von FISCHER und PÖTZL und eine Beobachtung, die ich selbst machte, maßgebend sind, wo nahezu die ganze linke Kleinhirnhälfte entfernt wurde und der Patient in keinerlei Weise eine Sprachstörung aufwies. Allerdings hat KLIEN skandierende Sprache nach Kleinhirnapoplexie gefunden, wo der Herd einseitig war und das ganze Mark des Lob. semilunaris zerstörte, und zwar rechts. Der Umstand, daß auch kleinste Herdchen im Großhirn links bestanden, erschwert allerdings die Verwertung dieser schönen Beobachtung. Dagegen kann ich einen eigenen Fall erwähnen (von BRUNNER veröffentlicht), der darum besonders beweisend erscheint, weil hier die Kleinhirnläsion artefiziell gesetzt werden mußte. Es trat bei einem Patienten mit Kleinhirnerscheinungen nach der Operation eine Quellung des Kleinhirns ein, so daß es unmöglich war, die Dura darüber zu vernähen. Es wurden bilateral symmetrisch die total zerquetschten Lobi semilunares ohne Läsion des Wurms abgekappt. Darauf trat eine Sprachstörung ein: Bradylalie, verwaschene Sprache, bei schnellerem Sprechen Silbenstolpern. Dieser Fall beweist also, daß die Läsion des Wurms zum Zustandekommen der Sprachstörung nicht nötig ist und daß die Bilateralität der Läsion offenbar doch eine gewisse Bedeutung besitzt. Kann man also an dem Zustandekommen von Sprachstörungen bei Kleinhirnläsion nicht zweifeln, so ist die Frage nach dem Charakter dieser Sprachstörungen noch nicht gelöst. Es sind jedenfalls ganz verschiedene Momente, die angeführt werden. Zumeist tritt eine Verlangsamung auf, dann jene Form der Veränderung, die als skandierende bezeichnet wird (zuletzt KIRCHNER und GROSSMANN, MARBURG). Gelegentlich wird von explosivem, überstürzten Sprechen berichtet, besonders bei schnellem Sprechen. Auch die Phonation ist gestört, indem die Sprache bald zu laut, bald zu leise und verwaschen wird, wobei allerdings nicht vergessen werden darf, daß, da es sich zumeist um Tumoren handelt, unter Umständen die Mitbeteiligung der Medulla oblongata in Frage steht. Man kann auch Silbenstolpern nachweisen. Bei einer Schußverletzung durch beide Seiten des Kleinhirns schreibt HOLMES, daß nur ein Gemurmel wahrnehmbar war, aus dem sich einzelne

Silben isoliert unterscheiden ließen. Er berichtet auch über ein eigentümliches Grimassieren beim Sprechen und die Ausdrucksgesten, die normal mit dem Sprechen verbunden sind, erschienen oft unregelmäßig und unpassend. Der Umstand, daß HOLMES die Rückbildung dieser Sprachstörung bei einseitigem Herd verhältnismäßig rasch eintreten sah, bei beiderseitigen Herden langsam, und daß Sprachstörungen bei chronischen Kleinhirnerkrankungen dauernd sind, spricht wohl dafür, daß die Bilateralität der Läsion eine Rolle spielt. Über den Mechanismus der Sprachstörung kann man nur sagen, daß auch hier sicherlich nicht ein Moment maßgebend ist, sondern eine Reihe ganz verschiedenartiger Momente, unter denen die Dysmetrie und die Adiadochokinese sicherlich eine Rolle spielen (GOLDSTEIN und REICHMANN, LOTHMAR, MARBURG).

Ob, wie NOIKA meint, die Unfähigkeit zu längerem Phonieren bei Kleinhirnkranken mit der Schädigung der Haltereflexe in Zusammenhang gebracht werden kann, nur aus dem Grunde, weil nach Besserung der Haltefunktion auch das Phonieren sich bessert, scheint mehr als zweifelhaft. SEEMANN, dessen Arbeit mir nur im Referat vorliegt, meint, daß auch die Wortbildung fehlerhaft sei. Die Inkoordination sei Ursache der Sprachstörung. Doch scheint hier in dem SEEMANNschen Fall eher ein komplizierender Hydrocephalus Ursache der Störung zu sein.

BENDER findet, daß das Cerebellum auch eine Kontrolle über die Motilität der Stimmbänder habe, doch sei diese nicht an einen bestimmten Punkt der Kleinhirnrinde gebunden.

In der Tat ist es nicht unwahrscheinlich, daß bei der Sprachstörung der Kleinhirnkranken auch die Phonation wie ja auch HOLMES ausführt, eine gewisse Störung erfahren kann, indem offenbar auch die Stimmbänder gelegentlich dysmetrisch oder dystonisch funktionieren können, was übrigens auch schon aus der Beobachtung von v. EISELSBERG und v. FRANKL-HOCKWART hervorgeht.

Bei der großen Bedeutung, welche dem Kleinhirn für die Funktionen der Körpermuskulatur im allgemeinen zukommt, muß man sich eigentlich wundern, daß — vom Nystagmus abgesehen — ein *Einfluß des Kleinhirns auf die Augenmuskulatur* negiert wird (OPPENHEIM, ROTHMANN, BING, DUSSER DE BARENNE, BARTELS). Der Umstand, daß meist Tumoren in Betracht kommen, hat dahingeführt, in den komplizierenden Augenmuskellähmungen Drucksymptome zu sehen. Selbst GOLDSTEIN meint, daß Augenmuskellähmungen nicht als echte Kleinhirnsymptome zu betrachten wären, sondern als Nachbarschaftssymptome. Es handelt sich ja auch hier nicht um echte Lähmungen, sondern um analoge Zustände, wie wir sie bei den Körpermuskeln finden. So führt GOLDSTEIN eine Tendenz der Augen zum Abweichen an, wobei es zur Verschiebung der Objekte der Außenwelt kommen kann und Unterdrückung des Sehens mit einem Auge wegen der Inkongruenz der Sehbilder. GORDON HOLMES beschreibt allerdings nur ganz kurzdauernde bei akuten Läsionen auftretende Störungen, die jenen von GOLDSTEIN ähnlich sehen. Er spricht von einer Deviation der Augen, die aber keineswegs dem Maß der sonst bei Gehirnläsionen bekannten konjugierten Deviation entspricht, sondern nur eben angedeutet erscheint. Dabei findet sich keinerlei Parese der Augenmuskeln. Nur scheint es ihm, daß das Blicken nach der kranken Seite mitunter schwerer erfolgt als nach der gesunden. Es dürfte sich also doch auch bei diesen Beobachtungen von HOLMES um eine Störung konform der Abweichreaktion handeln. SERCER führt an, daß extreme Blickstellungen nicht eingenommen werden können.

Man darf ja nicht vergessen, daß die Untersuchungen von MAGNUS und DE KLEJN tonische Reflexe sowohl vom Labyrinth als auch vom Hals aus auf die Augen beim Tier festgestellt haben und wenn auch BABINSKI meint, daß

Analoges beim Menschen nicht aufzutreten pflegt, so will mich doch bedünken, daß bei Kleinhirnaffektionen gelegentlich derartiges zu bemerken ist (s. BARTELS).

Auch FISCHER und PÖTZL berichten über Gegenrollung, die sie als asymmetrische Hemmungserscheinungen eines bestimmten Labyrinthreflexes infolge Enthemmung durch die exstirpierte Kleinhirnpartie auffassen.

So sah ich, daß die Bewegungen der Bulbi nach dem vorgehaltenen Finger nicht immer ganz gleichmäßig erfolgen, sondern mitunter etwas langsamer, mitunter auf einem Auge schneller als auf dem anderen Auge, ohne daß eine deutliche Parese merkbar geworden wäre. Auch scheint es in einzelnen Fällen, daß extreme Blickstellungen nicht lange Zeit eingehalten werden können. Es ist schwer, hier eine Deutung zu finden. Doch scheint neben der Synergie koordinierter Augenmuskeln auch das Maß besonders aber der Tonus der Muskeln gelitten zu haben.

Eine Stellung des Auges aber ist sicher bei Kleinhirnläsionen gelegentlich zu finden, das ist die HERTWIG-MAGENDIE*sche Schielstellung.* HOLMES meint, daß das der Kleinhirnläsion entsprechende Auge abwärts und einwärts steht, das kontralaterale auswärts und ein wenig aufwärts. Diese Schielstellung wird leicht kompensiert und Doppelbilder vermieden. Ich selbst konnte allerdings in zweien solcher Fälle Doppelbilder feststellen. Aber auch diese skew deviation ist meist transitorisch. Ich habe bei Bearbeitung des Vertikalnystagmus der Meinung Ausdruck verliehen, daß diese Schielstellung, wie aus den Versuchen von BÁRÁNY und R. LÖWY hervorzugehen scheint, durch Läsion der Flocke bedingt sei, da diese vestibuläre Reize empfange und sie auf dem Wege der KLIMOW-WALLENBERGschen Fasern auf die Augenmuskeln übertrage. Mein Material sind allerdings nur Tumoren, so daß man immer mit einer Nachbarschaftsläsion rechnen muß, zumal PÖTZL und HERRMANN und v. ECONOMO diese Störung auf eine Affektion der Vestibularkerne beziehen, was allerdings nicht gegen meine Anschauung spricht, da ja der Reiz an die Flocke von diesen Kernen bzw. vom Vestibularis ausgehen muß.

Als Konsequenz der dysmetrischen, asynergischen oder tonischen Störungen der Augenmuskeln beschreibt GOLDSTEIN *Sehstörungen.* Er fand, daß die Objekte entsprechend der Seite der Störung schiefgestellt gesehen werden, allerdings nur dann, wenn man die Objekte mit dem Auge betrachtet, das der erkrankten Kleinhirnseite entspricht. Am besten kann man das prüfen, wenn man eine vertikale oder horizontale Linie auf eine Tafel zeichnet. Es spielt dabei der Fixationspunkt eine Rolle, indem die Vertikale bei Fixation ihrer Mitte in dem oberen Teil, vorausgesetzt eine linksseitige cerebellare Erkrankung — nach links abgeknickt — erscheint. Auch Verzerrungen finden sich sowie Verschiebungen gewöhnlich in der Richtung der Abweichetendenz herdgleichseitig bei Kleinhirnkranken, herdgegenseitig bei Stirnhirnkranken, wobei diese Verzerrung bei Kleinhirnkranken mit dem herdgleichen Auge, bei Stirnhirnkranken mit dem herdentgegengesetzten Auge zur Beobachtung gelangt.

Es findet sich dann in der Literatur nur noch eine Angabe über derartige Vertikalverschiebungen, und zwar in dem bereits wiederholt angezogenen Fall von FISCHER und PÖTZL. Hier war die rechte Kleinhirnhälfte entfernt. Bei Rechtswendung zeigte sich beim Sehen einer Vertikalen, daß der obere Pol rechts abgeknickt erscheint, welche Rechtsverlagerung der Vertikalen sich bald korrigiert. Ich habe diesen Versuch bei meinen Kranken mit nahezu halbseitig entfernten linken Kleinhirn angestellt, konnte aber kein sicheres Resultat erlangen. FISCHER und PÖTZL meinen, daß diese Eigentümlichkeit des Sehens vielleicht durch die Angabe des Patienten erklärlich sei, daß er den

Kopf nicht so leicht wie früher, unabhängig vom Rumpf, drehen kann. Rumpf und Kopf seien ihm wie ein untrennbares Ganzes.

Asynergie.

Schon im Jahre 1899 hat BABINSKI unter dem Sammelnamen Asynergie cerebelleuse eine Reihe von Phänomenen beschrieben, die bis zu einem gewissen Grad für die Kleinhirnläsionen charakteristisch sein sollen. Schon bei der Beschreibung dysmetrischer Phänomene zeigte sich das Hineinspielen der synergischen Komponente. Das gilt, wie bereits erwähnt, besonders für den Gang. Wenn ein Kleinhirnkranker, der allein nicht gehen kann, rechts und links untergefaßt wird und Gehversuche macht, dann gehen die Beine voraus, während das Becken und der Stamm zurückbleiben. Es resultiert eine eigenartige Schrägstellung des Körpers. Wenn ich meine eigenen Fälle mit Rücksicht auf dieses Symptom hin untersuchte, so zeigt sich, daß bei absolut reinen Kleinhirnfällen, nicht etwa Brückenwinkeltumoren oder Tumoren der Brücke, das Symptom gefehlt hat, trotzdem BABINSKI und TOURNAY eine Reihe von Autoren anführen, die die Angaben des ersteren bestätigen. In einem erst ganz kürzlich beobachteten Fall mit typisch cerebellarem Syndrom, der diese Asynergie bot, bestand ein mächtiger Hydrocephalus ohne eigentliche Kleinhirnaffektion.

Das gleiche gilt besonders auch für das zweite fundamentale Syndrom, der Asynergie oder Dyssynergie BABINSKIS. Während ein Normaler, wenn er den Kopf und den Rücken hintenüber neigt, die Beine im Knie beugt, bleiben sie bei dem Kleinhirnkranken gestreckt, so daß er nach hintenüber zu fallen droht. Gegen diese Beobachtung führt RADEMAKER ins Feld, daß sie einen Ponstuberkel betrifft, der sekundär ins Kleinhirn einwächst, und daß bei Pyramidenläsion derartige Veränderungen beobachtet werden.

Dagegen ist ein drittes Phänomen, das BABINSKI für die Asynergie als charakteristisch angibt, nicht selten bei Kleinhirnkranken nachzuweisen. Fordert man einen Patienten in horizontaler Rückenlage mit über der Brust gekreuzten Armen auf, sich aufzusetzen, dann wird dies zumeist nur schwer gelingen, weil in dem Maße, als sich der Stamm von der Unterlage emporhebt, auch die Beine in die Höhe steigen. Es ist THOMAS beizupflichten, daß auch der Normale gelegentlich ein etwas stärkeres Emporheben der Beine von der Unterlage beim Aufsetzen in der geschilderten Weise zeigt. Aber das ist doch wohl nur sehr selten der Fall. Dagegen kann man sich überzeugen, daß bei der Mehrzahl der Menschen, wenn sie sich in dieser Weise im Wasser, ja selbst mit Unterstützung der Hände aufzusetzen versuchen, die Beine übermäßig in die Höhe gehen (Auftrieb).

RADEMAKER meint, daß es sich hier nicht um eine Asynergie, sondern mehr um eine Hypersynergie handle, was wohl nicht richtig erscheint, da der Normale bei dieser Art des sich Aufrichtens die Beine aktiv niederdrückt. Vielleicht spricht man deshalb besser von *Dyssynergie.*

Ich möchte diesen Begriff Dyssynergie aber keineswegs im gleichen Sinn wie RAMSAY HUNT gebrauchen, der den Cerebellartremor als Dyssynergie bezeichnet. Diese eben erwähnte Störung der Synergie, das übermäßige Emporheben der Beine beim Aufsetzen aus horizontaler Lage, wurde von einer ganzen Reihe von Autoren gesehen und ich habe sie oft bei Kleinhirnkranken, nicht bei Winkeltumoren, sondern bei direkten Kleinhirnläsionen, ähnlich THOMAS, gefunden. Dyssynergien der Arme zeigen sich schön im Kriechversuch von THOMAS. Beim Kriechen nach vorn werden die Arme nicht gleich nach vorwärts gebracht, sondern zuerst nach rückwärts, um später nach vorn geschoben zu werden. Synergische Störungen der Beine sieht man z. B. sehr leicht, wenn man den Kranken auffordert, sich auf einen Sessel zu knien, wobei die normalerweise gleichzeitige Beugung im Hüft- und Kniegelenk nicht eintritt, sondern zuerst und schnell die vom Hüftgelenk, während die im Kniegelenk erst später auftritt. Ist der Patient gehunfähig, so kann man ihn einfach auffordern die Beine anzuziehen. Auch hier erfolgt die Beugung im Hüftgelenk, wie das BABINSKI schon beschrieben hat, schneller und früher als die im Kniegelenk.

MILLS und WEISENBURG beschreiben gleichfalls Asynergien im Beckengürtel und letzterer will nahezu alle Symptome bei Kleinhirnaffektionen als Asynergie erklären. Das ist wohl zu weit gegangen, besonders mit Rücksicht auf die Kenntnis der propriozeptiven Reaktionen, wie sie uns durch SHERRINGTON, MAGNUS und DE KLEJN sowie RADEMAKER bekanntgeworden sind. Was der Versuch SERCERS bedeutet, ist schwer zu sagen. Verfolgt ein Cerebellarkranker seine Bewegungen mit den Augen, so ist er imstande, sie richtig durchzuführen. Verhindert man das Sehen der Bewegungen durch Vorhalten eines Kartenblattes vor den Augen, so können die Kranken die Bewegungen nicht mehr richtig durchführen, was für den großen Einfluß des Sehens auf die Synergie zu sprechen scheint.

Störungen in der Antagonistenwirkung.

(Adiadochokinese, REBOUND-*Phänomen, Pendelreflex.)*

Wohl eines der signifikantesten Symptome der Kleinhirnläsion ist die Störung der Diadochokinese (BABINSKI), die sog. *Adiadochokinese.* Es handelt sich um eine Störung von in rascher Aufeinanderfolge ausgeführten antagonistischen Bewegungen, Beugen und Strecken der Finger, Pro- und Supination der Hand, Drehen und Wenden des Kopfes und ähnlicher Bewegungen in sämtlichen Körperteilen. Man muß OPPENHEIM beipflichten, wenn er darauf hinweist, daß bei Kindern schon normalerweise die rasche Sukzession antagonistischer Bewegungen gestört sein kann. Auch ist die linke Hand gewöhnlich weniger geschickt in dieser Beziehung als die rechte, was aber bei den Kleinhirnläsionen kaum ins Gewicht fällt.

Auch analoge Störungen bei Paralysis agitans oder cerebralen Lähmungen können meines Erachtens keinen Anlaß zur Verwechslung geben, weil die Störungen bei Kleinkranken gleichmäßig und symmetrisch sind, während sie bei den erstgenannten Kranken sogar, wenn wir den Fingerschluß und das Fingeröffnen prüfen, für Einzelfinger verschieden sein können.

Wenn auch das Vorkommen dieses Symptoms keinerlei wie immer geartetem Zweifel begegnet, so ist man sich über die Deutung desselben keineswegs im klaren. Sicherlich sind mehrere Ursachen hier in Betracht zu ziehen. Keinesfalls spielt die Dysmetrie eine so große Rolle, wie dies vielleicht aus den Ausführungen von THOMAS, auch aus jenen von GREGOR und SCHILDER hervorzugehen scheint.

Ich habe mich auf den gleichen Standpunkt wie ROTHMANN gestellt und gemeint, daß Störungen in der Antagonisten-Innervation, Störungen propriozeptiver Reflexe die Ursache sein könnten.

GOLDSTEIN und REICHMANN haben sich des genaueren mit dieser Frage beschäftigt und zeigen können, daß ganz verschiedene Momente hierbei eine Rolle spielen können, so daß wir vielleicht verschiedene Formen der Adiadochokinese besitzen. Zunächst spiele der Agonist eine Rolle insofern, als seine Bewegungen verlangsamt sein können. Dies kann, wie GOLDSTEIN ausführt, durch eine Störung im Bremsmechanismus (ISSERLIN) oder, wie KLEIST meint, durch Fortfall von Hemmungsvorgängen bei der Innervation der Agonisten erfolgen (eventuell durch Fortfall hemmender Wirkung des frontopontinen Systems). Das scheint aber nicht das Wesentliche der Adiadochokinese zu sein. Denn BABINSKI hat als das Charakteristische der Störung die Verzögerung der Aufeinanderfolge der Bewegungen, die Verlängerung der zwischen den einzelnen Bewegungen gelegenen Zwischenzeiten bezeichnet. Hier muß also wohl das, was man früher als Antagonistenreflex bezeichnete, in allererster Linie wirksam werden. Ob man nun von Rückschlag im Sinne ISSERLINS spricht oder von Störung sukzessiver Induktion im Sinne SHERRINGTONS, oder ob sich die bei der Beugung erfolgende Dehnung des Streckers, also ein propriozeptiver Reflex, der die prompte Innervation des Streckers am Ende der Beugung herruft, nicht auswirkt, ist wohl ziemlich gleichgültig. Jedenfalls konnten GOLDSTEIN und REICHMANN zeigen, daß bei Aufnahme von Kurven bei der Adiadochokinese die Bewegungsamplitude auf der kranken Seite größer ist als auf der gesunden, daß aber gleichzeitig eine zeitliche Verlängerung der Einzelbewegung vorliegt und daß der Rückschlag nach diesen Bewegungen fehlt. Wir sehen hier ein ähnliches Phänomen vor uns, wie in dem gleich zu erwähnenden REBOUND-Phänomen von STEWART und HOLMES. Es ist LOTMAR jedenfalls beizupflichten, daß er sowohl die Verlängerung der Einzelbewegungen als auch die lange Dauer der Kontraktion im Sinne von KLEIST als nicht maßgebend für das Zustandekommen der Adiadochokinese bezeichnet. Am ehesten noch könnte man annehmen, daß durch das Kleinhirn, wie GOLDSTEIN und REICHMANN ausführen, eine Beeinträchtigung der Aneinanderbindung antagonistischer Bewegungen hervorgerufen wird. Auch DUSSER DE BARENNE meint, das am ehesten Störung propriozeptiver Innervation die Schuld an dieser Erscheinung treffe. Er hat eine sehr einfache Versuchsanordnung geschaffen um diese Bewegungen graphisch darzustellen. Er benützt den Daumen und den Zeigefinger als Gegenspieler, montiert diese mit zwei kleinen Blechhülsen, die er mit einem elektromagnetischem Signal in den Stromkreis eines Akkumulators einschaltet. Berühren sich die Finger, so tritt das Signal auf und läßt sich leicht auf einer Registriertrommel verzeichnen. Wenn man nun die gesunde und kranke Hand gleichzeitig prüft, so kann man mitunter sehen, daß die Erscheinungen sich bei gleichzeitiger Prüfung beider Hände in den meisten Fällen auf der kranken Seite verstärken. Das gleiche kann man prüfen, wenn man den Kranken eine Zickzackkurve nachzeichnen läßt. Ähnlich ISSERLIN hat auch ALTENBURGER die Aufeinanderfolge der Bewegungen untersucht, und vor allen Dingen gezeigt, daß von einer bestimmten Durchschnittsgeschwindigkeit an eine Bewegung im Handgelenk nicht mehr glatt zum Stillstand gebracht werden kann, sondern erst nach einem Rückschlag, an den sich bei sehr großer Geschwindigkeit noch einige wellenförmige Nachbewegungen anschließen können. Dieser Rückschlag des Antagonisten fehlt zwar bei Cerebellarkranken nicht völlig, zeigt aber einen Mangel an Konstanz und Präzision. Er setzt verspätet oder sehr schwach ein oder fällt auch ganz aus.

Es wird also doch von der Mehrzahl der Autoren dem Rückschlag eine sehr wesentliche Bedeutung für das Zustandekommen der raschen Sukzession der Bewegungen zugesprochen. Unter der Bezeichnung Arythmokinesis haben WERTHAM und LYMAN das Unvermögen, rhythmische Bewegungen regelmäßig auch ohne Beschleunigung durchzuführen, beschrieben, doch erscheint es fraglich, diese Störung des Rhythmus lediglich auf die Diadochokinese zu beziehen.

Als **REBOUND-Phänomen** (Rückstoßphänomen) haben STEWART und HOLMES im Jahre 1904 ein Symptom beschrieben, das in einzelnen Fällen von Kleinhirnläsionen überaus deutlich zu sehen ist, und dessen Vorhandensein ein ziemlich sicheres Zeichen einer solchen Läsion darstellt. Wird der im Ellbogen flektierte Arm gegen den Widerstand des Untersuchers in seiner Stellung festgehalten und läßt dieser Widerstand plötzlich nach, so schlägt der gebeugte Arm brüsk gegen die Schulter. Wenn man diesen Versuch beim Gesunden unternimmt, dann schlägt wohl der Arm auch ein wenig nach vorn, bleibt aber vor der Schulter stehen. Dasselbe Phänomen kann man nach ROSSI auch an der unteren Extremität prüfen. Wie schon der Name sagt, wurde dieses Rückstoßphänomen von STEWART und HOLMES auf den Ausfall der Antagonistenwirkung bezogen. Heute werden wir vielleicht zur Erklärung dieses Phänomens auch andere Faktoren anführen. In allererster Linie den von FÖRSTER sog. *Dehnungsreflex,* der, wie man weiß, aus zwei Komponenten besteht, einer physikalischen, der Elastizität des Muskels entsprechend, und einer nervösen propriozeptiven. Dieser Dehnungswiderstand oder Dehnungsreflex (Muskeleigenreflex), auf den FÖRSTER schon im Jahre 1902 und 1908 hingewiesen hat, hat durch die experimentellen Untersuchungen von LIDELL und SHERRINGTON, die einen derartigen Muskeleigenreflex Myotaticreflex nannten, erhöhte Bedeutung gewonnen. Es zeigt sich nun, daß bei cerebellaren Affektionen, wie dies sowohl FÖRSTER als STEWART und HOLMES gezeigt haben, dieser Dehnungsreflex abgeschwächt wird, bzw. verlorengehen kann. Aber auch für die zwei anderen, von FÖRSTER besonders hervorgehobenen Reflexe, den *Adaptationsreflex,* das Auftreten einer Spannung im Muskel mit Verkürzung bei Annäherung seiner Insertionspunkte scheint ebenso wie der *Fixationsreflex,* d. h. das Festhalten des Kontraktionszustandes, den der Muskel während der passiven Annäherung seiner Insertionspunkte erreicht hat, bei Kleinhirnläsionen Schaden zu leiden. FÖRSTER spricht allerdings nur von passiven Annäherungen. Aber es scheint, daß auch bei der aktiven Annäherung derartige Reflexaktionen in Erscheinungen treten können, wobei aber der Adaptationsreflex sich im gegensätzlichen Sinn zum Dehnungsreflex verhält, sonst würde sich das REBOUND-Phänomen kaum so leicht auswirken. Sicherlich handelt es sich hier um eine propriozeptive Störung, die sich in allererster Linie im Antagonisten abspielt, sei es im Sinne sukzessiver Induktion oder, wie es scheint, mehr im Sinne propriozeptiver Reaktionen.

Auch die Untersuchungen von ALTENBURGER zeigen die schwere Schädigung der Antagonistentätigkeit bei Kleinhirnläsionen. Das erweist sich besonders bei Bewegungen unter dem Einflusse einer Außenkraft, bei welcher der Antagonist untätig bleibt.

Ich möchte in die gleiche Gruppe, wie dieses REBOUND-Phänomen auch das **Verhalten der Sehnenreflexe,** besonders des Patellarreflexes bei Kleinhirnläsionen einreihen. GORDON HOLMES hat besonders darauf aufmerksam gemacht, daß in einzelnen Fällen der Reflex nicht in der gewohnten Weise abläuft, sondern daß das Bein eine Reihe pendelnder Bewegungen ausführt (Pendelreflex). Bei dem Umstand, daß wir heute wohl annehmen können, daß die Sehnenreflexe muskulär bedingt sind, also propriozeptiv, myotatic, daß es Eigenreflexe im Sinne von HOFFMANN sind, wobei selbstverständlich nicht nur die Dehnung, sondern auch die Elastizität eine gewisse Rolle spielt, so wird man, genau wie beim REBOUND-Phänomen die gleichen Ursachen für die Störung anführen können, indem das Bein nach dem Vorschnellen nicht in die Ruhelage zurückkehrt und dort festgehalten wird, sondern eine Reihe pendelnder Bewegungen ausführt. Auch hier ist wohl neben der fehlenden Gelenkfixation die mangelnde Antagonistenwirkung Ursache, um so mehr als es sich hier nicht um Bewegungen im fixierten Gelenk, sondern um lockere Gelenke handelt, was an sich schon die Wirkung des Antagonisten herabsetzt. Trotz der Seltenheit, mit der ich dieses Symptom bei Kleinhirnkranken fand, ist es ohne Zweifel, daß es, gleich dem REBOUND-Phänomen, zu den sicheren Zeichen einer Kleinhirnläsion gehört.

Was sonst über Reflexstörungen geäußert wurde, ist wohl zumeist komplikatorisch bedingt.

Nur auf die Untersuchungen von HANSEN und RECH soll des näheren eingegangen werden, weil sie auch das REBOUND-Phänomen zu erklären imstande sind.

Die Erregbarkeit eines Reflexbogens ist definiert durch die Zahl der von der Vorderhornzelle in der Zeiteinheit abzugebenden Erregungsimpulse d. h. durch die Dauer der Refraktärphase der Vorderhornzelle (normal 3—10, Spastiker 150—200 Eigenreflexe). Bei einem hypotonen Kleinhirnkranken mit Pendelreflex war der kranken Seite entsprechend die absolute Refraktärphase um 50 bis 60% verlängert, die Dauer der absoluten und relativen Refraktärphase ist gleichfalls 25—30% verlängert. Die Bahnung setzt diese Differenzen herab.

Diesem Anspannungsreflex steht ein Entspannungsreflex (HOFFMANN und HANSEN) gegenüber, da plötzliche Entspannung zu einer reflektorischen Denervation führt. Diese fehlt auf der kleinhirnkranken Seite (REBOUND).

Störungen der Sensibilität.

(Kraftsinn.)

Im Jahre 1908 hat LOTMAR bei einem Kleinhirnkranken Versuche gemacht, die sich, wie er meint, auf die Prüfung der Schwereempfindung bezogen. Er ging dabei von dem gegensätzlichen Verfahren E. H. WEBERS aus, indem er die absolute Schwereempfindlichkeit dadurch vergleicht, daß er ermittelte, welche Gewichte, gleichzeitig rechts und links angewendet, gleich schwer erscheinen oder auf welcher von beiden Seiten das gleiche Gewicht schwerer erscheint. Weiters prüfte er die relative oder Unterschiedsempfindlichkeit, indem er durch für jede Seite abgetrennte Versuchsreihen, von einem gegebenen Gewicht ausgehend, die eben merkliche Differenz ermittelte.

Von vornherein muß betont werden, daß, wie schon E. H. WEBER feststellte, Gewichte bei Rechtshändern links relativ überschätzt werden, bei Linkshändern rechts. Es kann aber auch einmal das Umgekehrte der Fall sein oder überhaupt keine Differenz in der Schwereempfindung vorhanden sein. In diesen bei Normalen schon vorkommenden Differenzen liegt meines Erachtens der Fehler, den viele Autoren in der Beurteilung der Gewichtsschätzung überhaupt begehen.

Sehr wesentlich ist dabei die Art der Prüfung. Der Oberarm muß auf einer glatten Unterfläche aufliegen, der Vorderarm im Ellbogen gebeugt, die Hand supiniert. Nun werden die Gewichte in einem Pappkarton, natürlich für beide Seiten ganz gleich, aufgelegt und durch ganz langsam ohne Schleudern erfolgende Hebung der Hände die Gewichte verglichen. PANZEL hat unter WEIZSÄCKERS Leitung diese Methode genauer geprüft und in einem Fall ein den LOTMARschen gleiches Resultat erzielen können. LOTMAR fand nämlich eine Gewichtsunterschätzung auf der Seite, die dem erkrankten Kleinhirn entsprach.

Ähnliche Beobachtungen stammen von GOLDSTEIN, MAAS, GOLDSTEIN und REICHMANN und REICHMANN selbst, während THOMAS, HOLMES und auch DUSSER DE BARENNE den Ausführungen von GOLDSTEIN widersprechen. HOLMES hat 18 Fälle darauf untersucht. In 4 Fällen wurde das Gewicht auf beiden Seiten gleich empfunden. In dreien waren die Resultate nicht verwertbar, während in elf Überschätzung des Gewichts auf der kranken Seite zu konstatieren war. HOLMES spricht sich dafür aus, daß man nur eine relative Prüfung als maßgebend betrachten dürfe und daß man nicht mit GOLDSTEIN und REICHMANN annehmen dürfe, daß Überschätzung auf der kranken Seite einem Reizzustand, Unterschätzung aber einem Ausfallszustand im Kleinhirn entspräche. Seine Schußverletzungen zeigten Gleiches, ob sie frisch waren oder bereits abgeheilt. Auch PANZEL findet ja bei Kleinhirnkranken gelegentlich herdgleichseitige Überschätzung als Ausfallssymptom, in vielen Fällen auch ganz normale Schwereempfindung. Er meint, diese seien sogar die häufigeren Fälle. Meine eigenen Untersuchungen zeigen, daß bei Kleinhirnläsionen entsprechend der erkrankten

Seite tatsächlich Gewichtsunterschätzungen vorkommen können. Vielleicht gibt eine unter Allers Leitung durchgeführte Untersuchungsreihe von S. Saito eine gewisse Erklärung für dieses differente Verhalten. Er fand, daß, wenn man den hebenden Muskel durch wiederholtes Heben eines schweren Gewichtes ermüdet, so sinkt in der auf die Arbeitsleistung folgenden Periode die Unterschiedsempfindlichkeit für die gehobenen Gewichte in der Regel merklich ab. Umgekehrt wird diese Unterschiedsempfindung zunehmen, wenn man die Versuchsperson ein zu schweres Gewicht heben läßt oder ein schweres Gewicht in der gleichen Lage halten läßt. Es sind also hier Momente im Spiel, die bei der Eigentümlichkeit der Tonusstörungen des Kleinhirns sicherlich eine große Rolle spielen. Aber es wäre wohl möglich, daß die unterschiedlichen Resultate auf den unterschiedlichen Bedeutungen oder Einstellungen der prüfenden Muskeln beruhen. Auf eine Deutung dieser Erscheinungen auch nur einzugehen, ist ungemein schwierig, doch scheint es sich hier um Ausdruck der Störung des Kraftsinnes oder des Tonus zu handeln, vermutlich doch um Störungen von propriozeptiven Erregungen.

Damit kommen wir zur Frage, ob bei Kleinhirnaffektionen *Sensibilitätsstörungen* vorhanden sind oder nicht. Auch hier stammen die ersten Untersuchungen von Lotmar. Er hat Bewegungsempfindung, Lagevorstellung, Vibrationsempfindung, Druckempfindung und stereognostisches Vermögen geprüft und eigentlich alles intakt gefunden. Die alte Anschauung von Lussana, die, wie ich den Ausführungen von Holmes entnehme, eigentlich auf Magendie zurückgeht und auch von neueren Autoren wie Lewandowsky, Rothmann und zuletzt von Jelgersma geteilt wird, daß das Kleinhirn ein Organ der tiefen (unbewußten) Sensibilität sei, hat sich nicht halten können. Holmes hat tatsächlich in seinen Fällen keinerlei Sensibilitätsstörung nachweisen können. Nur Goldstein und Reichmann haben allerdings in ganz ausgezeichneten Untersuchungen verschiedene kleine Veränderungen gefunden. Goldstein selbst führt die sehr interessante Beobachtung an, daß ein auf der kranken Seite berührter Punkt im Sinne des Abweichens der Hand verlagert erscheint, daß überhaupt die verschiedensten Sinnesreize eine Verlagerung erfahren (z. B. auch akustische). Diese Verlagerung erfolgt immer nach der kranken Seite hin. Ich habe gerade diese letzteren Untersuchungen von Goldstein in einem klassischen Kleinhirnfall, der sichergestellt wurde, nachgeprüft und kann speziell diese Verlagerung im Sinne des Abweichens bestätigen. Es handelt sich hier offenbar nach Goldstein um eine Störung im Körperschema. „Der Kranke erlebt die Oberfläche seines Körpers etwas außerhalb der wirklichen Grenze. Das kann zu einem Gefühl des Größer- und Dickerwerdens führen.“ Man kann also hier wohl kaum von echten Sensibilitätsstörungen sprechen. In der Schätzung passiver Bewegungen sieht Goldstein insoferne eine Änderung als bei langsamen Bewegungen und lockeren Gelenken die Beurteilung von Größe und Richtung auf der kranken Seite schlechter gelingt. Auch Schwellenerhöhung für Vibration und Druck werden angegeben. Fischer und Pötzl haben in ihrem Fall, bei dem, wie bereits erwähnt, fast die ganze rechte Kleinhirnhälfte entfernt wurde, eine Herabsetzung des Schwellenwertes für Vibrationsempfindung der rechten Seite nachgewiesen. Die Überschätzung von Größen haben Goldstein und Reichmann nach der Intensität der dabei in Betracht kommenden Muskelkontraktionen dadurch erklärt, daß die Intensität der bei der Schätzung in Betracht kommenden Muskelkontraktionen gestört sei. Es handelt sich immer um Störungen des Schwellenwertes und es können gleiche Gegenstände bald kleiner, bald größer eingeschätzt werden. Das gilt auch für die Bewegungen, die ebenfalls falsch beurteilt werden können. Goldstein hat sich zuletzt dahin geäußert, daß alle diese Störungen in enger Abhängigkeit zu den Störungen der Motilität stehen und von einem veränderten Zustand der motorischen Vorderhornzellen abhängen. Mit der Abhängigkeit der eben erwähnten sensiblen Störungen von der Motilität wird man sich abfinden; denn echte Störungen der Sensibilität sind in meinen Fällen wenigstens nicht zur Beobachtung gekommen.

Störungen der tonischen Innervation.

(Zeigeversuch, Abweichereaktion, Einstellungsversuch.)

Kaum eines der Kleinhirnsymptome ist in den letzten Jahren mehr zur Diskussion gestanden als der *Zeigeversuch* von BÁRÁNY (zusammenfassende Darstellung bei BÁRÁNY, BRUNNER, DUSSER DE BARENNE, FISCHER, WODAK und FISCHER, GOLDSTEIN, GRAHE und in meiner Darstellung der Kleinhirntumoren im Handbuch der Neurologie des Ohres). Das Wesentlichste hat BÁRÁNY darüber bereits im Jahre 1911 bzw. 1912 dargestellt. Er hat damals gemeint, daß es im Kleinhirn Richtungszentren gäbe, die unsere Bewegungen nach auswärts, einwärts, aufwärts, abwärts sowohl im ganzen Glied als auch in den Gliedteilen beherrschen. Aber schon damals hat er dieses Abweichen beim Zeigen auf Tonusstörungen bezogen und die Zentren als Tonuszentren angesprochen. Er bezeichnete ein nahe dem Wurm im Sulcus horizontalis magnus gelegenes Zentrum als für den Abwärtstonus bestimmt, ein zweites nach außen davon in gleicher Ebene für den Auswärtstonus des Arms. Im Lobus biventer hat er drei Zentren fixiert. Von vorn nach hinten eines für den Einwärtstonus des Handgelenks, ein zweites für jenen des Armgelenks und ein drittes caudales für jenen des Hüftgelenks (s. auch SCHMIEGELOW). Er unterscheidet zwei Arten des Vorbeizeigens, das spontane und das nach Labyrinthreizung auftretende. Geprüft werden beide in der Weise, daß für die obere Extremität bei aufrechter Haltung des Rumpfes entweder im Stehen oder im Sitzen bei gerade nach vorn gerichtetem Kopf, geschlossenen Augen, der Zeigefinger des gerade vorgestreckten Arms von dem Zeigefinger des Untersuchers berührt wird. Dann senkt der Untersuchte den Arm um 50—60 cm und bringt ihn dann wieder an den Zeigefinger des Untersuchers, wobei sich die eventuelle Abweichung feststellen läßt. Man kann dasselbe nicht nur in der Horizontalen, sondern auch in der Vertikalen prüfen. Die Prüfung am Bein geschieht am besten in Rückenlage, aber sonst unter gleichen Bedingungen. Es ist wichtig, daß der Kopf gerade steht, denn wie MAGNUS und DE KLEJN nachgewiesen haben, wird eine Kopfwendung bereits eine Zeigestörung hervorrufen. Aber es ist auch notwendig, wie SVEN INGVAR zeigt, daß bei geschlossenen Augen die Augen geradeaus eingestellt werden, denn selbst eine Abweichung der Augen kann zu Zeigestörungen führen. BÁRÁNY hat gemeint, daß in jedem Gelenk ein Zeigefehler auftreten könne. Und es scheint, daß auch GORDON HOLMES diese Meinung teilt, während GOLDSTEIN dem, wie ich glaube, mit Recht widerspricht. Ferner hat BÁRÁNY festgestellt, daß bei Reizung des Labyrinths normalerweise Vorbeizeigen vorkommt. Auch dieses reaktive Vorbeizeigen kann bei Kleinhirnläsionen eine Änderung erfahren. TALPIS hat eine Methode ersonnen, den Zeigeversuch graphisch zu registrieren *(Kymocyclographie)*.

Wenn wir zunächst die Häufigkeit des spontanen Vorbeizeigens ins Auge fassen, so geben verschiedene Autoren verschiedene Zahlen an, was meines Erachtens auf den Charakter der Prozesse zurückzuführen ist. Sicher ist, daß das Vorbeizeigen in sicheren Fällen von Kleinhirnläsionen fehlen kann. Nehmen wir z. B. die Angaben von GORDON HOLMES, so hat er in 37 von 41 Fällen Vorbeizeigen nachweisen können. In einer anderen Aufstellung bemerkt er, daß er Lateralabweichung des Arms bei vertikaler Bewegung im Schultergelenk in 58 Fällen beobachten konnte, wobei er 5 Fälle mit negativem Befund notierte. Eine so hohe Ziffer habe ich nicht erreichen können, was auch aus den Beobachtungen von KESCHNER und GROSSMANN hervorgeht, die in ihren 29 Fällen nur 9mal spontanes

Vorbeizeigen fanden. Aber ich muß zugeben, daß bei genauesten Untersuchungen das Vorbeizeigen bei sichergestellten Kleinhirnläsionen häufiger ist als ich früher annahm. Vielleicht geben GRANT und FISCHER für dieses verschiedene Verhalten den Grund an: In 19 Fällen von Seitenlappenaffektionen war nur 1mal der Zeigeversuch negativ, bei 10 Wurmläsionen dagegen 8mal.

Es wird meist angenommen, daß das Vorbeizeigen bei Kleinhirnläsionen hauptsächlich nach außen bzw. unten oder oben erfolgt und GOLDSTEIN bemüht sich, zu erweisen, daß sichergestellte Fälle von Einwärtsvorbeizeigen nicht bekanntgeworden sind. Ich kann auf eigene Beobachtungen verweisen und wiederum GORDON HOLMES anführen, der in seinen beiden Serien das eine Mal einen Fall von Einwärts- das andere Mal zwei Einwärtsabweichen konstatieren konnte. Interessant ist der Fall von FISCHER und PÖTZL, wo postoperativ eine Auswärtsabweichung zu einer solchen nach innen wurde. Auch BESTA beschreibt Vorbeizeigen des Beines nach innen bei einer Wurmläsion. Ich selbst habe einen Fall gesehen, wo nahezu eine ganze Kleinhirnhemisphäre entfernt wurde und der Patient unter Beobachtung aller Kautelen konstant nach innen zeigte. Auch in anderen Fällen war derartiges zu erweisen. Trotzdem muß ich GOLDSTEIN beistimmen, daß in der Mehrzahl der Fälle das Zeigen nach auswärts erfolgt. Man kann auch nicht selten sehen, daß die gesunde Extremität bei dem Spontanabweichen der kranken Seite ein wenig homolog der kranken Seite abweicht, also in diesem Fall meist nach innen. Das Abweichen des Rumpfes prüft BESTA im Knien, Rumpf aufrecht, Arme vertikal gehalten, indem er den Kranken sich vornüber beugen läßt, wobei er in zwei auf den Boden etwa 70 cm von dem Kranken gezeichnete Kreise mit den Armen hineingelangen muß. Bei einer Wurmläsion (mehr rechter hinterer Abschnitt des Oberwurms) Drehung des Körpers und der Arme nach links (Prüfung bei geschlossenen Augen).

Ich wiederhole nochmals, daß eine ganze Reihe sichergestellter Kleinhirnfälle das Vorbeizeigen nicht aufgewiesen haben. Ich erwähne nur GRAHE, der bei einem Wurmtumor einmal kein Vorbeizeigen sah, in einem anderen Fall eines nach der kranken und in einem dritten nach der gesunderen Seite hin. Sehr wichtig ist der Fall von BENJAMINS und DUSSER DE BARENNE, wo bei einem sichergestellten Kleinhirnabsceß trotz einer großen Absceßhöhle in der linken Kleinhirnhälfte schon kurz nach einem operativen Eingriff kein Spontanvorbeizeigen, aber auch nicht die reaktive Zeigestörung vorhanden war. Freilich kann man dabei einwenden, daß, wie BÁRÁNY ganz richtig bemerkt, die Zeigestörungen oft nur von ganz kurzer Dauer sind und 2—3 Tage bestehen, woraus zu schließen ist, daß diese Störungen sehr leicht kompensiert werden können. Dabei darf man nicht vergessen, wie häufig Vorbeizeigen bei Großhirnläsionen beobachtet wurde (s. u. a. BLOHMKE u. v. a.).

Von den weiteren Erscheinungen, die beim Zeigen auftreten können, sei auf eine Bemerkung von GÜTTICH hingewiesen, daß die Schulter an der Seite, die vorbeizeigt, tiefer steht. Daraus schließt er, konform GOLDSTEIN, daß diese Zeigestörung eigentlich Ausdruck einer Tonusänderung des Gesamtkörpers oder zumindest einer Körperhälfte sein müsse.

Ich möchte nicht soweit gehen wie BARRÉ und den spontanen Zeigeversuch für die Kleinhirndiagnostik ablehnen. Nur möchte ich hervorheben, daß er zu vieldeutig ist, um in ihm ein sicheres Kriterium einer Kleinhirnaffektion zu haben. Es unterliegt keinem Zweifel, daß Zeigefehler im gleichen Sinn wie bei Kleinhirnläsionen bei Stirnhirnläsionen vorkommen (Literatur bei DUSSER DE BARENNE, BRUNNER). Und wenn zwei so gewiegte Untersucher wie DE KLEJN und RADEMAKER diese durch Abkühlung der Stirnlappen in einem Fall, wo nach einem Stirnhirnsarkom beide Stirnlappen nur von Haut bedeckt geblieben sind, erzielen konnten, so wird man kaum glauben, daß in diesem Falle Fernwirkung auf das Kleinhirn bestand, um so weniger als WODAK ein ähnliches auch nach Scheitellappenabkühlung zustande brachte. Es gibt selbst spinal bedingtes Vorbeizeigen (SVEN INGVAR). Wir werden also diesem Symptom keine so besondere Bedeutung für die Diagnostik beimessen, um so weniger, als, wie ich glaube, auch beim Vorbeizeigen nicht der Tonus allein maßgebend ist, sondern Wirkungen des Labyrinths auf der einen Seite oder gewisse Stellreflexe andererseits. Wenn wir mit BRUNNER annehmen, daß der Mechanismus des Zeigeversuchs sich aus zwei Komponenten zusammensetzt, nämlich aus einer Erhöhung des subcortical ausgelösten Tonus durch einen labyrinthären Reiz und aus einer Änderung des cerebralen Impulses infolge einer Störung der Richtungsempfindung, wobei die cerebrale Innervation der subcorticalen übergeordnet ist, so ist es wohl möglich, daß das Kleinhirn in irgendeiner Weise in diesen Mechanismus eingreift, keineswegs aber dominant. In diesen Angaben von BRUNNER ist bereits der Gedanke enthalten, den später GOLDSTEIN geäußert hat, daß möglicherweise die Erregbarkeitsschwelle für Reize verschiedenster Art bei Kleinhirnläsionen geändert wird. BRUNNER meint, wenn der Großhirneinfluß wegfällt, dann kann sich unter Umständen der subcorticale Einfluß geltend machen. Das wäre bei einer durch Großhirnläsion bedingten Parese der Fall. Die bei Kleinhirnaffektionen auftretenden Zeigestörungen seien durch eine Störung in der Zusammenordnung des Großhirn- und subcorticalen Zügels bedingt.

Was nun das reaktive Vorbeizeigen anlangt, das man am besten durch Kalorisieren prüft, so erfolgt es wie die anderen Reaktionsbewegungen auf Labyrinthreizung entgegengesetzt der langsamen Komponente des Nystagmus.

Trotz vieler dahin gerichteter Bemühungen ist es mir nicht gelungen, in bezug auf das reaktive Vorbeizeigen eine Sicherheit zu gewinnen. SELLING und KISTNER meinen, daß dieses entgegengesetzt dem spontanen Vorbeizeigen erfolge; bei Tumoren könne aber sowohl das spontane als reaktive Vorbeizeigen fehlen. Selbst die Frage, ob wir es mit einem Reiz- oder Ausfallssymptom des Kleinhirns zu tun haben, läßt sich schwer entscheiden. Ersteres wird angenommen, wenn bei spontanem Vorbeizeigen dieses bei Kalorisierung nicht nur erhalten bleibt, sondern sich sogar verstärkt zeigt. Bleibt aber bei Kalorisierung eine reaktive Bewegung aus, so soll angeblich ein Defekt im Kleinhirn vorhanden sein. Auch hier ergeben sich bei genauer Analyse der Befunde die widersprechendsten Resultate. Ich möchte deshalb bezüglich des Zeigeversuches und dessen Verwertung für die Kleinhirndiagnostik große Vorsicht empfehlen. Er ist nur im Zusammenhalt mit anderen sichergestellten Kleinhirnsymptomen zu verwerten, kann aber auch in einem solchen Fall zu Verwechslungen mit Stirnhirntumoren Anlaß geben, wobei allerdings bei Kleinhirnaffektion das Vorbeizeigen die gleichseitigen, bei Stirnhirn die gegenseitigen Extremitäten betrifft.

Vielleicht darf man ein Phänomen dem Zeigeversuch anschließen, das ebenfalls zuerst von BÁRÁNY beschrieben, dann aber von GÜTTICH, WODAK und FISCHER und WODAK allein genauer untersucht wurde und dem schließlich GOLDSTEIN sowie HOFF und SCHILDER besondere Aufmerksamkeit geschenkt haben. Ich meine die *Abweichereaktion* oder, wie WODAK und FISCHER sie nennen, die *spontane Abweichereaktion,* die HOFF und SCHILDER als *Divergenzreaktion* bezeichnen. Da aber nicht in allen Fällen Divergenz auftritt, sondern mitunter auch Konvergenz, so sollte man bei dem früher gebräuchlichen Namen der Abweichereaktion bleiben. Die Reaktion besteht in folgendem: Hält man beide Extremitäten in horizontaler Lage, und zwar in Parallelstellung vorgestreckt, läßt die Augen schließen, so sieht man in ganz kurzer Zeit beim Normalen ein leichtes Abweichen aus der Parallelstellung nach außen, und zwar ziemlich gleich bei beiden Extremitäten. Das kann man bei der Mehrzahl der Ausgangsstellungen erreichen. Nur bei einer Stellung, ungefähr 45—60° nach außen von der Parallelstellung, pflegt das Abweichen auszubleiben. Es ist selbstverständlich, daß man dieses Phänomen nicht nur bei horizontal, sondern auch bei vertikal gestellten Armen prüfen kann.

Und man kann ebenso wie bei der oberen Extremität auch bei der unteren Extremität derartige Stellungsveränderungen beobachten. Letztere prüft man natürlich am besten im Liegen. Mitunter kann man bemerken, daß beide Arme auch ein wenig nach oben gehen. Bei Kleinhirnläsionen erfolgt nun dieses Abweichen auf der Seite der Erkrankung etwas stärker, wobei, wie GOLDSTEIN und REICHMANN bereits zeigten, der Arm gelegentlich etwas nach abwärts geht. Diese Abweichereaktion wurde in letzter Zeit sowohl von GOLDSTEIN als auch von HOFF und SCHILDER sowie ROSSI des genaueren beschrieben, ohne daß man eigentlich zu einer richtigen Deutung des Symptoms kommen konnte. Denn der Begriff der Tonusasymmetrie oder Tonussymmetrie ROSSIS und SIMONELLIS besagt nicht viel. Auch erscheint es nicht leicht, diese Störung in die Automatosen (ZINGERLES) einzureihen. Auch wenn GOLDSTEIN meint, daß beim Menschen Automatismen vorgebildet sind, welche durch Krankheit oder Auslösung besonderer Zustände aus ihrer zentralen Beziehung isoliert und zur Beobachtung gebracht werden können, so ist gegen eine solche Auffassung wohl nichts einzuwenden, insoferne für das Zustandekommen der Reaktion man das Kleinhirn verantwortlich macht. Ich habe seinerzeit in einer Aussprache gegenüber SCHILDER gemeint, daß dieses Auseinanderweichen der Arme hauptsächlich dann beim Menschen zu beobachten ist, wenn er gezwungen ist, unter besonderen Umständen sein Gleichgewicht zu erhalten. Wenn man über eine sehr schmale Brücke geht, so erhält man sich leichter im Gleichgewicht, wenn die Arme leicht auseinanderweichen. Der Kleinhirnkranke steht ruhiger, wenn er mit gespreizten Beinen steht und beide Arme abduziert hält.

Prüft man den ROMBERG-Versuch und läßt die Arme parallel vorstrecken, so sieht man sie meist auseinanderweichen. Vielleicht haben wir also in dieser Abduktionstendenz nichts anderes als eine Art synergischer Gleichgewichtsreaktion, die bei Kleinhirnläsionen etwas stärker hervortritt. HOFF und PÖTZL haben diese Abweichereaktionen geprüft, in dem sie postoperativ an nur mit Haut bedeckten Kleinhirnen Vereisungen vornahmen. Entgegen dem Befund im FISCHER-PÖTZLschen Fall konnten sie GOLDSTEINS Befunde bestätigen und zeigen, daß bei Abkühlung Abweichereaktion nach der Seite der Abkühlung, bei Erwärmung umgekehrt erfolgte. Bei medianem Versuch verstärkte sich die Reaktion.

Sicherlich gehört hierher auch der *Einstellungsversuch* von BÁRÁNY. Man prüft ihn in der Weise, daß man den Kranken auffordert, den Arm horizontal auszustrecken, ähnlich wie beim Zeigeversuch. Nun berührt der Untersucher mit seinem Zeigefinger jenen des Kranken, der selbstverständlich die Augen geschlossen hält. Bewegt man nun den Arm des Kranken erst auswärts, dann nach neuerlicher Berührung einwärts, und fordert ihn dann auf, die Hand in die ursprüngliche Lage zu bringen, so zeigt sich eine Abweichung, die allerdings schon normalerweise ungefähr 5—10 cm beträgt, bei Kleinhirnkranken aber weit wesentlich größer ist. Selbstverständlich kann auch dieser Einstellungsversuch ähnlich wie der Zeigeversuch vestibulär beeinflußt werden. Er kann ebenso in der Horizontalen als in der Vertikalen, bei den oberen als auch bei den unteren Extremitäten geprüft werden. Er scheint mir aber, noch weniger als der Zeigeversuch für die Diagnostik der Kleinhirnerkrankungen von Belang. Bei ängstlichen Personen muß man besonders vorsichtig sein, ebenso bei Neuropathen, da diese zumeist in ihren Bewegungen übertrieben sind.

POPOW gibt einen Versuch an, der wohl auch hierher gehört. Fordert man einen Kranken auf, mit dem Zeigefinger der einen Hand den entsprechenden der anderen Hand zu treffen, wie beim Finger-Fingerversuch, so wird dieses Treffen beim Gesunden ungefähr in der Mittellinie erfolgen, beim Kleinhirnkranken aber außerhalb dieser, entsprechend der Seite des Tonusstörung, das ist der kranken Seite, da der Arm der hypotonischen Seite nicht bis zur Mittellinie gelangt *(asymmetrisches Zeigefingersyndrom)*.

Leider findet sich diese Erscheinung auch bei Labyrintherkrankungen, soferne sie mit Hypotonie einhergehen. Allerdings lassen sich damit die geringsten Tonussenkungen feststellen.

Daß solche bei Kleinhirnläsionen vorkommen, ist seit langem bekannt. Wenn man den Oberarm mit gebeugtem Ellbogengelenk aufstützt und Vorderarm- und Hand vertikal aufrecht hält, so sieht man, wie nach einiger Zeit die Hand sinkt, und zwar entsprechend der Schwere, so daß sich eine Fallhandstellung ausbildet. Auch HOFF und SCHILDER haben auf dieses Symptom hingewiesen.

Aus all dem geht wohl hervor, daß wir bei Kleinhirnläsionen Störungen im Tonusgleichgewicht haben (Tonusasymmetrie von ROSSI, Anisotonie von HOFF und SCHILDER). Es unterliegt aber weiters keinem Zweifel, daß auch Tonusstörungen einer ganzen Seite vorkommen können. Nach meinen Erfahrungen ist das bei Halbseitenläsionen des Kleinhirns wohl selten, aber sicher der Fall. Schon STEWART und HOLMES, BABINSKI, RUSSEL, BING haben solches berichtet, und auch die Untersuchungen von FÖRSTER bestätigen diese Tatsache. Und zwar geht dies sowohl aus dem Verhalten bei der Stützreaktion hervor, indem ein beim Liegen hypotonisches Glied beim Gehen und Stehen die normalen Spannungszustände gewinnen kann, dann aber besonders aus den Untersuchungen über den Dehnungsreflex, der ja bei cerebellaren Erkrankungen sichtlich herabgesetzt oder gar aufgehoben sein kann. Auch aus den Untersuchungen von POPOW lassen sich Anhaltspunkte für das Bestehen einer generellen Hypotonie gewinnen. LEY glaubt, daß solche bei Wurmprozessen und Läsionen der tiefen Kerne am ehesten zu finden seien, bemerkt aber, was ich bestätigen kann, daß verschiedene Muskelgebiete ganz verschiedene Spannungszustände zeigen können, d. h. daß sich Hypotonie und Hypertonie vergesellschaften.

Man ist auch in der Lage, die Hemiatonie mit Hilfe elektrischer Prüfungsmethoden sicherzustellen (PATRIZI, CARTAGNASI, KRESTOVNIKOFF).

FEUCHTWANGER spricht ganz allgemein bei Kleinhirnläsionen von Störung tonischer Funktionen, die er in Beziehung zum Raum bringt. Dabei ist es gleichgültig, ob der Raum als solcher oder die Orientierung des Ich betroffen ist. Der nach der Seite geneigte Körper erlebt den Außenraum nach der Gegenseite, insoferne erscheint die Tonusstörung als wesentlicher Faktor besonders dann, wenn sie mehr genereller Natur ist.

Welche Systeme diese Tonusstörungen bedingen ist noch ungewiß; doch scheint mir die Ansicht von BREINER, daß hierfür die olivocerebellaren Systeme in Frage kommen wahrscheinlich. WARNER und OLMSTEDT meinen, daß das frontopontine System im Sinne der Tonushemmung eingreife. Da nur diese Systeme das ganze Kleinhirn versorgen, so wird man die Seltenheit genereller Tonusstörungen begreifen. Auch FEUCHTWANGER meinte, daß hier nicht der Vestibularapparat, sondern eine Störung des Stirnhirn-Kleinhirnsystems maßgebend sei.

Haltungs- und Stellreflexe. Induzierte Tonusveränderungen.

Die Untersuchungen von MAGNUS und DE KLEJN sowie RADEMAKER haben auch die Beziehungen der Haltungs- und Stellreflexe zum Kleinhirn aufgedeckt, denn es ließ sich experimentell erweisen, daß eigentlich die Kleinhirnläsionen kaum einen dauernden Einfluß auf diese Reflexe nehmen, es sei denn, daß man sie vielleicht gleich nach dem Setzen der Läsion etwas deutlicher zu Gesicht bekommt. Vielleicht kann man einiges an Erscheinungen aus der menschlichen Pathologie des Kleinhirns hier unterbringen. Freilich wird es schwer, die Dinge zu beurteilen, weil sich die Autoren nicht an die von Magnus und De Klejn festgesetzte Nomenklatur halten. Die Genannten verstehen unter Kopfwenden eine Bewegung des Kopfes um eine vertikale Achse (durch Scheitel und Kinn gehend), unter Kopfdrehen aber eine Bewegung um eine sagittale Achse (Hinterhaupt — Mund verbindende). Sie fanden, daß bei Kopfwenden infolge Auftretens tonischer Labyrinth- bzw. Halsreflexe auf die Extremitäten Tonusveränderungen in denselben auftreten. Z. B. tritt bei Rechtswendung (Halsreflex) eine Zunahme des Strecktonus der rechten Extremität ein, eine Abnahme desselben in der linken. Dreht man aber den Kopf so, daß das rechte Ohr der Schulter anliegt, so tritt das Gegenteil von dem ein, was beim Kopfwenden der Fall ist. Diesen Tatsachen muß man also bei Prüfung der Versuche auch beim Menschen Rechnung tragen. Wenn man also, wie das Hoff und Schilder sowie Goldstein beschreiben, den Kopf nach rechts wenden läßt, so muß man eine Strecktonuszunahme der rechten und eine Strecktonusabnahme der linken oberen Extremität erwarten, und es wäre begreiflich, daß der Arm, der den stärkeren Tonus hat, höher stünde als der entgegengesetzte. Die genannten Autoren und auch Zingerle machten auf dieses Phänomen aufmerksam sowie auf den gleichzeitigen Umstand des Abweichens beider Arme nach rechts. Nur sprechen sie von Kopfdrehung, meinen aber offenbar Kopfwendung. Solche Halsreflexe hat dann auch Rothfeld beschrieben und gezeigt, daß die Hypotonie ihre Auslösung nicht verhindert, daß sie aber bei Hypertonie leichter zur Erscheinung gebracht werden können.

Ich will in eine Analyse der von Hoff und Schilder sowie Goldstein angegebenen ähnlichen Reaktionen deshalb nicht eingehen, weil sie sich derzeit nicht erklären lassen und die Autoren selbst von paradoxen Reaktionen sprechen. Es scheint, daß auch die von Wodak und Fischer beschriebene *Armtonusreaktion* hierher gehört. Reizt man das Labyrinth, so sinkt der Arm, der der gereizten Seite entspricht, ein wenig ab. Hellmann sah dies bei einem Gliosarkom des Wurmes. Hoff und Pötzl sahen dagegen bei Läsionen des Lobulus semilunaris inferior eine auffallende Sinktendenz.

Inwieweit die gelegentlich auftretenden *Drehbewegungen und Rollungen* des Körpers um eine vertikale Achse hierher gehören, ist schwer zu entscheiden. Wir wissen durch die Untersuchungen von Spitzer und Karplus, daß diese Rollbewegungen, die man früher auf eine Läsion der Brückenarme bezogen hat, bei absolut aseptischer glatter Durchschneidung dieser oder der Brücke, nicht auftreten. Die in neuerer Zeit beschriebenen Fälle sind auch nicht absolut beweisend. So traten diese Erscheinungen in dem Fall von Höpfner erst kurz vor dem Tode auf. Gerstmann, Schilder und Hoff beschreiben Ähnliches, doch war bei den letzteren der Tumor so gesessen, daß er das vordere Ende des Wurms okkupierte und einen Druck auf den Ventrikel bzw. Aquädukt ausüben mußte, ein Druck, der ganz besonders intensiv gewesen sein muß. Der Fall von Bogaert und Martin zeigt allerdings gleichfalls solche Drehbewegungen bei einer Wurmaffektion, aber auch hier handelte es sich um einen sehr großen Tumor.

Man sieht also, daß diese Fälle für das Vorkommen von Rollbewegungen bei Kleinhirnaffektionen nicht beweisend sind.

Über Labyrinthreflexe wurde bereits früher berichtet (s. S. 579), ebenso über Stützreaktionen (s. S. 562).

Hat man bei den genannten Erscheinungen noch immer die Möglichkeit sie in gewisse Beziehung zu bringen zu dem, was MAGNUS und DE KLEJN als tonische Reflexe bezeichnen, so kann man für die folgenden Erscheinungen, die in jüngster Zeit besonders bearbeitet wurden, dies kaum mehr annehmen. Vielleicht bezieht man diese Erscheinungen in die Gruppe der induzierten Tonusveränderungen (GOLDSTEIN) ein.

Schon von französischer Seite wurden eine Reihe von Symptomen veröffentlicht, die sich bei Kleinhirnkranken finden sollen, so von ANDRÉ THOMAS und JUMENTIER, das sog. *signe du renversement de la main*. Werden beide Hände supiniert gehalten und auf Kommando proniert, so sinkt der Daumen der Hand, welche der kleinhirnkranken Seite entspricht, tiefer. BABINSKI hat dagegen das *signe de la supination de la main* beschrieben, bei welchem bei supinierter horizontal gehaltener Hand die Daumenseite der Hand, welche der erkrankten Kleinhirnseite entspricht, sich höher hebt. Die *Asimetria di posizione* ROSSIS gehört auch hierher. Dasselbe Phänomen wird von GOLDSTEIN als *Pronationstendenz* bezeichnet. Diese Pronationstendenz tritt auch schon bei Normalen hervor und wird sich natürlich am meisten bei extremster Supination äußern. GOLDSTEIN hat diese Pronationstendenz — und darin stimmen die nachfolgenden Beobachter überein — dahin gedeutet, daß es sich um die Einnahme einer möglichst bequemen Haltung handelt, also einer Automatose im Sinne ZINGERLES, einer Tendenz zur ausgezeichneten Haltung. Sicherlich ist bei Kleinhirnkranken eine Steigerung dieser Tendenz vorhanden (WILSON). JANIŠEVSKIJ beschreibt als *dystonisches Phänomen des erhobenen Arms* folgendes: Die gestreckten erhobenen Arme werden so eingestellt, daß die Handflächen frontal stehen. Alsbald sieht man, wie die Hand, die der affizierten Kleinhirnhälfte entspricht, sich dreht, und zwar so, daß die Handfläche aus der frontalen in die sagittale Ebene gelangt. Dieses Symptom ist bei Labyrinthläsionen nicht vorhanden, bei Ruberläsion findet es sich kontralateral, bei Chorea ist es positiv, was im Sinne von SCHILDER und HOFF und K. WILSON zu sprechen scheint (s. auch BUSCAINO). Auch dieses Symptom gehört wohl in die gleiche Gruppe wie das Symptom, das als *Pronationstendenz* zum Ausdruck kommt.

In die gleiche Gruppe von Erscheinungen gehört ferner der *Lagebeharrungsversuch* von HOFF und SCHILDER. Werden beide Arme horizontal vorgestreckt und bewege ich nun einen Arm der Versuchsperson, welche die Augen geschlossen hält, 60^0 über oder unter die Horizontale und halte den Arm etwa $^1/_2$ Minute in dieser Stellung, gebe dann den Auftrag, die Versuchsperson solle den aus seiner Lage gebrachten Arm in die gleiche Lage bringen wie den ruhenden, so sieht man eine Überschätzung je nach der Hebung oder Senkung nach oben oder unten. Diese Überschätzung kann nun ganz minimal sein, aber unter Umständen auch sehr wesentlich groß. Die Autoren nennen diesen Versuch Lagebeharrungsversuch, der nicht nur am Arm, sondern an jedem Glied des Körpers durchführbar und von jeder Lage aus möglich ist. Sie bringen das Phänomen mit einer Nachdauer der Muskelinnervation in Verbindung und ziehen zur Erklärung auch den KOHNSTAMMschen Katatonusversuch heran. Es ist ein motorisches Phänomen und nicht ein sensibles, das die Fehleinstellung bedingt. Sie beziehen diesen Lagebeharrungsversuch auch auf das Körperschema: „Jenes Bild des eigenen Körpers, das optische und kinetische Materialien in eins vereinigt.“ Dieses Körperschema soll nun im Sinne des gesetzten Hypertonus verzogen werden, was GOLDSTEIN bereits in anderer Weise formuliert hat, daß nicht nur ein Glied, sondern der ganze Körper bei den Tonusstörungen in Mitleidenschaft gezogen wird (s. S. 576). All die genannten Phänomene sollen nach HOFF und SCHILDER das Körperschema im Sinne des Tonuszuges verlagern, so daß das jeweilige Glied entgegengesetzt der Richtung dieses Zuges verlagert erscheint. Daß solche Störungen in der Lagebeharrung bei Kleinhirnkranken deutlicher in Erscheinung treten werden, ist nach dem Gesagten leicht verständlich.

Wie schon beim Knie-Hakenversuch erwähnt, hat SCHILDER darauf aufmerksam gemacht, daß es bei diesem Versuch oft zu einer Hyperflexion im Hüftgelenk kommt, bei dem das Bein in toto nach oben abweicht, die Ferse also den Oberschenkel trifft. Er hat dieses Symptom als Asynergie und nicht als Hypermetrie gedeutet, was wohl schwer zu erweisen ist. Dieses Phänomen wurde dann von WEISMANN als *Hyperflexionsphänomen* bezeichnet und HOFF und SCHILDER haben es später in einer anderen Weise zu prüfen versucht. Ich will die Art der Prüfung dieses Phänomens nach HOFF und SCHILDER beschreiben. „Wir bringen das Bein der liegenden Person bei aufgestellter Ferse in eine mäßige Beugestellung im Knie- und Hüftgelenk und lassen nunmehr bei geschlossenen Augen diese Stellung durch das andere Bein imitieren. Es zeigt sich, daß die cerebellar erkrankte Extremität überschätzend imitiert.“ Die Autoren nennen das Phänomen *cerebellares Imitationsphänomen*. Man kann es auch umgekehrt prüfen, indem man das Bein der erkrankten Seite übermäßig beugt und dann strecken läßt, wobei gleichfalls das Bein der erkrankten Seite übermäßig gebeugt bleibt. Danach könne es sich nicht um Hypermetrie handeln, sondern um einen Ausdruck einer übermäßigen Funktionsbereitschaft der Beuger des Beins, um Hyperflexion. Bei doppelseitiger Kleinhirnläsion wird jedes Bein, für sich allein geprüft, dieses Phänomen zeigen. Bei diesen Untersuchungen war die Sensibilität intakt. Die abnorme Lage des Beins wird von den Kranken als normal empfunden. Da nun das gesunde Bein das kranke richtig imitiert, so nehmen die Autoren auch hier eine Tonussteigerung an, und bringen auch dieses Phänomen in Beziehung zum Körperschema. So weit die Angaben von HOFF und SCHILDER.

Es ist nicht ohne Interesse, zu sehen, daß dieses Phänomen keineswegs bei Kleinhirnkranken konstant ist. In dem bereits wiederholt angezogenen eigenen Fall, wo nahezu die Hälfte des Kleinhirns entfernt wurde, fehlt es vollständig. Umgekehrt habe ich dieses Phänomen der Überschätzung bei einer ganzen Reihe verschiedener organischer und funktioneller Erkrankungen des Nervensystems gefunden. Selbst bei Normalen, besonders bei etwas ängstlichen Personen, findet sich eine Steigerung der Imitation besonders aber bei Neurosen. Es wäre natürlich von größter Bedeutung, wenn wir in dem Imitationsphänomen ein absolut sicheres Zeichen einer Kleinhirnerkrankung besäßen. Aber in einem erst kürzlich obduzierten Tumor der Stirnhirns fand ich dieses Phänomen in ganz besonders ausgeprägter Form, kombiniert mit einer Reihe von anderen Kleinhirnerscheinungen, die allerdings auch sonst bei Stirnhirntumoren gefunden werden, und jüngst bei einem sicheren Tumor des Scheitellappens, so daß es sich ähnlich verhält wie etwa der Zeigeversuch. So interessant das Phänomen ist, so ist es sicher, daß man es als entscheidendes Symptom für die Lokalisation von Gehirnerkrankungen nicht verwenden kann. Was nun die Deutung anlangt, so kommt hier offenbar wie überall bei den Kleinhirnsymptomen eine Reihe von Faktoren gleichzeitig zum Ausdruck. Die Dysmetrie, die Tonusstörung, vielleicht auch das, was ANDRÉ THOMAS und DURUPT Anisosthenie nennen, das Mißverhältnis der Kraftäußerung des Agonisten und Antagonisten.

Bei den oberen Extremitäten wird die Imitation durch die Steigetendenz, über die ich schon gesprochen habe, nachgewiesen. Es handelt sich hier, wie die Autoren meinen, um Anisotonie, indem beim Bein die Beugetendenz, bei der oberen Extremität die Steigetendenz überwiegt, also Tonusasymmetrie im Sinne ROSSIS, was allerdings in gewissem Gegensatz zu der auffallenden Sinktendenz der oberen Extremität im Falle HOFF-PÖTZLS steht, bei dem sich der Lob. semilunaris inferior geschädigt erwies.

KIPSCHIDZE findet die Abduktionstendenz auch an den Fingern — besonders der kleine Finger erscheint abduziert und auch die anderen werden gespreizt gehalten. Der Autor spricht von kinetischer Dystonie der kleinen Handmuskeln (zit. nach VAN RIJNBERK).

Sehr wichtig ist eine Bemerkung von GOLDSTEIN, daß diese Symptome die Tendenz zur Fortsetzung und zur Wiederholung haben und daß sie um so leichter auftreten, je öfter man sie prüft. Daß sie sich von Stellreflexen unterscheiden, dafür spricht nach GOLDSTEIN ihr phasisch-rhythmischer Charakter.

Wenn wir also resumieren, so sind alle die bisher angegebenen Versuche noch keineswegs sicherer Bestand der Kleinhirndiagnostik. So ist der Zeigeversuch selbst, als die Abweichereaktion, die Tendenz zur Einnahme bequemster Haltungen (Pronationstendenz), das Imitationsphänomen, die Verstärkung der Stellreflexe, besonders vom Hals aus, wohl sicher bei Kleinhirnläsionen zu finden, aber keinesfalls immer und gehören nicht zu den signifikanten Zeichen der Kleinhirnschädigung.

Störungen der Labyrinthfunktionen.

Das Labyrinth kann nach den Ausführungen von BRUNNER bei Kleinhirnläsion über-, unter- oder unerregbar sein. Danach muß man auch mit einem verschiedenen Ausfall der Labyrinthreaktionen rechnen, deren wichtigste der **Nystagmus** ist. Die Frage, ob Kleinhirnläsionen allein imstande sind, Nystagmus hervorzurufen, wird heute zumeist dahin entschieden, daß dies nicht der Fall ist. Bei Fällen, die man gemeinhin als beweisend angeführt hat, besonders die der früheren Autoren, handelt es sich um Tumoren und wie BÁRÁNY ganz richtig bemerkt, ist die Druckwirkung auf die labyrinthären Zentren hier nicht auszuschalten. Alle Untersucher der letzten Zeit, ich nenne nur DUSSER DE BARENNE, mich selbst, BRUNNER, GRAHE negieren eigentlich einen cerebellaren Nystagmus (im Gegensatz zu BIRKHOLZ). Wenn ein solcher überhaupt vorkommt, so ist er ein rhythmischer, d. h. mit schneller und langsamer Komponente, und kein pendelnder, worin mir GRAHE beistimmt. Auffallenderweise ist der Nystagmus auch kein rotatorischer, sondern mehr horizontaler. Es ist recht interessant, hier eine Statistik GRANT und FISCHERS über die Häufigkeit vestibularer Reaktionen bei Kleinhirnaffektionen anzuführen. 33 verifizierte Fälle zeigten sie 25mal sicher, 3mal fehlten sie und 5mal waren sie unsicher. Dabei verhielten sich Wurm- und Seitenlappenläsionen ziemlich gleich. Der Umstand, daß der Nystagmus sich mehr und mehr als ein Allgemeinsymptom erweist, spricht dafür, daß das Labyrinth von den verschiedensten Seiten aus enthemmt oder gestört werden kann. Dabei denke ich keineswegs nur an eine Enthemmung auf nervösem Wege, sondern man darf nicht vergessen, daß die Liquorspannung des Zentralnervensystems sicherlich auch einen Einfluß auf die Spannungsverhältnisse im Labyrinth selbst haben wird. Es ist zu bemerken, daß der Nystagmus gewöhnlich nach beiden Seiten schlägt, gelegentlich nach einer Seite stärker als nach der anderen und es gibt viele Fälle von sichergestellten Kleinhirnaffektionen, bei denen er überhaupt fehlt. Fast beweisend dafür ist die Beobachtung von BENJAMIN und DUSSER DE BARENNE, wo nach Eröffnung eines Kleinhirnabscesses der Nystagmus sofort schwand und auch nicht auftrat als man bei der Dränage der Wunde die Wand des Abscesses reizte. Eine ähnliche Beobachtung liegt auch von STENVERS und DE KLEJN vor.

Man darf aber trotz dieser Stellungnahme nicht darüber hinweggehen, daß auch in neuerer Zeit Tatsachen dafür erbracht wurden, daß das Kleinhirn als solches Nystagmus auslösen könne. Hier wären in erster Linie die Versuche von

DEMETRIADES und SPIEGEL zu erwähnen, die in meinem Institut zeigen konnten, daß bei Kaninchen, denen ein Labyrinth entfernt war, nach Abklingen des Spontannystagmus durch Reizung der Kleinhirnrinde Nystagmus auftrat. Es ist nun mit Rücksicht auf das eben Angeführte interessant, daß GRAHE eine der BENJAMIN-DUSSERschen Beobachtung ganz entgegengesetzte machen konnte. Auch hier handelt es sich um einen eröffneten Kleinhirnabsceß. Bei Reizung der oberen Wand des Abscesses, der in der Gegend des Lobus biventer gelegen war, bekam der Patient pendelnde Augenbewegungen, bei Reizung der unteren Wand Zuckungen mit der schnellen Komponente zur gleichen Seite. Spülung mit heißem Wasser hatte einen Nystagmus mit der schnellen Komponente zur Gegenseite, mit Wasser unter Körpertemperatur zur gleichen Seite zur Folge. Dieser Befund, bei dem eine Erregung der Labyrinthe so ziemlich ausgeschlossen erscheint, ist überaus wichtig, wenn auch der Autor selbst betont, daß der Kleinhirnnystagmus beim Menschen wohl auf einer Fernwirkung auf die Medulla oblongata beruhe, daß aber auch reflektorisch vom Kleinhirn aus Nystagmus ausgelöst werden könnte im Sinne der älteren Autoren. BARRÉ und METZGER bezeichnen als *Signe de dysharmonie vestibulaire,* Absinken des ausgestreckten Armes, Abweichen (Neigen) des Kopfes und Rumpfes nach der Seite und Nystagmus beim Blick geradeaus, der nach der Seite des Abweichens schlägt. Bei Läsion des linken Kleinhirns ist der Körper nach rechts, der Arm nach links abgewichen, der Nystagmus schlägt inkonstant nach rechts. Vielleicht handelt es sich hier, wie die Untersuchungen LEIDLERS und RUTINS zu erweisen scheinen, um Enthemmungen durch das Kleinhirn, eine Tatsache, die allerdings SPITZER nicht gelten lassen will, der eine überaus geistreiche Theorie des cerebellaren Nystagmus entwickelt. Nach ihm stehen die Vestibulariskerne jeder Seite in Abhängigkeit von beiden Kleinhirnhälften, und zwar gibt der Nucleus embolo-globosus auf dem Wege fastigio-bulbärer Fasern homolaterale Impulse an die Vestibularkerne, der Dachkern aber auf dem Wege des Fasciculus uncinatus auf die der Gegenseite. SPITZER meint, daß ein einseitiger Herd, der weit in die Tiefe dringt und gleichzeitig dabei den Bindearm erreicht, die Systeme für die Herdseite, aber auch den Ursprung der Systeme für die Gegenseite schädigt. Er bemerkt, daß, wenn ein Labyrinth (das linke z. B.) zerstört ist, das Kleinhirn sekundär die cerebellaren Impulse derart verteilt, daß die links überschüssig gewordenen Kleinhirnimpulse via Tractus uncinatus dem rechten Labyrinthkern zufließen bis wieder beiderseits das Gleichgewicht hergestellt ist. Es klingt der Nystagmus nach links ab, und die rechten Labyrinthkerne erhalten dadurch eine cerebellare Übererregbarkeit. Greift nun die Eiterung auf das rechte Kleinhirn über, so können die Bahnen für die linke Seite zerstört werden und da die rechten Labyrinthkerne übererregbar sind, schlägt der Nystagmus nach rechts, d. h. also nach der Seite des Kleinhirnabscesses.

BRUNNER sucht nun einen zwischen RUTIN und SPITZER vermittelnden Standpunkt einzunehmen, indem er meint, daß die lateralen Teile der Kleinhirnhemisphäre beim Menschen einen erregenden Einfluß auf die Labyrinthkerne ausüben, so daß die Entfernung dieser Teile eine labyrinthäre Untererregbarkeit zur Folge habe. Er schließt dies aus klinischen Untersuchungen des Labyrinths und man kann hierfür eine Reihe verifizierter Fälle erbringen (STELLA, SCHLOFFER-FISCHER-PÖTZL, BENESSI und BRUNNER, WODAK und FISCHER und einen eigenen Fall, den ich selbst lange Zeit zu beobachten Gelegenheit hatte). Er steht weiters auf dem Standpunkt von BÁRÁNY, daß er wenigstens für die Tumoren alles auf Druckwirkungen bezieht, wohingegen ich auf die nicht nur bei Tumoren, sondern auch bei Entzündungen sich äußernden Liquorspannungen und damit hervorgebrachten Spannungsveränderungen im Labyrinth hinweisen möchte.

Wie man sieht, sind hier Tatsachen und Deutung noch nicht absolut sichergestellt. Nur das eine kann man sagen, daß die Wahrscheinlichkeit eines selbständigen Kleinhirnnystagmus eine recht geringe ist.

Demzufolge wird man auch ein weiteres labyrinthäres Symptom mehr subjektiver Natur, den *Schwindel*, der sich auch bei Kleinhirnläsionen findet, wobei es sich meist um typischen Drehschwindel handelt, nicht auf das Kleinhirn beziehen (Piéchaud und Siméon). Die Scheindrehung der Objekte erfolgt beim Schwindel gewöhnlich im Sinne der langsamen Komponente des Nystagmus. Haben wir also einen lebhaften Nystagmus, so werden wir bei Kleinhirnkranken gewöhnlich auch Schwindel finden mit einer Scheindrehung der Objekte nach der langsamen Komponente des Nystagmus. Dadurch wird die von Stewart und Holmes hervorgehobene Differenzierung des Schwindels bei extra- und intracerebellaren Tumoren hinfällig.

Was nun eine weitere labyrinthäre Erscheinung betrifft, das ist die *Falltendenz*, so ist speziell diese bei Kleinhirnläsionen auch heute noch in Diskussion. Wir müssen unterscheiden zwischen Fallen nach der Seite und Fallen nach rückwärts oder vorn, also sagittalem und horizontalem Fallen.

Dieses Fallen nach der Seite erfolgt, wie Grahe ganz richtig bemerkt, meist in der Richtung der Seite des Vorbeizeigens, mitunter aber in der Richtung der langsamen Komponente des Nystagmus. Dabei wird selbstverständlich, wie Stewart and Holmes, Lewandowsky u. v. a. gezeigt haben, das Fallen zumeist nach der Seite des Herdes erfolgen. Man findet dieses Fallen nach der Seite nämlich vorwiegend bei Läsionen des Seitenlappens. Doch stimme ich Brunner zu, wenn er unter Heranziehung des Schlofferschen Falles meint, daß die Fallrichtung nicht immer der kranken Seite entspricht, wie man das auf Grund der Angaben der älteren Autoren meinen könnte. Offenbar erfolgt das Fallen nach der Herdseite aus gleichen Ursachen wie das Vorbeizeigen, das nach der Gegenseite aber ist anders bedingt, wenn auch letzten Endes auch labyrinthär.

Während Babinski und Tournay hervorheben, daß das Fallen bei Kleinhirnkranken durch Augenschluß nicht verstärkt wird, habe ich in Übereinstimmung mit Ziehen, Lewandowsky und Oppenheim wiederholt darauf hingewiesen, daß dies doch der Fall sei.

Der Einfluß der Kopfstellung auf das Fallen ist hier sehr schwer zu kontrollieren (Fallen beim Signe de la roue Noicas, s. S. 566). Die Patienten sind an sich sehr unsicher, so daß schon die geringste Bewegung ihre Unsicherheit, das Oszillieren, steigert und dadurch den Fall bedingt. Auffällig ist, daß calorische Reizung des Labyrinthes gelegentlich das Fallen nicht hervorruft (Brunner).

Was nun die zweite Art des Fallens, die in sagittaler Richtung anlangt, so wird das gewöhnlich als cerebellare Störung sensu strictiori bezeichnet und geht auf die Untersuchungen von Nothnagel zurück, der das Fallen zuerst auf eine Läsion des Kleinhirnwurms bezog. Während man aber früher die Meinung vertrat, daß das Fallen zumeist nach rückwärts erfolge, hat Sven Ingvar gezeigt, daß auch ein Fallen nach vorn möglich ist. Er faßt die Ergebnisse der Literatur und seine eigenen Befunde dahin zusammen, daß im Lobus anterior des Oberwurms eine Sicherung gegen das Umkippen nach vorn und im Lobus posterior gegen ein solches nach hinten vorhanden sei. Ich muß den Autoren widersprechen, die behaupten, daß ein Vornüberfallen bei Kleinhirnläsionen nicht möglich sei. Ich sah dies erst jüngst in einem sichergestellten Fall und Grahe berichtet über einen Fall, bei dem der Nodulus und die Uvula affiziert waren, der nach rechts vorn fiel, also eigentlich entgegengesetzt der Ingvarschen

Regel. HOFF und PÖTZL könnten durch Vereisung der Medianebene ein Rückwärts und durch Erwärmen ein Vorwärtsfallen erzielen.

Ich bin aber nicht der Meinung, daß es sich bei der Sicherung gegen das Umfallen um eine Tonusstörung handle, sondern um eine sehr komplizierte Leistung des Kleinhirns, bei welcher die verschiedenen Kleinhirnfaktoren, die Dysmetrie, die Asynergie und vielleicht auch der Tonus eine Rolle spielen. Das geht ja auch aus den Darstellungen von THOMAS und DURUPT, FREMEL und SCHILDER hervor. Dagegen kann ich die von den letzteren aufgestellte Behauptung, daß bei Wurmläsionen trotz des spontanen Fallens eine Fallreaktion durch Vestibularisreizung nicht zu erzielen war, nicht teilen, ganz im Sinne von GÜTTICH. Nur darf man nicht vegessen, daß die Falltendenz bei Kleinhirnaffektionen gewöhnlich keine streng sagittale oder laterale ist, sondern meist eine schräge, also z. B. nach links hinten, wobei freilich die eine Komponente mehr in den Vordergrund tritt, entweder die cerebellare oder die vestibulare. Richtungszentren im Kleinhirn anzunehmen, etwa im Sinne BÁRÁNYs oder auch SVEN INGVARs, haben wir aber dabei nicht nötig. Das Fallen hängt jedenfalls von der entsprechenden Sicherung (Unterstützung) des Schwerpunktes ab, die eben von verschiedenen Faktoren abhängig ist (richtige Massenverteilung, labyrinthärer Einfluß, Tonussymmetrien). MUSSEN, der experimentell zu ähnlichen Resultaten kommt, wie SVEN INGVAR meint, daß der Vorderlappen des Kleinhirns Reaktionen an die hinteren Nackenmuskeln abgibt, was er als Hauptursache für die Gleichgewichtserhaltung nach vorne ansieht. Er konnte durch Reizung des vorderen Wurmabschnittes Kontraktionen in den hinteren Halsmuskeln, Streckung der Vorderbeine, Beugung der Hinterbeine erzielen. Umgekehrt zeigen sich bei Reizung hinterer Wurmabschnitte Kontraktionen in den vorderen Halsmuskeln, Beugung der Vorder-, Streckung der Hinterbeine. Läsion des vorderen Wurmabschnittes zeigt Verlust der Vorwärts-, solche des hinteren Abschnittes der Rückwärtsbalance.

Interessant sind die Versuche HOFFs und PÖTZLs, die bei Vereisung einer Kleinhirnhälfte und gleichzeitiger Kaltspülung des Labyrinthes der gleichen Seite eine Herabsetzung der vestibulären Reaktionen, bei Vereisung der kontralateralen Kleinhirnhälfte aber eine mächtige Steigerung fanden. Die Deutung scheint hier eher im Sinne der SPITZERschen Hypothese (S. 586) zu liegen als in einem von den Autoren angenommenen Umschlag der Erregungshemmung in Erregung.

Man hat früher auch wiederholt von *Zwangshaltungen* gesprochen, die man heute wohl in die Gruppe der tonischen Reflexe im Sinne von MAGNUS und DE KLEJN einbeziehen wird, wobei neben den Hals- die Labyrinthreflexe wohl die größte Rolle spielen. Hierher gehört die Wendung des Kopfes nach der Seite der Läsion unter gleichzeitiger Drehung, so daß das Ohr der gesunden Schulter genähert wird und das Kinn der kranken Schulter zugewendet, etwas höher steht. Diese Stellung wird vielfach durch die Nichtbeachtung der MAGNUS-DE KLEJNschen Nomenklatur fehlerhaft beschrieben. Man kann dies schon an einer der ersten dieser Beobachtungen (BATTEN) erkennen. Ich sah sie bei Brückenwinkeltumoren, bei denen sicher das Kleinhirn sehr wenig geschädigt war. KLEIN beschreibt diese Haltung bei einem Tuberkel der Tonsille und bezieht sie auf diese Läsion. Die Zwangshaltung des Kopfes nach links geneigt, rechts gewendet spräche für eine Läsion der linken Tonsille. Eine Reizung des linken Labyrinths verstärkt die Kopfhaltung. KLEIN bezieht auch, und, wie ich glaube, mit Recht, diese Stellung auf eine Übererregbarkeit des linken Vestibularapparates, allerdings wie er meint, infolge Reizzustandes der linken Tonsille. Das stimmt aber wieder nicht mit FRIGERIOs Herd in der Nähe des N. dentatus und BUSCAINOs Cyste in der rechten Hemisphäre. Der Fall ist also sicher nicht beweisend, weil gerade beim Tuberkel die Umgebung leicht gereizt werden kann und, wie man weiß, der geringste Druck in der hinteren Schädelgrube Labyrinthreaktionen zur Folge hat, worauf ja schon STEWART and HOLMES aufmerksam gemacht hatten. LARUELLE und später GORDON beschrieben Ähnliches. Dabei scheint es als ob die Kopfdrehung und Wendung herdgleichseitig stattfinde, was jedoch, keineswegs immer der Fall ist. Da es sich zumeist um Tumoren handelt, ist mit diesen Angaben schwer etwas anzufangen. Aber HOLMES und auch THOMAS sahen diese abnorme Stellung auch bei den Kriegsverletzten, was allerdings auch kein sicherer Beweis einer rein cerebellaren Läsion ist. Ich sah diese Kopfhaltung bei Brückenwinkeltumoren, bei denen das Kleinhirn — autoptisch sichergestellt — sehr wenig geschädigt war. Auch die Ausführungen BRAINS sprechen dafür, daß dieses Symptom eigentlich ein Nachbarschaftssymptom seitens des DEITERSschen Kernes sei, im Gegensatz zu FRIGERIO, BUSCAINO und SCHILDER, welch letzterer die Tonusänderung die das Kleinhirn auf die Nackenmuskulatur ausübt, als Ursache der Drehung bezeichnet. Er nähert sich damit der MUSSENschen These, der experimentell nachwies, daß bei Läsion mittlerer Wurmpartien Rotationsbewegungen des Kopfes auftreten. Das steht nun freilich im Gegensatz zu BUSCAINO, bei dem nur die rechte Kleinhirnhemisphäre und nicht der Wurm affiziert war.

Asthenie (Adynamie).

Die Frage, ob es Paresen bei Kleinhirnläsionen gibt, ist heute bis zu einem gewissen Grad zu entscheiden. Man muß natürlich bei der Frage der Kleinhirnparese zunächst die durch Pyramidenläsion bedingte ausschalten. Sie kam, wie OPPENHEIM seinerzeit schon ausführt, kleinhirnherdgleichseitig sein und doch pyramidenbedingt werden. PFEIFFER hat erst jüngst solche Fälle mitgeteilt. Diese Paresen gehören natürlich nicht hierher. Die Kleinhirnparese ist immer eine herdgleichseitige, schlaffe, eventuell mit Hyporeflexie. Vielleicht ist das Wort Parese zu viel. Es handelt sich möglicherweise um eine stärkere Tonusstörung oder, wie ich glaube, um Kraftlosigkeit, nicht Lähmung, so daß der Name Adynamie oder Asthenie besser am Platze wäre. Haben doch THOMAS und DURUPT in der Anisosthenie (Hypersthenie der Agonisten, Hyposthenie der Antagonisten) eines der Hauptsymptome der Kleinhirnläsion gesehen und damit die sthenische Komponente in den Vordergrund gestellt. Während BRUNS das Vorkommen von Kleinhirnparesen negiert, hat PINELES aus der älteren Literatur 14 Fälle von Tumoren des Kleinhirns mit solchen zusammengestellt und ihnen zwei eigene Beobachtungen angereiht. Auch MANN und BONHÖFFER berichten über Ähnliches. Ich selbst kann das bestätigen. Vielleicht ist die Seltenheit der Paresen damit zu erklären, daß sie sich meist nur, wie HOLMES ausführt, in frühen Stadien fühlbar machen und später von den signifikanteren Symptomen verdeckt werden. DIMITRIOU hat in einem Fall von Kleinhirnbrückenwinkeltumor eine gleichseitige, nichtpyramidenbedingte Parese gesehen. In diesem Fall bestand eine weitgehende Schädigung der Kleinhirnschenkel, des Dentatus und der Kleinhirnhemisphäre. GARVER sah eine schlaffe Lähmung nach traumatischer Läsion, bei welcher der untere innere Teil der linken Kleinhirnhemisphäre lädiert war (Blutung im Lobus biventer und gracilis, 2 cm tief auch die umgebenden Partien erweicht). Auch er beschreibt eine schlaffe Hemiplegie mit Herabsetzung der Sehnenreflexe auf der Herdseite. Er führt die Parese auf einen mangelnden Kleinhirneinfluß auf die Vorderhornzellen zurück, wodurch der Großhirneinfluß geschädigt würde. Den Fall POPOWS möchte ich im Gegensatz zum Autor nicht hier einbeziehen. Zwar war der Wurmtumor in die linke Hemisphäre eingewachsen, und links bestand Asthenie mit etwas herabgesetzten Reflexen. Aber die Bemerkung: „Übrigens scheint zuweilen Babinski aufzutreten“

beweist, wie recht Mingazzini mit seiner Annahme hatte, daß solche Paresen bei Tumoren hydrocephal bedingt sein können. Dagegen kann Asthenie ohne Hypotonie vorhanden sein. Ob Neri recht hat, wenn er bei Reizung des unteren Abschnittes des M. biceps der kleinhirnaffizierten Seite statt Beugung Streckung bekommt, diese Erscheinung der Anisosthenie zuschreibt, ist ungewiß.

Hyper- und Akinesen.

Hierher gehört in erster Linie der Tremor, der sicherlich bei Kleinhirnläsionen vorhanden sein kann, weiters die choreiformen und athetoiden Bewegungen. Dem Tremor wird meist wenig Beachtung geschenkt, und zwar, wie ich glaube, mit Unrecht. Holmes war wohl der erste, der den Tremor auf das Bindearmsystem bezogen hat (1904). Hunt hat diesem Tremor eine Reihe von Studien gewidmet und gezeigt, daß er schon bei Beginn einer Bewegung vorhanden ist, aber je nach der Richtung des Ziels stärker wird, also eigentlich ein typischer Intentionstremor ist. Er ist der Ausfluß der asynergischen Komponente der Kleinhirnerscheinungen, ist grob arhythmisch und nimmt bei Fortsetzung der Bewegung und Annäherung an das Ziel zu. Im Gegensatz dazu stehe der striäre Tremor, der wohl in erster Linie ein rhythmischer Tremor ist und nicht erst bei Bewegung und Erregung zunimmt. Die Anzahl der Schläge des Kleinhirntremors sei 3—5 pro Sekunde. Der Kleinhirntremor hätte zum statischen System Beziehungen, während der striäre zum kinetischen Beziehungen hätte. Die Unruhe, die durch die Kleinhirnläsionen im Muskelsystem hervorgebracht wird, beruhe darauf, daß das Kleinhirn die Fähigkeit hätte, einen bestimmten Kontraktionszustand der Muskeln festzuhalten (statisches System). Auch Leiri bezeichnet den Tremor der Kleinhirnkranken nicht als Ruhetremor. Er fand in einem Fall von rechtsseitiger Kleinhirnaffektion, bei welcher der N. dentatus, der N. emboliformus und der N. globosus mitbetroffen waren, die Bindearme sekundär degeneriert erschienen, daß der Kranke beim Aufsetzen ein langsames Schütteln des ganzen Körpers, ein starkes Wackeln des rechten Armes bot, das bei intendierten Bewegungen sich steigerte. Auch das Bein war getroffen. Der Tremor war herdgleichseitig. Die Angaben von Stewart und Holmes, daß sich bei Kleinhirntumoren auf der gesunden Seite ein unregelmäßiger Tremor zeigt, der auf der kranken Seite weniger ausgesprochen ist, was umgekehrt bei extracerebellaren Tumoren der Fall sein soll, ist schon darum nicht sehr beweiskräftig für cerebellare Tumoren, da man Ähnliches bei mächtigem Hydrocephalus sehen kann. Jedenfalls ist der Tremor am ehesten vergleichbar dem intentionellen, was übrigens schon Babinski hervorhebt, und wird bei jeder körperlichen und physischen Anstrengung gesteigert. In der Ruhe und im Schlaf fehlt er.

Die experimentellen Untersuchungen de Jongs beweisen, daß in der überwiegenden Mehrzahl das, was als Tremor bezeichnet wird, eigentlich ein *Aktionstremor*, demnach Dysmetrie sei und nur selten ein Intentionstremor.

Wenn man eine Reihe von Fällen dieser Art untersucht (Taterka, Rohardt, Klein), so zeigt sich konform den Angaben von Holmes und Hunt, daß in allererster Linie das Dentatussystem getroffen ist, was auch in meinen Fällen mit absoluter Sicherheit nachzuweisen war. Fulton, Lidell und Mc Rioch finden, daß Kleinhirntremor nur bei intaktem Großhirn auftritt, wie denn überhaupt das Kleinhirn einen regulativen Einfluß auf die Haltungsreflexe großhirnloser Tiere ausübe.

Die zweite Gruppe der Bewegungen sind die choreiformen bzw. athetoiden. Hier war es wohl der Befund Bonhöffers, der die Aufmerksamkeit der Autoren auf das Kleinhirn lenkte, hatte er doch schon im Jahre 1897 (später im Jahre 1901) seine Lehre von der Bindearmchorea begründet und sie als eine afferente Regulierungsstörung aufgefaßt, die vom Kleinhirn über den Bindearm geleitet wird. Es ist interessant, daß er die Chorea schon in Verbindung mit Ataxie und Hypotonie beschreibt. Nach ihm hat dann MURATO Ähnliches angenommen, der dem Kleinhirn eine Hemmungsfunktion zuschrieb. Weitere Fälle sind dann von PINELES und SANDER bekannt geworden und KLEIST hat ganz zusammenfassend diese Frage so formuliert, daß er meint, „die choreatisch-athetotischen Bewegungen, die bei Verletzung des Kleinhirns (Nucleus dentatus, des Bindearms, des roten Kerns, des Thalamus, vielleicht der Radiatio thalami striata, des Globus pallidus sowie des Putamen und Schwanzkerns) vorkommen, sind demnach sämtliche an einen zusammenhängenden afferenten Leitungsweg und dessen zentrale Endigung gebunden“. Es ist kein Zweifel, daß der Ursprung dieses Leitungsweges im Kleinhirn zu suchen ist. Auch ZINGERLE berichtet über choreiforme Bewegungen bei Kleinhirnkranken. Er führt die Fälle DROZDAS, DÉCÈS an und macht aufmerksam, daß bei Kleinhirnaffektionen (Fall SANDER) die choreiformen Bewegungen in der Ruhe fehlen können, so daß sich diese also konform dem Zittern verhalten. Er ist in seinen Schlußfolgerungen nicht über KLEIST hinausgekommen. GOLDSTEIN macht aufmerksam, daß vieles als choreiform bezeichnet wird, was diese Bezeichnung nicht verdient. Er beschreibt, indem er die von KLEIST zitierten Fälle — ich habe die bei diffusen Kleinhirnkrankheiten nicht angeführt, weil sie noch weniger beweisend erscheinen als die bei umschriebenen Erkrankungen — hervorhebt, folgende Erscheinungen. „Wenn Kranke bei geschlossenen Augen den Arm ausgestreckt halten, so sieht man oft in den Fingern, eventuell auch in der Hand unregelmäßige Bewegungen auftreten. Bald sinkt ein Finger, bald der andere aus der angenommenen Stellung, eventuell sogar die ganze Hand. Dann werden die Finger wieder gestreckt, um bald wieder zu sinken“. Er meint, daß es sich hier nicht um choreiforme Bewegungen handelt, sondern um eine Störung der automatischen Einhaltung willkürlich eingenommener Stellungen als Folge der Schädigung der cerebellaren Mitinnervation, also eine asynergische Störung. Wir kommen dabei den Ausführungen HUNTS sehr nahe, der ja von Dyssynergia cerebellaris bei den genannten Erscheinungen sprach. Auch kompliziertere Bewegungen, die dann wieder in bestimmter Stellung zu Ruhe kommen, beschreibt er. Er bezieht sie auf Enthemmung subcerebellarer Mechanismen. Ähnliches nehmen SCHILDER und HOFF an. Jedenfalls sind diese Erscheinungen verhältnismäßig selten, und man kann hie und da Andeutungen davon sehen, die vielleicht in das Gebiet gehören, das GOLDSTEIN als Störung von Automatosen auffaßt.

Ich selbst habe gemeint, den Tremor durch Tonusasymmetrie erklären zu können; tritt dazu noch eine Störung der Antagonistenfunktion im Sinne übermäßiger Relaxation, dann wird die Bewegung schleudernd, choreatisch; löst aber eine Kontraktion einen hypertonischen Antagonistenreflex aus (Bremsung im Sinne FÖRSTERS), dann entsteht die athetotische Bewegungsform.

Im Gegensatz zu den Hyperkinesen sieht man bei Kleinhirnkranken gelegentlich eigentümliche Erscheinungen auftreten, die eher mit dem Begriff der Hypokinese zusammengehen. Hierher zu rechnen wäre vor allem die *Katalepsie cerebelleuse* von BABINSKI. Beugt ein Kleinhirnkranker, der am Rücken liegt, ein Bein in der Hüfte, und im Knie, so daß Ober- und Unterschenkel einen rechten Winkel bilden, so kann man gelegentlich sehen, daß der Kleinhirnkranke diese Stellung relativ lange festhält und kaum ein leichtes Schwanken der Beine zeigt. Ganz im Gegenteil dazu steht das Verhalten eines Spinal-Ataktikers, bei dem die Schwankungen in der vorbeschriebenen Stellung sehr deutlich sind. Ich habe dieses Symptom eigentlich häufiger als es in der Literatur bekannt geworden ist, bei Kleinhirnkranken gesehen, und es ist so in die Augen fallend, daß, falls die anderen Symptome die Diagnose sichern, es zur Feststellung derselben von großem Belang ist.

Voll ausgeprägt ist dieses Symptom, wie ich Babinski beistimmen möchte, selten. Das geht wohl auch aus den Ausführungen von Stewart und Holmes hervor. Aber die Schwankungen, die bei Kleinhirnkranken im Bein bei der genannten Stellung auftreten sind höchstens entsprechend jenen des Normalen, unvergleichlich schwächer als die eines Spinal-Ataktikers. Das Symptom wird auch von anderen Autoren erwähnt und Kleist hat sich bemüht, eine Erklärung für dasselbe zu finden, die vielleicht die relative Seltenheit des Symptoms erklärt. Er findet nämlich, daß vorwiegend tonische Erscheinungen und Kontraktionsnachdauer bei Kleinhirnerkrankungen beobachtet werden und führt dies zurück auf eine Läsion des Ponto-Cerebellarsystems und zwar des frontalen Abschnittes desselben. Da dieses System aber bei seinem Eintritt ins Kleinhirn ähnlich wie die Pyramidenbahn beim Eintritt in das Großhirnmark fächerförmig auseinanderstrahlt, so ist es begreiflich, daß entweder nur eine große Läsion oder eine Läsion an der Stelle des Eintrittes des Brückenarmes derartige Erscheinungen wird hervorbringen können. Besta fand sie bei Schädigung des oberen äußeren Randes der linken Kleinhirnhemisphäre; sie schwanden nach Entfernung von Knochensplittern und einer Cyste.

Vielleicht gehört in die gleiche Gruppe wie dieses Phänomen noch ein weiteres Symptom, das ich gleichfalls bei Kleinhirnkranken wiederholt gesehen habe. Liegt ein Kleinhirnkranker im Bett und hängt seine Hände über die Bettkante, so können sie, auch wenn die Stellung eine unbequeme ist, in dieser Lage, ohne daß der Patient sie korrigiert, lange festgehalten werden (Passivität). Holmes hat auf diese Erscheinung besonders aufmerksam gemacht und hingewiesen, daß Kleinhirnkranke ihre Glieder in verhältnismäßig anormaler Stellung erhalten können, und daß sie selbst in dieser anormalen Stellung verharren, wenn sie passiv in eine solche gebracht werden.

Hierher gehört wohl auch das von Rohardt beschriebene Verharrungsverhalten. Ich sah das Symptom besonders deutlich, aber auch in einem Fall einer Großhirncyste, die anfangs den Eindruck einer Meningitis serosa machte, nach deren Eröffnung aber der Seitenventrikel vollständig frei lag.

Auch die starre Haltung des der kranken Seite entsprechenden Arms, die von Stewart und Holmes hervorgehoben wird, darf man hier einbeziehen.

Dieses Festhalten einer Stellung geht ohne jedes Ermüdungsgefühl einher, so daß Goldstein meint, die Herabsetzung der Ermüdbarkeit bei cerebellaren Störungen ist als eine sekundäre Folge des leichten Eintretens automatischer Vorgänge bei Cerebellarkranken zu betrachten (Goldstein und Riese, Zingerle, Hoff und Schilder). Während man diese Tatsache bis zu einem gewissen Grad zugeben muß, kann man sich auf der anderen Seite des Gedankens nicht erwehren, daß solche Kranke bei willkürlichen Bewegungen leicht ermüden, da sie gerne Bewegungen vermeiden, und daß hier offenbar ganz verschiedene Mechanismen in Frage kommen, die das Verharren in angenommener Lage bedingen.

Den Dyskinesieen anreihen möchte ich die als *cerebellar fits* beschriebenen *Anfälle.* Wie Fulton dargestellt hat, sind die von Jackson hauptsächlich bei Wurmtumoren beschriebenen Anfälle von Opisthotonus und tonischen Extremitätenkrämpfen schon im Jahre 1691 von Wurffbain angeführt worden weiters auch von Alexius Littre im Jahre 1805. Auch Stewart and Holmes haben derartige Anfälle beschrieben. Bei einem Gliom des Kleinhirns fand Pineles neben Opisthotonus abwechselnd tonische und klonische Krämpfe. Escardo hat ebenfalls bei einem Gliosarkom des Wurms leichte Zuckungen im Facialis und den oberen Extremitäten beschrieben. HÖPFNER hat sehr merkwürdige Zustände bei einem Cerebellartumor gefunden, die allerdings erst 24 Stunden vor dem Tode aufgetreten sind und das Zwerchfell und das Stimmband betrafen, wobei die Arme an den Körper gedrückt bei stark gebeugten Unterarmen mit etwas ulnar gedrehten Händen gehalten wurden. Außerdem beschreibt er eigentümlich drehende Bewegungen aller Glieder, der rechten nach rechts, der linken nach links, scheinbar tonisch, einmal in 2 Sek.; dann rhythmisch-klonische Zuckungen der gesamten Muskulatur. Diese so knapp vor dem Tode auftretenden Störungen sind wohl kaum auf das Kleinhirn allein zu beziehen.

Dagegen sind die von MACROBERT, RUSSEL und FEINIER beschriebenen cerebellar fits charakteristischer. Man sollte nur den Ausdruck cerebellar fits vermeiden, da er ganz verschiedenartige Dinge in sich schließt, vor allem die von DANA, ZIEHEN, ALLEN STARR beschriebenen Vestibularanfälle, die besonders bei Brückenwinkeltumoren auftreten und die ich in meiner Darstellung derselben ausführlich beschrieben habe. Sie sind wohl zu unterscheiden von den sog. echten Kleinhirnanfällen, die immer in einem Opisthotonus bestehen und tonischer Kontraktion der Extremitäten, meist mit Erbrechen und auch Nystagmus. Die erstgenannten Autoren haben nun solche Anfälle beschrieben. Auch schleudernde, ganz unregelmäßige Bewegungen in einzelnen Extremitäten werden beobachtet, ebenso Facialiskrämpfe. Meist stellen diese Krämpfe Spätsymptome dar und sind, wie MACROBERT, RUSSEL und FEINIER in Übereinstimmung mit COLLIER meinen, wohl meist hydrocephal bedingt, also nicht eigentlich echte Kleinhirnsymptome. Dagegen muß man die von KLIEN erwähnten rhythmischen Krämpfe im Bereiche der Schlingmuskulatur erwähnen, die als Dauerfolge cerebellarer Apoplexie auftraten (apoplektische Cysten im Gebiete des N. dentatus). Sie waren herdgleichseitig bei einseitiger, doppelseitig bei bilateraler Affektion. Auch der Levator palpebrae zeigte in einem Falle Zuckungen, sowie die Intercostalmuskeln, bzw. der Orbicularis oculi in den anderen Fällen. Die Herde lagen im N. dentatus, bzw. dessen Fasergebiet. Auch SITTIG beschreibt Lidnystagmus in einem Falle von vermeintlichen Kleinhirntumor. Es scheint, daß ähnliches auch die Extremitätenmuskulatur treffen kann. GUILLAIN, ALAJOUANINE und MARQUEZY berichten über eine Kleinhirnblutung mit tonischen Krämpfen und Rigor der unteren Extremitäten. Hier hatte eine mandelgroße Blutung den N. dentatus und emboliformis in sich einbezogen.

Vegetative Störungen.

Es muß eigentlich Wunder nehmen, daß man bezüglich vegetativer Störungen nach Kleinhirnläsionen verhältnismäßig wenig Befunde kennt. Was vorhanden ist, ist meist experimenteller Natur und ist über das Stadium der Versuche noch nicht hinaus. Und doch müßte man erwarten, daß auch hier Störungen im Tonus der vegetativen Zentren sich in irgendeiner Weise auswirken.

Die ersten, die in neuerer Zeit diese Frage grundlegend bearbeiteten, waren DRESEL und F. H. LEWY. Schon BOLK hatte bekanntlich in dem hinteren Teil des Lobus medianus, ebenso wie CAMIS, vegetative Zentren angenommen. Die erstgenannten Autoren haben experimentell festgestellt, daß Verletzungen des Kleinhirns Hyperglykämie und Glykosurie zur Folge hätten, die nach $1^1/_2$ Stunden ihr Maximum erreichten und dann schwanden. Gleichzeitig trat eine Hyperchlorämie und Herabsetzung der Temperatur auf. Auch Blutdruckveränderung bei Reizung des Kleinhirnwurms wurde beobachtet. F. H. LEWY hat dann mit SHINOSAKI und dieser letztere allein das Verhalten des Kleinhirns zum Diabetes untersucht. Sie haben bei einem Kinde, das eine schwere Encephalitis cerebelli hatte, wobei der Kleinhirnwurm hauptsächlich affiziert war, Diabetes beobachtet. An Hunden vorgenommene Experimente zeigten, daß wenn die Uvula zerstört wird, eine starke Hyperglykämie hervorgerufen wird. Das entspricht ungefähr dem Befund bei dem eben erwähnten Kind, bei welchem im Kleinhirn die tiefen Rindenschichten, die Pyramis bis zur Uvula durch die Encephalitis zerstört war. Sie meinen also, daß es sich bei diesen Störungen darum handeln müsse, daß auch im Kleinhirn Regulierungsapparate vegetativer Organe vorhanden seien, besonders solche der Blutzirkulation.

PAPILIAN und HARALAMBE CRUCEANU konnten gleichfalls bei Wurmläsionen Hyperglykämie feststellen, fanden gleichzeitig aber auch andere dem Sympathicus zugeschriebenen Funktionen gestört. So beobachteten sie, daß der Druck im Bulbus occuli nach Operationen am Kleinhirn gleichseitig der lädierten Kleinhirnhälfte sinkt oder gleichbleibt, dagegen auf dem Auge, das der gesunden Kleinhirnseite entspricht, auf das Doppelte steigt. Ob man die Miosis, die der operierten Seite entsprechend auftritt, die Mydriasis des der gesunden Seite entsprechenden Auges hier verwerten kann, ist zweifelhaft. Die Auffassung, als ob es sich hier um eine Störung im Gleichgewicht von Sympathicus und Parasympathicus handle, geht wohl meines Erachtens nach zu weit.

Weiters haben sie bei Wurmläsionen Veränderungen in der Puls- und Atemfrequenz gefunden, besonders ein saccadiertes Atmen, was vielleicht den dysmetrischen Funktionen des Kleinhirns zuzuschreiben wäre. MICHELSON und FICHALSKAJA nahmen sogar vasomotorische Zentren im Kleinhirn an (faradische Reizung führte bald zur Erhöhung, bald zur Erniedrigung des Blutdruckes). Ob hier nicht Äußerungen der Med. oblongata vorliegen, erscheint mehr als wahrscheinlich.

Es fehlt aber nicht an Stimmen, die sich gegen diese Annahme vegetativer Zentren im Kleinhirn aussprechen. Ich kann hier nur PERELMANN erwähnen, der bei Exstirpationen im Kleinhirn beim Hund keinen Einfluß auf die Konzentration der Chloride oder auf den Calciumstoffwechsel oder auf den Reststickstoff fand. Dagegen fand auch er Hyperglykämie die 7—18 Tage dauerte. Er faßt diese Hyperglykämie aber als Reizfolge auf und zwar auf jene Hirnteile, die der Regulation des CO_2-Stoffwechsels dienen und spricht sich gegen die Existenz vegetativer Zentren im Kleinhirn aus.

Natürlich darf man bei derartigen Untersuchungen nicht in der Weise vorgehen, wie BALDI, der bei einem Tuberkel des Unterwurms mit Kompression des Bodens des IV. Ventrikels die Atemnot als Initialsymptom dem Kleinhirn zuschreibt, indem er meint, daß diese Störung durch eine cerebellare Asthenie oder Atonie der Atemmuskeln hervorgerufen sei. Es scheint, daß der tonische Einfluß auf die vegetativen Zentren seitens des Kleinhirns so relativ gering ist, daß er sehr leicht durch andere Mechanismen kompensiert werden kann.

Ich selbst habe bei Kleinhirnkranken Differenzen in der Pupillenweite wahrgenommen, ohne jedoch eine sichere Beziehung zur gesunden und kranken Seite feststellen zu können. Da es sich um Tumoren handelt, so ist dieser Umstand wohl nicht zu verwerten.

Ebenso möchte ich aus dem gleichen Grunde die Stoffwechseluntersuchungen bei Tumoren hier nicht verwerten, weil bei den Tumoren zu leicht durch Druck Veränderungen in den vegetativen Zentren hervorgerufen werden können, die sich selbst auf jene des III. Ventrikels erstrecken, wenn ein Hydrocephalus auftritt. Es müssen deshalb diese Fragen vorläufig noch in Schwebe bleiben.

Auch Störungen im spinalen parasympathischen System wurden bei Kleinhirnläsionen beobachtet, die ich bereits 1901 mit CZYHLARZ zeigen konnte. Doch sind die damals bekannten Fälle und auch die später zur Beobachtung gekommenen (eigene Fälle, BUYS und BOGAERT) so unsicher, daß man an der Tatsache des Bestehens cerebellarer Blasenstörungen zweifeln muß. Bald wird über Retention, bald über Inkontinenz berichtet und wir haben damals ausgeführt, daß dem Kleinhirn vielleicht ein Einfluß auf die durch Pyramidenbahnschädigung bedingte Retention zukomme, die eher zur Inkontinenz werde und daß diese letztere an Intensität gewinne. Vielleicht bezieht sich das auch auf die von SCHUSTER berichteten Blasenstörungen bei senilen Kleinhirnkrankheiten. Ob die von BAKKER bei der Atrophia olivo-pontocerebellaris beschriebene Blasenstörung cerebellar bedingt ist, läßt sich wohl kaum entscheiden.

Auch über *psychische Störungen* bei Kleinhirnläsionen wurde berichtet. A. PICK beschreibt bei einer Tuberkulose der r. Kleinhirnhemisphäre, daß der Kranke die Objekte wohl erkannte, ohne aber den Sinn eines Situationsbildes angeben zu können. Er erfaßt die Teile aber deren Beziehungen zueinander nicht. Dabei ist sich der Kranke seines Defektes bewußt. BENVENUTI meint, daß das Kleinhirn einen tonisierenden Einfluß auf die Psyche habe. Sein Patient zeigte vorwiegend charakterologische Defekte, Störung des psychischen Gleichgewichtes. Doch ist bei diesen Erscheinungen wohl immer der Charakter des Prozesses besonders maßgebend (s. auch VAN RIJNBERK).

Die Lokalisation im Kleinhirn.

Gegenüber der großen Menge der experimentellen Arbeiten über die Lokalisation im Kleinhirn (zusammenfassende Darstellungen VAN RIJNBERK, ROTHMANN, ROSSI, SIMONELLI, THOMAS, THOMAS und DURUPTE, SCHMIEGELOW, DUSSER de BARENNE, GOLDSTEIN, MUSSEN u. v. a.) stehen für den Menschen eigentlich verschwindend wenig verwertbare Befunde zur Verfügung. Man hat sich gewöhnt, von der Auffassung von BOLK auszugehen, die im wesentlichen sagt, daß die zusammengeordneten Leistungen für den Kopf, Hals, Respiration, Rücken und Perinealmuskulatur sowie jene der synergischen Extremitätenbewegungen im Lobus anterior bzw. Lobulus simplex und den an diesen anschließenden Teil des Wurms vertreten seien. In den Lobuli paramediani finden sich die Zentren für die Muskeln der oberen Rumpfhälfte, in dem Flockengebiet jene für die Schwanzmuskulatur. Die isolierten Extremitätenbewegungen seien im Crus primum (vordere) und Crus secundum (hintere) der Lobuli ansiformes vertreten. Trotz jahrelanger gleichsinniger Arbeit auf diesem Gebiete ist bis heute eine Sicherstellung der BOLKschen Befunde nicht möglich gewesen. Ernste Autoren wie z. B. TROELL und HESSER sprechen sich absolut dagegen aus. Eigentlich geht dasselbe auch aus CLARKEs Reizversuchungen hervor, der besonders auf Stromschleifen und Sekundäreffekte aufmerksam macht. Man kann sich keinen größeren Gegensatz vorstellen als z. B. die Befunde, die MUSSEN zuletzt erhoben hat, gegenüber den Befunden der früheren Autoren. Er hat z. B. in der Uvula ebenso wie im Lobus pyramidalis Schulterbewegungen, in letzterem auch vertikale Augenbewegungen nachweisen können, ebenso aber auch Bewegungen der Schulter und des Halses im Lobulus centralis. Es ist überhaupt aus all diesen Angaben nicht zu entscheiden, ob es sich um Lokalisation bestimmter Muskelgruppen oder um solche von Funktionen handelt und es ist begreiflich, wenn ein so erfahrener Forscher wie RIJNBERK schließlich dahin kommt, zu sagen, daß es sich im Kleinhirn nur um eine spezielle Repräsentation funktionell zusammengehöriger Muskeln handeln könne. Die Zentren, die im Kleinhirn anzunehmen seien, beeinflussen nur den Tonus bestimmter Muskelgebiete. Es scheint tatsächlich das einzig Sichere, daß im Lobulus simplex die Halsmuskulatur, in dem Crus primum des Lobus ansiformis die vordere Extremität und im Crus secundum die hintere Extremität lokalisiert sei. Allerdings geht er in seiner letzten Darstellung der entsprechenden Beobachtungen über diese frühere Anschauung hinaus, wovon später noch die Rede sein wird.

Vielleicht kommt man besser zur Frage der Lokalisation, wenn man einen von mir eingeschlagenen Weg wählt, der auch von BING begangen wurde, nämlich den, die einzelnen zuführenden Bahnen zu lädieren. Bei Läsionen im Gebiete der spino-cerebellaren Bahnen, deren Endigung im Wurmgebiet ziemlich sicher ist, treten hauptsächlich Störungen der Extremitäten beim Gehen auf, also tatsächlich solche synergischer Bewegungen. Da wir aber den Ursprung dieser Bahnen auf das genaueste kennen und wissen, daß sie nur aus Gebieten stammen, welche Becken, Oberschenkelmuskulatur, vielleicht noch die langen Rückenmuskeln versorgen, so bricht damit schon die BOLKsche These zusammen. Da die Endigung dieser Bahnen sowohl im Lob. anterior als in der Pyramis sichergestellt erscheint.

Noch schwieriger wird es, wenn man versucht, die Lokalisation beim Menschen festzustellen. Es sind zur Genüge Fälle bekannt geworden, bei denen bilaterale Läsionen des Kleinhirns, also nahezu eine totale Zerstörung zur Beobachtung kamen. Denn Fälle von Kleinhirnaffektion durch angeborene Schädigungen oder diffuse Erkrankung möchte ich, wie auch GOLDSTEIN bemerkt, hier absolut nicht heranziehen, weil die Defekte in die früheste Kindheit reichen und leicht kompensiert werden können. Es bleiben also doch nur Tumoren, gelegentlich Blutungen (STIEFLER) und die traumatischen Läsionen, die in allererster Linie von ANDRÉ THOMAS und HOLMES herangezogen wurden. Da zeigt sich, daß bei bilateralen Läsionen eigentlich am meisten die Erscheinungen ins Auge fallen, die wir bei Wurmläsionen zu sehen gewohnt sind. Das ist die schwere Ataxie, hauptsächlich hervortretend beim Stehen und Gehen in Verbindung mit der Falltendenz. Ich muß GOLDSTEIN widersprechen, wenn er die Asynergie beim Gehen auch hierher rechnet. Denn, wie ich bereits erwähnt habe, ist ein Teil dieser Asynergien — der Zusammenarbeit von Rumpf und Extremitäten — sicher nicht auf das Kleinhirn zu beziehen sondern auf Komplikationen.

Als zweites für mich sicheres Symptom einer bilateralen Läsion des Kleinhirns ist die Sprachstörung zu bezeichnen. Ich verweise auf den angeführten Fall einer postoperativen Schädigung der Lobi semilunares. Gerade jetzt, wo ich Gelegenheit habe einen Fall von Anbeginn der Schädigung der linken Hemisphäre, die nahezu total entfernt wurde, zu beobachten, zeigt sich keinerlei Sprachstörung. Das gleiche gilt wohl auch für den Fall von SCHLOFFER, FISCHER und PÖTZL. Hier war die rechte Hemisphäre nahezu total entfernt. Das sind meines Erachtens sichere Beweise dafür, daß eine einseitige Läsion kaum zu einem länger dauernden Sprachverlust führen kann, trotzdem die Fälle KLIENS einseitige Herde betreffen und postapoplektisch aufgetreten waren. Aber hier bestanden auch Herde im Großhirn und dieser Umstand allein im Zusammenhalt mit den sicher bestandenen Gefäßveränderungen spricht dafür, bei solchen Fällen große Vorsicht walten zu lassen. Jedenfalls scheinen die Lobi semilunares für den Sitz der Sprachstörung von Belang. Ob, wie HOLMES meint, der Vermis dabei eine Rolle spielt, ist natürlich nicht zu entscheiden, da nach meiner Ansicht auch die Lobi semilunares ein zugehöriges Wurmgebiet besitzen, das spät markreif wird.

Bezüglich der anderen Erscheinungen möchte ich mich vorsichtiger aussprechen, besonders bezüglich des Nystagmus und gewisser Störungen des Tonus. Man muß GOLDSTEIN recht geben, wenn er ausführt, daß die bilateralen Störungen meist ein analoges Bild geben wie die Störungen bei *Wurmläsionen*. was wohl auch aus den Ausführungen von HOLMES hervorgeht, der gleichfalls die Störungen des Ganges und des Fallens bei solchen besonders betont.

NOTHNAGEL war wohl der erste, der diese Erscheinungen als Wurmsyndrom beschrieb (Ataxie beim Gehen, Fallneigung). SVEN INGVAR hat dann die Falltendenz nach vorn bei Oberwurmläsionen, solche nach hinten bei Läsionen der caudalen Wurmpartien beschrieben. HOLMES stimmt dem zu; allerdings hat er nur einen Fall mit Tendenz nach vorne zu fallen gesehen. Auch ich kann INGVARS These, die ja auch MUSSEN annimmt, bekräftigen.

SVEN INGVAR beschäftigte sich später neuerdings mit der Lokalisation im Kleinhirn und verteidigt seine Angaben über die Falltendenz nach vorn oder rückwärts. NOTHNAGEL, ADLER, BRUNS, STEWART und HOLMES bringen eine Reihe von solchen Fällen. Ich kann die Angaben von HOLMES vollinhaltlich bestätigen, daß in der Mehrzahl der Beobachtungen nur ein spontanes Fallen nach hinten zu erweisen ist, daß dann für eine Läsion in den mehr rückwärtigen Teilen des Wurms spricht.

Weiters haben dann FREMEL und SCHILDER, sowie BRUNNER das spontane Fallen bei Wurmaffektionen besonders beschrieben, obwohl sie nicht zu einem ähnlichen Resultat kommen konnten wie INGVAR. Die Vereisungsversuche von HOFF und PÖTZL sprechen allerdings zugunsten des letzteren, ebenso die Versuche MUSSENS. Die Fälle von GRAHE sind schwer zu verwerten, denn in dem einen Fall von Wurmtumor, wo der Nodulus und die Uvula betroffen war, war auch die Medulla oblongata affiziert und der Kranke fiel nach vorn. Ein zweiter Fall hatte wohl ein Tumorstück im Wurm, aber die Hauptmasse gehörte dem Seitenlappen an, ist also absolut nicht hier anzuführen, ebensowenig sein dritter Fall. Dagegen ist hervorzuheben, daß GRAHE betont, er hätte bei seinen Tumorfällen mit Seitenlappenaffektionen nur einmal eine Falltendenz wahrgenommen. Sehr wichtig erscheint mir der Umstand, daß GRAHE auch bei einem Stirnhirntumor eine starke Fallneigung nach hinten beschrieb, was wohl, wie ich das des öfteren gesehen habe, auf einen konkommitierenden Hydrocephalus zu beziehen sein dürfte.

KONONOW nimmt an, daß bei Tumoren des Wurms mit Koordinationsstörungen der Körpermuskulatur keine isolierte Ataxie der Extremitäten auftritt. Ich möchte nicht so weit gehen wie WEISENBURG, der behauptet, daß der Oberwurm die synergischen Bewegungen der Schultergürtel-, der Unterwurm die der Beckengürtelmuskulatur vertrete. Dem entspricht schon das anatomische Verhalten nicht, da wir von den oberen Extremitäten zentripetale Fasern zum Oberwurm mit Sicherheit nicht nachweisen können.

BOGAERT und MARTIN beschreiben ein Wurmsyndrom. In allererster Linie sprechen sie von Gleichgewichtsstörungen und Retropulsion sowie plötzlichem Zusammensinken durch Tonusverlust. Ich möchte schon hier dazu anführen, daß ich dieses plötzliche Zusammensinken durch Tonusverlust bei Tumoren des Großhirns wiederholt gesehen habe, und zwar in ganz auffälliger Weise, wenn der Tumor groß war und in die Tiefe gegriffen hatte. Also dieses Symptom ist sicherlich nicht besonders charakteristisch für Kleinhirnwurmläsionen, schon darum nicht, weil beim Kleinhirnkranken infolge der Gleichgewichtsstörungen die Tendenz besteht zusammenzusinken, um sich vor dem Umfallen zu schützen. Es bestünden weiters Asynergie und tonische Anfälle, wie sie JAKSON beschrieben hat. Im Intervall besteht Hypotonie und Verlust der Sehnenreflexe, also Dinge, die sicherlich nicht allein auf den Wurm zu beziehen sind. Auch Anfälle von Achsendrehung seien auf Wurmläsionen zu beziehen. Auch Vorbeizeigen findet sich bei Wurmaffektion, allerdings nur an Bein und Rumpf (BESTA).

Vielleicht kann man hier die Beobachtungen von GERSTMANN sowie HOFF und SCHILDER anführen, wo Rollbewegungen in einem Fall scheinbar durch einen Tumor ganz vorn im Wurm bedingt wurden. Auch die Hyperglykämie LEWYS und SHINOSAKYS, sowie PAPAILIANS, HARALAMBE CROCEANUS gehören hierher.

Die *Läsionen des Seitenlappens* zeigen, wie HOLMES besonders beschrieb, ganz charakteristische Erscheinungen. Vor allem besteht die Tendenz, sich nach der affizierten Seite zu neigen. Die Konkavität der Wirbelsäule ist nach dieser Richtung eingestellt. Die gleichseitige Schulter steht gemeinhin in derselben Richtung wie die der Gegenseite, während der Körper zur normalen Seite um seine Längsachse gedreht ist. Die Kopfhaltung und Wendung nach der kranken, die Drehung nach der gesunden Seite ist nicht konstant, was den Mussenschen Befunden (Sitz der Kopfbewegungszentren im mittleren Wurmabschnitt) widerspricht. Die obere Extremität betätigt sich fast nicht bei der Erhaltung des Gleichgewichts. Von allen Seiten wird angenommen (Sven Ingvar, Goldstein, Hoff und Schilder u. v. a.), daß die Tendenz zum Fallen nach der kranken Seite besteht, was ich wiederholt gesehen habe. Doch ist das Fallen nicht ein rein seitliches, sondern mehr seitlich und nach hinten, also ein schräges Fallen. Mitunter werden auch nur ein paar Schritte nach der Seite und nach hinten ausgeführt und der Patient ist imstande, sich dann aufrecht zu erhalten Die untere Extremität ist gewöhnlich abduziert und ein wenig nach außen rotiert. Es macht sich das auch besonders beim Gang geltend, der gewöhnlich in der Richtung der kranken Seite abweicht. Um das zu zeigen, läßt Holmes den Kranken um einen Stuhl herumgehen, wobei der Kranke konstant gegen ihn torkelt und zu fallen droht und trotzdem aber mehr und mehr von ihm abweicht. Augenschluß steigert diese Bewegungen scheinbar nicht. Auch Holmes erwähnt, daß beim Gehen der Arm nicht mitbewegt wird, worauf ich seit Jahren aufmerksam gemacht habe und was, wie ich aus den gleichartigen Beobachtungen von Wartenberg ersehe, scheinbar ein ungemein wichtiges Symptom für Affektionen des Seitenlappens des Kleinhirns zu sein scheint.

Die Abweichreaktionen, besonders aber die Adiadochokinese habe ich nie bei Läsionen des Wurms allein, sondern nur bei Seitenlappenläsionen gesehen, so daß ich den drei Erscheinungen, Unterbleiben der Mitbewegung des Arms beim Gehen, Abweichreaktion und Zeigefehler und schließlich der Adiadochokinese die wichtigste Rolle bei der Diagnose einer Seitenlappenaffektion zuschreiben möchte. Sollte die Annahme Kleists richtig sein, daß die Katalepsie durch Läsion des frontocerebellaren Systems bedingt sei, so mußten Läsionen im Einstrahlungsbezirk des Brückenarmes oder solche der ganzen Hemisphäre diese am schönsten zeigen (s. Besta). Argañaráz sieht Nystagmus bei Seitenlappenaffektion. Puusepp meint, daß Einseitigkeit der Symptome und Nystagmus nach der kranken Seite für Hemisphärenläsion sprechen. Hoff und Pötzl finden allerdings auch bei medianer Vereisung Abweichreaktionen, was allerdings mit der Klinik der Wurmaffektionen im Widerspruch steht.

Versucht man noch genauer zu lokalisieren, so hat Sven Ingvar zwei Fälle veröffentlicht, bei denen er zeigen konnte, daß der Lobulus biventer und die Amygdala hauptsächlich Ataxie im Bein bedingen, während bei den Affektionen der oberen Extremität die Lobuli semilunares und der Gracilis mehr betroffen waren, ein Umstand, der bis zu einem gewissen Grad Bolk Recht gibt, daß die oberen Extremitäten mehr oral, die unteren mehr caudal vertreten erscheinen, was ich gleichfalls bereits betont habe.

Das Merkwürdige ist eine Beobachtung von Buys und Bogaert, bei der ein hühnereigroßer Tumor des Seitenlappens zu urogenitalen Störungen Veranlassung gegeben hat. Der Umstand, daß einem linksseitig befindlichen Tumor Nystagmus nach links bestand und der Kopf der rechten Schulter auflag, spricht wohl dafür, daß es sich hier bei den Vestibularerscheinungen um Drucksymptome gehandelt hat, da sie nach der Operation gleich den anderen Erscheinungen verschwunden sind.

Weiters hat Pötzl genauere Angaben über Lokalisation im Kleinhirn gemacht. Er findet zunächst, daß man die Übererregbarkeit des Labyrinths für die Seitendiagnose absolut nicht verwenden kann, da eine einseitige Übererregbarkeit durch eine bilaterale Kleinhirnläsion bedingt sein kann, wie denn überhaupt gewisse bilaterale Affektionen (z. B. Tuberkel) nur einseitige Symptome hervorzurufen brauchen (URECHIA). Ferner findet er bei Dehnung der Rinde im Lobus biventer Abweichereaktionen der Arme nach der gleichen Seite und Zwangseinstellung des Stammes nach der Gegenseite; wie man sieht, Erscheinungen, die eigentlich vollständig im Gegensatz stehen zu dem was SVEN INGVAR über den Lobus biventer ausgesagt hat, kommt noch dazu, daß GRAHE den Nystagmus auf den Lobus biventer bezieht, GERVER bei Läsion des Lobus biventer und gracilis Kleinhirnparese findet und man wird begreifen, wie vorsichtig man bei Lokalisationsversuchen sein muß. Das gilt auch für den schönen Fall von HOFF und PÖTZL, der allerdings durch einen Cysticercus am Boden des IV. Ventrikels kompliziert war, bei dem der Lobus semilunaris inferior und der medialste Abschnitt des Lobus gracilis zerstört war. Hier bestand eine Sinktendenz des linken Armes (Herd links). Die Autoren suchen diese Erscheinung durch Erregungen, die vom verstümmelten Kleinhirn ausgehen, zu erklären.

In einem zweiten Fall PÖTZLs handelt es sich um eine Läsion im Lobus quadrangularis. Es fand sich Nackensteifigkeit und Schmerzen, Fallen nach rechts, rückwärts, spontane Abweichreaktion nach rechts, auch Schwindel, bei dem es den Patienten nach rechts zog, und Scheinbewegungen nach rechts. Er meint, daß eine Dehnung der mittleren von der spinocerebellaren Einstrahlung freibleibenden Partie neben der Kleinhirnmediane zu einer gleichseitig gerichteten spontanen Abweichung und zu einer gleichzeitigen Fallreaktion nach rückwärts führt, was wieder den Angaben INGVERs entgegensteht. Katalepsie sah BESTA bei Läsionen des Kleinhirnrandes entgegen der Annahme KLEISTs.

LANGERON will im Flocculus mit PIERRET und GIRAUD optische Zentren annehmen (BABINSKI und WEILsche Kleinhirnprobe). In geschwärzten Gläsern finden sich in den äußersten Bezirken Öffnungen. Beim Blick durch diese wird beim Gehen nach der entgegengesetzten Seite abgewichen. Er spricht sich dafür aus, daß die Lokalisation funktionell sei. Ich selbst meine, daß eine Flockenläsion HERTWIG-MAGENDIsche Schielstellung bedinge. Ich muß gestehen, daß diese wenigen Beispiele wohl genügen werden, um zu zeigen, wie schwer es ist, sich ein Bild von der Lokalisation im Kleinhirn zu machen. Sicher ist nur eines, der Gang leidet am meisten bei Wurmläsionen. Hier tritt auch die Falltendenz am meisten in Erscheinung. Sicher ist ferner, daß die dysmetrischen Erscheinungen der oberen Extremitäten in allererster Linie durch die Seitenlappen bedingt sind und daß, wie ich vorhin betonte, das Ausbleiben der Mitbewegung der Arme beim Gehen, die Adiadochokinese, die Zeigefehler und Abweichereaktionen charakteristisch für Seitenlappenläsionen sind. Mit großer Vorsicht möchte ich weiters hervorheben, daß, konform, SVEN INGVAR, der vordere Abschnitt des Seitenlappens mehr der oberen Extremität, der hintere, bzw. untere Abschnitt mehr der unteren Extremität zu entsprechen scheint. Alles andere läßt sich nach unseren heutigen Methoden nicht beweisen. Es erscheint mir darum verfrüht Zentren für die synergischen Aktionen im Kleinhirn bezeichnen zu wollen, trotzdem MILLS und WEISENBURG bzw. WEISENBURG allein nicht wesentlich über das hinausgehen, was ich eben anführte. Im Vermis folgen sie BOLK und lokalisieren am oralsten Augen, dann Kopf und Auge, Gesicht und Kiefer, Zunge, Larynx, Pharynx, dann Nacken und Rumpf. Die oberen Extremitäten finden im Lobus lunatus anterior und semilunaris superior ihre Vertretung und zwar Adduktion medial, Abduktion lateral, Streckung oral, Beugung caudal. Der Lobus semilunaris inferior, Lobus gracilis und biventer entsprechen in gleicher Weise der unteren Extremität.

Es unterliegt dagegen keinem Zweifel, daß die Hyperkinesen bedingt sind durch eine Affektion der tiefen Kerne und es scheint hier sogar nach dem bisher bekanntgewordenen eine Lokalisation nach Muskelgruppen vorzuliegen. Das erscheint auch ganz verständlich, weil ja, wie wir wissen, auch im N. dentatus, zu dem wohl auch der Emboliformis und Globosus gehören, ein phylogenetisch älterer Abschnitt neben einem phylogenetisch jüngerem besteht. Nun haben die Untersuchungen von Klien gezeigt, daß Störungen der Sprache und solche der Schlingmuskulatur auftreten, wenn laterale bzw. lateroventrale Abschnitte des Kern ergriffen sind. Eine Beobachtung von Guillain und seiner Mitarbeiter zeigt, daß Krämpfe in der Fußmuskulatur auftreten, wenn der N. emboliformis mit dem Dentatus getroffen ist, also der phylogenetisch ältere Abschnitt. Hier finden sich Ansätze zu einer sicheren Lokalisation, wenn man auch sehr vorsichtig sein muß, besonders im bezug auf die Sprachstörungen, da bei Klien, wie erwähnt, auch die Faserung aus dem Gyrus semilunaris getroffen war.

Im großen und ganzen muß man sich aber bezüglich der Lokalisation im Kleinhirn sehr vorsichtig aussprechen, da gerade hier die Berücksichtigung aller komplizierender Momente allein imstande sein wird, aufklärend zu wirken.

van Rijnberk unterscheidet im Kleinhirn des Menschen 3 Gebiete: 1. Das spinosomatische propriozeptive Projektionsgebiet (Lobus anterior, Pyramis, Uvula, Tonus der Extremitätenmuskeln); hier bestünde keine Lokalisation. 2. Vestibulares Projektionsgebiet (Flocculus, Lingula, Nodulus) gleichfalls ohne Lokalisation. 3. Lobus medius, das neoolivare und palliopositive Projektionsgebiet, in welchem Lokalisationen möglich seien.

Kompensierbarkeit der Kleinhirnsymptome.

Angesichts der Fülle von Symptomen, die wir bei Kleinhirnschädigungen zu beobachten in der Lage sind, muß es Wunder nehmen, daß Irrtümer in der Diagnose noch immer vorkommen. Der Grund hierfür liegt meines Erachtens darin, daß nahezu jedes einzelne der Symptome des Kleinhirns auch das eine oder andere Mal bei Großhirnläsionen gefunden wurde (z. B. bei einer schönen Beobachtung von Roussy und Gabrielle Levy). Vielleicht sollte dem Umstande Rechnung getragen werden, daß die Erscheinungen bei Kleinhirnkrankheiten meist homolaterale sind, umgekehrt bei Großhirnkrankheiten kontralaterale, so daß man aus diesem Faktum allein zumeist die Erscheinungen auf die richtige Stelle wird beziehen können. Denn der Charakter des Symptoms ist doch zu wenig ausgesprochen als daß man aus ihm allein die Differentialdiagnose stellen könnte. Deshalb scheint es geboten, nie aus einem Symptom sondern immer nur aus dem Zusammentreten von mehreren gleichsinnigen den Prozeß auf eine bestimmte Gegend zu beziehen. Wir verkennen die Schwierigkeiten nicht, die sich solchen differentialdiagnostischen Erwägungen entgegenstellen, zumal wir kein absolut nur auf das Kleinhirn zu beziehendes Symptom besitzen. Dazu kommt noch ein weiterer Umstand. Bárány hat bereits seinerzeit aufmerksam gemacht, wie rasch der Zeigefehler schwinden kann, oft schon wenige Tage nach seinem Auftreten. In der überaus leichten Kompensierbarkeit der Kleinhirnerscheinungen (Anton), liegt ein zweites Moment, das die Diagnosestellung erschweren kann. Wieweit diese Kompensierbarkeit geht, hat wohl die Mehrzahl der Autoren erfahren. Der schöne Fall von Schloffer, Fischer und Pötzl zeigt, daß selbst bei halbseitiger Entfernung des Kleinhirns beim Menschen nahezu alle Erscheinungen innerhalb dreier Jahre schwinden können. Ich selbst sah einen Fall von Kleinhirnbrückenwinkeltumor, der zu schwersten Kleinhirnstörungen Veranlassung gegeben hat. Noch Wochen nach dem Eingriff konnte die Kranke sich nur sitzend waschen. 14 Monate nach dem Eingriff war fast keine Erscheinung mehr nachzuweisen. Ein Fall, den Brunner erwähnt, mit den schweren Kleinhirnsymptomen, bei dem die caudalen Abschnitte der Seitenlappen abgekappt wurden, habe ich lange beobachtet und gesehen, wie alle Erscheinungen der Kleinhirnläsion geschwunden sind, selbst die signifikantesten Sprachstörungen. Es ist natürlich nicht gleichgültig welchen Charakter der Prozeß besitzt, damit die Kompensation eintreten kann. Aber wir sehen Agenesien des Kleinhirns ohne Symptome und andererseits sehen wir frühinfantil oder fetal entstandene Erkrankungen mit nur einem Symptom, wo doch das ganze Kleinhirn eigentlich gelitten hat. Bei den Blutungen und Erweichungen (STIEFLER) tritt diese Kompensierbarkeit oft in überraschender Weise hervor und es gibt Cysten im Kleinhirn, die ohne jedes Symptom jahrelang bestehen können. Andererseits wieder darf man nicht vergessen, daß Encephalitisfälle und diffuse Erkrankungen, wie sie das Senium z. B. zeigt (SCHUSTER), zu ausgedehnten Erscheinungen führen können. Daß beim Tumor die Symptome nicht ganz gleichwertig sind, liegt teils in dem Charakters des Tumors, teils in der Tatsache, daß hier durch den begleitenden Hydrocephalus, durch Druck auf die Umgebung, durch komplikatorische Veränderungen (der Meningen, der Hinterwurzeln) das Symptomenbild Verschiebungen erleiden kann.

Schon aus diesen wenigen Andeutungen geht hervor, daß man sich nicht begnügen darf, einfach die Symptome gegeneinander abzuwägen, sondern auch aus Intensitätsschwankungen derselben, aus dem Fehlen eines zu erwartenden, aus dem Schwinden eines anderen, an das Wesen der Prozesses zu denken, der die Erscheinungen bedingt. Die Vernachlässigung dieses letzteren Umstandes hat es meines Erachtens mit sich gebracht, daß so viele Divergenzen in bezug auf die Symptomatologie des Kleinhirns auftreten können.

Aus allem aber geht hervor, daß wir im Kleinhirn ein sehr wesentliches Organ für unsere Bewegungsregulierung besitzen, wobei scheinbar alle Faktoren, die dabei in Frage kommen, das ist die Kinetik, der Tonus, die Dynamik in gleicher Weise eine Regulierung erfahren können. Die ordnungsgemäße Abstufung jedes einzelnen dieser Faktoren zum Zwecke des Zustandekommens einer geordneten Zielbewegung ist offenbar das Prinzipielle. So greift das Kleinhirn ein sowohl in den Mechanismus der Prinzipalbewegung als auch in jene der individualisierten und beherrscht schließlich deren Zusammenordnung. Ebenso ist eine Folgeerscheinung dieser Funktion des Kleinhirns die Erhaltung des Gleichgewichtes. Es ist demzufolge vollständig gleichgültig ob man beim Kleinhirn von einem Organ der Gleichgewichtserhaltung, des Massensinns, des Statotonus spricht, wenn man sich dabei nur vor Augen hält, daß es sich um ein Regulierungsorgan handelt, dessen Wirkung letzten Endes das Zustandekommen der geordneten Bewegung ist.

Literatur.

ADLER: Symptomatologie der Kleinhirnerkrankungen. Wiesbaden 1899. — ALTENBURGER, H.: Untersuchungen zur Physiologie und Pathophysiologie der Koordination. II. Mitt. Die willkürlichen Einzelbewegungen bei Kleinhirnläsionen. Z. Neur. **124**, 679 (1930). — ANTON, G.: Über Ersatz der Bewegungsleistungen beim Menschen und Entwicklungsstörungen des Kleinhirns. 12. Jversl. Ges. dtsch. Nervenärzte Halle, 13. u. 14. Okt. 1922. Zbl. Neur. **30**, 372 (1922). — ARGAÑARÁZ, PAUL: Der Kleinhirnnystagmus. Prensa méd. argent. **16**, 713 (1923). — ARNDT: Die Pathologie des Kleinhirns. Arch. f. Psychiatr. **26**, 404 (1894).

BABINSKI: De l'Asynergie cerebelleuse. Revue neur. **7**, 784, 806 (1899). — Hémiasynergie et hemitremblement d'origines cérébello-protuberantielle. Revue neur. **9**, 261 (1901). — Sur le Role du cervelet dans les actes volitionels nécessitant une succession rapide des mouvements (Diadococinésie). Revue neur. **10**, 1013 (1902). — BABINSKI et TOURNAY: Les symptomes des maladies du cervelet et leur signification. 17. internat. med. Kongr. London 1913. — BALDI, FELICE: Sopra una sindrome cerebello-bulbare. Neurologica (Napoli) **41**, 195 (1924). — BÁRÁNY: Lokalisation in der Rinde der Kleinhirnhemisphären. Dtsch. med. Wschr. **1913 I**, 637 (Auch Wien. med. Wschr. **1911**). — Funktion des Flocculus beim Kaninchen. Jb. Psychiatr. **36**, 631 (1914). — BÁRÁNY u. WITTMAACK: Funktionelle Prüfung des Vestibularapparates. Verh. otol. Ges. **1911**. — Zur Zerlegung der Fallreaktion in 2 Komponenten: a) Reaktion des Körpers und b) Reaktion der Beine. Acta oto-laryng. (Stockh.) **4**, 70 (1922). — Osservazioni sulla teorie dell apparato vestibulare e del cerveletto. Prova dell'indice. Reazione di deviazione. Prova di orientamento. Riv. otol. ecc. **2**, 161 (1925). — Bakker, S. P.: Atrophia olivopontocerebellaris. Z. Neur. **89**, 293 (1924). — Bard, L.: Du rôle et du mécanisme d'action du cervelet dans la régulation des mouvements. Revue neur. **32**, 553 (1925). — Barkmann, Ake: Sur les mouvements arrêtés ou le symptôme de frein, un signe cérébelleuse. Acta med. scand. (Stockh.) **54**, 213 (1921). — Barré, J. A.: Epreuve de l'index et localisations cerebelleuses. Peut'on interroger le cervelet, à travers l'appareil vestibulaire? Paris méd. **17**, 265 (1927); Rev. d'Otol. etc. **1928**. — Barré, J. A. et O. Metzger: Contribution à la sémiologie des affections cérébelleuses (Le signe de la dysharmonie vestibulaire). Rev. Méd. **43**, 937 (1929). — Bartels, M.: Vergleichendes über Augenbewegungen. Handbuch der normalen und pathologischen Physiologie, Bd. 12,2, S. 1113. Berlin: Julius Springer. — Batten, F. C.: On the diagnostic value of the position of the head in cases of cerebellar disease. Brain **26**, 71 (1903). — Bender Laurette: The cerbellar control of the vocal organs. Arch. of Neur. **19**, 796 (1928). — Benesi u. Brunner: Mschr. Ohrenheilk. **1921**, 714. — Benjamin, C. E.: Zeigeversuch. Arh. néerl. Physiol. **7**, 333 (1922). — Benvenuti, Marino: Cerveletto e funzioni psichiche, studio sintetico-critico. Riv. sper. Freniatr. **52**, 181 (1928). — Berliner, Hoff u. Schilder: Über Tonusverlust. Dtsch. Z. Nervenheilk. **91**, 236 (1926). — Besta, C.: Sindromia focolaio da lesioni della corteccia cerebellare. Gazz. Osp. **47**, 1153 (1926). — Bing, Robert: Sémiologie des affections cérébelleuses. Schweiz. Arch. Neur. **16**, 3 (1925). — Beziehungen zwischen Striatum und Kleinhirnsymptomatologie. Therapia **3**, 23 (1926); Zbl. Neur. **44**, 598 (1926). — Equisse d'étude comparative des syndromes cerebelleux' et striaire. Revue neur. **23**, 149 (1926). — Birkholz: Klinischer und pathologischer Beitrag zur Genese von otogenen Cerebellarabscessen (mit kurzen Bemerkungen zur Physiologie des Kleinhirns und des Kleinhirnnystagmus). Arch. Ohr- usw. Heilk. **112**, 125 (1924). — Blohmke, Artur: Beitrag zur Frage des Vorbeizeigens und seiner cerebralen Auslösung. Z. Hals- usw. Heilk. **4**, 366 (1923). — Bogaert, L. van et P. Martin: Les tumeurs du quatrième ventricule et le syndrome cérébelleuse de la ligne médian. Revue neur. **38**, 431 (1928). — Bolk, L.: Das Cerebellum der Säugetiere. Jena: Gustav Fischer 1906. — Bonhöffer, K.: Über den Einfluß des Cerebellum auf die Sprache. Mschr. Psychiatr. **24**, 379 (1908). — Brain, W. Russel: The rotated or cerebellar posture of the head. Brain **49**, 61 (1926). — Bremer, F.: Recherches sur la physiologie du cervelet et considerations sur la physiopathologie du tonus musculaire. J. de Neur. **25**, 520 (1925). — Brückner: Fall von Tumor cerebelli. Jb. Kinderheilk. **1894**, 38. — Brun, R.: Das Kleinhirn: Anatomie, Physiologie und Entwicklungsgeschichte. Neurologische und psychiatrische Abhandlungen, herausgeg. von v. Monakow. Zürich: Orell Füssli 1927. — Brunner: Allgemeine Symptomatologie der Erkrankungen des N. vestibularis. Handbuch der Neurologie des Ohres, Bd. 1, S. 939. Wien u. Berlin: Urban & Schwarzenberg 1924. — Ergebnisse der klinischen Funktionsprüfung des Ohres bei Erkrankungen der Medulla oblongate und des Kleinhirns. Zbl. Neur. **44**, 1 (1926). — Bruns: Halbseitige Erkrankungen des Kleinhirns und ihre Diagnose. Neur. Zbl. **23**, 578 (1904); s. a. Geschwülste des Nervensystems. Berlin: S. Karger 1908. — Brouwer, B. u. L. Coenen: Untersuchungen über das Kleinhirn. Psychiatr. Bl. (holl.) **1921**, 204. — Brzezicki, E.: Einige Worte über die phylogenetische Entwicklung des Kleinhirns und seine Funktion. Now. psychjatr. (poln.) **3**, 157 (1926). — Buscaino: Contributo alla sintomatologia delle lesioni cerebellari. Riv. Pat. nerv. **3**, 382 (1926). — Buys, P. M. et Ludo van Bogaert: Glioma ependymaire du cervelet. Etude neurologique. Etat des fonction vestibulaires. J. de Neur. **25**, 203 (1926).

Camis, M.: Das Kleinhirn als Regulationszentrum des sympathischen Muskeltonus. Pflügers Arch. **197**, 441 (1922). — Castagnari, G.: Nuova conferme col metodo Patrici, dell'atonia omolaterale dei muscoli nel cane emicerebellato. Riv. sper. Freniatr. **54**, 36 (1930). — Cate, J. Ten: Contribution à la localisation fonctionelle dans le cervelet. Le paraflocculus. Arch. néerl. Physiol. **10**, 24 (1925). — Ceni, Carlo: Cervello e funzioni materni. Riv. Psicol. **20**, 68 (1924). — Clarke, K. H.: Experimental stimulation of the cerebellum. Brain **49**, 537 (1926). — Comolli, A.: Il cerveletto dei mammiferi e la sua divisione. Rev. mensile Sci. nat. Natura **1** (1910); Archives d'Anat. **9**, 247 (1910). — Czyhlarz, E. v. u. O. Marburg: Über cerebrale Blasenstörungen. Jb. Psychiatr. **20**, 134 (1901).

Dana, C.: The cerebellar seizure (cerebellar fits). N. Y. State J. Med. **81**, 270 (1905). — Demetriades, Th. D. u. E. A. Spiegel: Zur Frage der Bedeutung des Kleinhirns für die Entwicklung des Spontannystagmus. Z. Hals- usw. Heilk. **12 II**, 630 (1925); **19**, 250 (1927). — Demole: Structure et Connexions des noyaux dentelés du cervelet. Schweiz. Arch. Neur. **21**, 73 (1927). — Dimitri, V.: Zur cerebellaren Hemiplegie und ihre wahrscheinliche Pathogenese. Arch. argent. Neur. **4**, 32 (1929). — Dreschfeld: bei Scholz. Mitt. Grenzgeb. Med. u. Chir. **16**, 745 (1906). — Dresel, K. u. F. H. Lewy: Die Lokalisation vegetativer

Zentren im Kleinhirn. Zbl. Neur. **33**, 488 (1923); Dtsch. Z. Nervenheilk. **81**, 82 (1924). — DROZDA: Beiträge zum Studium der Physiologie des Kleinhirns. Wien. klin. Wschr. **1876 I**, 8. DUSSER DE BARENNE, J. G.: Arch. néerl. Physiol. **7**, 112 (1922). — Die Funktionen des Kleinhirns. Handbuch der Neurologie des Ohres. Bd. 1, S. 589. Wien u. Berlin: Urban & Schwarzenberg 1924.

ECONOMO, C. v.: Über dissoziierte Empfindungslähmung bei Ponstumoren. Jb. Psychiatr. **32**, 107 (1911). — EDINGER: Über die Einteilung des Cerebellums. Anat. Anz. **35**, 319 (1909). — EISELSBERG u. v. FRANKL-HOCHWART: Zur Kenntnis der operativen Behandlung der Kleinhirncysten. Mitt. Grenzgeb. Med. u. Chir. **24**, **311** (1917).

FEUCHTWANGER, ERICH: Körpertonus und Außenraum. Arch. f. Psychiatr. **100**, **439** (1933). — FISCHER, BRUNO: Zur Frage der Kleinhirnlokalisation nach BÁRÁNY. Klin. Wschr. **1922 II**, 2417. — FISCHER, M. H. u. O. PÖTZL: Asymmetrische Enthemmungserscheinungen nach Resektion einer Kleinhirnhemisphäre am Menschen. Mschr. Psychiatr. **62**, 65 (1926). — Z. Neur. **47**, 821 (1927). — Physiologische Untersuchungen nach Resektion der rechten Kleinhirnhemisphäre am Menschen. Z. Neur. **119**, 163 (1929). — FÖRSTER, O.: Physiologie und Pathologie der Koordination, 1902. — Das Wesen der choreatischen Bewegungsstörung, 1904. — Das phylogenetische Moment in der spastischen Lähmung. Berl. klin. Wschr. **1913**. — Schlaffe und spastische Lähmungen. Handbuch der normalen und pathologischen Physiologie, Bd. 10, S. 915. Berlin: Julius Springer 1927. — FOIX et THÉVENARD: Les reflexes de posture. Revue neur. **1922**, 948; **1923**, 449. — FREMEL u. SCHILDER: Zur Klinik der Kleinhirnwurmerkrankungen. Wien. klin. Wschr. **1920**, 1030. — FRIGERIO: Attegiamenti cerebellari e rigidità da decerebrazione in patologia umana. Studii neurologici dedicati ad E. TANZI. Torino 1926, p. 333. — FULTON, J. F.: A case of cerebellar tumor with seizures of head retraction described by Wurffbain in 1691. J. nerv. Dis. **70**, 577 (1929). — FULTON, J. F., E. G. T. LIDELL and D. MCRIOCH: Relation of the cerebrum to the cerebellum. Arch. of Neur. **28**, 542 (1932).

GERGELY, BELA: Konstante rhythmische klonische Zuckungen sämtlicher Schlingmuskeln in einem Fall von herdartiger Kleinhirnerkrankung. Gyógyászat (ung.) **67** (1927). — GERSTMANN, JOSEF: Körperrotation um die Längsachse bei cerebellarer Erkrankung. Arch. f. Psychiatr. **76**, 635 (1926). — GERVER, A.: Zur Frage der Entstehung der motorischen Lähmungen bei den Kleinhirnschädigungen. Ž. Nevropat. (russ.) **22**, 367 (1929); Zbl. Neur. **55**, 346 (1930). — GOLDSTEIN, K.: Über die Störungen des Gewichtschätzens bei Kleinhirnkranken und ihre Beziehung zu den Veränderungen des Tonus. Zbl. Neur. **33**, 485 (1923); Z. Nervenheilk. **81**, 68 (1924). — Über die Funktion des Kleinhirns. Zbl. Neur. **37** (1924). — Über die Funktion des Kleinhirns. Vorl. Mitteilung. Klin. Wschr. **1924 II**, 1255. — Über induzierte Tonusveränderungen beim Menschen. II. Mitt. Z. Neur. **89**, **383** (1924). — Neuere Erfahrungen zum Problem der sogenannten induzierten Tonusveränderungen, gleichzeitig ein Beitrag zur Symptomatologie der Cerebellar- und Frontalerkrankungen. Zbl. Neur. **41**, 715 (1925). — Über den Einfluß unbewußter Bewegungen resp. Tendenzen zu Bewegungen auf die taktile und optische Raumwahrnehmung. Klin. Wschr. **1925 I**, 294. — Über Störungen der akustischen Lokalisation bei Cerebellar- und Frontalhirnkranken. Schweiz. Arch. Neur. **17**, 218 (1926). — Zum Problem der Tendenz zum ausgezeichneten Verhalten; zugleich ein Beitrag zur Symptomatologie der Kleinhirn- und Stirnhirnläsion. Dtsch. Z. Nervenheilk. **109**, 1 (1929). — Das Kleinhirn. Handbuch der normalen und pathologischen Physiologie, Bd. 10, S. 222. Berlin: Julius Springer. — GOLDSTEIN, K. u. REICHMANN: Beiträge zur Casuistik und Symptomatologie der Kleinhirnerkrankungen. Arch. f. Psychiatr. **56**, 466 (1916). — GOLDSTEIN, K. u. RIESE: Über induzierte Veränderungen des Tonus- und Halsreflexes, Labyrinthreflexes und ähnlicher Erscheinungen I. Klin. Wschr. **1923**, 1201. — Über den Einfluß sensibler Hautreize auf die sog. vestibularen Resektionsbewegungen. Klin. Wschr. **1925**, 1201. — GORDON, A.: A special diagnostic phenomenon in cerebellar diseases. J. amer. med. Assoc. **51**, 461 (1908). — GRAHE, KARL: Kann vom Kleinhirn Nystagmus ausgelöst werden? Fol. otolaryng. I Orig. **17**, 99 (1928). — Das Verhalten der Haltungs- und Bewegungsreaktionen (der Vestibularapparate) bei zentralen Erkrankungen. Handbuch der normalen und pathologischen Physiologie, Bd. 15,1, S. 411. Berlin: Julius Springer 1930. — GRANT, F. C. and L. FISHER: One hundred and sixteen verified intracranial lesions with report of vestibular test findings. J. Psychol. u. Neur. **34**, 113 (1926). — GREGGIO, ETTORE: Sulla patogenesi di alcuni fenomeni di lesione cerebellare. Fol. neurobiol. **12**, 189 (1921). — GREGOR u. SCHILDER: Beiträge zur Physiologie und Pathologie der Muskelinnervation. Z. Neur. **14** (1913). — GRÜNBAUM, A. A.: Experimentelles zur Lehre vom systematischen Zusammenhang der motorischen Erscheinungen. Z. Neur. **120**, 286 (1929). — GÜTTICH: Bemerkungen zum Zeigeversuch. Z. Hals- usw. Heilk. **21**, 198 (1928). — GUILLAIN, GEORGES, TH. ALAJOUANINE et R. MARQUÉZY: Hémorragie cerebelleuse avec spasmes toniques et attitude de rigidité des membres inférieures. Bull. Soc. méd. Hôp. Paris **39**, 1120 (1923).

HANSEN, K. u. W. RECH: Beziehungen des Kleinhirns zu den Eigenreflexen. Dtsch. Z. Nervenheilk. **87**, 207 (1925). — HAYASHI, M.: Einige wichtige Tatsachen aus der ontogenetischen Entwicklung des menschlichen Kleinhirns. Dtsch. Z. Nervenheilk. **81**, 74 (1924). — Hellmann, Karl: Zur Bedeutung der Armtonusreaktion für die Diagnose von Kleinhirnaffektionen. Klin. Wschr. **1924 II**, 1223. — Hilpert, Paul: Der Koordinationsmechanismus. Klin. Wschr. **1924 I**, 1889. — Höpfner, Th.: Über eigenartige Bewegungsbilder vermutlich cerebellaren Ursprungs. Z. Neur. **89**, 586 (1924). — Holmes, Gordon: The symptoms of acute cerebellar injuries due to gunshot injuries. Brain **90**, 461 (1917). — The Croonian lectures on the cerebellar disease and their interpretation (Croonian lectures). Lancet **1922**, 1177, 1231; **1923**, 59, 111. — Hoff, Hans u. O. Pötzl: Über die kalorische Beeinflussung des intakten und verstümmelten menschlichen Kleinhirns. Wien. klin. Wschr. **1932 I**. — Hoff u. Schilder: Über die spontane Abweichereaktion. Mschr. Psychiatr. **62**, 134 (1927). — Die Lagereflexe des Menschen. Wien: Julius Springer 1927. — Hoffmann: Die Eigenreflexe. Berlin: Julius Springer 1922. — Hoshino, T.: Beiträge zur Funktion des Kleinhirnwurms beim Menschen. Acta oto-laryng. **2**, Suppl. 5, 1 (1921). — Hunt, J. Ramsay: Dyssynergia cerebellaris, myoclonica primary atrophy of the dentate system. A contribution to the pathology and symptomatology of the cerebellum. Brain **44**, 490 (1921). — The striocerebellar tremor. (A study of the nature and localisation of the combined form of organic tremors). Trans. amer. neur. Assoc. **1922**, 327. — The relation of the cerebellum to the static system and its rôle in posture synergy. J. nerv. Dis. **60**, 337 (1924). — Theorie statosynergique de la fonction cerebelleuse. Revue neur. **34**, 445.

Ingvar Sven: Zur Phylo- und Ontogenese des Kleinhirns. Haarlem: De Erven. F. Bohn 1918. — Von spinalem Vorbeizeigen. IV. Mitteilung über das Kleinhirn. Acta med. scand. (Stockh.) **57**, 313 (1922). — On cerebellar localisation. Brain **46**, 301 (1923). — Studies in Neurology II. On cerebellar function. Bull. Hopkins Hosp. **43**, 338 (1928). — Isserlin: Über den Ablauf einfacher willkürlicher Bewegungen. Kraepelins psychol. Arb. **6**, 1 (1910).

Jaeger: Nach van Rijnberk (1931). — Jakob, A.: Das Kleinhirn. Handbuch der mikroskopischen Anatomie des Menschen, Bd. 6,1, S. 674. Berlin: Julius Springer 1928. — Janiševskij, A. E.: Das distonische Phänomen der erhobenen Arme bei den Kleinhirnläsionen. Liječn. Vijesn. (serbokroat.) **50**, 1221 (1928); Zbl. Neur. **54**, 218 (1929). — Jelgersma, G.: Anarthrie bij cerebellaire aandeeningen. Nederl. Tijdschr. Geneesk. **1904 I**, 310. — Die Funktion des Kleinhirns. J. Psychol. u. Neur. **23**, 137 (1918). — Das Kleinhirn in anatomischer, physiologischer und pathologischer Hinsicht. J. Psychol. u. Neur. **44**, 505 (1932). — Jong, H. de: Action tremor. J. nerv. Dis. **64**, 1 (1926).

Karlefors, John: Pointing reaction weaker outward, stronger inward. A general symptom of intracranial pressure produced from the side of the cerebellum. Acta oto-laryng. **4**, 257 (1922). — Keller, Koloman: Kleinhirnsymptome des Großhirns (Adiadochokinese als Apraxie). Dtsch. Z. Nervenheilk. **90**, 136 (1926). — Keschner, M. and Morris Grossmann: Cerebellar symptomatology evaluation on the Basis of intracerebellar and extracerebellar Lesions. Arch. of Neur. **19**, 78 (1928). — Kipschidze, S.: Nach van Rijnberk 1931. — Klein, Robert: Über die Zwangshaltung des Kopfes bei Kleinhirnerkran kungen (Symptomatologie und klinischer Verlauf eines Tuberkels der Tonsille). Z. Neur. **92**, 496 (1924). — Kleist, K.: Über nachdauernde Muskelkontraktionen. J. Psychol. u. Neur. **10**, 95 (1908). — Über die Lokalisation tonischer und katatonischer Erscheinungen. Dtsch. Z. Nervenheilk. **36**, 176 (1909). — Zur Auffassung der subcorticalen Bewegungsstörungen. Arch. f. Psychiatr. **59**, 790 (1918). — Klejn, A. de: Die reziproke Innervation der Organmuskeln des Kaninchens bei kalorischer Reizung nach totaler Cerebellumexstirpation. Acta oto-laryng. 8, 195 (1925). — Klejn, A. de u. Rademaker: Nederl. Tijdschr. Geneesk. **1919 III**, 1045. — Klestadt u. Rotter: Ein Beitrag zum spontanen Vorbeizeigen als Kleinhirnsymptom. Arch. f. Psychiatr. **84**, 93 (1928). — Klien, H.: Über die kontinuierlichen rhythmischen Krämpfe des Gaumensegels und der Schlingmuskulatur. Mschr. Psychiatr. **43**, 79 (1918). — Kluge: Nach van Rijnberk, 1931. — Kononow, E.: Zur Frage der Lokalisation der Kleinhirnfunktionen. Zbl. Neur. **29**, 213 (1922). — Die Lokalisation der Funktionen des Kleinhirns. Festschr. f. Rossolimo, 1925, S. 117. Ref. Zbl. Neur. **45**, 597 (1926). — Krestovnikoff, A.: De l'influence de l'ablation d'une partie du cervelet sur certaines propriétés de la musculature striée. Arch. néerl. Physiol. **12**, 368 (1928); s. a. Russk. fiziol. Ž. **11**, 43 (1928). — Kure, Ken, T. Shinosaki, Y. Kinoshita u. T. Nagano: Das Kleinhirn und der sympathische Muskeltonus. Z. exper. Med. **45**, 310 (1925).

Langeron, L.: Localisations cérébelleuses. Gaz. Hôp. **95**, 587 (1922). — Laruelle: Sarcome du lobe droit du cervelet. Revue neur. **14**, 204 (1906). — Leidler, R.: Der Schwindel. Handbuch der Neurologie des Ohres, Bd. 1, S. 553. Wien u. Berlin: Urban & Schwarzenberg 1924. — Leiri, F.: Über Tremor bei Kleinhirnaffektionen. J. Psychiol. u. Neur. **29**, 429 (1923). — Über Intentionszittern bei Kleinhirnkranken. Zbl. Neur. **32**, 429 (1923). — Das Kleinhirn als Organ der Innervation der Antagonisten bei der Muskelwirkung. Finska Läk.sällsk. Hdl. **65**, 627 (1923); Zbl. Neur. **35**, 398 (1924). — Le cervelet, un organ servant à l'innervation des antagonistes dans l'activité musculaire. Acta oto-laryng. 6, 516 (1924). — Beitrag zur Patho-Physiologie des Kleinhirns auf Grund eines Falles von Erweichung in der einen Kleinhirnhemisphäre nebst Status lacunaris cerebri. Duodecim (Helsingfors) 5, 1 (1925). — Über posturale Reflexe. Finska Läk.sällsk. Hdl. 67, 793 (1925); Zbl. Neur. 43, 29 (1926). — Über oberflächliche Kleinhirnaffektionen. Z. Hals- usw. Heilk. 16, 113 (1926). — LEVY-VALENSI, J.: Syndrôme cérébelleux et syndrôme vestibulaire. Essai de schématisation. Paris: Alcan 1922. — LEWANDOWSKY: Über die Verrichtungen des Kleinhirns. Arch. f. Physiol. 1903, 129. — Die Funktionen des Nervensystems. Jena: Gustav Fischer 1907. — Handbuch der Neurologie, Bd. 1, S. 358. 1910. — LEWY, F. H. u. T. SHINOSAKI: Die Bedeutung des Kleinhirnwurms für den Blutzuckerspiegel. Klin. Wschr. 1926 II, 2312. — LEY, R. A.: Contribution à l'étude des localisations cérébelleuses et du syndrôme cérébelleux. Arch. internat. Méd. expér. 2, 5 (1925). — LIDELL and SHERRINGTON: Reflexes in response to stretch (myotatic reflexes). Proc. roy. Soc. Lond. 96, 212 (1924); 97, 267 (1925). — LIEON et METZGER: Nystagmus cérébelleuse. Rev. d'Otol. etc. 5, 919 (1927). — LÖWY, R.: Über die Faseranatomie und Physiologie der Formatio vermicularis cerebelli. Arb. neur. Inst. Wien 21, 359 (1916). — LOTMAR, F.: Ein Beitrag zur Pathologie des Kleinhirns. Mschr. Psychol. u. Neur. 24, 217 (1908); s. a. Koresp.bl. Schweiz. Ärzte 1913. — LUCIANI: Il cerveletto. Firenze 1891. — Das Kleinhirn. Erg. Physiol. 3, 259 (1904). — LUNA, E.: Il compartamento delle radici sensitive dei nervi spinorombencefalici. Monit. zool. ital. 37, 283 (1926).

MAGNUS, K.: Lokale und segmentale Reaktionen. Zbl. Neur. 44, 11, 12 (1926). — MAGNUS, K. u. DE KLEJN: Experimentelle Physiologie des Vestibularapparates. Handbuch der Neurologie des Ohres, Bd. 1, S. 465. Wien u. Berlin: Urban & Schwarzenberg 1924. — Körperstellung, Gleichgewicht und Bewegung bei Säugern. Handbuch der normalen und pathologischen Physiologie, Bd. 15, S. 29. Berlin: Julius Springer 1930. — Haltung und Stellung bei Säugern. Handbuch der normalen und pathologischen Physiologie, Bd. 15, S. 55. Berlin: Julius Springer 1930. — MAAS, O.: Störung der Schwereempfindung bei Kleinhirnkranken. Neur. Zbl. 32, 405 (1913). — MANN, L.: Zur Symptomatologie des Kleinhirns. Mschr. Psychiatr. 15, 409 (1904). — MARBURG: Die physiologische Funktion der Kleinhirnseitenstrangbahn. Arch. f. Physiol. 1904, Suppl., 457. — Die Anatomie des Kleinhirns. Dtsch. Z. Nervenheilk. 81, 8 (1924). — Entwicklungsgeschichte, makroskopische und mikroskopische Anatomie. Handbuch der Neurologie des Ohres, Bd. 1, S. 175. Berlin u. Wien: Urban & Schwarzenberg 1924. — Der amyostatische Symptomenkomplex. Arb. neur. Inst. Wien 27, 47 (1925). — Die Tumoren im Bereiche des Cochlear-, Vestibularsystems und Kleinhirns. Handbuch der Neurologie des Ohres, Bd. 3, S. 1. Wien u. Berlin: Urban & Schwarzenberg 1926. — Probleme der vertikalen Blickbewegung. Z. Augenheilk. 58, 254 (1926). — Das Kleinhirn und seine Diagnostik. Ikurse ärztl. Fortbld. 1928. — Der Einfluß des Kleinhirns und der Stammganglien auf die Sprache. Festschrift für G. MARINESKO, S. 413. Bukarest: Marvan 1933. — MEYERS: The cerebellar gait. J. nerv. Dis. 40, 14 (1919) u. a. O. — MICHELSON, A. u. V. FICHALSKAJA: Der arterielle Blutdruck bei elektrischer Reizung des Kleinhirns. Russk. fiziol. Ž. 16, 466 (1933). — MILLS, CHARLES V.: The cerebellum, its functions, diseases and encephalic interrelations. Arch. of Neur. 20, 235 (1928). — MILLS, CHARLES V. and WEISENBURG: Cerebellar symptoms and cerebellar localisation. J. amer. med. Assoc. 63, 1813 (1914). — MINGAZZINI, G.: Pathogenese und Symptomatologie der Kleinhirnerkrankungen. Erg. Neur. 1, 89 (1911). — Sulla patologia del cerveletto. Riv. otol. ecc. 1, 407 (1924). — Über die Pathologie des Kleinhirns. Dtsch. Z. Nervenheilk. 81, 35 (1924). — MUNK: Über die Funktionen des Kleinhirns. Ges. Mitteilungen, S. 286. Berlin: Hirschfeld 1909. — MURRI: Nach OPPENHEIM. — MUSSEN, AUBREY: Cerebellum and red nucleus. Arch. of Neur. 31, 110 (1934). — MUSSEN, A. T.: Experimental investigations on the cerebellum. Brain 50, 313 (1927). — The cerebellum. Arch. of Neur. 23, 411 (1930).

NERI, V.: Segni elletrici di distonia cerebellare. Boll. Soc. Biol. sper. 3, 1319 (1928). — NOICA: Le Rôle de fixité du cervelet dans l'execution des mouvements volontaires des membres. Revue neur. 28, 164 (1921). — Die Rolle des Kleinhirns bei Bewegungen der Glieder. Spital (rum.) 41, 210 (1921). — Sur le rôle du cérvélet dans la phonation. C. r. Soc. Biol. Paris 75, 550 (1921). — L'homme debout. Sur la fonction de fixité du cervelet. Revue neur. 36, 1159 (1929). — NOICA, D.: Sur les recentes acquisitions de la physiologie normale et pathologique de l'appareil cérébelleux. Revue neur. 40 II, 459 (1933). — NOTHNAGEL, H.: Experimentelle Untersuchungen über die Funktionen des Gehirns. Virchows Arch. 68, 33 (1876).

ODIN: Nach SOEDERBERGH.

PANZEL, ADOLF: Untersuchungen über das Vergleichen von Gewichten bei Gesunden und Kranken. Dtsch. Z. Nervenheilk. 87, 161 (1925). — PAPILLIAN, V. u. HARALAMBE CRUCEANU: Neue Untersuchungen über die organvegetative Funktion des Kleinhirns. Cluj. med. (rum.) 6, 43 (1925); s. a. Zbl. Neur. 41, 614 (1925); s. a. C. r. Soc. Biol. Paris 92, 722 (1925). — Recherches expérimentales sur les fonctions organo-végétatives du cervelet. J. Physiol. et Path. gén. 24, 47 (1926). — PERELMANN, L.: Zur Frage der vegetativen Zentren des Kleinhirns. Med.-biol. Ž. 3, 37 (1927); Zbl. Neur. 47, 617 (1927). — PFEIFFER: Note concernant trois cas d'hémiplegie cérebelleuse. Rev. internat. Méd. et Chir. 32, 1 (1921). — PICK, A.: Zur Zerlegung der „Demenz". Mschr. Psychiatr. 54, 3 (1923). — PIÉCHAUD, P. et H. SIMÉON: Le vertige dans les maladies cérebelleuses. Progrès méd. 53, 1951 (1925). — PINELES: Zur Lehre von den Funktionen des Kleinhirns. Arb. neur. Inst. Wien 6, 182 (1899). — PÖTZL, O.: Bemerkungen über den JAKSCH-SCHLOFFERschen Fall von Kleinhirnresektion. Med. Klin. 1925 II, 1524. — Lokaldiagnostische Bemerkungen zu der einseitigen Übererregbarkeit eines Labyrinths bei Kleinhirnerkrankungen. Med. Klin. 1928 I, 167. — Zur Frage nach der Bedeutung der beiden Hauptsysteme in der Kleinhirnrinde. Psychiatr.-neurol. Wschr. 1928 II, 375. — Zur Frage der Lokalisation innerhalb des Kleinhirns. FLATAU-Festschrift, 1929, S. 125. — PÖTZL, O. u. O. SITTIG: Klinische Befunde mit HERTWIG-MAGENDIEscher Augeneinstellung. Z. Neur. 95, 701 (1925). — POPOW, N. A.: Beiträge zur Symptomatologie der Kleinhirn- und Labyrintherkrankungen. Dtsch. Z. Nervenheilk. 87, 223 (1925). — PUUSEPP, L.: Die Tumoren der Kleinhirnhemisphären. Fol. neurochir. (Tartu) 9, 1 (1929).

RADEMAKER: Statik und Motilitätsstörungen kleinhirnloser Tiere. Verh. Ges. Naturforsch. Düsseldorf 1926, 144. — Expériences sur la physiologie du cérvélet. Revue neur. 37 I, 337 (1930). — Das Stehen. Berlin: Julius Springer 1931. — RADEMAKER u. C. WINKLER: Einige physiologische und anatomische Beobachtungen bei einem Hunde, der 38 Tage ohne Großhirnhemisphäre und ohne Cerebellum gelebt hat. Versl. Akad. Wetensch. Amsterd., Wis- en natuurkd. Afd. 37, 356 (1928). Ref. Zbl. Neur. 50, 682 (1928). — REICHMANN, FRIEDA: Zur neurologischen Kasuistik der Kleinhirnverletzungen. Arch. f. Psychiatr. 57, 61 (1917). — RIJNBERK, G. VAN: Lokalisationsproblem im Kleinhirn. Erg. Physiol. 1908, 650; Fol. neurobiol. 6, Erg.-H. (1912). — Die neuesten Ergebnisse der Lokalisation der Leistungen im Kleinhirn auf Grund experimenteller Untersuchungen. Nederl. Tijdschr. Geneesk. 68, 3138 (1924). — Idées actuelles et derniers travaux concernant les fonctions du cervelet. Arch. néerland Physiol. 10, 155 (1925). — Das Kleinhirn. Erg. Physiol. 31, 502 (1931). — ROBERT, MAC, G. RUSSEL and LAURENT FEINIER: Cerebellar fits. Arch. of Neur. 5, 296 (1921). — ROGER et COLLET: Affection cérebelleuse systematisé avec parole scandée. Arch. de Neur. 1893. — ROHHARDT, W.: Über Zeige- und Fallreaktionen bei Kleinhirnkranken. Z. Neur. 1919 II, 67. — ROSSI, O.: Sui rapporti tra le asimmetrie toniche e le asimmetrie motorie provocate da lesioni cerebellari unilaterali. Arch. di Fisiol. 23, 1 (1925). — Contributo alla conoscenca della sintomatologia delle lesioni del sistema cerebellare. Il sintoma delle asimmetrie primitive di posizione. Torino 1926. Studii neurologici dedicati ad Eugenio Tanzi. — ROUSSY, G. et GABRIELLE LEVY: Les troubles d'aspect cérébelleux par lésion corticale. Festschrift für FLATAU. Warschau 1929. — ROTHFELD, JAKOB: Über atypische tonische Halsreflexe in 2 Fällen von Kleinhirntumor. Z. Neur. 104, 225 (1926). — Atypische Halsreflexe in 2 Fällen von Kleinhirntumor. FLATAU-Festschrift, 1929. S. 66. — ROTHMANN, M.: Zur Kleinhirnlokalisation. Berl. klin. Wschr. 1913 I; Neur. Zbl. 32, 702 (1913). — The symptoms of cerebellar diseases and their significance. 17. internat. Congr. Med. London 1913 I, p. 59. — Die Symptome der Kleinhirnerkrankungen und ihre Bedeutung. Mschr. Psychiatr. 35, 43 (1914). — RUTTIN: Österr. otol. Ges., Mai 1911 (zit. BRUNNER).

SAITO SHIGEYOSHI: Zur Kenntnis der Grundlagen der Gewichtsbeurteilung. Z. Neur. 89, 514 (1924). — SANDER: Ein pathologisch-anatomischer Beitrag zur Funktion des Kleinhirns. Dtsch. Z. Nervenheilk. 12, 363 (1898). — SCHÄFFER and THANE: Quains anatomy, Vol. 3, p. 1. 1903. — SCHILDER, PAUL: Über Störungen der Bewegungshemmung (teleokinetische Störungen). Z. Neur. 47, 379 (1919). — Ein neues Kleinhirnsymptom. Wien. klin. Wschr. 1919, 339. — Zur Lehre von der cerebellaren Asynergie der unteren Extremitäten. Wien. klin. Wschr. 1924, 1039. — Posture with special reference to the cerebellum. Arch. of Neur. 22, 1116 (1929). — SCHLOFFER, H.: Ausgedehnte Abtragung einer Kleinhirnhemisphäre. Med. Klin. 21, 1521 (1925). — SCHMIEGELOW E.: Contributions cliniques à la localisation des centres de coordination du cervelet. Acta oto-laryng. (Stockh.) 4, 134 (1922); s. a. Bibl. Laeg. (dän.) 114, 321 (1922). — SCHUSTER, P.: Die im höheren Lebensalter vorkommenden Kleinhirnerkrankungen nebst Bemerkungen über den cerebellaren Wackeltremor. Z. Neur. 91, 531 (1924). — SCHWAB, OTTO: Über Stützreaktionen (MAGNUS) beim Menschen. Z. Neur. 108, 585 (1927). — SCHWALBE, G.: Lehrbuch der Neurologie. Erlangen: Besold 1880. — SEEMANN, MILOSLAV: Kleinhirn und Sprachstörungen. Čas. lék. česk. 62, 1141 (1923); Zbl. Neur. 36, 444 (1924). — SELLING, LAURENCE and FRANK B. KISTNER: The labyrinthine tests on cerebellar diagnosis. J. amer. med. Assoc. 81, 1194 (1923). — ŠERCER, A.: Beitrag zum Studium der Kleinhirnaffektionen. Acta oto-laryng. (Stockh.) 4, 482 (1922). — SHERRINGTON: The integrative action of the nervous system, Vol. 2. London: Humphrey 1920. — SHINOSAKI, TETSUSHIRO: Die Bedeutung des Kleinhirnwurms für die Zuckerregulation. Z. Neur. 106, 483 (1926). — SIMONELLI, GINO: Sulle funzione dei lobi medi di cerveletto Nota I. Il lobo posteriore. Arch. di Fisiol. 19, 447 (1921). — Le insufficience dell'attivita posturale nelle affetione del cerveletto. Riv.

crit. Clin. med. **22**, 267 (1921). — Verification anatomique des cervelets opérés de destruction du lobus posterior (Pyramis, Uvula, Nodulus) et considerations sur le doctrine cérébelleuse de Ingvar. Revue neur. **1924 I**, 432. — SIMONELLI, GINO et A. DI GIORGIO: De la facon de recomporter des reflexes toniques et de quelques reflexes par excitations thermique du labyrinthe dans les lesions asymmetriques du cervelet. Arch. ital. de Biol. (Pisa) **75**, 91 (1925); Riv. otol. ecc. **2**, 362 (1925). — SITTIG: Kasuistischer Beitrag zur Frage des Lidnystagmus. Neur. Zbl. **36**, 72 (1917). — SOEDERBERGH: Gibt es eine Art Tremor, der für cerebellare Läsionen charakteristisch ist? Nord. med. Ark. (schwed.) **51**, 8. — Ein Fall von Trigeminustumor. Nord. med. Ark. **1909 II**, 11. — Über einige Kleinhirnsymptome und die Funktion des Kleinhirns. Hygiea (Stockh.) **87**, 337 (1925). — SPITZER, A.: Anatomie und Physiologie der zentralen Bahnen des Vestibularis. Arb. Neur. Inst. Wien **25**, 423 (1924). — SPITZER, A. u. KARPLUS: Über experimentelle Läsionen an der Gehirnbasis. Arb. neur. Inst. Wien **16**, 348 (1907). — STARR, ALLEN M.: Tumours of the acoustic nerve. Amer. J. med. Sci. **39**, 531 (1910). — STEINDLER, A.: Zur Kenntnis des hinteren Marksegels. Arb. neur. Inst. Wien 8, 93 (1902). — STELLA, H.: Nouveaux apercus sur la physiologie du cervelet à propos d'une opération de tumeur de l'angle pontocérebelleux. Ann. Mal. Oreille **41**, 345 (1922). — STENVERS, H. W.: Klinische Studien über die Funktion des Kleinhirns. Nederl. Tijdschr. Geneesk. **65/66**, 637 (1921). — Über die Funktion des Cerebellums. Psychiatr. Bl. (holl.) **1921**, 237. — STERNBERG, WILHELM: Neue Gesichtspunkte aus der Mechanik für Elementaranalyse des Coordinationsmechanismus. Mschr. Psychiatr. **52**, 120 (1922). — STEWART, F. G. and GORDON HOLMES: Symptomatology of cerebellar tumours Brain **27**, 522 (1904). — STIEFLER, G.: Vasculäre Erkrankungen im Hirnstamm und Kleinhirn. Handbuch der Neurologie des Ohres, Bd. 2, 1, S. 625. Wien u. Berlin: Urban & Schwarzenberg 1928.

TALPIS, LEOPOLD: Zur Methode der graphischen Registrierung des Zeige- und Einstellversuches, des Armtonus und Abweichereaktion. Arch. Ohr- usw. Heilk. **116**, 255 (1927). — TATERKA: Carcinommetastase des Kleinhirns. Zbl. Neur. **35**, 168 (1924).— THOMAS, ANDRÉ: Le cervelet. Thèse de Paris **1897**. — Étude sur les blessures du cervelet. Paris: Vigot frères 1918. — A propos du tonus musculair. Paris méd. **12**, 323 (1922). — Étude experimentale des localisations cérebelleuses. Examens anatomiques. Encéphale **17**, 257 (1922). — THOMAS, ANDRÉ et A. DURUPT: Localisations cérebelleuses. Paris: Vigot frères 1914. — THOMAS et JUMENTIER: Sur la nature des troubles de la motilité dans les affections du cervelet. Revue neur. **17**, 1309 (1909). — TILNEY, F.: Genesis of cerebellar functions. Arch. of Neur. **9**, 137 (1923); s. a. Brain **50**, 275 (1927). — TILNEY, F. et FRANK A. PIKE: Étude expérimentale de la coordination musculaires dans son rapport avec le cervélet. Encéphale **21**, 305 (1926). — TILNEY, F. and F. H. PIKE: Muscular coordination experimentally studied in its relations to the cerebellum. Arch. of Neur. **13**, 289 (1925). — TILNEY, F. and RILEY: The form and functions of the central nervous system. New York: Höber 1921. — TROELL, ABRAHAM u. CARL HESSER: Über das cerebellare Lokalisationsproblem. Acta chir. scand. (Stockh.) **54**, 211 (1921).

URECHIA, C. I.: A propos de deux cas de syndrome cérebelleux. Paris méd. **1932 II**, 280.

VILLAVERDE, J. M. DE: Las degeneraciones secondarias consecutivas de lesiones esperimentales del cerebelo. Trab. labor. Invest. biol. Univ. Madrid, **18**, 143 (1920).

WALSHE, F. M. R.: On disorders of movement resulting from loss of postural tonus, with special reference to cerebellar ataxy. Brain **44**, 539 (1921). — WARNER, W. P. and J. M. D. OLMSTEDT: The influence of the cerebrum and cerebellum on extensor rigidity. Brain **46**, 189 (1923). — WARTENBERG, R.: Ein Kleinhirnsymptom. Zbl. Neur. **57**, 425 (1930). — WEISENBURG, THEODORE H.: Cerebellar localisation and its symptomatology. Brain **50**, 357 (1927). — WERTHAM, F. J.: A new sign of cerebellar disease. J. nerv. Dis. **69**, 486 (1929). — WERTHAM, F. J. and LYMAN: Disturbance of voluntary rhytmic movements in cerebellar diseases. The cerebellum, p. 520. Baltimore 1929. — WILSON, KINNIER: On decerebrate rigidity and the occurence of tonic fits. Brain **43**, (1920); Lancet **1925 II**. — WINKLER: Le cervelet. Anatomie du système nerveux, Tome 3. Haarlem: de Erven, F. Bohn 1927. — WODAK E.: Zur Analyse des BÁRANYschen Zeigeversuches. — Mschr. Ohrenheilk. **59**, 257 (1925). — WODAK u. FISCHER: Vestibulare Körperreflexe und Reaktionsbewegungen beim Menschen. Klin. Wschr. **2**, 1802 (1923). Zur Frage der Beziehungen zwischen Kleinhirn und Vestibularapparat. Dtsch. med. Wschr. **51**, 2022 (1925). — Zur Physiologie des Zeigeversuches. Z. Hals- usw. Heilk. **12** (Kongreßber. II), 618 (1925).

ZIEHEN: Über Tumoren der Acusticusregion. Med. Klin. **1905 I**, 847. — Zur Differentialdiagnose des Kleinhirntumors. Med. Klin. **1909 I**, 9. — ZIMMERLI, E.: Beiträge zur Symptomatologie der Kleinhirnerkrankungen. Dtsch. Z. Nervenheilk. **76**, 251 (1923). — ZINGERLE: Über Stellreflexe und automatische Lageveränderungen beim Menschen. Klin. Wschr. **1924**. — Klinische Studien über Haltungs- und Stellreflexe. J. Psych. u. Neur. **31**, 329, 400 (1925).

Namenverzeichnis.

Die *kursiv* gedruckten Ziffern weisen auf die Literaturverzeichnisse hin.

Sachverzeichnis.